U0340478

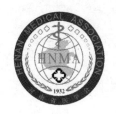

河南省医学学科发展研究报告（2022年）

主审 ◎ 阚全程

主编 ◎ 王　伟

郑州大学出版社

图书在版编目（CIP）数据

河南省医学学科发展研究报告. 2022 年 / 王伟主编. — 郑州：郑州大学出版社，2023.1
ISBN 978-7-5645-9353-7

Ⅰ．①河…　Ⅱ．①王…　Ⅲ．①医学 – 学科发展 – 研究报告 – 河南 – 2022　Ⅳ．①R-12

中国国家版本馆 CIP 数据核字（2023）第 004513 号

河南省医学学科发展研究报告（2022 年）
HENAN SHENG YIXUE XUEKE FAZHAN YANJIU BAOGAO (2022 NIAN)

策划编辑	陈文静		封面设计	苏永生
责任编辑	陈文静		版式设计	苏永生
责任校对	张 楠		责任监制	李瑞卿

出版发行	郑州大学出版社		地 址	郑州市大学路 40 号（450052）
出 版 人	孙保营		网 址	http://www.zzup.cn
经 销	全国新华书店		发行电话	0371-66966070
印 刷	河南瑞之光印刷股份有限公司			
开 本	850 mm×1 168 mm 1／16			
印 张	43.5		字 数	1 115 千字
版 次	2023 年 1 月第 1 版		印 次	2023 年 1 月第 1 次印刷

书 号	ISBN 978-7-5645-9353-7		定 价	308.00 元

编写委员会

主　　审　阚全程

主　　编　王　伟

编　　者　（按姓氏笔画排序）

马建军	王　伟	王　悦	王广科	王爱国	王留义	王喜梅	文建国	尹光文
卢秀波	叶放蕾	邢国兰	任文杰	任琛琛	刘　宁	刘升云	刘玉峰	刘冰熔
刘宏建	刘林嶂	刘章锁	刘献志	刘新灿	许予明	许泼实	许爱国	阮祥林
孙世龙	孙同文	孙莹璞	李　震	李文才	李文涛	李冬芹	李伍升	李建斌
李秋明	李淑英	杨　波	杨建军	杨锦建	连亚军	别荣海	余祖江	宋学勤
张　超	张凤妍	张红卫	张连仲	张杰文	张炳勇	张晓伟	张晓菊	张祥生
陈传亮	邵凤民	范应中	尚　佳	明　亮	罗素霞	赵　松	赵　杰	赵士超
赵凤玲	赵永福	赵海鹰	胡建平	段广才	段永壮	姜中兴	秦历杰	秦秉玉
秦贵军	袁义强	袁慧娟	夏令杰	夏成德	徐家伟	高延征	高剑波	郭文治
郭永军	郭智萍	郭瑞霞	唐　琳	黄改荣	曹选平	崔世红	董长宪	董建增
韩　雄	韩传恩	韩星敏	程兆云	程敬亮	曾军杰	谢振军	蔡西国	管　生
雒保军	廖世秀	樊锐太						

执行主编　胡建平　张晓伟

秘　　书　张家瑞　毕春晓　孙五美　吕伟华

前　言

　　组织开展医学学科发展研究,发布医学学科技术报告,是充分发挥学术共同体作用、促进学科发展的主要方式。为充分展示我省医学各学科发展水平,及时掌握和发布学科关键领域学术动态和最新研究成果,按照河南省卫生健康委员会编制的《河南省"十四五"卫生健康发展规划》要求,以及《河南省医学会第十一届理事会五年工作规划》(2021—2025)指导思想,特编制《河南省医学学科发展研究报告(2022年)》,旨在促进我省医学各学科的繁荣与发展。

　　近年来,我省医学学科发展较为迅速,但鲜有全省综合性医学学科发展研究调查报告。自中国科学技术协会建立学科发展研究和发布制度以来,国内兄弟省份医学会发挥智力密集、人才荟萃、横向联系的专业和网络优势进行学科发展研究,发布学科或行业科技报告,对学科发展水平整体提升发挥了关键性、引导性作用。

　　据此,河南省医学会作为全省医学科技工作者的桥梁和纽带,促进学科的繁荣与发展是河南省医学会的基本宗旨和任务。组织开展学科发展研究,发布学科和技术报告,是学会充分发挥学术共同体作用、促进学科发展的主要方式。学会致力于我省医学各学科医学交流发展状况的调研,发挥智力密集、人才荟萃、横向联系的专业和网络优势进行学科发展研究,编制建立在医学学术研究基础上的权威学科或行业科技发展报告,能够为国家重大战略问题的决策提供有力支撑,引领本领域科研工作的开展。

　　河南省医学会在全省范围内组织开展医学学科进展研究,涉及省内医学所有学科,这是河南省第一本医学类综合各专业最为全面的、权威的学科研究报告。通过学习此报告有以下几点意义:①能够有效了解我省医疗卫生健康系统学科发展现状,研究学科发展动态,研判学科发展趋势,探究学科发展特征,制定学科发展规划,促进优势学科进步,推动新兴学科萌芽和交叉学科融合。②以促进我省学科建设,打造人才战略,务实学科发展根基,引领科研战略,延续学科发展动力,开辟整合战略,开辟学科发展方向。③把学科发展研究报告作为我省领先、国内先进的学科引领,引领学术方向,为学科调整、学科规划、人才培养和重大课题研究提供决策参考。④为我省制定卫生健康科技战略、规划和相关政策提供科学、权威的依据。

　　2022年7月至2022年10月,编委会对河南省医学会101个专科分会、1万多名委员以及所在的医疗机构及其医务人员展开学科调查。文中数据采用填写调查问卷、面访等多种调查方式，由各委员单位组织本单位的问卷填写工作，进行有关数据汇总。河南省医学会101位主任委员、学科带头人作为本学科负责人，组织专业团队，对回收的数据进行了整理和分析，成立编写组，并将结果以报告形式予以提交。

报告共涉及全省医学101个专业，每个专业都包含三个部分内容。第一部分总结医学学科现状。针对学科前沿和关键领域，总结本学科近三年以来在基础研究、临床研究、学科建设、人才队伍、学术成果、国际合作、多学科合作、服务能力、科普教育、技术推广、成果转化、设备研发等方面处于国际、国内学科水平的位置及省内现状。第二部分研判学科发展趋势。通过学科现状总结与分析，充分展现我省学科优势和标志性技术成果，提出具有指导意义的学科发展方向。同时，对标国内外学科发展现状，找出差距和短板，剖析存在的问题和不足，准确研判发展趋势，为制定本学科短、中、长期的发展规划提供学术支撑。第三部分是制定学科目标规划。针对各自学科的现状和发展趋势，结合当下实际情况，提出对学科整体或某一领域发展的合理化建议，制定目标规划，确保学科健康有序地发展，体现出报告重要的学术价值和现实意义。

本报告在编写过程中得到了中华医学会、河南省科学技术协会、河南省卫生健康委员会、河南省医学会所属各委员所在单位等部门、机构和领导的支持，同时也得到了知名企业正大天晴药业集团股份有限公司的出版资金支持，在此表达最衷心的感谢。

本报告是基于近三年的学科调查，其中所呈现的数据难免存在一定的偏颇，敬请读者谨慎使用本次调查结果。本报告内容的不足之处，还请各位读者不吝指出，以帮助我们更好地完善研究结果，为河南医学学科的未来发展提供参考。

2022 年 10 月

目 录

河南省病理学学科发展研究报告 …………………………………………… 001

河南省变态反应学学科发展研究报告 ……………………………………… 007

河南省肠外肠内营养学学科发展研究报告 ………………………………… 012

河南省超声医学学科发展研究报告 ………………………………………… 026

河南省创伤学学科发展研究报告 …………………………………………… 034

河南省磁共振学科发展研究报告 …………………………………………… 040

河南省低温医学学科发展研究报告 ………………………………………… 044

河南省儿科学学科发展研究报告 …………………………………………… 051

河南省耳鼻咽喉—头颈外科学学科发展研究报告 ………………………… 057

河南省放射医学与防护学学科发展研究报告 ……………………………… 063

河南省放射学学科发展研究报告 …………………………………………… 070

河南省放射肿瘤治疗学学科发展研究报告 ………………………………… 078

河南省风湿病学学科发展研究报告 ………………………………………… 085

河南省妇产科学学科发展研究报告 ………………………………………… 093

河南省妇科肿瘤学学科发展研究报告 ……………………………………… 100

河南省肝脏病学学科发展研究报告 ………………………………………… 106

河南省感染病学学科发展研究报告 ………………………………………… 112

河南省高血压防治学学科发展研究报告 …………………………………… 116

河南省高压氧医学学科发展研究报告 ……………………………………… 123

河南省公共卫生学学科发展研究报告 ……………………………………… 127

河南省骨科学学科发展研究报告 …………………………………………… 135

河南省骨质疏松与骨矿盐疾病学科发展研究报告 ………………………… 147

河南省罕见病学学科发展研究报告 ………………………………………… 156

河南省行为医学学科发展研究报告 ………………………………………… 162

河南省核医学学科发展研究报告 ……………………………………………………………… 166

河南省呼吸病学学科发展研究报告 …………………………………………………………… 176

河南省激光医学学科发展研究报告 …………………………………………………………… 185

河南省急诊医学学科发展研究报告 …………………………………………………………… 190

河南省计划生育学科发展研究报告 …………………………………………………………… 195

河南省甲状腺外科学学科发展研究报告 ……………………………………………………… 201

河南省检验医学学科发展研究报告 …………………………………………………………… 208

河南省健康管理学学科发展研究报告 ………………………………………………………… 214

河南省结核病学学科发展研究报告 …………………………………………………………… 220

河南省介入治疗学学科发展研究报告 ………………………………………………………… 226

河南省精神病学学科发展研究报告 …………………………………………………………… 232

河南省抗癫痫学学科发展研究报告 …………………………………………………………… 238

河南省老年医学学科发展研究报告 …………………………………………………………… 245

河南省临床神经电生理学学科发展研究报告 ………………………………………………… 252

河南省临床流行病学与循证医学学科发展研究报告 ………………………………………… 259

河南省临床药学学科发展研究报告 …………………………………………………………… 265

河南省麻醉学学科发展研究报告 ……………………………………………………………… 272

河南省泌尿外科学学科发展研究报告 ………………………………………………………… 278

河南省男科学学科发展研究报告 ……………………………………………………………… 284

河南省脑卒中学科发展研究报告 ……………………………………………………………… 290

河南省内分泌暨糖尿病学学科发展研究报告 ………………………………………………… 296

河南省内科学学科发展研究报告 ……………………………………………………………… 305

河南省皮肤病、性与性病学学科发展研究报告 ……………………………………………… 311

河南省普通外科学学科发展研究报告 ………………………………………………………… 317

河南省器官移植学学科发展研究报告 ………………………………………………………… 323

河南省全科医学学科发展研究报告 …………………………………………………………… 330

河南省热带医学与寄生虫病学学科发展研究报告 …………………………………………… 338

河南省乳腺病学学科发展研究报告 …………………………………………………………… 350

河南省烧伤外科学学科发展研究报告 ………………………………………………………… 359

河南省神经病学学科发展研究报告 …………………………………………………………… 365

河南省神经外科学学科发展研究报告 ………………………………………………………… 371

河南省神经修复学科发展研究报告 …………………………………………………………… 376

河南省肾脏病理学学科发展研究报告 ………………………………………………………… 381

河南省肾脏病学学科发展研究报告 …………………………………………………………… 388

河南省生殖医学学科发展研究报告 …………………………………………………………… 394

河南省手外科学学科发展研究报告 …………………………………………………………… 403

河南省输血医学学科发展研究报告 …………………………………………………………… 410

河南省糖尿病肾病学科发展研究报告 ………………………………………………………… 416

河南省疼痛学学科发展研究报告 …………………………………………………………………… 423

河南省外科学学科发展研究报告 …………………………………………………………………… 428

河南省微创外科学学科发展研究报告 ……………………………………………………………… 434

河南省微生物学与免疫学学科发展研究报告 ……………………………………………………… 438

河南省围产医学学科发展研究报告 ………………………………………………………………… 445

河南省物理医学与康复学学科发展研究报告 ……………………………………………………… 452

河南省显微外科学学科发展研究报告 ……………………………………………………………… 460

河南省消化病学学科发展研究报告 ………………………………………………………………… 466

河南省消化内镜学学科发展研究报告 ……………………………………………………………… 473

河南省小儿外科学学科发展研究报告 ……………………………………………………………… 478

河南省心电生理与起搏学学科发展研究报告 ……………………………………………………… 483

河南省心身医学学科发展研究报告 ………………………………………………………………… 491

河南省心血管病学学科发展研究报告 ……………………………………………………………… 497

河南省心脏大血管外科学学科发展研究报告 ……………………………………………………… 503

河南省胸外科学学科发展研究报告 ………………………………………………………………… 509

河南省眩晕医学学科发展研究报告 ………………………………………………………………… 514

河南省血管瘤与脉管畸形学学科发展研究报告 …………………………………………………… 520

河南省血管外科学学科发展研究报告 ……………………………………………………………… 526

河南省血液病学学科发展研究报告 ………………………………………………………………… 535

河南省血液净化学学科发展研究报告 ……………………………………………………………… 540

河南省眼科学学科发展研究报告 …………………………………………………………………… 546

河南省医史学学科发展研究报告 …………………………………………………………………… 552

河南省医学工程学学科发展研究报告 ……………………………………………………………… 558

河南省医学教育学学科发展研究报告 ……………………………………………………………… 564

河南省医学科学普及学科发展研究报告 …………………………………………………………… 569

河南省医学科研管理学学科发展研究报告 ………………………………………………………… 576

河南省医学伦理学学科发展研究报告 ……………………………………………………………… 579

河南省医学美学与美容学学科发展研究报告 ……………………………………………………… 584

河南省医学信息学学科发展研究报告 ……………………………………………………………… 590

河南省医学遗传学学科发展研究报告 ……………………………………………………………… 597

河南省医学影像技术学科发展研究报告 …………………………………………………………… 602

河南省远程医疗学科发展研究报告 ………………………………………………………………… 606

河南省运动医疗学学科发展研究报告 ……………………………………………………………… 613

河南省灾难医学学科发展研究报告 ………………………………………………………………… 618

河南省整形外科学学科发展研究报告 ……………………………………………………………… 625

河南省肿瘤医学学科发展研究报告 ………………………………………………………………… 632

河南省重症医学学科发展研究报告 ………………………………………………………………… 679

河南省病理学学科发展研究报告

摘要

现代医学实现的每一次跨越都离不开多种学科的交叉与渗透。随着科技的飞速发展，为了满足人类对医疗工作日益增加的需求，生命科学和信息科学在医疗领域快速融合，极大地促进了传统医学模式和内容的转变，逐步形成了以精准和智慧医疗为特征的现代医学内涵。在精准医疗的大时代背景下，病理学学科地位慢慢凸显，其在指导治疗和评估疗效中越来越发挥出重要作用，诊断病理学新的"金标准"地位，也对病理学从业人员提供了更多的机遇和挑战。

河南省病理学学科也在国家政策的推动、学会领导的促进、病理学分会领导的带领和全体河南"病理人"的努力下，分别在学科建设、基础及临床研究、人才队伍建设和服务能力等方面获得了飞速的发展，但是也存在一些不足，比如当前仍存在学科设置不合理、人才队伍体量不足、培养途径较少、成长周期较长等诸多问题，并且面临临床需求不断提高、对分子病理结果（包括生物信息）解读能力不足、人工智能的病理应用（智慧病理）创新和转化不力等诸多挑战。省内发展不均衡，平均水准与发达省份有较大的差距。这些严重影响当前病理学科发展的问题都需要我们面对和解决。

随着临床医学发展迈向精准诊疗时代，人类基因组测序、生物大数据信息分析、分子病理检测和人工智能辅助病理诊断等技术的飞速发展，其对病理学学科的发展也提出了更高的要求。未来病理学发展除了立足于传统的病理诊断外，必将顺应医疗发展趋势和要求，在很多方面做出有效地适应和改变：①更专注于提高患者的就医体验，尽可能地进行微创或无创病理检测；②更好地发挥分子病理的优势，进行精准的个体化诊疗评估；③对病理学大数据进行有效的收集和分析，为疾病诊疗提供大样本支持；④对病理诊断流程进行优化，实行全流程、智能化的质控和管理；⑤将人工智能（AI）技术渗入病理诊断的方方面面，实现远程病理的普及化，更好地带动整个地区的病理同质化发展。

为了使河南省病理学学科发展走得更快更稳，可以从以下几个方面制定目标和措施：①重视人才培养；②完善亚专科培训；③大力发展远程病理会诊系统；④推进数字化病理进程；⑤推动病理学学科科普工作；⑥做好大数据整合工作；⑦加大病理学学科科研投入。

相信经过这些努力，河南"病理人"能够全方位、多角度地挖掘病理学的潜能，更好地发挥病理学学科在基础研究、临床实践中不可替代的作用,力争创造病理学学科新的辉煌。

现代医学实现的每一次跨越都离不开多种学科的交叉与渗透。随着科技的飞速发展,为了满足人类对医疗工作日益增加的要求,生命科学和信息科学在医疗领域快速融合,极大地促进了传统医学模式和内容的转变,逐步形成了以精准和智慧医疗为特征的现代医学内涵。在精准医疗的大时代背景下,病理学学科地位慢慢凸显,其在指导治疗和评估疗效中越来越发挥出重要作用,诊断病理学新的"金标准"地位,也对病理学从业人员提供了更多的机遇和挑战。

河南省病理学学科也在国家政策的推动、学会领导的促进、病理学分会领导的带领和全体河南病理人的努力下,获得了飞速的发展。接下来我们将从多个方面阐述近三年来河南病理学学科最新进展。针对这些进展,立足于病理学学科的优势和不足,分析研判河南省病理学学科发展趋势,并设立具体目标和规划,以期为河南省病理学学科未来的进步提供正确的思路和精准的策略。

一、病理学学科进展

(一)学科建设

随着国内外病理学科亚专业的发展,在河南省医学会的支持和倡导下,病理学分会相继成立了病理技术学组、细胞病理学组、女性生殖疾病学组、淋巴造血疾病学组、呼吸病理学组和分子病理学组,全面提升了河南省病理诊断水平和质量,并提高了临床病理科研能力。2014 年初郑州大学第一附属医院病理科开始施行亚专科工作模式,覆盖了淋巴造血、乳腺、呼吸、消化、泌尿、皮肤等 12 个亚专科,2019 年 10 月完善了科室管理构架,并依据科室管理架构建立了对应的管理小组,每项工作落实到人。首次实施各工作组及亚专科负责人述职和考核制度。各组负责人总结成绩,对标国内实力强的亚专科组找出差距及短板,提出发展目标和方向,制定实施措施,做好亚专科建设及人才培养,不断提升专科技术水平。这种管理模式引领了我省病理学的亚专科建设和发展方向。

近几年在河南省医学会的大力支持下,在以郑州大学第一附属医院李文才为主要发起人的大力倡导下,积极开展多形式、多层次具有特色的学术活动:中华医学会病理学分会第 25 次学术会议 2019 年 11 月 14—17 日于郑州国际会展中心举办,本次学术盛会规模空前,参会注册代表突破 3 180 人,实际参会代表达 6 000 多人,达到历史最大规模。会议取得了圆满成功,极大地扩大了河南病理在全国病理界的影响力,获得了全国同道的极大好评。2019 年 9 月 22 日举办了第二届全国青年病理医师精英识图大赛北区半决赛;2019 年举办了首届全国皮肤病理研讨会及读片会,2018 年举办了中华医学会病理学分会胸部疾病学组会议和中华医学会病理学分会淋巴造血系统疾病学组会议。同时病理学分会各学组每年积极举办学组活动。按照省医学会"抓品牌、出精品、促发展"的办会思路,专科分会每年举办病理学年会,力争办成精品年会。病理学分会已连续四年被评为先进专科分会。

(二)基础及临床研究

随着临床病理学的发展,疾病的诊断更加细化精准,各病理学科积极开展新技术及新业务。

郑州大学第一附属医院病理科在原有技术平台上不断拓展新项目,目前的技术平台如下:免疫组化技术(含双染/三染)、特殊染色技术、原位杂交/荧光原位杂交技术、双色银染原位杂交技术、荧光定量聚合式酶链反应(PCR)技术、数字 PCR 技术、一代测序技术、下一代测序(NGS)技术等平台。但在基层单位病理科,由于各方面条件限制,技术平台尤其是分子技术平台欠完善。

我省各病理学科同样重视基础及临床科研研究。近三年我省各单位病理科共获得国家级科研项目 16 项,省部级科研项目 35 项,发表多篇有影响力的 SCI 论文及中华系列论文,最高影响因子 18。我省多名专家牵头或参与了行业领域共识和指南制定:郑州大学基础医学院病理学系主任、郑州大学第一附属医院李文才牵头制定了《黑色素瘤病理诊断临床实践指南(2021 版)》;郑州大学第一附属医院陈奎生、李惠翔、李珊珊、姜国忠参与了相关专业共识的制定。李文才等参编了国家级病理学教材 5 部。李文才长期致力于弥漫大 B 细胞淋巴瘤和结外 NK/T 细胞淋巴瘤的基础和临床研究。NK/T 细胞淋巴瘤(NK/T cell lymphoma,NKTCL)是我国较为常见的淋巴瘤类型,侵袭性强,预后差,目前尚无标准的治疗方案,也缺少有效的靶向和免疫治疗手段。因此,明确 NKTCL 的发病机制、寻找新的治疗靶点及促进临床应用转化仍是亟待解决的问题。团队近期发现 NKTCL 组织中 GSK-3β 明显激活,其激活可促进 NKTCL 细胞的增殖,且提示患者预后不良;NKTCL 组织中 GSK-3β 的干扰素刺激基因(interferon-stimulated gene,*ISG*)修饰水平明显增高,*ISG*15 过表达可显著增加 GSK-3β 的酶活性、核内聚集并抑制其泛素化;且 GSK-3β 可促进 DNA 甲基转移酶 3a(DNMT3a)磷酸化和活性水平;团队还发现 *GNAQ* 是 NKTCL 重要的抑癌基因,且 NKTCL 中 *GNAQ* 启动子甲基化水平升高,激活 GSK-3β 可促进 *GNAQ* 启动子甲基化水平。以上结果提示 GSK-3β 激活可能是抑癌基因异常甲基化的上游,二者协同促进 NKTCL 的进展,此研究为探索 NKTCL 治疗新途径提供了理论基础。

(三)人才队伍

自病理学分会成立以来,学会始终团结我省广大病理医师,提高我省病理学科队伍的整体素质水平,发挥行业协会服务、协调、维权、自律的作用,积极开展工作。我省病理学医师队伍也不断发展壮大,专业技术水平不断提高,专业梯队建设日趋稳定,基层医院病理科得到进一步的发展。但是随着各单位医院病理科工作量日渐增多,诊断医师及技术人员相对短缺。从 2019 年河南省病理科队伍现状调查来看,河南省病理科总数量为 368 家,病理医师为 1 465 人,其中正高级职称 70 人(4.8%),副高级职称 223 人(15.2%);病理技术人员为 1 363 人,其中高级职称 21 人(1.5%);百张床位医师占比为 0.49,低于全国平均水平(0.55)。

(四)服务能力

2017 年 12 月郑州大学第一附属医院病理科成立了首个河南省病理专科联盟,以优势资源对联盟单位进行点对点帮扶与合作。病理科每年由各亚专科组长分别带队下至省内 18 个地市及部分县级医院病理科,就病理科业务方面进行点对点的指导与交流,受到各帮扶医院的大力欢迎,切实履行帮扶义务,做到真正的"授人以渔"。2020 年开始,专科联盟基层单位病理科科主任来我科轮训。

2020 年 10 月郑州大学第一附属医院病理科与医院对口帮扶单位新疆哈密市中心医院病理科

对接,委派科室副高级职称人员1名对口支援;2021年10月增派正高级职称人员1名对口支援;同时实行免费远程病理会诊。

2015年初郑州大学第一附属医院病理科依托"河南省远程医学中心/国家远程医学中心"远程病理会诊平台,实施亚专科病理专家免费远程会诊。目前已与省内外103所市、县级医院建立了远程病理会诊合作关系,截至2021年年底共完成来自省内外远程会诊的病例数达45 656例,极大地解决了基层医院疑难病例诊断问题。

各专业学组积极举办专业病理医师培训班,帮扶基层单位。自2015年起,细胞学组连续举办了4期河南省细胞病理医师培训班和中国优生科学协会阴道镜和宫颈病理学分会(CSCCP)宫颈细胞学规范化报告培训班,培训基层学员200余名,受到广泛好评;淋巴造血学组自2018年共举办了3期河南省淋巴瘤病理专科培训班,共培养学员42名,培养了省内淋巴造血专科病理医师队伍,并提高了河南省淋巴造血疾病诊断的整体水平。

二、研判发展趋势

病理学是研究疾病病因、发病机制、病理变化、结局和转归的医学基础学科,病理学学习的目的是通过对上述内容的了解来认识和掌握疾病发生、发展规律,为疾病的诊治和预防提供理论基础。在临床医学实践中,病理学又是许多疾病诊断的最重要方法之一,因此病理学也属于临床医学,是基础医学和临床医学之间的桥梁学科。正是由于病理学在现代医学发展中这样的历史地位和关键作用,加拿大著名医生和医学教育家William Osler认为"病理乃医学之本"(As is our pathology,so is our medicine)。病理诊断结果直接影响患者治疗方案的选择,病理学诊断被称作是疾病的最后诊断或"金标准",所以病理医师又有"医生的医生"(doctor's doctor)之称。

精准医学是生物技术和信息技术在医学临床实践的交汇融合应用,是医学科技发展的前沿方向。2015年3月,科技部召开了国家首次"精准医学战略专家会议"。2015年7月,卫健委个体化医学检测技术专家委员会制定了《肿瘤个体化治疗检测技术指南(试行)》和《药物代谢酶和药物作用靶点基因检测技术指南(试行)》,要求实现肿瘤精准医疗用药基因检测医标准化和规范化。2016年3月国家发布的"十三五"规划中,精准医学上升为国家战略。在精准医疗时代,精准的病理诊断对指导临床医师治疗和保护患者利益最为关键,分子病理学也越来越发挥核心作用。在国家政策的支持下,病理学科日渐为大家接受和重视,全国病理学科进入了高速发展时代。

河南省病理学科在所有"病理人"的努力下,最近几年也取得了长足发展。郑州大学第一附属医院病理科已经连续三年进入《中国医院专科排行榜》前十名,极大地提高了河南病理专科在国内病理界的声誉。以李文才为首的一批病理学专家教授在中华医学会病理学分会、中国医师协会病理学分会等有影响力的学会中担任了副主任委员、副会长等职务,大大提高了河南病理专科在中国病理界的影响力。

省内许多兼顾医、教、研的教学型医院,大型综合性三甲医院的病理科都在亚专科发展、人才培养、平台建设、教育科研等领域取得了一定的成绩。但当前仍存在学科设置不合理、人才队伍体量不足、培养途径较少、成长周期较长等诸多问题,并且面临临床需求不断提高、对分子病理结果(包括生物信息)解读能力不足、人工智能的病理应用(智慧病理)创新和转化不力等诸多挑战。省内发展不均衡,平均水准与发达省份有较大的差距;博士生导师、硕士生导师的数量太少,招生规模太小。没有教育部长江学者,没有国家杰出青年科学基金、国家优秀青年科学基金,没有科技部重大专项,没有国家卫健委突出贡献中青年专家,没有国家科技进步奖,没有中华医学会科技进步奖。这些都是省内病理学专业可以进一步提升的方面。

随着临床医学发展迈向精准诊疗时代,人类基因组测序、生物大数据信息分析、分子病理检测和人工智能辅助病理诊断等技术飞速发展,对病理学科发展也不断提出更高的要求,未来病理学发展除了立足于传统的病理诊断,必将顺应医疗发展趋势和要求,在很多方面做出有效地适应和改变,更专注于提高患者的就医体验,尽可能地进行微创或无创病理检测;更好地发挥分子病理的优势,进行精准的个体化诊疗评估;对病理学大数据进行有效的收集和分析,为疾病诊疗提供大样本支持;对病理诊断流程进行优化,实行全流程、智能化的质控和管理;将 AI 技术渗入病理诊断的方方面面,实现远程病理的普及化,更好地带动整个地区的病理科同质化发展。

三、目标与规划

精准医疗大时代背景下的病理学科发展必然从粗放走向精细,从传统走向智能化。为了使河南省病理学科发展走得更快、更稳,可以从以下几个方面制定目标和措施。

(一)重视人才培养

坚持以人为本。提高病理科人员的待遇,宣传病理学科在医疗行业中越来越重的分量,不断招收新鲜血液加入病理队伍,同时对基层病理队伍进行持续性培训,从研究生培养,规培生培养到对基层病理医师的专业化训练,全方位提升每一位病理科从业人员的业务水平,开拓"病理人"的视野和思路。

(二)完善亚专科培训

随着精准医学所必需的病理诊断和分类、精确的生物标记物评估、复杂的二代测序结果的分析解读等日益增加的临床需求,给本来就十分稀缺的病理医生在工作量和专业知识更新上都带来了空前的压力,精准病理诊断已成为影响精准医学发展的主要瓶颈之一。为了更好地为临床各个专业服务,病理学科的亚专科发展也要进一步推进。

(三)大力发展远程病理会诊系统

由于省内不同等级医疗机构的病理学科发展参差不齐,有的甚至有较大差异,同一疾病在不同等级医疗机构之间的诊断容易出现较大误差,为了更好地实现不同医疗机构病理结果的同质化,需要大力发展远程病理会诊系统,实时为基层病理学科的发展解决燃眉之急。

(四)推进数字化病理进程

互联网+全数字病理科在我国正处于萌芽阶段。将传统病理科改造成为互联网+全数字病理科,和远程病理会诊系统相结合,将充分挖掘病理医生的潜能,特别是市县级医院病理医生所蕴藏的巨大诊断潜力。随着病理图像大数据积累,机器深度学习和人工智能的不断发展,计算机能够自动检测数字切片中的病变区域并定量评估各项指标,辅助病理医生做出快速、准确、重复性高的病理诊断,病理学科将走向全面人工智能阶段。

(五)推动病理学科科普工作

病理学科人员大部分做的都是医疗活动中的幕后工作,在大众眼中带有一定的神秘感,对其作用、工作内容知之甚少,随着病理学科的飞速发展,甚至一些临床医师对病理学科所涉及的内容也持有一定的误解,所以要推动病理学科的科普工作,让大众了解病理学普科,走进病理学科,让临床医师理解病理学科,依赖病理学科,从而更大地发挥病理学科在临床诊疗过程中的作用,增加患者对病理医师的认可。

(六)做好大数据整合工作

河南是人口大省,河南的病理医疗数据是待开发的宝藏。在大数据时代,将河南的病理学科数据进行有效的整合和分析,和其他省市联合进行相关的科研研究,一定能为临床诊疗提供更多的理论依据,甚至在国际上形成相当强的影响力。

(七)加大病理学科科研投入

基础研究是临床学科进步的源泉,病理学科又是研究疾病发生发展规律的关键学科,做好病理学科的基础研究建设,将为更多临床诊疗活动提供理论依据和切入点。所以要加大病理学科科研投入,鼓励各种病理学科科研活动。

展望未来,临床医学水平的提升首先仍然体现在诊断水平上,这就要求必须提升病理诊断水平。我们要按照党中央关于"加强病理学等基础医学研究,更好地指导临床实践"的指示精神,全方位、多角度地挖掘病理学的潜能,更好地发挥病理学科在基础研究、临床实践中不可替代的作用,力争创造病理学科新的辉煌。

(河南省医学会病理学分会第十一届委员会 李文才)

河南省变态反应学学科发展研究报告

摘要

随着生活水平的提高,变态反应性疾病发病率显著上升,逐渐成为全球关注的公众卫生问题。变态反应性疾病又称过敏性疾病,随着对过敏性疾病的研究和关注度的提高,人们越来越了解过敏性疾病的病因、发病机制、自然发展过程,并仍在不断寻求预防和治疗过敏性疾病的有效策略。过敏性哮喘、变应性鼻炎、特应性皮炎等疾病的治疗在过去的几年,均进入了生物制剂的治疗阶段,靶点精准的治疗为过敏性疾病提供了更加广阔的研究和发展空间,为未来过敏性疾病的治疗提供了无限可能。

河南省变态反应学会作为新兴学会,把持续提升学科水平、构建人才梯队、推动科技创新、提高质量安全、强化人文品牌作为首要目标,力求将变态反应科建设成为学科特色突出、人才结构合理、运营管理高效、科技创新带动等统筹发展的优势专科。

近三年来,河南省变态反应科始终秉承临床与基础研究相结合,基础研究为临床研究服务的宗旨,不断完善变态反应专业细化,设置了呼吸学组、皮肤学组、鼻科学组、儿科学组等细化专业。各个学组依据不同的专业方向,努力研究,尽可能地缩小与国内先进变态反应学科之间的差距。

一、呼吸进展

哮喘治疗目标是最大程度地减少症状负担和加重风险,实现良好的控制。抗炎和支气管扩张剂治疗是目前治疗哮喘的主要手段。虽然定期使用吸入型皮质类固醇可降低死亡率,但仍不能阻止哮喘患者逐年增加的势头,为更好地控制重症哮喘患者的症状,避免其恶化,尽量减少长期应用糖皮质激素所带来的副作用,哮喘急需新的疗法和治疗靶点。

吸入型皮质类固醇可以改善哮喘症状,减轻支气管收缩,减少恶化患者的肺功能下降,将哮喘相关死亡的风险减半,从而成为痰和血中嗜酸性粒细胞计数、呼出气–氧化氮(FeNO)水平较高的哮喘治疗的基础。然而,吸入或全身皮质类固醇对非 2 型哮喘患者可能无效,激素抵抗型哮喘患者的治疗选择很少。ERS/ATS 标准将严重哮喘定义为需要升级到第 5 步药物治疗以维持哮喘控制或已接受第 5 步治疗仍未得到控制的哮喘。目前看来吸入型皮质类固醇有自己的弊端,需要进一步探讨新的治疗方法。

最近有证据证明靶向治疗在成人严重和难以治疗的哮喘中发挥着关键作用,包括抗免疫球蛋白 E(IgE)单克隆抗体、阻断白介素(IL)-4 和 IL-13 信号传递、抗 IL-5 和抗 IL-5 受体治疗。针对 IgE(奥马珠单抗)、IL-5(美泊利单抗和瑞利珠单抗)、IL-SR(贝纳利珠单抗)和 IL-4R(度匹鲁单抗)的靶向药物被批准用于难以控制的哮喘。在随机对照试验中,这些药物被证明具有类固醇的效果,在肺功能、症状和减轻病情方面显示出显著的益处,进而减少哮喘住院率,这就是过去几十年来优化严重哮喘治疗(即减少类固醇使用)受到相当大关注的部分原因。哮喘靶向治疗的时代到来意味着哮喘进入了精准医学治疗时代。

支气管热成形术是一种将温控射频能量输送到气道壁对气道重塑进行治疗的内镜技术。用于治疗 18 岁以上的持续性严重的哮喘,其在改善哮喘症状、提高生活质量、减少病情恶化等方面有长期的安全性和有效性。长效的 M 受体拮抗剂,抑制细支气管的 M 受体导致平滑肌松弛,既往被广泛用于慢性阻塞性肺疾病的治疗中,目前也被证明可以减少炎症和哮喘相关的气道重塑。2018 年 GINA 建议在使用口服类固醇或生物制品之前,将噻托溴铵作为第 4 步治疗重度哮喘。

二、鼻科进展

(一)诊疗中心发展概况

2020—2021 年度河南省鼻内镜微创诊疗中心按照河南省卫生健康委员会和郑州大学第一附属医院确定的发展规划和部署,全体医护人员团结一致、努力奋斗,积极开展新业务、新技术,在医教研各方面均取得了较大的成绩。

目前本中心核定床位 114 张。医师 30 人(包括退休返聘 2 人),其中正高级职称 6 人,副高级职称 5 人,主治医师 20 人;其中博士生导师 1 人、硕士生导师 5 人;具有博士学位 19 人,留学归国人员 4 名,出站博士后 1 名。中心主任赵玉林为二级教授、博士研究生导师、河南省政府特殊津贴专家、中原名医,担任中华医学会耳鼻咽喉—头颈外科分会委员、鼻科学组委员、河南省医学会耳鼻咽喉—头颈外科分会候任主任委员。

目前本中心门诊鼻内镜、鼻咽镜、鼻功能、变应原血液及皮肤点刺检测部门均持续高效运转,形成鼻科疾病诊疗体系,为众多患者提供了优质便捷的服务;手术室的鼻内镜电磁导航系统及鼻颅底手术器械正常使用,为高难度鼻颅底手术提供了保障。本中心同时也是中国医师协会(郑州大学第一附属医院)鼻科内镜培训中心。

(二)年度重点工作完成情况

2021 年手术种类涵盖了鼻科的各个领域,鼻内镜下高难度鼻颅底疾病微创手术和鼻内镜下眶眼疾病手术量不断增加;三、四级手术占比 90% 以上,年均鼻内镜下复发性、难治性的全组鼻窦炎开放手术 3 000 余例,鼻内镜下鼻腔、鼻窦良恶性肿瘤切除术 800 余例,鼻内镜下高难度鼻颅底疾病手术 500 余例,鼻内镜下眶眼疾病手术 400 余例,患者均无严重并发症。目前我中心鼻内镜手术应用范围和手术水平均达到国内先进水平,大大提升了我中心在国内同专业的学术水平,在同专业学界也极大地提升了知名度。

(三)学科建设

原耳鼻咽喉科于 20 世纪 70 年代已居国内领先水平,成为全国著名的学科之一。鼻科 2010 年成立以来,全科医护人员在院领导的正确领导和大力支持下,努力拼搏,医护水平逐渐提升,近年来逐步建立了鼻腔鼻窦和鼻-颅底疾病的基础与临床研究及鼻内镜微创外科的基础与临床研究两个方向的国内优势地位。中国医师协会授予我科鼻科内镜培训中心,系全省唯一。

科研方面,成果丰硕,有国家级项目 3 项,省级项目 4 项。其中赵玉林主任项目《金葡菌生物膜 α 毒素调控 NF-kB/TGF-β1/Smad 通路影响慢性鼻窦炎黏膜重塑的机制研究》,获国家自然科学基金面上项目资助,经费 55 万元;朱晓远医师项目《外泌体 LncGAS5 调控巨噬细胞极化对变应性鼻炎炎性环境维持的作用及机制研究》,获国家自然科学基金青年项目资助,经费 24 万元;桑树山医师项目《听神经病谱系障碍新致病基因 TMEM43 的致病机制研究》,获国家自然科学基金青年项目资助,经费 30 万元;巴云鹏副主任项目《抗栓药物对鼻微创外科围手术期出凝血影响的实验研究》,获批河南省教育厅高等学校重点项目指导计划立项;王雪萍医师项目《Wnt/β-catenin 信号通路参与 Waardenburg 综合征表型变异机制研究》,获河南省自然科学基金资助,经费 5 万;陈卓医师项目《缺氧与 DNAH5 异常表达在单侧鼻息肉组织发生中的作用及机制》,获河南省自然科学基金资助,经费 10 万;董栋医师项目《基于数值模拟和 3D 打印技术的内径鼻窦及颅底术后个体化鼻腔冲洗对术腔转化的影响》,获批河南省教育厅高等学校重点项目,经费 3 万。

2020—2021 年我中心共发表学术论文 10 余篇,其中 SCI 收录 5 篇,中文核心 6 篇。

(四)新技术新项目开展应用

在现有的基础上不断开展鼻-前颅底、鼻-侧颅底、鼻眼手术相关的新技术和高难度手术,争取开展 2~3 项新的手术项目,包括鼻内镜侧颅底肿瘤切除术及颅底重建术,鼻内镜鼻咽肿瘤切除并颞肌瓣修复术,鼻内镜鼻颅眶肿瘤切除并眼眶颅底重建术。

变应性鼻炎作为鼻科变态反应性疾病的代表,其临床定义为鼻黏膜接触变应原后,由 IgE 介导的炎症反应而引发的一系列鼻部症状。临床症状主要表现为上呼吸道的过敏症状,如鼻痒、打喷嚏、流清涕和鼻塞等,是鼻科的最常见疾病之一。

目前临床上根据变应性鼻炎患者的发病持续时间将其分为间歇性变应性鼻炎和持续性变应性鼻炎二种。持续性变应性鼻炎是指常年发病的变应性鼻炎,以往称常年性变应性鼻炎,亦是日常生活中俗称的过敏性鼻炎,通常是由室尘、尘螨或细菌等变应原引起,间歇性变应性鼻炎通常是指花粉变应引起的与花粉播散期相吻合的季节性发作的变应性鼻炎,因此临床上经常称间歇性变应性鼻炎为花粉症、枯草热,过去也称季节性变应性鼻炎。

研究表明,变应性鼻炎(AR)和非变应性鼻炎(NAR)患者具有相同的高反应性。高反应性在大多数鼻炎患者中诊断缺失,在病史记录中被忽视,并且在临床试验中也不被视为治疗的目标或相关的结果参数。临床实践中,鼻腔高反应性可以通过简单的临床病史,和一些针对暴露于环境因素和(或)压力因素导致的鼻腔症状的问题进行诊断,当有疑问时,可进行评估鼻阻塞波动的鼻功能测试,甚至可以在家进行鼻腔吸气流量峰值测定。

大多数关于鼻腔高反应性治疗的研究都是在鼻腔内进行的,研究表明辣椒素治疗可以通过阻断鼻黏膜中的 TRPV1-SP(transient receptor potential vanilloid subfamily member 1-substance P)信号通路来降低鼻腔高反应性。另外,选择性 TRPV1 拮抗剂 SB-705498 能够降低辣椒素诱导的鼻腔反应性。另一个治疗 NAR 的方法是鼻腔皮质类固醇与氮卓斯汀的联合应用。氮卓斯汀已经证明可以降低尘螨变应性鼻炎患者的鼻腔高反应性和鼻腔介质,氮卓斯汀与辣椒素相似,降低了 TRPV1 受体的膜表达,是其在 NAR 中临床疗效的一种新的机制途径。

三、食物过敏性研究

近十几年来,口服脱敏治疗(OIT)作为食物过敏的治疗手段取得了迅速发展,多篇文章报道和介绍了新的治疗方法,包括 OIT。除了提高治疗效果外,这些疗法关注了 OIT 的安全性,包括嗜酸性食管炎发生的风险等。奥马珠单抗是一种抗 IgE 单克隆抗体,虽然不能预防嗜酸性食管炎,但可以降低不良反应,促进更快速地给药和提高治疗的依从性。另一个提高食物 OIT 有效性和安全性的可能解决方案是尽可能在生命早期开展 OIT,免疫系统对治疗反应更为敏感。经皮免疫治疗是一个可替代 OIT 的更安全的选择。

四、特应性皮炎

特应性皮炎(AD)是一种非常常见的皮肤病,患病率为 20%,大多数患者为儿童,近几年对这种疾病的病理生理学有了更多的认识,在靶向治疗的研究方面也取得了更多的进展。

特应性皮炎的发病与遗传和环境等因素关系密切。父母亲等家族成员有过敏性疾病史者,患本病的概率显著增加,遗传因素主要影响皮肤屏障功能与免疫平衡。本病患者往往有 Th2 为主介导的免疫学异常,还可有皮肤屏障功能的减弱或破坏如表皮中丝聚蛋白减少或缺失;环境因素包括环境变化、生活方式改变、过度洗涤、感染原和变应原等。此外,心理因素(如精神紧张、焦虑、抑郁等)也在特应性皮炎的发病中发挥一定作用。

特应性皮炎确切发病机制尚不清楚。一般认为是在遗传因素基础上,由于变应原进入和微生物定植(如金黄色葡萄球菌和马拉色菌),形成皮肤免疫异常反应和炎症,引发皮疹和瘙痒,而损伤和过度洗涤等不良刺激又可进一步加重皮肤炎症。特应性皮炎的异常免疫反应涉及多个环节,如朗格汉斯细胞和皮肤树突细胞对变应原的提呈、Th2 为主的异常免疫反应、调节性 T 细胞功能障碍、IgE 过度产生和嗜酸性粒细胞升高等。此外,角质形成细胞产生细胞因子和炎症介质也参与了炎症反应等。非免疫性因素如神经-内分泌因素异常也可参与皮肤炎症的发生和发展。

除传统治疗外,生物制剂度普利尤单抗是白介素 4(IL-4)/13 受体 α 链的全人源单克隆抗体,可阻断 IL-4 和 IL-13 的生物学作用,对成人中重度 AD 具有良好疗效,配合外用药物及保湿剂可用于长期维持治疗,部分患者用药后可发生结膜炎。Janus 激酶(JAK)抑制剂可以阻断多种参与免疫应答和炎症因子信号传递。口服和局部外用 JAK 抑制剂均显示了良好的疗效。巴瑞克替尼(Braicitinib)可抑制 JAK1 和 JAK2,口服 4 mg/d 加外用糖皮质激素 16 周治疗成人中重度 AD,其

EASI-50 应答率为 61%。乌帕替尼（Upadacitinib）为选择性 JAK1 抑制剂，对成人中重度 AD 也显示出较好疗效；托法替尼软膏每天 2 次外用治疗轻中度 AD，用药 4 周后 73% 的患者皮损清除或几乎清除。

特应性皮炎的疾病管理中提到了疾病的接替治疗和加强患者教育。

变态反应学是一门较年轻的学科，尚存在许多未解决的问题。目前，随着分子医学和精准医疗技术的发展。人们对过敏性疾病的发病机制、危险因素、防治等研究进一步深入。过敏相关疾病近几年的研究热点集中在以下几个方面：①免疫细胞在过敏性疾病中的变化及作用；②遗传易感性和环境暴露的共同作用和对过敏性疾病的影响；③重组变应原的研究和应用；④过敏性疾病的亚分型；⑤基于大数据队列研究或循证医学的过敏性疾病的预防；⑥单克隆抗体药物对过敏性疾病的治疗。

变态反应科医师需要积极面对挑战，勇于探索、精益求精，遵循个体化精准医疗的思路，不断实践、创新，共同为变态反应学科创建美的未来。

（河南省医学会变态反应学分会第五届委员会　李冬芹）

河南省肠外肠内营养学学科发展研究报告

摘要

为进一步拉近河南省肠外肠内营养领域专家与国内一线专家的距离,促进我省肠外肠内营养学的发展,在中华医学会和河南省医学会领导的指导下,2014 年 6 月 27 日成立了河南省医学会肠外肠内营养分会。自学会成立以来,依靠省医学会这个平台,通过全省肠外肠内营养方面专家学者的不断努力,积极推进了学会的发展,在为患者服务、为学会建设、推动河南省营养事业发展方面做出了卓越贡献。

河南省医学会肠外肠内营养学分会第三届委员会于 2021 年 5 月 12 日选举成立,郑州大学第一附属医院呼吸重症科主任许爱国当选为主任委员。在许爱国的带领下,2021 年 10 月 29 日河南省肠外肠内营养学术年会顺利召开,会议期间多名省内外知名专家学者针对胃肠功能紊乱、围手术期营养干预、慢性疾病营养策略及重症患者营养要素等临床热点话题,进行了丰富多彩的学会报告及交流,对营养治疗实际应用临床过程中可能面对的困难,提供了富有建设性的系统观点和研究成果,极大拓展了参会者的学术视野,推动了我省营养事业的发展,为健康中原建设做出新的更大的贡献。为推动省内基层医院在肠外肠内营养方面的发展,学会积极利用网络平台组织开展相关培训,在避免基层医务工作者奔波辛苦的情况下,优化营养队伍结构,加强基层营养人才培养。2022 年 7 月 8 日学会在分会主委许爱国教授带领下开展了营养基层适宜技术推广活动,顺利召开以"营养支持技术在基层医疗机构有营养风险患者中的应用"为主题的第一次技术推广活动,对提高基层卫生技术人员对营养支持技术的新理念的认识发挥重要作用,促进河南省基层肠外肠内营养事业的进一步发展。

未来,学会将进一步加强肠外肠内营养的多学科建设和网络课程培训,制定发展方案,明确工作内容,积极落实基层医疗建设工作,让我省人民由"吃得饱"逐步走向"吃得营养"。通过远程平台,学会畅通肠外肠内营养线上线下多学科会诊、多专家会诊;定期举办营养培训班,推广营养支持诊疗技术。努力完善线上线下营养支持交流平台,通过业务培训、技术指导、操作演示等方式进行学术交流,实现各级医院和患者共赢。

总之,学会今后将在许爱国主任委员的带领下继续落实《"健康中国 2030"规划纲要》,明显提高居民营养知识素养,显著降低营养缺乏疾病发生率。同时学会将继续帮助临床营养学研究者更多地了解临床营养学的发展和趋势,共同探讨临床营养学热点、难点话题,期望能更深入和更高质量地解决目前临床营养存在的诸多争议和挑战,为造福全省人民健康、助力健康中原建设做出更大的贡献。

　　河南省医学会肠外肠内营养分会成立于 2014 年 6 月 27 日,肠外肠内营养涉及多个临床科室,学会的成立和学术年会的召开对营养治疗实际应用临床过程中可能面对的困难提供了富有建设性的系统观点和研究成果,极大拓展了参会者的学术视野,推动了我省营养事业的发展,对提升全省疑难危重症诊疗能力发挥营养治疗的支撑作用,为健康中原建设做出新的更大的贡献,用高质量的卫生健康服务增进人民群众的健康福祉。

　　2022 年 8 月 26 日,由河南省医学会主办、郑州大学第一附属医院承办的 2022 年河南省医学会肠外肠内营养学学术年会在郑州召开。本次大会包括了河南省医学会肠外肠内营养分会第三届全体委员会、换届会,以及 20 余场专题讲座和技术培训,形式多样,内容丰富。

国外学科热点话题

2021 年美国肠外肠内营养学术年会

一、胃肠功能紊乱

(一)便秘

　　多达 2/3 神经发育异常或活动受限的儿童和成人患有慢性便秘,但常被临床忽视。便秘患者是营养不良的高发人群,显著降低患者生命质量。对此类患者进行积极行为指导和营养干预可显著改善其便秘症状并增强胃肠动力、提高营养状态。

　　便秘的具体干预措施如下。①排便指导和干预:指导患者养成规律的排便习惯。通常建议患者在早晨或饭后进行,以运用结肠活动最高峰时的排便效应。此外,排便习惯是生物反馈的一部分,生物反馈疗法对因盆底肌神经电生理失调引起的便秘有显著疗效。②膳食指导:不规律的饮食习惯和低纤维饮食也是便秘的危险因素。成人肠易激综合征伴便秘的临床实践指南推荐每天膳食纤维的补充量为 25 ~ 30 g。③肠道菌群调节:益生菌可通过调节肠道菌群及其代谢产物影响神经和免疫系统,发挥促进肠蠕动和改善便秘的作用。近年引入的粪菌移植虽可显著改善患者的便秘相关症状和生命质量,但在半年后逐渐失效。目前针对肠道菌群的治疗方法和便秘的诊断标准仍缺乏一致性,需要更多高质量的临床随机对照试验研究得出更可靠的结论。④新型药物治疗:依洛昔巴特是一种回肠胆汁酸转运蛋白抑制剂,能增加游离胆汁盐水平,促进结肠蠕动和分泌。该药不仅能缓解便秘,其"副作用"还包括降低低密度脂蛋白和胆固醇。此外,替那帕诺作为钠氢交换体3抑制剂可增加肠腔内钠和水含量,其已在便秘型肠易激综合征患者中显示出疗效。但该药对慢性功能性便秘患者的疗效尚不明确。

(二)胃瘫

胃瘫患者易发生营养不良甚至恶病质,早期识别和干预对改善临床结局至关重要。已有的研究结果显示:胃瘫发生的关键机制在于广泛性胃神经肌肉功能障碍,涉及外周神经(特别是迷走神经)调控紊乱、内源性神经和平滑肌功能障碍。围手术期控制血糖、术中保护神经、术后减少阿片类药物使用可预防胃瘫发生。一旦通过典型症状以及影像学检查证实胃排空延迟,建议优选口服膳食指导。膳食改变是治疗胃瘫的一线方案,适用于所有患者,具体方案如下。①轻型胃瘫:少食多餐、低脂低纤维饮食,伴不适症状时进食小颗粒食物。②中型胃瘫:饮食方案同轻型胃瘫,在此基础上增加口服营养补充,通常不需要行经皮内镜下空肠造口术。③重型胃瘫:通常需要放置经皮内镜下空肠造口管以维持肠内营养,并使用促胃动力和止吐药物辅助治疗;效果不佳者需进一步行内镜下幽门肌切开术。目前预测该手术疗效的关键因素尚不明确。

二、3c型糖尿病

3c型糖尿病又称胰源性糖尿病,由胰腺外分泌功能受损引起。大多数3c型糖尿病患者伴有腹痛、脂肪泻、消化不良、葡萄糖耐量受损和多种营养素和微量元素缺乏,最终增加衰弱、骨折、营养不良等风险。营养不良将进一步加重肠降血糖素分泌受损,减少剩余β细胞释放,形成恶性循环。

3c型糖尿病患者精细的营养管理与血糖调控十分重要。PancreasFest工作组首次提出3c型糖尿病的诊断和管理框架。他们认为:对此类患者应提供个体化医学营养治疗,其主要目标是预防或治疗营养不良、减少跌倒骨折事件、控制血糖和脂肪泻症状。3c型糖尿病营养管理指南推荐少食多餐,可以摄入普通淀粉类食物,但不宜高糖饮食;适当予以胰酶替代疗法可确保营养物质的吸收;指导患者经常监测血糖,尤其在使用胰岛素和运动后、饮食不佳时应警惕发生低血糖。通常不建议使用昂贵的"糖尿病食品"(含山梨糖醇或其他糖醇),这类食品可能会加重腹泻症状。目前3c型糖尿病的诊断和管理尚存多项研究空白,亟需更多临床及实验数据以指导实践。

三、胰腺手术围手术期营养干预

胰腺手术复杂,涉及多个脏器切除及消化道重建,近、远期预后与营养状况密切相关。胰腺围手术期营养干预具体建议为如下。①术前营养:欧洲临床营养与代谢协会(ESPEN)发布的指南认为,即使推迟手术日程也要对存在严重营养不良[6个月内体质量丢失>10% ~15%;体质量指数(BMI)<18.5 kg/m²;主观综合评估评分等级为C级或营养风险筛查表>5分;血清白蛋白<3 g/dL]的患者进行7~14 d的术前营养治疗,这可显著降低术后并发症。营养治疗途径首选口服或肠内营养,只有当肠内营养无法满足需要量时才联合肠外营养。②术后营养:多项研究及Meta分析结

果证实胰腺术后早期肠内营养安全、可行,但胃排空时间延长、出血等并发症发生率与术后延迟肠内营养比较,差异无统计学意义。在胰腺术后早期肠内营养干预的实践中还会面临多个问题,如术后恶心、食欲下降和肠内营养不耐受等。目前仍缺乏针对胰腺手术患者肠内营养设备、配方和时机选择的大型随机对照试验研究。

四、乳糜漏或乳糜性腹腔积液

成人乳糜液每天产量为 550~2 500 mL,其中脂肪含量为 4~40g/L(视饮食情况)。乳糜漏患者每天蛋白质流失量高达 30 g,同时伴随微量元素硒和其他电解质成分丢失,对此类患者有特定的营养治疗策略。①少量乳糜漏(乳糜液漏出<300 mL/d):继续口服营养补充或予以管饲,低脂饮食(每餐脂肪含量<3 g)或无脂饮食(每餐脂肪含量<0.5 g),饮用富含热卡的无脂液体作为能量补充,并密切监控引流量。②中量乳糜漏(乳糜液漏出为 300~800 mL/d)、大量乳糜漏(乳糜液漏出>800 mL/d):此时可能需要全肠外营养,补液量应根据临床情况、合并症及营养状况进行计算,以稳定急性失衡。

其他药物治疗:包括生长抑素及其类似物(奥曲肽)用于降低门静脉压力、减少肠淋巴循环;奥利司他可阻断进食患者肠道内约 80% 脂质吸收;依替福林和米多君是 α 受体激动剂,其通过促进平滑肌和血管收缩减少乳糜漏;放疗(共 10 Gy 剂量,1 Gy/d,范围包括从第 12 胸椎到第 2 腰椎的乳糜池和胸导管)也可减少乳糜性腹腔积液量。上述方法难以控制时,可行淋巴栓塞、手术黏合、腹膜静脉分流术等干预措施。

五、肠道皮肤瘘

肠道皮肤瘘又称为肠外瘘。美国 2004—2014 年住院患者临床数据报告显示:每年约 31.7 万例住院患者中有 4.1% 的患者出现肠外瘘并发症,而这些患者每次住院至少进行 3 次有创操作或手术。肠外瘘根据异常上皮化连接的解剖定位分为 Ⅰ 型(食管、胃十二指肠),Ⅱ 型(小肠),Ⅲ 型(大肠)和 Ⅳ 型(肠道空气瘘);根据流出量分为少量(<200 mL/d)、中量(200~500mL/d)、大量(>500 mL/d);根据病因分为创伤性、医源性、恶性、炎症性、缺血性、放射性等。

ASPEN 指南建议:①此类患者需进行营养评估。②实施最佳营养途径(流出量<500 mL/d 经口服或肠内营养可耐受;500 mL/d 可能需要肠外营养)。③蛋白质摄入量为每天 1.5~2.0 g/kg。④若肠道皮肤瘘远端无梗阻应行瘘管冲洗。⑤免疫增强剂的使用未给出明确建议。⑥流出量>500 mL/d 使用生长抑素。近期临床随机对照试验研究结果显示:术前口服精氨酸和谷氨酰胺等免疫营养制剂对降低肠外瘘患者术后瘘管复发率及促进术后恢复具有重要意义。其他营养素如 ω3 脂肪酸可降低 40% 的术后感染、缩短 1.95 d 的 ICU 住院时间和 2.14 d 的总住院时间、减少 16% 的术后 30 d 并发症发生率。补充特定营养素有助于抵消由炎症引起的营养损失,并满足瘘管在长期愈合过程中所需的合成代谢。

六、慢性疾病

(一)慢性肝病

营养不良、肌少症和衰弱是慢性肝病患者的共同特征,也是导致预后不良的重要原因。已有的研究结果显示:30% ~35% 的慢性肝病患者静息能量消耗增加,这是由于机体糖原贮存量低,长时间禁食(如过夜)后,蛋白质降解增加,机体利用骨骼肌蛋白质分解产生的糖原、氨基酸进行糖异生。这一生理特征的临床意义已通过晚间提供营养能够保留肌肉质量的研究得以证明。肝硬化患者的肌肉减少发病机制更多样,包括蛋白质摄入减少或吸收不良、糖原贮存低以及门静脉高压引起的慢性炎症、肠通透性增加和菌群改变等。此外内分泌系统的改变,如胰岛素抵抗、低胰岛素样生长因子1、低睾丸激素水平以及缺乏身体活动也会造成骨骼肌含量进一步下降。

慢性肝病患者的营养治疗应包括少食多餐、摄入足够热量和优质蛋白,同时考虑补充支链氨基酸、锌和其他药物,如激素、益生元和合生元等。越来越多研究者注意到慢性肝病患者肝移植术前行预康复治疗的益处,这也证实联合营养治疗和体能锻炼的预康复治疗是对抗肌少症与衰弱的有效策略,可提高≥0.2肝衰弱指数,使患者获得更长生存时间。

(二)慢性肾病

2020 年 2 月 The Lancet 发布的全世界疾病负担数据显示:截至 2017 年全世界慢性肾病的患病率约为 9.1% 。同年 4 月,美国肾脏基金会针对肾病预后质量倡导(KDOQI)发布新版慢性肾病营养管理指南。该指南对慢性肾病患者的能量摄入进行调整,以往<60 岁患者推荐 35 kcal/(kg・d)或)65 岁患者推荐 30 ~35 kcal/(kg・d)能量摄入,现将范围全部放宽至 25 ~35kcal/(kg・d),此方案适用于所有慢性肾病分期患者,包括透析和肾移植术后的患者,强调应根据患者的年龄、性别、慢性肾病分期、身体状态、机体组成、体质量目标等进行个体化调整。合理的优质低蛋白饮食不仅不会造成营养不良,还可减缓肾脏负担,延迟疾病进展。因此,对于代谢稳定的慢性肾病 3 ~5 期患者在严密监测下,推荐给予蛋白质含量为 0.6 ~0.8 g/(kg・d)的优质低蛋白饮食;对于维持性血液透析或腹膜透析的患者,蛋白质推荐量为 1.0 ~1.2 g/(kg・d),较旧版有所降低。此外,新版指南还增加了对地中海饮食模式和 ω3 脂肪酸(1.3 ~4.0g/d)的推荐。地中海饮食可改善患者血脂水平,而 ω3 脂肪酸能起到抵抗慢性肾病患者体内慢性炎症的功效。其他维生素和微量元素的补充也在不同病情中发挥重要作用,还需更多高质量研究使慢性肾病的营养管理更加个体化、精准化。

七、重症患者的营养治疗

(一)不稳定性危重症患者的肠内营养

越来越多的研究结果显示:肠内营养可预防和减轻肠功能障碍,然而对于不稳定性危重症患者,如血流动力学不稳定需保持俯卧位或实施体外膜氧合时,因伴随多项复杂临床因素,营养治疗尤其肠内营养常被推迟。但此类患者通常面临严重的蛋白质和骨骼肌丢失,显著影响近、远期预后。因此,临床医师应进行风险/效益分析,以确定哪类不稳定性危重症患者可从肠内营养中获益。

1.安全性

不稳定性危重症期间的肠内营养一度被认为是不安全的,原因是担心营养物质的注入会增加肠道细胞氧耗,并超过因微循环受损引起的肠道低氧供状态。需氧与供氧之间的不平衡会增加非闭塞性肠系膜缺血或非闭塞性肠坏死的风险,而这两种疾病都有较高的病死率,尤其在接受血管活性药物的危重症患者中此类问题尤为突出。已有的研究结果显示:使用升压药期间给予低剂量肠内营养安全可耐受,非闭塞性肠系膜缺血和(或)非闭塞性肠坏死的发生率为0.3%。此外,部分患者在启动实施体外膜氧合的同时需使用神经-肌肉阻滞剂以减少氧耗需求并促进机械通气,对于这类患者出于肠蠕动降低的担忧通常延迟输注肠内营养。然而,肠动力主要由自主神经支配,而神经-肌肉阻滞剂阻断的是运动神经。一项回顾性倾向匹配研究结果显示:给予神经-肌肉阻滞剂后的2 d内接受肠内营养的患者院内病死率低于延迟肠内营养的患者。

2.耐受性

Lu 等的研究结果显示,80%的实施体外膜氧合患者可耐受早期肠内营养,且当接受的营养治疗>80%目标热量时可获得更好的临床结局和更低的死亡率。有研究结果显示:5%~13%接受肠内营养的实施体外膜氧合患者会出现胃潴留、腹痛、呕吐、腹胀或便秘等肠内营养不耐受表现,腹泻症状较少,约为1%。尽管胃潴留发生率较高,但临床随机对照试验研究证据反对将胃潴留作为肠内营养不耐受证据,因其与肺炎、反流或误吸发生率无关。尽管这些研究提供了在危重症期间实施肠内营养对改善结局的证据,但其中的混杂因素限制了推荐力度,仍有待高质量的临床随机对照试验研究来阐明早期低剂量肠内营养对不稳定性危重症患者的利弊。

(二)重症患者的精准营养

重症疾病可改变三大营养物质代谢。一项针对中国脓毒症患儿的血浆代谢谱分析结果显示:脂类代谢产物包括磷脂酰胆碱、磷脂酰乙醇胺、磷脂酰丝氨酸和磷脂酰肌醇含量在脓毒症患儿中明显减少,氨基酸和碳水化合物代谢水平显著增高;而脂质相关代谢产物的降低与脓毒症病死率增高密切相关。另有研究结果显示:参与三羧酸循环或蛋白质分解的代谢产物,如丙氨酸、N乙酰糖蛋白、谷氨酸、谷氨酰胺、苯丙氨酸、肌氨酸、乳酸、丙酮酸、柠檬酸的升高也是脓毒症患者死亡的重要预测指标。同时,营养物质代谢的改变还能通过减弱自噬和甲状腺功能来改变病态的生理反应,以减少严重疾病产生的应激损害。

当前的研究设计都默认所有的重症患者对营养反应相似,然而这可能是错误的假设。事实上,营养治疗与临床结局在患者之间可能存在很大差异。已有的研究结果显示:即使在适中的热量供应下,氧化应激也会增加,而线粒体抗氧化酶系统中单核苷酸多态性会进一步加剧这种关联。这些发现证明患者对重症监护营养反应存在异质性,这极可能是危重症、营养与肠道微生物组之间相互作用的关系。宿主微生物群不仅因严重疾病而发生变化,也会受到营养代谢改变的影响,这些现象之间的相互作用和对临床结局的影响尚待探讨。因此,迫切需要更深入地了解患者特定的代谢变化、基因组和微生物效应如何与营养物质相互作用,以制订重症患者的精准营养策略。

八、家庭肠外营养

家庭肠外营养为患有慢性肠衰竭患者提供长期营养的同时,使其拥有更多医疗环境之外接近正常的生活。近几十年,家庭肠外营养获得技术、知识和实践经验的革新,但其仍然是一种高风险并存在诸多问题的治疗方式。ESPEN 指南建议经验丰富的团队接管家庭肠外营养的患者,然而这些资源不容易获得,也很难实现远程跟踪指导。家庭肠外营养需由专业人员提供全天候监督和管理,并在处方小组与配液小组之间搭建便捷的沟通渠道,以确保安全、可靠、准确地输送家庭肠外营养制剂。尽管目前面临团队建设、医保制度、处方管理、治疗随访等多方面挑战,但家庭肠外营养仍有望成为提高慢性肠衰竭患者生命质量的有效治疗方案。

九、昼夜节律对营养治疗的影响

人体昼夜节律系统通过与外部节律信号(如昼夜节律周期和食物消耗)同步调节各项生理学作用。营养物质代谢包括糖原的合成或分解(包括糖异生),脂肪酸合成或 β 氧化、蛋白质合成或氨基酸降解都表现出节律适应性。因此,一天中营养摄入时间会影响体重、身体组成、葡萄糖代谢、脂质稳态、肠道菌群、心血管功能、炎症、睡眠和整体健康。如何通过时间生物学优化临床营养支持值得深入研究。

事实上,目前已有较多关于昼夜节律及其延伸的时间限制性饮食对健康结局的研究。既往研究结果显示:晚上或深夜测试的标准餐后血糖高于早晨,这是由于昼夜节律中褪黑素对胰岛素的释放起抑制作用。在人体血液或唾液中,褪黑素的水平通常在就寝前 2~3 h 开始升高,作用于表达在胰岛 β 细胞上的褪黑素受体 1B,导致胰岛素释放减少,这种抑制作用在褪黑素受体 1B 等位基因突变的患者中进一步加重。因此,睡前 2~3 h 以及起床后 1 h 内避免进食可能是有益的。

此外,时间限制性饮食的益处也在动物模型中得到验证。时间限制性饮食可增加昼夜节律基因组件中抑制子 Cry1、Reverb、Per2 和激活子 Bmall 的表达,通过直接转录调节或信号转导途径影响葡萄糖和脂肪代谢。人体研究结果显示:每天间隔 6 h(8:00—14:00)连续 5 周的时间限制性饮食能有效提高 β 细胞功能和胰岛素敏感性,并降低餐后血糖、氧化应激和血压。另有研究比较早间(8:00—17:00)和晚间(0:00—9:00)时间限制性饮食对测试餐后血糖的反应,结果显示:只有早间时间限制性饮食降低了空腹血糖。相关机制研究也证实时间限制性饮食通过上调 Reverb 基因抑制脂肪和胆固醇合成,并降低血浆中促炎脂质和丙氨酸转氨酶(ALT,脂肪肝疾病的一种生物学标志物)水平。

十、临床营养新方向

(一)新型营养标志物的开发与应用

生物标志物驱动的精准医疗缩小了基础研究与临床实践之间的差距。目前,越来越多的基因公司向消费者提供基于基因的营养测试和建议。该行业的迅速发展代表广大消费者对基于基因规划饮食的渴望。现有研究证据亦表明开发新型营养标志物对衡量个体化营养有重要意义。

小肠上皮细胞更新速度快,细胞存活时间仅为 3 ~ 5 d,当细胞凋亡脱落后形成包含大量宿主基因遗传信息细胞内大分子的脂质纳米颗粒,可通过粪便离心获取。其中稳定且差异表达的微小 RNA 可用作筛查各种肠道疾病的潜在生物标志物,而与临床结局相关的营养基因组学也可辅助临床决策或指导个体化生活方式。此外,肠道菌群也在维持细胞稳态的复杂代谢机制中起关键作用。因此,ASPEN 会议上专家呼吁在现实世界的医疗保健环境中建立生物标志物数据库,并引入自我学习型医疗保健系统,通过智能技术辅助临床实践,以获得个体化营养或生活方式干预的最大效用。

(二)远程虚拟医疗

远程虚拟医疗是医疗保健系统进入数字化时代的自然演变。特别是在新型冠状病毒肺炎(简称新冠肺炎)后疫情时代,随着大数据分析、人工智能等先进技术的成熟,远程医疗保健将成为一种全新的医疗模式。该体系涉及的设备包括高清摄像机、可穿戴式临床信息(数据、图像、声音或视频)收集器、安全存储与转发的应用程序等。然而不可否认的是,远程医疗无法获取客观、真实的体格检查信息。另外,还存在患者隐私保护、医疗保险政策和医师责任级别等方面顾虑。在营养学领域,远程营养的内容涵盖营养评估、营养诊断、营养干预、保健计划和监督随访。一项为期 12 周的临床随机对照试验研究结果显示:以初级保健为基础的远程营养可通过监管肥胖症患者的饮食结构,有效改善其热量摄入、体重和体脂百分比。近来,远程营养在肾病护理中的需求也日渐增长。鉴于目前数据均证实远程营养的有效性和可行性,笔者认为可进行更大范围的长期研究以充分了解其优势。

1. 困境与争议

目前欧美、亚太地区包括中国的营养治疗指南和专家共识均推荐需要营养支持治疗的外科患者首选肠内营养(EN),EN 对肠道的调理和治疗作用大于营养治疗本身的价值。然而,临床上许多外科患者由于疾病类型、手术创伤及治疗等原因,术后肠功能恢复欠佳,单独早期 EN 常难以达到机体的能量目标,容易造成能量或蛋白质的不足。补充性肠外营养是对肠内营养不足的弥补方式,是一种营养补充性治疗策略。临床上对于外科患者补充性肠外营养(SPN)的启动时机存在争议。目前大多数国际指南关于外科患者 SPN 的启动时机是有争议的,主要根据专家意见(证据级别低),并且在各大洲之间存在很大差异。欧洲营养与代谢学会(ESPEN)指南建议,如果 EN 7d 内未能达到患者 50% 的能量目标,应考虑启动 SPN。美国肠外和肠内营养学会(ASPEN)指南建议,营养风险高且口服饮食摄入量或 EN 不足(<60% 能量目标)的患者,可考虑 3 ~ 5 d 内开始给予 SPN。然而与 EN 相比,肠外营养相关的感染并发症是临床上最关注的热点问题之一,也是外科医生在早期启动肠外营养的主要顾虑。因此,对肠功能恢复欠佳,仅通过早期肠内营养无法达到能量目标的腹部大手术患者,SPN 启动的最佳时机并不清楚。因此,笔者团队开展了 PNASIT 研究,探索了早期补充性肠外营养(E-SPN,术后第 3 天)和晚期补充性肠外营养(L-SPN,术后第 8 天)方案在改善腹部大手术患者预后方面的有效性及安全性。近日,该研究结果于 *JAMASurgery* 在线发表。

2. PNASIT 研究

PNASIT 研究是全球第一项关于探讨腹部大手术患者 SPN 启动时机对临床预后影响的多中心临床随机对照研究。研究结果发现:与 L-SPN 相比,E-SPN 联合 EN 与减少术后院内感染发生率明显相关,能够改善患者出院时血液中相关营养指标(如白蛋白和前白蛋白水平)。这项临床研究结果将有助于快速地将围手术期营养支持治疗的优化干预措施转化为外科临床实践。

PNASIT 研究纳入的所有患者中肿瘤患者约占 95% ,平均年龄约 60 岁(按世界卫生组织老年人定义是年龄>65 岁者,本研究中老年人占比约 78%),表明研究纳入的患者大部分是老年肿瘤患者。因此,研究结果在慢病、癌症、老年中有一定借鉴意义。临床效益方面,研究表明 E-SPN 与显著减少术后院内感染发生率及改善患者出院时营养状况相关。社会效益方面,E-SPN 可以改善患者生活质量,缩短住院时间,促进早日康复出院和减少花费,节约医疗资源、医疗成本,提高公共卫生的社会效益。PNASIT 研究旨在新冠肺炎疫情全球大流行的背景下,尽量在有限的医疗资源下,救治更多的患者。该研究能为外科患者围手术期启动 SPN 的时机提供良好的临床实践指导,为国际外科营养指南相关条目提供高级别证据,为实现"健康中国 2030"提供更坚实的理论证据。PNASIT 研究的 11 个参与中心都是中华医学会肠外肠内营养学分会(CESPN)和中华医学会外科学分会营养支持学组的委员单位,在外科患者临床营养支持治疗方面有着丰富的临床经验。研究的参与中心分布在中国不同行政地区,具有很强的区域代表性,能更好地反映中国不同地区的整体水平。

在这项多中心临床试验开始时,面临的挑战是如何组建一支称职的研究团队,并制定一个现实而全面的试验实施计划来解决研究过程中遇到的实际问题。在试验实施期间,通过在研究组内建立微信、邮件和电话等多种沟通渠道,及时协调项目进展中遇到的问题,定期召开线上和线下会议,定期派专人至各参与中心协调沟通、质控等多种措施来解决工作中遇到的困难,保证研究的顺利开展。

本研究主要关注腹部手术患者 SPN 的时机,解决具有高营养风险且 EN 耐受性差的腹部外科患者 SPN 启动时机的问题,弥补 EN 能量不足导致的不良预后。然而,同一种标准并不适合所有人。目前,综合营养支持方案并不适合所有患者,应采取个体化的营养支持治疗,包括能量和蛋白质,尤其是肠外营养制剂中蛋白质含量的问题。例如,国际上研究发现,高蛋白摄入有助于改善危重患者的临床结局,研究发现 E-SPN 组和 L-SPN 组的蛋白质摄入量也存在显著性差异。因此,进一步探究肠外营养中蛋白质含量对外科患者的临床结局的影响意义重大。

2022 年欧洲临床营养与代谢协会学术年会

一、肥胖

（一）肌少症性肥胖

肌肉质量减少是营养不良表型的关键组成之一，在肥胖人群中并不少见。除了低（BMI）之外，肌肉质量减少是营养不良的核心特征。肌少症性肥胖是指患者同时存在肥胖和肌少症，这两种病症互相影响、彼此促进，该现象近年来逐渐受到重视。ESPEN 主席 Barazzoni 教授系统介绍了肌少症性肥胖的定义、评估方法以及对患者的影响，并指出肌少症和营养不良之间有共同的营养学基础和密切关系，两者都对临床结局产生不利影响。临床工作中应使用 GLIM 和 ESPEN-EASO 标准对患者进行营养评估，早期发现肌少症性肥胖患者并进行干预。

（二）肥胖与中枢神经系统

肥胖体现为能量摄入与能量消耗的失衡。研究显示肥胖与中枢神经系统存在联系，通过影响中枢神经系统可以改变食物摄入和能量消耗的程度。有证据表明，阿黑皮素原信号通过源自弓状核（Arc）中阿黑皮素原（POMC）神经元的不同投射模式来调节食物摄入等生理过程。有证据表明摄食量可由稳态/刺激驱动，肥胖被认为是由刺激驱动超越稳态调节而导致。当存在肥胖时，纹状体多巴胺受体与多巴胺产生变化，下丘脑 5-羟色胺转运体可用性改变，导致中心营养传感障碍。内源性大麻素（eCB）信号系统也被认为是调控肥胖的关键因素。内源性大麻素组（eCBome）在微生物群-肠道-大脑轴中发挥作用。eCBome 是内源性大麻素脂质介质、anandamide，AEA 和 2-花生四烯酸甘油（2-AG）以及其他几个相关的内源性大麻素样长链脂肪酸衍生物家族。这些介质的组织水平受宿主合成代谢和分解代谢酶以及相应脂肪酸的膳食摄入量调节，它们的生物作用由经典大麻素受体 1 和 2 调控。研究发现，抑制 eCBome 介质分解代谢可增加小肠类器官培养物中介质水平并降低通透性，以及 eCBome 与肠道微生物组相关。研究发现 eCBome 介质可通过 PPARa 减少小鼠可口食物的选择来对抗饮食诱导的肥胖。这些结果支持大脑及相关代谢物对肥胖患者机体代谢存在调控。

（三）肥胖与减重手术

根据 2022 年世界卫生组织欧洲地区肥胖报告显示，近 60% 的成年人存在超重或肥胖，并呈逐年增长趋势。指南推荐，如果 BMI ≥ 40 kg/m^2 或 BMI ≥ 35 kg/m^2 同时存在肥胖相关并发症时，此类患者应考虑减重手术治疗。目前主流的两种减重手术方式是袖状胃切除术和胃旁路手术。术前对患者进行营养筛查评估和准备很有必要,因为肥胖可视为慢性疾病,应评估其代谢情况、心肺功能、有无肿瘤性疾病等基本情况。此外,营养不良在肥胖患者中并不少见,如肌少症性肥胖和微量元素缺乏。术前积极纠正营养状况可显著降低围手术期风险,而这些往往需要团队及患者本人的配合,因此专家特别强调了术前宣教的重要性。针对减重手术术前是否需要减肥,专家认为术前积极减肥可以减小肝脏和内脏脂肪体积、缩短手术时间、降低手术风险、减少并发症发生率,更好地调控围手术期血糖,改善阻塞性睡眠呼吸暂停,并能提升患者术后进行后续治疗的依从性。一项纳入48万人的队列研究显示,减重手术前体重下降的患者与无体重下降的患者相比,其术后30 d死亡率有明显的下降。因此,减重手术术前推荐给患者极低热量饮食(very low calorie diet,VLCD)以降低体重和肝脏体积。VLCD的治疗时间应尽可能地延长,最好不低于4~6周。任何其他减重方式与VLCD联合进行均能显著改善患者预后。

二、重症患者的营养支持

重症患者的营养支持一直是临床营养领域的热点也是难点。本次会议解读了ICU患者营养支持指南,主要介绍了肠外和肠内营养的适应证、启动营养支持的时机、营养通路、营养状态的检测、营养配方及营养支持的相关并发症。在对ICU患者进行初步评估时,应根据其营养状态、消化道功能、适应性以及营养支持时间选择具体的营养支持方式及通路。以往在ICU患者中使用的每千克体重30~35 kcal的高营养治疗已不做常规推荐,目前建议根据患者的具体疾病状态制订个体化的营养支持方案。此外,会议还介绍了在透析患者、围手术期患者及临终患者等一些特殊情况下肠外营养应用的注意事项。ICU住院期间的肠内营养(EN),特别是EN开始时机,如何进行EN等问题都争论已久,多个学会包括ESPEN,ASPEN/SCCM,ESICM等都颁布相关指南并不断补充完善。危重症患者在ICU停留48 h以上有营养不良风险。多种评分系统和筛选工具可帮助判断营养风险和营养不良。ICU患者可通过经皮内镜下胃造瘘、快速和连续管饲满足营养需求。胃通路是实施EN的标准方法,对于胃喂养不耐受且不能用促动力药物解决的患者,建议采用幽门后喂养。此外,对高风险误吸患者,建议以空肠喂养为主。最后,会议还讲解了ICU患者中各大营养素的需求和建议等相关内容。

三、营养与肠道微生态

肠道微生物群保持肠道结构和功能完整,利于食物的消化吸收,参与机体免疫调控、疾病进程(如肥胖、糖尿病、炎症性肠病、中枢神经系统疾病、癌症、恶病质等)。本次会议讲者分享了关于肠道菌群的一些新研究进展。健康肠道菌群的恢复被认为对这些疾病的治疗有积极作用,调节机体的某些微生物群有助于疾病预防、缓解或治疗疾病。可以通过改变代谢途径的种群、组成和功能输出来调控肠道菌群。目前一些方法与药物用于菌群调控,如粪菌移植、饮食改善、益生菌、工程菌、噬菌体等。菌群移植涉及整个微生物群落的移植,目前已经作为处理艰难梭菌感染(CDI)的实践标准。在饮食中增加不可消化的碳水化合物是一种治疗策略,其最终的主要产物为短链脂肪酸(SCFA),SCFA在抗菌、维持黏膜屏障的完整性、免疫调节中有重要作用。

益生菌有利于促进碳水化合物的代谢,增加含丁酸的短链脂肪酸(SCFA)释放,目前已应用于预防败血症,小儿急性肠胃炎的治疗等。随着高效 DNA 技术的发展,人们对微生物基因组的认识增加。新一代的工程菌是应用生物技术处理细菌(如乳酸菌),工程菌可以产生生物医学分子(如激素、白介素、抗体等)用于疾病的预防治疗与微生态的调控。噬菌体是感染细菌、在细菌内部复制并杀死细菌的病毒,基于噬菌体的治疗方法主要用于治疗多重耐药菌引起的传染病。临床中不可忽视抗生素的使用,一般抗生素的目标是病原菌,但也会消耗有益微生物,可与恢复性治疗联合使用,如益生元、合生元等。

本次会议报道了一项关于心脏代谢疾患者群的食物多样性与肠道微生态的相关研究。研究显示,饮食和生活方式与肠道菌群丰富度相关,如进食酒精、茶、咖啡、坚果和鱼。该研究构建了一种联合生活方式评分,其与心脏代谢疾病患者的肠道微生物丰富度相关。生活方式,尤其是西方饮食方式,会导致人体肠道微生物大量耗竭。研究显示,宿主–微生物组共生状态的破坏与慢性非传染性疾病(chronic non-communicable diseases,NCDs)介导的免疫增强相关,如肥胖、心血管疾病、结肠癌、过敏、孤独症和自身免疫病等。流行病学研究显示,疾病发生风险与生命早期肠道微生态破坏有关,如剖宫产、抗生素使用、配方奶喂养等。NCDs 在过去几十年中大幅增加,这表明现代的生活方式可能导致益生菌丢失。事实上,与美国和欧洲社区相比,南美、非洲和巴布亚新几内亚的非工业化农村社区 NCDs 的患病率普遍较低,将其肠道菌群进行比较取得了令人信服的证据。多种因素(抗生素、卫生、饮食习惯等)会导致肠道微生物多样性下降,其中微生物相关碳水化合物(microbiota-accessible carbohydrates,MACs)备受关注。MACs 是指不可消化的膳食碳水化合物,可被肠道定植微生物利用。喂养低量 MACs 的小鼠将在几代内耗尽肠道微生物群的多样性。膳食纤维作为人类 MACs 的主要来源,在西方饮食中含量极低,无法为肠道微生物提供充足的营养,不仅导致依赖这些底物的物种不断减少,还会减少具有重要生理和免疫功能的微生物产物。已有研究表明,膳食纤维和全谷物饮食可增加人类粪便中微生物的多样性。流行病学进一步证实,膳食纤维摄入量与微生物相关的 NCDs 发病率以及全因死亡率呈显著负相关。现有数据表明,膳食纤维具有提高微生物组多样性和预防非传染性疾病的巨大潜力。每天摄入 55 g 膳食纤维,可在 2 周内有效降低结肠癌标志物含量。一般来说,人群膳食纤维摄入量仅为膳食指南中建议的一半,即"膳食纤维缺口",填补保护微生物多样性和维护健康的"膳食纤维缺口"所获得的益处可能比目前的预期更大。调控肠道菌群可能是不同疾病治疗的途径之一,虽然目前对肠道菌群进行治疗操作的部分领域已经成熟,但未来的研究需要进行新的方案设计及疗效验证。

四、营养与吸收不良

吸收不良由多种因素导致。肠腔是食物混合、营养物质水解的主要部位,黏膜承担水解、运输、吸收等功能,肠腔、黏膜的功能异常改变与临床吸收不良密切相关。多种疾病(胰腺外分泌功能不全、肠衰竭、肠梗阻、结肠炎等)、药物的应用(如质子泵抑制剂)能导致吸收不良的发生。吸收不良引起的临床症状与不同的营养物质缺乏相关,如维生素 D 缺乏导致骨密度、骨质减少,蛋白质缺乏导致肌肉减少症、消瘦和水肿,脂肪缺乏导致吸收不良、消瘦等。本次会议关注了胃肠道液体失衡对吸收不良的影响。正常的肠液吸收和输出与分泌消化、淋巴循环、肠道屏障功能、免疫状态等密切相关。胃肠道可以通过神经-内分泌(反馈和前馈回路)调节体液稳态,吸收液体和微量营养素。临床上需要注意肠道液体稳态失调的患者(肠道切除手术、肠道造口术、慢性胰腺炎患者等),由于患者的胃排空、胃分泌、胰腺外分泌、胆汁分泌等出现异常,肠道屏障等功能失调,导致这些患者容易出现消化、吸收不良。因此需要及时改善这些患者的液体摄入的方案与方式。

2022 年美国肠外肠内营养学术年会

一、短肠综合征

短肠综合征严重影响营养物质和治疗药物的吸收,并导致营养不良、脱水以及其他并发症,严重影响患者的生活质量并给医疗系统带来了巨大的负担。短肠综合征的治疗要求医护人员对消化系统的解剖和生理、营养支持方案以及全身器官系统的功能有深刻的理解,并需要付出大量的精力来协调。在治疗过程中应注意根据患者剩余肠道的解剖学特征制订个体化的营养支持方案。Parrish 教授详细介绍了短肠综合征的病理生理学特征以及如何对短肠综合征的患者进行评估和营养支持治疗,并介绍了如何应对腹泻、吸收不良等营养支持中的常见问题。Mundi 教授和 Rudolph 教授分享了短肠综合征患者进行家庭营养支持的经验,包括导管和喂养管的护理、相关并发症的处置、能量需求的评估以及营养支持方案等。

二、肠道微生态

肠道微生态在各种疾病发生、发展以及治疗中的作用也日益受到重视。本次 ASPEN 会议研讨了肠道菌群在炎性肠病、肠功能衰竭以及败血症中的作用,以及如何通过调节肠道微生态改善患者的疾病和营养状态。本次大会主席,来自美国克利夫兰医院(Cleveland Clinic)的 Gail A. Cresci 教授进行了大会主题发言,她强调了营养状态在疾病预防和管理中的重要性,并指出营养支持应该从"以一概全"向根据疾病种类和患者状况进行个体化治疗进行转变。Cresci 教授进一步介绍了影响肠道微生态的因素并指出可以通过调节肠道微生态对患者进行个体化的营养干预。Cresci 教授以炎症性肠病为例,介绍了肠道菌群及其代谢产物在疾病过程中的变化以及对宿主的影响。虽然目前大多数通过益生菌调节肠道菌群治疗炎症性肠病的随机对照试验(RCT)表明其效果并不理想,但是通过改变饮食如全肠内营养(exclusive enteral nutrition,EEN)可以降低克罗恩病的复发,并推荐中度克罗恩病的患儿采用。对此,来自密歇根大学的 Dickson 教授认为这主要是由于肠道菌群的复杂性降低了益生菌对它的影响。他在演讲中进一步指出肠道菌群可以通过其潜在的致病性、调节系统性免疫反应、菌群及代谢产物移位以及系统性代谢产物等机制影响全身器官,并在严重感染以及重症患者中发挥着不可忽视的作用,因此肠道菌群在肠道疾病治疗过程中仍存在巨大的潜力。

三、营养评估

对患者进行合理的营养评估是临床营养工作中必不可少的一环,本次会议对营养评估的方法展开了讨论。来自辛辛那提大学的 Branson 教授首先详细介绍了间接测热法的原理以及如何使用间接测热法评估能量消耗,随后专家们就在 ICU 患者营养评估中使用间接测热法的利弊进行了讨论。支持的专家指出 ICU 患者的能量消耗差异较大,应该进行个体化评估而不是使用同一方案,而且通过公式估算的结果大多数情况下都不能准确反映患者的真实能量消耗。通过间接测热法可以更精确地评估患者的能量消耗,且有临床研究证实以间接测热法指导营养支持能够降低 60 d 死亡率。ASPEN 重症患者营养支持指南、ESPEN 重症患者营养支持指南以及 ESPEN COVID-19 患者营养支持指南也推荐使用间接测热法评估患者的能量消耗。目前新推出的间接测热仪更加便携和易用,其使用成本也有所降低,利于在临床推广使用。越来越多的临床证据也表明间接测热法指导营养支持治疗能够改善重症患者的临床结局。而反对的专家则认为 Meta 分析表明,虽然接受间接测热法评估的患者其临床结局优于使用公式估算能量消耗的患者,但其原因在于前者接受了更多的个体化治疗和额外的营养补充。在 ICU 治疗的第一周,使用间接测热法和预测公式对于实际的营养治疗方案的影响并无明显区别。RCT 研究表明在 ICU 治疗的第一周时,中等程度的能量供应缺乏并不会对预后产生不利影响,而且也有大型的 RCT 研究表明在 ICU 治疗早期就增加能量供给并不会改善临床结局,反而会增加发生胃肠道并发症的风险。因此认为只有病情复杂、需要较长时间 ICU 治疗的患者才有可能从间接测热法中获益。

结语

综上,学术会议能够帮助临床营养学研究者更多地了解临床营养学以及全球最新营养专题的发展和趋势,能够帮助同行更好地理解临床营养学观点,对预防和诊治营养不良有所启示,期望今后能有更深入和更高质量的研究以解决目前临床营养存在的诸多争议和挑战。

(河南省医学会肠外肠内营养学分会第三届委员会　许爱国)

河南省超声医学学科发展研究报告

摘要

河南省超声医学学科历经60余年发展,在学科建设、人员队伍、科研教学、服务能力等方面快速提升,现已成为一个集临床、科研、教学等为一体的二级学科,为全省人民群众健康做出了突出贡献,但还存在较多短板,尚需在未来加大建设力度。本报告通过调研全省212家二级以上医院超声科相关数据后分析写出。调研发现:几乎100%(99.5%)受调研医院均单独设立了超声科,但仅59%的受调研医院细分亚专业;人员队伍学历层次仍然偏低,博士学位者占比仅约0.39%(2019年全省平均3.91%);硕士学位占比约17.6%(2019年全省平均18.03%);高级职称占比19%,与全省各类执业医师高级职称构成比(18.81%)基本持平。超声医师服务量及效率相对偏高,每名执业医师每天担负超声诊断25人次/d,明显高于全省各类平均每名执业医师担负诊疗7.7人次/d的工作量;科研平台仍然偏少,全省获批省级研究中心2个,省级国际联合实验室1个,厅级医学重点实验室2个;科研产出仍然偏低,人均年发表论文数0.05篇,人均年获批课题数0.048项,人均年获成果数0.01项;高层次人才培养师资力量仍然偏弱,全省现有博士研究生导师5人,硕士研究生导师33人。基于以上现状,展望未来,特提出以下建议:①学科专业细化与多学科团队建设同步完善;②高层次人才与常规人才培养双管齐下;③基础研究与临床研究融合开展;④高端技术研发与适宜技术推广同步推进;⑤技术专利申报与科研成果转化同步发力;⑥纵横向、国内外合作持续增强。相信在党中央、国务院、省委省政府、卫健委党组、河南省医学会的正确领导下,全体"超声人"同心勠力,共同奋斗,一定会使超声医学学科得到更大发展。

超声医学作为现代诊断医学重要组成部分,其发展最早可追溯到20世纪30年代。临床应用开始于20世纪60年代,经过近百年的发展,河南省超声学科技术装备、人员队伍、科研教学、服务能力、学科建设等方面发展日新月异,作为超声历史潮流中的一朵浪花,伴随时代变迁,悄无声息地发展、蜕变,现已发展成为一个集临床、科研、教学等为一体的二级学科。

一、河南省医学会超声医学分会的创建与发展

河南省医学会超声医学分会第一届委员会成立于1986年,经过36年发展,历经汤五州(第一

届）、马桂英（第二届）、杨利霞（第三届、第四届）、袁建军（第五届、第六届）4 位主任委员；现为第 7 届，主任委员张连仲，现有委员 94 名，分为心脏、腹部、介入、妇产、小器官超声 5 个小组；青年委员 45 名。河南超声医学分会在河南省卫健委、河南省医学会等的正确领导下，在历任主任委员带领下，在每一位超声人的努力下，通过学术交流、人才培养、适宜技术推广等手段带领全省行业工作者提升技术水平及服务能力，方方面面均取得了巨大进步，现已成为河南省医学会所有专科分会中较大的一支力量。

二、河南省超声医学学科建设现状

河南省超声诊断工作始于 1961 年。20 世纪 60 年代初期，河南省人民医院马桂英、河南医学院第一附属医院岳桂芳和袁素一与全国同步开展 A 型超声检查，开创河南省超声诊断事业先河。后来，各家医院相继成立了超声医学科，开始了超声医学的规范化发展。本次调研通过发放调查问卷方式，调研了全省 18 个地市、212 家县级以上医院超声科，结果如下。

（一）概况

按照河南省医学会要求，超声专委会组织人员快速设计了调查问卷，并予以发放，绝大部分医院高度重视，予以及时准确回复，亦有少部分医院数据质量不高，但综合来看，仍具有较高可信度。共纳入 18 个地市、212 家县级以上医院超声科，汇总了学科建设、人员队伍、服务能力、科研教学、平台建设等数据，并进行了分析研判，查找了差距与不足，展望了未来发展，取得了较好成效（图 1，图 2）。

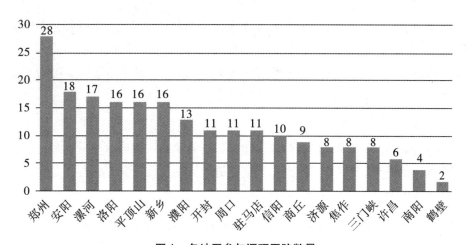

图 1 各地区参与调研医院数量

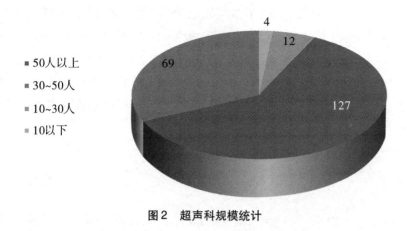

■ 50人以上
■ 30~50人
■ 10~30人
■ 10以下

图2 超声科规模统计

(二)教育培训人才队伍建设现状

1.高层次人才培养

超声学科作为一个较年轻二级学科,高层次人才培养相对滞后。20世纪依托影像医学与核医学二级学科硕士学位授权点,开始超声专业研究生培养;2010年郑州大学遴选博士研究生导师,张连仲、袁建军以超声专业首次入选博士生导师,但因多种原因均未招收全日制博士,直到2020年张连仲依托郑州大学首次招收全日制博士。现有博士研究生导师5人,硕士研究生导师33人,每年招收一定数量的博士、硕士学位研究生,为我省乃至全国培养一定数量的超声专业高层次人才。

2.普通高等学历教育人才培养

由于超声学科成立相对较晚,早期其人才多来源于临床医学专业,亦有部分源于护理或其他专业,大专甚或中专毕业生学历不算少数。近年来,郑州大学医学院、新乡医学院等省内外高等院校逐步设立了影像医学专业,从而为各家医院输送了一些本科学历专业人才。亦有部分从业人员通过成人再教育提升学历,各方面综合助力了学科发展。

3.进修及专、规培等再教育

近年来,按照国家相关要求,河南省人民医院、郑州大学第一附属医院等大型综合性医院承担基层医院超声医生的进修、规培、专配任务,为全省超声从业人员的学历后教育提供了师资力量。

4.人才队伍建设现状

本次对18个地区212家县级以上医院超声科进行抽样调研,结果显示参与调研医师总数3 344人,研究生及以上学历人数为600人,占比约18%,博士学位获得者13人(全脱产6人、在职博士7人),占比仅约0.39%;本科学历人数为2 321人,占比约69%;专科及以下学历者423人,占比约13%。其中本科以上学历占比过半的医院超过2/3,为177家,占比83%(图3)。在本次调研中,高级职称医师为644人,占比19%;中级职称医师为1 483人,占比44%;初级职称医师为1 153人,占比34%(图4)。尚有约3%的超声科从业人员尚未取得医师资格证。

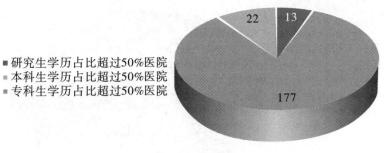

图3 超声医师学历统计

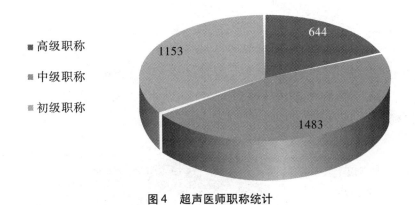

图4 超声医师职称统计

(三)服务能力、技术装备等现状

1. 亚专科建设现状

目前,河南省超声学科发展与全国类似,作为一个二级学科,现已细化出腹部、心血管、妇产、小器官、介入、儿科、肌骨、重症超声等亚专科,其中腹部、心血管、妇科超声开展较为广泛;小器官、介入、重症超声以及产科超声近几年发展较快,热度较高;儿科超声、肌骨超声在专科医院开展较多。随着现代信息技术的发展,远程超声逐渐进入人们的视野,目前在少数综合实力较强的医院有开展,如河南省人民医院、郑州大学第一附属医院等。

2. 技术装备现状

国产超声设备占比过半的医院为26家(多家医院填写调研表时未填写此项),多数医院国产设备占比较少(图5)。

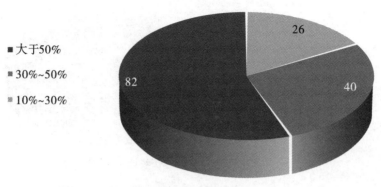

图5　超声科国产设备占比统计

3. 服务能力现状

年检查患者最多的医院为郑州大学第一附属医院。年服务患者总量>30万人次的医院有11家,占比5.2%;年服务患者总量10~30万人次的医院有54家,占比25.5%;年服务患者总量<10万人次的医院有147家,占比69.3%(图6)。

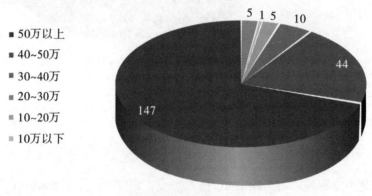

图6　超声科服务能力统计

(四)科学研究现状

1. 科研平台建设

超声医学科作为一个较年轻科室,科研平台建设仍较滞后,虽然各家医院在没有正规实验室的条件下开展了一些初步临床研究,但多停留在病例总结、经验介绍等阶段,严重制约了学科发展。2020年河南省人民医院张连仲申报获批了河南省超声分子影像与人工智能工程研究中心,河南省超声纳米技术与人工智能精准诊疗国际联合实验室,河南省超声分子影像与纳米技术工程技术研究中心,河南省超声影像与人工智能医学重点实验室,郑州大学超声医学临床与科研研究中心,实验室实行主任负责制,院内外共建共享,设定了超声分子影像、超声组学、远程超声、介入超声等研究方向,已产生了初步效果。

2. 科研论文发表及科普工作

随着人员学历水平的改善,超声专业的科研水平近年来也有了明显的提高,郑州大学第一附属医院、河南省人民医院和阜外华中心血管病医院先后申请到国家自然科学基金,发表的SCI论文影响因子最高达32.086。通过近3年SCI论文发表数量、一类期刊发表数量、课题申请数量和成果数量可发现,学术水平较高的医院分布不均,主要集中在郑州地区,河南省人民医院、郑州大学第一附属医院、阜外华中心血管病医院、河南省肿瘤医院和河南大学淮河医院科研能力较强。与之不同的是科普工作,各地区医院均以多样化、高频次、广宣传的形式积极落实学科科普教育工作,为超声医师提供多种信息化的交流平台,促进超声医师的现代化继续医学教育建设,通过不断更新的信息发布、病例讨论、微信平台等形式,将每年学术会议的文稿在全省各地区医院间组织学习,扩大新知识的受益范围,由业内专家提供讲座,免费供大家浏览和下载,让基层医院的医师也可接受远程线上继续医学教育,激发了超声医师对新理论知识、新操作技术、新科研动态的关注热度和学习热情,有力推动了我省继续医学教育的开展和普及,也促使基层医院的超声医师参与本学科信息化的科普教育平台建设,推动本学科向更高层次发展。

3. 科研项目及成果

近几年科研项目申报立项也取得了较大的进步。华中科技大学同济医学院附属协和医院协明星团队联合河南省人民医院张连仲团队申报国家重点研发计划课题(消化道早癌筛查和宫颈癌诊疗示范推广管理平台建设),郑州大学第一附属医院、河南省人民医院和阜外华中心血管病医院先后申请到国家自然科学基金项目。但总体来说,申报课题的数量较少,人均年获批课题数仅0.048项,人均年获成果数仅0.01项,国家级的项目和成果偏少。同时通过调研发现,科研项目申报较多的单位多集中在郑州地区,最多的3家医院依次是河南省人民医院,郑州大学第一附属医院和河南省肿瘤医院。

(五)国际合作现状

河南省人民医院依托"河南省超声纳米技术与人工智能精准诊疗国际联合实验室"与美国杰弗逊大学医学院建立了长期合作关系,双方将在学术交流、人才培养、课题申报、成果共享等方面展开更加广泛的合作。

三、河南省超声医学学科发展的现存优势与短板

(一)优势

河南省超声医学学科经过60多年的发展,已具备一定的规模和服务能力,成为我省卫生行业一个重要组成部分,《河南省"十四五"卫生健康发展规划》要求超声医学学科服务能力、服务模式、创新能力进一步加强,对超声医学学科提出了新的要求。河南省是人口大省,患者基数大,病种丰富,医师"见多识广"。老一辈超声工作者为河南省超声医学学科发展奠定了良好的基础,大部分医院都设置有超声科室及相应的超声医师,本次调研显示初级、中级和高级人员占比分别为34%、44%和19%,人员结构趋于合理。多学科融合发展,学科间相互取长补短是近年医学发展的趋势,

我省目前已有近 70% 的医院超声科室与临床科室进行多种方式的学科合作,如多学科诊疗(MDT)等,合作优势逐渐体现。我省超声专科高层次人才培养相较于我国传统医学大省,起步较晚,但发展较快,目前已有博士生导师 5 人,硕士生导师 33 人,具备高层次人才的培养能力。

(二)短板

我省超声医学学科近年来发展较快,取得一定成绩,但与国内外发达地区相比仍有不足,主要有以下几个方面。①学科建设仍需完善:全省大型综合性医院的学科建设相对较好,亚专科和专业细化工作已经开展,但部分医院开展较慢或尚未开展;②人才培养仍需提速:我省高层次人才培养已具备一定能力,但每个医院对博士生、硕士生的需求很大,还不能满足各医院需求;③队伍结构仍需调整:调研显示我省超声工作人员初级、中级和高级职称结构相对合理,但具体到各医院则显示出各种问题,有些医院高级职称人员较少甚至没有,有些医院初级职称人员较少;④高层次科研平台仍需搭建:目前我省超声学科科研平台相对较少,国家级的高层次科研平台还没有,因此,要加强科研平台建设,尤其是高层次科研平台建设;⑤高水平论文发表仍需加速:论文发表数量在逐年提升,近 1 年论文总数为 168 篇,但国际顶级专业期刊论文发表较少;⑥大项目、大成果申报仍需加大力度:近 1 年超声学科课题申请数量 162 项,成果 34 项,但国家级的项目和成果较少;⑦国际交流仍需加大频率。

四、河南省超声医学学科的未来发展展望

超声医学学科在临床诊断工作中发挥着重要作用,目前已细分出多个亚专科,如腹部、心血管、妇产、小器官、肌骨、儿科、介入等,亚专科对于学科向高水平、专业化发展起着重要的促进作用,因此在今后的学科发展中,要继续强化亚专科发展,从而带动整个学科的发展。结合我省各医院汇总情况,综合实力较强的医院专业细化工作较好,但对于专科医院或规模较小的医院,专业细化工作有待进一步加强,针对这一情况,相关医院可结合自身特点,先细分出 2 ~ 3 个亚专科,待条件成熟后再进一步专业细化。

人才队伍建设同样是学科发展重要因素,是学科稳步发展的关键,不但要重视学科领军人才的培养,更要注重人才梯队建设。结合我省从业人员职称分布总体情况,各级职称人员分布较为合理,但具体到各医院,规模大、综合实力强医院高级人才较多,规模小、综合实力一般医院高级人才不足,甚至有些基层医院没有高级职称人员,因此,区县级医院高级人才培养是未来几年人才队伍建设的重点,不仅要重视全省超声从业人员个人能力的提升,同时要加强博士研究生培养和引进,提升我省高学历人员数量。

全省各医院科研实力相差较大,能力较强的医院主要集中在郑州、洛阳、开封等几家综合性大型三甲医院。但科研工作在学科发展中起着举足轻重的作用,决定着河南省超声医学学科发展优劣,因此,在未来的学科发展中,要更加重视超声医学学科科研能力的提升。针对省内科研现状,以科研能力较强的医院为重点,紧跟国际超声医学学科发展潮流,以近年来超声专业新技术为突破口,以国内外一流科研院所为导向,推动省内超声医学学科科研工作更高、更强发展。同时,要加强对具备科研潜力医院的指导和交流,促进其科研能力提升,对全省各级医院要注重科研理念

宣传,强化全省各医院超声医学学科科研氛围。

根据以上调研情况,结合超声医学学科发展特点,在未来几年学科发展中,提出以下建议:①学科专业细化与多学科团队建设同步完善;②高层次人才与普通人才培养双管齐下;③基础研究与临床研究融合开展;④高端技术研发与适宜技术推广同步推进;⑤技术专利申报与科研成果转化同步发力;⑥纵横向、国内外合作持续增强。

河南省超声医学发展已有近60年历史,从无到有,从小到大,由弱变强,已经成为我省医学影像学科的中坚力量,在日常诊疗工作中发挥着重要的作用,这是一代代"超声人"在党和国家领导下不懈努力的结果,为我们打下了坚实的基础,我们要珍惜来之不易的成果,站在前人的臂膀上,把握时代讯息,相信在党中央、国务院、省委省政府、卫健委党组、河南省医学会的正确领导下,全体"超声人"同心勠力,共同奋斗,一定会使超声医学学科得到更大发展。

(河南省医学会超声医学分会第七届委员会　张连仲)

河南省创伤学学科发展研究报告

摘要

创伤学会现拥有河南省博士后研发基地等多个创伤科研平台,其中多项创伤科研项目荣获省市级科研奖项,更有一大批新型专利技术及诸多科研成果填补了多项技术空白。引进有张英泽院士骨与关节损伤创新团队,借助张英泽院士损伤创新平台,积极开展新业务、新技术,使所开展的专业技术水平达到国内一流。

创伤学会还注重加强人才培养,优化人才结构,加强与外界交流合作,提高我省创伤人员的业务素质。同时组织省、市级三甲医院每年接收基层医院进修百余人次,也为基层培养创伤骨干人才。

积极组织河南省内创伤专业人员向中华医学会创伤学分会、骨科学分会等学术团体投稿宣传河南及创伤学分会。组织人员参加各类国内、国际学术大会,通过大会发言、专题讨论、病例讨论及壁报展示等多种交流形式,提升我省创伤医学在全国的知名度。

为贯彻《"健康中国 2030"规划纲要》,河南省医学会创伤学分会在各市县委员的配合下,分别赴各地区的贫困农村开展科普宣传活动、送医下乡、义诊会诊活动,带动优质医疗资源下沉,使得当地基层医务人员与创伤外科分会专家进行了积极的交流,也解决了患者的现实问题,提升了贫困地区医疗服务能力。

积极组织学会相关人员多次参加骨科科普能力提升大赛、"健康中原 120"宣教平台、豫健"专家系列—谈骨论筋"系列节目及推广河南省创伤适宜新技术等其他相关科普教育活动。创伤学会主委单位郑州市骨科医院也荣获 2022 年度国家骨科与运动康复临床医学研究中心"科普建设工程"首批成员单位。

智能化、微创化、个体化、精准化将成为未来创伤学的重要发展方向。创伤医师的双手将从传统手术中解脱出来,进入操纵内镜、微创器械及手术机器人的微创、极微创手术时代。

河南省医学会创伤学分会拟在省域范围内广泛推行"损伤控制"理念下的快速康复技术,学习交流利用 3D 打印导航机器人等精准微创设备开展各类创伤的精准微创治疗,继续开展线上和(或)线下交流学习活动,促进创伤救治流程规范、提高创伤康复疗效,服务于全省百姓,进一步提高河南省创伤在全省及全国的影响力。

今后 5 年我们河南创伤学分会将进一步强化学科建设、人才培养、学术队伍建设,加强与高校及科研机构合作,提高科研创新能力,力争把创伤学会建设成集医疗、科研、教学等方面具备强劲竞争力的国内一流知名学会。

一、学科现状

在河南省医学会及有关部门的精心指导和大力支持下,在创伤学分会全体委员们的共同努力下,创伤学分会近年来在基础研究、临床研究、学科建设、人才队伍、学术成果、国际合作、多学科合作、服务能力、科普教育、技术推广、成果转化、设备研发等方面工作取得了一定成绩,现总结如下。

河南省医学会创伤学分会现有主任委员 1 人,副主任委员 7 人,常务委员 19 人,委员 35 人,其中委员兼秘书 1 人。

创伤学会是一门涵盖了外科的各个领域,但又单独成派的学会,其包括了神经外科、骨科、重症医学或 ICU、普外科、泌尿外科等各领域的学会。学会委员们要团结带领全省创伤外科医师,充分利用河南省医学会创伤学分会这一平台,继续发挥踏实肯干、团结创新学风,促进我省创伤学事业的快速发展。

创伤学会近年来加大基础研究力度,现已拥有河南省博士后研发基地、河南省医学重点培育学科、中国健康促进基金会郑州市骨科医院骨病防治基地、全国骨质疏松诊疗技术协作单位、郑州市骨科研究所、郑州市运动医学研究所、郑州市运动创伤重点实验室及郑州市骨与关节影像诊断重点实验室等多个创伤科研平台,引进有河北医科大学第三附属医院张英泽院士骨与关节损伤创新团队。科研项目获奖情况:微创插板技术在骨盆前环骨折中的应用荣获 2019 年度河南省中医药科技成果二等奖,应用第三腓骨肌重建韧带治疗陈旧性距腓前韧带损伤荣获 2019 年度河南省中医药科技成果二等奖,髋臼骨折的复位与微创固定荣获 2020 年度河南省医学科技进步二等奖。专利情况:一种用于髋臼后柱骨折治疗的复位钳获批 2019 年实用新型专利,髋臼锉同心维持装置获批 2020 年实用新型专利,一种肱骨远端外后侧解剖固定板获批 2020 年实用新型专利,一种上肢骨折整复牵引器获批 2020 年实用新型专利。还有诸多科研成果不计其数。

除此之外,创伤学会还注重加强人才培养,优化人才结构,加强与外界交流合作。引进学科建设所需的科研人员及高层次专业技术人员,引进一批学科建设所需的专业设备。外派多名年轻医师到上级医院及国外进修学习,避免断层现象,对创伤相关学科进行定向培养,提高我省创伤人员的业务素质。同时组织省市级三甲医院接收基层医院进修百余人次/年,也为基层培养创伤骨干人才。

借助河北医科大学第三附属医院张英泽院士骨与关节损伤创新团队这个平台,加大与河北医科大学第三附属医院张英泽团队的交流与合作,积极开展新业务、新技术,结合临床力争引进新技术,使所开展的专业技术水平达到国内一流。

积极组织河南省内创伤专业人员向中华医学会创伤学分会、骨科学分会等学术团体投稿宣传河南及创伤学分会。组织人员参加各类国内/国际学术大会,通过大会发言、专题讨论、病例讨论及壁报展示等多种交流形式,提升我省创伤学在全国的知名度。王爱国主任委员率领十余人,代表河南省创伤学分会参加的各类线上、线下的全国性创伤学术会议,并作大会发言,获得了国内外同行的高度赞扬和认可。通过大会交流,促进我省创伤学的发展,提高我省创伤学的临床救治、管理与基础研究水平。

2019年2月27日,第二十届中部创伤骨科每月论坛(骨折内固定感染专题)在郑州市骨科医院举行。通过定期开展"每月创伤论坛""每季创伤沙龙",为全省创伤学医师提供一个共融交流的机会,为青年中坚力量提供一个提高的机会。积极促进我省创伤学术共融,促进学术发展,培养创伤青年中坚力量。

2019年3月16日,河南省第十七届创伤论坛专题会议在焦煤中央医院成功举办。在王爱国主任委员带领下与国内专家共话骨科热点、难点问题。河南省创伤论坛的成功举办,为大家提供了一个互相交流、相互学习、共同提高的机会,通过相互借鉴,取长补短,促进了各地区、各专业的沟通与合作,增进大家相互了解和友谊。同时也提高了河南省创伤学会在行业的知名度。

2019年4月26日,河南省第二届创伤高峰论坛暨河南省人民医院互联智慧创伤救治联盟在郑州召开。众多专家分别做了"再论骨科创新的十大关系""骨不连的治疗决策""肘关节僵硬的治疗与分析"等专题授课。通过国内高层次的创伤会议,我省创伤医学的临床救治、管理与基础研究水平得到提高,也进一步提高了河南省创伤学会在国内创伤行业的知名度。

2019年8月15日,国家卫健委2019创伤骨科微创固定诊疗技术培训班(郑州站)在郑州市骨科医院启动召开。来自全国各地50位培训学员参加开班仪式,专家们分别就骨折的微创治疗提出了自己的见解,并与与会同仁分享了相关经验,该会议极大地提高了我省基层创伤骨科医师微创治疗的理念及手术经验。

2019年9月22日,2019AOCC大师巡讲暨AO河南创伤骨科论坛——漯河站在漯河市骨科医院举办。此次创伤论坛是为了在河南区域更广泛深入地传播AO骨折处理的原则、技术和理念,AO创伤河南省委员会将以地市为单位开办AO河南创伤论坛,论坛将秉承AO学习班的特色模式,在传播基础知识的同时进行病例交流,从临床实际出发将理论紧紧与实践结合。

2019年12月21日,由河南省医学会创伤学会主办的第二十届河南省创伤论坛暨第三十三届中部创伤论坛在三门峡成功举办,进一步推动河南省创伤事业的大力发展,加强各省市同道之间的学术交流合作,助力豫晋陕金三角地区创伤骨科的全面发展。省内外数十名专家及来自豫晋陕三省300余名骨科专业人士欢聚一堂,大家畅所欲言,气氛热烈。

2020年以来,由于新型冠状病毒肺炎疫情原因,诸多国际合作交流甚至现场会议无法正常进行。创伤学分会鼓励大家采用网络视频、在线讨论等形式,积极开展学术交流。让河南创伤同道们足不出户与北京积水潭医院、301医院、河北省三院、上海六院、西安红会医院、天津医院、湘雅医院等国内知名医院专家"面对面"交流,避免大家长途奔波的同时让大家能够学习宝贵知识,提升医疗服务技能和水平,同时也扩大我省创伤学分会知名度。

2020年4月29日,为响应减少聚集的防疫措施,加强全国创伤骨科医生的学习和交流,由中国协和医科大学出版社主办,《中华骨与关节外科杂志》和北京积水潭医院协办的"'精益求精'创伤骨科ERAS理念及实践推广项目线上系列活动之——胫骨平台骨折"专题如期举办,王爱国主任委员代表学会发出河南创伤声音。

2020年9月11日,中德创伤外科视频会议,通过视频连线德国哥廷根大学医疗中心创伤外科、骨科、整形外科主任Lehmann教授,共同就骨盆/髋臼骨折的热点问题进行热烈的分享讨论,会议通过全球直播的形式向大家展现国际医学中心水平的同时,也向全球展示了河南省创伤的医疗技术和实力。

2020 年 9 月 27 日，首次"追求卓越，'颈'绣前程——河南省股骨颈骨折治疗"专题研讨视频交流会议由郑州市骨科医院、郑州大学第一附属医院、河南省人民医院及新疆维吾尔自治区中医医院联合举办，以院级交流形式在线上举行，会议同样就热点话题进一步分享交流。

2020 年 11 月 29 日，河南省创伤论坛在郑州举行，众多专家共话创伤骨科热点、难点问题。

2021 年 10 月 15—16 日，由河南省医学会、河南省医学会骨科学分会、河南省创伤学分会主办，河南省人民医院承办的"河南省第二十五次骨科学术会议暨河南省骨科科普能力提升大赛"在郑州召开。中华医学会骨科学分会候任主任委员王坤正对河南省创伤事业的发展给予了高度评价。

为贯彻《"健康中国 2030"规划纲要》，近三年来，以河南省医学会创伤学分会的名义，在我创伤学分会各市县委员的配合下，分别赴驻马店市、安阳市、南阳市、三门峡市、周口市和信阳市等地区的贫困农村开展科普宣传活动、送医下乡、义诊会诊活动 30 多次，共安排专家教授 60 余人次，服务基层人民近十余万人次。

在各市县举办学术活动，实现送医下乡，义诊、会诊活动，带动优质医疗资源下沉，使得当地基层医务人员与创伤学分会专家进行了积极的交流，面对面明晰临床工作中的很多疑问，拓宽了视野，提升了学术技术水平；也使基层医疗机构医生们掌握了基本的创伤外科诊疗技术，为青年中坚力量提供一个提高的机会，也解决了患者的现实问题，提升贫困地区医疗服务能力。

积极组织学会相关人员多次参加由河南省医学科学普及学会主办的骨科科普能力提升大赛及推广河南省创伤适宜新技术等其他相关科普教育活动，鼓励学会人员通过线上及线下结合的方式进行科普相关教育工作，带动优质医疗资源下沉，提升了贫困地区群众的救治能力。

作为河南省医学会创伤学分会主委单位的郑州市骨科医院率先向"科普型医院"推进，通过官方微信公众号"大豫骨医"等，积极向大众科普讲解骨科各亚专业知识，实用性强、趣味性佳，得到广大患者的好评和认可。同时积极组织专家前往社区及学校等开展科普讲座，参加"5·29 全球爱足日"河南站系列活动、河南广播电视台《健康大河南》科普宣传节目、脊柱侧弯圆梦爱心工程、国际膝关节日宣传讲座等，积极对群众常见的骨科疾病开展宣教，更有医院专家被聘请为学校的健康校长及运动赛事的医疗保健专家，用专业知识为人民群众的骨骼健康保驾护航，因此郑州市骨科医院也荣获 2022 年度国家骨科与运动康复临床医学研究中心"科普建设工程"首批成员单位。

损伤控制最早由美国海军提出，其主要思想是舰艇受到攻击后如何把伤害控制在最小范围并保持战斗力。损伤控制最初被急诊医学用来指导救治严重创伤、大出血患者。Rotondo 等报道了损伤控制性外科手段救治严重多发伤患者，认为严重创伤早期采用简单外科手术进行损伤控制可以挽救原本认为无法挽救的危重患者，从而提出了损伤控制外科（DCS）理念。其目的是对创伤患者进行快速有效的复苏，最终缩短损伤至手术的时间，其治疗主要包括抗休克、积极控制出血及骨折的临时固定。近年来又提出新的"黄金 1 小时"的概念，指在手术室里的创伤患者出现生理极限，即低体温、酸中毒和凝血障碍三联症之前的一段时间。手术本身也是一种创伤，尤其是复杂的大手术，因此始终要牢记严重创伤的预后是由患者的生理极限所决定的，而不是靠外科手术进行解剖关系的恢复所决定的，应力争在患者生理功能发生不可逆损害之前进行复苏和一期简易手术，以挽救患者生命。在省市级三甲医院能够实现 DCS 理念治疗，但在偏远地区，医疗资源贫乏，仍需进一步普及 DCS 理念。

二、发展趋势

随着微创技术的发展以及对骨折愈合生物学环境认识的不断深入,骨折治疗从原来强调解剖复位、坚强固定达到一期愈合的生物力学观点,逐渐演变为保护骨折局部血运、间接复位的生物学内固定(BO)理念,强调微创技术的运用和保护骨折端局部血运的重要性。在新型内植物的设计上,逐渐重视 BO 理念的要求,不断革新、创造和研制用于骨折的新型内植物系统。尽管新型内植物与微创技术预示着创伤骨科发展的未来,但能否真正取得与传统手术相同、相似或更佳的疗效,仍需要运用大样本、多中心随机对照试验和高质量的临床循证医学证据进行综合评价,客观分析其可行性、安全性、近期和远期效果。因此,新型内植物与微创技术的效果需中国创伤骨科医进一步印证。

近年来,数字技术的飞速发展为创伤骨科疾病的临床诊疗和基础研究提供了新的手段,其与传统创伤医学互相融合、互相促进、互相影响,逐渐形成具有时代特征的现代数字骨科。目前,数字技术已融入创伤骨科的方方面面,包括医学影像处理与三维建模技术、计算机辅助设计与制造(CAD/CAM)技术、手术规划与虚拟仿真技术、手术导航与机器人辅助复位等。

影像学检查为骨折的正确诊断及分型提供了重要依据,传统诊断主要基于 X 射线片、计算机断层扫描(CT)及术中透视等二维图像技术,但对于复杂骨折及伴有血管神经损伤或邻近脏器的多发伤而言,难以全面掌握骨折部位解剖关系而形成立体概念。计算机软件系统(如 Mimics)利用患者术前的影像学数据重建骨块之间及邻近组织的三维空间模型,可直观地显示复杂骨折的实际情况,为复杂骨折的准确诊断和精确治疗提供良好的参考依据。同时,该类软件还可根据重建的三维模型进行有限元分析,从而计算局部受力情况、分析受伤机制、比较不同术式及固定物的力学特性等,为创伤骨科的基础研究提供理论基础。

手术规划与虚拟手术仿真系统的应用使创伤骨科医师可在术前全面了解手术全过程,通过术前规划及手术模拟操作,最终达到缩短手术时间,提高手术准确性、可靠性和安全性的效果。首先,利用计算机图像处理技术对患者的图像信息[术前 X 射线片、CT、磁共振成像(MRI)]进行分析和处理,通过三维重建、图像配准、图像融合等技术重建患者的三维模型影像并建立虚拟坐标空间。医师可以在术前漫游手术部位的三维重构图像,从而对手术部位及邻近区域的解剖结构有一个明确的认识,然后确定手术规划及手术方案,使手术方案构思比较客观、可定量,并可为手术组成员共享。规划完成后,医师可以在三维图像上进行手术模拟操作,以验证手术方案的正确性。特别是在创伤骨科最具挑战性的骨盆及髋臼骨折治疗中,采用手术规划与虚拟手术仿真系统辅助医师熟悉局部解剖和制订术前规划,对最终提高手术效果具有重要作用。

传统的骨折复位操作存在复位精准度不高、术中透视辐射剂量大、复位信息及状态缺乏定量化等不足,而且手动复位的效果很难精确达到术前的规划位置,在复位完成后也很难维持复位状态。随着数字技术和机器人技术的发展,基于医学影像引导的机器人辅助复位方法被引入长骨骨折复位操作。机器人具有自主操作、抗辐射等特点,可有效提高复位精度,降低射线对医患双方的辐射,因而在骨折复位中受到广泛重视。韩巍等自主研发并联复位机器人系统开展了模型测试实验,制定了复位操作流程,并制定了基于二维透视图像的性能评价指标。

该复位机器人的复位精度满足临床要求,并能够有效维持复位状态。Du 等研制的基于术前 CT 的六自由度并联机器人复位系统,将主从操作概念引入复位过程,实现了医师远距离操作下的骨折复位,并采用轴向位移、侧向位移、侧方成角、内旋/外旋四个参数来评价机器人的复位效果。目前已经完成模型骨、尸体骨试验,复位精度较高,满足临床需要。目前长骨骨折复位已实现了微创化,其发展趋势是自动化和智能化。随着对机器人性能的评价指标体系和评价手段的不断发展和标准化,骨折复位机器人也将日趋完善,从而进一步促进机器人在创伤骨科临床的应用和推广。

我省的创伤救治水平取得了长足的进步,无论是创伤最新治疗理念、最新的微创技术及新型内固定产品方面,我们与国内顶尖医院已不存在技术上的壁垒与差距。越来越多的国内同仁与外国同道在国际讲坛上切磋交流,收获同样的赞誉与认可。这些发展与进步不仅得益于国家综合国力和科技水平的提升,也得益于医学科学的整体进步,更与前辈与全体同仁锐意进取、自强不息的创新精神密不可分。

智能化、微创化、个体化、精准化将成为未来创伤医学的重要发展方向。创伤医师的双手将从传统手术中解脱出来,进入操纵内镜、微创器械及手术机器人的微创/极微创手术时代。在未来功能更加强大的计算机及其软件的支持下,可以通过计算机模拟技术深入研究各类骨与关节损伤的机制,通过更加接近人体生理状态的生物力学动态仿真实验评估、筛选最适宜的骨折内固定器及最佳置放位置等;可以通过技术含量更高的快速成型机床以及质量更好、精度更高的模型打印技术直接将内植物材料三维成型;可以通过人机交互方式设计个体化内植物和关节假体。

三、目标规划

未来新诊疗技术的不断发展并不意味着创伤外科医师职业的消亡,相反对外科医师而言意味着更高的要求,即医师需要掌握更扎实的现代高科技知识并不断进行知识结构的更新,经过更加严格的岗前培训和资质认证,才能为患者提供更加优质、高效的医疗服务。相信在广大医师和科研工作者的不懈努力下,我国创伤学一定能不断发展和进步,使临床救治水平上升到一个新的阶段。

河南省医学会创伤学分会拟在省域范围内广泛推行"损伤控制"理念下的快速康复技术,学习交流利用 3D 打印导航机器人技术设备开展骨盆髋臼损伤、胫骨平台骨折、上肢损伤、肩肘踝置换、骨质疏松症老年髋部脆性骨折的精准微创治疗,继续开展线上和(或)线下每月创伤骨科论坛、每季度进行学术技术交流、年度召开学术大会,通过交流,培训学习、引领规范创伤多发伤救护技术提高,促进救治流程规范、提高损毁伤保肢置换康复疗效,开展专家精准帮扶,适宜技术下基层,充分发挥好河南创伤学会这一平台,使其进一步服务于创伤医师,服务于全省百姓,进一步提高河南省创伤学学科在全省及全国的影响力。

今后 5 年我们河南创伤学分会将进一步强化学科建设、人才培养、学术队伍建设,加强与高校及科研机构合作,提高科研创新能力,力争把创伤学会建设成集医疗、科研、教学等方面具备强劲竞争力的国内一流知名学会。

(河南省医学会创伤学分会第四届委员会　王爱国)

河南省磁共振学科发展研究报告

摘要

为充分展示我省磁共振学科发展水平,河南省医学会磁共振分会积极响应医学会部署的撰写《学科进展最新研究报告》的工作。在分会主任委员程敬亮的组织下,对我省磁共振学科发展的经验、存在的问题和挑战进行了认真细致的梳理和总结,对我省磁共振学科未来的发展将起到极大地推动作用。

本研究报告首先全面回顾和总结了国际上成立的磁共振学术组织以及我国目前成立的磁共振学组和磁共振专委会,这些磁共振学术组织的成立,推动了我国磁共振专业的进步和发展。

为适应我省磁共振专业的发展,2013年10月在河南省医学会放射学分会下成立了磁共振学组,由程敬亮主任委员兼任磁共振学组组长,已经单独召开了河南省磁共振年会14次,2009年7月成立的河南省高场磁共振俱乐部已召开俱乐部会议32次,我省磁共振学组成立和相关会议以及学术活动的举行,快速推动了河南省磁共振专业的发展。2022年9月成立的河南省医学会磁共振分会为我省的磁共振工作者搭建了良好的学习、沟通、交流平台,为我省磁共振新技术推广、磁共振专业知识普及以及专业人才培养提供了良好平台,将对我省磁共振专业的发展起到积极的推动作用。

河南省医学会磁共振分会发展目标是加强磁共振诊断和技术专业高层次人才的培养,快速提高我省磁共振从业人员的诊断水平,推动我省磁共振专业的发展;同时制定科研计划,加强学术交流,推进我省磁共振专业的科学研究;以及宣传磁共振科普知识,造福于广大患者和人民群众。

在省卫生行政部门以及河南省医学会的领导下,在全国同道的支持下,在河南省全体磁共振工作者的共同努力下,通过组织召开省磁共振学术年会、大力开展继续教育与培训工作、编写书籍和行业规范、努力推动下基层活动,以及加强对外交流、人才培养和科学研究等各项工作,推进我省磁共振学科领域的发展。同时,我们也存在一些不足和面临一些重要挑战。在今后的工作中,我省磁共振工作者将在省卫生健康委和省医学会的领导下,紧跟磁共振学科发展前沿,努力奋斗,奋进拼搏,为健康河南的伟大事业继续做出更大的贡献。

河南省医学会磁共振分会成立于2022年9月,自成立伊始,即在多个发展层次上进行顶层设

计,包括重大科学问题研究、高水平研究成果产出与转化、磁共振学科建设、高层次人才队伍建设、国际合作交流、基础设施建设与服务能力、科普宣传与基层继续教育等多个方面。对我省磁共振学科在全国磁共振学科版图中的位置进行客观评价,并对磁共振学科发展的经验、存在的问题和挑战进行了认真细致的梳理和总结,形成具有科学性、权威性和实用性的评估报告和决策咨询报告,对我省磁共振学科未来的发展将起到极大的推动作用。

一、学科现状

(一)全国的发展现状

磁共振成像(magnetic resonance imaging,MRI)检查是应用磁共振现象产生信号而形成图像的重要影像学检查方法,已广泛应用于临床。自 1989 年以来,国际上先后成立了国际华人医学磁共振学会(Overseas Chinese Society of Magnetic Resonance in Medicine,OCSMRM)、国际医学磁共振学会(International Society of Magnetic Resonance in Medicine,ISMRM)、欧洲医学和生物学磁共振学会(ESMRMB)、亚洲医学磁共振学会(ASMRM)。日本、韩国也相继成立了日本医学磁共振学会(JSMRM)、韩国医学磁共振学会(KSMRM)。这些磁共振学会和学术组织致力于磁共振技术的推进、创新和发展,以及磁共振技术在医学和生物学中的应用,在国际范围内促进磁共振医学和生物学等相关研究、开发、应用和信息获取,出版该领域的期刊,以及为磁共振的公共政策方面提供信息咨询等,快速推动了世界磁共振事业的发展。

由于磁共振成像是利用人体内氢原子与磁场成像,不同于利用 X 射线成像的 CT、数字减影血管造影(DSA)和数字 X 射线摄影(DR)检查,需要成立专业的学术组织推进我国磁共振事业的发展。2000 年中华医学会放射学分会成立了磁共振专业学组,是中华医学会放射学分会唯一以设备为基础成立的学组,程敬亮于 2015—2018 年担任中华医学会放射学分会常务委员并兼任磁共振学组组长。2021 年中国研究型医院学会也成立了磁共振专委会,并由程敬亮担任第一届主任委员。这些磁共振学术组织的成立和多次学术会议的召开,推动了我国磁共振事业的进步和发展。

目前,中国医学装备学会下设立了磁共振应用专业委员会的学术组织,主要从磁共振设备角度进行工作,不适合磁共振临床应用及科学研究。中华医学会下尚无磁共振分会,只有中华医学会放射学分会磁共振学组,行业内认为这阻碍了我国磁共振专业的发展。

(二)河南省的发展现状

为适应我省磁共振专业的发展,2013 年 10 月在河南省医学会放射学分会下成立了磁共振学组,由程敬亮主任委员兼任磁共振学组组长。在河南省医学会放射学分会及其磁共振学组的共同组织下,已经单独召开了河南省磁共振年会 14 次。2009 年 7 月成立的河南省高场磁共振俱乐部已召开俱乐部会议 32 次。我省磁共振学组成立和相关会议以及学术活动的举行,快速推动了河南省磁共振专业的发展。

由于磁共振成像的特殊性和优越性,磁共振设备快速普及,磁共振专业和磁共振从业人员在我省已具有相当规模。2010 年 6 月郑州大学第一附属医院成立磁共振科,我省约 90% 的县级医院成立了独立的磁共振科,60%~70%的三级医院成立了独立的磁共振科。因而亟需成立我省独立的磁共振学术组织,规范磁共振诊治技术,加强磁共振专业人员的培养。

(三)河南省医学会磁共振分会的成立

为适应我省磁共振专业的发展,规范磁共振诊治技术,加强磁共振专业人员的培养,由郑州大学第一附属医院程敬亮提议,多家医院共同参与申请,2021年12月向河南省医学会提交了成立磁共振分会的申请。在2022年7月于郑州市召开的河南省医学会第十一届理事会第三次常务理事会会议上,程敬亮进行了相关申请汇报,与会的河南省医学会第十一届理事会常务理事审议通过了"关于筹备成立河南省医学会磁共振分会的提案"。按照河南省医学会专科分会管理规定,河南省医学会磁共振分会分别于2022年8月和9月在省卫生健康委综合楼901会议室召开河南省医学会磁共振分会成立筹备会,按照河南省疫情防控要求,郑州市内参会人员现场参会,郑州市外人员通过线上形式参会。与会人员讨论并通过了各省直单位及各地市委员名额分配。

2022年9月2日上午,河南省医学会磁共振分会成立大会在郑州市顺利召开。全体参会委员一致同意通过程敬亮当选河南省医学会磁共振分会第一届委员会主任委员,会议先后选举并通过了专业委员会委员、常务委员、副主任委员。主任委员由程敬亮担任,副主任委员由李永丽、曲金荣、闫瑞芳、陈殿森、肖新广、高兴军担任。

此次选举成立的磁共振分会为我省的磁共振工作者搭建了良好的学习、沟通、交流平台,对我省磁共振专业的发展将起到积极的推动作用。河南省磁共振从业人员将以磁共振分会专业委员会的成立为契机,广泛交流互动,共享国内外前沿成果,加强彼此沟通、科研协作,提升业务水平,贡献学会力量,促进我省磁共振专业的发展。

二、河南省磁共振学科发展目标

一是加强磁共振诊断和技术专业高层次人才的培养,快速提高我省磁共振从业人员的诊断水平,推动我省磁共振专业的发展。

二是制定科研计划,加强学术交流,尤其是加强与国际磁共振相关学术组织的交流,制定磁共振检查和诊断规范,推进我省磁共振专业的科学研究。

三是宣传磁共振科普知识,造福于广大患者和人民群众。

三、河南省磁共振学科发展任务

(一)组织召开省磁共振学术年会

每年举行河南省磁共振学术年会,充分发挥学会的学术导向,展示我省磁共振临床应用和学术研究的现状,指引磁共振发展与应用的前沿和方向。

(二)继续教育与培训工作

磁共振分会将针对磁共振技术发展,举办形式多样的继续教育与培训工作,促进磁共振新技术的普及和临床应用水平。

(三)编写书籍和行业规范

磁共振分会将整合我省磁共振从业人员的力量,邀请我国和我省磁共振领域有一定影响力的专家参与编写磁共振成像领域的专业书籍和检查规范,普及和推广磁共振知识,规范磁共振检查。

(四)下基层活动

联合省内磁共振专家组成讲课团,对河南省的磁共振从业人员和相关临床医生进行培训。提升河南基层医院的磁共振检查和诊断水平,惠及广大基层患者。

(五)磁共振俱乐部

继续办好河南省高场磁共振俱乐部活动,以科研为主线,促进河南省磁共振工作者间的交流与合作,促进河南省磁共振用户与磁共振厂商的对话和交流,提升磁共振学术研究水平。

(六)对外交流

加强与中华医学会放射学分会磁共振学组、韩国医学磁共振学会、日本医学磁共振学会、亚洲医学磁共振学会、欧洲生物学与医学磁共振学会、国际医学磁共振学会等磁共振专业学术组织的交流与协作,快速推进我省磁共振专业发展。

(七)人才培养

建立专项基金,培养磁共振专业拔尖人才,为我省磁共振专业的发展奠定人才基础。

(八)科学研究

磁共振作为最先进的影像检查设备,不仅可广泛应用于临床,尚可进行深入的临床与基础研究。磁共振分会将在省医学会的领导下,组成不同亚专业及课题的研究队伍,推进我省磁共振领域的研究工作。

总之,河南省医学会磁共振分会在省卫生行政部门以及河南省医学会的领导下,在全国同道的支持下,在河南省全体磁共振工作者的共同努力下,紧跟磁共振学科发展前沿,努力奋斗,奋进拼搏,为健康河南的伟大事业继续做出更大的贡献。

(河南省医学会磁共振分会第一届委员会　程敬亮)

河南省低温医学学科发展研究报告

摘要

精子和红细胞的冷冻保存法,分别于1949年和1950年由C. Polge和A. USm. ith发现,这就是今日低温医学的开端。低温医学是一门边缘学科,是在现代低温物理、低温生物学和医学的基础上发展起来的,主要研究领域包括低温生物医学基础理论研究,生物材料低温损伤及保护机制的研究,冷冻医疗相关技术的基础与临床应用研究,低温医疗器械及低温设备等领域的研究等。近几十年来低温医学已经广泛地应用于人体生殖细胞、血液、组织、器官的保存和各种疾病的治疗。比如,利用0 ℃以上、低于正常温度对新陈代谢的延缓作用,减少代谢毒副产物的发生,减轻其对人体重要器官的伤害,为临床手术争取准备时间。利用0 ℃以下低温对人体细胞和组织的冷冻破坏作用,进行病变组织的临床治疗,如去色素痣、摘除白内障、切除肿瘤。低温保存皮肤在国内20世纪70年代开始研究,利用液氮冷冻保存皮肤覆盖创面一直是大面积烧伤患者救治的主要措施之一。低温医学在近年来有了很大的发展,并且发展速度很快,低温治疗已经和热疗、化疗、放疗、激光治疗一样,成为医院各个科室的常规治疗手段。回首近三年,我省低温医学在基础研究、临床应用、学术成果、科普教育、技术推广等多方面均取得了一定的进展,为推动学科发展和临床治疗做出了积极贡献。本研究报告从学科现状、低温保存、低温治疗、低温器械设备、未来研究方向、展望六大方面进行简要总结,阐述了我省低温医学发展现状、新技术及发展方向。本报告对低温保护剂(CPA),人体血液细胞、组织、器官的低温保存,低温保存技术存在的问题,低温治疗,低温器械设备等方面进行了重点介绍,并对生物样本在低温保存中存在的问题提出了学科发展建议。

一、低温医学学科现状

(一)学科建设及人才队伍

2009年4月19日河南省医学会低温医学分会成立,共有委员48名;2013年4月进行换届选举,第二届共有委员50名;2018年1月进行换届选举,第三届共有委员74名;2021年9月完成了低温医学分会第三届委员会的换届选举工作,成立了第四届委员会暨首届青年委员会,第四届低温医学分会共有(青年)委员 136 人,其中具有高级专业技术职务 105 人(二级专业技术职务 2 人),硕士、博士 76 人。涵盖血站、学校、医院、单采血浆站、科研单位等机构,涉及血液管理、精子保存、麻醉、烧伤、重症、心血管、体外循环、药学、显微外科、皮肤、临床输血、检验、感染、耳鼻喉、病理、神经、整形、疼痛、生物样本、生殖、肿瘤、老年、康复、生物免疫等二十余个专业学科。

(二)学术动态

1. 召开学术会议

2019—2021 年通过"线上+线下"相结合的方式主要组织召开低温医学分会工作会议、学术年会、体外生命支持学术会议、低温治疗临床应用座谈会等学术会议 7 次,并组织开展名医名家"走基层·送健康"活动,组织申报国家级继续医学教育项目。在学术会上专家学者及年轻的学科带头人就国内外低温医学发展概况,低温治疗,器官、细胞、样本低温保存,低温实验,输血医学发展概况,血液采集、制备、保存,再生医学等热点问题,质量管理体系建设、科研创新、发展前沿等多学科、多层面方面进行了深入的研讨,从血液安全供应到突发事件应急联动保障机制的建立,探讨了低温医学、输血医学和临床医学其他学科的进一步有机融合。召开学术会议对我省低温医学和输血医学的发展起到了积极的推动作用。

2. 推广低温医学技术

低温医学分会专家多次受邀参加有关学术讲座,积极推广低温医学技术。2021 年先后 3 次进行了低温医学应用、低温技术在输血工作中的应用、低温医学与输血医学融合发展的培训与宣传,进一步推动我省血液从采集到临床应用的规范化管理和研究,提升了科学化、合理化、规范化和标准化输血技术和低温技术应用水平。

3. 积极参加新型冠状病毒肺炎防控和救治

在新型冠状病毒肺炎(简称为新冠肺炎)疫情防控中,充分发挥分会学科优势,参与制定《新型冠状病毒肺炎防控期间临床输血血型血清学实验室生物安全防护指南》《血站新冠肺炎防控指引》《新冠肺炎康复者血浆采集指引》等专业指导性文件,为新冠肺炎防控期血液工作的安全、顺利、有效开展提供了基础保障。

二、低温保存

在生物和医学范畴内,低温指从稍低于正常体温(37 ℃)到−196 ℃。低温能抑制生物体的生化活动,在此范围内,生命活动代谢速度随着温度的降低而降低,在−196 ℃几乎完全停止。众所周知,离体的人体细胞、组织和器官在常规方式下不能长期保存,为保持这些离体生命材料的生物学功能,必须采用低温保存措施。通常所讲的低温保存技术主要指为了保存活的细胞、组织和器官等,通过添加保护剂进行冻存的方法,主要有慢速冷冻低温保存法和玻璃化冻存法。

（一）低温保护剂

对细胞进行 0 ℃以下低温保存必须遵循一定的原则。①细胞必须在没有或极少胞内冰的情况下降温。②复温过程中,保证细胞内不发生再结晶或反玻璃化。③含有一定的低温保护剂。所谓低温保护剂(CPA),就是在生物体低温保存过程中,为了减小生物体机械损伤添加的一种化学物质,添加低温保护剂不仅提高生物样本的存活率,也对生物大分子具有一定的保护作用。根据保护剂是否能够扩散进入细胞内部,将其分为两大类,一类是细胞内 CPA,即是渗透型,小分子中性物质,可渗入细胞,易结合水分子,增加溶液的黏性,从而弱化了水的结晶过程,在一定程度上抑制冰晶的产生,最终达到保护细胞的效果。常见的有甘油、二甲基亚砜、乙二醇、丙二醇等;另一类是细胞外 CPA,属于非渗透型,大分子物质,不能渗入细胞,常见的有蔗糖、海藻糖、聚乙烯吡咯丙酮(PVP)、羟乙基淀粉(HES)、聚乙二醇(PEG)等,这类低温保护剂毒性较小,但是冻存效果较差。

目前,低温保护剂在降温过程中的各种保护机制还不是非常明确,但是相关研究一直在持续进行。鉴于生物样本的复杂性,研制一种或多种可应用于不同种类、不同要求的细胞、组织、器官中的高效、安全、无毒低温保护剂,是低温保存技术改进的关键。近年来,一些新型低温保护剂及添加剂也是目前低温保护剂研究热点之一,如抗冻蛋白(AFPs)因其独特的作用机制,成为低温医学与组织工程学研究热点之一;中药成分在降低低温保护剂生物毒性、维持细胞膜稳定性及减少低温损伤方面有一定作用,为细胞及组织的低温保存研究开辟了新途径;在低温保护剂中加入磁性纳米微粒优化低温保存效果,还需要大量的研究验证。纳米材料一方面可改变 CPA 的导热系数、黏度等性质,提高玻璃化能力并调控低温保存过程中的冰晶生长;另一方面可进行磁热、光热等快速、均匀的复温手段。纳米材料的这些功能对于低温保存具有重要的意义,有望突破传统低温保存技术的局限。

（二）人体组织和器官的低温保存

在医学领域,将人体器官以 0 ℃的低温予以保存,是现代临床心脏、肾等器官移植手术得以成功实施的重要保证。静态储藏法因操作简单、成本低廉在国内得到广泛的应用,保存液配方是静态储藏法的关键,传统配方如 Colins 液、UW 液等,最新配方通过加入胰岛素样生长因子 1(IGF-1)、神经生长因子 β(NGF-β)、表皮生长因子(EGF)等营养因子,能大幅度减少移植器官在储存期间受到的损伤。目前,骨髓、角膜、皮肤、胰岛、血管、骨组织等的低温保存已有成熟的方案,组织层面的深低温保存也已经有成功报道的先例,例如皮肤、断指与卵巢组织等都有经深低温保存后成功移植并恢复生理功能的案例,对临床救治起了积极作用。

对于离体器官而言,目前还只能实现短期保存,以临床保存经验最多的肾脏为例,用机器持续低温灌洗法已将保存的时间上限提高到 3 d,对于 0 ℃以下的有冰晶形成的冷冻保存,至今为止,还没有真正获得成功,这主要是由于人体器官由多种细胞组成,很难保证所有种类的细胞都有很高的存活率,尽管研究者一直在努力尝试对器官进行长期低温冻存,但是由于器官组织功能结构的复杂性,使得现有的低温冻存器官仍然没有达到预期的保存效果。

然而随着材料科学、低温生物学和跨学科研究的发展,众多新材料应用到低温保存领域,出现了一些新的低温保存手段,开发出了天然来源的新型保护剂、新型的抑冰手段以及快速复温方式等。这些技术的引进拓宽了传统低温保存的研究范畴,为复杂组织器官的保存提供了新的途径和方法,有望突破当前复杂组织器官低温保存中的技术瓶颈,或许在不远的将来人体器官的低温保存可变成现实。

(三)人体血液细胞的低温保存

细胞层面的深低温保存技术已相对成熟,且细胞低温保存已经在医学中发挥着重要作用。例如,人类精子、卵母细胞及胚胎的深低温冷冻作为辅助生殖和生育力保存重要的技术和途径,已经在生殖医学领域扮演着不可或缺的角色。

相比于组织和器官,人们对悬浮细胞的冷冻保存研究得比较充分。红细胞是临床上使用最多的血液制剂。目前,红细胞低温冷藏保存(4±2)℃是最常见的保存方法,根据保养液的不同,保存时间通常为21～42 d。其中,酸性枸橼酸盐-葡萄糖保养液(ACD)为21 d,添加腺嘌呤的枸橼酸盐-磷酸盐-葡萄糖保养液(CPDA)为35 d,添加阿氏液(AS)系列保养液为42 d。冰冻红细胞是长期保存红细胞的一种理想方法,在-120 ℃以下可长期保存,常用于自身输血或稀有血型血液的输血。我国《血站技术操作规程》(2019版)规定冰冻红细胞的保存期为自采血之日起10年,美国曾报道过,在-80 ℃下冷冻保存28年的红细胞,其能量代谢和运氧能力正常。

随着我国临床医疗水平的发展,临床用血量快速增长,研发新一代细胞保存液配方,延长红细胞保存期,以及开展血细胞深低温保存技术,利于缓解临床用血需求和不平衡,有效解决采血季节性和周期性带来的供血紧张问题,并对于调节临床合理用血、稀有血型输血、临床急救用血、自身输血、干细胞移植等均有着重要意义。

(四)低温保存技术存在的问题

低温保存技术存在的问题主要是低温保存引起的生物材料结构及功能上的损伤和改变,以及其蕴含的生物分子信息也有可能发生改变;此外,低温保存中生物材料污染,以及对场地、设备、资金和管理方面的要求较高等也是该技术应用面临的问题。

低温保存损伤,即降温损伤和复温损伤。目前,一个逐渐升温的观点是细胞膜的融合是低温细胞损伤的主要原因。当降温速率低于临界降温速率时,结晶现象就会发生;当复温速率低于临界复温速率时反玻璃化及重结晶现象就会发生,导致破坏性冰晶的形成,对器官造成不可逆的损害。热应力损伤随着器官尺寸的增加,加热的几何限制使得快速均匀的加热更具挑战性。在对较大尺寸冻存生物材料进行复温时,不仅面临着冰晶损伤的威胁,还面临着热应力损伤的风险。大量研究指出冷冻保存后生物样本出现严重断裂的现象。玻璃化是保存生物材料最有效的方法,要想最终实现组织和器官的低温保存、提高生物材料的冻存成活率,必须通过玻璃化这条途径。如果采用超快速降温或使用高浓度CPA,细胞质将形成玻璃态而不是胞内冰。然而,超快速降温在技术上有一定难度,使用高浓度CPA,对细胞、组织毒性太大。因此实现在CPA浓度较低和慢降温速率条件下的玻璃化降温方法,对降低保存损伤具有重要意义。此外,低温保存中存在生物材料污染的潜在风险。随着低温保存技术的广泛应用,在保存过程中生物材料(尤其是精子、卵子、胚胎等生殖细胞)可能受到的污染日益受到人们的重视。需要采取综合性措施有效地防范污染,比如使用达到一定洁净要求的工作空间进行规范操作、确认生物材料在保存前未受到污染、对液氮容器予以定期消毒等防污染措施。

三、低温治疗

1950 年,Allington 首先将液氮应用于冷冻治疗疣、角化症等各种非肿瘤性皮肤病,到了 20 世纪 60 年代,冷冻治疗技术取得了突破性发展,冷冻探针问世后,先是被用于治疗帕金森病和其他神经系统疾病,后来又相继用于治疗其他多种疾病,如子宫炎症、骨关节疾病及皮肤疾病等。目前,随着低温技术的不断发展,其应用领域也不断扩大。冷冻治疗已成为临床外科手术治疗的重要手段之一,在临床各科室均有大量应用,总体上涉及皮肤、肝、肾、前列腺、乳房、胰腺、食管、气管支气管、血管、心脏、神经、骨、脑组织、眼睛、子宫以及膀胱等人体各器官和组织。

冷冻治疗的优点有很多,冷冻可使小血管闭塞,能明显减少手术时的出血量,甚至达到"无血手术"的程度,冷冻恶性肿瘤可诱使人体产生特异性免疫抗体,增强对癌细胞的破坏和抵抗作用等。近年,低温治疗用途已经扩展至在其他器官损伤时的保护作用,包括对于脑组织、心脏、肾等重要脏器功能的影响已经得到越来越深入的研究和揭示。新生儿缺氧缺血性脑病(HIE)是引起新生儿死亡的重要原因之一,在发展中国家中可高达 0.26%,部分存活患儿存在脑性瘫痪、癫痫、孤独症、严重视力和听力损伤等相关后遗症。大量的临床实践证据表明,亚低温治疗可减少中重度 HIE 的病死率和伤残率,许多国家已将亚低温治疗作为新生儿 HIE 的常规疗法,有效的降温控制也已列入新生儿窒息复苏后的常规管理办法。亚低温对 HIE 患儿的远期预后,目前已有相关研究报道。另有研究对 190 例患儿(6~7 岁)长期随访(亚低温治疗组 97 例、对照组 93 例),结果显示,亚低温治疗组病死率低于对照组($P<0.05$),死亡和(或)严重伤残发生率明显降低($P<0.05$)。

四、低温器械设备

先进低温器械设备的研发和利用促进了低温生物材料保存研究的发展,在低温治疗中发挥了积极作用,极大地促进了低温医学的发展。近年来,国内与低温技术有关的产业蓬勃发展,以前我国的低温制冷设备大都是从国外进口,现在大多数的产品已是自主研发,综合竞争力逐步提升。低温显微镜、程控降温设备、液氮容器、低温冰箱、血液运输箱、冷冻治疗仪、冰帽和冰毯等低温设备广泛用于低温医学中。外科"冷刀"直接接触患者病变部位,其应用大大地扩充了手术领域。低温冰箱是血液及血液制品保存的专用设备,血液运输箱是运输血液的专用设备,其合理使用是保证血液质量和输血疗效的一个重要环节。便携式低温保存箱携带方便,可维持-80 ℃的低温,对生物材料的保存和运输提供了便利条件。冰帽和冰毯是两种利用制冷技术开发出来的给患者物理降温、恒温的设备。与冰袋、酒精擦浴等物理降温方法比较,使用冰帽和冰毯有降温迅速、可靠等优点,与药物降温相比,使用冰帽和冰毯具有效果长久、能避免休克虚脱等不良反应的优点。目前,冰帽和冰毯在不少医院的神经内科、神经外科、ICU、急诊室、儿科等科室都有配备。

五、未来研究方向

(一)生物材料的冷冻干燥技术研究

冷冻干燥的生物材料具有室温长期保存、方便储存运输、易于使用等诸多优点,冷冻干燥技术已经在生物制药业得到广泛应用,很多微生物也可以用该方法保存。将该方法应用于哺乳动物血液细胞和其他体细胞的保存是当前研究的热点。

红细胞冻干保存于1989年开始试验,1995年进入临床试验,目前不成熟。优点是不存在因运输振荡所致溶血问题,便于长期保存。缺点是制备过程复杂,需血液冻干机,损失20%左右细胞,目前国内没有临床试验。

(二)细胞低温保存损伤机制和预防措施的研究

添加低温保护剂保存可以使细胞保持活性,但是由于冰晶损伤、渗透压损伤及保护剂等外来物质的添加,不可避免会给细胞带来一定程度的损伤。同时由于CPA加载和去除都可能对细胞造成渗透压损伤,加上工艺较为烦琐,需要一定设备,多年来人们一直在寻找更好的保存方法,让解冻后的细胞能直接输注。因此,为能够长期保存生物材料,并将低温损伤降到最低,建立最佳的低温保存方法、研制先进低温设备,是低温医学的重要内容。

(三)深低温并发症的防治

随着低温技术的发展,低温医学在心脏外科的应用有了长足的发展和进步,但深低温的并发症仍未得到很好的解决。在深低温体外循环中,温度越低,红细胞的破坏越多;中枢神经系统和胃肠道并发症的发生以及低温下微血管直径的改变所致血液流变性的改变已引起高度重视,而针对低温并发症发生的机制,探索低温下血液流变性改变的规律及影响因素,并从纠正血液流变性的相应措施着手,则可能对低温所致并发症的防治起到关键性作用。此外,低温治疗中,有关冻融时间、冻融周期、冻融次数、组织的周边温度与中心温度及治疗效果,以及冷源的选择是目前存在的技术难点,是目前重点研究的方向之一。

(四)人体极低温保存技术的研究

人体极低温保存技术又称为人体冷冻技术(或人体冷藏),是一种试验中的医疗科学技术,把人体在极低温(−196 ℃以下)的条件下冷藏保存,以期未来能通过先进的医疗科技使其解冻后复活及治疗。目前最大型的人体冷藏公司为美国的阿尔科生命延续基金(Alcor Life Extension Foundation)和美国人体冷冻机构(Cryonics Institute)。我国第一位本土人体低温保存者展文莲在2017年被低温保存,该项目由中国山东银丰生命科学研究院完成,中国也成为继美国、俄罗斯之后第三个能够独立实施人体低温保存的国家。人体极低温的保存涉及伦理学、临床死亡判定、人工心肺支持技术、快速的体内外同步降温、持续生命支持系统和低温保护剂的置换以及再生技术等前沿技术手段。

截至目前,世界上还没有成功实现复苏器官和整个人体的案例,但科学家们对生命的持续探索,促进了低温生物医学和细胞修复技术的不断前进。

六、展望

上述内容反映了近年来我省低温医学的发展状况和水平。随着医学的快速发展,对低温技术的需求越来越多,我省在低温医学的研究与实践正在不断深入,未来还需不断在低温医学基础研究、低温保存方法创新、低温技术临床应用等方面综合攻关,加强低温医学学科的建设和发展,继续推广低温医学技术,开拓低温医学应用的新领域,为人类的健康做出更大贡献。

（河南省医学会低温医学分会第四届委员会　李伍升）

河南省儿科学学科发展研究报告

摘要

自河南省医学会儿科学分会成立以来,学会不断加强队伍建设,目前各地区、各医院均有常委,共同研究讨论儿科专业的学术活动,参与制定各种疾病诊治方案。注重儿科各亚专业队伍建设,相继成立了儿科急救、神经、血液、新生儿等17个亚专业学组。目前已经建设成为具有广泛代表性、学历结构、年龄结构合理且组织结构与全国儿科专业一致的儿科学术队伍。近三年更是突飞猛进,通过全省各家医院"儿科人"的钻研和奋斗,取得了傲人的成绩。

①基础研究:近年来随着儿科专业的发展的需要,基础研究受到重视,尤其是在三级医院相对成熟的学科团队及专业技术支持下,取得了相对丰硕的成绩。三年来共获得科研立项200余项。②临床研究:各学科单位充分利用省内丰富的患者资源,立足现有学科发展基础,开展一系列儿科相关临床研究。③学科建设:河南省儿科专业目前处于国内领先地位,有国家级住院医师规范化培训基地14家;获得儿科专业博士学位授权点6家、硕士学位授权点15家;国家区域诊疗中心3家;省级重点医学专科6家;拥有省部级以上实验室11家。④人才队伍:儿科专业人才队伍发展逐渐壮大,梯队结构逐步合理。目前总体上中高级职称比例合理,省级医疗机构儿科医师博士研究生和硕士研究生学历占比大于90%,全省儿科学博士生导师5人、硕士生导师59人。⑤学术交流:各学组各单位积极开展国内外多学科合作发展。与美国、澳大利亚、瑞典等国家的儿科研究团队合作,开展国际合作交流项目,并派人至国外儿童医院进修学习。

目前全省儿科存在的问题是整体科研基础较薄弱,需要与国内外科研较好的单位开展全方位、深层次合作,落实"走出去、请进来"的人才培养模式,建立并落实科研激励机制。随着全省医疗水平的逐步提升,学科发展会经历由粗放到精细化管理的一个过程。儿科专业面临的挑战是各种疑难疾病的诊治,通过研究新技术早期筛查诊断疾病,重视基础研究的临床转化。

在儿科各系统疾病的各个专业方向,培养儿科医护团队,完善有条件医院的临床配套及实验室建设,继续发展优势发展方向,通过五年努力,使儿科在医疗、科研、教学方面总体水平达国内领先水平。①人才培养:借助省医学会平台,集省内权威专家团队建立儿科人才培养机制。加强各级医院的协作,建立儿科医师培训的长期机制,保障各个区域平衡性发展。②科研水平:提高研究设计能力,通过国际合作与交流,借鉴经验,提升科研水平;通过多学科合作开展不同疾病的早期诊治、干预研究,将更多的科研成果转化为临床应用技术。③学术交流:鼓励学组及各单位成员积极参与科普工作;加强多学科协作,医科、工科、理科相融合;通过交流、互访、合作等方式加强与国内外知名儿科同道联系,不断更新前沿理念和技术,与国际接轨,提高省内儿科专业技术水平。

一、学科现状

自河南省医学会儿科学分会成立以来,学会不断加强队伍建设,目前各地区、各医院均有常委,共同研究讨论儿科专业的学术活动,参与制定各种疾病诊治方案。同时注重儿科各亚专业队伍建设,相继成立了儿科急救、神经、血液、新生儿、呼吸等17个亚专业学组,为儿科同道学术交流搭建了更好的平台。目前已经建设成为具有广泛代表性,学历结构、年龄结构合理且组织结构与全国儿科专业一致的儿科学术队伍。近三年更是突飞猛进,通过全省各家医院"儿科人"的钻研和奋斗,取得了傲人的成绩。

(一)基础研究

近年来随着儿科专业的发展的需要,基础研究受到重视,不断地突破和发展,尤其是在三级医院相对成熟的学科团队及专业技术支持下,取得了相对丰硕的成绩。三年来共获得科研立项200余项,主要涉及对儿童血液系统恶性肿瘤和实体肿瘤多中心临床研究、发病及复发耐药机制研究、复发难治肿瘤新的药物基础研究等;脑性瘫痪的遗传学及基因学研究、孤独症、缺氧缺血性脑损伤研究;Perilipin-5 蛋白调控肝星状细胞激活和高脂饮食性非酒精性脂肪肝的机制;TNF-α 通过肠-免疫-脑轴参与儿童孤独症谱系障碍发病的机制研究;基于质谱平台、代谢组学和药物结构设计技术的肝癌细胞转移的分子机制及快速诊断方法;熊去氧胆酸衍生物 norUDCA 调控肝细胞脂肪代谢改善小鼠非酒精性脂肪性肝病和肝纤维化的机制;骨骼肌 SIRT1/SIRT3 应答脑部 MC4R 的神经环路在饮食影响胰岛素敏感性中的作用机制、脂肪细胞 α7nAChR 调控肥胖时促酰化蛋白炎症效应的分子机制、戊二酸尿症 I 型潜在病理生理机制;癫痫发病机制分子学研究、树突状细胞在败血症至早产脑白质损伤模型中的作用和机制研究、缺氧诱导因子-脯氨酰羟化酶在缺血性神经细胞死亡线粒体途径中的作用;儿童难治性腹泻的发病机制及相关治疗研究;凉血解毒活血方防治肾小球新月体病变及紫癜性肾炎的机制研究、Toll 样受体在原发性肾病及 IgA 肾病中表达、促肾上腺皮质激素(ACTH)治疗儿童肾病综合征的基础与临床研究;自身免疫性脑炎、参麦注射液在严重脓毒症中的应用、血管生成素 2 在脓毒症肺损伤中的作用及机制研究、添加维生素 D 对脓毒症儿童外周淋巴细胞凋亡水平的影响及其在免疫麻痹中的干预作用、连续血液净化治疗儿童流感相关神经系统损伤、重症感染性肺炎患儿免疫时钟的紊乱及益生菌的干预机制、儿科急救团队合作模式探讨;哮喘发病机制和哮喘中医药治疗方向;新生儿疾病发病机制与防治等。

(二)临床研究

各学科单位充分利用省内丰富的患者资源,立足现有学科发展基础,开展一系列儿科相关临床研究,主要有以下几方面:①开展针对难治复发急性淋巴细胞白血病(ALL)的多种免疫治疗手段,包括单克隆抗体、抗体-药物耦联物、双特异性 T 细胞衔接系统和细胞免疫疗法(CAR-T 细胞、NK 细胞),开展了儿童白血病 CD19CAR-T 治疗 CD19 阳性的复发/难治急性淋巴细胞白血病临床研究,开展 CD19 双抗治疗复发难治急性 B 淋巴细胞白血病,牵头一项全国23 家中心参与的"儿童急性髓系白血病营养支持"多中心临床研究等。②精神发育迟缓及孤独症治疗、脑瘫治疗、孤独症谱系障碍、全面发育迟缓、儿童心理行为。③建立儿童幽门螺杆菌诊治团队、慢性肝损伤国际联合研究团队、国家联合基因检测团队、罕见病基因检测与精准医疗团队。④成立了一、二级抗癫痫中心,开展了精准医疗对高危儿童脑瘫预测,成立了抽动障碍协助组。⑤开展儿童消化内镜诊疗研究。⑥申报了国家级注意缺陷多动障碍规范化门诊,申请国家级省级孤独症康复培训基地。⑦加入了"中国儿童遗传性肾脏病数据库",参加了全国性儿科透析网络。⑧参与了全国多中心的儿童体外膜氧合(ECMO)相关急性呼吸窘迫综合征(ARDS)、脓毒症、院内感染等研究及全国的儿童 ECMO 相关指南的制定。⑨儿童血液净化在脓毒症中的临床应用时机以及机制研究、儿童 ECMO 应用以及转运体系建设及应用中的医院感染的防控管理研究、儿童难治性癫痫的发生机制以及遗传基因易感性的研究。⑩重污染天气对慢阻肺和哮喘患者的健康影响研究,维生素 A、维生素 E 水平与儿童呼吸道感染的相关研究。

(三)学科建设

经过学科不断发展,河南省儿科专业目前处于国内领先地位,有国家级住院医师规范化培训基地 14 家(郑州大学第一附属医院、河南省人民医院、新乡医学院第一附属医院、河南科技大学第一附属医院、河南大学淮河医院、郑州市中心医院、开封市中心医院、新乡市中心医院、漯河市中心医院、安阳市人民医院、洛阳市中心医院、濮阳市人民医院、焦作市人民医院、南阳市中心医院);获得的儿科专业博士学位授权点 6 家(郑州大学第一附属医院、郑州大学第三附属医院、郑州大学第五附属医院、河南省中医药大学第一附属医院、河南科技大学第一附属医院、河南理工大学第一附属医院)、硕士学位授权点有 15 家(郑州大学第一附属医院、郑州大学第三附属医院、郑州大学第五附属医院、河南省人民医院、河南省儿童医院、河南中医药大学第一附属医院、河南科技大学第一附属医院、河南大学第一附属医院、新乡医学院第一附属院、郑州市妇幼保健院、濮阳油田总医院、三门峡中心医院、漯河市中心医院、南阳市中心医院、濮阳市人民医院);国家区域诊疗中心 3 家(河南省儿童医院、郑州大学第一附属医院、河南省人民医院);省级重点医学专科 6 家(郑州大学第一附属医院、郑州大学第三附属医院、郑州大学第五附属医院、河南省儿童医院、新乡医学院第一附属医院、河南省中医药大学第一附属医院);拥有省部级以上实验室 11 家(郑州大学第一附属医院、河南省人民医院、河南省儿童医院、郑州大学第三附属医院、郑州大学第五附属医院、河南中医药大学第一附属医院、河南科技大学第一附属医院、河南科技大学第二附属医院、河南大学第一附属医院、新乡医学院一附院、商丘市第一人民医院)。

(四)人才队伍

近三年省内儿科专业人才队伍发展逐渐壮大,梯队结构逐步合理。博士生导师 5 人,硕士生导师 59 人。但人才队伍建设仍存在高层次、高学历人才相对缺乏,规模大小不一等问题。目前省级医院及发展较好的市级医院,尤其是高校的附属医院规模相对较大,人才梯队比较合理,儿科各亚专业医师、护士团队人员配备齐全，技术水平达国内先进水平。而部分县级单位儿科规模较小，儿科医师多为儿科全科医师，诊疗水平参差不齐。

（五）学术交流与国际合作

郑州大学第一附属医院儿童血液肿瘤科加入欧洲血液和骨髓移植学会（EBMT），参与儿童血液恶性疾病相关国际多中心临床研究；郑州大学第一附属医院儿童血液肿瘤科派遣多名高年资医师先后至美国国家癌症与治疗中心和洛杉矶儿童医院进修学习；河南省儿童医院康复团队通过引进美国威斯康星州医学院刘学诚医学团队、澳大利亚墨尔本脑瘫中心主任郁孟德，在他们指导下开展儿童康复的应用研究。郑州大学第三附属医院欧洲胃肠、肝病及营养学会主席，意大利Romano教授合作发表营养相关学术论文，并开展神经损伤儿童管饲喂养的国际多中心研究。河南省儿童医院内分泌遗传代谢团队引进美国密苏里大学附属儿童医院延芸团队，并与美国波士顿儿童医院、美国堪萨斯城儿童慈善医院、瑞典哥德堡大学开展合作，派人进修学习。郑州大学第三附属医院与澳大利亚乐卓博大学Jones博士，美国北卡罗来纳大学Joyce博士等合作开展丹佛及结构化技术培训工作。河南省儿童医院参与了美国拉里·格林鲍姆医学博士和北京大学第一医院丁洁组织的国际交流合作项目。河南省人民医院、河南省儿童医院积极参加及参与ELSO组织的儿童ECMO模拟培训，规范化了儿童ECMO的管理流程。郑州大学第一附属医院、郑州大学第三附属医院、河南省儿童医院也成立了美国心血管（AHA）中心（儿科生命支持培训基地），培养了大量的学员。2021年起洛阳市妇女儿童医院省急救团队通过与美国重症医学会联合举办"中美儿科基础重症支持课程（PFCCS）"，提高我国急救人才的急救水平，目前已有67名学员完成课程，郑州大学第一附属医院、郑州大学第三附属医院、河南省儿童医院也成立了美国心血管（AHA）中心（儿科生命支持培训基地），郑州大学第一附属医院、河南省儿童医院、河南省人民医院、新乡医学院等单位儿童急救专业均派人在美国麻省总医院、加拿大多伦多儿童医院等进修学习。

二、发展趋势及存在问题

（一）发展趋势

目前全省儿科存在的问题是整体科研基础较薄弱，需要与国内外科研较好的单位开展全方位、深层次合作，落实"走出去、请进来"的人才培养模式，建立并落实科研激励机制。

小儿血液肿瘤专业将继续围绕细胞形态学、细胞生理学、血液生化学、血液免疫学、遗传血液学、血液流变学、实验血液学，做好儿童白血病精准医疗、儿童恶性肿瘤多学科诊疗（MDT）、小儿非恶性血液病实验室诊断与门诊管理、儿童组织细胞疾病发病机制及临床诊治、干细胞移植技术治疗儿童恶性血液病和非恶性血液病五个方向研究，优化小儿急性淋巴细胞白血病新型危险度分层指标，优化小儿出血性疾病诊断与门诊综合管理，提高先天性免疫出生错误实验室诊断、儿童造血干细胞移植技术水平，带动全省小儿血液肿瘤专业发展。我国康复专业尤其儿童康复起步较晚，与国际发达国家差距较大，根据八部委文件精神，成立重症康复病区，逐步接收临床科室急危重症和疑难复杂疾病患儿早期床旁康复介入是三级医院儿童康复需要面临的挑战和机遇。随着精准医学模式的逐渐普及,很多疾病特别是儿童神经性疾病已经成为完全可预防、可治愈的疾病。儿童因其独有的生理、病理特点,多个系统疾病(如呼吸系统、消化系统、神经系统、内分泌系统等)之间密切相关。

(二)存在的差距和短板

省级医院的儿科人员力量相对强大,新技术的开展局限于省市级三甲医院,普通儿科医师专业培训力度不够,造成许多疾病尚未能做到早发现、早诊断和早治疗;各级医疗机构诊疗工作的同质化欠佳,亟待规范。高层次、具有全国影响力及高知名度的学科带头人、名医较少,科研能力相对不足,尤其是基础研究薄弱;研究方向虽多,但较散,多为点,未形成面,研究深度不够;多学科协作程度不够。河南省属于人口大省,疾病样本库丰富,目前尚未能建立儿童疾病的大样本库和大数据库,缺少临床流行病学研究,这些都是医疗卫生行政机构和政府研判制定政策时所必需的参考材料。

(三)市学科的发展趋势

现儿科发展迅速,随着全省医疗水平的逐步提升,人均寿命不断提高,学科发展是由粗放到精细化管理的一个过程。儿科专业将面临的挑战是各种疑难疾病的诊治,不仅需要通过研究新技术早期筛查、诊断疾病,还要重视基础研究的临床转化,将其发展为新业务,以最大程度地挽救患儿生命和提高他们的生活质量,降低病患家庭的生活负担。

三、制定目标计划

(一)预期建设目标

加强全省儿科人才培养与学术梯队建设,建立一支结构合理、具有较高学术水平的专业队伍,在儿科各系统疾病的各个专业方向,培养儿科医护团队。完善有条件医院的临床配套及实验室建设,继续发展优势发展方向,通过五年努力,使儿科在医疗、科研、教学方面总体水平达国内领先水平。

(二)人才培养

借助河南省医学会儿科分会平台,集省内儿科权威专家团队建立儿科人才培养机制,规范儿童疾病诊治。加强各级医院的协作,建立儿科医师培训的长期机制,定期组织学习班、学术沙龙及疑难病案讨论,专家下沉基层常态化,保障各个区域平衡性发展。

(三)科研水平

加强科研实力,提高研究设计能力,不断积累高级别临床循证证据,通过国际合作与交流,借鉴经验,提升科研水平;建立多中心、大样本专病研究平台,获得充分有效的科研数据与临床应用证据;通过多学科合作开展不同疾病的早期诊治、康复干预研究,将更多的科研成果转化为临床应用技术。

(四)学术交流

加强多学科协作,面对国际科技前沿,医科、工科、理科相融合。通过学术交流、互访、国际合作等方式加强与国内外知名儿科同道联系,不断更新前沿理念和技术,与国际接轨,提高省内儿科专业技术水平。鼓励学组及各单位成员积极参与科普工作,加快疾病的早期防治。

(河南省医学会儿科学分会第十一届委员会　刘玉峰)

河南省耳鼻咽喉—头颈外科学学科发展研究报告

摘要

20世纪90年代以来,在全国创建一流大学科理念指导下,河南省耳鼻咽喉头颈外科学成为医学领域内发展最为迅速的学科之一。

学科现状:全省同道积极开展全科普宣传活动,参加河南省名医名家"走基层·送健康"健康扶贫系列活动,开展多种适宜技术推广活动。高质量举办学术年会,搭建高水平学术交流平台,举行品牌会议。连续举办多期国家级及省级继续教育项目。与国内外知名医院共建共享临床病种数据库和生物样本资源库,加强科研合作、多中心研究。多人次参加国内、国际学术会议,并做大会发言、学术交流。

疾病预防:根据《河南省人民政府关于印发河南省"十四五"公共卫生系和全民健康规划的通知》中的"办好预防出生缺陷免费产前筛查、新生儿疾病筛查及产前诊断等民生实事",河南省医学会耳鼻咽喉头颈外科分会组织专家团队,帮扶、监督各地市规范开展新生儿听力障碍筛查工作。制定鼻咽喉镜检查标准与规范,积极开展鼻咽喉癌的早期筛查和早期诊断。

疾病诊治:广泛开展耳神经外科,开展复杂人工耳蜗植入术、微创人工耳蜗植入术、保存残余听力的人工耳蜗植入术等先进技术。同时注重耳聋基因筛查、耳聋防治等基础研究。开展鼻内镜下眶眼疾病、颅底疾病及部分颅内疾病治疗技术,并向岩尖部及颅颈交界处等领域拓展。慢性鼻窦炎、变应性鼻炎的机制研究,获得多项国家自然科学基因资助。精准化鼾症治疗提高了成人睡眠疾病的治疗效果;结合我省中医发展优势,使得嗓音相关疾病的诊治水平有了明显的提高。头颈部肿瘤的多学科、综合治疗逐渐显现其独特魅力,提高了肿瘤患者的生存及生活质量。喉癌发病机制研究取得显著成果。

发展趋势:认清差距,紧跟国内外学科发展步伐,建立大学科意识,开展耳鼻咽喉头颈外科学疾病具有循证医学临床高质量数据支持的多中心流行病学研究,建立临床操作规范、诊治指南和技术准入的研究。

目标规划:我省的耳鼻咽喉头颈外科学正面临着前所未有的发展机遇,因此,紧跟时代发展的前沿,以临床疾病谱的变化为调整研究重点的风向标,借助优势专业和亚学科的快速发展,带动耳鼻咽喉头颈外科学整体实力的飞跃,培养高技术含量及高素质的人才梯队,形成基础研究与临床应用的紧密结合,创新性与实用性相结合的研究氛围,从综合化到标准化再到个性化的治疗策略,同时紧跟时代步伐,把握国家发展大势,顺势而为,我省的耳鼻咽喉头颈外科学必将蓬勃发展,续写新时代的辉煌篇章。

河南省医学会耳鼻咽喉头颈外科分会在河南省医学会的领导下,坚持学会的学术性、公益性、非营利性,遵守国家宪法、法律和法规,贯彻国家科学技术工作和卫生工作方针为宗旨。崇尚医学道德,弘扬社会正气。坚持民主办会原则,充分发扬学术民主,提高耳鼻咽喉头颈外科工作者专业技术水平,促进医学科学技术的繁荣和发展,促进医学科技的普及与推广,促进医学科学技术队伍的成长,促进医学科技与经济建设相结合,为河南省耳鼻咽喉头颈外科通道搭建一个积极向上、开放进取的学术交流平台,努力发展河南省医学科学事业。

河南省医学会耳鼻咽喉头颈外科分会的主要业务包括:开展医学学术交流,编辑出版医学、科普等期刊;开展继续医学教育;开展国际、国内学术交流;发现、推荐和培养优秀专科人才;宣传、奖励医德高尚、业务精良的医务人员;承担政府委托职能及承办委托任务等。多次获得河南省医学会"先进专科分会""河南省名医名家志愿服务队先进集体"等荣誉。在中国特色社会主义新时代将继续开拓创新、凝心聚力,为河南省医疗卫生事业又好又快发展做出新的贡献!

一、学科现状

耳鼻咽喉头颈外科学是研究耳、鼻、咽、喉、气管与食管诸器官以及颅底、颈部和上纵隔诸部位的解剖、生理和疾病现象的一门科学。学科发展至今,已形成了包括耳科学、鼻科学、咽喉科学及头颈科学等亚学科,极大地丰富了耳鼻咽喉头颈外科学的内容,成为临床医学中重要的二级学科。20世纪90年代以来,在全国创建一流大学科理念指导下,河南省耳鼻咽喉头颈外科学成为医学领域内发展最为迅速的学科之一,耳鼻咽喉头颈外科学在临床、科研、管理、教学等方面人才辈出,硕果累累。新技术、新理论和新方法层出不穷,人工听觉技术、鼻内镜外科技术、呼吸睡眠疾病综合治疗、头颈肿瘤综合治疗、鼻颅底和侧颅底肿瘤外科、嗓音医学、新生儿听力筛查技术以及耳聋病发生机制研究等,迅速应用于临床。耳鼻咽喉头颈科学与相关学科有着错综复杂和不可分割的关系,加之现代科技的发展和临床诊疗的需要又使医学各科相互渗透和相互促进,耳鼻咽喉头颈科学领域不断扩展和深入。

河南省医学会耳鼻咽喉头颈外科分会第十届委员会成立于2021年1月15日,由来自河南省各省直单位、地级市县的100名热心学会工作的委员组成。目前下设青年委员会,青年委员会由50名委员构成。目前根据统计河南省耳鼻咽喉头颈外科医师数量为3 163人。多名专家分别担任中华医学会耳鼻咽喉头颈外科学分会委员,中国医师协会耳鼻咽喉头颈外科医师分会常委、委员等。

河南省医学会耳鼻咽喉头颈外科学分会按照学会要求将科普工作纳入分会日常工作计划,按时上报年度科普活动计划和总结,按要求组织全省同道开展全国"爱耳日""全国爱鼻日""世界嗓音日"等科普宣传活动。多次组织专家团队参加河南省名医名家"走基层·送健康"健康扶贫系列活动,得到了《医药卫生报》、河南电视台公共频道的报道。通过系列的科普活动,结合学科发展现状,组织专家团队经常开展耳石症手法复位、鼾症精准治疗、鼻内镜下精准鼻窦开放术、声带息肉不同术式的选择策略、眩晕患者的个体化前庭康复训练策略、婴幼儿耳郭畸形无创矫正技术等适宜技术推广活动。其中声带息肉不同术式的选择策略这项适宜技术得到了《医药卫生报》的报道。

高质量举办每年的河南省耳鼻咽喉头颈外科学术年会,根据本学科实际搭建高水平学术交流平台,举行品牌会议:"精准战窦"鼻科论坛,青年手术视频比赛,球囊扩张术在耳鼻喉相关领域应用进展、咽喉头颈外科学新进展、耳显微外科及内耳镜外科学习班等。先后举办、承办了豫沪耳鼻咽喉头颈外科论坛、中南六省(区)耳鼻咽喉头颈外科学术会议暨河南省耳鼻咽喉头颈外科学术年会、全国鼻科年会暨第十届鼻部感染与变态反应疾病专题学术会议、"鲁豫之约"耳鼻咽喉头颈外科学术峰会、中华医学会杂志社指南与进展巡讲、黄河国际气道反流性疾病会议暨第二届全国气道反流性疾病学习班等学术会议,邀请知名专家来我省做专题讲座、手术演示、解剖带教等,参会人数屡创新高,有效地提升了我省耳鼻咽喉头颈外科人员的整理实力。连续举办多期国家级及省级继续教育项目:耳显微外科新进展及颞骨解剖学习班,鼻内镜手术进展及鼻颅底解剖训练学习班,咽喉头颈外科新进展学习班,中原鼻科论坛,球囊扩张手术在耳鼻喉相关领域应用新进展学习班,商都医学论坛——第4届咽喉疾病微创技术培训班等。多家医院与解放军301总医院、北京协和医院、复旦大学附属眼耳鼻喉科医院、北京同仁医院等共建、共享临床病种数据库和生物样本资源库,加强科研合作;河南省7家医院参与三甲医院耳鼻喉科咽喉反流性疾病(LPRD)患者构成比调查、LPRD医生认知度调查;中国耳聋基因筛查与诊断临床多中心研究;不同剂量银杏叶提取物片对突发性聋后耳鸣疗效的多中心、开放、随机、对照临床研究。多人次参加国内、国际学术会议,并做大会发言、学术交流。

在疾病诊断方面,传统诊断手段日趋完善,新的诊断方法不断出现。信息化的听觉前庭功能、鼻阻力、嗓音功能、睡眠监测等已在临床应用,分子病理诊断及基因诊断技术也已广泛应用于耳鼻咽喉头颈科疾病的诊断中。根据《河南省人民政府关于印发河南省"十四五"公共卫生系和全民健康规划的通知》中的"办好预防出生缺陷免费产前筛查、新生儿疾病筛查及产前诊断等民生实事",河南省医学会耳鼻咽喉头颈外科分会组织专家团队,帮扶、监督各地市规范开展新生儿听力障碍筛查工作,创新开展耳聋病的基因诊断、产前诊断以及新生儿听力及基因的联合筛查,极大地提高了耳聋患儿及耳聋高危人群的发现率,正在推进和实现着早发现、早诊断、早干预以及降低聋哑发病率的目标。我省学者开展的听神经病谱系障碍新致病基因 TMEM43 的致病机制研究获得国家自然科学基金资助。

鼻咽喉癌的发病与饮酒、吸烟、人乳头状瘤病毒(HPV)病毒感染有关。鼻咽喉癌早期会出现咽喉部异物感、声嘶等症状,但因为症状不特异,经常容易被忽略,最终导致患者发声和吞咽功能丧失,严重影响患者的身体健康。耳鼻咽喉头颈外科学分会组织专家团队,通过专题讲座及规范化培训的形式,制定鼻咽喉镜检查标准与规范,积极开展鼻咽喉癌的早期筛查和早期诊断,有助于患者保留咽喉的发音功能和吞咽功能,对于提高患者生存质量、生存率,具有重要的临床意义。

传统的耳科手术以乳突根治术为代表,主要用于清除病灶,促进引流,防治颅内、外并发症。但受手术入路、手术范围及手术设备的限制,病灶常常切除不彻底,鼓室结构显露不充分,鼓膜修补和听骨链的重建成功率低,术后患者仍然经常耳部流脓。从听力的角度考虑,传统的乳突根治术难以提高听力,实际工作中听力降低的机会大于听力提高的机会,而耳显微外科强调彻底清除病灶的同时进行听力的功能重建。现代耳显微外科和由此延伸的耳神经外科的发展,是建立在耳科临床医师进行颞骨显微应用解剖研究的基础上,结合了影像学的研究,术前可以精确地进行耳显微结构的空间定位,对耳部畸形、炎症、肿瘤、外伤能够做到有计划的精确手术。耳神经外科的主要内容有:面神经和三叉神经手术、眩晕手术、听神经瘤手术、颞骨相关侧颅底肿瘤手术。目前我省多家中心广泛开展耳神经外科,积极举办颞骨解剖培训班,采用专题讲座、手术示教、颞骨解剖等多种方式,进行基层培训,提高基层医生的诊疗能力。

随着耳及颅底计算机三维导航微创与功能外科、内耳的微显微外科、外耳整形组织工程技术、新材料和新一代人工听觉技术的进展,耳外科与侧颅底外科微创化,有效地减少了医源性损伤。人工耳蜗效果的临床应用研究也超越了最初的言语识别率的研究而变得深入,植入后声调语言如汉语普通话的识别、对音乐的感知与欣赏、言语及嗓音产生等更高层次的效果研究正在展开。多家中心开展的复杂人工耳蜗植入术、微创人工耳蜗植入术、保存残余听力的人工耳蜗植入术等技术,帮助先天性听力障碍患者回归主流社会。听觉脑干植入方面的研究已经开展,紧跟国内学科前沿。

鼻科学基础研究方面,金葡菌生物膜 α 毒素调控 NF-kB/TGF-β1/Smad 通路影响慢性鼻窦炎黏膜重塑的机制研究、外泌体 LncGAS5 调控巨噬细胞极化对变应性鼻炎炎性环境维持的作用及机制研究、鼻黏膜微环境通过调控局部肥大细胞表达参与嗜酸粒细胞性 CRSwNP 发病的作用机制等获得国家自然科学基金的支持。功能性鼻内镜手术和鼻微创外科领域的迅猛发展,明显减少了传统鼻科手术创伤,且更加注重保护和改善功能。伴随着内镜技术的不断成熟与发展,近年来我省多个专家团队先后开展内镜下治疗眶眼疾病(如鼻腔泪囊造孔视、神经管减压、甲状腺功能亢进突眼的外科治疗、眶内肿瘤切除等)、颅底疾病(如脑脊液漏修补,鼻腔鼻窦鳞癌等切除,嗅母细胞瘤切除,脊索瘤切除,翼腭窝、颞下窝肿瘤切除等)及部分颅内疾病(如垂体瘤、脑膜瘤、颅咽管瘤等切除),并向岩尖部及颅颈交界处等领域拓展。在手术器械方面,除了常规的视频显像系统、录像系统、鼻内镜手术器械、动力系统、高速动力系统之外,影像导航系统对于颅底手术的定位及精准治疗有较多帮助。借助中国医师协会鼻科内镜中心,多家医院先后开展的鼻颅底解剖培训班,上述新技术、新设备的应用显著提升了鼻颅底外科水平,推动鼻科学的进一步发展,极大地提高了我省鼻科学团队诊治疑难危重疾病的能力,先后开展经鼻内镜泪前隐窝入路上颌骨部分切除术治疗上颌窦癌、鼻内镜下高选择性神经阻断联合聚焦超声刀无微创治疗重度变应性鼻炎、鼻腔外侧壁黏膜瓣在复杂经鼻入路内镜手术修复中的应用、鼻内镜下泪前隐窝入路逆行切除鼻咽纤维血管瘤等新业务、新技术,让患者不用出省就能得到有效的救治,进一步减少我省患者的流失。

咽喉手术在发扬传统优势的基础上改良手术方式,使微创手术有了极大的发展。以鼻腔扩容术、腭咽成形术为代表的睡眠外科治疗,提高了成人睡眠疾病的治疗效果,减少了围手术期并发症的发生。多家医院开展睡眠中心,为患者提供精准化诊治。在河南省医学会的带领下,耳鼻咽喉头颈外科分会积极开展精准化鼾症治疗的适宜技术推广活动。嗓音医学方面,随着频闪喉镜、喉肌电图及窄带成像技术的发展,结合我省中医发展优势,使得嗓音相关疾病的诊治水平有了明显的提高。嗓音外科的发展及喉框架手术的开展,使声带沟、任克水肿、声带麻痹、痉挛性发声障碍等疾病的认识及治疗水平均得到了提高。以提高睡眠疾病的治疗效果及嗓音功能为目的的手术仍旧是未来咽喉科发展的重要方向。

传统的喉癌、下咽癌及甲状腺肿瘤的手术切除构成头颈部疾病治疗的基础。随诊手术方式的改良、手术设备的革新，喉癌等恶性肿瘤功能性切除，颈段气管、食管癌的切除与功能重建等手术的临床治愈率显著提高。目前，耳鼻咽喉头颈外科手术正向着微创化的方向发展，在治疗效果上更注重功能的保护，有效地挽救了患者生命并显著提高了其生活质量。伴随着放疗及化疗手段的不断进步，以头颈部肿瘤外科治疗为中心的综合治疗逐渐显现其独特魅力，提高了肿瘤患者的生存及生活质量。近年来，肿瘤的免疫治疗逐渐火热化，是未来头颈部肿瘤研究及治疗的重要发展方向。我省学者开展的 LncRNA SNHG3 的 m6A 甲基化修饰在喉癌 EMT 过程中的作用及作用机制研究、m6A 阅读器 HNRNPC 上调 SLC3A2 抑制头颈部鳞癌细胞铁死亡促进其放疗抵抗的机制研究获得国家自然科学基金的支持。

二、发展趋势

目前耳鼻咽喉头颈外科学面临着诸多发展机遇。国际、国内同行高度关注的热点研究领域也是我省研究人员要跟进并跨越的重点。在耳科学领域，国内外的基础研究主要集中在耳聋基因的发现、功能的揭示以及听觉信息处理机制研究方面，并在干细胞研究和毛细胞再生方面取得了突出成绩，而临床研究则主要集中在耳神经外科、耳内镜的使用及人工耳蜗植入的广泛开展和规范化等方面；在鼻科研究领域，国内外主要集中在鼻内镜下鼻窦手术的规范和精细化，经鼻内镜下切除鼻窦颅底鳞状细胞癌、嗅母细胞瘤、腺样囊性癌、软骨肉瘤等恶性肿瘤，前颅底、鞍区和斜坡病变，翼腭窝和颞下窝病变的微创化处理等方面，而计算机导航系统的应用则使手术更加精准。在嗓音疾病研究领域，国内外嗓音显微外科手术的规范化、个性化治疗已经达到很高的水准，对恢复和改善患者的嗓音有极大帮助。国内外学者应用分子生物学、分子病理学、影像技术与外科技术以及新的分子靶向药物，为头颈部恶性肿瘤的治疗方式提供了更多的选择。与上述国内外研究相比，我省尚有部分领域的发展和研究显著落后于国内外水平，应给予优先发展，如建立大学科意识，开展耳鼻咽喉头颈外科学疾病具有循证医学临床高质量数据支持的多中心流行病学研究，建立临床操作规范、诊治指南和技术准入的研究迫在眉睫。在耳科学方面，要加强先进听力学检测技术的相关研究与人才培养，要规范全省范围内的耳聋基因诊断流程，制定标准统一的人工耳蜗及其他人工听觉装置的临床技术规范与指南。在鼻科学方面，要建立适用于不同需要的慢性鼻窦炎诊断标准。从慢性鼻窦炎发病和转归的细胞和分子生物学、分子免疫学和微生物学过程中寻找新的、客观的实验室检测标志物。应根据我省医疗卫生体制的特殊性，建立一种适应省情的鼻内镜外科技术分级和准入制度及培训体系等。在咽喉科学方面，要加强嗓音显微外科手术的规范化及胃食管反流与耳鼻咽喉头颈外科疾病关系的研究。在头颈外科学方面，应关注对头颈部肿瘤的微创和患瘤器官的功能保存性治疗及多学科多手段的综合和个性化治疗的规范化研究等。

三、目标规划

我省的耳鼻咽喉头颈外科学正面临前所未有的发展机遇，因此，应紧跟时代发展的前沿，以临床疾病谱的变化为调整研究重点的风向标，借助优势专业和亚学科的快速发展，带动耳鼻咽喉头颈外科学整体实力的飞跃,培养高技术含量及高素质的人才梯队,形成基础研究与临床应用的紧密结合,创新性与实用性相结合的研究氛围,从综合化到标准化再到个性化的治疗策略,同时紧跟时代步伐,把握国家发展大势,顺势而为。耳鼻咽喉头颈外科学分会具体工作措施:积极组织专家团队参加河南省名医名家"走基层·送健康"系列活动;大力开展适宜技术推广活动;举办形式多样的培训班,加强基层医生培训;借助国家耳鼻咽喉疾病临床医学研究中心核心成员单位平台,提升全省耳鼻咽喉头颈外科临床研究水平;借助委员考核平台,督促全体委员积极参与学会工作;开展"爱耳日""爱鼻日""世界嗓音日"大型科普活动;举办好每年的河南省耳鼻咽喉外科学学术年会。2022 年中华医学会第十九次全国耳鼻咽喉头颈外科学学术会议在郑州召开,全体委员、青委、学组团结一致,为每位参会的代表提供耐心、细心、热心、周到的服务,努力将中华医学会耳鼻咽喉头颈外科学术年会办成和谐创新、简朴大方、服务一流、学术气氛浓厚、参会人数空前的盛会。

全体委员同心协力、众志成城,我省的耳鼻咽喉头颈外科学必将蓬勃发展,进而完成我们共同的目标:使我省耳鼻咽喉头颈外科事业再上新台阶、再创新辉煌!

（河南省医学会耳鼻咽喉头颈外科学分会第十届委员会　王广科）

河南省放射医学与防护学学科发展研究报告

摘要

近三年,我省放射医学与防护学学科在基础研究、学科建设等方面的发展卓有成效。河南省医学重点学科——放射病防治建设进展良好,获批建设河南省辐射生物与流行病学重点(培育)实验室和中国医学科学院联合实验室;建立了基于双着丝粒染色体自动分析生物剂量估算及稳定性染色体畸变重建受照剂量方法,取得了填补国内空白4项、国内先进3项、省内首创4项、省内先进2项、推广临床卫生健康适宜技术4项等研究成果。申请获批国家级科研项目4项、省级科研项目3项;建立了河南省放射卫生和职业健康专家库,放射医学与防护学专科分会已发展至第五届,吸纳了全省跨学科相关专业高水平学科带头人和青年技术骨干,成立了市级专科分会;《肿瘤相关抗原抗体系统用于肺癌早期免疫诊断的评价》获省科技成果二等奖,参与编写《现代职业卫生学》《放射卫生标准实用指南》2部著作,发表SCI及中文核心期刊论文43篇。牵头或参与修订国家强制性职业卫生标准6项,参与国际职业病目录中《电离辐射相关职业病诊断与暴露标准技术指南》的编写;专科分会注重多学科合作,与综合医院合作开展了放射工作人员眼晶体、手部剂量,内照射剂量监测及职业健康风险评估;开展了全省放射卫生技术服务机构专项检查、评价报告和检测报告质量评比、放射卫生检测能力比对和全省放射工作人员职业健康检查机构质量考核等工作,放射卫生技术服务能力进一步增强;制定了河南省辐射事故应急预案,主导全省核与辐射事故应急演练,参与超剂量照射事故应急处理、人员救治和医学随访;推行卫生监督服务信息化,放射诊疗设备放射性职业病危害信息二维码公示制度,启动"河南省职业健康综合管理系统——放射监督管理子系统";组织专家进校园、下基层开展科普宣传,拍摄科普视频《三分钟带你了解职业病诊断与鉴定》《探伤伤不起》,编写《肿瘤放疗那些事儿》等科普文章。

学科发展趋势和规划:制定辐射事故应急处置和放射损伤规范化救治指南,修订河南省核与辐射事故应急处置预案,提升应急处置及救治能力;关注介入治疗、核医学科放射工作人员和患者受照剂量、放射防护及健康效应研究,建立内照射剂量监测与防护评价系统;开展高氧暴露矿工受照剂量及健康效应研究;建立全流程自动化生物剂量估算平台;加强信息化建设,建立省级放射性疾病信息资源库、放射工作人员职业健康检查信息大数据监测与预警、放射卫生信息数据库,开展医疗机构在线智能监督。

随着核能与各种电离辐射源的应用与发展,放射医学与防护学科逐步建立起比较完善的学科发展体系。近三年来,在中华医学会和河南省医学会的组织领导下,我省放射医学与防护学学科在基础研究、学科建设、人才培养、多学科合作、科普教育等方面取得了卓有成效的成绩。为充分展示我省放射医学与防护学学科发展水平,研判学科发展动态和发展趋势,制定学科发展规划,对我省放射医学与防护学科进展总结如下。

一、河南省放射医学与防护学学科发展现状

(一)基础及临床研究

1. 辐射生物剂量估算与重建

建立基于双着丝粒染色体半自动分析的生物剂量估算方法,估算效率提高 6 倍以上。借助全自动染色体扫描系统平台,利用人工智能技术分析稳定性染色体畸变,对事故受照者进行了剂量重建,显示重建剂量与事故时估算的受照剂量基本一致。目前我省生物剂量估算技术水平处于国际先进、国内领先水平。

2. 辐射生物标志物与辐射流行病学研究

(1)辐射生物标志物　发现 8-羟基脱氧鸟苷等指标有作为低剂量慢性辐射暴露生物标志物的潜力。

(2)辐射流行病学　与中国疾病预防控制中心辐射安全所合作,开展了过量照射人员远期医学效应随访、放射工作人员队列、放射工作人员敏感生物指标与疾病关系和放射工作人员职业健康及辐射损害监测等项目研究工作;与中国医学科学院放射医学研究所合作开展中国医用 X 射线工作者肿瘤效应队列研究和辐射事故大剂量受照人员远期医学效应研究。我省在辐射生物学及辐射流行病学研究方面处于国内前列。

3. 放射损伤救治

在核与辐射事故应急救援、受照人员的医疗救治、远期医学效应研究和职业性放射性疾病监测方面进行相关研究。诊治外照射急、慢性放射病,放射性甲状腺疾病,放射性肿瘤,放射性白内障,慢性放射性皮肤损伤等放射性疾病近百例。参与 10 余项国家职业卫生标准的制定与修订,在放射性疾病的诊断及救治方面达国内先进水平。

4. 放射防护研究

河南省医疗照射频度调查填补我省近 20 年数据的空白,通过对介入放射工作人员受照剂量研究初步掌握其受照剂量,并发现监测中存在的问题,核医学碘治疗工作人员内照射剂量研究和高氡暴露矿工的受照剂量研究正式起步。

(二)学科建设

1. 河南省医学重点学科建设——放射病防治

2016 年经河南省卫生厅批准建立放射病防治重点学科,包含急慢性放射性疾病的诊治及远期

效应随访、放射病预防措施、物理剂量估算、辐射生物剂量估算与重建、辐射生物标志物与辐射流行病学研究、放射工作人员职业健康风险评估等研究方向。经过五年的重点学科建设,填补国内空白4项:①我国职业性放射性疾病 ICD 编码方法;②微核自动分析用于放射工作人员体检的微核检测方法;③双着丝粒体自动分析估算生物剂量方法;④放射工作人员职业健康检查外周血淋巴细胞染色体畸变检测与评价。

国内先进3项:①染色体畸变分析评价介入儿童遗传损伤的方法与应用;②染色体易位分析在评价低剂量暴露人群中的应用;③ELISA 检测放射工作人员血清中8-羟基脱氧鸟苷表达水平方法。省内首创4项,省内先进2项。推广临床卫生健康适宜技术4项,推广市、县级机构20家。重点学科建设期间,申请获批的国家级科研项目4项,省级科研项目3项。较好完成了 2016—2020年期间的学科建设任务,于2021年通过了专家评审。现已开始新的学科建设周期工作。

2.河南省医学重点实验室建设

2020 年经河南省卫生健康委员会批准建立河南省辐射生物与流行病学重点(培育)实验室。经过不断的发展,预期我省生物剂量估算技术将提升到国际先进水平,同时基于我省较为庞大的放射工作人员群体(约5万人),探索长期低剂量辐射暴露对造血干细胞、造血微环境、血液及肿瘤发生的影响及其机制。

3.中国医学科学院联合实验室建设

2020 年中国医学科学院批准河南省职业病防治研究院为中国医学科学院辐射生物剂量与生物标志物联合实验室、中国医学科学院辐射流行病学联合实验室,合作开展了一系列的相关研究工作。

(三)人才队伍建设

河南省卫健委于2019年2月建立省级放射卫生专家库,共包括放射卫生专家64名,2020年9月公布河南省职业健康专家库第一届成员名单,其中放射卫生专家委员会共115名委员,分别来自疾控中心、职业病防治研究院/所、卫生监督机构和医疗机构。

第五届放射医学与防护学分会共有委员94名,第三届放射医学与防护学分会青年委员会共有委员49名,分别来自疾控中心、职业病防治研究院/所、卫生监督机构、医疗机构和高校。青年委员均为硕士以上学历或高级职称。2018年新乡市医学会成立了河南省首家地市级的放射医学与防护专科分会。第五届放射医学与防护学分会主任委员赵风玲主任医师任国家卫生健康标准委员会放射卫生标准专业委员会放射性疾病组副主任委员;中华预防医学会放射卫生专业委员会委员。

放射病防治重点学科建设由放射物理、放射化学、放射剂量学、放射生物学、放射防护、放射性疾病救治等专家组成的团队作为技术支撑,引进8名硕士研究生,培养8名硕士研究生,并为基层培养技术人员30人。学科带头人吕玉民任中华医学会放射医学与防护分会常务委员和国家卫生健康标准委员会放射卫生标准专业委员会委员,并于2019年被授予河南省政府特殊津贴专家,2020年被认定为河南省高层次(C 类)人才。

(四)学术成果

1. 科研成果

《肿瘤相关抗原抗体系统用于肺癌早期免疫诊断的评价》2020年获河南省人民政府科技成果二等奖。

2. 学术著作

参与并完成《现代职业卫生学》《放射卫生标准实用指南》2本著作。

3. 科研论文

2019—2021年发表的论文涉及辐射生物剂量估算、放射工作人员辐射生物效应、辐射事故患者救治及远期医学效应、职业性放射性疾病诊断、医疗照射频度与剂量以及放射治疗设备质量检测等研究领域,发表SCI论文5篇,核心期刊论文38篇,其中在《中华放射医学与防护杂志》发表论文26篇。

4. 其他

牵头修订《职业性放射性甲状腺疾病诊断》(GBZ 101—2020)国家强制性职业卫生标准1项;参与修订强制性国家职业卫生标准5项;牵头国家放射卫生标准追踪项目1项;参与国家职业卫生标准追踪项目3项。

(五)国际合作

参与国际劳工组织2010版国际职业病目录中《电离辐射相关职业病诊断与暴露标准技术指南》的编写,于2022年发布。

(六)多学科合作

放射医学与防护学分会注重多学科发展和合作,委员组成来自省内从事放射医学与防护、放射影像诊断学、放射治疗学、介入放射学、核医学及放射卫生监督领域的专业人士。与省内多家三级综合医院、肿瘤医院开展合作,在介入和核医学放射工作人员中开展了眼晶体剂量监测、核医学内照射剂量监测及放射工作人员职业健康风险评估工作。

(七)服务能力

2020年开展全省放射卫生技术服务机构专项检查和评价报告质量评比工作,2021年开展放射卫生技术服务机构检测报告质量评比和放射卫生检测能力比对工作。评比和比对工作进一步提升了我省放射卫生技术服务机构检测和评价能力,对进一步规范技术服务工作起到了积极作用。

2021年开展了全省放射工作人员职业健康检查机构质量考核。质量考核进一步规范了职业健康检查机构的服务行为,提高服务能力和水平,更好地为我省放射工作人员的职业健康和安全保驾护航。

制定了河南省辐射事故应急预案,开展辐射事故卫生应急信息咨询,多次主导并参加全省核与辐射事故应急演练;参与我省全部超剂量照射事故的处理和人员救治,先后正确处理了在我省发生的五起特大辐射事故,辐射应急处置能力达国内先进水平。

放射卫生监督采用信息化手段,在各级医疗卫生机构推行放射诊疗设备放射性职业病危害信息二维码公示制度;启动"河南省职业健康综合管理系统——放射监督管理子系统",对医疗机构放射诊疗设备和放射工作人员职业健康档案信息进行信息化、系统化管理。

(八)科普宣传与继续教育

放射医学与防护学分会每年按计划举办学术会议,积极开展健康扶贫及科普宣传活动。组织和参与了"放射损伤医学救治与防护、名医名家送科普进校园公益活动"、名医名家"走基层·送健康"等系列活动,受益学生和群众 300 余人次。

参加国家卫生健康委第二届职业健康传播作品征集活动,《三分钟带你了解职业病诊断与鉴定》获得国家视频类二等奖、河南省视频类一等奖;《探伤伤不起》获得国家视频类三等奖、河南省视频类二等奖。

专科分会参与编辑《河南省全民自救互救知识技能科普手册》,专科分会副主任委员李国文编写了科普读物《肿瘤放疗那些事儿》,深受广大读者欢迎。

专科分会的专家教授们积极参加全省放射工作人员法律法规和防护知识培训及全省放射卫生专业技术人员和卫生监督人员放射诊疗标准宣贯和培训工作,培训各类人员共计 7 500 余人次。

二、发展趋势

(一)发展趋势及研究热点

目前,放射事故和医疗照射导致的放射损伤时有发生,在标准应用基础上,制定辐射事故应急处置和放射损伤规范化救治指南是今后的重点;通过放射性疾病监测和放射工作人员职业健康风险评估项目发现,介入治疗和核医学诊疗工作中放射工作人员和患者的放射防护应受关注。工业活动增加的天然放射性物质(TENORM)导致的照射水平升高亟待关注。初步估计,我国约有400 余万金属矿山、稀土矿山的矿工井下职业高氡暴露,矿工肺癌风险显著增高。室内氡的照射是公众照射中重要的辐射来源,调查显示我国室内氡水平超过国家标准规定的室内氡浓度的房屋比例也呈上升趋势,肺癌的归因贡献达到了 6.62% 以上。

在辐射生物效应与辐射流行病学研究领域发展趋势与研究热点方面,一是利用现有生物学指标建立全流程自动化的生物剂量估算平台,以应对发生大规模核与辐射事故医学应急响应临床分类诊断的需要;二是利用全自动染色体扫描系统平台,借助人工智能技术分析稳定性染色体畸变,重建放射工作人员的累积受照剂量,以弥补物理方法估算剂量因受多因素影响而不够准确之不足;三是开展电离辐射敏感生物标志物与放射治疗效果评价等方面的基础和临床研究,在更好地提高治疗效果的同时,尽可能避免因放射治疗诱发二次癌的发生;四是基于放射工作人员观察队列,开展暴露剂量与放射工作人员的健康效应关系,尤其是电离辐射对心脑血管影响的研究。

建立全省放射卫生信息化平台,推进数据深度整合和共享,基于信息交换的放射工作人员职业健康检查信息大数据监测与预警已成为目前发展趋势和研究热点。

(二)问题与不足

医疗机构介入放射工作人员和核医学工作人员受照剂量控制不力,已经出现了眼晶状体特异性混浊、甲状腺疾病和染色体畸变等风险显著升高。同时,介入手术的患者放射性皮肤损伤、染色体畸变率升高等问题,提醒我们需加强介入放射工作人员和受检者及患者放射防护方面的研究及宣教工作。

放射损伤救治涉及血液科、外科等多学科、多专业,重症患者需要造血干细胞移植、局部损伤手术治疗等技术,需加强学科间交流合作和基础设施建设,提升重度骨髓性急性放射病的救治水平。

三、发展规划

(一)基础研究

第一,应用现代新的分子生物学技术,探索发现新的与电离辐射相关的敏感分子指标,一方面为建立早期、快速和高通量分子水平生物剂量计研究奠定基础,另一方面探讨敏感分子指标用于放射治疗肿瘤患者预后判断评价的可行性。

第二,继续开展包括放射工作人员、心脏介入儿童和高氡暴露作业工人健康效应队列的流行病学研究,分析辐射暴露水平与健康效应关系,探讨其可能的分子机制。为未来制定针对性干预措施,保护放射工作人员及患者的健康与安全研究奠定科学基础。

(二)放射损伤临床救治

修订河南省核与辐射事故卫生应急处置预案;提升重度骨髓性急性放射病的诊治技术。建立全省放射性疾病信息资源库。积极参与放射损伤相关诊断标准的制定和修订;继续对过量照射人员进行医学随访;对介入和核医学放射工作人员开展健康效应研究。

(三)放射防护

第一,加强医疗照射中受检者与患者放射防护研究。在实施介入诊疗程序中实时监视患者的剂量水平,特别是皮肤峰值剂量监测,确定各种介入程序的诊断指导水平,控制患者受照剂量。

第二,探索更为准确的介入工作人员受照剂量监测方法和手段,如介入放射学工作人员适用的指环剂量计研究;国内工作时穿铅衣情况下,双剂量计佩戴时有效剂量估算研究等。

第三,开展核医学工作人员及工作场所清洁工、放射性药物制作和配送人员等非在编人员体内放射性核素测量,建立内照射剂量监测与防护评价系统。

第四,进一步加强高氡暴露矿工工作场所和个人剂量监测,深入研究高氡暴露对矿工健康效应的影响。建立全省室内氡监测的抽样框架,进行全省室内氡水平监测以及室内氡照射致国民疾病负担估计。

第五,建立全省放射卫生信息数据库,形成省、市、县三级放射卫生专业机构分工合理、互相配合的防控网络,并实现放射工作人员职业健康检查信息大数据监测与预警。

(四)放射卫生监管

继续加强信息化建设,在医疗机构开展在线智能监督,有效保障受检者健康权益。加强放射防护相关法律法规、放射防护知识宣教。

(河南省医学会放射医学与防护学分会第四届委员会　程晓军)

河南省放射学学科发展研究报告

摘要

为充分展示我省放射学学科发展水平,河南省医学会放射学分会积极响应医学会部署撰写《河南省医学学科发展研究报告(2022年)》的工作。在分会主任委员程敬亮的组织下,经第十届委员会充分讨论,确定评估工作目标和内容,成立研究报告书写小组。通过在全省委员、各学组中广泛征集相关建议和数据,完成了我省18个地市的相关调研工作,形成了具有科学性、权威性和实用性的评估报告和决策咨询报告。

本研究报告从重大科学问题研究水平、高水平研究成果产出与转化、放射学学科建设、高层次人才队伍建设、国际合作交流、基础设施建设与服务能力、科普宣传与基层继续教育七个方面总结了我省放射学科的发展现状,充分展现了学科优势和标志性成果。同时,对标国内外学科发展情况,对我省放射学发展的差距和短板进行了认真细致的梳理和总结,剖析存在的问题和不足。通过深入研究学科发展动态,研判学科发展趋势,从全面提升重大科学问题研究水平、推进医学影像设备研发工作、建立医工结合的多学科协作平台、制定河南省"影像设备使用""疾病影像诊断和质量控制"的专家共识或临床指南四个方面制定了学科发展的目标规划,以期对我省放射学未来的发展起到积极的推动作用。

在省卫生行政部门以及河南省医学会的领导下,在全国放射届同道的支持下,在河南省全体放射学工作者的共同努力下,我省放射学事业得到了长足的发展。我省广大放射学工作者,在重大科学问题的研究、高层次人才队伍建设方面做了大量重要的工作,取得了高水平学术和应用成果,是我省人民群众健康保障力量的重要组成部分。同时,我们也存在一些不足和面临一些重要挑战。在今后的工作中,我省放射学工作者将在河南省卫生行政部门和医学会的领导下,紧跟放射学科发展前沿,努力奋斗,奋进拼搏,为健康河南的伟大事业继续做出更大的贡献。

为积极响应河南省卫生健康委员会编制《河南省"十四五"卫生健康发展规划》的要求,根据《河南省医学会第十一届理事会五年工作规划》(2021—2025)指导思想,按照河南省医学会在全省范围内组织撰写《河南省医学学科发展研究报告(2022年)》的通知要求,河南省医学会放射专科分会高度重视报告撰写工作,结合自身学科发展特点,充分听取和总结本学科关键领域的最新发展动态和研究成果。同时,领导班子成员积极沟通和访谈,形成具有科学性、权威性和实用性的评估报告和决策咨询报告。

在重大科学问题研究水平、高水平研究成果产出与转化、放射学学科建设、高层次人才队伍建设、国际合作交流、基础设施建设与服务能力、科普宣传与基层继续教育七个方面,对河南放射学科在2011—2021年间取得的成绩进行全面回顾,对我省放射学在全国放射学版图中的位置进行客观评价,展示我省放射学学科过去10年取得的成就,并对放射学学科发展的经验、存在的问题和挑战进行了认真细致的梳理和总结,对我省放射学学科未来的发展将起到极大的推动作用。

一、河南省放射学学科发展现状

(一)重大科学问题研究水平

在当前的临床医学实践体系中,影像医学已成为不可或缺的重要组成部分。影像医学对疾病的早发现、早诊断和早治疗具有重要战略意义,同时也是揭示疾病形成、发生和发展机制的可视化手段。我国影像医学学科分为放射医学(包括 X 射线、CT 和 MRI)、超声医学和核医学科,本报告仅包括放射医学。在 2011—2021 期间,我省放射学的发展紧跟国内外前沿热点,在以下重大科学研究问题方面进行了广泛深入的研究,包括:①重大疾病(含突发传染病)早期影像精准诊断与疗效评价研究;②重大疾病功能及分子影像研究;③医学影像人工智能理论、方法和转化;④大型公共医学影像数据库和平台建设。

在 2011—2021 期间,我省放射学研究人员主持省级项目 100 余项,国家自然科学基金项目 26 项。程敬亮主持的"MRI 设备及其临床应用评价研究"获 2016 年国家重点研发计划项目 2 400 万元资助,是河南省医疗卫生行业拿到的第一个国家重点研发计划项目。程敬亮承担的项目"面向医疗健康行业的人工智能筛查和辅助诊断公共服务平台",获 2020 年国家工业和信息化部资助 1 137 万元。韩新巍主持的"生物兼容性气道内支架的临床研发"获 2015 年国家 863 计划项目 251 万元经费支持。王梅云主持的"基于多模态 MRI 的脑胶质瘤分子分型及组织结构异质性研究"获 2018 年国家自然科学基金委员会重点国际合作交流项目 232 万经费资助,主持的"多模态磁共振成像精准评估急性缺血性脑卒中的影像生物标志物研究"获 2018 年国家重点研发计划"政府间国际科技创新合作"重点项目 237 万经费资助。

(二)高水平研究成果产出与转化

1. 高水平学术期刊论文

过去 10 年期间,我省放射学研究者发表论文数量众多,且每年都在增加。先后共发表科研论文 2 800 余篇,其中影响因子大于 5.0 分的高水平 SCI 论文 50 余篇。

近年高水平学术期刊论文发表呈现以下几个特点:①在本领域的权威期刊,如 *Radiology*、*JMRI*、*EJR* 等发表的文章数量逐年增加,表明我省放射学在国际上的学术地位逐步提升,也代表了我省放射学研究水平的提升;②放射学研究成果逐渐在其他临床专业期刊发表,比如关于脑缺血方面的研究在脑血管疾病顶级期刊 *Stroke*、关于新型冠状病毒肺炎等的研究在综合医学顶级期刊

JAMA 等发表,表明放射学研究得到临床其他同行的认可,但数量还有待提升。

2. 高级别奖项获奖情况

在 2011—2021 期间,我省放射学研究人员多次获得河南省科技进步奖。史大鹏的"视路病变的影像学诊断研究"、韩新巍的"人体血管和非血管腔道内支架的设计与临床应用"和王梅云的"重大神经疾病的影像学诊断研究及临床应用"均获河南省科技进步一等奖;程敬亮、高剑波、黎海亮、李天晓、李永丽、徐俊玲、张小安和朱绍成等多人多次获河南省科技进步二等奖。

国际、国内对照:国家级及国际奖项仍然缺乏,有待进一步加强国内外交流和合作,推动我省放射医学的研究发展,提高研究水平,加强我省的优秀科研成果的宣传。

3. 制定专家共识、指南和团体标准

制定或参与制定放射学相关专家共识、指南和团体标准 10 余项,领域包括:影像技术、影像诊断、MRI 设备评价等方向,处于国内先进水平,推动了我省临床影像诊断评估的发展和临床推广应用。但总的来说,数量偏少,今后还需要加强。

（三）放射学科建设

河南省医学会放射学分会的前身是 1959 年成立的河南省医药卫生协会放射学组,至今已成立 63 年。从最原始的手摇式 X 射线透视机到数字化的 DR/CR、DSA、US、多层螺旋 CT、MRI、正电子发射断层显像(PET)、PET-CT 等大型先进医疗设备投入使用,河南省放射医学专业的变化可谓日新月异,已形成了医、教、研于一体居于全国前列的医学影像诊疗系统。

受省卫健委、省医学会的委托,放射学分会完成了河南省放射人员和放射设备调查、我省影像归档和通信系统(PACS)应用规范的制定、学术年会举办、临床医师规范化培训、艾滋病防治、新型冠状病毒肺炎的诊疗、医疗事故鉴定、职称评定、健康扶贫及科普宣传等一系列工作和活动。

1. 完成《河南省放射从业人员名录》《河南放射影像人风采录》与《河南省放射影像设备集锦》

在河南省医学会放射学分会程敬亮主任委员的指导和积极推进下,河南省医学会放射学分会于 2014 年收集、整理、编辑并出版了《河南省放射从业人员名录》《河南放射影像人风采录》与《河南省放射影像设备集锦》。经过此次大规模、有组织的调查,摸清了河南省放射专业的人员与设备情况,为卫生行政管理部门提供了翔实的资料,对河南地区实现人员、设备的合理利用与配置提供了重要参考依据。这三本资料的出版,也在河南省放射学专业的发展史上,留下了浓重的一笔。

2. 编撰河南省放射学发展史料

为记录河南省医学会放射学分会的工作及河南省放射学科的发展,河南省医学会第七、第九届放射学分会分别于 2011 年、2019 年编撰了《河南省放射学发展史料》和《河南省放射学发展史料续集一》。这两本史料以分会建设为核心,以事件线条为骨架,彰显当代河南省放射同仁们的风采,展现我省放射学科 60 年来的整体工作和业绩;不仅是完善我省放射史志编纂工作的迫切要求,也是了解河南放射事业发展的重要载体和平台。

3. 助力新冠疫情防控工作

在程敬亮主任委员的组织下,编撰《河南省新型冠状病毒肺炎医学影像检查、诊断与防控专家共识》和《新型冠状病毒感染防控科普手册》。牵头成立河南省"新冠病毒感染防控放射影像专家

组",坚持远程会诊疑难病例,普及疫情防控科学知识。多位河南省放射专家还参与制定了国内外新冠疫情防控相关专家共识,主办和参与国际、国内新冠线上会议,为全面抗击新冠疫情贡献做出重要贡献。

4. 多次获得优秀专科分会与先进工作者

2011—2021 年期间,河南省第八、第九、第十届放射学分会在省医学会的直接领导下,在主任委员程敬亮的带领下,在全省放射届同仁的共同努力下,锐意进取,开拓创新,河南省放射学事业取得了极大进步。河南省医学会放射学分会自 2011 年以来多次被评为河南省医学会优秀专科分会,多人被评为河南省医学会先进工作者。

(四)高层次人才队伍建设

参照 2019 年出版的《河南省放射影像人风采录》的调查结果,我省目前共有副高级职称及以上职称人员 1 005 人,包括主任医师 220 人、副主任医师 678 人、主任技师 4 人、副主任技师 66 人、主任护师 3 人、副主任护师 30 人、高级工程师 4 人。高层次人才是学科发展的重要推动力量,是引领学科发展的重要保障。

1. 国际与国家级学会任职人员不断增加

目前,河南省放射专业人员在全国放射学术组织的学术荣誉和学术任职均有突破,程敬亮曾任中华放射学会副主任委员,史大鹏为前任委员,王梅云现任常务委员,张勇任委员。另有 10 余人进入中华放射学会青年委员会和多个学组。程敬亮任中国医师协会放射医师分会副会长,张小安、王梅云、黎海亮任委员。高剑波曾任中华影像技术学会副主任委员,杨晓鹏、陈传亮、张永高、刘杰分别任常务委员和委员。目前,程敬亮尚任中华放射学杂志副总编辑,史大鹏任资深编委,高剑波、葛英辉、管生、黎海亮、李天晓、王梅云任编委,翟水亭、牛焕章、朱绍成、张勇任通讯编委。程敬亮任国际医学磁共振学会中国分会主席,第一届亚洲医学磁共振大会主席。王梅云担任美国医学与生物工程院(AIMBE)Fellow、国际医学磁共振学会(ISMRM)Fellow,国际医学磁共振学会(ISMRM)理事会理事、国际医学磁共振学会精神成像学组主席、国际华人医学磁共振学会(OCSMRM)主席、国际神经血管疾病学会(ISNVD)候任主席。河南省放射学分会委员在国际和国家级学术组织任职人数保持持续增长态势。

2. 多人获得国家级荣誉

史大鹏、程敬亮、高剑波、张小安、黎海亮、李天晓等先后获得国务院特殊津贴专家称号。主任委员程敬亮还先后当选全国优秀科技工作者、国家百千万人才有突出贡献中青年专家、河南省杰出专业技术人才,入选首批河南省高层次人才特殊支持计划"中原名医",并荣获中国医师奖;韩新巍当选河南省"中原学者",张小安当选河南省"中原名医",高剑波当选国家卫生健康委员会突出贡献中青年专家。

我省影像医学的高层次人才队伍有以下几个特点:①相对于其他优势学科,如传统的外科学、内科学等学科领域,人才数量偏少;②分布不均衡,主要集中省会郑州,绝大部分地市均无高层次人才;③青年人才偏少。

（五）国际合作交流

国际交流一直是河南省医学会放射学分会的重点工作。分会积极派出人员参加北美放射学会（RSNA）、欧洲放射学会（ECR）、国际医学磁共振学会（ISMRM）等国际放射会议，并进行学术交流，加强了河南省放射学界与国际间的交流，提升了医疗及科研水平。尤其值得一提的是，近几年来河南省放射学同仁的国际会议发言数量取得了明显的突破，从2011年在国际会议上不足5篇大会发言，到2021年则累计突破100篇大会发言。使世界聆听到了来自"中国的声音，河南的声音"，对河南省放射学科发展与影响力提升发挥了重要作用。

在每年举办的河南省放射年会上也均设置了国际会场，多次邀请来自北美放射学会、欧洲放射学会、德国放射学会（DRG）、英国放射学会（BIR）、韩国放射学会（KSR）、日本放射学会（JRS）等众多专业国际联合组织及国家级学会组织的主席（含前任及候任）携代表团参会并进行精彩讲座。通过这一系列的工作付出，河南省医学会放射学分会与众多国际放射组织陆续建立了亲密友好的合作关系，为推进我省放射学科国际化，打造国际化学术队伍提供有力支撑。

（六）基础设施建设与服务能力

在重大科学基础设施建设、引进和使用方面，我省的放射学科走在前列。先后获批河南省重点实验室和省级研究中心11个，分别为史大鹏的"河南省神经疾病影像诊断与研究重点实验室"；程敬亮的"河南省磁共振功能成像与分子影像重点实验室""河南省医学影像智慧研究重点实验室"和"河南省脑功能检测和应用工程技术研究中心"；高剑波的"河南省消化肿瘤影像重点实验室""河南省医学影像国际联合实验室"和"河南省肿瘤影像河南省工程实验室"；王梅云的"河南省神经疾病影像诊断与研究重点实验室""河南省功能与分子成像国际联合实验室"和"河南省医学影像诊断与治疗工程技术研究中心"；张勇的"河南省脑功能开发与应用工程研究中心"。

在大型影像设备引进和使用方面，例如郑州大学第一附属医院于2016年首先引进了小动物7TMR，随后河南省肿瘤医院与郑州大学第三附属医院也分别引进了小动物7T和4.2TMR。此外，河南省人民医院还于2020年引进了河南省首台PET-MR。

在服务能力方面，据《河南省放射影像设备集锦》统计，截至2013年4月，所调查的424家医院拥有各类X射线机782台、CT 436台、MR 273台，其中64排以上CT 5台，1.5T以上磁共振146台；高级职称652人、中级职称1 965人、初级职称3 591人。虽然河南地区大型放射医疗设备数量增长迅速，档次较高，但远远落后于欧美、日、韩等国，以CT为例，合理的配置量为每百万人口9.1台，而韩国每百万人口34.5台、澳大利亚达到了每百万人口42.5台，我省仅为每百万人口4.3台，远远低于合理的配置量和发达国家的配置量。另外，大型放射影像设备与专业技术人员配置的公平性、可及性较差，郑州、开封、洛阳等城市远远优于边远的山区。

（七）科普宣传与基层继续教育

河南省放射学会自2013年起开展的"中原影像放飞基层"基层影像培训项目，在全省范围内以"提高基层医院影像检查水平、规范检查标准"为宗旨，开展技术下乡活动。至今已完成我省108个县市的临床医师培训，提升了河南省县、乡级临床与放射医师的影像诊断水平和影像检查适应证的掌握,推动了影像学新技术、新进展及其临床应用在县、乡级医院的普及。

由河南省放射学会主办的"中州影像,恒睿驿站"基层放射医师培训项目,依托河南省 18 个地市放射学会承办,现已完成对河南省 18 个地市放射学工作者的培训工作。培训内容涵盖放射影像基础知识、基本技能、介入诊疗技术和影像新技术的临床应用,以及放射科主任领导力培训。快速普及放射学诊疗知识,提升河南省地市、县、乡级放射医师的影像诊断水平和科主任的领导水平,惠及广大基层患者。

此外,由河南省放射学会主办的"中原放射影像大讲堂",本着全面、系统地提高中原放射影像诊断水平、加强学术交流的原则,建立中原放射影像同行相互切磋、相互交流的学术平台。项目课程涵盖全身各个系统的影像学诊断,有助于推动我省影像技术的普及和应用,夯实基层影像医生的专业基础,全面提升我省医学影像临床和科研能力。

二、河南省放射学科发展趋势研判

(一)前沿发展态势

纵观国内外放射学的发展态势,影像学的发展已经完全超出了临床放射学的基本范畴,走向了更加宏观的场景,与生物医学工程、计算机、化学、人工智能等学科交叉融合,使得影像医学成为医学研究中必不可少且进展极为迅速的医学科学之一。例如,国际上影像功能研究已经从简单的表型分析开始迈向基因组、暴露组、表型组等的广度关联研究方面。分子影像研究也已经从材料学表型的简单改造转向了面向临床转化的研究。人工智能和影像组学研究也开始迈向大型高质量专病队列和大数据平台建设、人工智能算法的创新研究和大规模临床转化应用方面。我省放射学对重大疾病影像早期诊断和疗效评估领域的研究也一直在积极探索,已经在大型临床影像研究队列建设等方面获得初步成果,对于提高我省医学影像学的国内、国际地位将起到重大作用。

(二)问题与不足

尽管我省放射学事业取得了一定的成绩,但仔细梳理过去 10 年的成绩,仍然能够看出我省放射学与国内外先进水平的差距。主要体现在以下几个方面。

1. 人才方面

在 20 世纪,影像医学已经被列为临床学科,但实际上因为放射科仅注重自身学科的发展,包括影像新设备的采购、影像新技术的运用等,重视自己的报告质量但忽略了临床的需求和发展,因此和临床其他各科的交流在减弱。随着 PACS 的应用,放射科医师和患者的直接接触大大减少,自身主动退到了幕后,使得放射科的影响力和显示度大大减弱,失去了临床大科的形象,影响吸引凝聚优秀青年医师的能力,也影响优秀的学生报考放射影像学科,因此本学科绝对人员缺乏,杰出人才更缺乏。加上地区发展不平衡,最先进的设备往往在郑州、开封、洛阳等城市地区首先使用,使城市地区的学科更加发达,人才更加聚集。最终的结果是高峰愈高,低谷愈低。迄今,很多县、乡级基层医院虽然有了比较先进的影像设备,但能用好的医院不多,主要原因就是人才匮乏。

2. 设备研发方面

随着经济快速发展,以及医疗体系建设的完善,我省对于医学影像设备的需求越来越多。目前我省影像设备,尤其是 CT、MR、PET 等高端影像设备仍然以进口为主,开发自主创新的国产影像设备具有非常大的临床应用前景。然而,与北京、上海、杭州等发达地区相比,我省缺乏相关技术团队和研发平台。此外,研发投入不足也一定程度上制约着我省科研技术机构的自主创新能力。

3. 管理方面

影像学科内部(包括放射科、超声科、核医学科、介入科)的分工趋于行政化,各自为政的局面阻碍了学科内部的交流和共同的发展。影像的信息碎片化,相互借鉴很少,很难形成合力,无法给出完整、全面的影像诊断结论。

4. 标准

各地区影像设备品种,型号众多,性能各异,用途不一,18 个地市发展水平差距较大。因此在设备的使用上五花八门,缺乏规范化的标准,缺乏权威性、法规性的临床指南。

三、河南省放射学科发展规划

(一)目标规划

1. 全面提升重大科学问题研究水平

影像医学几乎涉及全身所有的器官系统,是临床各科发展的重要基础。没有精准的诊断就没有优质的治疗,更谈不上高质量的医疗服务。因此,在前期研究基础上,应进一步提升我省放射学重大科学问题研究水平,通过建设大型公共医学影像数据库和平台,推进医学影像人工智能理论、方法创新和成果转化,从而建立重大疾病(含突发传染病)早期影像精准诊断与疗效评估体系,形成重大疾病功能及分子影像可视化及个体化诊疗规范,促进我省放射学科的学术繁荣和诊疗水平的全面提升。

2. 推进医学影像设备研发工作

鼓励原创性科学创新研究,加强医学影像设备理论和方法创新,推进放射学科在重大仪器设备创新方面的研究和突破。通过科研机构、医院、设备制造企三业方密切合作,建立"基础研究—临床应用—转化医学—产业转化"全链条研发体系。

3. 建立医工结合的多学科协作平台

影像医学是医学中和新技术结合最密切的学科,CT、超声、MRI、PET、PET-CT、PET-MR 为影像医学的发展奠定了基础。加强影像医学和物质科学的交叉合作,建立医工结合的多学科协作平台,能够将医学影像和信息处理、图像处理和人工智能等新技术密切结合,探索更多从影像数据深层挖掘生物学信息的技术和方法,全面提升我省放射学科的科研和临床诊疗水平。

4. 制定河南省"影像设备使用""疾病影像诊断和质量控制"的专家共识或临床指南

由河南省医学会放射学分会牵头,成立权威专家组,制定一系列"影像设备使用""疾病影像诊断和质量控制"的专家共识或临床指南,并在全省乃至全国范围内统一推广。通过施行标准化影像检查技术和诊断规范,能够使我省的影像检查数据更统一,诊断的错误发生率减少。影像学科的标准化和规范化也能够让全省的人民群众得到更加同质化的医疗服务。

(二)建议

(1)重视学科人才和人才团队建设,加强综合型、创新型人才培养力度,改变人才培养模式,培养我省放射影像学创新研究和临床转化的青年骨干,是我省放射学科发展的重中之重。

(2)加强国内外学术交流,参与国内及国际大型多中心科学研究项目及临床试验项目,争取国内外话语权,推动我省放射学科走到全国乃至国际放射学舞台。

(3)建立放射学与临床医学、生物学、信息学、物质学等多学科合作交流平台。通过多学科交叉合作,能够使本学科的发展更具有前瞻性和实用性,也使本学科的知识面更加开阔,和国际接轨更加紧密。

(4)影像学科内部的行政化分割在短期内将难以得到改善。但是通过影像数据的智能化管理和 AI 综合分析,能够使影像信息流和影像数据流真正流动起来,突破行政分割的围墙,让影像诊断信息进行汇聚,为临床开展精准诊疗提供有力支撑。

(5)规范我省影像学检查的各类标准和规范,实现创新技术的全省同质化、规范化使用。

(河南省医学会放射学分会第十届委员会　程敬亮)

河南省放射肿瘤治疗学学科发展研究报告

摘要

学科发展现状:本省医疗单位拥有220余台加速器、后装放疗机、术中放疗机等各类型放疗设备,其中包括Tomo、射波刀等国际先进放疗设备。以适形调强放疗技术为代表的精确放疗成为主流。提高学术会议品质,保持了持续发展的势头。积极争取全国性学术任职,3人当选中华医学会放射肿瘤治疗分会全国委员,其中常委1人。在其他学术团体中,我省放疗学界人士当选主委1人、副主委2人、常委10余人。积极组织学术年会活动,每年举办"河南省放射肿瘤治疗学术年会",此外还积极承办其他各级别学术会议20余场次,受到了广大医务人员的一致好评。认真完成卫生行政部门交办的各项工作。每年承担省住院医师规范化培训结业实践技能考试任务。每年组织对我省各地市县医疗单位肿瘤放射治疗机构人员构成、设备配置、技术水平进行全面的普查。借助河南省远程医疗中心的多媒体平台,定期举行学术讲座与典型病例分析讨论,向全省90多家地区、县级医疗机构同步直播。

学科发展存在问题:河南省各放疗单位在全国学术界影响力较弱,大而不强,普遍存在以下问题。①特色不突出,亚专科细化有待完善。②肿瘤治疗规范化诊疗有待加强。③医保政策门诊放疗报销政策滞后。④放疗设备的重复投入建设造成不必要的浪费。⑤人才团队建设有待提升。⑥科研平台创新能力,成果层次有待进一步提升。⑦教学培训尚存短板。

未来三年的改进目标及发展方向:分为以下3个方面。①深化亚专科建设,大力提升医疗服务能力;推进放疗机构品牌化、差异化发展;积极应对医保政策改变;推进研究性病房建设;加强肿瘤规范化诊疗、精准放疗、多学科会诊;加强新技术、新业务引进及研发。②积极强化人才引进和培养,提升人才培养内涵,鼓励各单位按照不同人才层次及专业发展方向构建区域内肿瘤放疗人才培养体系;加大人才引进力度,落实海内外高层次人才引进计划,搭建"送出去"和"引进来"的国际人才服务平台,通过引进和培养,实现"中原学者"等顶尖人才零的而突破。③推进科研平台建设,加强成果产出;加强平台建设,鼓励省内各放疗单位单独或联合申报建设高质量实验平台;凝练科研方向,开展研究创新;加强项目申报和成果产出,力争3年内实现国家级重大项目,国际顶级期刊主刊论文零的突破;积极推进教学水平提升,建立激励制度和奖惩制度,强化绩效考核;推进学科建设的基础上,大力推进智慧医疗和信息化建设,不断强化区域内辐射带动作用。

河南省医学会放射肿瘤治疗专业委员会在省卫健委、省医学会的领导下,贯彻省委、省政府号召,深入学习贯彻和落实党的十九大精神,紧紧围绕党和政府的中心工作,严格遵守《河南省医学会章程》及有关规章制度,结合我省医药卫生体制改革的部署及我省卫生工作方针,不断开拓创新、积极进取,注重以人为本,办好事、解难事。调动一切积极因素,在全体委员和广大会员、本专业医务工作者的共同努力下,在组织建设、学术交流、继续医学教育、科学普及等方面做了大量工作,圆满完成了上级领导部门交办的各项任务。近年来,我省放射肿瘤治疗学科取得了长足发展,就目前该学科的现状及发展规划进行总结。

一、学科发展现状

(一)机构、人员、设备

我省目前有超过150家医院开展了肿瘤放射治疗业务,放疗单位数量居全国各省区市第三位,放疗医师1 407人(其中高级职称263人),物理师294人(其中高级职称18人),放疗技师640人(其中高级职称8人),放疗从业人员队伍不断壮大,尤其物理师增长幅度明显。全省放疗单位床位总数5 478张,每年治疗患者数量超过10万人次,放疗在肿瘤综合治疗中的地位越来越被认可。

本省医疗单位拥有220余台加速器、后装放疗机、术中放疗机等各类型放疗设备,其中包括Edge、Truebema、Infinty、射波刀、Tomo等国际先进放疗设备。放疗辅助设备增长也很明显,尤其CT模拟定位机数量增幅较大。二维被效率、精度更高的多叶光栅(MLC)适形技术和调强技术所替代。放疗计划系统增长幅度最大,这与硬件设备的增长相互印证,表明我省放疗设备正在快速更新换代。

(二)广泛开展学术交流活动,发挥专业委员会桥梁、纽带作用

学术交流是促进学术发展与促进人才成长的手段,是学会凝聚科技工作者的基础。放射肿瘤治疗专委会紧紧围绕"促进学科建设,推动肿瘤放疗事业发展"这一中心任务,以学术交流为基,以会员为本,努力搭建好为学术建设服务、为会员及医务工作者服务、为经济社会服务的"三服务"平台。在举办学术活动内容上要求适应学科发展及社会需求,精心组织,注重创新,保证质量,提高会议品质,保持了持续发展的势头。

1.健全工作制度,坚持民主办会,积极争取全国性学术任职

在河南省医学会的统一组织与协调下,充分论证,征询意见,每年定期召开全体委员会议,会议充分发扬民主,共同商讨学术组织建设、学术年会筹办、摸底普查等重要事宜。本届专委会将继续把团结协作、众志成城的光荣传统发扬光大。放射肿瘤治疗专委会组织建设落实到位,按时换届,重视专科分会人才梯队建设,重视青年委员发展。专业委员会在学会和分会组织机构的带领下,完善注册专业委员会机构。

2020年11月在北京召开的中华医学会放射肿瘤治疗专业委员会第十届换届选举中,河南放疗学界取得历史性突破,3人当选全国委员,其中樊锐太高票当选本届常委,并出任党小组组织委员。在中国医师协会、中国抗癌协会、中国研究型医院学会、吴阶平基金会等其他学术团体的放疗专业委员会中,我省放疗学界人士当选主委1人、副主委2人、常委10余人。

2.开展内容丰富的学术年会

本届专业委员会在主任委员、副主任委员和委员们的带领下,积极组织学术年会活动,省内外医务工作者们踊跃参加,学术交流气氛活跃,内容新颖,形式多样,给我学科的专业技术水平发展带来了新的活力。每年举办"河南省放射肿瘤治疗学术年会",邀请于金明、李宝生、王俊杰等国内外学界顶级专家学者莅临会议并做精彩的学术演讲,传授新知识、新技术,既有科研最新进展的介绍,也有最贴近临床实践的疑难病例分析,对以后的临床工作有很好的指导借鉴作用。每年现场参加学习人数350余人次,会议内容丰富、题材新颖,融教育、交流、新技术展示为一体,受到了广大医务人员的一致好评。此外还积极承办"中原论坛——放疗新技术进展研讨会""2020华人肿瘤放射治疗协作组年会""2021年中国肿瘤学大会""郑州市儿童肿瘤放疗学术交流会"等各级别学术会议20余场次,为我省放疗工作者搭建了内容丰富的学习交流平台。

(三)认真完成卫生行政部门交办的各项工作

1.年度河南省住院医师规范化培训放射肿瘤专业结业考试

受省卫健委的委托,经过樊锐太主任委员的积极筹备,连续几年组织参与了我省住院医师规范化培训(简称住培)放射肿瘤专业结业考试,设置了河南省新乡医学院三全学院专业技能考点,每年组织巡考、监考考官30人,各类协助志愿者50余人,参加考试考生46人。考试流程严谨,考题设置科学合理,考务工作组织得力,圆满完成各年度本专业住培医师考核工作,得到了省卫健委的高度评价。

2.河南省肿瘤放疗资源调查

每年专委会组织对我省各地市县医疗单位肿瘤放射治疗机构人员构成、设备配置、技术水平进行全面的普查摸底,掌握了全省放疗学科发展的现状与存在的不足。2021年夏季洪涝灾害给河南多地带来重大人员和财产损失,专委会对各地放疗单位的损失情况进行了登记,为政府相关部门政策制定、学术机构学科建设规划指导提供了详尽的第一手资料和坚实的决策依据。

3.项目培训工作与基层医疗单位帮扶工作

推动全省放射肿瘤治疗学学科建设,以全省住院医师规范化培训机制为基础,借助河南省远程医疗中心的多媒体平台,每周定期举行学术讲座与典型病例分析讨论,向全省90多家地区、县级医疗机构同步直播。课程选题设置合理,授课学者均为肿瘤放疗及相关学科的骨干力量,业务能力强、学术水平高,课程讲授质量过硬。因此吸引了越来越多的医学同道参与本学术活动,累计听课人数达到2万人次,得到我省肿瘤治疗从业人员的广泛好评,促进肿瘤规范化治疗理念的推广,取得了良好的学科示范带动作用。

4.抗疫保障工作与科普工作

各委员单位在上级组织领导下,不畏艰险,克服困难,为全省各地市县区提供核酸检测、疫苗接种医疗保障服务共计500余人次,圆满完成上级交付的相关工作任务。

科普活动方面(包括各种下基层科普活动形式):因疫情原因,近两年未组织下基层科普活动,取而代之的是更多地使用网络会议、微信公众号等线上交流方式进行科普活动。为线上群众提供疾病筛查、健康咨询、各种常见疾病的免费诊疗等服务,并为基层医师讲解了放疗在肿瘤治疗中的地位。参与编写、出版科普读物《肿瘤揭秘》《放疗哪些事儿》等。

此外,我分会还积极开展面向中青年放疗专业人才的学术活动,举办了多期放疗青年论坛,发现和培养本学科的青年才俊,为他们打造施展能力的平台;推进放疗物理师国际培养计划,把国外顶尖放射物理学专家请进来传授经验,把我们的青年物理师骨干送出去深造学习,致力提高我省放疗物理师、技师的业务水平。

二、学科发展存在问题

河南是人口大省,也是肿瘤放疗大省,放疗从业人员、放疗设备数量居全国前列,但河南省各放疗单位在全国学术界影响力较弱,大而不强,普遍存在重临床治疗、轻学术科研的通病。治疗患者数量虽多,但没有形成特色病种、特色专科的拳头力量。

结合复旦大学学科排行榜等国内多个高影响力的学科排名,目前国内本学科高水平的医院有医科院肿瘤医院、复旦大学肿瘤医院、中山大学肿瘤医院、北京肿瘤医院、山东省肿瘤医院、四川省肿瘤医院等。对比国内先进单位,我省放疗单位普遍存在以下问题。

(一)特色不突出,亚专科细化有待完善

我省放疗单位,除个别肿瘤专科医院,大部分医院放疗科室没有进行有效的专业划分,"从头治到脚"的现象普遍存在,肿瘤放疗人才分散且定位不明确,各病种涉猎广泛,但都不能精深研究并形成规模效应,不利于专门人才的培养,不利于高质量科研成果的孵化产出。造成总体规模体量大,特色优势专科不突出,高难度、高风险关键诊疗技术开展不足,疑难危重症救治水平有待提升,收治患者中相对权重值(RW)≥2数量占比及医院的出院病人例均权重(CMI)值与先进单位差距显著。

(二)肿瘤治疗规范化诊疗有待加强

我省大部分医疗机构,尤其是综合性医院,在肿瘤治疗规范化诊疗方面存在欠缺。科室本位主义现象还广泛存在,有意无意违反诊疗规范、不作为、乱作为的行为既污染了医学的纯洁性,也严重制约了肿瘤患者最佳治疗路径、最佳治疗效果的选择。放疗作为抗肿瘤治疗最重要的手段之一,其地位和作用还不被很多临床医生认知,放疗实施比例明显低于国际国内先进省份、先进单位。国家卫健委的多项文件,把抗肿瘤治疗应用指征、治疗方案适宜性等抗肿瘤治疗临床应用合理性纳入对医疗机构的质量考核,鼓励利用信息技术加强临床使用情况监测与数据上报,加强肿瘤单病种质控管理。应建立相应的质量控制机构,对于明显的违规诊疗行为及时发现、积极调查、严肃处理。

(三)医保政策门诊放疗报销政策滞后

我省大部分地区仍没有将门诊放疗纳入医保报销范围,放疗适用范围广泛,费用较高,患者基数庞大。每年我省的放疗实施数量超过十万例次,其中很大一部分患者身体一般情况适合进行门诊放疗,但受困于医保报销政策的限制,所有放疗患者只能住院才能报销放疗费用,造成部分放疗科室拥挤不堪、一床难求。这种现象既增加了医保资金的支出,也浪费了大量医疗资源,又给患者

带来了很大的不便。

(四)放疗设备的重复投入建设造成不必要的浪费

河南省放疗单位、放疗设备数量居全国前列,部分先进的省级医院放疗设备配置已经达到国际一流、国内领先的水平。在新医改政策对医院绩效考核制度的刺激下,很多医疗机构没有充分考虑自身条件和市场需求,制定了过于超前的放疗设备购置计划,势必造成重复建设、资金浪费,建成后不能充分利用设备价值。

(五)人才团队建设有待提升

全国放疗学界目前仅山东省肿瘤医院拥有一名工程院院士。河南省放疗学界尚缺乏院士、长江学者等高端医学人才,博士生导师也仅有2人,与国内先进单位具有较大差距。

(六)科研平台创新能力、成果层次有待进一步提升

缺少标志性医学成果及高水平论著(*CNS*、*NEJM*、*Lancet*、*JAMA* 等),高层次国家级重点实验室、国家级奖项有待突破,国家级科研项目立项数量较少、层次较低,医学研究成果转化机制不健全,转化途径不多,新技术、新项目引进、消化速度较慢和质量不高等。

(七)教学培训尚存短板

缺乏教学名师,国家级精品课程,国家级教改项目及教学成果等,与国内一流单位差距明显。

三、未来三年的改进目标及发展方向

(一)深化亚专科建设,大力提升医疗服务能力

1. 推进亚专科建设

借助区域医疗中心建设,三年内逐步建立胸部肿瘤、腹部肿瘤、头颈部肿瘤、中枢神经系统肿瘤、妇科肿瘤、儿童肿瘤、放射物理、放射生物、放疗技术等专业方向。鼓励省内各放疗单位强化科室高年资医师专业化定位,培养和引进亚专业学科带头人,实现疾病收治亚专业化,根据亚专业分组建立病区,细化病区名称及功能,提升疑难危重病诊疗水平。

2. 推进放疗机构品牌化、差异化发展

充分评估现有省内放疗资源特点、区位优势等,处理好"共性"和"个性"的关系,按照放疗准入制度及诊疗规范,在放疗质控方面实现全省同质化管理;在亚专业建设方面实现省市县不同放疗机构功能定位差异化发展,依托省级医院建立优势互补的学科集群。鼓励发展以食管癌、肺癌、儿童肿瘤、妇科肿瘤等为特色病种的放疗单位建设。加强服务于特色亚专业建设的放疗设备的购置安装,如磁共振模拟定位机、术中放疗设备、后装放疗设备等软硬件建设。

3. 积极应对医保政策改变

充分领会国家政策精神,总结放射肿瘤疾病的共性特征及个性变化规律,高度重视病案首页,

结合自身实际,梳理重点病种,重视治疗操作。重视门诊诊疗的质量及内涵,促进医疗保障和医药服务高质量健康发展。发挥影响力,努力促进省市医保、城乡居民医保将门诊放疗纳入报销范围。

4. 推进研究性病房建设

对标国际一流机构,依托郑州大学第一附属医院、河南省肿瘤医院等省内先进放疗单位,提升多中心临床试验项目的数量和质量,提高工作效率。鼓励引进和培养临床研究人才,探索医研企结合的发展模式,力争在3年内省内放疗机构每年主持开展1~3项多中心临床研究,获得一批改写临床指南的研究成果。

5. 加强肿瘤规范化诊疗、精准放疗多学科会诊

积极组织省内专家通过线上、线下、自媒体等多种平台,鼓励各医疗机构建立放疗相关学科及肿瘤放疗亚专科间多种形式的多学科会诊制度,提升肿瘤放疗疑难危重症患者诊疗水平和效率。

6. 加强新技术、新业务引进及研发

目前我省已开展TOMO全身皮肤放疗、术中放疗、后装插植放疗、儿童全麻下放疗等一批国内先进的新技术、新业务。在食管癌、脑胶质瘤放疗基础研究,纳米技术与放疗增敏药物的协同作用,放疗远程大数据应用等领域取得了一批优秀的研究成果。在未来3年,拟进一步加强新技术、新业务引进,力争申报国内领先的标志性新技术、新业务2~3项/年,实现有效落地,有效提升诊疗技术水平。

(二)积极强化人才引进和培养

1. 提升人才培养内涵

鼓励各单位按照不同人才层次及专业发展方向构建区域内肿瘤放疗人才培养体系。要求科研和疑难危重症业务水平并重,做到高年资专病化,中年资专科化,低年资全科化。

2. 加大人才引进力度

落实海内外高层次人才引进计划,搭建"送出去"和"引进来"的国际人才服务平台,通过引进和培养,实现杰青、中原学者等顶尖人才零的而突破。

(三)推进科研平台建设,加强成果产出

1. 加强平台建设

鼓励省内各放疗单位单独或联合申报建设"委省共建重点实验室"、国家肿瘤疾病临床医学研究中心河南分中心、河南省放射肿瘤学重点实验室等平台资源,力争在3年内实现国家级科研平台的突破。

2. 凝练科研方向,开展研究创新

聚焦食管癌、肺癌、脑胶质瘤放疗基础研究,重点突破纳米技术与放疗增敏药物的协同作用,放疗远程大数据应用等研究项目,建立重点病种人群队列,开展原创性科研工作。在未来3年时间内,利用区域内丰富的肿瘤疾病临床资源,结合纳米技术实验室及国家超算中心等高技术平台,开展原创性基础和临床转化及应用研究,探讨肿瘤放疗增敏减毒、放射免疫治疗的新机制及治疗靶点。

3. 加强项目申报和成果产出

力争 3 年内实现国家级重大项目,*CNS*、*Lancet*、*NEJM* 等国际顶级期刊主刊零的突破。

4. 积极推进教学水平提升

鼓励省内各教学医院放疗科以住院医师规范化培训制度为抓手,兼顾本科生、研究生教学实践,建立激励制度和奖惩制度,设置高低年资人员搭配合理的轮转岗专职教学人员团队,强化绩效考核。牵头或参与编写本科生、研究生、规培生、专升本等放射肿瘤学相关专科培训教材及相关材料 2~3 部,打造肿瘤放射治疗学精品课程 1 部,争取申报省级教学成果 1 项,争取教学名师1 人,省级及国家级教学成果 1 项。力争在 3 年内实现教学水平质的提升。

5. 大力推进智慧医疗和信息化建设,不断强化区域内辐射带动作用

鼓励各放疗单位依托肿瘤疾病诊治能力提升工程信息化建设规划,在 3 年时间内完成结构化病历,重点疾病专病数据中心,数据质量管理平台,重点疾病高危人群筛查、随访、管理及自动上报系统,智慧医疗大数据共享平台,区块链数据对接服务,科研管理系统,教学培训系统,以及人工智能诊疗系统等。力争在 1 年内完成布局,3 年内逐渐完善,使我学科信息化建设达到国内领先水平。

樊锐太主任委员主持郑州市协同重大科技专项基金,基于机器学习手段,实现智能挖掘、识别、提取、分析和应用优质放疗大数据,将人工智能与放疗相结合,提高各级放疗机构和医生的靶区勾画水平,有利于解决我国放疗资源不均衡、各级放疗机构水平差距较大、放疗从业人员匮乏等问题,助力提高各级放疗机构的同质化水平。基于机器学习的乳腺癌放疗中危及器官轮廓自动勾画的研究可以协助医生进行自动靶区勾画,辅助医生工作,将原来数小时的靶区勾画工作缩短至半小时左右,提高放疗医师工作效率,提高乳腺癌患者危及器官轮廓的精确度,提高乳腺癌患者生存质量。自动靶区勾画平台在郑州大学第一附属医院完好应用的情况下,搭建全省的云放疗平台,在全省开展协作,提高基层的靶区勾画及肿瘤诊疗水平,让基层患者得到更优质的医疗服务。通过大数据平台,对平台数据进行分析应用,了解肿瘤的病发情况及诊疗情况,更好服务于临床。

当前,我国各级医疗机构放疗水平差距较大,优质放疗资源主要集中在北上广深及省会城市的大医院,基层医院无论是放疗硬件配备还是人才水平,都与大医院存在较大差距,很多患者不得不跨省就医,对个人医疗支出、医保基金都形成较大的负担。基层放疗水平的提升,有利于将患者留在省内、县域内就诊,降低患者整体医疗费用,节省异地奔波的额外开支;有利于降低医保负担,提高医保基金的使用效率,保障更多患者病有所医。同时可以形成医疗大数据,大数据的应用带动互联网+及云计算的发展,尤其在互联网+医疗方面,对于患者的诊疗提供有力的数据分析与支持,对社会医疗健康事业的发展意义重大。

依托现有疾病质控和防治网络,加快实现区域内医疗资源上下贯通、信息互通共享、业务高效协同,便捷开展预约诊疗、双向转诊、远程医疗等服务,构建有序的分级诊疗格局。推进远程医疗服务覆盖全国所有医疗联合体和县级医院,并逐步向社区卫生服务机构、乡镇卫生院和村卫生室延伸,提升基层医疗服务能力和效率。

(河南省医学会放射肿瘤治疗学分会第六届委员会　樊锐太)

河南省风湿病学学科发展研究报告

摘要

河南省风湿病学专业起步晚,但发展迅速,在老一辈专家奠定的基础之上,后来继任者不断开拓进取,促进了学科的快速发展,在主要的研究领域不断取得新的进步,呈现多点开花的局面。

长期以来,我省风湿学者重点关注系统性红斑狼疮、血管炎、强直性脊柱炎、骨关节炎、股骨头坏死、银屑病关节炎、成人 still 病、结缔组织病肺动脉高压、痛风等常见疾病的诊疗进展;同时紧跟国际研究趋势,追踪热点,对 MDA5 阳性皮肌炎、复发性多软骨炎等罕见疾病也做了一定研究;此外部分学者还关注了肠道菌群与风湿病的关系、间充质干细胞治疗风湿免疫性疾病、免疫相关病态妊娠、纳米技术在关节炎治疗中的应用等。

目前我省风湿病专业医师已达 367 人(2020 年数据),目前该数字还在逐年增加。开展风湿免疫病诊疗工作的医院有 62 家,风湿免疫病诊疗中心 31 家,有独立风湿免疫专科的医院 26 家。河南省医学会风湿病学分会始终将人才培养作为中心环节,建设风湿免疫专业人才梯队,培养和造就更多的优秀风湿病专科医生。定期开展进修医师培训项目。同时成立河南省风湿病联盟,推动风湿科普教育。

我省风湿学科拥有丰富的病例资源,便于进行大样本人群的相关研究,已经部分建立或正在逐步建立临床随访资料库、临床标本库,且与相关科室、兄弟医院建立了广泛合作,这是学科发展的巨大优势。但我们也存在短板,包括专业细化、基础及前沿科研技术、临床医师结构与数量不够优化等问题,成为制约学科发展的亟待解决的问题。未来我们将进一步促进疑难危重风湿病诊疗中心建立、临床亚专业精细化、临床研究专项化、慢病管理新模式建立以及临床为导向的基础科研。

一、学科现状

河南省风湿病学专业起步晚,但发展迅速,在老一辈专家奠定的基础之上,后来继任者不断开拓进取,促进了学科的快速发展,呈现多点开花的局面。

(一)要研究领域及研究进展

长期以来,我省风湿学者重点关注系统性红斑狼疮(systemic lupus erythematosus,SLE)、血管炎、强直性脊柱炎(ankylosing spondylitis,AS)、骨关节炎(osteoarthritis,OA)、成人 still 病、痛风等常见疾病的诊疗进展;同时紧跟国际研究趋势,追踪热点,对 MDA5 阳性皮肌炎、复发性多软骨炎等罕见疾病也做了一定研究。

1.系统性红斑狼疮研究领域

目前我省多个研究团队针对系统性红斑狼疮进行了较为深入的研究。

郑州大学第一附属医院刘升云课题组聚焦于 SLE 合并代谢综合征的临床和基础研究,目前已经建立完善的 SLE 数据库及 DNA 标本库,进行了河南省 SLE 心血管事件的流行病学调查及危险因素分析,并探讨了 SLE 发生代谢综合征的基因组学、分子及细胞学研究。由刘升云主持的"系统性红斑狼疮心脑血管并发症发病机制的研究"获得 2019 年河南省医学科技进步二等奖。重症 SLE 的治疗仍然是临床工作中的难题,感染是 SLE 患者转至 ICU 治疗的首要原因,而 ICU 内狼疮性肾炎(lupus nephritis,LN)患者死亡率高达 58%。针对这一临床问题,刘升云课题组分析了 ICU 收治 SLE 及 LN 患者的临床特点及预后,确定了 9 个与 SLE 患者 ICU 内结局相关的危险因素和预后模型,以及 5 个与 LN 患者 ICU 内预后相关的危险因素和预后模型。以上研究结果有助于临床医生早期识别高危死亡风险的患者、制订个体化治疗方案并提供更多的人文关怀,从而改善 ICU 内 SLE 患者的临床结局。此外,刘教授课题组针对 SLE 合并肿瘤的患者进行临床分析,发现甲状腺癌、宫颈癌和肺癌是最常见的肿瘤类型,而 SLE 在确诊肿瘤时疾病相对稳定,且羟氯喹的使用与肿瘤风险呈负相关。

郑州大学第一附属医院郑朝晖团队参与了一项治疗 LN 的大型多中心、随机、对照、开放性Ⅲ期临床试验,发现对于活动性 LN 的初始治疗,口服他克莫司非劣效于静脉注射环磷酰胺(IVCY),且不良反应未明显增加;该研究提示他克莫司可替代环磷酰胺作为 LN 的初始治疗方案,具有重要的临床指导意义。基础研究方面,郑朝晖团队对 LN 患者及 SLE 合并肺动脉高压(pulmonary arterial hypertension,PAH)患者进行了基因组学研究,主要包括以下几方面内容:①通过对 LN 肾组织全转录测序,筛选出 LN 异常表达的 circRNA,miRNA 及 mRNA,发现 hsa-circ-0123190 的表达明显下调,并与 hsa-miR-483-3p 之间存在相互结合关系,影响其靶基因 Apelin 受体(APLNR)的表达,从而可能参与 LN 肾脏损伤。此外,在 LN 肾组织中Ⅰ型干扰素反应被高度激活,小分子化合物 proscillaridinA 可抑制 1 型干扰素诱导基因的表达,可能对 LN 具有潜在治疗作用。②对 SLE 合并 PAH 患者外周血基因测序数据进行 WGCNA 分析及差异基因分析,发现高度激活的Ⅰ型 IFN 反应为 SLE 及 PAH 病理生理学中的共同特征,miRNA-mRNA 网络显示,hsa-miR-146a 可能调控 IFN 诱导基因,在 SLE 继发 PAH 中发挥重要作用,该研究首次揭示了 SLE 患者的Ⅰ型 IFN 高表达可能是 PAH 的一个关键易感因素,并确定了新的候选基因,可作为生物标志物或潜在的治疗靶点。此外,郑朝晖团队在前期研究发现 SLE 患者普遍存在血清维生素 D 缺乏现象,并且维生素 D 缺乏是 SLE 疾病活动的危险因素。在此基础上对 LN 患者足细胞自噬水平进行了检测,发现 LN 患者足细胞自噬水平显著升高(较对照组肿瘤患者的正常肾组织)。LN 患者血清纯化的 IgG 能够导致体外培养的足细胞损伤及自噬水平升高,通过加入维生素 D 共培养,发现能降低自噬水平和缓解足细胞损伤。因此,维生素 D 在 LN 患者自身抗体诱导的足细胞损伤中起保护作用,这可能是 LN 的一种新型治疗靶点。

河南省人民医院楚天舒主任团队针对 SLE 合并 LN 也进行了深入的研究。比如探讨了 H 因子水平的变化与 LN 的病理类型及病理改变的相关性,发现 H 因子水平降低可能参与了 LN 的发生,且与 LN 的病理类型及损伤程度相关。动物实验研究发现,姜黄素通过抑制炎症小体、炎症通路进而影响肾脏病理学改变及肾功能等,提示姜黄素可能是一种新型的治疗方法。另外,该团队探讨了多种治疗方案对 LN 的有效性及安全性。比如他克莫司治疗环磷酰胺无效的 LN 患者的有效性及安全性研究;雷公藤多苷、来氟米特对活动性 LN 的疗效性及安全性研究,都为活动性、难治性 LN 探讨了新的治疗出口。除以上针对 LN 的基础及临床研究外,该团队还对 SLE 的发病机制及可能的治疗靶点进行了探讨,主要集中于间充质干细胞外体 tsRNA-21109 可通过抑制巨噬细胞 M1 极化缓解 SLE,也为调节、干预 SLE 提出了新的治疗学理念。

新乡第一人民医院冯艳广团队对 SLE 遗传易感基因、趋化因子、新型自身抗体、免疫介导的系统损害及中西医结合治疗等进行了系列研究:发现了与汉族 SLE 发病相关的 HLA-G、MCP-1、VDR 等易感基因;证实了 SLE 伴发贫血和血小板减少分别与患者体内抗促红素受体抗体和抗巨核细胞抗体有关;探讨了不同 T 淋巴细胞亚型、巨噬细胞、细胞因子在肾脏损害中的作用;创新性地将 SLE 治疗与祖国传统医学治疗相结合,不仅可以提高 SLE 的临床缓解率,同时减少激素和免疫抑制剂的用量、降低药物毒副作用,有助于改善患者的生存期和生活质量。

2. 强直性脊柱炎研究领域

郑州大学第一附属医院高冠民团队对 AS 人群进行了系统的回顾性分析,主要探讨 RPR、NLR、PLR 与 AS 疾病活动度的关系以及对葡萄膜炎发生风险的预测价值。通过 logistic 多因素回归及 ROC 分析,发现 PLR 水平在 223.78 以上时,AS 并发葡萄膜炎的风险较高;证实 NLR 是 AS 并发葡萄膜炎的独立危险因素,而 PLR、RPR 则是保护性因素。该研究为判断 AS 病情和预后以及寻找预测葡萄膜炎的发生的血清学指标提供了更多的研究依据。

河南省人民医院楚天舒主任团队也在积极参与脊柱关节炎一体化项目研究,旨在从专病门诊建设、规范流程、自我及医师疾病评估等多个维度助力慢性病管理。

3. 骨关节炎研究领域

郑州大学第一附属医院风湿免疫科李天方课题组的研究发现:促红细胞生成素(EPO)可通过增强半月板修复进而阻止 OA 进展;来自 OA 小鼠的转录激活因子 4(ATF4)修饰的血清外泌体可以通过诱导自噬保护软骨并阻止 OA 进展;人甲状旁腺素 1-34(PTH1-34)具有显著的镇痛抗炎作用,可以通过抑制 MMP-13 的表达减缓 OA 进展;此外,该团队目前正在进行老化相关的肌少症与 OA 发病的相关研究。

4. 股骨头坏死研究领域

郑州大学第一附属医院风湿免疫科李天方课题组研究发现:在小鼠骨髓间充质干细胞(BMMSCs)中,Dex 通过抑制 COX-2-PGE-2-HIF-1α 轴来抑制血管生成和成骨,而将 HIF-1α 过表达的 BMMSCs 移植到股骨头可阻止 Dex 诱导的酒精性股骨头缺血性坏死(AOFH)小鼠中发生骨坏死改变,这种新治疗策略可能在 AOFH 的未来临床治疗中具有一定的应用前景。

5. 结缔组织相关的间质性肺疾病研究领域

郑州大学第一附属医院刘升云课题组对MDA5阳性皮肌炎患者的临床特点进行了系统研究：通过多因素分析发现，高龄、铁蛋白水平高、C反应蛋白(CRP)高、基线GGO评分高是MDA5阳性皮肌炎患者预后不良的独立危险因素；根据患者的临床特征进一步进行聚类分析，将患者进行亚组分层：风湿病型、经典皮肌炎型、RPILD型三组，发现三组患者的预后有显著差异。这些研究丰富了大家对MDA5阳性皮肌炎的认知。MDA5阳性皮肌炎合并快速进展型间质性肺病(RPILD)目前仍是世界难题，该团队将合并PRILD的初治MDA5阳性皮肌炎患者进行回顾性分析，结果提示初始联合丙种球蛋白冲击治疗的患者半年生存率更高，该发现为MDA5阳性皮肌炎合并PRILD这一世界难题贡献了中国数据。

此外，郑州大学第一附属医院李天方课题组回顾性分析了干燥综合征患者间质性肺病进展的风险因素，基于分析结果建立了简易的列线图预测模型并对模型进行了内部验证。基础研究方面，李天方课题组提出muc1是其间质性肺疾病发病机制的关键分子，目前已成功构建muc1基因敲除鼠背景下的肺纤维化模型，提取其原代肺上皮细胞并开展了相关研究，目前此研究正在进行中。

此外，河南省人民医院在结缔组织病间质性肺疾病(CTD-ILD)方面也进行了卓有成效的研究。该团队针对中国人群原发性干燥综合征相关间质性肺疾病胸部高分辨CT(HRCT)特征及临床表现的回顾性分析，详细展示了干燥综合征合并ILD的高分辨CT特征及临床表现，为更全面地了解干燥综合征相关ILD临床特征提供了翔实的数据。在基础研究方面，基于小鼠肺纤维化模型的研究表明：小鼠肺纤维化过程中分泌型卷曲相关蛋白1和4的表达和甲基化动态降低，为揭示肺纤维化的调节因素及可能机制提出了相应的观点。

6. 银屑病关节炎领域

郑州大学第一附属医院风湿免疫科李天方课题组在银屑病关节炎领域内也开展了系列研究，研究发现：在银屑病关节炎患者中存在的皮肤病变与疾病活动度和中轴关节损伤的严重程度相关，而与家族史无关；伴有指/趾炎的中轴型银屑病关节炎(axPsA)患者有更高的疾病活动性和更严重的关节损伤。

7. 成人still病合并噬血综合征领域

成人still病(AOSD)常合并噬血综合征，其早期识别与治疗对患者预后十分重要。郑州大学第一附属医院刘升云课题组通过对171例AOSD无噬血综合征和11例AOSD合并噬血综合征的对比研究，证实脾大、心包积液、铁蛋白升高是AOSD合并噬血综合征的高危因素。AOSD合并噬血综合征目前仍无诊断金标准，国外已开发出多个全身型幼年特发性关节炎(sJIA)合并噬血综合征的评分标准，MSscore和Hscore即是其中常用的评分标准。该课题组验证了两个评分标准在AOSD合并噬血综合征中的应用价值，并发现相较于MSscore，Hscore诊断AOSD合并噬血综合征具有更高的敏感性和特异性。

8. 复发性多软骨炎领域

复发性多软骨炎是风湿领域罕见病，常被误诊和延迟诊断。郑州大学第一附属医院总结了过去10年间确诊的复发性多软骨炎患者临床资料，为早期诊断该病提供了重要参考。课题组的研究证实,复发性多软骨炎患者93%首诊于非风湿科,72.3%被误诊,中位延迟诊断时间为半年,误诊患者死亡率达19%,所有死亡患者均为气道受累,且初诊科室为非风湿科,这提示非风湿专业医师应当加强对于该病的认知,以早期诊断该病,改善患者预后。确诊时65.5%的患者不能符合传统诊断标准,因此该研究也提示及时更新该病诊断标准亦非常重要。为提高对该病认知,郑州大学第一附属医院风湿科进一步扩展了该队列,对复发性多软骨炎患者的临床表型进行了深入研究,发现该类患者依据器官受累情况可以分为4个临床亚型:即耳软骨受累为主型、气道受累为主型、混合型(耳和气道均受累)以及无耳气道受累型,占比分别为49%、38%、10%和2%。耳软骨受累为主型更易出现眼炎和关节炎,气道受累为主型更容易出现鼻软骨受累。耳软骨受累为主型预后最好,而气道受累为主型和混合型预后最差。依据器官受累进行临床分型,有利于进一步提高临床医师对该病的认知。此外值得注意的是,40%的患者整个随访过程中始终只有耳软骨或气道单一器官受累,更加提示现有的诊断标准的局限性,进一步强调了建立复发性多软骨炎新诊断标准的迫切性。

9. 结缔组织病肺动脉高压(CTD-PAH)领域

河南科技大学第一附属医院史晓飞团队一直致力于CTD-PAH的临床研究,目前关于CTD-PAH的基础研究工作正逐步开展,主要关注缺氧诱导因子(HIF-1α)与血管内皮生长因子(VEGF)等在CTD-PAH的作用机制,以期为CTD-PAH的临床诊断提供新的思路和策略。

10. 其他

(1)类风湿关节炎新型药物治疗研究 楚天舒团队以动物实验的方式探索了炎症靶向纳米药物能够通过NF-κB和Notch1途径减轻小鼠胶原诱导的关节炎。这一研究结果为治疗学上纳米药物的研究打开了新视野。

(2)肠道菌群与风湿病的关系 河南大学淮河医院在肠道菌群与结肠炎的相关研究基础之上,进一步研究了肠道菌群与类风湿关节炎和高尿酸血症的关系。研究方向为肠道菌群在胶原诱导关节炎小鼠模型中发病作用及肠道菌群对高尿酸血症小鼠的影响,目前已申请省科技厅项目1项,发表SCI论文2篇,并培养2名硕士研究生,在全国风湿病年会发表肠道菌群与风湿病相关文章。

(3)间充质干细胞在风湿免疫性疾病应用中的临床研究 濮阳市油田医院李凤菊课题组与新乡医学院合作,利用前期临床研究基础,并通过国家干细胞研究机构备案及项目备案,广泛开展间充质干细胞在间质性肺炎、自身免疫性肝炎、关节炎等患者中的基础及临床研究。

(4)免疫相关病态妊娠的临床研究 濮阳市油田医院李凤菊课题组与妇产科、血液科、内分泌科、超声科成立免疫相关病态妊娠协作组MDT,多次进行相关学术交流。2021年成立"免疫相关病态妊娠组",主要研究方向包括"系统性红斑狼疮合并抗磷脂综合征患者妊娠的临床研究""典型和非典型抗磷脂综合征患者妊娠的临床研究""血栓弹力图在抗磷脂综合征妊娠患者应用价值的临床研究""育龄期系统性红斑狼疮患者卵巢功能的临床研究"。

(5)痛风相关临床研究及患教推广 濮阳市油田医院李凤菊课题组在痛风临床研究方面,开展了"探讨痛风患者延误诊治、依从性差原因及解决方法""应用MDT对痛风伴有合并症和并发症规范诊治的临床研究""生物制剂治疗难治性痛风的临床研究""双源CT和关节超声对痛风诊断价值的临床研究"。郑州人民医院陈运转课题组则持续进行痛风健康生活方式推广,取得了很大的社会效益。

(二)学科建设

2020 年河南省风湿免疫专业从业医师已达 367 人,目前该数字还在逐年增加。河南省共有 18 个地级市、21 个县级市、89 个县,目前能够开展风湿免疫病诊疗工作的医院有 62 家,风湿免疫病诊疗中心 31 家,有独立风湿免疫专科的医院 26 家。目前省内开展风湿免疫病诊疗的县或区级医院已达 21 家,其中 4 家为独立的风湿免疫科。

(三)人才队伍

河南省医学会风湿病学分会始终将人才培养作为中心环节,建设风湿免疫专业人才梯队,培养和造就更多的优秀风湿病专科医生。定期开展进修医师培训项目,举办各种免费专业进展培训班、国家级及省级继续医学教育项目,每月组织文献解读会、病例讨论会、学术沙龙等,旨在全方位地培养和提高年轻医师及基层医师。疫情期间,通过网络平台开展多种形式的学术交流、业务培训、学习讨论等,坚持风湿病诊疗技术的推广。同时定期输送年轻医师到北京、上海等一流专科进修培训,并不断引进优秀人才。近 10 年来,河南省医学会风湿病学分会委员人数已经从第三届的 51 人发展至目前第五届的 82 人。第五届委员会同时成立了第一届青年委员会,吸纳青年医师 46 人。目前,风湿病学分会的委员们和第一届青年委员会委员们正活跃在临床第一线,已经成为当地风湿免疫科的骨干力量。

(四)学术成果

由刘升云主持的"系统性红斑狼疮心脑血管并发症发病机制的研究"已经获得 2019 年河南省医学科技进步二等奖。

由郑朝晖主持的"狼疮性肾炎流行病学及临床诊疗研究"获 2019 年河南省医学科技进步二等奖。

(五)多学科合作

风湿免疫疾病为系统性疾病,与内科、外科、妇产科、生殖科等均有相互交叉。目前省内多家医院风湿免疫科均成立了多学科协作组,通过 MDT 的形式解决多学科交叉的问题。比如郑州大学第一附属医院风湿免疫科与呼吸科、影像科、肺移植科、病理科建立了间质性肺疾病的 MDT 机制,与生殖科建立了定期会诊制度,参与肿瘤科建立的噬血综合征交流平台,与皮肤科建立银屑病关节炎定期交流机制。河南科技大学第一附属医院风湿免疫科与心内科建立肺动脉高压右心漂浮导管检查协助组,濮阳油田医院风湿免疫科与妇产科、血液科、内分泌科、超声科成立免疫相关病态妊娠协作组 MDT,并多次进行相关学术交流。部分医院还与北京、上海等多家医院风湿免疫科建立了疑难病例会诊制度。

(六)服务能力

目前全省具备风湿免疫疾病诊疗能力的医院均能够诊治常见风湿免疫疾病,省级三甲医院能够诊治疑难危重患者以及罕见风湿病患者。通过不断的省内外学术交流,下基层扶持,各级医院风湿免疫专业的理论水平和诊疗能力都在不断提升。尤其是省级三甲医院的诊疗能力已经覆盖到周边省份的部分地区,并得到患者和社会多方面的广泛认可。

(七)科普教育

很多风湿病患者甚至基层医师对风湿免疫病认识不足,常常导致漏诊、误诊,延误病情。专科联盟和各区域联盟积极拓展各类宣传途径,采取老百姓喜闻乐见的形式进行疾病宣传,如广播、电视访谈或讲座、报纸、微信公众号、抖音号和微信视频号等。医学会与河南电视台合作举办"别让风湿恋上你"大型系列科普讲座,依托学会"豫医健康"平台进行健康科普,风湿免疫专家做客健康大河南、河南信息广播、健康访谈、河南新闻广播等媒体平台,均取得了显著的成效。疫情以来,进一步通过各种网络信息平台加大风湿免疫病知识的科普宣传及患者教育,其中郑州大学第一附属医院风湿免疫科牵头开办的"河南省风湿病科普教育中心"视频号,受到广大患者及社会各界的一致好评,获得较好的社会效益。

(八)技术转化

省内多家医院具备完善的风湿病实验室检测平台,配备标准化自身抗体检测系统,且与全国抗体检测权威机构——北京协和医院建立协作互助关系;拥有多普勒关节肌肉超声检测仪器,广泛开展关节彩超以及超声定位下关节腔穿刺注药技术,有助于各种关节疾病的临床诊断和治疗;多家医院配备 3.0T 核磁共振、320 排 CT 等一批先进的仪器设备,利于早期及不典型风湿病得到诊断;另外,唇腺活检、肌肉活检、自免肝抗体的检测等实验技术,促进了风湿免疫性疾病临床诊疗水平的提高。在疾病治疗方面,免疫吸附、血浆置换以及多种新型生物制剂的应用,大大提高了风湿免疫性疾病的治疗效果。

二、发展趋势

(一)学科优势

(1)风湿免疫病疾病谱广,患病人群数量庞大,便于进行大样本人群的相关研究。

(2)风湿病诊治理念紧跟时代发展,与国际接轨,治疗手段紧跟国际步伐。

(3)省内多家医院均有临床免疫实验室,为临床和基础科研提供了基本保障。

(4)已经部分建立或正在逐步建立临床随访资料库、临床标本库。

(二)标志性技术成果

比如与影像科室合作,开展了炎性肌病肌肉 MRI 扫描病情评价、PET-CT 对皮肌炎间质性肺疾病病情评价、KL-6 评估间质性肺疾病等新业务,对临床诊治提供了巨大参考价值;肌肉关节超声评价炎性关节病以及超声引导下关节腔穿刺术、IVIG 治疗 MDA5 阳性皮肌炎、免疫抑制剂联合治疗 MDA5 阳性皮肌炎、血浆置换治疗 ANCA 相关性血管炎、肌肉活检病理、唇腺活检病理等目前已广泛普及。

(三)未来学科发展方向

(1)建立疑难危重风湿病诊疗中心。

(2)临床亚专业精细化、临床研究专项化。

(3)建立慢病管理新模式。

(4)临床为导向的临床基础科研。

(四)目前的差距和短板

目前我省临床研究和临床基础研究尚处于起步阶段,亚专业临床诊疗不够细化,临床科研亚专业不够专一化;临床基础研究的技术相对匮乏;临床医师从业人员数量和质量尚待进一步提高;高层次风湿专业技术人才相对不足;人才结构分布不平衡,特别是高端人才的引进和交流不足,国际化程度不够,整体研究能力仍待提高;承担重大项目的能力不足,国家级重大课题缺乏;目前实验室前沿的分析手段有限,制约了原创性科技成果的形成,高水平、标志性成果仍需突破。

三、制定目标规划

(1)依托亚专业拓展 MDT、建立专病数据库。

(2)进一步多渠道筹措实验室建设经费,购置流式细胞仪、质谱仪等大型科研设备,提高承担高水平、国家级重大课题的能力。

(3)加快组织、实施风湿免疫疾病生物样本库建设。

(4)以解决临床问题为导向鼓励新技术、新项目的引进开展计划。

(5)完善人才培养机制,加快学科带头人成长,吸引省内外优秀创新人才进驻实验室。

(6)进一步加强省内多中心合作的临床研究,统一制定科研规划,发出中原声音。

(7)进一步培养基层风湿骨干,带动基层风湿专业发展。

(河南省医学会风湿病学分会第六届委员会　刘升云)

河南省妇产科学学科发展研究报告

摘要

妇产科学分会成立至今,一直坚持以人为本、荟萃精英的人才战略,围绕持续推动我省妇产科临床及科研水平的不断提升开展了一系列卓有成效的工作。河南省医学会妇产科学分会第九届委员会正式成立之后,分会领导及各位委员秉承历届妇产科学分会的优良传统,进一步推动妇产学科在妇科、产科、生殖遗传等专业临床、科研、教学、组织建设、健康科普等多方面的发展,具体分类如下。①妇科方向:妇科肿瘤、盆底重建、普通妇科、妇科内分泌、计划生育;②产科方向:妊娠期高血压、妊娠糖尿病、胎儿医学、普通围产、高危孕妇围产期保健、围产期心理保健、产后康复、免疫与流产相关性研究;③生殖遗传方向:女性恶性肿瘤患者卵巢组织冷冻保存移植、卵母细胞体外成熟培养及相关分子机制的研究、男性恶性肿瘤患者及严重少弱精患者生育力保存、配子发生异常及子代安全性研究等。结合目前各专业及学组发展情况,妇产科学分会本着"突出重点、协调发展"的原则,充分发挥妇产科学会与各个医学中心相结合、临床与基础相结合的特色,汇聚一批在国内有相当影响力的学术带头人和国内知名的优秀学术骨干,引入新思路、开创新思维,积极推进学科建设,助力我省妇产科学学科水平再上新台阶!

妇产科学分会成立至今,在省医学会的正确领导和专家同仁的共同努力下,一直坚持以人为本、荟萃精英的人才战略,在不断完善诊疗体系和规范,加强诊疗水平和技能培训的同时,围绕持续推动我省妇产科临床及科研水平的不断提升开展了一系列卓有成效的工作,组织联络更加紧密、多方合作丰富多元、交流创新日益广泛,已经发展成为全省妇产科医务工作者共同的学术阵地、专业组织和精神家园,在全国乃至国际舞台展现了我省妇产科专家的风貌、风采和风范。河南省医学会妇产科学分会第九届委员会正式成立之后,分会领导及各位委员继续不忘初心、牢记使命,以服务患者群众生命健康为中心,深刻践行"敬佑生命、救死扶伤、甘于奉献、大爱无疆"的医疗卫生职业精神,秉承历届妇产科学分会"求真务实、脚踏实地、博学严谨、精益求精"的优良传统,进一步推动妇产科在临床、科研、教学、组织建设、健康科普等多方面的发展,形成了顶级专家领衔、高级专业人员挑梁、人才储备充足的人才梯队建设局面,铸成了融合性团队、学习型组织、创新型集体,实现新的突破。

妇产科学分会下设青年委员会及妇科内镜学组、宫腔镜学组、经自然腔道内镜学组、内分泌学组、绝经学组、盆底学组、生育健康学组等8个学组，各个学组组长、副组长均由在省内乃至国内有影响力的知名专家兼任。分会领导定期督导各学组，以各大医院、各个地区为依托举办各种类型的学术活动，以期获得全省各地区间的同质化发展，将规范化诊疗推向全省。在分会主任委员、副主任委员、常务委员、委员的积极努力下，我省妇产科专业的综合实力不断加强，呈现快速发展的良好态势。

一、学科发展现状及发展趋势

（一）妇科

1.妇科肿瘤方向

全面推广妇科恶性肿瘤规范化诊治，大力开展多学科会诊，宫颈癌、卵巢癌、子宫内膜癌、外阴癌、滋养细胞肿瘤等综合诊治达国内领先水平。多种手术方式在众多委员单位均常态化开展。如：腹腔镜下高位腹主动脉旁淋巴结清扫术（肾静脉水平），保留神经的宫颈癌根治术，卵巢癌全面分期术，子宫内膜癌分期术，腹腔镜下腹股沟浅淋巴结清扫术，卵巢癌、输卵管癌、腹膜癌腹腔热灌注化疗术等。

（1）宫颈癌方向　宫颈癌发病率居妇科恶性肿瘤之首，每年约有50万新发病例。针对育龄妇女宫颈癌前病变高级别鳞状上皮内瘤变（HSIL）的识别及处理是进行宫颈癌防治的最有效手段。寻找更为敏感的病情预测指标或相关因素、建立合理的辅助筛查手段是提高宫颈癌早期诊断率的关键。孕激素：HSIL是宫颈癌的癌前病变，是宫颈癌演进的必经阶段，一经确诊，采用宫颈环切术切除病变组织可完全逆转宫颈癌的发生发展。但大多数HSIL患者处于生育年龄，常有避孕药（孕激素）服用史，我们发现孕激素可使宫颈癌前病变的组织学特征趋于正常化，极易导致该类患者漏诊，直接影响宫颈癌的早期诊断。据此，对育龄期患者的宫颈活检诊断，结合患者孕激素用药史，临床采用新诊断标准进行综合评估诊断，显著提高了早期宫颈癌的诊断率，有效防止宫颈癌的发生。研究发现，宫颈活检的肿瘤形态特征可预测宫颈腺癌的淋巴结转移和肿瘤复发风险。宫颈活检组织中发现的一对肿瘤病理特征肿瘤细胞核级别（TND）和坏死性肿瘤碎片（NTD），与相关切除标本中的结节状态以及复发率显著相关。作为个体变量，低核级别和宫颈活检中无NTD均与低淋巴结转移率和复发率显著相关，与入侵深度（DOI）、淋巴血管浸润（LVI）、肿瘤大小、FIGO分期和Silva类型无关。这些发现可能对局限性人乳头状瘤病毒相关性宫颈内腺癌（HPVAEACS）患者的风险分层有潜在的临床实用价值，可能会使一些淋巴结转移风险最小的患者在活检阶段被识别出来，从而促进更个性化、可能更不激进的治疗。在中国女性晚期宫颈癌患者中，顺铂联合贝伐珠单抗与单纯使用顺铝化疗相比患者的总生存期（OS）和无进展生存期（PFS）明显延长，能有效改善患者生存时间。而且联合用药组的患者副作用较少。这一发现表明，在晚期宫颈癌患者中使用抗血管生成药物联合治疗效果较好。

（2）卵巢癌方向　卵巢癌占女性常见恶性肿瘤的2.4%～6.5%，由于早期症状不明显且无明确的早期诊断标志物，60%～70%的患者一经确诊即为晚期，其致死率居妇科恶性肿瘤之首。因此,寻找卵巢癌早期诊断的敏感生物学指标及治疗靶点成为亟待解决的问题。①HAGLROS：HAGLROS 在卵巢癌中表达水平显著上调,与疾病分期、肿瘤大小和预后不良密切相关,在卵巢癌中具有一定的诊断价值。miR-100 与 HAGLROS 呈负相关,并且在卵巢癌中显著下调。HAGLROS 可以借助 miR-100 调节 mTOR 和 ZNRF2 的表达并影响 mTOR 通路的信号转导。HAGLROS 是卵巢癌早期诊断和预后评估的生物标志物,是卵巢癌治疗的新靶点。②FLJ33360：FLJ33360 表达在卵巢癌组织中显著下调,与 FIGO 分期和复发密切相关,在卵巢癌检测中可能具有潜在价值。此外,FLJ33360 可以作为 miR-30b-3p 的分子海绵,调控靶基因的表达,主要参与平滑肌细胞迁移的正向调控、不饱和脂肪酸代谢过程的正向调控以及上皮间充质转化的正向调控。FLJ33360 是卵巢癌早期诊断和预后评估的生物标志物,可通过海绵 miR-30b-3p 调控基因表达,从而参与卵巢癌的发生发展。③YLZ-F5：YLZ-F5 是 Polo 样蛋白激酶 4(PLK4)的抑制剂,通过诱导细胞凋亡和有丝分裂缺陷抑制卵巢癌细胞生长。YLZ-F5 以浓度和时间依赖的方式抑制卵巢癌细胞增殖。此外,YLZ-F5 通过抑制 PLK4 磷酸化引起中心粒复制异常,并且以浓度依赖的方式促进有丝分裂缺陷的卵巢癌细胞的聚集。YLZ-F5 是治疗卵巢癌的潜在候选药物。④TINCR：组织分化诱导非蛋白编码 RNA(TINCR)是一种在表皮组织中诱导关键分化基因所需的 lncRNA,也是以表皮屏障破坏为特征的人类皮肤病突变的基因。研究发现 TINCR 在上皮性卵巢癌(EOC)组织和细胞系中的表达水平明显升高,与肿瘤大小、FIGO 分期和淋巴转移密切相关。此外,TINCR 高表达的 EOC 患者的总生存率低于 TINCR 低表达的 EOC 患者。在细胞实验中,TINCR 缺乏可抑制体外 EOC 细胞的增殖、迁移和侵袭,抑制体内 EOC 肿瘤的生长。并且,TINCR 下调后 EOC 细胞凋亡增加。研究首次表明,TINCR 可通过降低 FGF2 表达来抑制体外和体内 EOC 的进展。TINCR 可能成为 EOC 早期诊断的分子标志物、潜在预后生物标志物及治疗的有效靶点。研究发现,女性输卵管内纤毛细胞数量的减少是早期浆液性癌变的另一个组织学标志。输卵管纤毛细胞的丢失与年龄、输卵管-卵巢癌高危因素的存在、卵巢或盆腔高级别浆液性癌(O/PSC)发生发展有关。这一项初步研究确定了输卵管纤毛细胞在女性骨盆高级别浆液性癌发展中的作用。此外,研究在分子水平上进一步证明了卵巢低级别浆液性癌可能起源于输卵管而不是卵巢表面上皮细胞。输卵管、卵巢上皮包涵体和浆液性肿瘤中相似的基因表达谱进一步支持卵巢低级别浆液性癌以逐步方式发展。这些发现可能对"卵巢"癌症预防策略具有重要意义。研究发现,对于 FIGO Ⅲ期浆液性上皮性卵巢癌患者,肿瘤细胞减灭术(IDS)联合顺铂腹腔热灌注化疗(HIPEC)可明显提高患者的生存率,且患者耐受性良好,不良事件的发生率较低。

(3)黑色素瘤方向 黑色素瘤是一种致死率极高的恶性肿瘤,近年来其发病率逐年升高。女性生殖系统恶性黑色素瘤由于发病部位隐匿,不易早期发现,极易扩散和转移,预后极差,据国际癌症数据统计 5 年生存率仅 11.4%。目前国际上并没有该疾病详细的诊治指南,筛选新的敏感的靶向治疗药物阻止肿瘤的侵袭转移是我们亟待解决的问题。首次发现氯硝柳胺对抑制女性生殖系统黑色素瘤生长及肺部转移作用显著。氯硝柳胺是一种 FDA 批准的消化道蠕虫驱虫药,发现氯硝柳胺在体、内外可显著地促进黑色素瘤细胞凋亡并抑制肿瘤细胞的肺部侵袭转移。将氯硝柳胺用于治疗女性生殖系统黑色素瘤,有效抑制肿瘤的肺部转移,可明显改善患者预后。

2. 盆底重建方向

能够开展全盆底悬吊,阴道顶端骶骨前悬吊,高位骶韧带悬吊,骶棘韧带悬吊,压力性尿失禁

TVT-O、TVT-E 等新式手术治疗盆底器官脱垂性疾病。

3. 普通妇科方向

我省宫腔镜、腹腔镜技术处于国内领先水平,可进行复杂宫腔镜手术、深部浸润型子宫内膜异位症(DIE)的腔镜手术,腔镜手术的难度系数在逐年提高,微创手术率紧跟全国平均水平。积极推广子宫内膜异位症、子宫内膜息肉、子宫肌瘤、子宫腺肌病、异常子宫出血等疾病的长期管理,保存了患者的生育力,让更多的青春期、育龄期妇女获益。

4. 妇科内分泌方向

多家委员单位均进行专病专治,设立有青春期保健门诊、更年期保健门诊、异常子宫出血特色门诊、运动营养门诊、心理卫生咨询门诊等内分泌特色专科门诊;并定期组织巡讲项目,提升全省内分泌诊疗水平。

5. 计划生育方向

多家委员单位设立人流后关爱(PAC)优质服务医院、长效避孕示范基地、PAC 区域示范医院、人流术后关爱门诊,推进人流术后高效避孕方式的落实,保护女性生育力及生殖健康。

(二)产科

1. 妊娠期高血压方向

开展子痫前期风险预测、围产期血流动力学检查,早发现、早干预、早治疗,尽量延长妊娠期高血压患者孕周,改善母儿结局。

2. 妊娠糖尿病方向

开展肠道菌群检测、甲烷氢呼气试验,通过研究发现改善肠道菌群可降低糖尿病的发生及并发症的严重程度。

3. 胎儿医学方向

开展了双胎输血综合征(TTTS)激光术、双胎贫血-红细胞增多症(TAPS)激光术、射频减胎术、白化病诊断、胎儿胸腹腔置管术,极大地改善了复杂性双胎的妊娠结局。

4. 普通围产方向

重视并加强围产期保健工作的重要性,加强产前、产时、产后对孕妇、胎儿、新生儿的各种指标的监测,及时发现并发症的发生并给予营养、生活及用药的指导,减少严重并发症的发生,进一步降低围产期死亡率,保障母婴安全。

5. 高危孕产妇救治

开展并加强多学科会诊(MDT),如心内科、消化内科、肾内科、血液科、感染科、影像科、介入科、ICU、麻醉科、输血科等,保障严重并发症救治的成功率。

6. 围产期心理保健方向

在发达国家,围产期抑郁症发生率为11.4%,发展中国家这一比例为13.1%。我国围产期抑郁症的患病率为17.4%,且呈逐年上升的趋势。平均每5位孕妇中可能就有一位患有围产期抑郁症,但因为缺少重视,围产期抑郁症的就医率低下。2020 年 9 月,国家卫健委要求围产期抑郁症筛查将纳入常规孕检和产后访视中。围产期抑郁症危害极大,会导致孕妇记忆力减退、易怒、焦虑、早产、产程延长、产后出血、剖宫产和难产率增高,产妇泌乳能力下降,甚至产生自杀和杀婴的想法,亦可出现胎儿低体重、宫内生长受限、新生儿窒息、免疫力低下、新生儿智力发育和语言发育障碍、认知发育障碍、情绪和行为异常甚至抑郁症发生可能。加强围产期心理保障,已经列入围产期保健常规项目。

7. 产后康复方向

妊娠、分娩导致盆底组织损伤,是盆底功能障碍性疾病发病的重要因素之一。研究显示,产后女性的盆底肌力异常者占 87.4%。围产期是盆底功能障碍性疾病比较集中发病高峰时间段。妊娠后期、产后 6 周和 6 个月的尿失禁发生率分别为 26.7%、9.5% 和 6.8%,其中,压力性尿失禁占主要(分别为 18.6%、6.9%、5.0%)。产后器官脱垂的发生率为 54.40%,其中,POP-QI 度的比例最大(37.49%)。产后盆底康复训练能促进妊娠和分娩过程损伤的神经和肌肉得到恢复,从而改善远期盆底状况,降低因解剖结构改变和年龄增长发生盆底功能障碍性疾病的概率。研究表明,孕期盆底训练,如凯格尔训练、低频电刺激治疗、生物反馈治疗等,可以降低初产妇产后 3 个月的盆底功能障碍发生率,产后康复治疗明显降低产后 6~12 个月盆底功能障碍性疾病的发生率。

8. 免疫与流产相关性研究方向

研究表明,免疫功能紊乱可能是很多不明原因流产的发病机制。在流产的免疫研学究中,对配偶的组织相容性抗原、胎儿抗原及血型抗原等的研究都显示流产与免疫排斥的因素有关,而母体自身的免疫系统状态可能是更为重要的因素。母胎界面存在免疫识别分子,HLA-G 作为非经典的主要组织相容性复合物 Ⅰ 类分子,在母–胎界面的绒毛膜外滋养层细胞上特异性表达。HLA-G 的免疫保护及调节作用,使母–胎界面保持免疫耐受。胎盘滋养层细胞还有不对称抗体,发挥封闭抗体的作用。

流产患者 Tim-3$^+$ 阳性蜕膜 NK 细胞表达显著降低,NK 细胞通过 Galectin-9/Tim-3 通路诱导母胎界面免疫耐受。Th1/Th2 比例上升,蜕膜 NK 细胞、粒细胞、B 细胞、巨噬细胞等一系列免疫细胞数量、比例发生变化。妊娠期间外周 NK 细胞增生、活性增加则会导致流产。Th1 细胞产生的 IL-12、IFN-γ 增多促进炎症反应,Th2 细胞产生的 IL-4、IL-5、IL-13 等减轻炎症反应的细胞因子减少。染色体核型分析技术、封闭抗体免疫治疗技术等技术在不断进展。

(三)生殖

1. 女性恶性肿瘤患者卵巢组织冷冻保存移植

年轻癌症(如乳腺癌、卵巢交界性肿瘤、宫颈癌、子宫内膜癌、霍奇金淋巴瘤)患者中,高达 78.3% 有生育需求。放疗、化疗、手术或以上方法联合治疗可能导致早发性卵巢功能不全。人卵母细胞对放射线极其敏感,放射剂量 <2 Gy 即可致 50% 人卵母细胞损伤,5~10 Gy 盆腔放射剂量可致卵巢功能彻底衰退。细胞毒性药物(如烷化剂、蒽环类)也可严重损伤卵巢功能,如造血干细胞移植前化疗可致早发性卵巢功能不全发生率高达 70%~100%。放化疗会导致卵巢功能提前 10~20 年衰退。更年期症状提前 10 年、20 年出现,早绝经引起的各种慢性病也会明显提前,早亡

风险明显增高。女性生育力保存的主要方式有胚胎冷冻、卵母细胞冷冻和卵巢组织冷冻。卵巢组织冻存适用于肿瘤或非肿瘤性疾病患者的生育力与卵巢内分泌功能的保护,最佳适应证是青春期前患者、放化疗无法延迟的患者以及患有激素敏感性肿瘤的患者。卵巢冻存过程为:通过腹腔镜取出患者一部分卵巢组织,放至转移液中,温度保持在 4~8 ℃;去除卵巢组织的髓质,把卵巢组织处理成片,放在冷冻保护液中平衡;利用程序冷冻仪,逐步降温到−120 ℃,并进行活检;放进冻存罐中保存。目前已在我省多家医院开展,省内会逐渐出台规范的质控方案,确保生育力保护的质量和效率。

2. 卵母细胞体外成熟培养及相关分子机制的研究

辅助生殖技术(ART)是治疗不孕不育的主要方法,高质量的成熟卵母细胞是决定 ART 成功的关键因素之一。卵母细胞体外成熟(IVM)技术的应用不仅能提高卵母细胞的利用率,还有利于减少激素用量,降低过度刺激综合征的发生风险。此外,IVM 技术在女性生育力保存方面具有较大的应用前景。近年来,研究人员围绕如何改善卵母细胞 IVM 结局开展了大量研究,主要包括抗氧化剂的使用、添加激素与生长因子、添加卵泡液、与颗粒细胞共培养以及 IVM 前的卵母细胞培养(PMC)。

3. 男性恶性肿瘤患者及严重少弱精患者生育力保存

男性生育力保存还是一个比较新兴的领域,但是社会需求越来越大,既适用于拟实施辅助生殖技术的不育症患者,也适用于有生育力保存需求的正常男性和有不育风险的男性人群,旨在为有需求的男性提供生育力保存的服务,为男性在接受可能影响生育能力的治疗或暴露前保存生育力,同时最大限度降低辅助生殖技术治疗过程中女方取卵或人工授精当日,男方无可用精子的风险。男性生育力保存是指通过冷冻男性精子(包括精原干细胞)或睾丸组织以期预防未来生育风险,并借助人类辅助生殖技术最终达到生育目的的技术和方法。男性也可以生育力保存,而且,比女性的生育力保存更简单、无创且经济实用。随着辅助生殖技术的发展,稀少(或微量)精子甚至单精子冻融已经取得重要进展,临床证明安全可靠。目前,已在我省多家医院开展。提高整体医务人员对男性女性生育力保护的意识,是我们未来重要科普和宣传的方向。

4. 配子发生异常及子代安全性研究

合适的促排卵策略,ESHRE 提出 ART 成功的标准:①获得无 OHSS 的临床妊娠;②获得单胎妊娠和足月健康婴儿。ART 的发展从自然周期温和刺激,到促性腺激素释放激素类似物(GnRHa)促多卵泡成熟,到现在提倡自然周期 IVF(natural cycle IVF,NCIVF),认为 NCIVF 可以减少潜在的不良围产期结局。医生的理念应改变,ART 治疗不应该只追求获卵数,而是应该旨在提高卵子的利用率,减少相应的并发症。选择性单胚胎移植(elective single embryo transfer,eSET):根据文献回顾,ART 治疗后多胎妊娠发生率为 17%~29%,多胎妊娠对孕产妇和围产儿健康的影响很大,eSET 是目前在 ART 治疗同时减少多胎妊娠发生的有效方法。植入前遗传学筛查(preimplantation genetic screening,PGS):PGS 是以提高试管婴儿植入率和活产率为目的的早期产前筛查方法,Meta 分析认为没有证据表明 PGS 对 IVF 后的活产率提高有益,相反对于高龄产妇,PGS 显著降低了活产率。但是 2017 年有临床多中心随机对照试验(randomized controlled trial,RCT)证实了 PGS 改善临床结局,包括提高活产率、提高妊娠率、降低流产率和缩短妊娠时间。PGS 最大的问题是染色体嵌合率高,PGS 对子代安全影响目前尚存在争议,主要是因为其需要有创的胚胎活检,且活检技术标准化存在问题。预测非侵入性 PGS 是未来的发展趋势。分层治疗:中华医学会生殖医学分会在 2015 年专家共识中将患者分为卵巢正常反应、卵巢高反应、卵巢低反应和卵巢慢反应,建议根据患者的卵巢功能,合理、适度地应用促排卵药物,提供合适的 ART 方法。除了根据患者的卵巢功能进行分层治疗,还应根据患者不孕的病因进行分层治疗,建议临床医生提供治疗方案时,一定要以患者安全为首要目标,借助可行的机制,基于分层和个体化特色,提高妊娠率,降低并发症。

二、制定目标规划

结合目前各专业及学组发展情况,妇产科学分会制定未来发展的目标如下:本着"突出重点、协调发展"的原则,充分发挥妇产科学会与各个医学中心相结合,临床与基础相结合的特色,汇聚一批国内有相当影响力学术带头人和国内知名的优秀学术骨干,引入新思路、开创新思维,积极推进学科建设,为我省妇产科学科水平再上新台阶助力!

(一)继续坚持医学会的领导,积极参与学会各项活动

河南省医学会定期组织专家团队开展科技服务下基层活动,进行科学普及和健康扶贫,进行教学查房、义诊、学术讲座、手把手技术帮带、疑难病多学科讨论等多种形式的活动,妇产科学分会各委员及委员单位将积极参与各项活动。

(二)人才培养

依托各大医院培养一批高、精、尖及敢于创新的科研人才,依靠团队力量,争取主持和中标国家级重大项目。继续重视培养青年医师的综合素质,青委会的工作承前启后、面向未来,对实现分会长远健康发展和学科整体实力提升具有重要意义。

(三)继续加强同国内和国际间的学术交流

分会将继续依托学术年会和在河南举办的各种区域性和全国性会议,同时结合医学宣教平台、适宜技术推广等多种形式,提升医务工作者的关注度和参与度,提升分会在全省和全国的影响力,促进学科的发展。

(河南省医学会妇产科学分会第九届委员会　王　悦)

河南省妇科肿瘤学学科发展研究报告

摘要

妇科肿瘤尤其是恶性肿瘤是严重威胁女性健康的重大医学问题,发病率最高的女性生殖道恶性肿瘤依次为宫颈癌、子宫内膜癌和卵巢癌。宫颈癌发病率居女性生殖道恶性肿瘤的首位。幸运的是,宫颈癌是唯一一个病因明确的妇科肿瘤,它的致病元凶是高危型 HPV 持续感染。宫颈癌发生前通常有一个长达数年的癌前病变阶段,而且有可靠的手段来发现癌前病变并治疗,早期发现的宫颈癌一般能治愈,因此,宫颈癌可防可控。子宫内膜癌又称宫体癌,占妇科恶性肿瘤的 20% ~ 30%。近年来发病率持续升高,且有向年轻化发展的趋势。卵巢癌起病隐匿,目前仍然缺乏有效的筛查手段,死亡率较高,被称为女性健康的"沉默杀手",近年来卵巢癌治疗中最有意义的新进展,应当是靶向治疗与维持治疗。每种肿瘤的发病特点不同,诊治要点也不同,需要专业的妇科肿瘤医生来完成规范化诊治流程的制定。除了妇科最常见的三大癌症,还有外阴肿瘤、阴道肿瘤、输卵管肿瘤等多种良恶性肿瘤。肿瘤性疾病的诊治一般较复杂和疑难,对医生个人甚至团队的医疗水平以及医疗机构的检查设备、手术设备要求较高。因此,妇科肿瘤性疾病的诊治水平也代表着一个地区妇科团队诊治疑难疾病的能力,代表着一个地区妇科发展的最高水平。

在中华医学会及省医学会的领导和指导下,妇科肿瘤学分会于 2007 年 5 月成立,专科分会的成立标志着我省妇科肿瘤学研究和防治工作进入了一个崭新的阶段。2015 年 11 月妇科肿瘤学分会进行换届改选,王莉任第二届主任委员。2019 年 11 月妇科肿瘤学分会进行换届改选,郑州大学第一附属医院的郭瑞霞任第三届主任委员。现妇科肿瘤分会设 2 个学组:放射治疗学组、阴道镜与宫颈病理学组,并成立了青年委员会。专委会现有由主委 1 名,副主委 5 名,常委 26 名,委员 64 名组成,青年委员 51 名。妇科肿瘤分会成立以来,搭建了妇科肿瘤性疾病诊治经验分享和交流的学术平台,根据学科发展的需要和学术动态,在多地市组织了形式多样的学术活动,对于规范和提高河南省的妇科肿瘤诊治水平起到了积极的推动作用。

一、学科现状

（一）学术地位国内领先

每年组织举办妇科肿瘤分会学术年会和新技术培训班，邀请国内知名专家学者授课，为河南省妇科领域的专家学者搭建了一个互相交流、相互学习的学术平台，对于临床及科研过程中的问题进行深入、广泛的探讨，共同学习国内外领域内的新理念和新技术，就妇科肿瘤领域的常见问题，热点问题及靶向治疗，免疫治疗等各种新理念、新技术、新方案向全省妇科肿瘤同道送去世界前沿的学术盛宴。多年连续举办妇科肿瘤的多学科综合治疗进展研讨会，均取得了很好的效果。在郭瑞霞主委的带领下，河南省妇科肿瘤团队的整体科研工作也取得了重大进展，郭瑞霞主委主持国家自然科学基金课题 3 项，省部级课题 10 项，发表有影响力论文 150 篇，其中，SCI 收录 25 篇，获中华医学科技二等奖 1 项，河南省科技进步奖二等奖 3 项，三等奖 3 项，主编著作 3 部，参编参译著作 6 部，参与行业标准及指南制定 5 项，专家共识 16 项。5 位副主委，26 位常委和各位委员也都是妇科肿瘤领域的杰出人才，分别在自己的专长领域内有所建树，河南妇科肿瘤的学术地位持续国内领先，河南妇产医生所取得的成绩受到全国业内同仁的高度评价。

（二）学科平台建设更加完善，利于工作的开展

妇科肿瘤分会从学科定位、特色凝练、体系完善、人才培养、学科交叉融合、加强交流合作等方面全面、稳步推进平台拓展，完善建设。拥有国家级临床重点专科、国家临床药物试验基地、河南省妇产和临床医学研究中心等，拥有国家首批临床医学重点学科、河南省教育厅和河南省卫健委医学重点学科，河南省首批临床医学博士授权点，河南省首批妇产科住院医师规范化培训基地。在郭瑞霞主任委员的带领下，依托郑州大学第一附属医院、河南省人民医院、河南省肿瘤医院、郑州大学第二附属医院、郑州大学第三附属医院等代表河南省最高医疗水平的省级医院平台，互相之间密切合作并与地市级医院妇科之间互相联动，全省住培生、进修生的教学培养工作均可高质量展开。拥有卫健委妇科四级内镜手术培训基地、中华医学会全国"县级医院人才培养计划"妇科腹腔镜培训基地、国家临床药物试验基地、河南省首批妇产科临床医学研究中心、河南省卵巢和宫颈疾病临床诊疗中心。

（三）学术会议规模扩大，影响增加

2007 年 5 月河南省医学会妇科肿瘤学分会成立大会在郑州市隆重召开。会议共收到妇科肿瘤学等方面论文近 50 篇，分会编辑并出版了论文汇集。经过向与会代表征求意见，收回反馈表 80 份，满意率 96.5%。

2016 年 6 月 24—26 日主办河南省首届妇科肿瘤规范化培训和新技术探讨会，会议邀请省内外学术界一流专家 200 余位参加会议，会议期间与会人员踊跃发言，就体腔热灌注在肿瘤临床诊疗过程中所遇到的疑难问题进行了深入探讨，为制定妇科恶性肿瘤体腔热灌注化疗规范提供了理论依据和国际共识，推动了体腔热灌注化疗在我省妇科恶性肿瘤治疗中的应用。

2016 年 8 月 12—14 日,召开 2016 年河南省妇科肿瘤学术年会暨 2015FIGO 妇癌报告及热点讨论,来自省内外 300 余名专业同道参加会议。2017 年河南省医学会妇科肿瘤分会积极推广新技术、新业务,举办第一届、第二届河南省妇科肿瘤腹腔热灌注化疗研讨会;2018 年 9 月 7—9 日,召开 2018 年河南省妇科肿瘤学术年会,邀请陈春林、朱笕青、崔恒、谢幸、王世宣、高雨农、周琦、姚书忠、段华、李小平等多名全国妇产科知名专家到会授课,反响热烈。

2019 年成功举办第四届妇科肿瘤分会学术年会,本次年会邀请了国内知名专家,细致解读了2019 年 9 月底在西班牙召开的欧洲肿瘤医学学会年会(ESMO)会议精华,就妇科肿瘤领域的靶向治疗、免疫治疗等各种新理念、新技术、新方案向全省妇科肿瘤同道送去世界前沿的学术盛宴。另外,还多次承接举办国家级会议。

2019 年 11 月妇科肿瘤学分会进行换届改选,成立第三届委员会,2020 年 11 月 20—22 日,河南省妇科肿瘤年会在郑州市采用线上录播或直播结合河南省内专家及学员线下会议的模式进行,共有 103 位专家进行授课,其中 63 位省外专家教授,40 位省内专家教授,各位专家教授对妇科肿瘤的热点话题进行了解答、学术探讨和经验交流,分享了他们对妇科肿瘤领域的前沿性问题的独特见解。大会于 11 月 21 日晚分别举行"疑难病例讨论""视频展播"和"优秀论文评审"三个分论坛,论坛讲座持续到晚上十点多,仍座无虚席,学习气氛融洽、热烈。

2021 年 9 月 17—19 日,河南省医学会妇科肿瘤学术年会(暨郑州大学第一附属医院妇科微创会议)在郑州以线上和线下结合的方式成功举办。大会的主题是"规范、精准、微创、交流、提高",共分 4 个会场,历时 2.5 d,75 位省外和 37 位省内知名专家进行了学术讲座。会议形式多样,设有手术视频比赛、青年医师优秀论文评比、疑难病例讨论、妇科恶性肿瘤 MDT 病例讨论点评等环节,会前设有阴道镜培训,还特别举办了"中医药在妇科肿瘤中的应用"的专题会。本次大会内容丰富、讲座精彩,与会人员学习热情高涨,超过 11.56 万人线上线下参会,极大推动了我省妇科肿瘤事业的发展。

(四)学科队伍不断壮大

近年来我省妇科肿瘤从业人员总量保持增长趋势,从业人员质量不断提升,学科队伍结构不断优化。2019 年 11 月妇科肿瘤学分会进行换届改选,成立第三届委员会,郭瑞霞任第三届主任委员,王武亮、李红雨、张梦真、王悦、岳青芬为副主任委员,委员会共99 人,青年委员 51 人,放射治疗学组49 人、阴道镜与宫颈病理学组52 人,人员分布合理,保持有良好的交流和协作关系。

(五)交流型人才团队建设

妇科肿瘤学分会第三届委员会的主委和委员、青年委员会及学组委员均多次参加全国学术会议,并参与授课、视频展播等多种形式的学术交流;河南省医学会妇科肿瘤学分会主委、副主委及委员也对省内外的健康扶贫及科普宣传工作给予支持和协助,多次进行适宜技术的推广工作及科普讲座、基层健康扶贫等多种形式的学术活动。

(六)临床服务能力稳步提升

拥有国家临床药物试验基地、河南省首批妇产科临床医学研究中心、河南省卵巢和宫颈疾病临床诊疗中心。内镜手术占所有手术90%,三、四级手术比例90%,其中50%为高难度四级手术,已开展达芬奇机器人腹腔镜手术,率先在国内开展并普及腹腔镜"微创"手术,河南省妇科肿瘤诊治水平及总体实力达国内先进水平,开展多项特色技术,更好地为广大患者服务,使中原人民在"家"即可享受顶级诊疗技术,同时为周边省市带来便利。

(七)教学培训能力持续提升

拥有卫健委妇科四级内镜手术培训基地、中华医学会全国"县级医院人才培养计划"妇科腹腔镜培训基地,每年组织举办河南省妇产科医师年会包括妇科肿瘤新技术新进展学习班,参会人员达400~500人次,效果非常好,深受各级妇产科医生的欢迎。除了举办学术会议之外,河南省医学会妇科肿瘤学分会主委、副主委及分会委员也对地市级开展的基层分会学术交流给予协助,支持和协助基层分会举办继续教育班和学术会议,比如子宫内膜癌筛查及早期诊断技术培训班,第一期采用线上授课+线下实操相结合的培训形式在郑州举办,获得良好效果,之后该培训班将陆续在洛阳、开封、新乡等城市定期举办,整体培训能力持续提升。

(八)科普公益活动稳步推进

1.名医名家走基层活动

河南省名医名家"走基层·送健康"健康扶贫系列活动已经成为河南省医学会品牌特色活动,目前成功完成民权、开封、洛阳三站。活动期间举办健康科普知识讲座、业务技术交流和专家义诊活动,提升基层医生妇科肿瘤相关疾病的规范化诊疗能力,提高公众科普知识水平和疾病预防意识。

2.适宜技术推广

(1)郭瑞霞申报技术:一种安全的宫颈锥切缝合技术——环形缝合术;经脐单孔腹腔镜在卵巢良性肿瘤中的应用。

(2)王莉申报技术:阴道镜检查技术在宫颈癌筛查中的应用。

(3)阴道镜与病理学组刘玉玲申报技术:宫颈病变规范化诊治。

(4)王春芳申报技术:女性下生殖道病变的规范化治疗。

多次在基层妇产科医师参加的会议上授课,通过视频演示、手术演示等方式指导基层医师开展适宜技术。具体措施包括以下三个方面。①多次在有基层妇产科医师参加的国家级会议和省级地区级会议上授课,通过视频演示、手术演示等方式指导基层医师开展适宜技术,通过专家与学员之间进行手把手教学,专家在教学过程中,更能了解学员学习难点,加深教学,更使学员获得与专家面对面交流机会,把学习中的疑惑、难点与专家教授及时沟通,不仅取得事半功倍的效果,更加深了专家与学员之间的师生感情,以后工作过程遇到实际问题也更利于交流。②在民权、洛阳和开封三地的"健康行"活动中,在基层医院进行授课巡讲和技能培训,通过详细的理论授课和专家与学员之间进行手把手教学,收到良好的培训效果。③在住院医师规范化培训等活动时也多次讲授宫颈锥切缝合技术——环形缝合术,培训了更多的年轻医师,使其以后参与临床工作之后,为更多患者解除病患。对于所推广的河南省内基层医疗服务机构如洛阳市人民医院、开封市妇产医院、周口中心医院等,相关医务人员培训率已经达80%以上,适宜技术推广取得显著成效。

3.科普活动及成果

妇科肿瘤学分会各位委员将科普工作纳入分会日常工作计划,郭瑞霞主任委员的优秀科普作品《妇科专家告诉你如何告别宫颈癌》《子宫切除术后患者出院注意事项》等动画视频,让大家快乐学习医学知识。另外,郭瑞霞主任委员还推出多篇科普文章。郭瑞霞主任委员和王春芳秘书参加河南省医学会"豫医健康""医路有爱"栏目,推出科普讲座《HPV疫苗那些事儿》。妇科肿瘤学分会安排各副主委、常委、青委会主委、副主委以及学组的组长、副组长定期推出精彩科普作品,为广大女性宣讲健康知识。

二、发展趋势

妇科肿瘤的诊治与许多其他医学的学科之间有着密不可分的联系,并且相互依赖,相互促进。世界范围内已达成共识,一个优秀的妇科肿瘤医师必须是了解和掌握多学科知识的综合医师。如卵巢癌如要达到理想的肿瘤细胞减灭术,常常离不开与外科特别是泌尿外科与胃肠外科的协作,妇科肿瘤手术中并发症的处理也常常需要泌尿外科、胃肠外科、血管外科等的帮助。宫颈癌、外阴癌等治疗中,放疗也扮演着重要角色,Ⅱb期以上宫颈癌常常采用放射治疗便可取得较好的治疗效果,巨块型宫颈癌如Ⅰb2期常采用内照射缩小瘤体后再行根治性手术,可明显改善患者生存。介入栓塞化疗在妇科肿瘤的治疗中也占有一席之地,年轻需要保留卵巢功能的Ⅱb期宫颈癌患者介入栓塞化疗后"降分期"可获得手术机会,保留卵巢功能,提高年轻患者的生存质量;滋养细胞肿瘤患者介入栓塞化疗可避免肿瘤侵穿子宫,很好地保留子宫等生育能力;子宫肌瘤、子宫腺肌病的子宫动脉介入栓塞治疗;恶性肿瘤局部发生患者,给予粒子植入亦能取得良好的治疗效果等。随着妇科肿瘤患者的年轻化趋势,年轻妇科肿瘤患者如何保留生育能力是世界关注的焦点,冷冻卵巢、冷冻卵子的技术便应运而生;彩色超声一直是诊断妇科肿瘤最常用的辅助手段,近年来PET-CT、磁共振等在评估卵巢癌、子宫内膜癌、宫颈癌中应用越来越多,在某些方面是超声难以做到的;妇科肿瘤学的发展离不开病理科的相应发展与支持。郑州大学第一附属医院妇科已于2019年率先开展了妇科肿瘤多学科会诊平台,造福广大患者。目前在一些省内基层医院,部分妇科医生在诊治过程中,缺乏相关其他科室的知识,不能与兄弟科室达成很好的合作,为肿瘤患者提供最佳治疗方案。省内各地市间学科发展不平衡,偏远地区、经济水平较低的地市与省会城市医疗和研究水平存在较大差距。另外,基层地区疾病诊疗欠规范,从业人员缺乏专业教育,毕业后教育有待加强,指南共识还需进一步推广。因此,打造妇科肿瘤多学科综合治疗平台,有助于妇科医生们了解相关科室的前沿进展,最新诊治方法,以便为广大妇科肿瘤患者提供多学科综合的、全面的诊疗方案。

三、目标规划

具体的发展建议如下。

(1)在省卫生健康委的领导下,建立河南省妇科肿瘤预防及规范化治疗的多学科综合治疗平台,为广大妇科肿瘤患者提供多学科综合的、全面的诊疗方案,提高医疗质量。

（2）充分利用和发挥河南省妇科肿瘤预防及规范化治疗网络的作用,健全上下联动、应对有序的会诊、转诊网络,推进分级诊疗与双向转诊。

（3）加强妇科肿瘤规范化诊治的人员培训,通过形式多样的培训、远程会诊、专家查房等,积极开展基层帮扶培训、督导,提高医护人员的救治能力。

（4）利用"豫医平台"等提供网络化、数字化、个性化、持续化的在线课程及医学教育,开展疑难危重病例讨论。

（5）进一步整合巡讲活动资源,提高巡讲效果,加强现有组织形式、巡讲专家组成等方面的管理,科学制订巡讲计划,组织基层讲座,组织继续教育活动,组织病例比赛、技能比赛、层级选拔,相互提升。加强与各地市之间的交流,以会促学形成闭环管理,扩大基层围产领域诊疗工作的学术技术水平。

妇科肿瘤领域的新理论、新技术不断更新推出,妇科肿瘤学分会在郭瑞霞主任委员的带领下,加强基础及临床研究,不断引进新技术,推动我省妇科肿瘤疾病领域医学科技创新体系的发展。加强学科建设,重视人才建设及引进,加快学科发展,打造更强的妇科肿瘤团队,为河南省妇科肿瘤事业做出更大的贡献。

（河南省医学会妇科肿瘤学分会第三届委员会　郭瑞霞）

河南省肝脏病学学科发展研究报告

摘要

河南省医学会肝病分会长期致力于我省感染性和非感染性肝病的临床诊疗规范普及推广、肝病基础和临床研究的选题开展、国内外肝病同行和学会的交流合作。在学科现状方面,持续组织全省各地市肝病分会或肝病从业者学习国内外最新各种类型肝病的《临床诊疗指南》,最大程度保障诊疗水平规范化、同质化;培养了在国内甚至国际肝病领域具有较强影响力的优秀青年医师,向国内外发出"河南肝病声音";先后5项研究成果被中华医学会、世界卫生组织、欧洲肝病学会、亚太肝病学会制定的权威《指南》引(采)用,为国内省级肝病学会之少有。在发展趋势方面,纵观国内外肝病学科的发展历程,我省肝病学科与京沪等肝病学科差距明显,尤其是肝病亚专科诊疗水平和科研能力方面,国内和我省肝病学科未来的发展趋势包括强化肝病亚专科建设、凸显肝病临床研究的重要性、注重肝病免疫学和分子生物学的基础研究、培养领军人物等。在目标规划方面,人才是最主要的生产力和发展引擎,强化河南肝病青年人才的培养,破除"论资排辈"、营造"能者上、平者让、庸者下"的良好氛围,给优秀青年人才以干事创业的机会和平台,以免贻误河南肝病学科追平全国一流肝病水平的战略机遇期,依靠青年科研团队在亚专科建设、肝病临床和基础研究等方面"追京赶沪"。

河南省肝脏病学科近年来发展迅速,具有先进的医疗、教学、科研、预防、管理水平以及丰富的严重复杂肝病救治经验。我省肝病救治相关诊疗科目齐全,配套设备设施完善,人才梯队建设合理,且有相对成熟合理的肝病中心运行机制。

一、学科现状

(一)基础研究

河南省肝病学会长期以来致力于终末期肝病的创新诊治,并取得了一系列的研究成果,处于国内领先水平。在慢加急性肝衰竭发病机制上,河南省肝病学会首次阐明了慢加急性肝衰竭存在肝细胞能量代谢重编程,即氨浓度升高、氧化磷酸化显著抑制和脂肪酸 β 氧化增强,并证实能量代谢重编程是慢加急性肝衰竭发生发展的新机制。率先发现了脂肪酸 β 氧化限速酶(长链 3-酮酯酰 CoA 硫解酶)是治疗慢加急性肝衰竭的新靶点。

在肝癌的无创诊断领域,郑州大学第一附属医院与浙江大学协同创新,在国际上率先阐述了早期肝癌的肠道微生态特征,建立了基于肠道微生态的肝癌早期无创诊断模型,实现了跨地域的独立验证,说明该诊断模型在中国多地域人群中的普适性,取得了该项具有国际影响的重大研究成果,以原创性论著 2019 年发表在消化领域顶级期刊 *Gut*(IF:19.819)上。同时,该研究成果入选"2019 肿瘤标志物临床应用年度十大进展"。

在肝癌的预后领域,通过微生物组和宿主转录组的综合分析揭示了肠道菌群通过血清胆汁酸引起的肿瘤免疫微环境的改变可能是肿瘤负荷和不良临床预后的重要影响因素,研究成果发表于 *Genome medicine*(IF:11.117)。

(二)临床研究

目前已在慢乙肝和慢加急性肝衰竭等多个领域获得重大突破。郑州大学第一附属医院余祖江开展了首个曲美他嗪靶向脂肪酸氧化治疗慢加急性肝衰竭(ACLF)的临床试验(ChiCTR-OPC-15006839)。试验结果显示曲美他嗪能够显著增强 ACLF 患者肝脏的糖酵解代谢,显著提高 ACLF 患者的 90 d 总生存率。亚组分析显示,曲美他嗪显著改善了谷丙转氨酶或谷草转氨酶水平低于 400 U/L 的患者的预后,表明曲美他嗪对于 ACLF 晚期患者具有更好的疗效。

国内外罕有丙酚替诺福韦(TAF)在乙型肝炎(乙肝)孕妇中的研究。2021 年曾庆磊发表了国际首个前瞻、多中心的观察性研究,在全球率先前瞻性地证实了 TAF 在孕妇中应用的安全性和母婴阻断的有效性,论文发表在国际感染病学领域顶尖期刊 *Clinical Infectious Diseases*。该研究被 2020 年第71 届美国肝病学会(AASLD)年会录用为大会报告,被 AASLD 评议委员会评定为"最佳乙肝研究",被中国肝炎防治基金会、中华医学会感染病学和肝病学分会制定的行业"指南与规范"——《阻断乙型肝炎病毒母婴传播临床管理流程(2021 年)》引(采)用,被亚太肝病学会(APASL)《乙肝孕妇指南》正面引用。

(三)学科建设和人才队伍

我省肝脏病学会人才济济,学科人才培养制度完善。学科带头人余祖江担任国务院新冠肺炎疫情防控督导组专家,全国研究型医院肝病学会副主任委员,荣获 2021 年度"中原英才计划(育才系列)"中原名医。青年学者任志刚荣获第二届河南省卫生健康系统"十大杰出青年",2021 年"中原千人计划"中原青年拔尖人才。青年学者曾庆磊荣获 2020 年 AASLD"国际青年研究学者奖"(国际共 5 人),是 AASLD 授予非美国籍青年学者的最高奖项,是中国历年第二位获得者,荣获 2019 年"中原千人计划"中原青年拔尖人才。

(四)学术成果

近三年来,我省肝脏病学会学术成果颇丰,其中以第一完成单位获得省厅级科技成果奖 4 项,授权国际发明专利 1 项,国家发明专利 2 项,发表 SCI 收录论文超过 150 篇,其中影响因子大于

10 分论文 13 篇,获批国家重点研发计划、国家科技重大专项、国家自然科学基金等国家级项目 10 项,处于国内先进水平。

(五)国际合作

我省肝病学会积极开展国际合作,与美国国立卫生研究院、哈佛大学等国外顶尖大学及研究机构具有密切的学术交流及合作关系。同时曲美他嗪治疗慢加急性肝衰竭的研究获得了国际专利,与马丁制药公司、SABe 公司签署了联合开发协议,开展全球多中心临床研究以进一步验证我们的结果(临床试验编号:NCT03737448),实现了慢加急性肝衰竭治疗 0 到 1 的技术突破,为开发临床药物新用途贡献了中国技术和中国方案。

(六)多学科合作

我省肝脏病学科积极展开多学科交叉合作,与化学、生物信息学、药学、微生物学等学科开展了密切合作,发表了一系列高水平学术成果。①创新性提出将基于铂的化疗药物纳米化,采用表皮儿茶素、顺铂前体药物和多元酚共聚合物构建了一种新型的有机纳米治疗药物(PTCGNPs),实现了化疗和化学动力疗法的联合,发挥了优异的抗肝癌作用,同时有效避免了基于铂的药物所引起的全身毒性,研究成果发表在 *AdvMater*(IF:30.85)。②建立了 DEN 诱导的小鼠原位肝癌模型,动态分析了肝癌发生发展中肠道菌群改变和代谢组学变化的互作网络。随着肝癌进展,代谢模式发生重编程:吲哚丙酸和尿素增多,而游离脂肪酸减少。纳米化人参皂苷的使用部分逆转了肿瘤主导的代谢模式,重塑了肠道菌群和代谢之间失衡的交互网络,研究成果发表于 *Small*(IF:13.28)。

(七)科普教育

肝病学会近年来积极组织力量开发高质量、易操作、通俗易懂的医学科普产品;并结合电视、报刊及新媒体技术,鼓励医学专业人员编写或创作出公众喜闻乐见的医学科普动画视频、音频产品;大力支持并培养医学科普研究专家、宣传专家及创作专家。同时,近年来肝病学会大力加强医学科普教育队伍建设,不断增强医学科普职业道德和科学传播技能。

(八)成果转化和技术推广

肝病学会立足自主创新,基于重大的临床需求,长期致力于肝肿瘤治疗新技术的研发和临床应用推广。我省肝病学会团队率先发现曲美他嗪可以针对能量代谢重编程来提高肝衰竭患者的生存预后,研究成果于 2020 年发表在《尖端科学》(*AdvSci*)(IF:15.840)。同时,曲美他嗪(TMZ)用于肝衰竭的治疗,获得国际发明专利;曲美他嗪作为治疗肝衰竭的新药已获得美国 FDA 批准,处于"孤儿药"地位,成为国际上第一个治疗肝衰竭的新药物。该成果已经在全球 3 个洲 7 个国家 45 个单位,其中国内 18 个省份 20 家知名三甲医院推广应用,取得了确切的临床疗效,改变了终末期肝病缺少有效治疗药物的局面,推动了肝病治疗药物研发基础与应用的科技进步。该研究成功实现了基础科研向临床应用的转化。

（九）设备研发

肝病学会积极推动肝肿瘤射频消融治疗相关医疗新设备的研发和推广,尤其在肝脏危险部位的肿瘤射频消融方面取得一系列新突破。

郑州大学第一附属医院团队和浙江团队合作的原始创新型纳秒刀实现肝脏危险部位肿瘤的彻底消融和安全边界。同时,发明了一种可调节工作长度的射频消融电极针及安装、使用方法,弥补了普通射频针的不足,拓展了射频消融的应用适应证。纳秒刀在临床上得到了全国范围内的广泛应用和推广,明显延长了肝肿瘤患者生存时间,降低肝肿瘤发病率,产生了重大的社会效益和临床意义。

二、发展趋势

（一）肝病诊疗亚专科化建设

随着疾病诊疗逐渐亚专科化,有充足实力的肝病专科亦会逐渐朝向该方向发展。比如眼科专业已经细化至约 20 个亚专科、生殖医学亦分为 10 个左右亚专科。再比如中国最大的肝病诊疗中心——解放军总医院第五医学中心,从各个角度将肝病诊疗细化为约 20 个亚专科:从是否具有传染性分为感染性肝病中心和非感染性肝病中心,从疾病阶段分为普通肝病中心、肝纤维化中心、肝硬化中心、肝衰竭中心、肝癌中心,从年龄层次角度单独成立青少年肝病中心,从需求层次设置国际(特需)肝病中心,从急危重症角度设置重症肝病监护病房,从检验检测角度设置肝脏病理中心、肝病基因检测中心,从治疗特色角度设置肝病免疫治疗中心、肝病介入治疗中心等。

未来,肝病亚专科化可使各种类型疑难重症肝患者群在单个肝病中心解决所有肝病及其相关临床诊疗问题;对医务人员而言可人尽其才,增加职业上升通道、空间以及凝聚力。目前,我省肝病学科面临的主要问题:①肝病学科的建设空间有限;②医师无明确亚专科方向意识;③缺乏强而有力的学科和亚专科领军人才。

（二）肝病临床研究的重要性突显

临床研究,包括肝病临床研究是临床学科知名度和影响力的基石。我省具有极大的人口优势,理应产出与人口优势相匹配的大量优质临床研究成果,然而,我省能被国内肝病同行熟知的临床研究成果较少。近年来,被国内肝病学科同行熟知和广泛应用的主要临床研究成果包括国产长效干扰素治疗非活动慢性乙肝病毒携带者(2022 年被郑州大学第一附属医院组织专家鉴定为国内领先)以及丙酚替诺福韦阻断乙肝母婴传播(被 2021 年中华医学会感染和肝病分会等制定的《阻断乙肝病毒母婴传播临床管理流程》采用,2022 年被郑州大学第一附属医院组织专家鉴定为国际领先)等。

我省肝病学和临床研究产出较少的主要原因:①医师普遍缺乏临床研究的意识和训练;②部分有较好临床研究意识和受过良好临床研究训练的医师缺乏良好的研究环境、氛围、政策支持,无法从艰困的外部环境中解放出来,不具有整合临床研究资源的岗位和能力;③缺乏临床研究平台,国际大量优秀的临床研究出自门诊诊疗随访，门诊即临床医师的研究平台，研究型临床医师存在门诊坐诊频次少进而入组患者少及总耗时长等问题；④临床研究合作意识极差，导致难以形成大规模的研究队列，同时导致队列形成耗时长进而无法在国内外起到引领作用；⑤临床医师存在普遍的浮躁心态和情绪，由于临床研究开展艰难、耗时长，导致部分医师聚焦很难被国内外同行认可的 Meta 分析（已发表数据再分析）等"短平快"课题，真正聚焦肝病临床研究的医师少，进而形成非良性循环。

（三）肝病免疫学和分子生物学研究强化

肝脏是人体最重要的免疫器官之一，病毒性肝炎及其并发症是中国最主要的肝病，故而，肝病免疫学和分子生物学是最重要的两个基础肝病研究方向。然而，我省肝病学科免疫学和分子生物学的研究能力薄弱及成果稀少，在国内外无该两个研究方向的话语权。

导致上述问题的主要原因：①缺乏受过良好肝病免疫学和分子生物学科研训练的人才，特别是一批领军人才；②缺乏肝病免疫学和分子生物学的研究平台和环境。

（四）领军人才是学科发展的根本

上述问题纷繁复杂，但核心问题是人才建设，特别是缺乏一批领军人才的引领是导致我省肝病学科发展水平迟滞的主要原因。纵观全国肝病学科，众多著名肝病专家如解放军总医院第五医学中心王福生院士、北京友谊医院贾继东、北京大学人民医院魏来、北京地坛医院成军、北京佑安医院段钟平、北大医院王贵强、复旦大学华山医院张文宏、上海瑞金医院谢青、重医二院任红、武汉同济医院宁琴等均是受过良好临床和科研训练的全日制内科学（传染病学或消化病学）博士研究生，且大都在 2000 年左右以 40 岁左右（部分甚至更早）的最佳干事创业年龄开始领导学科发展。然而，我省直到 2001 年才引进了第一位著名院校的受过良好临床和科研训练的内科学（传染病学/肝病）专业全日制博士研究生，且直到 2012 年才走上科室主任岗位并发挥引领作用，即使截至目前，我省全日制内科学（传染病学/肝病内科）博士研究生仅有 20 名左右。人才缺乏特别是缺乏一批标志性领军人才是全省肝病学科发展的重要绊脚石，我省应大力引进和培养中青年肝病学科带头人，给予他（她）干事创业的良好外部环境、平台、政策支持，使其在国内逐步崭露头角，最终带领我省肝病学界追平并进入全国肝病学科的一流梯队。

三、发展规划

深刻认识并准确把握国家医疗卫生体制改革新形势，科学制定 5 年发展规划，把我省肝病治疗水平打造成具有核心竞争力的品牌。以国家医疗卫生体制改革重要思想为指导，力争用 5 年时间将肝病专科建设成管理科学、人才结构合理、专科技术领先、科研能力强的肝病专科学分会，以点带面，以重点促一般，带动整体学科建设和发展，提高我省肝病综合诊疗水平。

1. 科学规划是专科健康发展的前提

专科建设应以服务社会需求为目的，按照统一规划、合理布局、培育优势、重点突破、整体推进的原则进行。规划中要结合实际，深入研究各医院及科室自身条件，培育优势特色，防止重复投资、重复建设,以免造成人、财、物的浪费。

2. 加强人才培养

引进和培养中青年肝病学科带头人,给予外部环境、平台、政策支持,以学科带头人作为统率业务建设与科室管理的核心力量,形成专科建设队伍年龄上老中青相结合、技术上主动传帮带与务实进取并存的良好格局,积极培养与特色专科建设相适应的学科技术骨干,特别是领军人才的培养及引进。

3. 自我管理也是非常重要的一个方面

将管理与自我管理结合起来,使全体学会人员成为管理的主体,共同决策、共同实施,使其主观上积极参与并努力实现专科分会目标,这样不仅提高了管理效率,也提高了专科分会人员的责任心,使专科分会管理中一些无法量化的指标得到很好的解决。

4. 重视加强肝病的临床研究

发挥我省人口优势,紧跟学科热点与难点,提高肝病专科医师临床研究的意识,将部分有较好临床研究意识和受过良好临床研究训练的医师从艰困的外部环境中解放出来,给予研究环境、氛围、政策支持,提供临床研究平台,增强临床研究合作意识,为形成本省肝病领域大规模的研究队列提供支持。

5. 重视基础研究

肝病免疫学和分子生物学是最重要的两个基础肝病研究方向,引进一批受过良好肝病免疫学和分子生物学科研训练的人才,特别是一批领军人才,加强与国内外肝病免疫学和分子生物学领域高水平机构合作,共享研究平台和环境,提高本省该领域的高质量发展。

(河南省医学会肝脏病学分会第四届委员会　余祖江)

河南省感染病学学科发展研究报告

摘要

随着医学科学的进步,重大传染病得以控制,经典传染病发病率大幅下降,但出现了更多与感染病学科相关的新问题,表现在各种新发传染病、再现感染病的威胁及不断出现的细菌耐药问题。现有的学科设置已不能完全适应疾病防治需求,学科的发展正面临前所未有的挑战。感染病学的形成与发展,既离不开医学科目区分的整体性及合理性,又推进了传染病学的发展进程。感染病学医生应符合医学发展与疾病变迁的学科道路,深入和拓展对感染性疾病的认识,将感染病学医疗、科研及教学研究推上一个新的阶段。

一、学科现状

感染性疾病是一类临床常见疾病,由细菌、病毒、真菌、螺旋体、立克次体等病原体感染所引起的临床症候群。在感染性疾病学科研究中,我们主要探讨传染病和感染性疾病特点,了解疾病的发生和发展的原因及影响因素,探究更为安全、有效、合理的预防和诊疗方法。感染性疾病病种繁多,不断有新发传染病出现,以及原有病原体变异、耐药、突变等原因,使疾病谱发生改变,严重威胁人民大众身体健康。感染病学是医学中最聚焦人与自然关系的经典学科,近 3 年在全球与新冠肺炎疫情做斗争,全球抗疫的大背景下,进一步凸显了感染病学科的规范建立和可持续发展的重要性。我国作为肝病大国,以病毒性肝炎及并发症为首的相关的各类肝病的诊治依然尤为重要。感染性疾病及肝病的诊治水平在很大程度上取决于病原检测的能力和技术水平。毋庸置疑,新技术日趋成熟,能够逐步解决一些传统方法解决不了的问题,就如本次新型冠状病毒(COVID-19)也凸显来病院检测新技术也给病原体检测带来革命性的变化,新冠肺炎疫情暴发后疫苗研发的快速动员和全面布局,是人类疫苗研发领域前所未有的。尤其是欧美国家广泛使用的核酸 mRNA 疫苗,此前历经十余年研发,在新冠肺炎疫情中"一战成名",得以大量应用。

这些疫苗技术路线经此一役日渐成熟,也为其他感染性疾病和新发传染病的疫苗研发奠定了良好的基础。新冠肺炎疫情以来,基础研究的积淀与储备在应对新发、突发传染病中的重要作用得到了前所未有的认可。正是在这样一次又一次的对抗和交锋中,人类追赶和反制自然界病原的能力和速度不断成熟、不断进步。

二、学科进展

对于感染科医师而言,要做到从临床出发,进行各种检测手段的取舍和现有检测结果的解读。近5年来,新的分子诊断技术正在不断涌现,为传统病原体检测技术提供了重要补充。其中,最早在2016年被提出的宏基因组学新一代测序/二代测序(mNGS)技术,近年来被应用得越来越广泛。然而,由于这一技术的高敏感性,与应用于肿瘤或遗传性疾病诊断相比,其用于病原体诊断检测尤需审慎解读。自2020年末至2021年,《中国宏基因组学第二代测序技术检测感染病原体的临床应用专家共识》《宏基因组高通量测序技术应用于感染性疾病病原检测中国专家共识》等多部专家共识陆续发布,从不同的角度进一步规范mNGS技术在感染性疾病中的应用。毋庸置疑,新技术日趋成熟,能够逐步解决一些传统方法解决不了的问题,也给病原体检测带来革命性的变化,但新技术并不能完全代替传统方法,其优点也正是其自身局限性所在。并不存在一个"万物皆可NGS"的时代,如何从临床出发,进行各种检测手段的取舍和现有检测结果的解读,对于感染科医师而言,是真正需要"去伪存真"能力的地方。

对于目前仍在人间活动的慢性传染性疾病,治愈和清除无疑是终极目标。在这个方面,丙型肝炎防治已经看到了曙光,直接抗病毒药物(DAA)药物在我国上市,治愈率达到90%以上。由于DAA药物种类较多及代谢特点,当慢性丙型肝炎患者合并其他疾病以及使用其他疾病药物时,临床医生需要了解丙型肝炎患者的常见合并疾病及常见合并用药,从而合理选择用药配合,避免药物相互作用发生,造成疗效不佳和严重不良反应。乙型肝炎和艾滋病尽管已经很好地实现了病毒长期控制,但距离"治愈"这一目标仍非常遥远。以治愈为目标的抗乙型肝炎药物研发仍在全线推进。

2021年,以治愈为目标的抗乙型肝炎药物研发仍在全线推进。总体而言,新药思路仍基于两大途径:一类为直接靶向病毒感染和复制过程的直接抗病毒药物,包括利用siRNA实现病毒RNA沉默,进入抑制剂、衣壳抑制剂和反义RNA病毒蛋白抑制剂等;另一大类是靶向宿主免疫系统调节其攻击乙型肝炎病毒(HBV)的间接抗病毒策略,包括治疗性疫苗、免疫检查点抑制剂、先天免疫激活如TLR-7/8激动剂等。多数药物尚处于临床前或Ⅰ至Ⅱ期临床研究的阶段,但几乎所有的新药临床研究设计都已经体现了乙型肝炎治疗转向多靶点联合的"鸡尾酒"策略。同时,基于现有药物的临床研究也体现了这一思路。2021年,多个基于国内人群的研究为核苷类抗病毒药物联合或序贯长效干扰素的乙型肝炎临床治愈策略提供了令人振奋的真实世界证据;尤其是低水平乙型肝炎表面抗原(HBsAg)、低HBV-DNA载量的非活性HBsAg携带者使用长效干扰素治疗后的表面抗原清除率,在不同研究报道中可达50%~80%,成为临床治愈的重要突破口。但值得注意的是,由于目前还没有任何药物证实能够清除乙型肝炎共价闭合环状DNA,现有方案还无法实现从临床治愈到根治乙型肝炎的跨越。此外,对于乙型肝炎不同临床类型的讨论,尤其是转氨酶正常的慢性HBV感染者的治疗和管理方案,在不断争议中也终于迎来了第1版《丙氨酸氨基转移酶持续正常的慢性乙型肝炎诊疗专家共识》的发布。感染人群的细分和治疗手段的发展,使得乙型肝炎的抗病毒治疗和长期管理很有可能开始由"千人数方"向"一人一方"转变。

人类在艾滋病治愈的道路上已经奔跑了数十年，距离终点似乎仍遥遥无期。近两年来新型冠状病毒疫苗研发技术路线全面开花，又激发了关于艾滋病疫苗研究的新讨论。2021 年一项新的研究显示，基于 mRNA 疫苗平台的实验性人类免疫缺陷病毒（HIV）疫苗能够在恒河猴体内成功诱发针对猴免疫缺陷病毒的中和抗体和细胞免疫反应。不过，既往的 HIV 候选疫苗在从动物到人体的研究间都存在着巨大的鸿沟，新的疫苗能否展现出临床前景，还有待进一步证实。2021 年度报道了第 2 例未经治疗出现清除性治愈的 HIV 精英控制者（Esperanza 患者），证实清除性治愈似乎是 HIV 自然病程中一种极为罕见但仍有可能出现的情况；这一点给了研究者更多启发和信心。利用更多不同靶标中和抗体组合治疗或预防 HIV 的策略，在临床前、临床早期研究中仍然显示了较强效力，但抗体疗效难以为继，始终是中和抗体应用于实际治疗的一大瓶颈。新的研究尝试将免疫检查点抑制剂抗 PD-L1 抗体和治疗性疫苗相结合，从调节宿主免疫应答的角度增加抗病毒效力，但应用前景也仍待观望。2021 年，世界卫生组织、美国健康与人类服务部均发布了对 HIV 感染药物治疗以及预防、检测和管理指南的更新，我国也更新发布了中国本土指南的第五版。三部指南均针对各自目标人群补充了近年来新的临床证据，着重体现了抗病毒药物的更新、合并感染和并发症管理、药物预防，以及全程综合管理的理念和举措。

三、学科发展趋势

对于我国感染性疾病和肝病的患者及临床医生而言，近年来国家医保目录逐步调整，补充纳入了近 5 年来上市的，包括抗病毒性肝炎、艾滋病和流感以及其他抗感染药物在内的多种全球一线用药，为我国传染病的防治提供了直接保障。药物的可及性与付费模式的多样化，也必将会对我国传染病的流行局面产生深远影响。因此，在当前大的诊疗环境下，对于感染性疾病和肝病学科的建设发展和感染肝病科医生的能力提高，需要解决多个方向的问题：如新发传染病的防控（新冠肺炎、流感等）、消灭病毒性肝炎、终末期肝病（肝硬化、肝衰竭）及其他各类肝病（脂肪肝、自身免疫性肝病、酒精性肝病、脂肪性肝病和遗传代谢肝病等）的处理、经典传染病（艾滋病、结核病、出血热等）的进一步科学防治以及抗菌药物的合理应用（尤其是对于多重耐药菌的防治）。这对于感染科和肝病科医生能力的要求也愈加严格。

在感染性疾病，包括新发传染病、经典传染病的预防控制与诊断治疗工作中，要结合疾病的发生发展原因和各种影响因素进行统计分析，了解疾病病原体类型、感染途径以及多种综合因素，如患者个体因素、社会因素、自然因素等。在疾病的进程及防治中，不能仅局限于临床症状与体征，除了要关注潜在性的感染因素，更要及时排查感染风险，在感染病的防控过程中，隔离感染源，阻断各类传播途径，评估易感人群的感染风险，针对不同类型感染病的特点，做好普通人群、高危人群的预防工作。在疾病的临床治疗中，选择药物治疗很常见，尤其是感染性疾病使用抗菌、抗病毒及抗真菌药物。

抗感染药物在长期临床使用过程中产生耐药问题，不仅导致药物治疗临床效果差，同时还会增加临床不良风险。临床工作中抗感染药物由临床药师、临床医师共同讨论研究，对所选治疗药物进行全面的了解，如药理毒力基础、作用机制、毒副作用、所入选临床诊疗指南共识等，同时结合患者的实际病情,制订个体化治疗方案,首选疗效确切、毒副作用小的抗感染药物。用药过程中密切观察药物疗效,还要避免产生耐药性,即注意单一的抗感染药物不宜长期、持续的使用。混合感染、多重耐药菌感染、原因不明重症感染疾病治疗中,免受耐药性的影响,建议采用广谱抗生素+窄谱抗生素的联合用药方式,可依据病情延长用药时间,提高疗效。在肝、肾功能不全患者,孕产妇,婴幼儿、老年人的抗感染治疗中,需要充分沟通,权衡利弊,慎重使用药物,监测药物毒副作用,以保障药物治疗的安全性。在感染病的防治工作中,加强患者管理和传播途径控制的同时,需要更多关注易感人群的情况。医护人员需要加强对感染病学科常见病、多发病、地方病相等关知识宣传普及力度,如就诊科室门诊及病房设置宣传栏,发放宣传手册,以及通过本院网络媒体"医院健康知识大讲堂"等,宣讲各类感染病防病知识和方法,尤其是对大众感兴趣的日常生活中的注意事项进行着重说明。通过多途径、多方法的宣教,让更多的患者及易感人群了解感染病学知识,掌握基本的疾病防治方法,除病原药物治疗外,关注患者的日常生活、心理因素、营养状态,为其制订保证充足营养和能量的科学食谱,维持良好的营养状态,提高免疫力,同时进行心理干预,鼓励患者要有战胜疾病的信心,进而降低易感人群的感染风险。

与此同时让患者及易感者认识到抗感染药物滥用的危害性,做到能够正确使用药物,减少抗生素耐药发生。最后,科室、医院对医务人员,尤其是一线临床医生进行定期培训,加强继续医学教育,通过学习本专业及相关领域新理论、新技术,加深掌握感染病学科知识,提高医务人员业务技术能力。在实际的治疗工作中,作为感染科医生,救治本科室各种病原体所致感染病患者,同时担负着特殊抗生素合理使用的评估及全院各种感染病会诊,严格审核抗生素使用治疗方案,详尽评估其安全性和可行性,依据患者实际病情,合理选择抗生素,个体化精准治疗,使患者真正地获益。通过抗生素会诊及专家点评,不断积累宝贵的临床诊疗经验,丰富自身感染病知识,更好地服务于被疾病困扰的民众。另外,医院感染在临床诊疗工作中不容忽视,重视医院感染管理的方针路线,充分发挥感染病学专业技术人员在医院感染预防和控制工作中的作用,落实医院感染管理规章制度、工作规范和要求,并在工作中正确运用,积极开展医院感染防控工作。作为临床一线工作者,在工作中需要不断更新知识、提升自身专业能力和业务水平,为患者及人民大众的健康保驾护航。

感染病学科正经历着前所未有的转变,在这大变革的时代,每一位从事感染病学领域的科研人员和医务人员都面临着巨大的机遇与挑战。感染病学医生既不能像以前那样将研究领域局限于常见、经典的传染病,也不单纯地负责医院感染病会诊。在不放弃传染病诊疗基础上,扩大感染性疾病诊疗范畴,使感染性疾病科符合医学发展与疾病变迁的需要,让整个学科焕发新的生命力。在这样一个关乎学科兴衰的历史时刻,感染科医生应加强自身的继续医学教育,全面提升理论基础,强化临床专业能力,以全新的面貌迎接感染性疾病给人类带来的挑战。

(河南省医学会感染病学分会第七届委员会　尚　佳)

河南省高血压防治学学科发展研究报告

摘要

高血压是心血管疾病的首要危险因素之一,影响全球数十亿人的健康。截至2010年,世界上约13.9亿人(31.1%)患有高血压,预计到2025年高血压人数会增加到15.5亿人。据统计,中国2002年约有1.53亿成年高血压患者,到2014年人数增至2.92亿。高血压是终身性疾病,一旦患病需终身治疗,给生活工作带来极大不便,且由其引发的心血管疾病是人类健康的杀手。高血压病因复杂,发生、发展受多个环节多种机制(肾素−血管紧张素−醛固酮系统、炎症、神经−免疫因素、非编码RNA、神经元离子通道)和多种因素相互影响,导致血管收缩、损伤、重构,血压持续升高。目前常用的降压药包括钙通道阻滞剂、血管紧张素转化酶抑制剂、血管紧张素Ⅱ受体阻滞剂、利尿剂、β受体阻滞剂及α受体阻滞剂等,这些药物各有利弊。近些年,一些针对新靶点、新机制的新型降压药物正在研发中,为临床有效控制血压提供新手段。而难治性高血压目前尚缺乏有效的治疗措施。多项研究表明,交感神经过度激活在高血压的发生及维持中起重要作用。因此,阻断能引起交感神经过度激活的因素被认为是治疗难治性高血压的一个重要环节,经导管去肾交感神经术已被多个临床研究证实能有效降压,并且是安全的。这为难治性高血压患者及临床医师带来了福音。我省高血压防治队伍人才梯队合理,既有高级别的知名专家和高学历人才,也有中青年归国学者和博士。在高血压防治学术领头人带领下,临床诊治高血压水平在国内达到领先地位,如在2018年全国高血压病例演讲大赛中曾荣获一等奖。具有较强的科普和服务基层能力,疫情期间,河南省高血压防治工作有序推进,河南省医学会名医名家"走基层·送健康"活动"中原高血压防治基层行——剑兰行动"自2019年12月运行以来,已经培训了20余县。被培训的县级医院医务人员收获颇大,对高血压规范化诊治方面的认识和掌握程度得到了较大幅度的提高。河南省医学会高血压防治分会承担的河南省卫生适宜技术项目:高血压规范化诊治基层版(2020)、提升基层高血压达标技术工程项目(2021)、基层继发性高血压筛查体系推广项目(2022年),连续培训3年,使基层医生在高血压规范化诊治能力方面提升显著,如巩义市人民医院高血压科,在全国学术会议上被邀请做学术报告以及省级会议做高血压病例分享,其诊治和管理高血压的水平在同级别医院达到较高地位。

一、学科现状

（一）高血压的基础研究进展

1. 肾素-血管紧张素-醛固酮系统研究进展

原发性高血压发病原因目前尚未完全明了，基础研究资料较多，近年有关肾素-血管紧张素-醛固酮系统（the reninangiotensin-aldosterone system，RAAS）在高血压中的作用研究的较多。RAAS在高血压的发生发展中发挥重要作用，血管紧张素Ⅱ（angiotensin Ⅱ，Ang Ⅱ）可导致短暂的血压升高，而醛固酮产生的钠-体积效应为RAAS长期调控血压的主要机制。Ang Ⅱ主要通过其受体发挥作用。Ang Ⅱ与Ang Ⅱ1型受体结合使血管收缩，增加肾脏钠的重吸收，导致血压升高；同时，Ang Ⅱ促进醛固酮合成，引起水钠潴留，进一步升高血压。Ang Ⅱ激活Ang Ⅱ2型受体则降低肾脏钠的重吸收，扩张血管，减少血管阻力。Ang Ⅱ1型受体抗体和Ang Ⅱ1型受体相互作用后激活线粒体中的还原型烟酰胺腺嘌呤二核苷酸磷酸氧化酶，使细胞内钙离子、组织因子和纤溶酶原激活物抑制剂1型水平升高，产生活性氧类，导致氧化应激，促进高血压的发生发展；两者相互作用还导致抗血管和促血管生成因子间产生不平衡及内皮细胞功能紊乱，如增加血管收缩因子血栓素A2等的合成，收缩血管，升高血压。

2. 高血压的免疫机制研究进展

高血压患者存在免疫调节的异常，而异常的免疫可能作为引发高血压的重要因素之一。①单核/巨噬细胞浸润增加造成靶器官的炎症和损伤：新近研究发现对于缺乏单核/巨噬细胞的转基因小鼠，升压物质内皮素难以诱导血管炎症和高血压，证实单核/巨噬细胞在高血压的发病过程中具有重要作用。对于其分子机制也有研究发现，单核细胞趋化蛋白-1表达增加导致单核/巨噬细胞在损伤组织聚集，而单核/巨噬细胞上表达的cc趋化因子受体2介导炎症反应。单核/巨噬细胞在高血压的发病过程中的明确作用机制有待进一步研究。②树突细胞递呈抗原信息促进T细胞分化：树突细胞（dendritic cell，DC）通过DC上的B7配体以及主要组织相容性复合体（major histocompatibility complex，MHC）分别和T细胞上的CD28分子以及T细胞抗原受体（T cell receptor，TCR）结合，从而将抗原信息传递给T细胞，促进T细胞分化导致炎症。Vinh等（2010）发现B7基因缺陷小鼠不能有效地将抗原信息传递给T细胞，炎症和血管损伤也较轻。然而相关抗原如何加工以及DC如何参与高血压疾病进程仍有待进一步阐明。③自然杀伤细胞的激活加重高血压的血管损伤：Kossman等发现高血压状态下，使用自然杀伤细胞（natural killer cells，NK细胞）特异性抗体耗竭NK细胞可以改善Ang Ⅱ诱导的血管功能异常和血管损伤。该研究同时发现，Ang Ⅱ诱导的高血压中NK细胞的活化依赖T-bet/Tbx21通路。高血压状态下Toll样受体激活启动非特异性免疫机制，非特异性免疫系统的活化造成血管损伤加重高血压，但其激活需要对抗原识别，这种识别是通过模式识别受体来完成的。④高血压中特异性免疫引发持续性的炎症反应：特异性免疫形成于抗原物质刺激后，经抗原呈递而活化，通过激活的T细胞引发机体血管持续性的炎症，造成血管损伤，降低血管舒缩功能，引起血压升高。包括T细胞释放炎症因子造成血管损伤升高血压以及调节T细胞抑制炎症降低血管损伤，调节T细胞（regulatory T cell，Tregs）是T细胞的另一个亚型，可以调控抑炎因子 IL-10 的表达,具有限制免疫应答而抑制炎症的作用。

3. 高血压中枢发病机制的研究进展

研究表明中枢调控在高血压的发生发展中具有重要作用。室旁核作为神经内分泌和自主神经这两大系统的整合部位,在调节机体呼吸、血压和心血管活动等方面起了非常重要的作用。有证据表明,Ang Ⅱ诱导的高血压与中枢 Toll 样受体 4(Toll like receptor 4,TLR4)介导的 NF-KB 激活引起的炎性细胞因子(PIC)增多密切相关。另有研究报道,Ang Ⅱ可通过刺激室旁核 NAD(P)H 氧化酶产生而催化生成活性氧(ROS),进而激活交感神经系统,使平均动脉压升高。

下丘脑室旁核炎性细胞因子(PIC)与高血压:近年来研究发现,高血压时中枢神经系统 PIC 也显著高于基础水平,并在高血压的发生发展中具有重要作用,因而越来越受到人们的广泛关注。研究表明,高血压时中枢也有免疫细胞浸润及明显的炎症和氧化应激反应。目前中枢 PIC 的作用机制还不完全清楚,但有研究报道其与多种因素的激活有关。将 TNF-α 和 IL-β 注入穹隆下器可显著激活外周交感神经活动。另有研究发现高脂饮食敏化 Ang Ⅱ诱导的高血压时,中枢神经系统的 PIC 也扮演着重要的角色。

下丘脑室旁核活性氧(ROS)与高血压:在中枢神经系统中,过多超氧化物引起的氧化应激会影响心血管中枢稳态,进而引发各种心血管疾病。尽管现在已知中枢氧化应激与高血压等多种心血管疾病密切相关,但对其相关机制却报道甚少。近年来越来越多的研究显示,中枢 ROS 在心血管疾病发生发展中也起着至关重要的作用。

下丘脑室旁核肾素-血管紧张素系统(RAS)与高血压:RAS 的所有组分在脑神经元和胶质细胞中均有表达。Ang Ⅱ是 RAS 合成的强有力的增压物质,其增压作用由 AT1R 介导,包括直接的血管收缩作用和刺激其他增压激素的释放。此外,Ang Ⅱ能够通过刺激 AT1R 增加下丘脑和脑干部位心血管调节中枢神经元的兴奋性。AT1R 集中分布在脑内多个区域,如下丘脑室旁核、视上核(supraoptic nucleus,SON)、延髓头端腹外侧区(rostral ventrolateral medulla,RVLM)和孤束核(nucleus tractus solitarius,NTS)等部位,而这些区域均参与心血管系统功能调控。有关高血压中枢发病机制的研究还有下丘脑室旁核 NF-KB 与高血压以及下丘脑室旁核神经递质与高血压。

(二)高血压的临床研究进展

1. 老年高血压患者的降压最新研究

①高龄老年高血压治疗临床研究(HYVET 研究),是一项 13 个国家、195 个中心,随机、双盲、安慰剂对照前瞻性研究,是迄今为止规模最大的高龄老年高血压降压治疗研究,入选≥80 岁的高龄高血压患者,且很多证据源自中国部分农村(特别是北京郊区)80 岁以上人群(只有高血压,其他情况良好),重点探讨血压控制的影响。结果证实,该人群血压降至 150/80 mmHg 是安全的,能够减少全因死亡、致命性卒中和心力衰竭。该研究是高龄高血压治疗的里程碑,为降压治疗提供了依据。②缬沙坦在老年单纯收缩期高血压(ISH)的应用研究 VALISH 研究(Valsartan in elderly isolated systolic hypertension study)旨在明确老年 ISH 的最佳降压目标,入选 70~84 岁之间的 ISH 患者(收缩压超过 160 mmHg),分为两组:严格控制组(<140/90 mmHg,1 545 例)和适度控制组(<150/80 mmHg,1 534 例),以缬沙坦为基础治疗,终点包括猝死、卒中、心肌梗死、心力衰竭等;随

访 3 年,血压分别达到 136.6/74.8 mmHg 和 142/76.5 mmHg,两组间血压差异为 5.4/1.7 mmHg,最终严格控制组和适度控制组临床终点事件发生率无显著差异(P=0.38)。③日本老年高血压患者收缩压评估试验 JATOS 研究(Japanese trial to optimal systolic blood pressure in elderly hypertensive patients)入选 65 ~ 85 岁收缩压≥160 mmHg 的原发性高血压患者,随机分为 2 组:积极降压组(收缩压<140 mmHg,2212 例)和对照组(140 mmHg<收缩压<160 mmHg,2 206 例),观察 2 年,积极降压组的收缩压降至 138 mmHg,对照组降至 146 mmHg,两组患者的心脑血管疾病及肾功能损害发生率未见明显差异。综上 3 个大型老年高血压研究来看,对于老年高血压是否严格控制仍存争议,临床上更应该个体化分析,结合基础血压水平、合并症、药物耐受性等综合评估。

2. 去肾交感神经

去肾交感神经术(renal sympathetic denervation,RDN)作为难治性高血压(RH)的一种治疗手段,在病理生理机制上已被基础实验证实。早期 Ⅰ 代 RDN 的临床试验结果并不统一,Ⅱ 代 RDN 改进了消融技术并在最近的高血压临床试验应用中得到了阳性结论,同时 RDN 用于治疗其他疾病的临床试验也产生了阳性结果。但由于目前尚无对肾交感神经活动的具体评估方法,无法准确筛选出适宜行 RDN 的人群,故其临床应用仍存在争议。

3. 原发性醛固酮增多症分型诊断的研究进展

原发性醛固酮增多症(PA)是继发性高血压的常见病因之一。根据病因不同可分为 6 型,不同亚型的治疗方式存在差异,因此分型诊断是 PA 诊断治疗的重点。目前临床上存在多种分型诊断方法。肾上腺静脉采血是公认的"金标准",但其存在侵入性、技术要求高等局限性,目前尚未普及,但目前在国内外仍被公认为原发性醛固酮增多症分型诊断的金标准;肾上腺影像学检查可对 PA 进行初步分型诊断,但在微腺瘤、结节样增生等区分上价值有限;核医学检查要求高、花费大,只在特定条件下适用;基因检测可以帮助诊断家族性醛固酮增多症;临床预测模型、临床试验、生化指标等方法简单便捷,但缺乏大规模临床数据,不具有普适性;病理诊断无法诊断患者术前的分型,只能作为术后辅助诊断。各类分型诊断方法都具有自己的优点及局限性,需结合患者自身状况综合考虑,进行个体化医疗。

4. 降压药物的研究进展

目前常用的降压药包括钙通道阻滞剂、血管紧张素转化酶抑制剂(angiotensin converting enzyme inhibitors,ACEI)、血管紧张素 Ⅱ 受体阻滞剂(angiotensin receptor blockers,ARB)、利尿剂、β 受体阻滞剂及 α 受体阻滞剂等,这些药物各有利弊。近些年,一些针对新靶点、新机制的新型降压药物正在研发中,为临床有效控制血压、提高难治性高血压的疗效、降低心血管事件提供新的降压药种类,为临床降压治疗提供新手段。

(1)肾素-血管紧张素-醛固酮系统相关药物 肾素抑制剂及盐皮质激素受体拮抗剂(mineralocorticoid receptor antagonist,MRA),阿利吉仑是新型肾素抑制剂,可抑制肾素活性,减少血管紧张素(angiotensin,Ang)Ⅱ 和醛固酮生成,不影响缓激肽和前列腺素代谢,降压作用显著且不良反应轻。与第一代肾素抑制剂相比,阿利吉仑口服有效、降压作用持续时间长。研究表明,阿利吉仑能有效地降低轻中度高血压患者的血压,并呈剂量依赖性,也有一定降尿酸作用。新型 ACEI 类药物佐芬普利富含巯基,亲脂性高,抗氧化特征,口服吸收迅速,降压作用强效而持久。研究表明,佐芬普利与厄贝沙坦相比对靶器官保护作用更强,同时改善局部炎症反应。Finerenone 是一种新型MRA,对盐皮质激素受体(MR)的选择性比螺内酯高、亲和力比依普利酮高,其不良反应显著降低。Finerenone 在改善心功能的同时不影响体内电解质平衡,在高血压相关心力衰竭和慢性肾病基础研究中,有良好的心、肾等靶器官保护作用。

(2)内皮素受体拮抗剂 波生坦作为第一个双重 ETA/ETB 受体拮抗剂,降低中度原发性高血压的舒张压优于安慰剂,因其安全性和耐受性如液体潴留、肝损伤等限制其在高血压患者中的降压治疗应用。Aprocitentan 是一种新型双重 ET 受体拮抗剂,已被批准用于治疗肺动脉高压,并作为降压药物。

达卢生坦是一种选择性 ETA 型受体拮抗剂。研究显示,顽固性高血压患者在接受达卢生坦治疗 14 周后行动态血压监测,24 h 平均收缩压降低 9 mmHg(1 mmHg = 0.1333 kPa),明显优于安慰剂组和 α_2 受体阻滞剂胍法辛。

(3)ACEl(ARB)/ET 转换酶 - 脑啡肽酶抑制剂 ACEI - 脑啡肽酶抑制剂首个代表药物Omapatrilat,降压作用明显,因其协同抑制缓激肽及 P 物质降解,血管神经性水肿风险显著增加,尤其在黑人种族更显,限制了其临床应用。随后开发的 Entresto(诺欣妥),由脑啡肽酶抑制剂沙库巴曲和 ARB 类缬沙坦组成,因不抑制任何参与缓激肽分解的酶,显著降低了血管神经性水肿发生概率。

(4)钠 - 氢交换体抑制剂及钠 - 葡萄糖同向转运体抑制剂 SGLT 2 抑制剂通过减少近曲小管对葡萄糖的重吸收、增加尿糖排泄来降低血糖水平,已被批准用于治疗 2 型糖尿病,代表药物如达格列净、恩格列净和卡格列净。研究证明,此类药物可减少 2 型糖尿病患者主要心血管事件,特别是心力衰竭的发生风险,同时对肾脏也有保护作用,降低约 45% 肾病进展风险。除降糖及心肾保护作用外,SGLT 2 抑制剂也能降低血压,其机制包括渗透性利尿、减轻体重及直接血管扩张作用等。

(5)可溶性鸟苷酸环化酶(SGC)刺激剂 利奥西呱作为第一种 SGC 刺激剂,已被批准用于治疗原发性肺动脉高压和慢性血栓栓塞性肺动脉高压。

(6)其他正在临床试验阶段的药物 中枢氨基肽酶 A 抑制剂,代表药物为 PL-3994。血管活性肠肽受体激动剂,Vasomera 是血管活性肠肽的类似物,对血管活性肠肽 C2 具有选择性,避免了胃肠道的副作用,且半衰期显著延长,用于高血压及心力衰竭的治疗。多巴胺 β 羟化酶抑制剂,Etamicastat 是新一代多巴胺 β 羟化酶抑制剂,口服吸收后不通过血脑屏障,抑制外周多巴胺 β 羟化酶,疗效显著而可逆。在原发性高血压大鼠模型中,Etmaicastat 单药治疗具有剂量依赖性降压作用,且不引起反射性心动过速,与其他降压药联用时增强降压疗效。

(三)学科建设及人才队伍

河南省医学会高血压防治分会成立于 2002 年 12 月 7 号,在全国属于第一个成立高血压专科分会的省份。河南省人民医院高恩民担任第一届主任委员,河南省人民医院王浩担任第二届、第三届主任委员,郑州大学第一附属医院赵洛沙担任第四届主任委员,河南省人民医院赵海鹰担任第五届主任委员。王浩主任担任第三届主任委员时成立了高血压专科分会青年委员会,完善了高血压专科分会的年龄结构,给年轻医生提供了良好的学术交流平台,赵洛沙主任担任第四届主任委员期间成立了科普学组、基层学组、预防与康复学组,更加细化了高血压防治分会的学术职责和任务。在省医学会高血压防治专科分会的带领下,目前成立有高血压防治专科分会的地市级学会有周口市、三门峡市、驻马店市、漯河市、南阳市等。河南省高血压防治团队人才构成合理,大部分由博士、硕士组成,主任医师、副主任医师为主,青年委员有少部分主治医师。

(四)学科学术成果(论文及科研)

承担国家级/省级科研项目 6 项,发表论文 265 余篇,专著(书籍)4 部。

(五)国际及多学科合作、服务能力及科普教育

为提高河南省高血压防治质量,高血压学科积极与国际、国内多学科开展合作。与美国乔治·华盛顿大学医学与卫生科学院肾病与高血压中心合作,完成盐敏感性高血压相关基因的筛查和研究。在河南省卫健委领导下引入 WHOHEARTS 项目,自 2008 年运行以来,基层医生高血压患者复诊率达 50%,高血压控制率达到 50% ~60%。

我省高血压专科成立较早,目前带动全省部分地市级医院相继成立了高血压专科,在临床诊断和治疗高血压方面日趋规范化,在诊治顽固性高血压和继发性高血压方面的临床技术得到国内同行的认可,处于领先地位。在健康教育方面做了大量的工作,如撰写科普手册、专著,电台电视台做科普节目,世界高血压日、中国高血压日义诊、讲座等成绩显著。

疫情期间,河南省高血压防治工作有序推进,河南省医学会名医名家"走基层·送健康""中原高血压防治基层行——剑兰行动"自 2019 年 12 月运行以来,已经培训了河南省的大部分县区,如漯河召陵、鲁山、新安、偃师、开封、封丘、济源、义马、潢川、项城、浚县、泌阳、桐柏、巩义、宝丰、登封、永城、固始、新郑、卫辉、西华等 20 余县。被培训的县级医院医务人员收获颇大,对高血压规范化诊治方面的认识和掌握水平得到了较大幅度的提高。

有河南省医学会高血压防治分会承担的河南省卫生适宜技术项目:高血压规范化诊治基层版(2020)、提升基层高血压达标技术工程项目(2021)、基层继发性高血压筛查体系推广项目(2022年),连续 3 年定向共培训基层医生 2 080 名,使基层医生在高血压规范化诊治能力方面提升显著,如巩义市人民医院高血压科,从最初的技术薄弱不能规范化诊治和筛查继发性高血压,到目前在全国学术会议上被邀请做学术报告以及省级会议做高血压病例分享,说明其临床诊治和管理高血压的在县级医院达到较高地位。

二、学科发展趋势

目前我省高血压患者大约 2 000 万,提升高血压控制率是高血压防治质量的首要任务,专家需要充分发挥学科带头作用,积极推广世界卫生组织的高血压标准化治疗路径,广泛推进健康教育,提高高血压控制率,减少心脑血管并发症的发生。从高血诊治的精深角度出发,积极开展高质量的基础研究以及临床研究,促进我省高血压防治方面科研水平的提升。

三、发展目标规划

(1)高血压专科的设置列入国家规范化学科。

(2)加强与国际间的合作。

(3)申报国家自然科学基金项目。

(4)建立国家级重点高血压实验室。

(河南省医学会高血压防治学分会第五届委员会　赵海鹰)

河南省高压氧医学学科发展研究报告

摘要

随着国内外高压氧医学的发展,高压氧治疗以其良好的疗效得到了临床上越来越多的重视。高压氧治疗是一种比较安全的治疗方法,是心肌缺血、脑血管疾病后遗症、神经系统疾病、创伤、炎症等疾病的治疗手段,在应用于恶性肿瘤、运动医学、延缓衰老、认知障碍的改善等方面取得了新的突破。三年来,我省高压氧医学紧随国内外高压氧医学发展,在各方面达到了国际知名、国内领先的地位。分会通过各医疗机构优势学科的整合推动高压氧标志性技术在临床的应用与推广,取得较好的临床效果,部分技术达到国内领先水平,填补省内乃至国内的空白。全国高压氧医学分会学术任职5人,其中,孙世龙连任全国高压氧医学分会常务委员。孙世龙主委提出"整合高压氧医学"理念,多次在各县市开展科普宣传、技术推广、义诊等活动,大力宣传高压氧医学,并多次组织专科队伍参加康复医学、眼科学、神经病学、神经修复专业等专科的学术交流。孙世龙主委学科团队融合神经内科、眼科、高压氧科开展多项省市级科研项目,并获得河南省医学科技进步奖一项,对该技术进行成果转化,以科技惠民项目的形式在郑州市开展技术推广和科普宣传。郑州市第二人民医院筹建了省内首家高压氧医学实验室,并获批为郑州市重点实验室。河南省高压氧专家团队多次参与中华医学会《医用高压氧舱管理与应用规范》《河南省风险分级管控体系和隐患排查治理体系》等规范的制定。根据国家医疗发展规划和河南省高压氧医学的发展现状,未来分会将继续扩大高压氧科普宣传,积极探索高压氧在按疾病诊断相关分组付费/按病种分值付费(DRG/DIP)下的合理应用,加强高压氧医疗质量控制和设备安全,完善河南省高压氧医疗质量控制制度和平台建设,全面提高各医疗单位的高压氧质控水平;强化医用氧舱岗位安全培训。专科团队积极开展临床研究和基础研究,以郑州市高压氧医学重点实验室为依托加强与郑州大学、海军军医大学、深圳市高压氧医学研究所等高校院所的学术交流和科研合作。积极引进一批硕士、博士等中高层次人才,培养青年人才建立一支高压氧医学高层次人才队伍。加强临床各学科与高压氧医学的交流融合,引进综合学科医疗队伍,实现高压氧医学的整体飞跃。

随着国内外高压氧医学的发展,高压氧治疗以其良好的疗效得到了临床上越来越多的重视。由于高压氧医学发展较晚,以临床观察为主,实验研究为辅的状态是我国高压氧医学领域发展的基本形式。高压氧治疗是一种比较安全的治疗方法,是心肌缺血、脑血管疾病后遗症、神经系统疾病、创伤和炎症等疾病的治疗手段。另外,高压氧在应用于恶性肿瘤的临床治疗方面具有不可忽视的价值,高压氧是放射线和各种抗癌药物的一种增效手段,在运动医学应用前景广阔,对各种形式的体力运动、剧烈训练和比赛所造成的机体缺氧、内环境失调、运动损伤具有较好的康复效果。近年来,国内外高压氧医学领域取得了较多的突破。新冠肺炎疫情环境下,高压氧用于新冠肺炎辅助治疗的相关研究取得了较好的效果,为高压氧治疗新冠肺炎提供更多的临床证据;高压氧在延缓衰老、认知障碍的改善等方面取得了新的突破,研究发现,高压氧治疗对记忆力减退或丧失、认知能力具有较好的改善作用,这为人类应对衰老带来了新希望;高压氧可以增强癌细胞对放、化疗的敏感性,为癌症患者治疗提供了多元化治疗方案。

三年来,我省高压氧医学紧随国内高压氧医学发展,结合河南省医疗机构实际发展情况,在科学研究、学科建设、人才队伍、学术成果等方面取得了较大的发展。孙世龙主委重视高压氧技术在临床的应用与推广,通过优势学科的整合积极开展新技术、新应用。我省高压氧医学同仁结合各自医院的特色开展多项标志性技术,郑州市第二人民医院(主委单位)开展"缺血性视神经病变的高压氧治疗""小儿视神经炎的高压氧治疗""脑小血管疾病的高压氧治疗""整形术后的高压氧治疗""带状疱疹后神经痛的高压氧治疗""肛周脓肿的高压氧治疗"等新技术,郑州大学第一附属医院开展"神经重症的高压氧治疗""康复医学与高压氧",南阳市第一人民医院开展"高压氧对睡眠障碍的双向调节""高压氧治疗持续性姿势-感知性头晕(PPPD)",许昌市中心医院开展"高压氧舱内多功能参数心电监护应用""气管切开患者高压氧治疗",商丘市第一人民医院开展"缺氧缺血性脑病的高压氧治疗"等多项标志性技术。这些新技术在全省开展取得了较好的临床效果,通过集成创新,部分技术达到国内领先水平,部分新技术多次在全国高压氧年会上开展新技术的推广和交流,填补省内乃至国内的空白,大大彰显了河南省高压氧领域的临床技术水平。

专科分会重视学科队伍发展和学科建设,大力培养专科人才。孙世龙连任全国高压氧医学分会常务委员,全国高压氧医学分会学术任职5人,专科分会多次组织老中青专科队伍参加国际、国内学术会议,加强学术交流和团队合作。我省共有一百余家各级医疗机构开展高压氧治疗项目,但高压氧医学专业高层次人才,尤其是硕士、博士、博士后相关人员明显不足。其次,缺少高压氧相关省级以上课题,整体上现有基础研究能力与临床科研能力均不高,发表文章的数量和质量仍有较大提升空间,尤其是影响力较大的SCI学术论文。再次,高压氧的大众认知度逐步提升,但是各临床专科医师对高压氧的认识度不够深,广大人民群众普及度仍普遍不高。

学科的发展离不开技术推广和科普宣传。近年来学会多次在各县市开展科普宣传、技术推广、义诊等活动,大力宣传高压氧医学,使各专科医护人员和人民群众对高压氧有广泛而正确的认识,促进了高压氧医学的科学推广。由于高压氧医学具有交叉学科的特点,孙世龙主任委员提出"整合高压氧医学"理念,大大促进了各县市高压氧医学的推广和应用,同时引起各医疗单位对高压氧医学的重视,使高压氧舱全省各地市覆盖率取得100%,成为全国氧舱数最多的省份之一。学科团队不仅重视基层技术推广和交流,还加强与其他学科的学术碰撞,多次组织专科队伍参加康复医学、眼科学、神经病学、神经修复专业等专科的学术交流,不仅宣传了高压氧医学,还扩大了研究视野,促进了高压氧医学与其他学科的交叉发展。

孙世龙主任委员学科团队以"整合高压氧医学"理念,融合神经内科、眼科、高压氧科开展"高压氧治疗缺血性视神经病变的作用机制研究"系列课题,从基础研究和临床研究两方面发表数篇中华核心论文,该项目多次在全国高压氧年会上进行学术交流和推广应用,并获得河南省医学科技进步奖一项,对该技术进行成果转化,以科技惠民项目的形式在郑州市开展技术推广和科普宣传;孙世龙学科团队加强学科之间交流,联合神经内科、皮肤科、高压氧科、疼痛科多学科开展"高压氧对带状疱疹及后遗神经痛的作用机制研究",该研究方向获得省市级科研项目立项两项,其相关研究在全国高压氧年会上取得较大的影响,发表中华系列论文数篇。

质量控制和医疗安全是高压氧医学发展的基石。河南省高压氧专家团队多次参与中华医学会医用高压氧舱管理与应用规范的制定,并制定出了高压氧临床应用适应证和禁忌证,为高压氧医护工作者规范应用高压氧治疗提供依据。同时,河南省高压氧培训基地每年在全省开展医用氧舱岗位安全培训会议,旨在强化医用高压氧舱从业人员的安全教育,提高操作水平,规范高压氧舱的维护和保养,保证医疗质量和安全。楚金亭专家团队积极参与《河南省风险分级管控体系和隐患排查治理体系》的高压氧舱部分的编制,为高压氧舱的安全运行提供了制度保证。

实验平台是学科发展和科研研究的重要组成部分,而高压氧医学的基础研究在全国范围内处于滞后状态,郑州市第二人民医院筹建了省内首家高压氧医学实验室,并获批为郑州市重点实验室,为河南省高压氧医学的临床研究和基础研究提供了坚实的基础,也为国内外科研合作创造了有利条件。

经过多年的发展,在孙世龙主委的领导下,河南省高压氧医学在基础研究、临床研究、学科建设、人才队伍、学术成果、科普教育、技术推广、岗位培训、平台建设等方面取得了长足的进步,在各方面达到了国际知名、国内领先的地位。

高压氧医学是一门年轻的交叉学科,其具有较大潜力。据中华医学会相关统计,国内治疗例数排名前五位的高压氧研究为脑卒中、颅脑损伤、突发性耳聋、一氧化碳中毒及迟发性脑病、缺氧缺血性脑病,集中于神经系统,而国际上治疗例数排名前五位的高压氧研究为放射性损伤、一氧化碳中毒及迟发性脑病、中枢神经系统病变、减压病、皮肤坏死或坏疽。2020 年底 *Aging* 杂志发表的以色列研究人员的文章"Hyperbaric oxygen therapy increases telomere length and decreases immunosenescence in isolated blood cells:a prospective trial",针对 35 名 64 岁及以上的健康独立生活的老年人的研究表明,高压氧可能具有抗衰老作用,具有增加端粒的长度和清除衰老细胞的作用。随后,以色列研究人员再次发表文章,研究发现,高压氧治疗对记忆力减退或丧失、认知能力具有较好的改善作用,这为人类应对衰老带来了新希望;肿瘤组织中除了肿瘤细胞外,还包括免疫细胞、内皮细胞、成纤维细胞和间充质干细胞等细胞成分以及一些非细胞成分。这些成分共同组成了维持肿瘤细胞生存的微环境。氧分压低于正常生理水平时肿瘤微环境会呈现缺氧状态。已有的研究显示,多数肿瘤细胞周围的氧分压在 7.5 mmHg 以下,而正常组织中氧分压多在 40 mmHg 以上,因此缺氧是肿瘤微环境中普遍存在的现象。肿瘤乏氧状态是影响肿瘤疗效的重要因素,寻找有效干预手段改善肿瘤乏氧对于增强肿瘤治疗效果意义重大。高压氧治疗具有强大的改善组织供氧及氧利用能力的作用再次引起医学界广泛的关注,现已有多项临床基础研究证实,高压氧可抑制肿瘤生长,增强部分肿瘤细胞对放、化疗的敏感性。2021 年华中科技大学李子福和杨祥良团队在国际权威杂志 *Advanced Sciences* 上发表题为"Hyperbraic oxygen boosts PD-1 antibody delivery and T cell infiltration for augmented immune responses against solid tumors"的研究论文,通过小鼠多种肿瘤模型及肝癌临床样本验证了高压氧增强程序性死亡受体 1（PD-1）抗肿瘤免疫治疗的有效性、安全性以及普适性。结合国家医疗发展规划和河南省高压氧医学的发展现状，未来五年学科将围绕基础研究、临床研究、学科建设、人才队伍、学科合作、科普教育、技术推广、设备安全等方面进行健康有序的发展。依据学科的优势及国内、外的研究成果，制定出一系列的短、中、长期的发展规划，详细规划如下。

一、短期发展规划

扩大高压氧科普宣传，将科普工作作为短期的重点工作，使广大医务工作者认识高压氧医学作用机制，高压氧医学现今最新的研究动态，使患者了解高压氧医学的作用。继续扩大标志性技术的受众人群，同时在标志性项目的基础上开始相关疾病的高压氧治疗机制的研究。

二、中、长期发展规划

第一，围绕中华医学会制定的《医用高压氧舱管理与应用规范》科学规范开展高压氧医疗活动，积极探索高压氧在 DRG/DIP 付费下的合理应用，积极开展高压氧新技术的推广应用和科普宣传，促进高压氧在全省各县市科学充分应用。

第二，加强高压氧医疗质量控制和设备安全，完善河南省高压氧医疗质量控制制度和平台建设，全面提高各医疗单位的高压氧质控水平；强化医用氧舱岗位安全培训，提高高压氧舱从业人员事故防范意识和应急处理能力，继续保持全省高压氧零事故记录。

第三，积极开展临床研究和基础研究，以郑州市高压氧医学重点实验室为依托加强与郑州大学、海军医科大学、深圳市人民医院等高校院所的学术交流和科研合作，临床上开展多中心研究基础上探索高压氧的干预机制和作用原理，大力扶持高压氧治疗在消化道肿瘤的作用机制的研究、高压氧治疗神经系统变性病的作用机制的研究、高压氧在神经重症的作用机制研究等项目，整体提高高压氧医学的基础研究能力与临床科研能力，发表影响力较大的 SCI 学术论文。为高压氧在临床的应用和推广提供坚实的理论基础，也为高压氧医学的深远发展提供思路。加大科研投入，促进成果转化，更好地为临床服务。

第四，加强人才培养，完善学科队伍建设。积极引进一批硕士、博士等中高层次人才，组织青年人才到国内外学者访问、进修学习、科研交流，提高高压氧医学高层次人才队伍建设水平，尤其是培养具国内、外具有影响力的学科带头人。另外，创造条件与大学联合培养高压氧医学本科、硕士、博士研究生。同时加强临床各学科与高压氧医学的交流融合，引进综合学科医疗队伍，实现高压氧医学的整体飞跃。

（河南省医学会高压氧医学分会第三届委员会　孙世龙）

河南省公共卫生学学科发展研究报告

摘要

河南省医学会公共卫生分会《公共卫生研究进展报告》编写组（按首字母拼音排列）：安珍、陈帅印、付鹏钰、龙金照、毛振兴、王瑾瑾、吴迪、吴建、杨海燕、杨文杰、姚三巧、叶莹、余增丽、张延炀、周郭育

新中国成立以来，我国公共卫生事业蓬勃发展，已建立起较为完备且覆盖城乡居民的公共卫生服务体系，控制了多种疾病的暴发与流行，显著提升了人均期望寿命，并有力保障了经济社会的快速发展。但是，由于气候、环境以及社会等因素的改变，公共卫生服务体系正遭受着严峻挑战。特别是在新冠肺炎疫情全球蔓延的情况下，公共卫生体制暴露出诸多问题与不足。本文从传染病预防控制、慢性病预防控制、环境卫生与地方病防治、食品安全与营养及相关疾病防治以及免疫预防与规划等多个方面，对我省公共卫生工作取得的进展情况进行全面梳理，并分析面临的诸多挑战，从而进一步促进我省公共卫生事业不断发展与完善。

一、传染病预防控制

（一）取得成就

1. 各种传染病发病率得到有效控制

（1）我省新发传染病和重点传染病发病率不断下降　围绕新冠肺炎、手足口病、布鲁氏菌病与发热伴血小板减少综合征等重点传染病实施科学防控，有效控制了该类传染病的暴发与流行。其中，手足口病发病率较去年同期下降约50%，发热伴血小板减少综合征下降约15%。

（2）虫媒传染病和人畜共患病报告病例数下降　对流行性乙型脑炎、肾综合征出血热、人禽流感及不明肺炎、恙虫病、狂犬病、鼠疫、炭疽以及疟疾等虫媒传染病和人畜共患病开展持续监测，报告病例数出现明显降低。其中，流行性乙型脑炎未出现明显聚集性病例和暴发疫情，狂犬病比去年同期下降约18%，鼠疫实现零报告，疟疾已处于消除状态。

（3）肠道传染病流行率下降　对细菌性痢疾、伤寒、副伤寒、霍乱以及病毒性腹泻等传染病加强哨点监测,疾病流行率下降。其中,细菌性痢疾较去年同期下降约 12%,伤寒、副伤寒未出现暴发疫情。

2. 全省传染病疾病监测网络不断完善

①以新冠肺炎疫情为导向,建立重症感染性疾病监测网络:在郑州大学第一附属医院、河南省儿童医院、永城市中心医院建立重症感染性疾病监测哨点,并起草制定了《河南省重症感染性疾病监测标准化方案》。②"国家致病菌识别网"河南区域中心相应工作圆满完成:建立了细菌性病原体分子分型技术平台,开展了病原菌鉴定、分子分型技术培训与推广应用工作,并组建"国家致病菌识别网"网络实验室。

3. 生物安全工作规范开展,管理效率明显提升

①生物样本实现规范化管理:建立了标准化的高致病性生物样本出、入库以及运输规范,并对生物样本管理人员开展规范化培训;②三级生物安全水平（BSL-3）实验室有序运行:对我省唯一的 BSL-3 实验室进行软硬件升级与维护工作,有力保障了 BSL-3 实验室的安全及顺利运转。

（二）面临挑战

1. 部分传染病发病率呈上升趋势

①部分传染病发病率呈上升趋势,布鲁氏菌病、猩红热、肾综合征出血热、诺如病毒感染、黑热病等疾病发病率较呈上升趋势,防控形势依然严峻。②疟疾流行因素依然存在,仍存在输入性以及再传播风险。

2. 传染病疫情监测与防控体系仍有待完善

①手足口病、布鲁氏菌病与发热伴血小板综合征等传染病监测体系仍存在问题。应调整监测点,科学设置监测指标,提升监测数据的利用率以及提高监测质量;②重大传染病早期预警能力略显不足。应加强与高校合作,创新预警方法与手段,提高重大传染病早期预警能力。

3. 实验检测能力与人才队伍建设仍需提高

应在全省范围内着力培养一批能够开展病原鉴定及暴发溯源的学术与技术骨干,并应建立覆盖全省的监测数据管理、检测样本管理、实验分析业务流程管理、检测数据整合以及智能预测预警的全周期信息化平台系统。

二、慢性病预防控制

（一）成就

十三五期间,全省各级慢性病预防控制工作者依据《"健康中国 2030"规划纲要》《"健康中原 2030"规划纲要》,按照《国务院办公厅关于印发中国防治慢性病中长期规划（2017—2025 年）的通知》（国办发〔2017〕12 号）和《河南省人民政府办公厅关于印发河南省防治慢性病中长期规划（2017—2025 年）的通知》（豫政办〔2017〕135 号）要求,全面开展我省慢性病预防控制工作。慢性

病防控体系得到持续加强,全省疾控系统(省市级)慢性病防控工作专职人员较2015年增加了16.5%。慢性病基础监测工作全面覆盖,死因监测和心脑血管事件报告覆盖全省所有县市区。首次获得河南省40岁以上人群慢性阻塞性肺疾病患病率。截至2020年底,我省共建立慢性病综合防控示范区85家(其中国家级23家,县区覆盖率53.46%)。防治慢性病中长期规划20个指标中,共有总体癌症5年生存率、高发地区重点癌种早诊率、高血压患者管理人数、糖尿病患者管理人数、高血压患者规范管理率、糖尿病患者规范管理率、35岁以上居民年度血脂检测率、65岁以上老年人中医药健康管理率、居民健康素养水平、全民健康生活方式行动县(区)覆盖率、15岁以上人群吸烟率、经常参加体育锻炼的人数、人均每日食盐摄入量、12岁儿童患龋率、国家示范区覆盖率、重点慢性病核心知识知晓率16个指标达到并超过《河南省职业病防治规划》中2020年目标值。

(二)面临挑战

虽然慢性病防控引起社会各界高度关注,取得积极进展和明显成效,但随着工业化、城镇化、人口老龄化进程加快和不良健康生活方式的影响,慢性病防控形势仍面临着巨大挑战,高血压、糖尿病患病率居高不下,危险因素未得到有效控制;因心脑血管病、癌症、慢性呼吸系统疾病死亡比例超过80%,慢性病发病率仍呈上升态势,同时慢性病防控能力建设还不能满足当今慢性病防控的需求,长效工作机制尚未健全,存在如政府主导、多部门合作、全社会参与的工作机制尚未建立,针对性的干预未广泛实施,防治网络体系有待完善,人才队伍建设亟待加强,跨学科合作缺乏等问题。慢性病中长期规划中20个指标,仍有重大慢性病过早死亡率、心脑血管疾病死亡率、70岁以下人群慢性呼吸系统疾病死亡率、40岁以上居民肺功能检测率共4个指标未达到2020年目标值。

同时,由于经济发展不确定性,全球新冠肺炎疫情对卫生健康事业发展带来深刻影响。社会主要矛盾发生了历史性变化,群众健康需求持续增长,品质要求越来越高,优质资源和服务供需矛盾凸显。表现在:①群众健康知识掌握不足,健康生活方式还未建立;②以心脑血管疾病、癌症、慢性呼吸系统疾病、糖尿病等为主的慢性病患病率居高不下,疾病负担日益加重;③精神心理健康、道路交通伤害等问题越发严重,不合理膳食、缺乏体育锻炼等不良生活方式仍较普遍存在。可以说,"十四五"期间,我省慢性病防控工作面临的机遇与挑战并存。随着5G、人工智能、物联网、区块链等新一代信息技术与生物技术、生命科学加速渗透融合,"互联网+医疗健康"等新技术、新模式不断出现,为慢性病发展提供了强大动力。

三、环境卫生与地方病防治

(一)新时期我省环境卫生工作取得的显著成就及面临的挑战

党的十八大以来,党中央将生态文明建设作为统筹推进"五位一体"总体布局的重要内容,形成了习近平生态文明思想,环境保护和生态文明建设进入了新时期。"十三五"以来,我省环境卫生工作取得了显著成就:①大气污染防治成效显著。全省空气质量优良天数比例达到66.7%,颗粒物年均浓度显著下降,二氧化硫、氮氧化物(NOx)排放量分别削减31.3%、30%。②水环境质量明显改善。地表水达到或优于Ⅲ类水体比例提升26.6%,省辖市(含济源示范区)集中式饮用水水源地水质全部达到或优于Ⅲ类。③土壤质量总体保持稳定。纳入名录的农用地和建设用地污染地块安全利用率均达到100%,累计完成9 682个村庄整治,95%的行政村生活垃圾得到有效治理。④突发环境事件明显减少。突发环境事件下降51.4%,无重大及特别重大事件发生。

尽管如此,我省环境卫生工作仍面临着巨大挑战。主要包括:①污染治理任务仍很繁重。环境空气质量尚未根本好转,重污染天气时有发生。②水污染物排放量大,农村生活污水及黑臭水体治理不足。③土壤安全利用成效有待加强,地下水污染防治基础薄弱。④缺乏河南特色的纳入保护健康效应评价在内的环境污染防控政策后评价体系。

(二)新时期我省地方病防治工作取得的显著成就及面临的挑战

河南省是全国地方病流行较为严重的省份之一,主要流行有碘缺乏病、地方性氟中毒、砷中毒、大骨节病及克山病。多年来,全省卫生健康系统落实综合防治措施,地方病防治工作成效明显。

1. 碘缺乏病

2000年在省级水平上达到了实现消除碘缺乏病阶段目标,至2020年,我省持续消除碘缺乏危害,全省合格碘盐覆盖率超过95%。

2. 地方性氟中毒

1982年开始,我省在地方性氟中毒病区开展降氟改水工作。近10年,我省饮水型氟中毒病区改水率为99.9%,患病人数减少近90%,至2020年,燃煤污染型地方性氟中毒呈消除状态,炉灶改良率为100%。

3. 大骨节病

20世纪90年代末期,大骨节病流行趋势达到基本控制标准。至2020年,我省保持大骨节病消除状态,临床Ⅰ度及以上患者仅余1 997人。

4. 克山病

自采用以补硒为主的综合性防治措施后,慢性克山病发病率处于稳定控制状态。2020年保持克山病消除状态,慢性克山病现症人数14人。

5. 饮水型砷中毒

我省自2002年开展地方性砷中毒调查及监测,至2020年我省保持砷中毒消除状态,未见饮水型和燃煤型砷中毒病例。

2020年底,河南省基本实现了以县为单位重点地方病的消除和控制目标。但目前我省地方病防治工作仍存在一些问题与挑战:①部分地区可持续消除地方病的工作机制尚未完善。各级地方病防治领导小组不健全,职能弱化,协调功能日渐衰微。②防治措施落实不到位,后期管理亟待加强。部分缺碘地区合格碘盐食用率下滑,部分高碘危害地区及高碘危害病区尚未落实无碘盐供应;此外,部分饮水型氟中毒病区未完成改水或改水后水氟浓度回升。③地方病防治机构能力建设亟须加强。部分机构专业人员学历偏低,技术水平不高,经费及设备保障不充分。

四、食品安全与营养及相关疾病防治

（一）取得成就

新中国成立以来,尤其是改革开放以来,随着经济的快速发展,我省居民营养与健康状况明显改善,居民膳食质量明显提高,能量及蛋白质摄入得到满足,动物性食物消费量明显增加,优质蛋白比例显著上升;儿童青少年生长发育水平稳步提高,出生时和各年龄段儿童青少年体重、身高(长)逐步提高,5 岁以下儿童生长迟缓率、儿童低体重率、贫血率逐步下降;居民贫血率也有所下降。

食品安全关系到人们的身体健康和生命安全,是一个全球性的公共卫生问题,关系着国家、地区的发展和社会的长治久安。近三十年来我省经济迅猛发展,作为农业大省,我省的食品行业也获得了空前的发展,已成为国民经济发展的重要组成部分。党和政府高度重视食品安全问题,随着一系列相关法律法规的发布实施,以及不断调整、完善和理顺食品安全监管体系,加强"从农田到餐桌"全过程链的食品安全管理,大量的监测和监督数据表明,我省的食品安全状况已经取得了长足的改善,食品安全的总体形势呈现稳定趋好的局面。

（二）面临挑战

当前,营养与食品安全领域仍面临不少困难和挑战。

居民营养与相关健康问题不容忽视。随着生活水平的不断提高,近年来居民的生活方式和消费观念转变较大,尤其是伴随着外卖等行业的迅速兴起,膳食结构失衡较严重,谷类、蔬菜消费有所下降,畜肉类和食用油消费过多,脂肪供能比持续增加,食盐摄入量虽呈现下降趋势但整体仍处于过高水平、奶类、豆类及其制品、水果消费量偏低,维生素 A、钙等摄入不足依然存在,居民在外就餐比例不断上升;城乡居民超重、肥胖形势严峻,高血压、糖尿病、高胆固醇血症等相关疾病患病率持续上升。

食品安全形势虽稳中向好,但仍面临不小的挑战,微生物和重金属污染、农药和兽药残留超标、食品添加剂使用不规范、制假售假等问题时有发生,环境污染对食品安全的影响逐渐显现,违法成本低,维权成本高,法制不够健全,一些生产经营者唯利是图,主体责任意识不强,新业态、新资源潜在的风险增多,国际贸易带来的食品安全问题加深。这些问题不仅严重影响我省居民的健康寿命和生活质量,也事关能否实现全面建设社会主义现代化国家的长远战略。

五、免疫预防与规划

（一）取得成就

1. 疫苗针对传染病防控取得巨大成绩

通过扎实的免疫规划工作,传染病的发病率大幅度下降。预防接种疫苗帮助人类消灭了天花,又正在逐步消灭脊髓灰质炎,目前我国已连续 18 年保持了无脊髓灰质炎状态,保护了无数的孩子免受"小儿麻痹症"带来的死亡和残疾。麻疹平均发病率由疫苗使用前的 772/10 万,下降到现在不足 1/10 万。河南省新生儿乙型肝炎疫苗首针及时接种率维持在 90% 以上,适龄儿童乙型肝炎疫苗全程接种率维持在 95% 以上;适龄儿童甲型肝炎疫苗接种率维持在 90% 以上,自 2012 年始,全省 5 岁以下儿童乙型肝炎表面抗原携带率继续保持在 1% 以下。

2.建立疑似预防接种异常反应监测处置评价体系

在全省疑似预防接种异常反应(以下简称 AEFI)监测处置工作中,河南省疾病预防控制中心构建了覆盖全省 18 市、176 县(市、区)的工作网络,依托全民健康保障信息化系统(AEFI 信息系统),动态监测全省 AEFI 发生情况和原因,7 个监测指标均高质量完成。采取统一的调查诊断技术规范,严重病例首次现场调查记录统一化、死亡病例尸检告知、诊断流程规范化、诊断书送达、法律顾问沟通等工作制度解决了工作中许多难题。2014—2020 年,我中心共组织召开 17 次省级调查诊断会,对 27 例严重 AEFI 病例进行调查诊断和分类,多省份学习借鉴我省调查诊断模式。

3.预防接种规范化管理和信息化建设

利用"河南省免疫规划信息管理系统"实时收集河南省所有预防接种单位、各级疾控中心疫苗库存量,计算各地免疫规划疫苗的疫苗系数。各地利用疫苗系数进行疫苗分发,利用疫苗系数的方差对各地疫苗库存均衡性进行评价,取得显著效果。通过不断加强和规范预防接种单位的管理来提高预防接种工作的质量,按照我省预防接种单位管理模式,预防接种单位实行分类分级管理,建设规范化接种门诊。

(二)面临挑战

免疫规划体系尚存一些挑战,主要如下:一是投入不足;二是人才短缺,人才素质无法完全满足需求;三是疫苗产品不够丰富,国内企业在新疫苗、多联疫苗研发和上市滞后于国际企业;四是个别地区个别人群疫苗可预防疾病发病仍处于较高水平,慢性肝炎等疾病患者负担很重;五是预防接种服务水平和群众需求仍存在一定差距。

需要进一步完善免疫规划网络实验室体系,提升病原检测能力。运用网络化思维,加强与完善全省免疫规划网络实验室体系,拓宽工作领域,加强协作,加强质量控制,确保工作质量,全面提升免疫规划实验室能力水平。在脊髓灰质炎等肠道传染病,麻疹、流感、脑膜炎等呼吸道传染病,肝炎等传染病防控工作上,起到了全省引领作用和关键时刻的决定性作用。

六、职业病防治

近年来,在省委、省政府的坚强领导下,各级、各有关部门依法履行职责,持续加强监管,扎实推进源头治理,我省职业病防治工作取得了明显进展:职业病防治网络不断完善,省辖市职业病诊断机构覆盖率、县(市、区)职业健康检查机构覆盖率均达到 100%;职业性肺尘埃沉着病防治攻坚顺利完成,对全省 4.1 万例肺尘埃沉着病患者开展了随访调查(随访率为 95.3%,居全国前列);职业病防治项目有效实施,县区覆盖率和监测任务完成率均为 100%;尘毒危害专项治理持续开展;职业健康保护行动稳步推进,开展健康企业建设、评选职业健康达人,通过选树先进典型,强化示范带动;职业健康宣传教育广泛开展,劳动者职业病防护意识逐步增强。圆满完成了我省职业病防治"十三五"规划目标任务,为保障我省劳动者职业健康权益、促进经济社会健康发展提供了有力保障。

回顾近几年我省职业病防治工作所取得的成效,是各有关部门各司其职,不断加强齐抓共管,形成联动合力的结果。重点完成的工作内容有以下几个方面:①坚持预防为主方针,推动职业病防治关口前移、源头治理。②落实用人单位主体责任。③加大职业卫生监管执法力度。④提升职业病防治技术水平。⑤推进信息化建设。⑥开展宣传教育和健康促进活动。⑦加强科研及成果转化应用。⑧强有力的保障措施。今年是《中华人民共和国职业病防治法》颁布实施 20 周年,国家和我省仍将职业病防治作为"十四五"重点工作内容。

依据《中华人民共和国职业病防治法》《国家职业病防治规划(2021—2025 年)》以及《河南省"十四五"公共卫生体系和全民健康规划》和《健康中原行动(2020—2030 年)》,总结"十三五"期间我省职业病防治工作取得的成效,分析"十四五"期间职业病防治工作面临的新的形势和挑战:一是新 113 职业病危害交织叠加;二是技术支撑保障能力亟待加强;三是社会共建共治水平有待提升。我省制定的《河南省职业病防治规划(2021—2025 年)》中明确指出,到 2025 年全省职业病防治体系更加完善,信息化水平和技术支撑能力显著提高,服务能力和保障水平不断提升,工作环境显著改善,职业健康意识显著增强,劳动用工和劳动工时管理进一步规范,肺尘埃沉着病等重点职业病得到有效控制,职业病危害状况明显好转,劳动者健康水平不断提高。《河南省职业病防治规划》还提出了 11 项具体指标以及要完成的 8 个方面的重点任务,这将是我省未来职业病防治工作的重中之重。

七、公共卫生管理与政策

2020 年初全球新冠肺炎疫情的暴发,是新中国成立以来我国遭遇的传播速度最快、感染范围最广、防控难度最大的公共卫生事件。不仅严重危及广大人民群众的身体健康,对我国国民经济、社会发展以及社会秩序均造成了巨大影响,同时也对我国公共卫生管理体系提出了严峻的挑战。

(一)应对突发性疫情的服务体系和工作机制基本建立

2021 年,我国在总结新冠肺炎疫情防控经验教训基础之上,相继出台了多部与防疫相关的法律法规以及紧急措施。例如《新型冠状病毒肺炎防控方案(第八版)》《重点场所重点单位重点人群新冠肺炎疫情常态化防控相关防护指南》《高等学校、中小学校和托幼机构新冠肺炎疫情防控技术方案》《新冠肺炎疫情防护指导手册》《关于进一步精准规范开展新冠肺炎疫情防控消毒工作的通知》等。可见我国已经逐步形成了涵盖公共卫生管理应急预案编制、疫情防控物资保障制度建设、公共卫生应急现场处置等相关内容的较为完善的公共卫生管理法律法规体系。河南省在近年来多次经历疫情波动的过程中,也逐步完善了相应法律法规以及规定措施。

例如《河南省突发公共卫生事件应急办法》《关于进一步重申加强新冠肺炎疫情期间医疗机构感染防控工作的通知》等政策,对突发公共卫生事件发生的预防与应急准备,监测、报告与信息发布,应急处置,部门职责,保障措施,以及法律责任等做出了明确规定。

为优化医疗资源布局，统筹公共卫生体系建设，2021年我省出台了《河南省"十四五"公共卫生体系建设和全民健康规划》《深化医药卫生体制改革2021年重点工作任务》等通知，为强化"五医"联动改革，统筹疫情防控与公共卫生体系建设，着力解决群众看病就医的"急难愁盼"问题提供政策保障。

（二）中医药参与新冠肺炎疫情防控成效显著

中医在防治疫病、控制传播中积累了丰富经验。新冠肺炎暴发以来，我国中医药系统全程参与疫情防治工作，全程发挥作用，彰显了中医药的特色和优势。纵观中医药发展史，一直存在着中医与"疫病"作斗争的过程，为进一步充分发挥中医药在新冠肺炎聚集性疫情中的防治作用，我省也出台了诸多政策措施。例如《河南省新冠肺炎聚集性疫情中医药防治工作指引》《关于印发河南省新冠肺炎中医防治方案的通知》《河南省新冠肺炎集中隔离点中医药预防工作方案》《河南省新冠肺炎定点医院中西医协同治疗方案》等。

（三）数字化助力公共卫生管理转型

近年来数字技术在公共卫生领域应用的广度和深度不断提升，在数字技术快速发展和新冠肺炎疫情防控需求的催化下，数字技术在改善公共卫生项目实施效果方面展现出的重要潜力。2021年河南省受到"7.20"水灾、郑州第六人民医院疫情点状爆发等考验。我省充分发挥"三公（工）一大"联合流调机制，充分利用大数据、信息化手段全面提升突发疫情应急处置能力。2021年11月，国家启动一体化疫情防控平台建设，河南省被国务院办公厅确定为首批对接省份。2022年2月15日省一体化疫情防控管理平台上线运行。目前平台汇聚各类疫情数据40亿余条，接入核酸检测机构704家，累计接收下发协查数据624万余条并日清日结，河南省"健康码"累计为6 958万群众提供服务超31亿次，为常态化、精准化、科学化疫情防控提供有力支撑。2022年4月，河南省公布首批109个数字化转型典型应用场景项目，实现数据化的人群健康管理，开展慢病防控，应对老龄化，促进人群主动健康素养提升。

（河南省医学会公共卫生学分会第六届委员会　段广才）

河南省骨科学学科发展研究报告

摘要

三年来,在省医学会的领导下,骨科学分会带领全省一万余名骨科同仁勠力同心、奋楫笃行,我省骨科事业发展成绩斐然。

全省广泛开展并熟练掌握脊柱、关节手术。多家医院不断学习开展新技术,如治疗上颈椎骨折脱位、复杂的椎体爆裂骨折脊髓损伤、骨盆四肢复杂骨折、脊柱畸形、脊柱肿瘤、脊柱非融合技术、人工关节翻修等手术技能。关节镜及椎间孔镜等微创技术已在全省基本普及。此外,多家医院掌握显微外科技术实施断肢断指再植。骨科新技术、新业务快速发展,如骨科手术机器人,O臂、导航技术,超声骨刀技术,3D打印技术及脊柱微创技术等。

河南省医学会骨科学分会先后成立了17个专业学组和青年委员会,学组成员达700余人,其中10余人还分别担任中华医学会骨科学分会常委、委员或学组委员。

河南省第二十二次骨科学术会议暨首届中原国际骨科创新论坛大会、FIO2019中国骨科焦点大会暨河南省第二十三次骨科学术会议、河南省第二十四次骨科学术会议暨骨科新技术新进展学习班等大型学术活动先后成功举办。参会的专家对新技术、新理念有了更深入的认识,对我省骨科学术水平的提高产生深远的影响。

通过多种渠道筛查义诊;推动科普、患者教育;募集善款、扶贫助残;引进设备、精准手术;开启"脊梁工程于人救助计划"。全方位开展青少年脊柱侧弯的筛查、科普和分级治疗工作。

脊柱微创技术全体系建设全国领先,全面开展了射频介入、椎体成形、经皮椎弓根螺钉、椎间盘镜、椎间孔镜、单侧双通道内镜、脊柱显微镜、数字导航、脊柱机器人辅助等技术模块。微创团队建设领先全国,形成了微创团队遍地开花的独特的河南现象。

关节外科领域在诊疗技术多样化、专业人才培养、各级学术交流合作等方面均取得了显著的进步。在住院医师规范化培训的基础上和省卫健委、医学会的指导下,建立作为限制性技术的髋膝关节置换术的规范化培训班。积极参与国家级学术交流,提高我省整体关节疾病诊疗水平。

创伤骨科积极推广加速康复外科(ERAS)理念在创伤救治中的应用。在脊髓损伤的相关基础研究、干细胞治疗膝关节骨关节炎、数字化图像引导、机器人辅助手术等方面均取得了长足进步。

全体河南"骨科人"团结一致、谦虚努力、行而不辍、未来可期。通过一代一代人孜孜不倦的努力和拼搏,我省骨科学学科正在与全国先进省份缩小差距,逐步与国内外先进技术水平接轨,一定可以为保护全省人民的骨关节健康做出更大的贡献。

一、前言

近年来,全省骨科医师努力学习,提高技能,诊治了大量创伤、骨病患者。全省广泛开展并熟练掌握脊柱、关节手术。多家医院不断学习开展新技术,如治疗上颈椎骨折脱位、复杂的椎体爆裂骨折脊髓损伤、骨盆四肢复杂骨折、脊柱畸形、脊柱肿瘤、脊柱非融合技术、人工关节翻修等手术技能。目前,县级医院也能施行脊柱、关节手术。20世纪70年代河南省即开展了人工关节置换术,已经发展到今天的导航定位手术。关节镜及椎间孔镜等微创技术已在全省基本普及。此外,多家医院掌握显微外科技术实施断肢断指再植。近年来,骨科新技术、新业务快速发展,骨科学分会积极跟进时代发展和技术进步的方向,开展了多种新技术、新业务,如骨科手术机器人,O臂、导航技术,超声骨刀技术,3D打印技术及脊柱微创技术等。其中骨科手术机器人手术量全国领先,主任委员高延征因工作成绩突出受到国家领导人接见,展示脊柱手术机器人的操作。

二、学科建设

河南省医学会骨科学分会是领导河南省骨科事业发展的核心力量。河南省医学会骨科学分会先后成立了17个专业学组(创伤、骨坏死与关节修复重建、显微外科修复、骨质疏松、骨肿瘤、关节镜、关节、基层医师、基础研究、脊柱脊髓损伤、脊柱微创、脊柱、加速康复、小儿骨科、中西医结合、创新转化与数字骨科、足踝学组)和青年委员会,学组成员达700余人,其中10余人还分别担任中华医学会骨科学分会常委、委员或学组委员。各学组积极开展学术活动,大大促进了骨科各专业分支的学术进步与创新发展,促进了骨科事业的迅速发展,使我省骨科专业迈上了一个新的台阶,为保障1亿多河南人民的骨骼健康做出贡献。

按照河南省骨科医师登记统计结果:参与登记医师8 756人,考虑部分地区可能统计不完全,保守估计全省骨科医生数目超过1万人。按年龄段分类:20~29岁占11.38%;30~39岁占47.40%;40~49岁占25.23%;50~59岁占14.12%;60岁及以上占1.83%。按职称结构分类:主任医师占8.19%,副主任医师占20.15%,主治医师占37.92%,住院医师占29.21%。按专业分布分类:综合骨科占45.15%,骨关节创伤占12.30%,关节外科占8.59%,脊柱外科占9.49%,手外科、显微外科占5.17%。

近年来,骨科新技术、新业务、新设备不断发展和应用于临床,诊疗技术和理念发生了巨大的变化,数字化精准骨技术、智能手术机器人、3D打印技术以及骨科快速康复技术正在引领骨科发展的未来方向,传统骨科正面临着前所未有的挑战和巨变。中华医学会骨科学分会在2017年成立了创新与转化学组和骨科康复学组。河南省医学会骨科学分会第七届委员会为适应骨科快速发展的需要,于2018年举行常委会讨论,报请河南省医学会批准,同意成立创新转化与数字骨科学组、加速康复学组,在2018年11月16日全体委员扩大会议上完成学组改选及新成立学组的组建工作。

三、学术交流

2018 年 11 月 16—18 日,河南省第二十二次骨科学术会议暨首届中原国际骨科创新论坛大会在郑州黄河迎宾馆胜利召开。在本次大会上,河南省医学会表彰了为河南骨科事业的发展和进步做出重要贡献的老专家,授予许振华、张铁良、贺长清、王义生、赵炬才"河南骨科终身成就奖",授予张树桧、左铁臣、孙保国、刘志成、刘志诚、王利民"河南骨科杰出贡献奖"。学术交流环节由中国工程院戴尅戎院士、张英泽院士以及中华医学会骨科学分会王坤正候任主委领衔,汇聚国际、国内40 余位骨科精英团队和著名专家前来讲学,设院士讲坛、国际论坛、主委讲堂、专家演讲、经验交流、青年医师比赛等栏目,就骨科领域前沿问题展开交流与讨论,集中展现近年来国内外骨科领域所取得的最新研究成果和临床最新进展。会议共收到论文 440 篇,正式注册代表 710 人,实际参会人数 1 000 余人。通过本次大会,参会的专家对新技术、新理念有了更深入的认识,对我省骨科学术水平的提高产生深远的影响。

2019 年 8 月 2—3 日 FIO2019 中国骨科焦点大会暨河南省第二十三次骨科学术会议在郑州成功召开。本次大会由中华医学会杂志社、河南省医学会主办,河南省医学会骨科学分会、河南省人民医院承办《中华医学杂志英文版编辑部》《中华医学杂志》《中华外科杂志》协办。中华医学会骨科学分会副主任委员、北京大学人民医院姜保国院长担任大会主席,河南省医学会骨科学分会主任委员高延征担大会执行主席。本届中国骨科焦点大会是继 2013 年吉林长白山,2014 年贵州贵阳,2015 年辽宁大连,2016 年河北唐山,2017 年上海,2018 年广东佛山之后,首次移师河南举办。大会秉承"聚焦学术热点,加强学术交流,促进学科发展"的主题思想,开设"创伤焦点问题分论坛""脊柱焦点问题分论坛"和"关节焦点问题分论坛"三个分论坛,邀请到 60 余位国内骨科大咖和 30 余位河南省内名家讲者共同为骨科界呈上一场饕餮学术盛宴,来自全国各地的骨科同道近一千人参加此次会议。

2020 年是特殊的一年,由于新冠肺炎疫情的影响,骨科学年会召开的时间较往年有所延迟。在河南省医学会的领导和支持下,2020 年 10 月 30—31 日,河南省第二十四次骨科学术会议暨骨科新技术新进展学习班在郑州成功召开。本次大会由河南省医学会主办,河南省医学会骨科学分会、河南省人民医院承办。会议了邀请全国 20 余位著名骨科专家,聚焦骨科各专业发展前沿与争议进行学术交流和讨论。大会分设主会场和脊柱、关节、创伤、肿瘤、微创、康复、小儿骨科、创新转化以及骨科青年精英论坛等七个会场。同时,还有病例比赛、卫星会、专题会等活动,受新冠肺炎疫情影响,大会会场严格执行防疫措施,同时大会学术活动全程通过网络直播分流线下参会人员。大会还开通线上、线下互动通道,同时开展线上、线下学术交流。限于防疫形势,很多学组委员无法亲临会场。通过网络直播互动,使各位委员同样能够感受到会场热烈的学习氛围,并且有所收获。本次会议共收到论文 1 000 余篇,线上及线下注册代表共 700 余人。通过本次会议,参会的专家对新技术、新理念有了更深入的认识,对我省骨科学术水平的提高产生深远的影响。

四、学术成果

在河南省医学会的正确领导下,在国内外众多著名骨科专家的大力支持帮助下,率领专科分会全体同道"献身、创新、求实、协作",全省骨科医务工作者兢兢业业、无私奉献、积极工作,以学术为核心,百花齐放,学术争鸣,为河南省骨科界构建起一个广阔的学术平台,创建了良好的学术氛围,促进了骨科事业迅速发展。河南省骨科专业迈上了一个新的台阶,取得了众人瞩目的成绩,进入了全国骨科界的先进行列。2017—2020 年度,河南省医学会骨科学分会连续被评为河南省医学会"先进专科分会",主任委员高延征被评为河南省医学会"优秀专科分会工作者"。

骨科诊疗疾病范围广,亚专业较多,现将骨科主要亚专业重要进展总结如下。

五、脊柱退变性疾病和脊柱畸形

(一)青少年脊柱侧弯的筛查、科普和分级治疗

青少年特发性脊柱侧弯是指 10 岁至骨骼发育成熟前发生的特发性脊柱侧弯,约占特发性脊柱侧弯中的 80%。AIS 可造成患者异常体型体态并产生疼痛,严重影响患者生活质量、心理及社会交往。中华医学会骨科学分会脊柱外科学组于 2020 年发布的指南建议将 10~18 岁青少年纳入脊柱侧弯的筛查对象,中华人民共和国教育部 2021 年 2 月 1 日亦发文明确提出将预防脊柱侧弯纳入学校健康教育及学生常见病监测网络。我省是人口大省,青少年脊柱侧弯患者群体庞大,同时存在地区间社会医疗发展不均衡的问题,部分地区患者不能及时得到诊治的问题。医学会组织专家通过多种渠道筛查义诊;推动科普、患者教育;募集善款、扶贫助残;引进设备、精准手术;开启"脊梁工程千人救助计划"。全方位开展青少年脊柱侧弯的筛查、科普和分级治疗工作。至目前为止,共组织义诊 50 余场,现场筛查人次达 10 000 余人,培训基层医生 3 000 余人,共计筛查出脊柱侧弯患者 1 353 人,已为其中 800 余人进行了脊柱侧弯手术援助,400 余人进行了药物和支具捐赠并进行非手术的治疗。

为了进一步扩大脊柱侧弯救助的成效,调查河南省脊柱侧弯患者人群流行病学特点,提高偏远贫困地区脊柱侧弯患者的知晓率和诊疗条件,推广前期脊柱侧弯筛查工作中的成功经验,惠及更多的脊柱畸形患者,经骨科学分会报请河南省医学会同意,决定在全省范围内推广脊柱侧弯普查工作,项目的实施细则由河南省医学会骨科学分会具体负责,河南省医学会督导项目进展。该项目于 2020 年骨科年会同期召开的河南省医学会骨科学分会全体委员和学组委员工作会议中,由王伟秘书长宣布"河南省青少年脊柱侧弯筛查登记工作"正式启动。具体方案已由骨科学分会组织省内外专家团队讨论制定中,待报医学会备案后发布。

(二)重度脊柱畸形手术治疗

重度脊柱畸形通常需要不同范围的脊柱截骨矫形术进行有效治疗。相比单纯的后路内固定术,截骨矫形术对脊柱畸形的矫正和脊柱整体平衡的重建具有更好的疗效。截骨矫形术主要包括

SmithPeterson 截骨术(SPO),经椎弓根截骨术(PSO)和全脊椎截骨术(VCR)等,其截骨的方式和范围各不相同,其余术式则是在这几种术式基础上进行的改良和变化。在临床工作中,对重度脊柱畸形患者常需使用头盆环牵引、HALO-股骨牵引后,再行矫形内固定术。合理的截骨方式选择,有助于避免因截骨等级不足而影响矫形效果,规避截骨等级过高的手术风险。但是重度僵硬脊柱畸形的手术治疗策略仍有待进一步优化。

(三)成人退变侧弯的新的临床分型

与 AIS 不同,成人退变脊柱畸形仍面临很多亟待解决的问题。成年脊柱侧弯的分型超过 10 个以上。目前应用较多的是 Lenke-Silva 分型和 SRS-Schwab 分型,均试图根据影像学脊柱畸形和平衡方面判断腰痛的发生,指导手术及选择手术的方式。这些分型都存在有明显的缺点,因此一种既能对疾病进行系统分型,同时明确定义疾病自然史和治疗效果,又能将畸形的严重程度与健康状况联系起来,并有效指导治疗的分型方法仍有待后续探索和研究。

六、脊柱脊髓损伤

(一)学术交流

为推动中国脊柱创伤外科技术的发展,由河南省医学会骨科学分会脊柱学组、河南省医学会骨科学分会脊柱脊髓损伤学组、河南省医学会骨科学分会脊柱微创学组主办,郑州市骨科医院承办,《中华创伤杂志》编辑部、《中华骨科杂志》编辑部协办的中国医师协会骨科医师分会脊柱创伤专业委员会第六届全国会议暨第十一届河南省脊柱外科新进展学术会议于 2020 年 11 月 13—15 日在郑州市举办。来自全国各地的 100 多位国内知名脊柱骨科专家参加了此次学术会议。专家们围绕"脊髓损伤""胸腰椎骨折""颈椎创伤""脊柱畸形""强直性脊柱炎""脊柱创伤相关热点"等焦点和热点话题展开学术交流。本次学术会议为河南骨科同道提供了非常好的学习机会,促进了脊柱创伤领域的交流与进步,推动了河南省脊柱外科事业的发展,有利于更好地为人民的健康保驾护航,助力健康中国建设。

(二)胸腰椎骨折治疗现状与治疗方式选择

保守治疗与手术治疗:目前多推荐采用以 TLICS 评分为主,辅以其他评分标准来判断接受保守治疗或手术治疗。TLICS 评分≤3 分,建议保守治疗;TLICS=4 分,可选择手术/保守治疗;TLICS≥5 分,建议手术治疗。

1. 手术入路的选择

后方入路是胸腰椎骨折手术治疗最常用的手术方式。椎弓根螺钉固定系统具有较好的三维固定效果、力学稳定性和复位矫形作用,被广泛地应用于胸腰椎骨折的治疗,具有解剖结构简单、手术时间短、出血量少、对心肺功能影响小等优点。后方入路采取牢固的椎弓根螺钉固定,通过纵向撑开,利用后纵韧带的张力作用来起到恢复伤椎高度和椎管间接减压的效果。前方入路可以更好地重建前中柱的结构,更好地恢复并维持矫形角度和脊柱序列,更彻底地解除骨折块对脊髓和神经根的压迫。一般认为,前路手术主要适用于前柱骨折严重、新鲜或陈旧性骨折骨块导致脊髓前方受压者。对少数稳定性极差的胸腰椎骨折脱位,单纯后路或前路手术无法同时完成减压、复位和重建稳定性,需要前后联合入路手术。随着内固定技术和手术理念的发展,后路正中单切口360°椎管减压植骨融合内固定术的应用逐渐增加,基本能够取代一期前后联合入路手术,使得前后联合入路手术的适应证更加的狭窄。

2. 短节段固定与长节段固定

短节段固定(跨越伤椎四钉固定)术式在临床上应用最为广泛,手术时间短,并发症少,对术后脊柱的活动度也无太大影响。但部分患者存在短节段固定之后稳定性不足,容易发生内固定松动或断裂。长节段固定稳定性更好,但损失脊柱的活动度,并且延长手术时间。根据载荷分享评分(The load sharingc lassification,LSC),按照椎体破坏程度、骨折块移位程度和后凸畸形的矫正量进行赋值,其认为<7 分适合采取后路短节段固定,≥7 分的胸腰椎骨折若采取后路短节段固定,内固定失败率增高。若行后路短节段固定后 LSC 评分>7 分则建议同期行前路手术,减少内固定的失败。多个生物力学和临床研究指出 AO 分型 B3 型和 C 型骨折存在前柱的极度不稳定,若仅进行后路手术,建议行长节段固定。在标准短节段和长节段固定之外,还有伤椎置钉的六钉固定和伤椎置钉的四钉固定。伤椎置钉的六钉固定较跨越伤椎四钉固定能够显著提高内固定的稳定性,降低了应力集中,预弯的钛棒可以通过伤椎螺钉向前推顶伤椎以利于后凸畸形的矫正,避免了过度撑开对正常椎间盘的牵拉,对于远期伤椎高度和矫形角度的维持起到良好的作用,在临床应用上取得了较为满意的效果。伤椎置钉的四钉固定即单节段固定,其出发点是减少固定节段,保留更多的运动单元。因此,较跨越伤椎的四钉固定能够少一个运动单元的丧失,有更小的创伤,更短的手术时间。但是其适应证较窄,仅适用于伤椎椎弓根、附件完好,不需要减压的胸腰椎骨折患者。这种单节段固定是对标准短节段固定的一种补充。

3. 减压、植骨和融合

没有神经损伤的患者不需要椎管内减压。有神经损伤的患者,应根据压迫来源准确行椎管内减压。后路螺钉固定之后伤椎虽然外形基本恢复正常,但内部骨质却没有达到愈合,形成"蛋壳样"改变,这也是导致矫形角度丢失的重要因素。有学者认为,经椎弓根向伤椎椎体植骨能有效减少椎体内空腔,从而降低内固定应力。对于大多数胸腰椎爆裂性骨折患者,后方融合是不必要的。融合与否对后凸角度丢失的影响没有显著差异,而非融合组患者在内固定取出后,获得了更好的活动度。融合使得手术时间延长,失血量增多,存在取骨区的并发症,加速邻近节段退变。因此,大多数爆裂性胸腰椎骨折无须行融合术。而出现以下任一情况的胸腰椎骨折患者,如骨折脱位型、骨折伴有椎间盘损伤、后方韧带复合体断裂或骨折复位不理想者,为防止晚期骨折部位局部不稳,术中应行融合术。

4. 骨质疏松性胸腰椎骨折

骨质疏松症是以骨强度下降、骨折风险性增加为特征的骨骼系统疾病,骨强度包括骨密度和骨质量。骨质疏松性骨折是指患骨质疏松症后,因骨密度和骨质量下降导致骨强度减低,受到轻微暴力甚至在日常活动中即可发生的骨折。骨质疏松性骨折有以下特点和难点:①多为老年人,全身状态差,内科情况复杂;②限制活动会导致骨质快速丢失,加重骨质疏松症;③骨量低、骨质差,内固定稳定性差,易松动、脱出;④因病致残率、致死率高,严重威胁老年人身心健康和生活质量。在诊断上主要依靠年龄、病史、影像学检查。轻微外伤或无明显外伤史、胸腰背部疼痛、X 射线示椎体楔形变、CT 扫描和 MRI 检查有利于诊断。经皮椎体成形术是手术治疗骨质疏松性骨折常用的手术方式,可以避免长期卧床或佩戴支具,取得良好的临床效果。经皮椎体成形术是一项经过多年临床验证、安全有效、并发症少的微创手术。

微创技术在脊柱创伤中的应用:在过去的十几年里,微创技术在脊柱外科领域得到了迅猛发展。在胸腰椎骨折的微创治疗方面主要是经皮椎体成形术和经皮椎弓根螺钉系统。经皮椎弓根螺钉系统具有切口小、出血少、对腰背肌肉损伤小、术后腰背部疼痛较开放手术轻等优点。目前临床上常用的经皮椎弓根系统多是针对腰椎的固定而设计,撑开和加压作用有限,没有提拉和复位作用,其预弯棒是参照腰椎的曲度设计,常常导致固定棒无法跨越骨折的后凸节段,存在置棒困难的情况。近年来新型的适用于胸腰椎骨折的经皮椎弓根螺钉系统在不断地增多,在撑开、加压、提拉和复位操作上也有了改善。但该技术还存在术中 X 射线透视多、内固定费用高、学习曲线长等不足。因此,经皮椎弓根螺钉系统主要适应证:①AO 分型 A 型损伤且突入椎管骨块小于椎管矢径1/3,无神经损伤;②AO 分型 B2.1 型损伤。严格把握适应证、熟悉局部解剖、掌握经皮螺钉的置入技巧,再加上各种新型经皮内固定系统的问世,相信经皮椎弓根螺钉技术会得到更广泛的应用和更好的发展。

七、脊柱微创技术

脊椎内镜手术是微创技术的一种,近年来发展迅速。随着脊椎内镜技术的不断发展,其适应证也不断扩大,并开始逐步取代传统的脊柱开放手术。我省脊柱内镜普及程度和技术水平居全国先进位置。

脊柱内镜系统:包括单通道内视镜系统和双通道内视镜系统。目前常见的内镜技术包括经椎间孔腰椎椎间盘切除术、经椎间孔治疗腰椎侧隐窝/椎间孔狭窄、椎板间椎间盘摘除术、椎板间减压治疗腰椎中央或侧隐窝狭窄、前入路颈椎内视镜、后路经皮内视镜颈椎间孔扩大成形术和椎间盘切除术、脊柱内镜治疗胸椎疾病、脊柱内镜融合手术。脊椎内镜手术的主要目的是减少医源性组织损伤,并维持适当的节段稳定性和活动性。与传统的开放手术相比,脊椎内镜手术具有以下三种优势:第一,脊椎内镜手术可以明显减少组织损伤,皮肤切口较小,不需进行广泛椎板/小关节切除术或硬膜囊牵扯,可减少失血量及后续粘连问题。第二,因创伤小及安全性高,可以将局部麻醉与清醒镇静相结合,行门诊手术或日间手术,以减少手术时间,缩短住院时长,此外,对于无法在全身麻醉下进行大范围开放手术的高龄患者或高危患者,脊椎内镜手术是一种可考虑的选择。第三,手术后恢复期镇痛药使用较少,伤口并发症更少,进而可以使患者更快地恢复生活和工作。

脊柱微创技术是未来的发展方向,脊椎内镜手术已经逐渐发展到了成熟阶段,在严格的适应证控制情况下,并发症发生率降低。各种研究证据均证明了其在各种脊椎手术中的安全性及有效性。未来的研究应该旨在明确各种手术的适应证,结合数字化、智能化的趋势,脊柱微创技术可以延伸到更加复杂的脊柱疾病的诊治。在与患者共同决策制定手术方案的时候,我们要遵循安全、有效、微创的顺序来考虑是否选择脊柱微创技术,切不可因为患者的单方面需求或者为了追求新技术的开展而盲目进行。脊椎内镜手术学习曲线及手术器械工具将是其推动的关键,未来势必需要投入更多的教育及推广,使脊椎内镜手术更普及、安全、有效。

20 年来河南脊柱微创事业在王义生老师、高延征主委的大力支持下取得了优异的成绩。①脊柱微创技术全体系建设全国领先,全面开展了射频介入、椎体成形、经皮椎弓根螺钉、椎间盘镜、椎间孔镜单侧双通道内镜、脊柱显微镜、数字导航、脊柱机器人辅助等技术模块。②人才济济,我省脊柱微创从业人员众多,医学会、医师协会均设立了脊柱微创学组,越来越多的博士投身脊柱微创工作,众多优秀的人才在 COA、十省市微创联会、PASSMISS、黄河流域微创联会等大型学术会议上发言、获奖,为河南赢得了荣誉。③微创团队建设领先全国,除了省会郑州的郑州大学第一附属医院、河南省人民医院、河南省骨科医院、郑州市骨科医院、河南省直第三医院、河南省中医药大学第一附属医院、郑大五附院等著名微创团队外,各地市还有安钢总院、南阳市中医院、周口骨科医院、驻马店骨科医院、三门峡市中医院、焦作第二人民医院、平煤神马集团总医院等有影响力的脊柱微创团队,形成了微创团队遍地开花的独特的河南现象。④学术活动频繁而盛大,近 5 年来我们举办了数十次大大小小的学术活动,比较有影响力的是全国脊柱微创年会,参会人员 1 600 人;十省市微创年会,参会 1 000 余人;脊柱显微镜全国巡讲河南站(汝州),参会 1 000 余人;新中国成立 70 周年全省微创脊柱大会;国家十三五规划 BESS 技术河南会议等;通过会议交流,我们不断更新脊柱微创理念、精炼脊柱微创技术、规范脊柱微创质量控制、促进微创技术推广,使我省的脊柱微创事业得到快速健康的发展。

展望未来,我省的脊柱微创要重点开展以下工作,以促进发展,攀登高峰。①推进脊柱微创技术推广及县域普及,结合国家卫健委最新发布的《"十四五"国家临床专科能力建设规划》精神,大力扶持县级医院的脊柱微创事业,逐步实现内镜和介入诊疗技术县域全覆盖。②大力推广单侧双通道脊柱内镜技术(UBE),作为传统脊柱内镜与脊柱外科的一种桥接技术,因较为平缓的学习曲线,较少的资本投入,使得该技术易于被广大医生接受,也易于推广开展,是一种能让患者、医生、医院均受益的适宜技术。③加大科普宣传,让更多的人了解脊柱微创理念、了解脊柱微创的技术体系,脊柱微创手术不是小手术,而是精准的手术、精细的手术,是充满了技术含量和价值的高端技术。④加强脊柱微创的质量控制及规范化技术培训,依托卫健委指定的质控中心、培训基地对全省从业单位及从业人员进行标准的质量控制,保护患者权益,让脊柱健康发展,行稳致远。⑤加大科研投入,促进科研成果转化,实现医工结合。

八、骨关节外科

过去三年中,我省关节骨科领域在医学会的领导下,在诊疗技术多样化、专业人才培养、各级学术交流合作等方面均取得了显著的进步。

(一)诊疗技术多样化:骨关节疾病的分阶段诊疗

根据诊疗指南分阶段治疗。①在关节疾病的早期,除应用口服药物、理疗等外,富血小板血浆(PRP)局部注射治疗、臭氧注射治疗等也被越来越多使用并取得肯定效果。②对于关节的进一步病变破坏,进行精准的外科治疗,包括膝关节胫骨高位截骨、膝关节单间室置换术、髋关节旋转截骨治疗髋关节发育不良、股骨头坏死的保髋治疗、股骨颈旋转截骨术治疗股骨头坏死等。③对于关节不可逆破坏且显著影响生活者,需行关节置换术治疗,其中常见的包括髋关节置换术、膝关节置换术、肩关节置换术等。髋关节置换术运用微创手术入路包括直接前入路(DAA)、微创前外侧入路(OCM)等获得术后更快康复。术前评估通过数字重建技术,更准确地术前规划指导假体类型、型号、位置等参数。手术导航技术及更进一步的机器人技术,使得术中操作的精准性大幅提高。3D打印技术可以根据患者个性化的骨骼特点、骨缺损形态定制假体,解决复杂的手术问题。④术后并发症的诊疗。最重要的包括关节假体周围感染和无菌性松动。在诊断感染方面,引入标本宏基因测序、标本超声振荡处理后细菌培养,大幅提高了诊断的准确性,治疗方面根据患者个体化情况可以选择清创手术+生物膜裂解治疗、部分或全部假体取出骨水泥旷置术。对于无菌性松动的治疗,通过3D数字评估及术前打印模型,模拟手术,设计个性化假体,使得很多重度骨缺损的复杂病例获得治疗。

(二)专业人才培养

在住院医师规范化培训的基础上和省卫健委、医学会的指导下,建立作为限制性技术的髋膝关节置换术的规范化培训班,一方面推进了限制性技术规范化管理的进程,另外也帮助基层医生提高了关节置换技术相关知识及操作水平。

(三)各级学术交流

在医学会关节学组的框架下,积极参与国家级学术交流,在保持学术先进性的同时,参与关节器械临床审批研究、科研课题,通过线下与线上相结合、省市县各级医院相联系的方式,增进学术交流,提高我省整体关节疾病诊疗水平。

骨关节领域的未来发展趋势可大致概括为微创化、精准化和个性化。所谓微创化,既是指通过手术技术的改进,减少软组织与骨组织的创伤,更是指通过围手术期的优化管理,减少患者的整体创伤,加速功能康复。在精准化方面,各种新的辅助手术技术层出不穷,从以往的计算机导航辅助手术,到3D打印术前计划和定制化截骨导板,再到当前热门的机器人辅助人工关节置换手术,目的都是为了提高手术的精准性,从而提高患者的近期满意度和远期假体生存率。我省几家大的关节外科中心目前已经开始了机器人辅助人工关节置换手术的探索,未来随着技术的成熟和国产化机器人辅助手术系统的应用,必将有力地推动这类新技术在更多地方的普及,提升整体的手术质量水平。而所谓个性化,目前国外已经出现了根据患者的解剖形态进行定制化生产的人工关节假体,除此之外,所谓的"个性化"还应当包括手术目标值的个性化判定与精准实现,从而使患者的关节功能得到最优化的重建。随着技术的不断进步,相信上述这些发展目标都能一一得到实现。

九、骨关节创伤

加速康复外科理念在创伤骨科的应用:骨关节创伤是创伤外科常见损伤。通过引入加速康复外科(enhanced recovery after surgery,ERAS)理念,对围手术期处理措施进行全面优化,可以进一步提高患者诊疗效果。加速康复外科旨在采用有循证医学证据的一系列围手术期优化处理措施,减少手术患者生理和心理应激,达到从疾患和手术应激状态中快速恢复的目的。研究表明,实施 ERAS 临床路径可以缩短患者的住院时间,降低并发症发生率和再入院率,减少医疗费用。ERAS 临床路径的实施需要外科医师、麻醉医师、内科医师、康复医师、护士以及营养师等多个科室成员共同配合完成。通过国内外医师、学者长期的临床实践和研究,骨关节创伤的诊治有了很多的成果和方法。ERAS 理念的引入,为骨关节创伤的诊治提供了更全面的平台——以患者为中心全面优化围手术期的各个环节,并形成完整路径,也为诊疗方法的选择和优化提供了更为明确的导向和标准。ERAS 在创伤骨科的发展仍处于起步阶段。近年来发展迅速,创伤骨科领域的研究也取得了一些成果。未来还有很大的提升空间和研究前景。

ERAS 在其他学科的研究和发展可以为创伤骨科提供参考。同时,更应该注意到创伤骨科自身特点,根据骨折患者的围手术期处理流程,以循证医学证据为基础,进行优化,不断提高患者治疗效果,缩短康复进程,真正让 ERAS 理念惠及每一位创伤患者,迎来创伤骨科的 ERAS 时代。

骨科学分会,拟在省域范围内广泛推行"损伤控制"理念下的快速康复技术,学习交流利用 3D 打印导航机器人技术设备开展骨盆髋臼损伤、胫骨平台骨折、上肢损伤、肩肘踝置换、骨质疏松症老年髋部脆性骨折的精准微创治疗,继续开展线上和(或)线下每月创伤骨科论坛、每季度进行学术技术交流、年度召开学术大会,通过交流培训学习,引领规范创伤多发伤救护技术提高、促进救治流程规范、提高损毁伤保肢置换康复疗效,开展专家精准帮扶,适宜技术下基层。

十、骨科基础研究

(一)脊髓损伤的相关基础研究

采用减压和固定手术治疗急性脊髓损伤可能给患者带来临床益处,但手术不能直接促进轴突再生和修复。目前尚无增强脊髓损伤后运动功能的药物获得批准,仍需开展相关研究。虽然许多药物在实验条件下可以有效防止导致神经元死亡的兴奋性级联反应,但还没有确凿证据表明神经保护剂可以改善脊髓损伤患者的临床预后。再生医学为脊髓损伤治疗开启了新方向,细胞疗法(间充质干细胞、嗅觉热细胞、施万细胞和神经干细胞等)是其中的重要方法之一,其有望通过在损伤水平上建立新的神经连接,以及促进细胞分化为神经元,来改善脊髓损伤的相关症状。生物材料在神经组织工程和控制神经细胞的增殖、分化和神经缝隙桥接等方面引起极大关注,许多材料已经在动物模型中显示了令人振奋的结果。另一研究前沿为多模式神经调节技术,该技术将个性化康复策略作为增强神经回路重建的新方法,从而实现脊髓损伤中的神经再生和功能性运动恢复。尽管脊髓损伤治疗的研究取得了较多有意义的进展,但有显著意义的临床应用证据仍然不足。深入理解这些治疗方法的基本原理可以让我们更好地将它们结合起来。未来如果能够开发出集评估和干预于一体的主动互动系统,则可以将深度学习等人工智能方法引入当前研究中,以实现更精确、更有效的治疗。

(二)干细胞治疗膝关节骨关节炎

以干细胞为基础的治疗方法已逐渐应用于关节软骨的修复和再生,并取得一定效果。干细胞可以分化为目标细胞,修复受损伤区域;通过旁分泌作用,向邻近细胞分泌各种细胞因子和生长因子,促进受伤组织血管化和细胞增殖;通过免疫调节作用,可以降低受损组织的炎症反应。临床实践中可以通过干细胞局部注射、干细胞-支架材料复合植入治疗关节病变。干细胞治疗取得一定效果,但相关研究仍处于初级阶段。

十一、骨科转化医学和数字骨科

(一)图像引导

导航、三维成像(如0-arm)等,通过将机器学习和人工智能应用于临床实践,将脊柱外科医生自信地推进到个性化医疗时代。

(二)机器人辅助手术

外科机器人逐渐被公认为人工智能技术的最前沿代表之一,外科手术中使用外科机器人也被认为是未来外科手术发展的趋势。机器人的设计不仅是为了给外科医生提供更高的精准度,而且也消除了人为的错误,提高了手术效率,满足了减少术后并发症的需要。然而,外科机器人的技术和应用还处于发展阶段,需要结合临床工作进一步实践优化。

(三)混合现实技术

混合现实技术使外科医生能够在术中可视化3D脊柱解剖结构,混合现实技术在术前评估、医患沟通、远程会诊、提高患者安全、改善术后效果、减少并发症方面具有巨大潜力。

(四)超声骨刀在脊柱外科的应用

随着医疗技术的发展,外科对手术精准度及安全性的要求逐渐提高。超声刀作为一种新型、高效的手术器械,其具有组织选择性、良好的止血性能、对周围血管神经组织损伤小以及低产热、易操作等优势。近年来,超声骨刀正在逐步替代传统切骨器械,在我省脊柱外科领域得到一定范围的应用。

十二、骨科公益事业

河南省医学会骨科学分会作为河南省医学会的重要成员之一,积极响应河南省卫健委"健康中原"的号召,年年开展科普宣传、学术下乡、义诊活动,举办了多次科普讲座。2018 年 11 月30 日,河南省医学会名医名家"走基层·送健康"大型系列公益活动——骨科学分会走进淇县大型义诊及学术讲座活动在淇县人民医院举行。骨科学分会组织了阵容强大的专家团队共计 18 位来到淇县进行科普、义诊和学术讲座。这些专家都是骨科学分会资深的知名专家,在脊柱、关节、创伤等领域都具有卓越的技术和巨大的影响力。通过这些专家为百姓进行"送健康"咨询和义诊,对基层医师进行"送知识"学术讲座活动,共完成 300 余人次义诊、200 余名基层医师培训,对淇县人民健康和淇县医疗技术的提高做出了贡献。2019年3月10日,河南省名医名家"走基层·送健康"健康扶贫系列活动——走进太康县大型公益活动在太康县济民骨科医院举行。通过专家健康讲座、适宜技术推广、义诊、教学查房、健康扶贫下乡入户等形式开展精准扶贫、深化对口协作、普及医学科学知识、传播医学科学技术,切实履行了名医名家"走基层·送健康"的活动主题,进一步提高基层诊疗水平,提升基层医疗服务能力。2020年8月1日,由河南省卫健委、省扶贫办、省医学会主办的河南省名医名家"走基层·送健康"健康扶贫系列活动走进驻马店市新蔡县,河南省医学会骨科学分会、骨质疏松与骨矿盐疾病分会、创伤外科学分会、手外科分会、运动医学分会、显微外科学分会6大专科分会主任委员带领30余位省级专家参加此次活动。专家团分组在县乡医疗机构开展现场义诊、面向群众的科普讲座、针对基层医务人员的技术交流、卫生院赠药帮扶等多项活动。作为此次健康扶贫活动之一,针对贫困脊柱侧弯、强直性脊柱炎患者开展的"脊梁工程救助扶贫计划"义诊筛查活动同期举行。通过此次健康扶贫专项行动,带动优质医疗资源下沉,提升了贫困地区医疗服务能力,让贫困群众在"家门口"就享受到省级专家的诊疗服务。此次新蔡县活动共计义诊群众1 000余人次,接诊脊柱侧弯患者20余人,培训基层医务人员300余人次。

河南省医学会骨科学分会联合河南省委宣传部、河南省卫健委、河南省扶贫办、共青团河南省委、河南省教育厅等部门,在全省发起"脊梁健康工程千人救助计划"。该项目对全省贫困的青少年脊柱疾病患者进行医疗救助,可对符合救助条件的脊柱侧弯患者减免部分住院手术费用(1~5万),真正帮助他们摆脱疾病带来的困扰。项目实施3年以来,已经累计救助脊柱疾病患者600余人,减免手术费用1 000余万元。救助典型李二磊等通过该救助项目不但治愈了疾病,而且通过自主创业的方式成功实现了脱贫致富。

十三、结语

在骨科学分会的领导下,河南省的骨科事业正在以蓬勃的生机茁壮成长。近年来,在全国骨科同仁的大力帮助和支持下,在以许振华、张铁良、王义生等骨科前辈的正确带领下,河南"骨科人"精诚团结、虚心学习、锐意进取,取得长足的发展和进步,学术交流不断扩大与深入,学术水平不断提高。2018年及2019年,全国中华医学会骨科学学术年会(COA)的投稿量蝉联全国第一,每年的发言人次近150余人次,说明河南"骨科人"同仁对COA大会支持的热情在增加,与全国骨科交流的积极性在增加。在全国,河南"骨科人"团结一致、热衷学术、谦虚努力。通过一代一代人孜孜不倦的努力和拼搏,河南省骨科事业正在与全国先进省份缩小差距,逐步与国内外先进技术水平接轨。

(河南省医学会骨科学分会第八届委员会 高延征)

河南省骨质疏松与骨矿盐疾病学科发展研究报告

摘要

骨质疏松症是一种以骨量下降和骨微结构破坏为特征的代谢性骨病,可导致骨脆性增加,易于发生骨折;骨质疏松症已成为影响人类健康的常见慢性病,严重危害老年人群的生命健康。2018年10月,我国卫健委发布的骨质疏松症流行病学调查结果显示,我国骨量减少及骨质疏松症患者数量已达到3亿以上,我国60岁以上人群中,骨质疏松症患病率女性为51.6%,男性为10.7%。骨质疏松症最严重的并发症是骨质疏松性骨折,常见部位包括桡骨远端、脊柱椎体以及髋部,其中椎体骨折患者骨折后1年的死亡率高于未发生椎体骨折人群,其4年生存率仅为50%。髋部骨折又被称为"人生的最后一次骨折",患者骨折后1年内死亡率可达20%~30%,总体致残率可达50%,对此类患者早期实施微创手术可加速康复,明显提高患者的生活质量。

骨质疏松症(osteoporosis,OP)是一种以骨量减少,骨微结构破坏,导致骨脆性增加,易发生骨折为特征的全身性骨病(世界卫生组织,1994)。据估算,目前我国OP患者女性约为7 000万,男性约为2 000万,患病总人数约9 000万。说明OP已经成为我国所面临的重要公共健康问题。OP起病隐匿,大多数患者并无临床症状,使得早期发现极为困难,当出现骨骼疼痛、体型改变,甚至出现脆性骨折时往往错过了最佳治疗时机。因此,在OP的防治中存在诸多难点,比如高危人群的早期识别,OP的诊断标准化和OP的个体化精准治疗等。

由于骨质疏松症涉及多学科、多专业,包括内分泌科、骨科、老年科、风湿免疫科、妇科、康复科等,管理难度很大。近年来,骨质疏松性相关疾病的发病率逐年升高,严重影响人们的身心健康。在各个学科同仁的共同努力下,我省的骨质疏松性相关疾病专业的诊治水平快速发展,学科规模逐渐扩大,业务水平稳步提升,新技术、新业务不断涌现,展现出喜人势头。我省是人口大省,自2012年郑丽丽牵头成立河南省医学会骨质疏松和骨矿盐疾病分会以来,我省的骨质疏松事业在名誉主任委员郑丽丽,现任主任委员刘宏建带领下,在大家的共同努力下,取得了可喜的成绩以及长足的进步。

一、分会概况

河南省医学会骨质疏松和骨矿盐疾病分会成立于2012年3月,是河南省医学会成立的第79个专科分会。本分会由多个学科组成,涉及多个专业领域如内分泌学、妇产科学、骨科学、放射科学、老年病学、肾病风湿学和疼痛医学等。第一届分会由郑丽丽担任主任委员,本届分会设立主任委员1人,副主任委员6人,常务委员14人,委员49人,秘书2人。分会的成立标志着我省骨质疏松和骨矿盐疾病学研究和防治工作进入了一个崭新的阶段。2016年11月换届改选,由刘宏建担任主任委员,经过不断地发展壮大,目前我分会有名誉主任委员1人,主任委员1人,副主任委员7人,常务委员21人,委员61人,秘书1人。截至目前共计成立了13个地市级专科分会,2019年我专科分会经河南省医学会批准后新成立8个学组分别是:骨密度质控学组、妇科学组、骨质疏松性骨折与关节学组、基层学组、社区学组、内分泌与骨代谢学组、骨质疏松骨折微创治疗学组、传统医学学组,此外我专科分会第一届委员会还成立有青年委员会、风湿骨病学组、肾性骨病学组,目前共计10个学组,共计专科分会会员达562人。

二、学术交流

2012年3月3—4日在郑州市召开"骨质疏松症诊疗进展暨河南省医学会骨质疏松和骨矿盐疾病分会成立大会",这是河南省医学会成立的第79个专科分会。本次会议也得到了河南省各级医院不同学科同道们的积极响应,与会代表260余人,正式代表160余人。会议期间,国内、省内的著名专家在会议上分别做了专题学术讲座,内容涉及活性维生素D在骨质疏松中的临床应用、骨质疏松性骨折的特点与策略、绝经后骨质疏松症的诊断与治疗、钙磷代谢的调节等骨质疏松和骨矿盐疾病学的各个领域,其中骨质疏松症的诊断与治疗、骨质疏松症的防治指南、骨质疏松性骨折的诊治指南等指南的推广,雌激素的替代治疗、双膦酸盐及活性维生素D的应用、骨质疏松性骨折的外科手术治疗进展是本次会议学术交流的核心内容,与会代表在会议期间自始至终都能专注地聆听报告和发言,讨论时积极踊跃、畅所欲言,呈现出良好的学术交流氛围。本次会议共收到维生素D与骨质疏松症、糖尿病与骨质疏松症、甲状旁腺疾病与骨质疏松症、慢性肾脏疾病与骨质疏松症、骨质疏松性骨折的治疗、绝经期女性骨质疏松症的特点与治疗等方面论文近50篇,编辑并出版了论文汇集,本次会议圆满成功。

2019年11月1—3日"河南省医学会骨质疏松和骨矿盐疾病分会学术年会暨老年骨质疏松性椎体压缩骨折椎体强化新技术学习班"在郑州召开,此次会议亮点纷呈,围绕着大会主题,本次大会邀请了从事骨质疏松症临床工作的省内外专家分别做了精彩报告。会议在议题设计上从介绍我国骨质疏松症诊治现状入手,随后对骨质疏松症的发病机制、临床诊断、治疗等方面最新进展进行解读、热点话题探讨和成果分享,得到了各学科专家、同道的关注和重视。两天的学术会议精彩纷呈,由于篇幅,这里只能报告会议精彩内容的一斑,充分展现了我省骨质疏松和骨矿盐疾病研究领域的丰硕成果,令人收获满满的同时,也对骨质疏松症及多种骨骼疾病未来的诊治充满希望,全面推动了我省OP事业迈向了新的台阶。

2021 年 12 月 17—18 日由河南省医学会骨质疏松和骨矿盐疾病分会主办,郑州大学第一附属医院承办的 2021 年河南省医学会骨质疏松和骨矿盐疾病专科分会学术年会在郑州市正式开幕,由于新冠肺炎疫情的影响,本次会议邀请了国内知名专家学者相聚线上,分为内科会场和外科会场,共同交流探讨骨质疏松症相关学术进展。围绕着大会主题,本次大会邀请了从事骨质疏松症临床工作的省内外专家分别做了精彩报告。本次会议共计邀请国内专家 20 余名,省内专家 40 余名。会议在议题设计上从介绍我国骨质疏松症诊治现状入手,随后对骨质疏松症的发病机制、临床诊断、治疗等方面最新进展进行解读、热点话题探讨和成果分享,得到了各学科专家、同道的关注和重视,对骨质疏松症及多种骨骼疾病未来的诊治充满希望,对分会今后的发展方向及发展规划进一步明确。

三、学术成果及学科地位

在河南省医学会的正确领导下,在国内外众多著名骨质疏松专家的大力支持帮助下,在主任委员刘宏建的带领下,河南省医学会骨质疏松与骨矿盐疾病分会多次被评为河南省医学会“先进专科分会”,主任委员刘宏建先后被评为“河南省名医名家志愿服务队优秀个人”“河南省医学会优秀专科分会工作者”“河南省优秀专家”“专业技术二级教授”“中原英才计划(育才系列)中原领军人才——中原名医”等称号。目前河南省骨质疏松事业正处于蓬勃发展中,尤其是这几年发展较快。2019 年,郑州大学第一附属医院内分泌科郑丽丽荣任为中华医学会骨质疏松和骨矿盐疾病分会常务委员,刘宏建荣任为中华医学会骨质疏松和骨矿盐疾病分会委员,阚全娥和许莉军荣任为青年委员。我专科分会积极申报适宜技术推广项目并获得河南省卫健委的充分肯定并给予相应基金支持,专科分会积极进行临床适宜技术的推广以及基层医院的帮扶、远程培训、远程指导等,取得的学术成果情况部分如下。

2020 年 3 月,主持设计的“系列微创手术治疗骨质疏松性脊柱伤病的临床研究”,以第一完成人获河南医学科技一等奖。

2021 年 2 月,主持设计的“骨质疏松性脊柱伤病个体化微创关键技术的建立及应用”以第一完成人获河南省科学技术进步二等奖。

2021 年 4 月,主持设计的“骨质疏松症发病机制及防治新策略的发现及推广应用”以第一完成人获河南省教育厅科技成果一等奖。

2021 年 7 月,主持设计的“骨质疏松症发病机制研究及其所致脊柱伤病微创技术的建立及应用”以第一完成人获河南省康复医学会科学技术一等奖。

2021 年 9 月,主持设计的“骨质疏松症发病机制研究及其所致脊柱伤病微创技术的建立及应用”以第一完成人获中国康复医学会科学技术一等奖。

现任主任委员刘宏建积极探讨 OP 及相关疾病的诊治,其中近 3 年来主持国家自然基金面上项目 2 项,在国内权威期刊如《中华骨科杂志》《中华实验外科杂志》等发表专业论文 150 余篇,发表 SCI 论文 21 篇,其中以第一或通讯作者发表 JCR 一区 SCI 论文 6 篇,获发明专利 2 项、实用新型专利 7 项,主编、主译专著 3 部。荣获“优秀博士毕业生”“优秀研究生导师”和“河南省名医名家志愿服务队优秀个人”等多项荣誉称号。

四、学科进展

骨质疏松症涉及多学科、多专业,包括内分泌、骨科、老年科、风湿免疫科、妇科、康复科、放射科等,诊疗疾病范围广,涉及专业较多,现将部分学科进展总结如下。

(一)胸腰椎退变性疾病合并骨质疏松症、骨质疏松性骨折的相关手术治疗

骨质疏松症临床极其常见,OP 是以骨强度下降、骨折风险性增加为特征的骨骼系统疾病,骨强度包括骨密度和骨质量。OP 易导致骨质疏松性椎体压缩骨折(OVCFs),致残率与致死率均较高,OVCFs 有以下特点和难点:①多为老年人,全身状态差,内科情况复杂;②限制活动会导致骨质快速丢失,加重骨质疏松症;③骨量低、骨质差,内固定稳定性差,易松动、脱出;④因病致残率、致死率高,严重威胁老年人身心健康和生活质量。在诊断上主要依靠年龄、病史、影像学检查。轻微外伤或无明显外伤史、胸腰背部疼痛、X 射线椎体楔形变、CT 扫描和 MRI 检查有利于诊断。对 OVCFs 患者早期实施微创手术可加速患者康复。经皮椎体成形术(PVP)和经皮椎体后凸成形术(PKP)是治疗胸腰椎 OVCFs 有效的微创技术,能迅速缓解疼痛、强化稳固椎体,但其均存在着双侧椎弓根穿刺增加神经损伤的风险;在临床应用中,骨水泥渗漏是 PVP 和 PKP 最常见且可造成严重后果的并发症;对于 OVCFs 和 OP 合并胸腰椎退变性疾病,常规椎弓根螺钉内固定术后易松动、脱出和断裂,导致手术失败。

为更好地解决上述临床难题,刘宏建历时 10 余年,在多项国家自然科学基金及省、厅级基金资助下,根据 OVCFs 和 OP 合并胸腰椎退变性疾病患者病情和适应证的不同,创建了有效的微创精准治疗关键技术,取得了良好的临床疗效。

(1)联合北京 301 医院毛克亚共同首创了弯角椎体成形术治疗胸腰椎 OVCFs,成功解决了传统 PVP 和 PKP 双侧穿刺易损伤神经及单侧穿刺难以良好填充椎体的不足。临床研究证实,该技术成功解决了 PVP 和 PKP 需双侧椎弓根穿刺增加神经损伤的风险和一侧椎弓根骨折或发育不良难以实施手术的不足等难题;且实现了单侧椎弓根入路骨水泥在椎体内双侧均匀分布的目的,达到了治疗胸腰椎 OVCFs 满意的临床疗效,此技术申请并获得国家发明专利一项。

(2)联合北京友谊医院海勇利用新型 Vessel-X 经皮椎体强化系统(Vesselplasty)治疗胸腰椎 OVCFs,显著降低了骨水泥渗漏率。PVP 及 PKP 临床应用广泛,但其易引起骨水泥渗漏,可造成神经损伤和肺栓塞,严重时危及生命。项目组采用新型的 Vesselplasty——骨填充网袋技术,能够有效恢复椎体高度和生物力学性能,同时骨水泥渗入伤椎骨小梁间隙可形成微观铰锁,形成"犬牙"效应,在稳固椎体的同时有效地减少了椎体后缘缺损导致的骨水泥渗漏。该技术既保证了手术疗效,又极大地增强了手术安全性,此外,刘宏建还与海勇共同参与制定了相关专家共识。

(3)率先应用经皮/术中骨水泥强化椎弓根螺钉技术、皮质骨轨道(CBT)螺钉技术治疗 OP 合并胸腰椎退变性疾病,成功解决了常规椎弓根螺钉术后易出现螺钉松动、脱出和断裂等难题。针对 OP 患者因椎体骨质量降低常导致手术失败的难题,经皮/术中骨水泥强化椎弓根螺钉技术显著提高了椎弓根螺钉在椎体内的稳定性,解决了常规椎弓根螺钉术后易出现螺钉松动、脱出和断裂等难题;CBT 螺钉技术增强了螺钉在 OP 合并胸腰椎退变性疾病患者椎体内的稳定性,且该技术具

有切口更小、肌肉剥离更少和小关节破坏少等优点。上述微创关键技术安全性高且临床疗效满意。

(4)2019年省内率先应用序贯矫形技术及经第2骶椎骶髂螺钉治疗腰椎退变性脊柱侧后凸畸形，退变性腰椎侧后凸畸形是由各种因素引起的椎间盘、椎间关节及韧带组织退变而导致的脊髓、神经根及血管受压，表现为胸背和腰骶部疼痛、驼背甚至间歇性跛行、下肢肌力下降和皮肤感觉减退等症状。随着我国人口老龄化的到来，退变性腰椎侧后凸畸形合并骨质疏松症已成为中老年人群中的常见病，患者日常活动和劳动能力减退，需长期服用大量止疼药物，严重影响患者生活质量。腰腿痛和神经源性跛行等症状较轻时首选非手术治疗；当神经压迫症状较重和侧后凸畸形明显时，手术治疗是改善患者生活质量的有效方法。经第2骶椎骶髂(second sacralalar-iliac,S2AI)螺钉内固定技术是脊柱矫形术中稳定性最好的固定方法，已成熟应用于腰骶骨盆部的矫形手术中。传统的腰骶骨盆固定技术往往采用髂骨螺钉(iliac screws,IS)联合椎弓根螺钉的固定方法，该技术具有增强腰骶骨盆间稳定性的生物力学优势，对于稳固腰骶骨盆具有较好的效果。然而退变性腰椎侧后凸畸形患者多为老年人，常合并OP，若在长节段的腰骶骨盆矫形术中使用IS联合腰骶椎弓根螺钉，由于IS钉道较短，把持力低，固定不牢固，螺钉易松动，将导致患者腰骶部疼痛、内固定失败甚至需要再次手术。S2AI螺钉内固定技术不仅可以满足内固定强化的需要，提高腰骶骨盆的稳定性，同时可恢复脊柱生理曲度，避免内固定失败的风险。

(二)内分泌相关代谢性骨病的治疗

(1)开展疑难、罕见代谢性骨病的诊治。我省人口众多，疑难、罕见代谢性骨病患者较多，以前患者往往去北京、上海就诊，随着我省对罕见代谢性骨病的诊治水平提高，使很多患者做到"不出省就做到明确诊断"，切实解决了老百姓看病难的问题。郑州大学第一附属医院内分泌科2020年诊治成骨不全7例、X连锁低磷血症1例、肿瘤相关低磷性骨软化3例、成人起病的严重维生素D缺乏性骨软化症1例、成年早期特发骨质疏松症1例、妊娠和哺乳期骨质疏松症3例、家族性低尿钙性高钙血症2例、假性甲状旁腺功能减退症11例等。2021年诊治Kozlowski型脊柱干骺端发育不良1例、成骨不全5例、成骨不全/Ehlers-Danlos交叉综合征1例、骨纤维结构发育不良1例、范可尼综合征2例(其中肝豆状核变性所致1例)、肿瘤相关低磷性骨软化症5例、X连锁低血磷性骨软化症2例、阿德福韦酯低磷骨软化症2例、McCune-Albright综合征1例、骨硬化症1例、以骨质疏松为主诉的多发骨髓瘤2例、妊娠哺乳相关骨质疏松症7例、特发性骨质疏松症2例、Digeroge综合征1例、假性甲状旁腺功能减退症9例(其中1例合并甲状旁腺腺瘤)、甲状旁腺癌1例、甲状腺内甲状旁腺瘤2例、家族性低尿钙性高钙血症1例等。

(2)郑州大学第一附属医院内分泌科独立开展甲状旁腺功能亢进热消融治疗。2021年共完成甲旁亢消融治疗9例。时刻了解学科前沿动态，掌握新技术，扩大我省的影响力，最终受益于广大患者。

(三)影像学科诊断治疗骨质疏松症

人体骨密度是反映骨代谢状况的重要指标，体育运动对骨密度有较大的影响。研究人体骨密度的变化情况可以了解骨代谢的状况，评价体育锻炼效果，进而指导大众健身。同时，骨密度也是评价运动员训练状况和身体功能状况的重要指标,运动训练中掌握骨密度的变化情况对于评价训练效果、防治运动性损伤具有重要的作用。目前双能 X 射线吸收技术（DEXA）及定量 CT（quantitative computed tomography,QCT）是测量骨密度的主要工具。但由于骨密度测量是由不同厂家生产的不同仪器进行的,不管多么精密的仪器,都必然有一定的测量误差,为减少这些误差,保证测量结果的可靠性和一致性,骨密度测量中必须有严格的质量控制。在此基础上进行骨质疏松症的流调、诊断、治疗评价、药物试验和实验研究等,才能保证资料更加客观真实。

近年来,省内多家医院不断引进新设备开展新技术,如引进 GE 高端双能 X 射线骨密度仪,基于 DXA 图像的灰阶结构指数开展骨小梁评分系统（trabecular bone score,TBS）,能有效评估骨的微结构、描述骨的质量,且不需要额外扫描,不增加额外剂量;在多台高端 CT 升级 QCT 系统引进最新一代美国进口（Model4）骨密度测量装备——Asynchronous（非同步 QCT）,开展了胸部低剂量 CT 筛查联合定量 CT 骨密度测量技术,定量 CT 测量的是椎体松质骨的体积骨密度（volum bone mineral density,vBMD）,避免了邻近组织的影响,能够反映真正的骨密度,较传统的双能 X 射线骨密度方法具有更高的敏感性和准确性。定量 CT 与低剂量胸部 CT 联合检查可以一次完成且几乎不增加额外剂量,将其加入体检项目中,对全球性骨质疏松症带来的公共健康问题具有积极的意义。

（四）妇产学科诊断治疗骨质疏松症

随着人口老龄化加重,骨质疏松症已严重威胁中老年人尤其是中老年女性的健康,女性骨质疏松症患病率为男性的 3 倍。目前已有北京、上海、广东、南通、成都、南昌、兰州等地区做过围绝经期现状调查,云南省、西安市等对骨质疏松症现状进行了调研。而我省围绝经期及骨质疏松症相关流行病学调查欠缺。郑州大学第二附属医院妇科廖予妹团队,通过对河南省 14 个不同区域的 2 100 名 40~65 岁的女性进行了问卷调查,分析了河南省女性围绝经期与骨质疏松症现状、女性激素治疗知晓率及使用率。调查结果表明,与国外及发达地区比较,河南省围绝经期女性对围绝经期、HRT 及骨质疏松症的了解欠缺。目前相关研究已经在河南省卫健委立项。

河南省医学会骨质疏松与骨矿盐疾病妇科学组于 2020 年正式成立,学组委员来自全省不同县市,在更年期保健工作的基础上增加女性骨质疏松症的预防及宣传科普工作。同时共同学习交流,有利于提高各级医务工作者女性骨质疏松症防治水平。我省围绝经期女性对于了解骨质疏松症的意识欠佳,郑州大学第二附属医院妇科廖予妹团队,对河南省综合性医院共 800 名 40~60 岁女性医务人员进行的随机调查研究显示,医护人员了解围绝经期症状者占 73.0%,知晓绝经后常见的骨质疏松类型者占 66.4%,认为骨质疏松症诊断金标准是双能 X 射线吸收测定法者占 67.1%,缺乏对使用雌激素及口服其他药物治疗相关知识。未来需增加对各级医护人员进行围绝经期骨质疏松症防治方法的宣讲及培训工作。在社区卫生机构,增加居民个人健康状况监测点,设置定点对口医院骨密度监测,按不同风险人群进行长期管理。

2020 年,省卫生健康委组织了河南省国家级及省级更年期保健专科的评审工作,要求二级以上医疗妇幼保健机构必须设有更年期专科门诊,为更年期骨质疏松症预防工作的开展及推广奠定了基础。

（五）风湿免疫学科诊断治疗骨质疏松症

近年来,全省风湿骨病医师努力学习、提高技能,诊治了大量原发性骨质疏松症、糖皮质激素相关骨质疏松症患者。全省广泛开展并熟练掌握骨质疏松症诊断及预防、治疗相关技能。多家医院不断学习开展学习。目前，县级医院也有意识预防风湿免疫疾病患者的骨质疏松问题，并进行检查治疗。多家医院开展了骨密度相关检测技术。近年来，风湿骨病学组积极跟进时代发展和技术进步的方向，开展了多种新技术、新业务，如定量 CT 骨密度测量、骨质疏松症生物学代谢物检测、新型药物的应用等。

河南省医学会骨质疏松与骨矿盐疾病分会风湿骨病学组是团结河南省风湿骨病相关专家的重要组织，在省内积极开展各种学术活动，如河南省医学会骨质疏松与骨矿盐疾病分会学术年会、世界骨质疏松日义诊活动、骨质疏松病例演讲比赛等，大大促进了风湿骨病骨质疏松的学术进步与创新发展，为保障 1 亿多河南人民的骨质健康做出贡献。2020 年 10 月 24 日于郑州市园博园建国饭店召开骨质疏松与骨矿盐疾病学会骨免疫组首届黄河论坛，就骨质疏松领域前沿问题展开交流与讨论，集中展现近年来国内外骨质疏松领域所取得的最新研究成果和最新临床进展，通过本次大会，参会的专家对新技术、新理念有了更深入的认识，对我省骨质疏松学术水平的提高产生深远的影响。

在河南省医学会的正确领导下，在国内外众多著名骨质疏松专家的大力支持帮助下，率领专科分会全体同道"献身、创新、求实、协作"，全省风湿骨病医务工作者兢兢业业、积极工作，以学术为核心，促进了河南省骨质疏松专业的发展。风湿骨病学组组长高冠民于 2018 年获得北京医卫健康公益基金资助"基于代谢网络变化的唑来膦酸所致急性期反应研究"项目，进一步探讨研究唑来膦酸对骨质疏松症的治疗。多次举行各种形式的会议，包括线上、线下，病例比赛，骨质疏松指南解读等，极大促进了骨质疏松专业的发展。长期坚持对患者进行宣教工作，并进行微信公众号、抖音公众号的视频的科普宣教工作，让广大患者了解骨质疏松，认识骨质疏松。

五、骨质疏松相关公益事业

河南省医学会骨质疏松与骨矿盐疾病分会作为河南省医学会的重要成员之一，积极响应国家卫健委、河南省卫健委通过的"健康中国 2030""健康中原"的号召，把人民健康放在优先发展地位，年年开展科普宣传、学术下乡、义诊活动，举办了多次科普讲座。每年召开河南省骨质疏松和骨矿盐疾病分会学术年会，邀请国内大咖授课，使我省基层医师掌握了骨质疏松领域最新进展。学会每年多次组织名医名家"走基层·送健康"系列活动，开展授课、科普宣教、义诊等，使当地老百姓和省城专家面对面交流，获得了一致好评。学会社区学组定期去社区进行居民义诊、科普宣教，给社区医生授课、教学查房等，获得了良好的社会效益。

每年的 10 月 20 日是世界骨质疏松日，我专科分会按时组织义诊、科普讲座等形式多样的活动。如 2020 年 10 月 20 日举行世界骨质疏松日义诊宣传活动"强健骨骼，远离骨折"，走进"龙兴嘉苑"社区为群众了解骨质疏松提供良好的平台，提升广大群众对骨质疏松症防治的认知。2021年 10 月 20 日于郑州大学第一附属医院河医院区、郑东院区门诊广场举行多学科世界骨质疏松日义诊宣传活动，宣传活动的主题是"骨量早筛查，骨折早预防"。旨在提升广大群众对骨质疏松症防治的认知。此外，河南省医学会骨质疏松分会倡议发起各地市学会联动举办世界骨质疏松日大型义诊宣传活动，呼吁大众关注并重视骨质疏松症的预防和管理，降低骨质疏松性骨折事件的发生。

我专科分会定期开展学术会,搭建多学科交流平台,不断提高本地区诊疗能力。由于疫情所限,按照疫情防控人员限制要求,以小型多学科学术交流、病例研讨会及线上学术讲座形式举办,开展大型骨质疏松症科普宣传活动,进一步营造全社会重视骨骼健康的良好氛围,提升全民骨骼健康意识,增强了群众对骨质疏松症的关注和认识。

积极响应国家卫健委提出的"健康中国"号召,激发医务工作者积极参与健康科普创作与传播热情,提升对科普工作的兴趣和科普演讲能力,展现科普风采,积极组织本学会青年才俊参加河南省医学会骨质疏松和骨矿盐疾病分会举办的"河南省骨质疏松科普能力提升"的健康科普演讲大赛。

此外,郑州大学第一附属医院内分泌科郑丽丽牵头成立河南省代谢性骨病临床诊疗中心,科室最早一批成立代谢性骨病亚专业组,集中了一批对骨质疏松和代谢性骨病感兴趣的青年才俊,在临床和科研方面取得了很大成就。代谢性骨病亚专业组成立以来,坚持业务学习交流,制定骨代谢疾病 SOP,每 2 周举办 1 次专业讲座,由科室主任医师、教授轮流讲座,全年共举办 20 余次,拓宽了青年医师、进修医师、研究生、实习医师的视野,带来了内分泌及代谢疾病的最新观点和研究热点,深受大家的好评。

其中 2020 年 8 月 29 日,由河南省卫健委、河南省扶贫办、河南省医学会主办,漯河市卫生健康委、漯河市扶贫办、漯河市医学会协办,舞阳县卫生健康委、舞阳县扶贫办、舞阳县人民医院、舞阳县中心医院、舞阳县中医院承办的 2020 年河南省名医名家"走基层·送健康"健康扶贫系列活动——走进舞阳县成功举办。深入实施健康扶贫工程,将健康融入所有政策,人民共建共享,这必将给医生队伍注入强大的活力。所有医务工作者必须转变观念,把以治病为中心转变为以人民健康为中心,关注生命全周期、健康全过程,贯彻实行国家下达的医疗政策。本次名医名家"走基层·送健康"健康扶贫义诊活动,包括了科普宣传、学术讲座、药品捐赠、大型义诊、探访贫困户和敬老院,全方位、多渠道,免费为患者提供优质服务,一定能够促进舞阳县医疗事业的进一步发展。只有人人健康,才有全民小康,下一步工作中,河南省名医名家"走基层·送健康"健康扶贫系列活动在实施医疗救助的同时,也将加大健康扶贫政策的宣传力度,提高贫困群众对健康扶贫的知晓率和参与率,鼓励更多的社会资源参与医疗扶贫工作,多措并举,从根源上拔掉困难群众因病致贫、因病返贫的"穷根"。

我专科分会向全省医务工作者及时提供行业标准、规范及适宜的技术推广和科普宣传,向人民群众及时提供专业的健康知识普及,并按时上报年度科普活动计划以及学会、个人总结,具体如下。

(1)2020 年 8 月 01 日河南省名医名家"走基层·送健康"健康扶贫系列活动——驻马店新蔡县,被健康大河南官网及河南公共频道报道。

(2)2020 年 8 月 29 日河南省名医名家"走基层·送健康"健康扶贫系列活动——走进舞阳县,被健康大河南官网、中原健康网、河南医药网、今日头条、一点资讯、搜狐新闻、凤凰网及天天快报等媒体平台统一报道。

(3)2020 年 9 月 18 日河南省"精准扶贫·健康同行"大病筛查救治活动走进灵宝市,被健康大河南官网及河南公共频道报道。

六、结语

在河南省医学会的正确领导和大力支持、指导帮助下,我省骨质疏松和骨矿盐疾病分会的全体成员团结一致、共同努力,认真完成上级安排的各项任务。抓好党建工作,搞好团队建设。加强与国际、国内专家的合作与学术研讨、交流经验、技术培训,提升医术,精准防治,全心全意地为患者群提供优质服务,促进了我省骨质疏松事业的全面发展。

近年来,在全国热爱骨质疏松事业的专家和同道们的大力帮助和支持下,在以名誉主任委员郑丽丽、现任主任委员刘宏建等前辈的正确带领下,在各个学科同仁的共同努力下,我省骨质疏松症的诊治水平快速发展,学科规模逐渐扩大,业务水平稳步提升,新技术、新业务不断涌现,展现出喜人势头。我省的骨质疏松事业在大家的共同努力下,也取得了可喜成绩,提高我们的临床诊治水平,为人民的健康做坚强后盾。我相信有大家的共同参与和努力,河南省医学会骨质疏松与骨矿盐疾病分会也一定会越来越好,更好地为全省人民服务!

(河南省医学会骨质疏松与骨矿盐疾病学分会第二届委员会　刘宏建)

河南省罕见病学学科发展研究报告

摘要

罕见病是一种重大的社会公共卫生问题,其诊疗与防控具有重大挑战。我国自"十三五"期间开始全面提速针对罕见病及患者的政策保障和科学研究,标志我国在推进罕见病医疗、药品供应和保障等工作上的决心。

河南省医学会罕见病学分会自成立以来,在主任委员徐家伟的带领以及委员的共同努力下,分会在科学研究、人才培养、学术交流等多方面取得了一定的进展。以罕见病学会主任委员徐家伟为代表,其团队始终致力于罕见病临床防治和科学研究,围绕孕前、植入前、孕期与新生儿/成人的三级防控,创新性建立单细胞水平识别染色体易位(*PNAS*, 2017)、基因片段动态重复(*JARG*, 2020)、真假基因(*CLINICAL GENETICS*, 2021)及微缺失微重复技术等新技术5项并临床推广,填补罕见病子代遗传阻断领域国际空白4项,国内空白1项。此外,罕见病学会主任委员徐家伟在探索早期胚胎发育染色质结构与组蛋白修饰功能、研发新型遗传性疾病子代传递阻断技术取得系列进展,以第一(含共同)、通讯(含共同)作者在 *SCIENCE*、*NATURE*、*CELL RESEARCH*、*PNAS*、*GENOME RESEARCH*、*GENOMICS*、*PROTEOMICS & BIOINFORMATICS* 等发表论文24篇。

其次,罕见病学分会已组建一支高水平高素质的医疗团队,团队中包含"中组部万人计划青年拔尖人才""国家百千万人才工程""有突出贡献中青年专家"等优秀人才,涉及生殖医学、遗传学、内分泌等多学科,通过各学科交流合作,为罕见病学会强有力的发展储备人才。

罕见病学分会将致力于源头阻断遗传性出生缺陷,进一步推动罕见病防治工作的发展,为造福全省人民健康、助力健康中原建设做出更大贡献。

随着2014年夏天在互联网上发起的"冰桶挑战",一种名为"渐冻症",即肌萎缩侧索硬化(amyotrophic lateral sclerosis,ALS)的罕见疾病逐渐进入大众视野。实际上,渐冻症只是诸多罕见病中的一种。根据全球权威的罕见病数据库 Orphanet 统计,目前全球已知的罕见病有6 000~7 000种。罕见病是指发病率很低的疾病,一般为慢性、严重的疾病,常常危及生命。

一、罕见病定义研究进展

罕见病并非特指某种病,而是对一大类散落在各个疾病系统的罕见疾病的通称。由于各个国家人口因素、医疗卫生等条件不同,导致一些疾病在一部分国家和地区属于罕见病,但在其他国家和地区就属于常见病。例如地中海贫血,在地中海地区相对常见,但在其他大部分国家和地区都属于罕见病。因此,对于究竟什么是罕见病,全球范围内目前还没有一个完全统一的标准。2010年由中华医学会医学遗传学分会制定的患病率小于1/50万或新生儿发病率小于1/10000中国的罕见病定义。中国有罕见病患者2 000多万,河南人口基数大,罕见病患者预计超过200万。多数罕见病未能得到及时诊断和有效的治疗;罕见病患者药物可及性差,多面临无药可用的尴尬局面;他们的生育也面临困境,多数罕见病患者还因病致贫、因病返贫。近期我国学者研究提出"中国罕见病2021年版定义":即应将"新生儿发病率小于1/10000、患病率小于1/10000、患病人数小于14万的疾病"列入罕见病。

因此,罕见病不仅是一个医学问题,也是一个社会民生问题。随着这几年的发展,罕见病已经成为当下我国医疗行业以及社会民生问题中重要的关注点之一。在社会各界的积极努力下,我们国家的罕见病事业已经取得了长足的发展。特别是2018年5月,国家卫健委等五部委联合发布了国家第一批罕见病名录,这是我们国家第一次以疾病目录的形式界定罕见病,这也是中国罕见病事业发展史上的里程碑。为后续罕见病患者诊断治疗、用药保障、救助提供了依据,同时为相关罕见病治疗药物纳入医保提供了支撑和参考。

2022年两会期间罕见病话题引发与会代表热议,李克强总理在政府工作报告中亦提及加强罕见病用药保障。随着不久前新版《国家基本医疗保险、工伤保险和生育保险药品目录(2022年)》正式落地实施,包括经过"灵魂砍价"的脊髓性肌萎缩症(SMA)等7种罕见病用药正式进入医保目录,我国已有58种药物纳入国家医保,覆盖29种罕见病。其中SMA和法布雷病治疗药物诺西那生钠和阿加糖酶a为首批纳入国家医保药品目录的高值罕见病用药。但是我们在构建"多层次、多方参与共保"的罕见病保障制度的现状下,目前有治疗策略、有药可治的罕见病种类和总体罕见病种类相比仅占很小的一部分,绝大多数的罕见病患者依然诊断困难,治疗困难,罕见病的诊断和治疗均面临较大的困难。

二、罕见病防治研究进展

在我省,罕见病学分会的成立对河南省医学事业发展具有里程碑意义,自2020年11月成立以来,在科学研究、人才培养、学术交流、健康普及等多方面积极开展工作,其工作成果具体如下。

(一)创建新型遗传性疾病子代传递阻断技术体系并推广

出生缺陷防控关乎人口健康和素质,是我国人口健康发展的迫切需求。人类染色体重排异常是出生缺陷重要的遗传学因素,如何阻断染色体易位向子代传递一直以来是生殖遗传领域重大科学问题;如何在单细胞水平识别基因片段重复是阻断这类遗传病子代遗传的瓶颈,如何在单细胞水平识别微小变异和真假基因是制约领域发展的重要因素。单细胞水平特殊遗传变异的精准识别是解决上述领域发展难点的关键,以罕见病学会主任委员徐家伟为代表,其团队始终致力于罕见病临床防治和科学研究,围绕孕前、植入前、孕期与新生儿/成人的三级防控,创新性建立单细胞水平识别染色体易位(PNAS,2017,第一作者)、基因片段动态重复(JARG,2020,共同通讯作者)、真假基因(Clinical Genetics,2021,共同通讯作者)及微缺失微重复技术等新技术5项并临床推广,填补罕见病子代遗传阻断领域国际空白4项,国内空白1项,为遗传性疾病子代遗传阻断提供新思路、新方法。

针对染色体平衡易位子代遗传度达50%这一难题,罕见病学会主任委员徐家伟作为第一完成人,首次在单细胞水平定位染色体断裂位点至200 Kb范围,处于国际领先地位;建立等位基因映射识别胚胎染色体易位技术(MaReCs),阻断了染色体易位向子代遗传,有效改善了此类患者的生育结局,相关研究成果在PNAS发表(2017,第一作者),获批国家发明专利(专利号:ZL 2017 1 0294366.8,第一发明人)。该技术在全国76家医院生殖中心推广应用,全国18个省已有健康MaReCs宝宝出生,帮助超过2 400多个家庭生育健康宝宝(不携带亲本染色体易位),阻断染色体易位向子代遗传,服务国家出生缺陷防控战略。该研究工作已被The Lancet等杂志引用26次,同行引评:徐家伟等人成功地建立了一种名为MaReCs的新技术,并将其应用于临床实践,该技术使染色体非整倍体筛选和同一胚胎中易位携带者状态的解决成为可能;该研究实现了基础研究转化为针对特定类型患者的临床应用,提供了有效的诊断和治疗线索,包括单基因疾病和染色体易位的新的胚胎植入前遗传学诊断方法,通过非整倍体测序和连锁分析发现的突变等位基因。

此外,罕见病学会主任委员徐家伟团队创建了微量细胞单体型识别基因片段重复新技术,解决了"基因片段重复类遗传病"子代传递阻断难题(Journal of assisted reproduction and genetics,2020,共同通讯和共同第一作者);研发了单细胞基因组微缺失微重复识别新技术(GeMiLa),实现了单细胞水平微缺失微重复精确识别,在国际上首次解决了诸如遗传性手足裂等遗传病致病因子的单细胞水平识别难题;创建了单细胞遗传连锁技术识别真假基因技术,解决了此类遗传性疾病子代传递阻断难题(Clinical Genetics,2021,共同通讯作者)。此外,罕见病学会主任委员徐家伟团队建立了微量核酸"胚胎滋养层和胎儿游离DNA"双单体型分析技术(DiHaLi),实现了单基因病胎儿产前诊断有创到无创的突破。

胚胎发育过程存在染色体自我修复现象,罕见病学会主任委员徐家伟团队采用人类三原核胚胎与形态学异常胚胎分析了胚胎由合子发育到囊胚期染色体单亲二倍体的形成,发现三倍体胚胎与形态学异常胚胎单亲二倍体比例较高,提示单亲二倍体作为胚胎发育自我修复的证据,基于此罕见病学会主任委员徐家伟团队建立单细胞水平单亲二倍体诊断策略,有效避免基因印迹区域漏检导致相关遗传病的发生,完善了胚胎植入前遗传学诊断技术体系。针对动态突变遗传病子代遗传阻断难题,采用单核苷酸多态连锁分析技术,阻断动态突变遗传病(诸如亨廷顿舞蹈症)致病基因遗传给后代,完成国内首例亨廷顿舞蹈症"双芯宝宝",建立了适用于所有遗传方式明确、致病基因明确的遗传病子代遗传阻断技术,对遗传病防控具有重要价值(Journal of Assisted Reproduction and Genetics,2020,共同通讯/共同第一作者);罕见病学会主任委员徐家伟团队以黑斑息肉综合征为例,建立了多学科协同模式,帮助罕见病患者诊断、治疗以及生育健康后代,研究成果在罕见病权威杂志 *Orphanet Journal of Rare Diseases* 发表（2022，第一通讯作者）；罕见病学会主任委员徐家伟团队构建的遗传性出生缺陷阻断技术体系，已帮助 5 300 余例遗传性疾病家庭生育健康后代。

由于上述贡献，徐家伟获河南科技进步奖一等奖（第二名）一项，获中国出生缺陷干预救助基金会科学技术奖青年学者奖。

省内郑州大学第三附属医院生殖医学中心等也在此领域做出了突出成绩，成功阻断亚当斯-奥利弗（Adams Oliver）综合征等罕见病的子代遗传。

（二）开展科普宣传及健康普及

河南人口分布趋势以农村为主，医疗就医意识薄弱，且和城市地区相比，大部分农村地区的医疗条件及医疗能力相对比较弱。河南省医学会罕见病学分会致力于团结河南省从事罕见病防治的医疗工作者，共同推动罕见病学的发展。具体来说，自分会成立以来，该分会主要开展河南省罕见病病例登记汇报工作；根据罕见病病种特点，举办各种形式的学术交流活动和不同形式的培训活动，积极向国内外专家学习罕见病领域的新进展、新理论、新技术和新方法，提高河南罕见病诊断和治疗水平，提高罕见病患者子代遗传阻断普及度（见上节）；依托河南省医学会平台，各位委员积极参与系列科普活动，如"罕见病患者如何生育健康宝宝""眼部罕见病——眼遗传病常识""如何治疗进行性肌营养不良""反复流产的病因及治疗方法""皮肤黑色重不增为哪般"等系列科普活动，积极开展走基层健康扶贫工作、科普宣传及义诊活动，如"生殖·遗传中原行——许昌站"等活动，提高广大人民群众对罕见病的认识，提高罕见病的社会关注度并开展罕见病临床及基础研究，加强各个学科的融合与合作，探索罕见病治疗诊断新技术、新理论，积极推动申报国家和省各类项目及科技奖项，提升河南罕见病研究在全国的地位，让河南省专家学者将罕见病的研究成果写在河南罕见病防治的大地上。

（三）人才培养

罕见病学会自成立以来，已建设一支高水平、高素质的医疗团队，目前罕见病学会委员共 69 位（第一届），涉及生殖医学、遗传学、内分泌科、妇科、产科、儿科、血液内科、肿瘤科、肾脏病科、神经内科、心血管科、呼吸科、眼科、风湿科等多个学科专业，此外，包含中组部万人计划青年拔尖人才、国家百千万人才工程、有突出贡献中青年专家、河南省杰出青年、河南省高层次人才 B 类——领军人才、河南省卫健委中青年领军人才、河南省卫健委中青年学科带头人，这将成为罕见病学会强有力的人才储备。

三、罕见病发展展望

以主任委员徐家伟带领的医学会罕见病学会目前已取得系列研究成果，针对遗传性出生缺陷源头阻断难题，构建了植入前胚胎遗传诊断新技术体系，创建了 5 种微量核酸复杂致病变异诊断技术；针对胚胎水平染色体易位识别难题，创建了等位基因映射识别胚胎染色体易位诊断技术（MaReCs）；针对胚胎基因三碱基重复识别难题，建立了基因片段重复诊断技术；针对胚胎水平微缺失微重复识别难题,建立了胚胎微重复微缺失诊断技术(GeMila);针对胚胎真假基因识别难题,创建了胚胎真假基因诊断技术;针对遗传病患者植入前胚胎遗传学诊断孕后早期诊断难题,创建了双单体型基因诊断技术;致力于源头阻断遗传性出生缺陷,临床推广研发技术目前已完成超过6 000例患者家庭生育,服务了出生缺陷防控。根据现状及相关成果,预计未来将持续强有力发展,现从以下几个方面进行分析。

(一)基础发展呈现较快发展态势

罕见病学会主任委员徐家伟致力配子发生、胚胎发育表观遗传调控机制探索与遗传性疾病防治临床工作,在探索胚胎发育染色质结构与组蛋白修饰功能、研发新型遗传性疾病子代传递阻断技术取得系列进展,以第一(含共同)、通讯(含共同)作者在 Science、Nature、Cell Research、PNAS、Genome Research、Genomics,Proteomics and Bioinformatics 等发表论文 24 篇;创建 5 项遗传性疾病防治新技术并临床应用,为从源头阻断遗传性疾病提供了切实可行的新理论和新方法,帮助遗传性疾病家庭生育健康后代;入选中组部万人计划青年拔尖人才、国家百千万人才工程及有突出贡献中青年专家、智汇郑州——国家级领军人才等人才计划;承担国家重点研发计划课题、国家自然科学基金、河南省杰出青年等项目 14 项;获批国家发明专利 2 项,河南省科学技术一、二等奖各 1 项。在主任委员徐家伟的带领下,团队将继续抓住机遇、不懈进取,服务国家人口健康发展大局,这将为河南省罕见病防治事业的发展奠定坚实基础。

(二)战略需求引领学科快速发展

国家"十四五"规划中"健康中国"战略,明确提出制定人口长期发展战略,优化生育政策,增强生育政策包容性,提高优生优育服务水平,发展普惠托育服务体系,降低生育、养育、教育成本,促进人口长期均衡发展,提高人口素质。罕见病学会服务宗旨与国家战略相匹配,致力于源头阻断遗传性出生缺陷,助力健康中原。

(三)成果应用促进国民经济建设

以主任委员徐家伟建立的遗传性疾病子代传递阻断体系,以等位基因映射识别胚胎染色体易位技术(MaReCs)及双单体型连锁识别胎儿致病基因技术(DiHaLi)为代表,目前已在全国 76 家生殖医学中心推广,实现了在胚胎水平识别染色体易位、罗氏易位与倒位,阻断染色体结构异常向子代传递,改写了此类患者的生育结局。根据不完全统计,自国内多家医院引用 MaReCs 技术和DiHaLi 技术以来,通过该技术受益的患者逐年增多,并获得显著的社会效益,促进学科发展。

(四)交流合作增添学科发展活力

罕见病防控形势十分严峻,患者家庭多因病致贫、因病返贫,严重威胁人民群众的健康,破坏人民群众的幸福美好生活及社会稳定,因此仍然急需河南省医学同道进行多学科协作、多专业融合,怀抱家国情怀和激情投入罕见病防控事业中。总的来说,河南医学会罕见病学会未来的发展目标宗旨为,严格执行国家"十四五"规划"健康中国"战略,依托河南省卫生健康委员会、河南省医学会的平台,继续传承河南省医学会优良传统,秉持"爱国为民、崇尚学术、弘扬医德、竭诚服务"的核心价值观,继续坚持学会宗旨、牢记分会使命,共同努力、团结一心、攻坚克难,扎实开展各项工作,继续抓住机遇、不懈进取,不断提升河南省罕见病诊治水平,推动罕见病学分会工作位居全国前列,服务生殖健康发展大局,为推动罕见病事业发展、造福全省人民健康、助力健康中原建设做出更大贡献。

（河南省医学会罕见病学分会第一届委员会　徐家伟）

河南省行为医学学科发展研究报告

摘要

行为医学是研究和发展行为科学中与健康、疾病有关的知识和技术，并把这些知识技术应用于疾病预防、诊断、治疗和康复的一门新兴科学，是适应"生物–心理–社会医学模式"转变，研究行为活动与疾病发生、预防、治疗的关系，具有远大发展前景的新兴学科。在我国的兴起只有短短的30余年，但随着科学技术的进步和人们生活水平的提高，行为医学得到了迅速的发展。党的十九届五中全会提出了"全面推进健康中国建设"行动计划。"健康中国"行动围绕疾病预防和健康促进两大核心，提出开展15个重大专项行动，促进以治病为中心向以人民健康为中心转变，努力使群众不生病、少生病。专项行动包括：健康知识普及、合理膳食、全民健身、心理健康促进等，这些大部分都是行为医学研究的范畴，行为医学的发展已经步入了快车道。

行为医学的演变与发展：1913年由美国人华生首先提出了行为主义心理学，他认为意识是不可捉摸的，不应列为心理学研究内容，只有通过观察、实验记录下的行为才是心理学研究的内容；行为的基础是刺激—反应；行为不是生而有之，而是后天环境学习获得。行为主义心理学后来发展成新行为主义心理学，新行为主义心理学重视人的某些心理现象，重视中枢神经系统及中枢神经对外周神经调控支配作用，重视行为的整体现象。20世纪30年代的现代实验心理学强调行为疾病学习模仿理论、行为治疗、行为矫正，其理论基础建立在经典性条件反射及操作性条件方面，不良行为得以矫正。1977年2月在耶鲁大学召开了第一次行为医学大会，1990年我国成立了中华医学会行为医学分会，1992年创办了《中国行为医学科学》杂志。近年来，在省卫生厅及省医学会的带领下，我省行为医学工作取得了很大进步。2001年7月在郑州召开了成立大会和全省首届行为医学学术会议。2020年10月16日行为医学分会举行换届会议，成立第五届委员会，同时成立了行为医学分会第一届青年委员会，学会委员数量得以扩充。

近年来行为医学迅速发展的原因是由于现代社会的快节奏和竞争加剧，使心理行为异常疾病的发生率迅速上升，例如，酗酒行为可造成慢性胃肠炎等。从疾病死亡谱的演变中看到，心理行为因素的比例迅速增加，位居我国前三位的死亡疾病分别为心血管病、脑血管病、恶性肿瘤。人们的生活和行为方式因素造成的死亡已远远超过生物因素、环境因素，成为首要因素。从行为医学发展的结果,了解到某些疾病的发生发展与特定的行为类型有关,如 A 型行为人有强烈的好胜心、快节奏、脾气急躁,易患冠心病;C 型行为人表现为抑郁与情感表达不能,有患癌倾向。心理行为治疗方法众多,如系统脱敏法,该法应用经典性条件反射原理,让患者分步骤地接触使其引起敏感反应(恐惧、焦虑、厌恶)的事或物,由反应程度轻的逐步过渡到反应程度重的,使其逐渐习惯而消除敏感。行为干预可减少医疗费用,如生物反馈法,其借助电子仪器,放大体内观察不到的生理信息(心跳、血压、皮温、肌电),用视觉或听觉的形式显示出来,然后通过医务人员的指导,配以特制的松弛训练音带,学会情绪控制,达到消除紧张、焦虑、抑郁等情绪障碍。

一、我省行为医学学科发展的现状

(一)疫情下积极开展行为医学理念推广,服务疫情防控

2021 年新冠肺炎疫情肆虐,面对疫情多点散发的复杂情况,行为医学分会积极响应党和国家的号召,坚持人民至上、生命至上,白衣执甲、逆行出征,为常态化疫情防控贡献了自己的力量。抗疫过程中,行为医学分会长期倡导的"行为决定健康"科学理念在这时更是做好疫情防控、守护人民生命健康的重要基础。针对群众在新冠肺炎疫情及自然灾害下焦虑情绪日益增长的现状,学会及时为社会提供心理服务渠道、讲解防疫知识,消除心中的焦虑,开展群众情绪疏导,以促使人们能够真正达到身心健康。总之,行为医学分会通过各种形式的科普宣传及社会活动扩大了医务人员及群众对行为医学的认知,进而促进了我省行为医学的发展,最终更好地服务于疫情下人民群众健康。

(二)助力县级医院双心医学发展,加大县域人才培养

精神障碍已成为世界的第四大疾患,在我国将成为社会负担最重的第一大疾病,而心血管疾病的排名列于第三位。心血管疾病和心理问题已经成为我国最严重的健康问题之一,越来越多的心血管疾病患者合并有心理问题。这两种疾病互为因果,互相影响,导致病情恶化。两者的共病问题已成为最严重的健康问题之一,应引起临床工作者的高度重视。"双心医学"在强调治疗患者躯体上存在的心血管疾病的同时,关注患者的精神心理问题,尊重患者的主观感受,倡导真正意义上的健康——即心身的全面和谐统一。针对近年来心血管疾病患者合并焦虑障碍日趋增多,而县域基层医院对此认识不足及行为医学知识普及不够的现状,行为医学分会积极组织专家开展双心治疗培训学习,使基层医院相关医务人员掌握了双心治疗的基本知识,并建立自己的人才队伍,使行为医学理念更多造福于当地群众。

(三)积极履行社会服务职能,造福群众

心血管疾病已经成为我国最严重的健康问题之一,冠心病、高血压、心律失常、心力衰竭的发病率逐年增加,但广大农村群众不能很好地认识到心血管疾病防治的重要性,致使心肌梗死、猝死患者日益增多。针对这种现状,行为医学分会多次组织双心医学专家开展义诊活动,全方位、多角度地介绍行为与疾病和健康之间互为因果的关系,从行为中认识疾病的发生,以纠正行为的方式

来治疗疾病,让广大人民群众对行为与疾病和健康之间的关系有了一个全新的认识,使广大群众认识到心理健康的重要性,早发现、早治疗,极大地减少相关疾病的发生,造福于当地群众,切实履行为人民服务的宗旨。

二、我省行为医学学科发展面临的挑战

(一)行为医学理念接受度不高,相关专业人才缺失

行为医学近年来虽得到快速发展,但目前全省发展现状不容乐观。我省行为医学分会成立较晚且规模小,委员人数少,开展学术交流活动有限,造成对行为医学理念普及不够广泛。同时,全省缺乏从事行为医学专业研究性人才,研究能力比较薄弱,在行为医学应用研究和基础研究方面均存在短板。

(二)医疗机构间水平差距巨大

行为医学研究机构基本集中在省会城市及地级主要城市,开展规模低于发达城市,县域医疗机构开展行为医学研究的医务工作者较少,导致群众受益面和学科辐射力严重受到影响。

(三)行为医学的认知度和科普性差

大部分地市、县级医院缺乏从事行为医学专业医生,人才梯队没有有效建立,同时基层医务人员对行为医学理念科普程度不足,从而导致大量"心理疾患"患者得不到正确诊治。

三、我省行为医学学科发展目标规划

(一)加大全省行为医学覆盖

加大综合医院为主要基地的行为医学学科发展,精神障碍与心理障碍将有严格的分界。大力推进全科医疗(医疗、预防、保健、康复、健康教育、计划生育技术指导),适应"生物-心理-社会医学模式"转变。全科医生不仅要有生物医学知识,还要有行为医学、社会医学、心理学知识。二级预防将得到实施:①一级预防,无病防病、促进健康,包括戒烟、限酒、平衡膳食、适量运动、心理健康;②二级预防,阻止或延缓疾病的发展,包括定期进行躯体和心理健康的检测,着眼于早期诊断、早期治疗和早期预防;③三级预防,规范化治疗和康复指导,提倡减肥、膳食指导、运动和心理康复、生活指导,定期随访和监测。

(二)加大心理行为与疾病相关性研究

心理行为应激对疾病发生发展的作用和机制;生活方式和心理行为类型与疾病发生发展的相关性;吸烟及其他成瘾物质对健康的危害及其戒除措施;神经症的分类和防治;心身疾病的病因、机制和防治;心理行为因素在肿瘤发生发展中的地位及其防治方法;对继发于器质性疾病的心理

障碍,如何进行鉴别和防治;医患心理咨询在综合医院和社区中的开展;心理行为治疗的应用。

(三)加大力度推进行为医学的实际应用

1.基础研究中的应用

基础研究中的应用多涉及行为类型(主要包括各种人格类型,如 A、B、C 型行为)、行为方式、生活习惯、生活事件、应激、应对方式与遗传、生理、生化、病理、各种疾病与职业的关系,关于疾病种类研究较多的依次是:精神疾病、心血管疾病、新生儿及儿童期的损伤和异常表现、一些慢性退行性疾病、职业病、肿瘤。

2.应用研究中的应用

应用研究中的应用主要有卫生管理、医院管理、护理中的应用或实践,各种神经心理、心理行为量表的引进、标准化和应用,行为疗法对疾病的干预。其中行为疗法具体有:①生物反馈法,用于心血管病、糖尿病、损伤后康复等;②认知行为疗法,涉及的疾病种类是各种神经症及精神病康复期、生理心理障碍、冠心病、肿瘤等;③松弛疗法,应用于应激产生的情绪问题、疼痛的缓解、高血压干预;④其他如系统性脱敏、厌恶疗法、自我控制技术、应激调节疗法;⑤非程序化不典型的各种行为干预方法,广泛应用于心身疾病、慢性退行性疾病、功能性疾病、不良行为习惯的矫正等。

(四)加大全省行为医学人才梯队建设

近年来随着现代社会的快节奏和竞争加剧,使心理行为异常疾病的发生率迅速上升,而从事行为医学研究的医疗机构及医务人员匮乏。要以省级医疗机构为基础,加大对县域基层医疗单位辐射,通过培训与实操推进组建基层单位行为医学人才梯队,同时增加与发达城市行为医学团队交流,促进我省行为医学专业拔尖人才培养,形成合理且可持续发展的人才队伍。

(五)加大全省健康教育普及

健康教育包括社区健康教育、家庭健康教育、老年健康教育、职业健康教育、各种疾病的健康教育等,其对象具有广泛性和全民性,也就是说,人人都有接受健康教育的必要。现代社会达到健康标准的比例较低,多数人处于亚健康状态,在这类人群中普遍存在"五高一低"即高血压、高血脂、高血糖、高血黏度、高体重、免疫功能低下,可归纳为"一多三少"即疲劳多、活力减退、反应能力减退、适应能力减退。同时心身障碍所致疾病的范围已越来越广泛,如原发性高血压、冠心病、哮喘、溃疡病都是明确的心身疾病。着力于培养全省人民完善的健康的心理素质,提高应对危险因素的能力,加强自我保健意识,了解疾病相关知识是预防心身障碍的基础。在健康教育中如何治疗心身障碍具有重要意义,要以行为医学分会为载体,大力宣传,以引起全省人民的足够重视,突出行为医学在健康教育中的地位,努力为"全面推进健康中国建设"而奋斗。

(河南省医学会行为医学分会第五届委员会 赵士超)

河南省核医学学科发展研究报告

摘要

核医学是利用放射性核素及其标记化合物进行临床诊断、疾病治疗以及生物医学研究的一门学科,是核技术在医学领域应用的现代科学。河南省是我国最早开设核医学诊疗项目的省份之一,经过几代人的共同努力,河南省核医学事业从规模到水平均得到了可持续发展,已迈入国内先进行列,为全省医疗卫生事业和健康中原建设做出了积极贡献。

发展现状:河南省从事核医学专业相关科室 70 个,从业人员 743 人。全省共有 PET/MR 2 台,PET/CT 21 台,单光子显像设备 52 台,各类体外分析类设备 98 台;开展核素治疗的医疗机构 49 所,共设有核素治疗专用病床 205 张。学科建设规模和水平在全国各省份中处于领先水平,得到了全国同行的认可,在复旦大学医院管理研究所发布的"中国医院最佳专科排行榜"中,1 家医疗机构的核医学科排名位居全国前 10,另有 2 家的排名进入华中地区前 10。

存在不足:河南核医学是我国核医学的缩影。核医学专业运行成本高,放射性药物供应短缺且医保覆盖较少,导致在全国范围内核医学专业发展较缓慢。河南省核医学科建设数量也严重不足,大部分医疗机构,甚至部分三甲医院未建立核医学科,或者诊疗项目不完整;专业人才缺乏,特别是放射化学人员的短缺;科普宣传不足,公众对核医学的诊疗项目不了解,甚至部分临床医护人员对核医学都知之甚少;全省核医学专业的科研基础比较薄弱,距北京、上海等地的传统优势科室存在一定差距,尤其在国家自然基金重点项目、杰青、优青等重大的科研项目和人才方面存在空白。

发展目标和建议:国家 8 部委联合发布了《医用同位素中长期发展规划(2021—2035 年)》(简称《规划》),制订 2035 年实现"一县一科"的发展规划,河南省有 175 个县市区,核医学科建设潜力巨大。①我省应根据《规划》要求,在科室设置、医保政策等方面加强引导和支持,推进基层医疗机构核医学科建设。②注重人才的培养,利用医学会和各级协会平台开展学术交流、系统培训和继续教育。③加大适宜基层推广的核医学优势项目在基层医疗机构的推广应用,提高核医学认可度。④以河南省核医学质控中心为抓手,建立和完善核医学质量管理体系,推进全省核医学同质化发展。⑤进行科技创新,推动新型放射性药物和新技术的临床转化。⑥积极申报各类基金和课题,多渠道筹措科研资金,开展科学研究。⑦加强合作与交流,实施"引智入豫",力争走上国际舞台。

总之,河南核医学在现有发展的基础上,趁国家《医用同位素中长期发展规划(2021—2035年)》的政策东风,加强人才培养,注重诊疗质量,进行科研创新,共同推动河南核医学快速发展,使核医学技术更好地应用于临床,满足人民日益增长的健康需求,为健康中国战略实施做出更大贡献。

核医学是利用放射性核素及其标记化合物进行临床诊断、疾病治疗以及生物医学研究的一门学科,是核技术在医学领域应用的现代科学。核医学分为基础核医学和临床核医学,临床核医学包含诊断与治疗两部分,其中诊断核医学以放射性核素显像、脏器功能测定和体外分析为主,治疗核医学是通过高度选择性聚集于病变部位的放射性核素及其标记化合物所发出的射程很短的射线,对病变部位进行内照射治疗,临床应用包括甲状腺疾病、肿瘤治疗、靶向治疗等。核医学是一门新兴学科,其历史可以追溯到 1896 年法国物理学家贝克勒尔意外发现铀元素的放射性。1898 年 Curie 夫妇成功提炼出放射性核素镭[^{226}Ra],从此揭开了核医学发展的序幕。1939 年 Hamilton、Solley 和 Evans 首次应用碘[^{131}I]诊断甲状腺疾病,为核科学技术在临床医学疾病的诊断和治疗开辟了先河。1956 年在西安举办的生物医学同位素应用训练班,是我国核医学诞生的标志。河南省也是国内最早开设核医学诊疗项目的省份之一。1959 年 10 月 1 日河南医学院(今郑州大学第一附属医院的前身)第一附属医院创建了"放射性同位素临床应用实验室",成为我省核医学进入临床应用的起点。经过半个多世纪的发展,我省核医学经历了从无到有、从小到大逐渐发展壮大的过程,尤其是 1986 年 3 月河南省医学会核医学分会的成立,掀开了河南核医学发展的新篇章。在几代人的共同努力下,河南省核医学事业从规模到水平均得到了可持续发展,已迈入国内先进行列,为全省医疗卫生事业和健康中原建设做出了积极贡献。

一、河南省核医学学科发展现状

(一)组织管理体系建设

河南省医学会核医学分会成立于 1986 年 3 月,目前已历经九届,现任主任委员为韩星敏,副主任委员包括高永举、杨建伟、徐俊玲、程兵、王庆祝、杨辉,现有委员共计 91 名。新一届委员会凝心聚力、携手奋进,在学术交流、技术推广、科普宣传、继续教育等方面持续发力,不断开创河南核医学建设的新局面。2019 年根据河南省医学会章程成立了核医学分会第一届青年委员会以及诊断与治疗学组、体外与技术学组,进一步完善了学科队伍组织体系建设。青年委员会和学组成立后,开展专业鲜明的学术活动和科普教育宣传,极大推动我省核医学的发展。

(二)学科建设

我国大陆 31 个省、市、自治区从事核医学专业相关工作科室 1 148 个(包括核医学科、PET/CT 中心、ECT 室、放射免疫室等)。河南省从事核医学专业相关科室 70 个,高于全国平均水平。

1. 医疗机构等级

三甲医院 48 家、其他三级医院 9 家、二级甲等医院 8 家、二级乙等医院 2 家、二级其他医院 3 家。

2. 行政隶属

核医学科 55 个、独立的 PET/CT 中心 5 个、医学影像科 3 个、同位素室 2 个、ECT 室 2 个、甲亢专科 1 个、放射免疫室 1 个、放射科 1 个。

3. 业务情况

在全省从事核医学专业诊疗项目的 70 个科室中,设立门诊的单位有 34 个(占 48.6%);开展单光子显像者有 44 个(占 62.9%);开展正电子显像者 19 个(占 27.1%);开展符合线路显像者 13 个(占 18.6%);开展脏器功能测定者 36 个(占 51.4%);开展体外分析的有 27 个(占 38.6%);开展核素治疗的单位有 47 个(占 67.1%);具有核素治疗病房者 26 个(占 37.1%);拥有科研实验室者 4 个(占 5.7%);开展其他业务的有 9 个(占 12.9%)。

(三)人才队伍

全国共有核医学从业人员 12 578 人,平均每个科室 10 人左右。截止到 2022 年 5 月,河南省共有 743 人从事核医学相关工作,其中医师 297 人(39.97%)、技师 223 人(30.01%)、护士 180 人(24.23%)、物理师 5 人(0.67%)、化学师 4 人(0.54%)、工程师 3 人(0.40%)、其他 31 人(4.17%)。从事核医学工作者中,正高级职称 28 人(3.77%)、副高级职称 81 人(10.90%)、中级职称 321 人(43.20%)、初级职称 266 人(35.80%)、其他 47 人(6.33%)。具有博士学位者 15 人(2.02%)、硕士学位者 141 人(18.98%)、本科学历者 479 人(64.47%)、专科学历者 108 人(14.54%)。全省各医疗机构的核医学从业人员差距较大,其中,郑州大学第一附属医院 88 人,河南省人民医院 44 人,河南省肿瘤医院 51 人,其他医疗机构平均 10 人左右。

(四)诊疗设备

1. 正电子显像设备

全国共有 427 台,其中 PET/MR 23 台、PET/CT 404 台。河南省现有 PET/MR 2 台、PET/CT 21 台(2022 年有 7 家医疗机构获得配置许可),数量上达全国各省份平均水平,但远低于北京、上海、广东,且每百万人口 PET/CT 拥有量远低于全国平均水平。

2. 单光子显像设备

全国共有 SPECT、SPECT/CT、符合线路、心脏 SPECT 等单光子显像设备 903 台。河南省现有 52 台,数量上高于全国平均水平,每百万人的拥有量也略高于全国平均水平。

3. 体外分析类设备

全国共有各类体外分析类设备 1 364 台。河南省现有 98 台,其中化学(电化学)发光免疫分析仪器 64 台、放射免疫分析仪器 17 台、质谱分析仪器 1 台、其他分析仪器 16 台。

4. 医用回旋加速器

全国共有 120 台,我省目前有 4 台。

（五）医疗服务

（1）正电子显像（含符合线路、PET、PET/CT、PET/MRI）年检查总数近 4 万例，其中肿瘤显像占 98.56%，心血管系统显像占 0.03%，神经系统显像占 0.21%，肿瘤筛查占 0.54%，骨显像占 0.67%。正电子显像数量在全国各省份中位居第 8 位，但远低于上海市和北京市，仅为上海市的 1/4。

（2）单光子显像年检查数 16 万例，其中，骨骼系统显像占 66.55%、内分泌系统显像占 14.52%、泌尿系统显像占 9.59%、循环系统显像占 7.70%、呼吸系统显像占 0.57%、亲肿瘤显像占 0.44%、消化系统显像占 0.33%、造血与淋巴系统显像占 0.24%、神经系统显像占 0.06%。单光子显像数量紧跟北京市、上海市、广东省、山东省，位居全国第 5 位。

（3）河南省是人口大省，全省总人口 10 952 万人，开展核素治疗的医疗机构 49 所，共设有核素治疗专用病床 205 张，约占全国核素治疗床位的 8.06%。河南省开展 ^{131}I 治疗分化型甲状腺癌治疗的单位 28 所。近 3 年平均每年核素治疗人数约 3.2 万例次，包括 ^{131}I 治疗分化型甲状腺癌（占 20.86%），^{131}I 治疗格雷夫斯甲亢（占 19.73%），^{32}P 敷贴治疗（占 21.54%），^{90}Sr/^{90}Y 敷贴器治疗（占 17.03%），^{99}Tc－MDP（云克）治疗类风湿关节炎（占 8.84%），放射性粒子植入治疗（占 8.73%），^{89}Sr 治疗骨肿瘤（占 2.66%），^{131}I 治疗非毒性甲状腺肿（占 0.30%），^{131}I 治疗自主功能性甲状腺结节（占 0.22%），放射性药物植入治疗（占 0.07%），^{32}P 胶体腔内介入放射性核素治疗（占 0.02%）。核素治疗病例数排在四川省、广东省、云南省、山东省之后，名列全国第 5 位。

（4）全省有 27 个科室开展体外分析业务。通过 ISO 15189 认证的实验室有 1 个。全省体外分析实验室中平均开展检测项目 43.41 项，最多的有 180 项。全省体外分析项目每年检测样本数量约 302 余万例，检测量近 1 000 万项次/年。

（六）教学和人才培养

河南核医学拥有博士教学机构 1 所、硕士教学机构 4 所、7 年制教学机构 1 所、影像本科教学机构 6 所、临床本科教学机构 13 所、成人教学机构 1 所、专科教学机构 7 所、规培教学机构 11 所。目前全省共有核医学专业博士生导师 1 人、硕士生导师 10 人；在读博士生 3 人、硕士生 17 人。全省每年完成研究生教学 50 课时，本科生教学 946 课时，专科生 440 课时，规范化培训教学 858 课时，为省内核医学输送可观的新生力量。

（七）科学研究及成果转化

近年来，随着各级医疗机构核医学诊疗设备和高层次人才的提升，科研课题的申报数量明显增多，取得了丰硕的科研成果。国家自然科学基金面上项目取得突破，青年基金项目逐步增多，发展势头强劲。河南省人民医院、郑州大学第一附属医院等多家医疗机构核医学科获得河南省人民政府、河南省卫生健康委员会、河南省教育厅等省、厅级科研成果奖，且多项成果已开展临床转化研究。目前，我省已研发 ^{18}F－DOPA、^{18}F－PSMA、^{18}F－AV45、^{18}F－FAPI、^{18}F－奥曲肽、^{18}F－NaF、^{18}F－ML-10、^{18}F－FMISO、^{18}F－FLT、^{18}F－FHBG、^{18}F/^{11}C－胆碱、^{11}C－乙酸盐、^{11}C－蛋氨酸、^{11}C－雷氯必利、^{11}C－CFT、^{11}C－PIB 等数十种新型正电子分子探针和锝标的分子探针如 ^{99m}Tc－PSMA、^{99m}Tc－HYNIC－

TOC、^{99m}Tc-Pentixafor、^{99m}Tc-Palbociclib 等,临床转化也取得喜人成果。虽然核医学在科研方面发展迅速,但由于我省核医学专业的科研基础比较薄弱,距北京、上海等地的传统优势科室存在一定差距,尤其在国家自然科学基金重点项目、杰青、优青等重大的科研项目和杰出人才方面存在空白。

(八)医疗质量控制

2018 年 12 月,河南省卫生健康委员会批准成立了河南省核医学质量控制中心(挂靠郑州大学第一附属医院)。"质控中心"成立以来,以河南省医学会核医学分会为依托,不断完善质控体系建设、健全质控管理网络,在全省范围内开展核医学专业质量控制与管理工作,逐步提升全省核医学专业的诊疗与管理水平,推动全省核医学专业优质、高效发展。经过不懈努力,河南省核医学专业各诊疗项目的质量控制情况有巨大的进步。2020 年,河南省单光子设备质控的自检次数在全国排名第5,第三方质控平均次数 1.4 次,单光子药物抽检率为 14.58%;正电子设备质控平均自检次数110.0 次,第三方质控平均次数 1.5 次,正电子药物抽检率 45.24%,居全国前列。^{131}I 治疗甲状腺功能亢进症的有效率高于全国平均水平。体外分析开展项目总数和检测总例数均居全国首位,室间质评合格率由 2020 年的 85.94% 提高到 2021 年的 96.68%。

(九)科普宣传

为了推动核医学的深入发展,让更多的公众及医务工作者了解核医学,河南省医学会核医学分会积极组织多种活动,推广核医学优秀的科普宣传作品。分会每年定期组织专题讲座、社区义诊、社区宣传等活动,通过图片、文字、视频等不同形式介绍核医学科的诊疗技术,并对核医学科新型示踪剂的临床转化、新设备及图像处理技术进行推广应用。核医学分会主委韩星敏多次做客河南电视台公共频道"健康同行"栏目和河南广播电视台公共频道"医者仁心"栏目,为公众普及讲解核医学健康知识;2020 年 9 月,河南省医学会核医学分会秘书谢新立参加"中西部核学会联合体河南省核学会、中原科普论坛、第三届高校院所河南科技成果博览会核科技论坛",进行题为"走进神秘和神奇的核医学科"的专题讲座,并在会议期间接受公众咨询,解惑答疑;2019 年郑州大学第一附属医院影像医学与核医学病区的参赛作品《爱在一米之外》获得首届河南省科普微视频大赛"优秀作品一等奖"及"网络人气奖";2021 年学会成员所创作的《核医学是用核武器来治病的吗?》(河南天佑中西医结合肿瘤医院核医学科罗晓东)与《一个核医学技师的十二时辰》(河南省肿瘤医院核医学科陈鸿彪)两个作品网络点击量过百万。此外还利用抖音、快手、微信发布短视频进行核医学科普知识的宣传,让更多人了解核医学、认识核医学,不再谈"核"色变。

(十)技术推广

为更好地利用核医学技术服务广大基层群众,河南省医学会核医学分会积极进行核医学技术的推广工作。2018 年,成立河南省核医学诊疗专科联盟,通过对 18 家联盟单位开展技术指导、学科帮扶等业务,引领其在医疗、技术和教学等方面的全面提升。河南省医学会核医学分会韩星敏主委于 2019 年、2020 年连续主持基层适宜推广项目,对骨显像与心肌灌注显像进行基层推广,采用现场讲解、科普文章、视频宣传的形式,使来自全省各地区多家核医学机构的核医学从业者,认识到这两项显像技术的重要性，真正掌握其适应证、操作规范及阅片方法。核医学分会还通过下基层、走社区等活动进行义诊和科普宣传。在诊疗患者的同时，对基层医务工作者讲解核医学诊疗技术在相关疾病的应用，提高核医学的知晓率。近三年已开展相关活动8次，培训基层临床医师280名。此外，利用医学会继续教育平台、腾讯视频等发布录制授课视频，让核医学从业者足不出户就能获取和了解核医学发展的前沿知识和领先技术。

（十一）学科地位

在河南省医学会核医学分会的带领下，河南核医学发展迅速，PET、SPECT显像检查以及核素治疗量均位于全国前列，国内影响力不断扩大，得到了全国同行的认可。河南省医学会核医学分会主任委员韩星敏在多个国家级学术团体中担任重要学术任职，目前还担任中国医师协会核医学医师分会副会长、中华医学会核医学分会副秘书长、中国医学装备协会核医学装备与技术专业委员会副主任委员、吴阶平基金会核医学专家委员会副主任委员、中国非公立医疗机构协会核医学与分子影像专业委员会副主任委员、中国核学会核医学分会常务理事、《中华核医学与分子影像杂志》常务编委、《国际放射医学核医学杂志》编委。河南省医学会核医学分会副主任委员杨辉主任现为中国抗癌协会肿瘤核医学专委会候任主任委员、中国临床肿瘤学会核医学专家委员会副主委、中国医学影像技术研究会核医学分会常委、中华医学会核医学分会治疗学组委员兼放射性粒子工委会副主委、中国核学会核医学分会理事、《国际放射医学核医学杂志》编委、《实用肿瘤学杂志》特约审稿专家。河南省还有13名核医学工作人员担任国家级学会委员或者学组委员。全省核医学专业呈现整体稳步前进的态势，在复旦大学医院管理研究所发布的"中国医院最佳专科排行榜"中，郑州大学第一附属医院、河南省肿瘤医院和河南省人民医院的核医学科排名进入华中地区前10，其中，郑州大学第一附属医院在2019年、2020年连续两个年度跻身全国前10。

（十二）对外交流

河南省核医学人以学会为依托，积极参与、支持政府、学会等机构举办的各种活动，先后承办第十六届中国心血管核医学年会暨2015中国核学会核医学分会年会（2015年6月，郑州）、中国医师协会核医学医师分会第五届中国核医学医师年会（2016年4月，漯河）、第三届中国核医学质量控制论坛（2018年3月，开封），主办第二届、第三届"中国放射性核素介入治疗高峰论坛"（2017年10月、2018年10月，郑州）等国家级学术会议；连续10余年主办国家级医学继续教育项目《核医学诊疗研讨会》；与加拿大Lawson影像中心、德国马格德堡大学核医学科、奥地利维也纳总医院核医学科建立了科研协作关系，并定期举办国际交流论坛。同时，河南省核医学工作人员积极参加本专业的重要会议和活动，展示河南核医学风采，提高影响力。每年组织人员向美国核医学年会和欧洲核医学年会投稿，并在大会上发言交流。2019年5月由河南省多家医疗机构核医学科主任组成的河南省核医学分会代表队在中国核医学会歌比赛中荣获一等奖，河南"核医学人"以团结、向上的形象"唱响上海滩"，给全国核医学同仁留下了深刻的印象。此外，在近三年的全国核医学学术年会中，河南省核医学的投稿数量稳居全国前5，多次荣获年会投稿突出贡献团体。河南省医学会核医学分会连续多年举办的"中原核医学与分子影像高峰论坛"，也已打造成为国内分子影像领域的品牌会议。

(十三)存在问题

目前河南省核医学的发展仍存在不足之处,主要可以分为以下多个层面。

1. 河南省核医学科建设数量不足

大部分医疗机构,甚至部分三甲医院未建立核医学科,或者诊疗项目不完整。这也是我国核医学发展普遍存在的问题。核医学科的设计要充分考虑放射防护和环境保护的要求,其建设和运营成本高昂,无形中提高了准入门槛。然而,目前核医学诊疗项目的收费较低,许多设备直到报废也无法收回购机成本。高标准、高成本建设的核素治疗病房,在我省三级甲等医院的病房床位费几乎与普通病房一样,仅为 50 元/天,远远不能反映实际使用成本及消耗。因此,基层医疗机构投资建设核医学的热情不高,已建成的核医学科也主要集中在体量较大的三甲医院,最终导致我国核医学的发展较欧美日等发达国家落后。据统计 2019 年我国 PET/CT 每百万人年检查量约为 610 例,仅相当于美国的 8%,日本的 10%;SPECT/CT 每百万人年检查量约为 1 800 次,仅相当于美国的 3%,欧盟的 7%。随着我国人口老龄化加剧,人民健康管理意识增强,核医学在肿瘤和神经退行性疾病等重大疾病诊疗中的作用日渐突出,我国核医学诊疗需求与日俱增,也亟须在各级医疗机构成立核医学科。

2. 设备运行成本高和放射性药物供应短缺严重制约学科发展

SPECT 和 PET/CT 是核医学的主要设备,传统均依赖进口,虽然国产设备也相继推出,价格也有所下降,但对于基层医院来说仍然很昂贵,推广应用存在困难。统计显示我国每百万人 PET/CT 保有量为 0.3 台,仅为美国的 4%;SPECT/CT 每百万人保有量为 0.6 台,仅为美国的 1.4%,人均占有量远低于欧美发达国家。河南省拥有的 SPECT 和 PET/CT 在总量上与其他省份差别不大,处于国内平均水平,但是配套设备如回旋加速器、自动化药物合成模块以及用于科研的小动物 PET、SPECT 总量低于发达省份。此外,作为核医学学科发展灵魂的放射性药物,我国的研发、生产和供应也相对滞后,难以满足临床需求。目前,我国自主生产核素种类较少,产量有限。比如,临床最常用的显像类核素^{99m}Tc,100% 需要进口,治疗类最常用的核素^{131}I,目前自主生产的数量仅能满足国内 20% 的临床需求,^{177}Lu 仅满足国内 5% 的临床需求。一旦国际市场出现供给局面紧张,国内就面临"缺核少药",严重影响临床正常的诊疗工作和人民生命健康。我国自主研制放射性药物的进展也较缓慢,原创性放射性药物缺乏,临床使用放射性药物大部分为国外仿制药,且放射性药物的研发与临床应用结合不紧密,实现临床转化和市场供应的品种较少。这些因素都制约着核医学的快速发展。

3. 核医学检查费用医保涵盖少

虽然我国已将 SPECT 检查纳入医保,但仅限于少数几种药物,PET 检查仅在北京、江苏几个省份纳入医保,整体上仍未纳入社会医疗保险体系,高昂的检查费对患者造成很重的负担,不仅可能使患者错过检查或治疗的最佳时机,而且还限制了核医学的发展。

4. 人才紧缺

目前,河南省共有 743 人从事核医学相关工作,其中医师有 297 人、技师 223 人、护士 180 人,而物理师 5 人、化学师人员 4 人、工程师 3 人,核医学从业人员面临巨大缺口。不仅如此,按照《医用同位素中长期发展规划(2021—2035 年)》,到 2035 年,实现"一县一科",河南省 175 个县市区,核医学科缺口极大,将至少增加 120 个核医学科,相应要增加近 1 200 名核医学科从业工作人员。如何缓解核医学人才短缺局面,特别是放射化学人员的短缺,是我省核医学面临的巨大挑战。

5. 核医学的低认可度

核医学普及力度远不及超声、CT、核磁共振,很多人提到核医学就联想到核武器、核辐射等。当前社会上普遍存在"谈核色变"现象,河南公众对核医学的知识还是不够了解,甚至部分临床医护人员对核医学都知之甚少。虽然河南省医学会核医学分会一直在进行科普宣传,主委和副主委团队通过电视台、网络、公众号、线下讲座等方式推广核医学基本知识,但对核医学诊疗价值的宣传普及力度远远不够。

二、核医学发展趋势

(一)核医学正电子显像设备的应用是核医学影像诊断的发展趋势

核医学设备在临床中发挥着重要的作用。针对严重威胁中国人群健康的恶性肿瘤,核医学分子影像,尤其是 PET/CT 显像,在恶性肿瘤高危人群筛查、早期精准诊断、正确分期、帮助临床确定精准治疗方案等方面都发挥着极其重要的作用。国内外研究表明,PET/CT 显像有助于癌症患者治疗方案的制定,可提高对癌症患者的治疗精确度。通过对恶性肿瘤患者治疗进行早期疗效评估,疗效不好者及时改变治疗方案,可以减少患者的经济负担以及不当治疗带来的毒副作用。因此,核医学在恶性肿瘤早期精准诊断、提高患者生存率、减少不适当治疗方案、减轻患者和国家医疗支出等方面发挥积极作用,核医学的普及有利于推进癌症的预防筛查、早诊早治和科研攻关。此外,PET/MR 的临床价值也越来越多地得到证实。未来,PET 将成为核医学领域的重要设备。

(二)新型放射性药物研发和临床转化应用

用于各脏器疾病显像和治疗的放射性药物是核医学的重要组成部分,研发具有特异性的核医显像和治疗的放射性药物是核医学发展面临的重要课题。随着基因组学、蛋白组学和分子生物学的飞速发展,人类逐渐从分子水平去研究和认识疾病,开始通过分子影像来全面、系统地认识和阐明疾病。分子核医学利用放射性核素示踪技术不仅可以观察到体内生化过程的变化信息,还可以将这种以某种生化过程异常变化为表型的疾病与其相关的基因型联系起来,从而使人们对于疾病的认识、诊断和治疗提高到一个崭新的水平。在分子核医学领域中,核素标记的分子影像探针的研发是极其重要的内容。目前国内外已有数百种核素标记的放射性药物在研发中,但是仅有少数进入临床试验阶段,大多数仍处于临床前动物实验研究阶段。放射性药物和分子影像探针的研发和转化已成当前放射化学、核医学和分子生物学交叉领域最为活跃的一个分支,成为现代医学诊断和治疗疾病不可或缺的新方法和新技术。研究和开发放射性核素和治疗药物将是未来核医学持续发展的重要动力和源泉。

(三)多模态分子影像技术在核医学临床的应用

多模态分子影像技术是两种或两种以上不同影像设备整合在同一机架并为临床医学提供更

多的诊治信息的装置。如 SPECT/CT、SPECT/MR、PET/CT、PET/MR 和 SPECT/CT/PET 或 SPECT/CT/光学（荧光）/PET 等。各自影像技术的优势互补，彰显现代医学影像技术在精准医学的应用价值。目前，将各种医学成像模式相结合已经成为一种趋势，能够更好地诊断疾病的发生，进而针对病症进行治疗和疗效监控。多模态影像技术改变了传统成像模式，实现了现代医学影像技术与分子生物学技术的融合，可以在分子和细胞水平进行可视化显像，认识疾病，阐明病变组织细胞受体密度与功能变化、基因与报告基因的表达、生化代谢变化及细胞信息传导等为临床诊断、治疗监测和医学研究提供分子水平信息。多模态分子影像技术将成为未来主要的医学影像技术，为临床疾病的研究和有效诊治提供更加全面的影像信息。

（四）"诊疗一体化"及在疾病应用的开发推广

"诊疗一体化"是将疾病的诊断、监测与治疗有机结合起来的新型技术，核医学已将该技术成功地引入临床实践中。放射性核素^{131}I 的临床应用可以说是历史上最成功的诊断治疗一体化的案例，^{131}I 既可以用于 SPECT 显像诊断以及治疗前后的扫描，又可以用于核素治疗。在临床实践中，核医学一般会使用一对同位素（一种用于成像，另一种用于治疗），连接相似的分子靶向配体，对同一疾病进行诊断（分子成像）和治疗（分子靶向治疗）。比如，美国 FDA 批准^{68}Ga-PSMA-11 用于 PSMA 阳性前列腺癌 PET 成像，使用^{177}Lu 标记的 PSMA-617 进行 PSMA 靶向治疗转移性去势抵抗性前列腺癌。这种伴随治疗的诊断，目的是针对患者进行个性化精确治疗，医生从核医学影像诊断获得患者特定的信息，可以量化体内功能或受体密度，从而为治疗提供精准的生物分布、剂量测定和预后。"诊疗一体化"是核医学未来发展趋势，许多神经病学、肿瘤学和心脏病学的重大疾病未来将能够实现"诊疗一体化"。

（五）人工智能在核医学的应用

随着计算机技术及人工智能（AI）的迅猛发展，AI 技术已广泛应用于或正在考虑应用于医学图像及大数据处理，包括图像重建、图像处理（去噪、分割）、分析和模型预测，使得影像学得到飞速发展。机器学习是通过实践学习和改进算法的研究，它本身就是 AI 的一个基本概念。在医学显像方面，机器学习通常会被直接应用于完成大多数的任务。目前深度学习方法已经被用于 PET/CT 和 PET/MR 的衰减校正和配准，改善具有飞行时间 PET 数据的衰减校正和放射性活度的最大似然重建（MLAA）等。影像组学是应用生物信息学方法从医学图像中提取多个定量影像学特征，可获得额外的信息来预测潜在的肿瘤生物学行为。近几年 PET 代谢影像组学研究报道也逐渐增多，由于 PET 图像的影像组学参数可揭示肿瘤的异质性，在肿瘤的诊疗及分子机制的研究领域具有独特优势，在临床方面已在非小细胞肺癌、头颈肿瘤、食管癌、胰腺癌、子宫颈癌、淋巴瘤及肉瘤等方面应用获得可喜结果，虽然 PET 影像组学仍存在许多技术挑战和标准化需求，可以肯定的是，PET 影像组学将有助于个体化医疗的推进，在预测癌症的治疗疗效、预后以及患者生存期方面显示出了良好的前景。尽管有关人工智能、深度学习和影像组学的研究都是在 CT 和 MRI 领域进行的，但相同的概念也可应用于核医学影像。PET/CT 与 PET/MR 两种融合成像方法可以同时获得不同类型的信息，非常适合于人工智能影像，通过人工智能对图像的有效增强，可以有效地解决数据量不足、患者不自主运动等原因造成的伪影和噪声问题。未来，人工智能在核医学中的应用可以大幅提高医学影像技术水平、疾病的筛查和诊断准确率,为临床治疗提供更全面、精准的信息。

三、展望

2021 年国家原子能机构牵头联合 7 个部委发布了《医用同位素中长期发展规划(2021—2035年)》,旨在推动医用同位素技术研发、产业发展和核医学诊疗的普及推广。在《规划》这一纲领性文件的指导下,核医学事业将迎来更大的发展,基层核医学科将如雨后春笋般不断出现、蓬勃发展。

新科室的成立和发展离不开人才的培养,未来河南省医学会核医学分会将利用学术交流、系统培训和继续教育等手段,在省内推广普及国内外的新技术、新理论、新项目,不断提高各级医院核医学的应用水平;利用三级医院发展成熟的核医学科诊疗平台,积极接收或远程培训新开展或计划开展核医学诊疗工作单位拟从事核医学工作人员,积极建立区域核医学远程诊疗中心,通过核医学专业人才的资源共享,促进河南省核医学健康发展。

河南省各级医院应利用现有的资源,积极申报各类基金和课题,多渠道筹措科研资金,购买仪器,吸引人才,进行科技创新,推动新型放射性药物和新技术的临床转化,使核医学技术更好地应用于临床,满足人民日益增长的健康需求,为健康中国战略实施做出更大贡献。

(河南省医学会核医学分会第九届委员会　韩星敏)

河南省呼吸病学学科发展研究报告

摘要

学科基础及人才建设:目前河南省呼吸学科实力与综合竞争力达到国内知名、区域领先。成立河南省呼吸医学中心、河南省呼吸内科医疗质量控制中心、河南省呼吸内镜医疗质量控制中心、河南省慢阻肺防治中心、河南省呼吸系统疾病临床医学研究中心。拥有2个省厅级呼吸疾病实验室(河南省呼吸疾病医学重点实验室、河南省肺结节诊治国际联合实验室)、3个省级呼吸疾病工程研究中心(河南省数字肺人工智能诊治工程中心、河南省肺结节精准治疗工程研究中心、河南省物联网呼吸慢病管理工程技术研究中心)。此外,拥有呼吸专业博士生导师10人,在领军人才(张晓菊:河南省呼吸领域唯一的百千万人才工程、中原科技创新领军人才)与人才梯队(汪铮:河南省呼吸领域唯一的中原科技青年拔尖人才)建设方面有明显优势。具备各种呼吸常见病及呼吸疑难罕见病、危重症疾病的诊疗能力,近3年收治病例覆盖呼吸疑难病与危重症病种清单70.8%以上,总体治愈及好转率为62.5%。

存在问题:①呼吸学科省—市—县医疗资源不均,造成患者拥挤至大医院,造成大医院极度扩张,医院与医院之间不公平竞争,浪费医疗资源。②教学培训资源不均,造成了目前在教学培训领域与其他省份有一定的差距,需要在教学培训上对市级医院给予一定的倾斜。③呼吸与危重症医学科(PCCM)建设不均质,需要进一步加快PCCM规范化建设,加快呼吸医师的培养。

目标任务:①各级医院建立完整的亚专科体系;②重点做好"河南省呼吸医学中心"建设工作,提升区域内呼吸系统疑难病诊治能力;③落实"河南省呼吸内科诊疗质控中心及呼吸内镜诊疗质控中心"相关工作,建设质控网络,提升全省的呼吸疾病诊疗能力;④为满足国家区域呼吸医疗中心建设要求,充分利用平战结合发热病房,开展结核病诊治工作;⑤大力发展"呼吸免疫实验室",加强呼吸系统疾病病原学诊断能力;⑥河南省呼吸疾病医学重点实验室、河南省肺结节诊治国际联合实验室、河南省数字肺人工智能诊治工程中心、河南省物联网呼吸慢病管理工程技术研究中心,协同发展,构建呼吸疾病科学研究体系,重视科研成果转化,打造学术高地。

省级呼吸一体网络化建设:河南省人民医院作为国家呼吸临床研究中心核心单位,将联合郑州大学第一附属医院、河南省胸科医院、郑州市中心医院、周口市中心医院、三门峡市中心医院、淮河医院等河南省区域救治网络单位,借助平台优势,形成合力,共同推进,建立教学培训中心、数据处理中心、疾病预防研究中心、危重病救治中心、空陆一体化危重患者呼叫中心和转运中心、精准医学研究发展中心、信息化建设研发中心等多中心研究机制。

一、现状分析

（一）发展基础

河南省人民医院、郑州大学第一附属医院呼吸与危重症医学科均为国家临床重点专科。河南省人民医院呼吸与危重症医学科是河南省呼吸医学中心、河南省呼吸内科诊疗质控中心、河南省呼吸内镜诊疗质控中心、河南省慢性阻塞性肺疾病防治中心，应发挥牵头作用，引领省域医学技术发展方向，带动全省医疗、预防和保健服务水平整体提升。

我省各医疗单位呼吸与危重症医学科人员结构合理，以河南省人民医院为例，目前呼吸与危重症医学科配备医生75人，护士169人。博士生导师3人，研究生导师人数15人。2人获得"国务院特殊津贴"；1人人选国家百千万人才工程，授予"有突出贡献中青年专家"；3人获得"省政府特殊津贴"；2人人选"中原千人计划"。拥有两个省级创新团队："肺癌早期诊断与治疗"高校科技创新团队、"气道病及肺癌诊断与治疗"河南省创新型科技团队。

科室设有肺结节和肺癌科、气道病科、呼吸介入科、呼吸重症科、睡眠呼吸病科及发热病房6个亚专科病房，床位共计390张；同时设有9个呼吸专科门诊，呼吸门诊综合诊疗室并配置专科护士1人。具备各种呼吸常见病及呼吸疑难罕见病、危重症疾病的诊疗能力，近3年收治病例覆盖呼吸疑难病与危重症病种清单70.8%以上，总体治愈及好转率为62.5%。

目前开展的技术包括呼吸循环重症监护、机械通气（俯卧位通气）、呼吸康复、ECMO、肺移植、中西医结合、人工肝、血透血滤结合、EIT、超声支气管镜引导下针吸活检术、内科胸腔镜检查术、球囊扩张气道成形术、热消融技术（高频电切、氩气刀等）、冷冻切除术、气管/支气管内支架置入术、气管和支气管瘘封堵术、支气管镜下肺减容术、全肺灌洗术、支气管腔内近距离放疗术、支气管热成形术、硬质支气管镜、荧光支气管镜、增强现实导航系统等。

（二）学科定位

呼吸与危重症医学科整体学科实力与综合竞争力达到国内知名、区域领先。

目前与其他省份呼吸与危重症医学科相比，成立河南省呼吸医学中心、河南省呼吸内科医疗质量控制中心、河南省呼吸内镜医疗质量控制中心、河南省慢阻肺防治中心。拥有2个省厅级呼吸疾病实验室（河南省呼吸疾病医学重点实验室、河南省肺结节诊治国际联合实验室）3个省级呼吸疾病工程研究中心（河南省数字肺人工智能诊治工程中心、河南省肺结节精准治疗工程研究中心、河南省物联网呼吸慢病管理工程技术研究中心）。此外，拥有呼吸专业博士生导师10人，在领军人才（张晓菊：河南省呼吸领域唯一的百千万人才工程、中原科技创新领军人才）与人才梯队（汪铮：河南省呼吸领域唯一的中原科技青年拔尖人才）建设方面有明显优势。

但是在呼吸科床位设置、教学培育能力、呼吸疾病病原学诊断能力、基础研究能力方面仍与其他省份存在一定的差距。原因分析：①呼吸学科省—市—县医疗资源不均，造成患者拥挤至大医院，造成大医院极度扩张，医院与医院之间不公平竞争，浪费医疗资源。②教学培训资源不均，造成了目前在教学培训领域与其有一定的差距，需要在教学培训上对市级医院给予一定的倾斜。③PCCM建设不均质，需要进一步加快 PCCM 规范化建设，加快呼吸医师的培养。

二、形势研判

依据《"健康中国 2030"规划纲要》《中国防治慢性病中长期规划（2017—2025 年）》《"健康中原 2030"规划纲要》以及《国家医学中心及国家区域医疗中心设置规划》和《国家医学中心和国家区域医疗中心设置实施方案》等文件。呼吸学科在"十四五"期间面临着众多的发展机遇。结合国家、河南省相关发展政策，制定以下措施。

①各级医院建立完整的亚专科体系；②重点做好"河南省呼吸医学中心"建设工作，提升区域内呼吸系统疑难病诊治能力；③落实"河南省呼吸内科诊疗质控中心及呼吸内镜诊疗质控中心"相关工作，建设质控网络，提升全省的呼吸疾病诊疗能力；④为满足国家区域呼吸医疗中心建设要求，充分利用平战结合发热病房，开展结核病诊治工作；⑤大力发展呼吸免疫实验室，加强呼吸系统疾病病原学诊断能力；⑥河南省呼吸疾病医学重点实验室、河南省肺结节诊治国际联合实验室、河南省数字肺人工智能诊治工程中心、河南省物联网呼吸慢病管理工程技术研究中心，协同发展，构建呼吸疾病科学研究体系，重视科研成果转化，打造学术高地。

三、目标任务

（一）总体目标

于"十四五"建设期间，在严重危害群众健康的重大疾病的诊断与治疗、医学人才培养、临床研究、疾病防控、医院管理等方面达到代表区域的顶尖水平，构建多学科协助的疾病诊疗模式，提高重大疾病诊疗服务能力，增加优质医疗资源总量，降低患者省外就诊率。

（二）阶段目标

第一阶段：建设方案制定（2022 年 6 月—2023 年 6 月）。结合科室实际情况，制定详细实施方案，明确工作目标、任务、工作机制、具体步骤和要求等。

第二阶段：全面推开（2023 年 6 月—2025 年 12 月）。

（1）各级医院结合 PCCM 规范化建设，建立完整的亚专科体系，培养学科带头人。

（2）建立呼吸系统疾病病原学实验室，完善呼吸免疫实验室，建成具有呼吸系统疑难病诊断能力以及呼吸道传染病（流行性感冒、肺结核等）诊治能力的"呼吸病医院"。

（3）积极发展呼吸介入诊疗新技术，包括荧光支气管镜技术、气管镜或者超细支气管镜下应用径向超声技术联合不同导航技术、CT 引导下穿刺技术、气管镜下射频消融或者微波消融治疗外周肺结节（早期肺癌），开展早期肺癌微创治疗。

（4）建设"肺结节数字肺工程研发中心"，建立肺结节基因图谱、影像组学及病例队列的大数据库，完成早期肺癌风险评估模型。

（5）建成"河南省呼吸慢病大数据管理平台"，完成慢性阻塞性肺疾病（COPD）横断面调查研究及预测风险模型的建立。

（6）加强人才引进，与国际、国内优秀团队协作，建立临床、科研一体化模式。

（7）建立呼吸疾病科研平台、呼吸疾病大数据研究平台。

四、落实措施

（一）构建多学科协助的疾病诊疗模式，提升诊疗水平

整合现有资源，构建区域内医疗服务网络，示范、推广适宜有效的高水平诊疗技术，引领区域内学科发展和医疗服务能力提升。开展区域内疑难危重症诊断与治疗，收治疑难危重症病种比例达到90%以上，总体治愈好转率居国内先进水平。

1. 瞄准主要特色专科及技术实现突破

在以往呼吸学科发展的基础之上，通过人才培养与新技术的引进，进一步提升呼吸疾病介入、肺结节和肺癌、慢性阻塞性肺疾病、间质性肺疾病、肺移植术及术后康复、肺血管病等呼吸系统主要疾病及疑难重症的诊治水平。在此基础上查漏补缺，着重建设呼吸道传染病亚专科、肺血管疾病亚专科、间质性肺疾病亚专科，提升呼吸疾病公共卫生突发紧急救治能力以及呼吸系统疑难病症的诊治能力（表1）。

表1　亚专科方向特色布局

科室亚专科	亚专科方向特色布局
肺结节与肺部肿瘤	（1）建立肺结节基因图谱、影像组学及病例队列的大数据库 （2）建设一个基于大数据的、支持早期肺癌风险评估的统计学模型，在建立肺结节人工智能辅助诊断平台的基础上，建设远程会诊平台 （3）开展肺结节的药物治疗和介入治疗
炎性气道病	（1）依托"河南省慢阻肺防治中心"，健全"河南省呼吸慢病大数据管理平台"，建立河南省呼吸慢病管理体系与防控研究 （2）建立慢性阻塞性肺疾病急性加重及预后的预警模型和分子标志物
呼吸重症-早期康复	（1）提高危重症救治水平，高质量开展ECMO、呼吸循环重症监护、机械通气（俯卧位通气）、肺移植术后康复等技术 （2）加强重症肺炎、多重耐药菌所致脓毒血症的救治能力
间质性肺疾病	（1）肺纤维化新药机制及药效研究 （2）建立急性肺损伤的诊疗体系

续表1

科室亚专科	亚专科方向特色布局
肺血管病	（1）与血管介入科、胸外科、心内科建立肺血管病 MDT，提高疑难肺血管病的诊疗能力 （2）每年举办一次肺栓塞与肺血管疾病的学术会议，提高区域内影响力
呼吸介入	（1）开展早期肺癌相关诊疗新技术：①包括荧光支气管镜技术、气管镜或者超细支气管镜下应用径向超声技术联合不同导航技术、CT 引导下穿刺技术。②引进国际先进诊断早期肺癌的技术，包括 Cone beam CT 引导下气管镜活检术、光学相干技术（OCT）外周结节诊断及气管镜机器人。③开展早期肺癌微创治疗，针对发生于气道黏膜的早期肺癌，荧光支气管镜筛查后光动力治疗新技术；采用气管镜下射频消融或者微波消融治疗外周肺结节（早期肺癌） （2）加强冷冻肺活检在间质性肺疾病的应用，建立临床—影像—病理诊断中心 （3）推动支气管热成形术在难治性哮喘中的应用及支气管肺活瓣减容术在 COPD 中的应用
呼吸道传染病亚专科	依托发热病房区域，建设呼吸道病毒、结核等传染性疾病诊断技术平台，建立"呼吸道传染病实验室"，进一步完善重大呼吸道传染病应急体系建设

（1）积极发展呼吸介入诊疗新技术　进一步完善疑难危重症呼吸介入诊治体系。开展早期肺癌相关诊疗新技术：①包括荧光支气管镜技术、气管镜或者超细支气管镜下应用径向超声技术联合不同导航技术、CT 引导下穿刺技术。②引进国际先进诊断早期肺癌的技术，包括 Cone beam CT 引导下气管镜活检术、光学相干技术（OCT）外周结节诊断及气管镜机器人。③开展早期肺癌微创治疗，针对发生于气道黏膜的早期肺癌，荧光支气管镜筛查后光动力治疗新技术。气管镜下射频消融或者微波消融治疗外周肺结节（早期肺癌）。

（2）加强呼吸道传染病体系建设，建立呼吸道传染病亚专科　依据国家呼吸医学中心设置标准要求，综合医院必须具备肺结核病的诊断与治疗能力。依托呼吸与危重症医学科发热病房，建设呼吸道传染病亚专科，开展结核病诊治工作。培养一支总体技术水平高，具有危重症诊治能力，集感染控制、呼吸道传染病的诊断及救治能力为一体的队伍。战时集结，平时用于肺结核病诊疗工作。依托发热病房区域，建设呼吸道病毒、结核等传染性疾病诊断技术平台，建立"呼吸道传染病实验室"，进一步完善重大呼吸道传染病应急体系建设，提升和加强综合医院呼吸系统传染疾病的防治体系，为不可预测的疫情筑起牢不可破的第一道防线。

此外，争取在 5 年内建成包括特发性肺纤维化、肺尘埃沉着病等呼吸疑难病的管理数据库，达到国际一流水平；力争 5 年内与医学物联网技术深度结合，建立全新的慢性肺病管理体系；强化呼吸重症新理念，多学科协同救治新机制，着力发展呼吸重症与康复等相关先进技术，建立完善的呼吸重症病原学 NGS 检测网络平台及 ECMO、有创—无创—康复等呼吸支持、呼吸治疗体系，力争 5 年内建成集航空急救—移动 ECMO 救护—病原学快速评价的"空地一体化呼吸重症救治"网络系统。

2. 建设河南省呼吸慢病管理体系

融合多学科医疗资源，建成科学的、全程的、多学科参与的呼吸慢病诊断、治疗与管理模式。

"河南省慢阻肺防治中心"是健康中原行动慢性呼吸系统疾病专项行动的重要实施机构。

呼吸与危重症医学科作为依托单位,结合我省实际制定河南慢阻肺防治技术方案,建立完善疾病监测系统,对全省40岁以上居民COPD的流行情况及其相关因素变化趋势开展横断面调查。同时,建设"河南省呼吸慢病大数据管理平台",完成呼吸慢病患者注册登记,建立河南省呼吸慢患者群队列、高危人群队列,开展涵盖COPD、哮喘及肺结节筛查、分级诊疗和患者管理,以及基于居民健康大数据的研究。为我省呼吸慢病筛查、干预、诊断、治疗、随访管理、功能康复等全程防治管理提供技术研究、推广和指导服务,为我省制定呼吸慢病防治政策提供科学依据。

(二)注重临床科研平台建设,提升呼吸系统疑难病的诊治能力

坚持临床研究与基础研究相结合,加强平台建设和医疗科研团队建设,提升医疗核心技术水平,积极推动医学研究成果转化,组织实施重大技术攻关课题,力争在重点疾病、关键技术领域取得一流的科技成果。

1. 建设呼吸介入诊断临床实验室

针对呼吸系统感染性疾病:①加强培训支气管肺泡灌洗等常规操作技术,结合实验室检测明确感染性疾病病因。②建设预防—感控一体化的气管镜介入中心,对于特殊感染或者传染性疾病可以在特定的负压房间,采用一次性气管镜或者防护装置下开展气管镜检查,尽早明确病原体,防治交叉感染及传播。③引进病原学快速诊断新技术、荧光PCR、基因测序等。

针对弥漫性间质性肺疾病:加强冷冻肺活检在间质性肺疾病的应用,建立临床—影像—病理诊断中心,提升全省间质性肺病诊治水平。

针对慢性气道疾病:①推动支气管热成形术在难治性哮喘中的应用。②推动支气管肺活瓣减容术在COPD中的应用。

针对肿瘤性疾病:①进一步推广硬质气管镜技术,安全有效解决大气道狭窄急症。②建立大气道救治联盟中心,提升全省气管镜下大气道狭窄救治能力。③全省范围内筛查有实力实施大气道狭窄救治技术的单位,加强合作,建立多中心研究,提升大气道狭窄诊治水平。

2. 建设"肺结节数字肺工程研发中心"

由呼吸专科门诊、CT大数据存储中心、多学科远程会诊中心、人工智能诊断中心、呼吸介入诊治中心组成。拟通过人工智能辅助肺结节诊断与量化分析平台,建立集肺癌风险评估、精准诊治、全程管理、远程会诊、研发与改进、科学研究、培训咨询等为一体的肺结节人工智能诊治管理工程中心。实现对肺结节的自动检测、量化分析、风险分层以及病情跟踪,辅助高效、准确的临床诊断,根本性改变传统看病的单一模式,改善专家资源分布不均衡,让社区更多的患者及医护人员能更经济、更高效地共享专家资源、教育资源、医学科技成果资源,提高医疗技术水平,使高科技服务于人类健康。

"肺结节数字肺工程研发中心"以人工智能辅助诊断分析技术研究与改进为核心,力图成为先进的集人工智能视觉技术、高级图形学技术、统计建模技术、介入诊断技术为一身的肺癌诊疗技术平台,系统性地攻破国家在肺癌早期筛查技术的工程难点,提高智能医疗产业的综合技术水平,建立国际领先的科研开发团队,使中心的科研成果在重点工程中得到应用,在推动人工智能诊断肺结节技术进步的同时推动医疗信息化、医联体模式、多科室联合诊断等行业和技术的发展。

通过建设,力争达到以下目标:①建立肺结节基因图谱、影像组学及病例队列的大数据库。②建设一个基于大数据的、支持早期肺癌风险评估的统计学模型,可以对早期肺结节的良恶性特性进行判断,实现肺癌的早期筛查,同时进一步对高危人群(比如吸烟人群或者 COPD 人群)进行细分,大幅度提高早期发现、早期诊断和早期治疗的比例,降低恶性肿瘤的发病率和死亡率。③在建立肺结节人工智能辅助诊断平台的基础上,建设远程会诊平台,实现对全省各级医院疑难肺结节患者进行远程会诊、支气管镜检查远程指导及转诊业务。

3. 建立呼吸系统少见病、罕见病诊治中心

提升诊治能力:①建立少见病及罕见病网络,实行统一上报,建立全省范围内少见病及罕见病病例集,提高少见病及罕见病诊治水平。②与国家少见病、罕见病中心对接,进一步提高诊治能力,减少误诊和漏诊。

4. 建立省级重点实验室

河南省呼吸疾病医学实验室成立于 2016 年,依托于呼吸与危重症医学科,目前主要分为 5 大研究方向:肺部结节的早期诊断及精准治疗研究、肺移植与移植术后综合管理诊治体系的研究、呼吸系统 3D 生物材料的实验研发、炎性气道病的发病机制及诊治新技术及医学物联网与呼吸慢病管理。其中,肺部结节的早期诊断及精准治疗方向的研究顺利申请成立"河南省肺结节诊治国际联合实验室",已经得到丰富的成果及可见的成果转化。下一步主要目标在于,进一步整合科研资源,加快科研成果转化,实现我省国家级重点实验室零的突破。

5. 建立科研相关机构

逐步建立省级重点实验室、工程技术中心、呼吸慢病大数据中心和院士工作站等相关机构,推动呼吸疾病区域医疗中心科研水平提升。

6. 引进国内国外知名团队

目前已经聘请复旦大学附属中山医院、上海市呼吸病研究所所长白春学为特聘教授,引领河南省呼吸学科发展,帮扶提高对疑难病症的诊治水平;引进美国梅奥诊所孙志福、美国得克萨斯大学吉宏龙为科室特聘教授,指导学科成员科研工作,在大数据分析、生物信息分析及干细胞领域开展一系列合作;与德国海德堡大学签订战略合作协议,在 Herth 教授的技术指导与帮扶下,大力发展呼吸介入新技术,占领呼吸介入技术高地。将在未来 3~5 年,引进国际、国内顶级专家 2~3 人,院士级人才 1 人,海外人才 3~5 人,拿到 1~2 项国家项目或国际合作项目,发表高影响因子(10 分以上)文章,获得国家科技奖 1~2 项。

7. 建立多中心研究机制

河南省人民医院作为国家呼吸临床研究中心核心单位,将联合郑州大学第一附属医院、河南省胸科医院、郑州市中心医院、周口市中心医院、三门峡市中心医院、淮河医院等河南省区域救治网络单位,借助平台优势,形成合力,共同推进,建立教学培训中心、数据处理中心、疾病预防研究中心、危重病救治中心、空陆一体化危重患者呼叫中心和转运中心、精准医学研究发展中心、信息化建设研发中心等多中心研究机制。

（三）提升教学水平

承担医学类本科生实习实训、研究生教育、留学生教育、员工在职继续教育以及为基层培养临床技术骨干和学科带头人等工作；河南省人民医院作为国家首批通过认证的呼吸与危重症医学（简称 PCCM）专科培训基地，再次成功通过 PCCM 专修基地认证，并且，介入呼吸病学、肺功能、MICU/RICU、睡眠呼吸障碍、呼吸治疗及呼吸康复 6 大单项技术均入选国家首批 PCCM 单修基地。依托"规培""专培""专修"及"单修"四大基地的单位优势，组织开展住院医师规范化培训和专科医师培训，达到"培养一个学科带头人、发展一个亚专业、带动一个学科群、满足一个区域的患者救治"的目的。

1. 建立与高等院校合作模式

与郑州大学医学科学院合作，引进相关的教学模式，打造一支模范的教学队伍；借助建立呼吸疾病区域医疗中心的契机，建立郑州大学长期合作培养模式；目前，河南省人民医院与河南大学合作，建立河南大学医学院，发挥高等院校师资力量强、教学和科研体系完备、人才培养机制完善的优势，加强互通，坚持引进与培养并重，遵循"走出去，请进来"的原则，加强师资队伍的培训，制定系统的师资培训规划，逐步建立专业技术高端人才培养和聚集中心。同时，与国内外知名大学、医学院所、科研及医疗机构进行多方面合作，不断建立健全教学管理体系。

2. 完善教学管理制度

建立和完善明确的师资培训制度、日常管理制度、考核制度等，以创建高水平临床学院为发展目标，以师资队伍建设为重点，注重教学质量的提升，将教学、医疗、科研紧密结合，实现高素质医学人才培养的总体目标。

3. 提升教学质量

坚持技能培训关口前移，采取"双向评价"制度，对老师和学员实行考核淘汰机制，开展周期性的教学质量督导检查和绩效管理，使区域医疗中心教学质量水平达到国内先进水平。

4. 加强教学平台建设

建立规范化的教学培训场所，做好教学设施的整体规划及教学设备的添置和管理，建立自主学习平台、在线考试平台、教务管理平台、住院医师规培平台、呼吸与危重症医学专培平台等国内一流的教学信息系统；逐步购进高端模型和先进培训设施，增强临床实践教学培训能力，打造国际一流的医学模拟中心和临床技能实训中心。

5. 规范医学教学管理

深入开展不同层级人员的技能培训；完善国家级和省级继续医学教育项目的申报、执行、存档等严格学分管理。国家级继续教育项目超过 30 项，学分达标 95%。同时提升规培生培训质量，强化国家级住院医师规范化培训示范基地、呼吸与危重症医学专培优秀基地和国家级全科医生临床培养基地的管理，逐步使教学管理科学化、规范化、同质化。

（四）提升预防水平

积极开展健康科普教育和不良行为干预，推广普及健康知识和疾病预防措施，引导群众养成健康生活方式,提高自我保健能力,共建健康中原。

1. 加强教育

建立呼吸疾病宣传教育平台,通过信息化手段,推行线上和线下疾病防控知识教育,定期组织志愿者医生下乡宣教或在社区设立流动宣传站,推动卫生工作由"以治病为中心"向"以健康为中心"转变。

2. 摸清底数

争取 1~2 年建立并完善呼吸疾病大数据研究平台建设,包括生物样本库,针对河南省呼吸疾病的疾病特点,进行宣传、普及和推广,如基因检测、健康生活方式倡导等。早日获取呼吸疾病发病率、病死率下降拐点的数据资料。

3. 多措并举

作为"河南省戒烟与健康教育联盟"依托单位,加强戒烟教育,做好呼吸疾病的一级预防;加强健康教育以减少呼吸疾病的并发症发生,及时控制疾病的进展;定期电话随访患者可及时了解其治疗效果并督促其坚持疾病预防,必要时及时来院复查,是进一步提升治疗效果的重要手段。

五、保障机制

一是强化协同配合;二是强化督导考核;三是强化宣传引导;四是鼓励探索创新。

(河南省医学会呼吸病学分会第八届委员会　张晓菊)

河南省激光医学学科发展研究报告

摘要

激光在医学方面的发展以多学科相融交叉为突出特征,其在眼科和皮肤美容科的应用方面已日趋成熟甚至不可替代。与其他多学科的结合,也正在变革许多传统的观念和治疗方法,显示出激光医学强大的生命力。在河南省医学会的领导下,我省激光医学事业正经历着飞速的发展。多学科临床与基础研究都取得了卓越成就,在各个领域发挥着举足轻重的作用。激光医学分会学科建设和人才队伍也在不断完善,逐渐辐射到各市、县基层医院,使其服务能力和科普教育深入广大群众当中。同时,激光医学分会的领军人物,通过相关适宜技术的推广,为提高基层医疗卫生水平、防止群众因病致贫返贫做出贡献。

人们把激光誉为生命之光,把激光医疗产业视为朝阳产业,展示了医用激光技术的美好前景。激光技术正在各医学领域朝向激光诊断更为快速和清晰、激光治疗更趋于稳定和安全、激光器技术更为丰富和先进等方面正向发展,前景喜人。河南省医学会激光医学分会作为我省激光医学最高的学术组织和交流平台,将积极发挥主导作用,夯实激光医学基础研究,加速激光诊断的发展,积极推动激光技术在临床更多学科中的应用,构建一个完整的激光医学专业体系。切实践行提高广大医生的诊疗水平,开阔临床医生对相关疾病发病机制和诊疗的认识;积极推动将基础研究成果转化为激光诊断和激光治疗的新设备和新方法,推动临床进步;为广大群众传播健康知识,引导树立科学、健康防病理念,为河南省医疗卫生事业做出贡献。

激光在医学方面的发展以多学科相融交叉为突出特征,其在眼科和皮肤美容科的应用方面已日趋成熟甚至不可替代。与耳鼻喉科、内镜微创、肿瘤科、泌尿外科、康复医学科等多学科的结合,也变革了许多传统的观念和治疗方法,显示出激光医学强大的生命力。在激光基础研究的推动下,激光诊断和激光治疗在医学领域得到了广泛而深入的应用。在河南省医学会的领导下,我省激光医学事业正经历着飞速的发展。现就学科现状、发展趋势和目标规划三个方面予以汇报如下。

一、学科现状

激光在医学领域的应用,首先从眼科开始,目前眼科激光也是激光临床应用中最成熟的一个领域。激光在眼科的应用包括激光诊断和激光治疗两个方面。我省省市级三甲医院正在普遍引入先进的共焦激光眼底检查系统,包括共焦激光眼底断层扫描系统、共焦扫描激光多普勒视网膜血流分析仪以及共焦激光眼底造影系统。眼科激光诊断也正在逐渐改变临床医生对部分疾病的认识、帮助诊断和鉴别诊断、优化患者就诊流程、重新设计治疗方案和规划随访计划等。眼科激光治疗涉及眼底病、青光眼、白内障、眼干燥症、泪道疾病、屈光不正、眼部整形等多种疾病。近几年来新兴的眼科激光有眼底病激光治疗中的多点矩阵视网膜激光光凝术、激光治疗玻璃体漂浮物、阈值下微脉冲激光;白内障治疗中的飞秒激光辅助白内障摘除手术;屈光不正激光手术中全飞秒激光角膜基质透镜取出术(SMILE)以及结合了飞秒激光和准分子激光各自优点的个性化设计瓣飞秒,如地形图引导、Q值调整、老视设计手术等,这些激光领域的发展不仅带给了眼科医生新的手术体验,也让广大患者体验到国内外先进技术。

近3年来,省内眼科激光的基础研究和临床研究也取得了很大进展。全视网膜光凝(PRP)是治疗增生期糖尿病视网膜病变的重要措施之一。为减少一次过多光凝产生的组织反应性视网膜水肿和脉络膜水肿,门诊无明显玻璃体出血的患者多经3~4次完成PRP。糖尿病视网膜病变玻璃体切除手术中一次过多光凝也可产生明显组织反应,引起术后早期视网膜水肿或黄斑水肿。为预防术后视网膜水肿,尤其黄斑水肿的发生,李秋明提出"选择性光凝"的概念并经10年多的临床验证取得了良好的效果。其基本方法是在增殖性糖尿病视网膜病变的玻璃体切除术中,先对眼底情况进行评估,对病变明显区域及易发生病变区域(血管弓内1~2排至赤道部,视盘鼻侧1个视盘直径至赤道部)进行选择性光凝。病变不明显区域留在术后补充光凝。光凝量控制在1 000点左右。"选择性光凝"的概念是根据当前临床进展现状提出的,其主要的临床基础如下:①抗血管内皮生长因子(VEGF)药及曲安奈德的使用可使新生血管及水肿病变在一段时间内得到控制,为玻璃体切除术后补充视网膜光凝提供了1个月左右的安全期;因为在术中已对病变区域和易发病变区域进行了光凝,实际安全期远远超过1个月。②23G及更细的微创玻璃体切除手术切口因无结膜切口,为术后早期补充视网膜光凝提供了条件。

这两种技术的应用为玻璃体切除手术中应用选择性光凝提供了条件。当然,患者对早期视力和长期视力的要求的提高也是我们探索更优光凝方案的动力。"选择性光凝"治疗者通过术后规律的随访,于术后3周及以后对视网膜上光凝不足的部分进行补充,术后并发症发生率与PRP治疗者相比未见增加。对于不能配合按时随访的患者应根据具体情况确定术中激光治疗方案,不必生搬硬套。研究论文已发表在《中华眼外伤及职业眼病杂志》并经多次推广。庞辰久多年来致力于"全飞秒小切口角膜基质透镜取出术的临床应用"荣获了2021年河南省卫生健康委员会科技成果一等奖。相关的临床研究结果如下:①飞秒激光辅助的准分子激光原位角膜磨镶术(FS-LASIK)与SMILE对散光均有良好的矫治效果。FS-LASIK术后散光呈轻度过矫状态,而SMILE术后散光呈轻度欠矫状态。SMILE术后轴向误差更小,术后3个月内SE稳定性更好。②SMILE对散光的矫治效果较好,术中眼球静态旋转和微透镜偏心轻微,微透镜偏心值可能与眼球的静态旋转和散光的差异矢量有关。该结果具有重要的临床意义。董道权在省内率先开展了眼底病光动力疗法(PDT)、玻璃体混浊激光消融术和眼底微脉冲激光治疗,推动了省内眼底病激光治疗工作的发展。董淑倩重点进行了视网膜光损伤的基础研究,探讨了白血病抑制因子(LIF)对视网膜光感受器细胞光损伤的保护作用及其机制,明确了 LIF/STAT3 信号通路对视网膜视锥细胞的保护作用,相关研究获得了国家自然科学基金项目的支持,并发表了 SCI 文章 1 篇。万晶晶副主任医师多年来从事眼底病激光治疗,对疑难眼底病的激光治疗经验丰富,其中对视网膜大动脉瘤、中浆和 Coats 病的治疗结果已发表在《中华眼外伤及职业眼病杂志》上。

随着科学的发展和科技的进步,人们对美的要求提出了更高的标准。省市级多家三甲医院的皮肤美容专业从广大患者和求美者的需求出发,以诊治各种损容性皮肤病为基础,以非手术面部年轻化综合治疗为特色开展了丰富多彩的治疗项目:祛除色素性、血管性皮肤病如:黑色、红色胎记;激光脱毛、痤疮多元化治疗、面部各类皮炎的皮肤屏障修复;瘢痕的激光综合治疗及注射联合光电技术抗衰老面部年轻化治疗。先进的皮肤美容中心还引进了超皮秒、Vbeam 595 nm 脉冲染料激光、长脉宽 755 nm 紫翠宝石激光、长脉宽 1 064 nmNd YAG 激光、热拉提 pro、"独角兽"点阵微针射频等一系列国际高精尖激光设备,使成千上万的患者摆脱了因皮肤损容带来的困惑和烦恼,提升了我省皮肤美容专业的深度与广度,大大增强了公立医院皮肤美容的影响力。近 3 年来,省内皮肤的基础和临床研究也取得了很大进展。李雪莉在省内率先开展了"Nd:YAG 1064/532 nm 超皮秒激光联合氨甲环酸巴布贴治疗黄褐斑""长脉宽 1 064 nm 联合长脉宽 755 nmNd YAG 激光治疗面部光老化"等技术,并致力于"FGF2 在逆转皮肤衰老的临床研究"项目的研究,相关成果发表多篇核心期刊及 SCI 文章。李慧芳主任医师开展了超脉冲二氧化碳点阵激光相关的多项研究,发现药物联合激光治疗对痤疮凹陷性瘢痕、慢性湿疹、神经性皮炎等疾病具有很好的疗效,相关成果发表了多篇核心期刊文章。

激光在其他医学专业中的应用也有很大进展。例如:血管瘤科采用血管瘤与脉管畸形激光治疗皮肤或黏膜浅表组织的血管性病变,血管靶向的光动力治疗皮肤黏膜的毛细血管畸形或扩张,实现有选择性的血管靶向痣,而不损伤正常组织的治疗新技术。董长宪率先开展了舒适化全麻无痛光动力治疗鲜红斑痣,大大提高光动力治疗中的舒适度,消除患者对光动力治疗的恐惧,解决了患儿不能配合治疗的问题。耳鼻喉科采用二氧化碳激光治疗早期声门型喉癌、鼓膜造孔术以及慢性扁桃体炎等。泌尿外科采用飞秒激光切割输尿管黏膜、输尿管钬激光碎石术等。消化内科采用内镜下 1 940 nm 铥激光治疗早期食管癌或癌前病变等。妇科采用钬激光用于宫腔镜生理盐水膨宫下宫腔病损切割与消融,二氧化碳激光腹腔镜下病灶切割与止血等。

为适应激光医学的迅速发展,在河南省医学会的领导下,激光医学分会也在不断发展壮大。2020 年 6 月,河南省医学会激光医学分会完成了第五届委员会的换届选举工作,成立了第六届委员会,同时选举产生了第六届委员会的领导班子。李秋明任主任委员,李雪莉任候任主任委员。副主任委员 5 人,常务委员 15 人,委员 57 人,秘书 2 人,聘任张歌为名誉主任委员。为加强我省激光医学人才队伍建设,促进激光医学青年人才的脱颖而出,我们激光医学分会于 2020 年 12 月成立了第一届青年委员会,李秋明任主任委员,副主任委员 4 人,委员 39 人。

为响应省卫生健康委的号召,激光医学分会十分重视专业技术提升、科普教育及技术推广等各方面惠民工作。2021 年 6 月由河南省医学会、河南省医学会激光医学分会主办,郑州大学第一附属医院承办的"2021 年河南省医学会激光分会学术年会"在郑州隆重举行。会议按照"科普、实训、推广"的主题，邀请了国内和省内知名专家和中青年专家共 70 余位讲者，省内外近 3 000 名激光相关专业医务工作者通过线上的方式参加了此次会议。此次会议以临床需求为导向，聚焦国内外激光相关医学专业的最近进展，促进河南省激光医学的临床和学术水平得到整体提高。在李秋明主任委员的带领下，激光医学分会发动委员们积极申报"河南省医学适宜技术推广项目"，最终李秋明（项目名称：糖尿病视网膜病变规范化诊疗管理）、李雪莉（项目名称：射频联合 A 型肉毒素注射改善面部松弛的临床应用）、董长宪（项目名称：血管瘤与脉管畸形的综合治疗）、庞辰久（项目名称：全飞秒激光小切口角膜基质透镜取出术的推广应用）、萧淑倩（项目名称：视网膜静脉阻塞患者的全病程管理），共 5 位委员获得了该项目的支持。各项目负责人奔赴安阳县人民医院、三门峡市中心送院、鹿邑县人民医院、永煤集团总医院、鹤壁市人民医院、周口市第一人民医院、长垣眼科医院等多个基层医院认真做好项目组织实施，加强项目管理，确保项目如期完成并产出成果，为提高基层医疗卫生水平、防止群众因病致贫返贫做出贡献。激光医学分会还积极发挥激光医学分会内部省名医名家技术优势和名医大家示范效应，通过"走基层·送健康"健康扶贫专项行动，提升贫困基层地区医疗卫生服务能力，提高贫困地区人民群众健康素养水平，有效解决群众看病难和因病致贫返贫问题。眼科专家、皮肤科专家、血管瘤科专家及医疗美容科专家等数十名省内知名专家踊跃报名。同时，激光医学分会的科普工作也积极开展着。眼科学分会通过线上、线下方式数次开展相关专业激光科普知识，传播健康知识，引导大众树立健康理念，提高科学防病意识和能力。

二、发展趋势

激光技术的发展带动了激光医学的发展。国内外激光医疗技术十多年的历程已经证明：激光技术在医学中的应用是一项必不可少的技术。激光医学的学科地位稳固，持续性带动激光和医学领域的科学工作者在激光生物医学领域的科学研究和技术开发的积极性。新的激光技术和激光医疗设备，新的医学理论和临床治疗方法层出不穷。人们把激光誉为生命之光，把激光医疗产业视为朝阳产业，展示了医用激光技术的美好前景。

激光技术在各医学领域的发展趋势整体来说，有三个方面，我们以激光技术在眼科领域的发展趋势为例一一阐述。

1. 激光诊断更为快速和清晰

激光诊断技术在眼科的发展更新迭代，最为突出的是眼科光相干断层扫描（OCT）影像技术。从出现至今仅有的 20 余年里，OCT 技术从时域 OCT 到频域 OCT，再到第三代扫频源 OCT，具有扫描速度更快、灵敏度更高、穿透性更强、成像范围更深、视野范围更广等特点。近年来，还出现了OCT 血流成像技术，实现无创获得活体视网膜脉络膜的血管影像，具有划时代意义。

2. 激光治疗更趋于稳定和安全

如激光治疗屈光不正手术，如果手术稍有不慎，就可能会出现角膜瓣偏离中心，角膜瓣对位不良，角膜瓣皱褶，角膜层间碎屑或血液残留；激光切削偏离中心，角膜刀切穿角膜术后出现终生性眩光和眩目等诸多并发症。随着激光技术的发展，目前全飞秒激光角膜基质透镜取出术以及结合了飞秒激光和准分子激光各自优点的个性化设计瓣飞秒的手术方式可以极大地减少出现这些并发症的风险,带给患者一个安全的治疗环境。

3. 激光器技术更为丰富和先进

眼科各种激光器的更新迅速,品种丰富,如眼底病激光治疗的设备,从最初的810 nm激光发展到532 nm激光,再到多波长视网膜激光、多点矩阵视网膜激光、激光治疗玻璃体漂浮物、阈值下微脉冲激光等,对于眼科医生来说有了更多的选择,可以根据患者疾病的特点个性化设计其治疗方案,唯有这样才能推动眼科学的长足发展。

三、目标规划

激光医学面临着多学科交融,但目前各学科之间的交流平台有限,各学科尚缺少足够的交流。从激光基础研究、激光诊断和激光治疗三方面来看:基础研究与生命科学、生物医学工程、激光技术等多方面密切相关,但基础研究尚缺乏系统性的发展;国内激光诊断由于起步较晚,和国际先进水平还有一定差距;激光治疗在国内发展得如火如荼,但存在认识不到位和发展不平衡等现象,这些问题给激光医学的发展带来很多制约。

河南省医学会激光医学分会作为我省激光医学最高的学术组织和交流平台,应该发挥主导作用,夯实激光医学基础研究,加速激光诊断的发展,积极推动激光技术在临床更多学科中的应用,构建一个完整的激光医学专业体系。第一,践行各学科激光诊断和激光治疗的规范化流程,提高广大医生的诊疗水平。第二,推广激光医学相关的新的诊断仪器和治疗方法,开阔临床医生对相关疾病的发病机制和诊疗认识。第三,重视激光基础研究,注重基础研究与临床研究相结合,让基础研究成果转化为激光诊断和激光治疗的新设备和新方法,推动临床的进步。第四,建立具有国内外先进水平的学术交流平台,通过短期集中学习培训,及时地把最新的激光医学成果传达给广大医生同道。第四,积极开展科普教育、技术推广等各方面惠民工作,为提高基层医疗卫生水平,传播健康知识,引导广大群众树立科学、健康防病理念,为河南省医疗卫生事业做出贡献。

(河南省医学会激光医学分会第六届委员会　李秋明)

河南省急诊医学学科发展研究报告

摘要

急诊医学科是反映一个国家、地区和医疗机构医学科学水平的重要标志。经过40余年的发展，我国急诊医学体系已趋于成熟，人才队伍培养也初具规模。随着社会的高度发展，急诊患者逐步向"危重型"侧重，而对急危重症患者的诊疗水平直接体现了整个急诊医学科的综合救治能力水平。回顾近年来我省急诊学科的发展，主要表现在以下几个方面。

心肺复苏方面：以河南省急救中心为依托，成立河南省急诊ECMO救治中心，大力发展各地（市）级医院的急诊科在常规心肺复苏（CCPR）的基础上开展体外心肺复苏（ECPR），力争在十四（五）末各地（市）内主要医院能独立开展院前、院内的ECPR；在十五（五）末，力争在有条件的县域内开展该项技术，缩短其有效救治时间，提升全省院前、院内心搏骤停患者的抢救成功率，为"健康中国2030"做出贡献。

心脑血管急症方面：通过三大中心建设，截至2021年底，河南省胸痛中心数量、胸痛中心质量、胸痛救治单元数量、心脏关爱计划排名、卒中中心数量均位居全国第一。

急性中毒方面：严格做到"四早"，即早发现、早评估、早诊断、早干预，充分利用生化检查、毒物检测、CT、B超、MRI等诊查手段，尽快明确毒物种类，迅速减轻患者症状，提高临床救治率。

EICU方面：截至目前，已先后两次组织专家到我省二级以上综合医院进行EICU建设督导检查及反馈考核，并对考核评价结果全省通报，对成绩优秀的医院进行全省表彰，授予"全省EICU规范化建设示范单位"，对不合格的医院进行全省通报并限期整改，下发整改通知书，督导整改落实。目前，河南全省EICU建设情况位列全国第一。

创伤方面：已依托郑州大学第一附属医院建立了河南省创伤医学中心、河南省创伤医疗质量控制中心，全省累计96家医院已通过河南省卫生健康委员会三级医院创伤中心建设达标单位认证，河南省创伤医疗救治体系建设布局已初步形成。未来，将通过河南省创伤医学中心，以2021年创伤质控调研结果为基础，对未达标医院集中开展培训，实现创伤水平同质化，力争在十四（五）末，在全省各地市医院建立实体化创伤中心，明显提高全省创伤救治能力，为"健康中国2030"做出贡献。

总之，急诊医学到了必须丰富内涵、提升内涵的时代，不仅需要有创新的引领，更需要有沉淀的根基,高效的体系、过硬的技术、规范的救治,职业的荣誉与认同是学科发展的源源不断的内生动力。身为"急诊人",当顺势而为,扬帆起航。征途漫漫,当砥砺前行,努力为全省人民的健康保驾护航!

急诊医学科是反映一个国家、地区和医疗机构医学科学水平的重要标志。经过 40 余年的发展,我国急诊医学体系已趋于成熟,人才队伍培养也初具规模。急诊学科建设标准与规范不断完善,已经从学科创立的 1.0 时代,到确定学科定位的 2.0 时代,发展到学科重塑的 3.0 时代,未来,还会发展到 4.0 急诊学科的腾飞时代。随着社会的高度发展,急诊患者逐步向"危重型"侧重,而对急危重症患者的诊疗水平直接体现了整个急诊医学科的综合救治能力水平。回顾近年来我省急诊学科的发展,主要表现在以下几个方面。

一、心肺复苏方面

尽管常规心肺复苏(conventional cardiopulmonary resuscitation,CCPR)的指南不断更新,CCPR 成功率仍不理想,院外心搏骤停(out-of-hospital cardiac arrest,OHCA)患者的生存率仅为 2% ~ 11%,院内心搏骤停(in-of-hospital cardiac arrest,IHCA)的平均生存率也仅为 23.7%。导致患者死亡的主要原因是难以恢复自主循环(ROSC)和多脏器功能衰竭,神经功能受损是影响患者预后的关键因素,CCPR 时间越长,患者神经功能损伤越严重。因此,需要在常规心肺复苏基础上有所突破,全面开展院前院内 ECPR,以提高患者生存率。拟通过以河南省急救中心为依托,成立河南省急诊 ECMO 救治中心,大力发展各地(市)级医院的急诊科在 CCPR 的基础上开展 ECPR,力争在十四(五)末各地(市)内主要医院能独立开展院前、院内的 ECPR;在十五(五)末,力争在有条件的县域内开展该项技术,缩短其有效救治时间,提升全省院前、院内心搏骤停患者的抢救成功率,为"健康中国 2030"做出贡献。拟通过以下步骤实现。

(一)指导建立地(市)级 ECPR 中心,层层把关,本固枝荣

制定 ECPR 的入组标准、操作流程、质量控制标准与考核办法,并制定相关的技术攻关要点,为提升 ECPR 的质量奠基。

(二)以缩短有效救治时间为抓手,引申触类,全面推广

缩短有效救治时间,需从以下 4 个不同的时间段抓起,即 T0:从心搏骤停开始的时间到常规 CPR 开始的时间;T1:从 CPR 开始到 ECPR 系统启动的时间;T2:从 ECPR 开始实施到可以提供充足流量与灌注恢复循环的时间;T3:从循环恢复到有针对性的心搏骤停后治疗的时间。T4:从心搏骤停后治疗时间到脑保护时间。以提高第一目击者心肺复苏成功率为抓手,进而缩短 T0、T1 时间。同时积极开展 ECPR 相关科技攻关项目,改进流程,进而提升 ECPR 工作效率,并全省推广。

(三)以过硬团队为依托,博观约取,厚积薄发

(1)全民开展心肺复苏等急救知识培训,提升第一目击者心肺复苏成功率。

（2）以河南省急诊 ECMO 救治中心为核心，加强与基层医院紧密协作，逐步帮扶有意向的医院建立团队，全面开展救治活动。

（3）以多学科协作为抓手，开展心血管内科、心脏大血管外科、神经内科、导管室及康复科的多学科协作，提升该类患者从第一次医疗接触到康复出院、回归社会的全方位的诊治过程，提升其成功率。

（四）以核心竞争保障学科可持续发展，旌旗卷舒，日升月恒

经过多年积累和沉淀的心肺复苏技术已成为急诊学科可持续发展的主脉络之一，只有不断发展和完善，才能充实急诊医学的内涵。固土拓疆，用实力和能力守牢急诊学科的固有专业，避免其渐行渐远。而实力和能力离不开技术的支撑，核心的急救技术是急诊赖以生存的基础，特色和前沿技术是学科发展的保障。

借助专业技术应用于急诊危重症患者的救治，培养相应的技术人才，提高学科的凝聚力和影响力，这是我们努力的方向。

（五）以督导带动提升，终能守得云开见月明

由省急诊 ECMO 救治中心组建督导小组，对各地市开展的院前、院内 ECPR 进行督导和质量控制，以利于技术的持续提升。

二、心脑血管急症方面

近年来，按照河南省委、省政府同意部署，省卫生健康委大力推进"胸痛中心、卒中中心、创伤中心"三大中心建设，通过建立以急救为核心的新型医疗体系，以中心为龙头、以基层医疗卫生机构为依托，以信息化手段为支撑，提升基层医疗机构的急诊救治能力和效率，实现从院前急救到院内多学科联合诊治流程的畅通运行，进而提升救治成功率、降低致死致残率，造福广大群众。截至目前，全省已建成三级医院胸痛中心 128 所，卒中中心 108 所。在三级医院胸痛中心接受急诊经皮冠脉介入（PCI）治疗的 ST 段抬高型心肌梗死患者，从进入医院大门到导丝通过平均时间不超过 60 min，三级医院卒中中心脑卒中患者从到院到接受溶栓治疗的中位时间不超过 30 min。对超过时间窗，在 8 h 内，甚至在 24 h 内，经过详细评估，还可以对部分患者进行经皮颅内动脉取栓术，从而大大降低死亡率和致残率。2021 年，河南省胸痛中心数量、胸痛中心质量、胸痛救治单元数量、心脏关爱计划排名、卒中中心数量均位居全国第一。

三、急性中毒方面

随着社会发展和科技进步，自然界存在的化学物质、毒物种类日渐增多，以及人工合成的化学制品被不断发现与开发，人们接触有毒物质和有机化学品的机会增加。急性中毒，主要为食物中毒、农药中毒、酒精中毒、动物蜇咬中毒等，成为危害公众身体健康和生命安全的重要医学及社会问题，也成为临床常见的急危重症之一。对于急性中毒患者要做到"四早"，即早发现、早评估、早

诊断、早干预。在急性中毒救治方面,疗法多样,如特异性解毒剂、拮抗剂、血液净化疗法、高压氧等,都是救治危重患者必不可少的手段,并借鉴和吸收现代医学知识,充分利用生化检查、毒物检测、CT、B超、MRI等诊查手段,特别是液相色谱质谱联用技术在毒物检测中的应用,集合了液相色谱高效的分离能力和质谱高选择性、高灵敏度的检测优势,能高效检测血液、尿液、体液等不同样本中的多种毒物,以达到尽快明确毒物种类,迅速减轻患者症状,提高临床救治率的目的。随着我省急诊学科的技术进步,活性炭、肠道净化、体外血液净化治疗及体外循环支持在区域性核心医疗机构已成为常态化治疗。

未来,建设急性中毒信息管理平台,将实现对急诊科急性中毒事件的信息管理,为急诊医生规范诊断和治疗流程提供参考。信息管理平台的构建将急诊医学急性中毒事件的诊断和处理过程与信息科学技术紧密结合,实现了急性中毒流行病学的数据信息化管理。通过该信息管理平台的应用,逐步收集急性中毒事件的有价值的数据信息,为建立急性中毒事件的时空模型提供了可能。这将为互联网+急性中毒事件的大数据平台的建立奠定基础,也将促进急性中毒事件大数据的应用和发展,从而为信息领域的应用提供一个新的方向,也为急诊医学急性中毒患者诊疗过程的规范化跨上一个新的台阶奠定基础。

四、EICU 方面

急诊重症监护室(EICU)是抢救急危重症患者的重要场所,能够有效提高急救能力和水平。为进一步提高我省急诊急救能力,2014年原河南省卫生厅下发《河南省二级以上综合医院急诊重症监护室(EICU)规范化建设考核评价细则(试行)》的通知,并明确规定河南二级以上综合医院须完成EICU的建设,凡建设不达标者不得承担院前急救站任务,不得申请医院等级评审。近年来,在大力推进三大中心的建设过程中,也强调EICU的建设。截至目前,已先后两次组织专家到我省二级以上综合医院进行EICU建设督导检查及反馈考核,并对考核评价结果全省通报,对成绩优秀的医院进行全省表彰,授予"全省EICU规范化建设示范单位",对不合格的医院进行全省通报并限期整改,下发整改通知书,督导整改落实。目前,河南全省EICU建设情况位列全国第一。

五、创伤方面

目前,创伤已成为全球人群的第5位致死因素,也是我国青少年人群的首位死亡原因。创伤医学是急诊医学重要的研究课题。王国正院士指出,创伤医学是一门涉及预防、临床、基础和康复等多方面的跨专业学科,在创伤防治上要有"大学科"和"多学科"的观点。目前,我省已依托郑州大学第一附属医院建立了河南省创伤医学中心、河南省创伤医疗质量控制中心,全省累计96家医院已通过河南省卫生健康委员会三级医院创伤中心建设达标单位认证,河南省创伤医疗救治体系建设布局已初步形成。

我省创伤急救工作人员坚持求索,在创伤工作中取得了较大进展。临床方面,透视引导下鞘辅助气管插管技术、急诊腹腔镜微创技术、解剖型和爪形接骨板固定肋骨骨折技术等处于国内领先地位;高渗盐治疗、参附注射液对于重度颅脑损伤作用研究等,为颅脑外伤患者生命安全保驾护航。科研方面,特利加压素、多黏菌素 B、早期血流感染预测模型等在创伤及其并发症中的应用研究取得了可观成效。《急性闭合性软组织损伤诊疗与疼痛管理专家共识》与《止血带的急诊应用专家共识》的制定为指导创伤救治做出了卓越贡献。

国内目前存在独立的实体化创伤中心和多学科合作为基础的虚体化创伤中心两种模式,对于实体化创伤中心建设进展缓慢的县域医院,可先构建多学科合作为基础的虚体化创伤中心,但实体化是我国创伤中心建设的必经之路。创伤中心的建设需建立以急诊外科为核心的创伤救治团队,迄今为止,郑州大学第一附属医院、河南省人民医院等省内多家医院已建立了实体化的急诊外科,已带动了 96 家医院创伤中心的实体化建设,下阶段将进一步带动省内其他医院开展实体化创伤中心建设。未来,将通过河南省创伤医学中心,以 2021 年创伤质控调研结果为基础,对未达标医院集中开展培训,实现创伤水平同质化;开展创伤诊治能力提升培训班,提高创伤救治队伍的技术水平;开展医疗质量控制专题培训班,指导各级医疗机构进行创伤质控督导考核。力争在十四(五)末,在全省各地市医院建立实体化创伤中心,明显提高全省创伤救治能力,为“健康中国 2030”做出贡献。具体实施步骤如下。

1. 在省卫健委指导下,建设以省创伤医学中心为核心的创伤救治体系,完善创伤中心质控指标、管理与考核办法,带动地(市)级医院建设实体化创伤中心。

2. 开展医疗质量专题培训班、创伤诊治能力提升培训班、创伤救治技能竞赛等,提高创伤医护人员救治能力,持续提升我省创伤医疗质量和服务能力,推动全省创伤卫生健康事业高质量发展。

3. 以过硬团队为依托,层层把关,夯实基础。

(1)由省质控专家委员会严格把控各地(市)级医院创伤救治质量,定期进行各项考核,以评促建,优化创伤救治工作流程,保障医疗质量与安全。

(2)建立医促会创伤医学分会,实现创伤救治能力培训的高效实施。

(3)开展多学科协作,提升各类创伤病种的规范精准化诊疗能力。

(4)根据创伤中心工作人员规模、专业设置、研究方向、培养目标、教学任务及发展需要,在现有计划基础上,完成创伤实验室设计和建设。

“雄关漫道真如铁,而今迈步从头越。”急诊医学到了必须丰富内涵、提升内涵的时代,不仅需要有创新的引领,更需要有沉淀的根基,高效的体系、过硬的技术、规范的救治、职业的荣誉与认同是学科发展的源源不断的内生动力。身为“急诊人”,当顺势而为,扬帆起航。征途漫漫,当砥砺前行,努力为全省人民的健康保驾护航!

(河南省医学会急诊医学分会第八届委员会　秦历杰)

河南省计划生育学科发展研究报告

摘要

在河南省医学会成立90周年之际,计划生育学分会现将我省近年来计划生育学学科进展汇总如下,通过研究学科发展动态、研判学科发展趋势,以期制定学科发展规划,促进学科进步,更好地为全省广大人民群众提供优质的计划生育服务。

计划生育学发展现状:避孕作为计划生育主题之一,近年来出现了长足进展。短效避孕方式的发展主要体现药物中雌激素含量的进一步降低和服药时间模式的改变。长效避孕方式如节育器的改变体现在含铜宫内节育器的使用逐步减少,而含有药物宫内节育器的使用在逐步增加。皮下埋植避孕作为一种长效避孕方式,也得到了诸多女性的认可。每月注射一次的长效避孕针,接受度最高。

人工流产作为避孕失败的补救措施一直必不可少。为了保护人流后生育能力,诸多技术及医疗服务如无痛可视人流、宫腔镜下人流、子宫腔观察吸引手术等应运而生。流产后关爱(即 post-abortion care),简称PAC,该项目可以使广大女性获得合适的避孕方式尤其在人工流产术后。目前我省总共有32家医院参与,分布全省12家地市,诸多省级医院均已开展PAC服务。

近2年来我省多位专家应邀参加了国家级专家共识如《宫角妊娠诊治专家共识》等专业相关中国专家共识的编号。我省的计划生育工作者同时积极开展各项临床试验,并发表相关论文,并完成研究生等教学工作。河南省医学会计划生育学分会及成员单位通过多种形式如网络讲座、微信、抖音、公众号、视频大赛等,进行计划生育相关的科普。

计划生育学的发展趋势及面临的问题:在不同的历史时期,我国的计划生育国策在不断调整。在今后相当长的一段时间内,鼓励生育将是我国计划生育政策的核心。计划生育目前主要面临的问题是如何自主掌握生育时间,控制生育间隔,做到"想避能避,想生能生",使每位女性依据不同的实际情况,采用不同的避孕方式,避免意外妊娠及人工流产的发生,最大限度地保障女性生育健康。

计划生育学规划发展目标:①加强医务人员培训,继续开展PAC项目及多样化的避孕方式。②进一步鼓励开展多种形式的科普宣传,例如短视频、公众号科普讲座等形式,使广大人民群众更多地了解到不同避孕方式的优缺点,以更好地接纳和选择适合自己的避孕方式,并认识到意外妊娠流产的危害。

未婚未育人群是计划生育重点人群。多形式加强重点人群的管理,可以通过多种形式加强科普教育,提倡专家走进大学校园,进行面对面科普讲座。一旦出现意外妊娠时,落实好 PAC 服务,尽量保证生殖能力。

随着人类社会的不断发展,生育问题也随之不断地改变。全球各国在面临不同的生育问题。为了促进人类生殖健康以及种族繁衍,医学科学也在不断为之发展和努力。河南省是人口及农业大省,由于人口众多,我省计划生育工作实施困难大,且计划生育工作的内容也随着社会发展而转变。为了更好地为全省广大人民群众提供优质的计划生育服务,河南省医学会计划生育学分会现将我省近年来计划生育学学科进展汇总如下,通过研究学科发展动态、研判学科发展趋势,以期制定学科发展规划,促进学科进步。

一、学科发展现状

(一)避孕方式的发展现状

避孕措施多种多样,例如节育环、男用避孕套以及补救措施口服紧急避孕药等。随着社会和科学的发展,避孕方式也出现了相应的进步。

短效避孕方式的发展主要体现在复方短效口服避孕药中雌激素含量的进一步降低和服药时间的改变。既往传统的复方短效口服避孕药如块雌醇环丙孕酮片(达英-35)中含有雌激素 35 μg,去氧孕烯块雌醇片(妈富隆)中含有雌激素 30 μg,而现常用的屈螺酮块雌醇片Ⅰ(优思明)中含有雌激素 30 μg 及屈螺酮块雌醇片Ⅱ(优思悦)中含有雌激素 20 μg。雌激素的降低使得服用者出现静脉血栓的风险明显下降。传统复方短效口服避孕药用法为连续口服 21 d 后停药 7 d 再次开始口服,而现使用的屈螺酮块雌醇片Ⅱ(优思悦)没有停药间期,每日均口服,没有停药间期。不仅更好地控制了服用者体内激素水平,达到了更好地抑制排卵避孕的效果,而且无停药间期,使患者更不容易出现服药延迟所造成的避孕失败,每日服用依从性反而更佳。

长效避孕方式的发展体现在以下几个方面。

(1)既往常用的含铜宫内节育器使用量在逐步减少,而含有药物左块诺孕酮的聚乙烯宫内节育器的使用在逐步增加。含左块诺孕酮的宫内节育器相较含铜的宫内节育器不仅副作用少,而且可以同步治疗和预防诸多妇科疾病,因此得到了更广泛的接受和推广。

(2)皮下埋植避孕方法:由于不经过阴道及宫腔内操作,避免了相应的痛苦,且较少出现盆腔疼痛等并发症,得到了诸多女性的认可,接受度较佳,使用面也在逐步扩大。

(3)对于既不愿意口服避孕药物又不愿意采取别的措施避孕的女性,长效避孕针的推广也为其带来了福音。长效避孕针避孕方法可以根据不同的药物,选择每月注射一次或每 3 个月注射一次,时间不等,接受度最高。由于历史原因,长效避孕针曾一度停产。现庚酸块诺酮注射液即将在我省上市使用。相信该药物会为我省广大女性避孕方式带来更多的选择。

(二)终止妊娠方式的发展现状

人工流产作为避孕失败的补救措施一直必不可少。人工流产包括药物流产及手术流产。但无论哪种方式,均可能会对生育造成一定的影响。药物流产容易堵塞输卵管,手术人工流产更容易损伤子宫内膜。降低流产术对生育能力的影响,是终止妊娠方式的改进方向。为了保护子宫内膜,做到尽量定点清除宫内妊娠囊,诸多技术及手术方式应运而生。近年来,我省多家医院先后开展了子宫腔观察吸引手术及宫腔镜刨削系统妊娠终止术,以河南省人民医院及郑州大学第二附属医院为代表。子宫腔观察吸引手术系统通过在吸引管端放置超微型高分辨率摄像头,将图像传输和吸引通道集成在一根吸引管上。手术过程中对孕囊及蜕膜组织进行清晰分辨、精准定位并拍摄图像。图像信息经过图像处理器处理后,发送至图像处理软件,在显示器上成像。医师可通过显示器实时观察子宫腔内情况,引导负压吸引器将孕囊及蜕膜组织从子宫腔内吸出,从而避免对周围正常蜕膜组织的干扰,降低了残留率和宫腔粘连的概率。

(三)人流后关爱项目的发展现状

流产后关爱(即 post-abortion care),简称 PAC。2011 年 9 月 24 号由中国妇女发展基金会联合中华医学会计划生育学分会、国家人口计生委科学技术研究所及人民日报共同发起。2012 年 3 月,河南省开始开展 PAC 项目。PAC 项目旨在全国范围内的医疗机构中设立一批 PAC 优质服务示范门诊,通过制定并实施"流产后关爱(PAC)优质服务"标准,建立标准化的 PAC 服务模式,规范化流产后服务流程,为流产后女性提供科学的避孕宣教和咨询服务,促进高效避孕措施的落实,并减少重复流产的发生,提高育龄女性生殖健康水平。其流程包括:集体宣教、一对一咨询、术前术后宣教及术后随访。PAC 项目的实施,使广大流产的女性认识到流产的危害及各种避孕方式,并选择在人工流产术后落实合适的避孕方式,减少下一次非意愿妊娠。目前我省总共有 32 家医院参与,分布全省 12 家地市,诸多省级医院均已开展 PAC 服务,且通过验收取得 PAC 优质服务医院、PAC 培训基地等称号。

(四)计划生育科研的发展现状

我省各单位积极开展计划生育相关的科学研究,并在国内正规期刊上公开发表相关科研文章。据不完全统计,2019—2021 年 3 年内,我省计划生育工作者公开发表相关文章 50 余篇。

鉴于我省相关专家在计划生育方面的贡献,多位专家应邀参加了国家计划生育相关专家共识的编写,如郑州大学第三附属医院的任琛琛、河南省生殖健康科学技术研究院的常明秀、郑州大学第一附属医院的韩丽萍等。参编的国家计划生育相关专家共识包括:《宫角妊娠诊治专家共识》《无支架固定式宫内节育器月经间期和人工流产后及时放置临床应用专家共识》《人工流产术后促进子宫内膜修复专家共识》《合并子宫颈疾病的早期妊娠人工流产专家共识》《早期妊娠相关子宫动静脉瘘诊治的中国专家共识》等。以上共识获得了国内同行的认可,并在全国范围内进行推广。

在科研方面,我省的计划生育工作者积极开展各项临床试验,并发表相关论文。2021 年郑州大学第三附属医院在中国人口福利基金会青年 LARC 专项研究基金支持下开展 25 岁及以下未育女性人工流产术后即时放置两种宫内节育器(IUD)的多中心随机对照研究。我省多家医院不仅开展院内临床试验及相关论文的撰写,同时也与国内诸多知名医院开展横向联合临床试验。郑州大学第三附属医院开展宫血宁胶囊减少人工流产术后出血的有效性与安全性的多中心随机双盲研究、宫安康用于人流手术后对于子宫功能恢复作用的研究、雌二醇凝胶对于人工流产术后子宫内膜修复的前瞻性多中心随机对照研究。

(五)计划生育科普工作的开展

随着社会的发展,信息获得的途径更加多样化。这也使我们科普工作的形式和内容百花齐放。传统的科普形式包括电视、广播、报纸、电台等,而随着数字化时代的来临,新的科普形式如通过微信、抖音平台进行科普,获得了更多的关注和点击率。河南省医学会计划生育学分会通过河南省医学会豫医健康平台在网络上进行计划生育相关的科普,并在2021年与郑州大学第三附属医院暨河南省妇幼保健院联合举办避孕宣传短视频大赛,全省各地市共有89位选手参加,制作的短视频访问量达到350万人次。该项活动对科普避孕及计划生育知识起到了广泛的宣传作用。不仅如此,其他的计划生育科普知识也开展得如火如荼。诸多医院均开设有相关的微信公众号及微信视频号,以及抖音平台上也有各医院及各位医生的计划生育相关知识的科普宣教,使各位群众更容易获得、更容易理解计划生育相关的知识内容,在数字时代很好地起到了科普教育的作用。

二、研判发展趋势

(一)计划生育学的发展趋势

1.国策的转变

20世纪50年代我国并未制定明确的生育政策。为了尽快提高我国的生产力水平,"人多力量大"的意识使得人口增长过快。20世纪七八十年代,人口指标与经济目标开始紧密结合,人口增长目标被首次纳入国民经济发展计划。1978年,国家提倡和推行计划生育被写入宪法。1980年独生子女政策从此出台。我国生育水平开始大幅下降。时至今日,由于生产力的发展,经济及保障体系的健全,人们意识到生育不再是必须的,"养儿防老"的概念逐步在淡化、人口红利逐步在消失、人口老龄化的问题逐步突出。因此我国计划生育政策出现宽松化改革。单独二孩和全面二孩政策后,中央又明确提出三孩政策及配套支持措施平行并置,鼓励生育。

由此可见,在不同的历史时期,我国的计划生育国策在不断调整以适应社会的发展。在今后相当长的一段时间内,鼓励生育将是我国计划生育政策的核心。补足社会发展短板,完善人口服务体系,构建更牢固的社会保障体系,以促进人口长期均衡发展,保障国家长治久安。

2.未婚未育人群是计划生育重点人群

随着社会的发展,初婚年龄的推迟,婚前性行为比例逐步增高。在此类人群中,由于尚未有完善的婚育计划,一旦发生意外妊娠,以人工流产终止的可能性极高。尽管目前已有多种方式在人工流产时实施以减少对女性的生育能力的破坏,但仍有部分女性因人工流产术对将来的生育力造成了不可避免的伤害。因此未婚未育人群是计划生育重点人群,此类人群以在校大学生及刚步入工作的人群为主。在此类人群中应积极落实高效可逆的避孕方式,减少意外妊娠造成的对生育力的影响,保护此类女性的生殖健康,使其在不愿意妊娠时可以完美避孕,将来有生育需求时可以如愿妊娠。

(二)计划生育面临的问题

我国人口问题主要是低生育问题以及生育高峰过后出现的人口老龄化问题。社会的发展使得女性解放程度逐步增高,受教育程度也逐步增高,男女婚育年龄逐步推迟。社会的发展,是人口流动率增强,养而不在身边,养儿也未必能防老。同时由于各种养老措施的逐步完善,人们也不再依赖于子女。最后由于经济的压力,在子女的培养过程中需要消耗大量的人力和物力,因此造成对生育的恐惧。人口问题是一个社会性的问题,全球每个国家都面临同样的问题,且在短时间内难以得到有效的改善。

计划生育目前主要面临的问题是如何自主掌握生育时间,控制生育间隔,做到"想避能避,想生能生",使每位女性依据不同的实际情况,采用不同的避孕方式,以达到自由掌握生育时间及生育间隔的目的,避免意外妊娠及人工流产的发生,最大限度地保障女性生育健康。

三、制定目标规划

(一)加强医务人员培训,开展 PAC 项目及多样化的避孕方式

医院一直都是患者及广大人民群众获得专业医疗服务的正规场所。因此,对妇产科计划生育相关医务人员进行专业的培训十分必要,这样人民群众才能获得正确的医疗服务。PAC 项目不仅可以对意外妊娠需要终止的女性提供避孕咨询等相关服务,也可以对其他非妊娠期的女性提供相应的避孕咨询服务。向前来咨询的女性提供相应的医疗知识,并根据其生育需求提供专业的医疗建议。PAC 项目同时也涵盖了医务人员的培训、服务流程的同质化及合理化。因此在省内逐步推广项目,不仅有助于加强医务人员的培训,更有助于向患者提供多样化、个体化的避孕方式,以期达到自由掌握生育时间及生育间隔、保护女性生殖健康的目的。

(二)鼓励开展多形式科普宣传

进一步鼓励开展多种形式的科普宣传,例如短视频、公众号科普讲座等形式,使广大人民群众更多地了解到不同避孕方式的优缺点,以更好地接纳和选择适合自己的避孕方式,并认识到意外妊娠流产的危害。科普形式多样化、科普内容正确实用、科普氛围诙谐幽默,才能达到相应的目的。同时增加相应的互动,也可以调动大众的积极性,更利于科普知识的推广。

(三)多形式加强重点人群的管理

应通过多种形式加强对于未婚未育重点人群的管理。主要措施包括加强科普教育、意外妊娠

时落实好 PAC 服务、建议合适的避孕方式。可以通过多种形式加强科普教育,提倡专家走进大学校园,进行面对面科普讲座,使科学避孕的理念深入人心。一旦出现意外妊娠时,落实好 PAC 服务,人工流产术后做好促进子宫修复的工作,尽量保证生殖能力。可以根据不同的人群需求,选择不同的避孕方式例如安全套、复方短效口服避孕药、皮埋避孕、长效避孕针等。

(河南省医学会计划生育学分会第四届委员会　任琛琛)

河南省甲状腺外科学学科发展研究报告

摘要

在河南省医学会的组织领导下,在中华医师协会外科医师分会甲状腺外科学组及全国同仁们的鼎力支持下,河南省医学会甲状腺外科分会自成立以来已成功开展多项学术活动并取得良好的学术推广效应。学会在卢秀波主任委员的带领下,在众多参会人员的共同参与下,引领全省甲状腺外科相关从业人员关注甲状腺学科研究及相关前沿技术发展现状,探讨甲状腺疾病诊疗的热点和争议,包括疑难复杂病例讨论及手术视频讲解等。并同时邀请内分泌科、核医学科、病理科、超声影像科等领域专家共同探讨甲状腺学科的现况及发展,致力于提升我省甲状腺外科的规范化诊治水平。

甲状腺癌是目前最常见的内分泌恶性肿瘤之一,也是发病率增长最快的实体肿瘤。据我国国家癌症中心 2019 年最新发布的数据显示,甲状腺癌总发病率位居恶性肿瘤第 7 位,在女性中位于第 4 位。目前随着我国经济水平的提高、全民健康体检意识的提升、超声影像学诊断水平的提高及细针穿刺细胞学检查的临床普及,我国甲状腺癌发病率也在逐年增高。甲状腺癌病理学类型中>90% 是分化型甲状腺癌(differentiated thyroid cancer,DTC),主要包括乳头状癌和滤泡状癌。临床中应坚持"早发现、早治疗"的原则。甲状腺肿瘤的治疗主要采取外科手术为主的多学科综合治疗协作组(MDT)模式。手术切除和淋巴结清扫范围的规范化,术中神经监测技术、甲状旁腺保护技术、颈部无瘢痕美容手术等新技术的开展和规范化应用,推动了甲状腺癌外科治疗的精细化、微创化,极大提升了安全性和治疗效果。通过早期发现和精准手术治疗,术后规范化长期随访,动态观察病情进展,及时调整治疗方案,尤其是对复发甲状腺癌再手术患者,可以进一步提高存活率和术后生存质量。对 DTC 发病机制深入探讨及关键调控基因靶点的研究,使更具有针对性的靶向药物应用于晚期甲状腺癌患者的治疗,为其争取了手术机会。医疗大数据、人工智能诊治系统的研发为甲状腺癌的精准诊治提供了新的技术和思路。建立系统化、智能化随访管理平台,可更加科学地开展术后规范化管理及评价临床治疗的有效性和安全性。

多年来,通过术前精准诊断、规范外科手术治疗、新技术应用及术后规范化个体化随访,我省甲状腺癌 5 年生存率已由 2003—2005 年的 65% 升至 2015—2017 年的 85%(所有类型)。甲状腺癌诊治的理念变革与甲状腺癌诊疗技术飞速发展为患者的生存、预后质量的提高保驾护航。接下来,河南省医学会甲状腺外科分会将在卢秀波主任的带领下继续充分发挥医学会的职能作用,积极创造条件建立学术交流平台,组织各地甲状腺专业学者对新理念、新方法、新技术、新产品进行深入探讨,打破了医院和地域界限,促进科研成果的推广与转化,将全面推动河南省甲状腺外科学科建设及河南省甲状腺外科技术水平与国内外最先进技术的接轨。

未来进一步将已掌握数据归纳、整理,研究本学科发展动态及发展规划,根据我省实际情况结合国内外优秀经验调整我省甲状腺外科学科规划及人才培养模式,制定更加符合我省的卫生健康科技战略规划,加强河南省医学会甲状腺外科分会的关键性引导作用,进一步确保我省甲状腺外科的健康有序发展并提升学术影响力。

甲状腺癌是目前最常见的内分泌恶性肿瘤之一,也是发病率增长最快的实体肿瘤。据我国国家癌症中心 2019 年最新发布的数据显示,甲状腺癌总发病率位居恶性肿瘤第 7 位,在女性中位于第 4 位。目前随着我国经济水平的提高、全民健康体检意识的提升、超声影像学诊断水平的提高及细针穿刺细胞学检查的临床普及,我国甲状腺癌发病率也在逐年增高。甲状腺癌病理学类型中 >90% 是分化型甲状腺癌(differentiated thyroid cancer,DTC),主要包括乳头状癌和滤泡状癌。临床中应坚持"早发现、早治疗"的原则。因甲状腺癌对放化疗不敏感,外科手术仍是首选治疗方式。

多年来,通过术前精准诊断、规范外科手术治疗、新技术应用及术后规范化个体化随访,我省甲状腺癌 5 年生存率已由 2003—2005 年的 65% 升至 2015—2017 年的 85%(所有类型)。甲状腺癌诊治的理念变革与甲状腺癌诊疗技术飞速发展为患者的生存、预后质量的提高保驾护航。

一、甲状腺肿瘤的基因检测

随着介入技术的逐渐成熟,超声引导下细针穿刺活检(fine needle aspiration biopsy,FNAB)作为一种微创诊断技术为甲状腺结节性质的鉴别提供诊断依据。利用细针对甲状腺结节进行穿刺从而获取细胞成分,通过细胞学诊断对目标病灶性质进行判断。由于超声引导下细针穿刺活检技术在国内开展相对较晚,理念及操作方法差异较大,2018 年由中国医师协会外科医师分会甲状腺外科医师委员会等多个专委会联合制订的《超声引导下甲状腺结节细针穿刺活检专家共识及操作指南(2018 版)》对进一步规范和普及该项技术的应用和发展具有指导意义。

病理是诊断的金标准,然而由于穿刺医生技术水平差异或病理学医生阅片能力差异,可能出现 FNAB 仍不能确定良恶性的情况,此时分子病理学诊断成为细胞病理学诊断的一种补充。如在甲状腺细胞病理报告系统 TBS 中,有一类细胞被定义为意义不明确的细胞不典型病变/滤泡性病变(AUS/FLUS),此种病例便是细胞诊断学的瓶颈,亟须进一步在分子层面对患者进行诊断。从 *BRAF* 基因突变首次在甲状腺癌患者中的发现至今已有二十余年历程,人们在不断的甲状腺肿瘤诊疗实践中获得了丰富的经验,认为 *BRAF* 基因突变对甲状腺恶性肿瘤具有很强的特异性。最新研究结果表明,甲状腺癌还常涉及一些其他基因突变,如:*TERT*、*BRAF*、*PAX8/PPARγ*、*RAS* 和 *RET/PTC*。在甲状腺结节中发现这些突变可以提示恶性肿瘤,并有助于改善大部分细胞学不确定患者的临床管理,因此基因检测已经由单基因时代进入多基因时代。最新版本的 Bethesda 甲状腺细胞病理报告系统已经将基因检测作为细胞病理学评估的辅助手段之一。

用分子诊断标记物判断甲状腺结节良恶性的研究,已由单基因突变或表达检测向多基因筛查过渡。Gonzalez 等建立的多基因诊断模型,诊断灵敏度高达 93%,特异度达 81%。美国已将 3 种分子诊断工具 ThyGenX/ThyraMIR、AffirmaGSC 和 Thyroseqv3 用于临床。鉴别甲状腺滤泡癌与甲状腺滤泡腺瘤的诊断模型相继建立。用于术前鉴别 NIFTP 和甲状腺乳头状癌(thyroidpa pillary carcinoma,PTC)的分子标志物,步入临床应用已指日可待。*BRAFV600E* 突变和 *TERT* 启动子突变用于 PTC 预后的价值已被认可。miRNA 是潜力巨大的甲状腺癌生物标志物,已在分化型甲状腺癌(differentiated thyroid carcinoma,DTC)中鉴别出许多候选 miRNAs。miRNAs 表达或将为 DTC 术后随访监测提供帮助。

我省已于 2018 年全面引进 *BRAFV600E* 基因检测技术应用于甲状腺结节的良恶性判断,通过多次学术会议及专家故乡行下基层等活动将 *BRAF* 基因检测技术推广至河南省内各地市医院,并取得良好的应用效果。

二、智慧医疗助力全面破解甲状腺外科手术难题

对于甲状腺手术而言,神经损伤、甲状旁腺损伤和术后出血被列为三大手术并发症,避免上述并发症的发生极为重要。随着科学技术的进步,术中神经监测技术、纳米炭负显影技术等新技术的出现及应用,使得甲状腺手术更加精准安全。

(一)甲状腺术中神经监测技术

甲状腺手术喉返神经(recurrent laryngeal nerve,RLN)损伤的发生概率为 0.3%~15.4%。甲状腺手术在 20 世纪 70 年代正式步入了电生理时代,1970 年 Flisberg 首次提出应用甲状腺术中神经监测技术(intraoperative neuromonitoring,IONM)识别 RLN,1996 年 Shedd 教授首次报道在甲状腺手术中应用 IONM,收到很好的临床效果。2008 年以神经电生理为基础原理的术中神经监测技术第一次引入中国。术中神经监测技术可快速准确地定位神经走行、评估神经功能,大大降低了神经损伤概率,如有神经损伤还可定位损伤的节段,特别是在二次手术、巨大甲状腺手术等疑难甲状腺手术中其作用更不能小觑。中国医师协会外科医师分会甲状腺外科医师委员会联合多个专委会分别于 2013 年和 2017 年制订《甲状腺及甲状旁腺手术中神经电生理监测临床指南(中国版)》和《甲状腺及甲状旁腺术中喉上神经外支保护与监测专家共识(2017 版)》,使术中神经监测技术的应用走向规范化。

本单位作为河南省医学会甲状腺外科分会的主委单位,自 2015 年开始承担在河南省内培训及推广 IONM 在甲状腺术中的应用工作,在对 IONM 规范化操作与解剖、病理相关性系列研究中发现,RLN 解剖、病理变异,是致术中错误识别和损伤 RLN 的主要原因;精确把握 RLN 解剖病理变异状态,是提升 IONM 水平、有效保护 RLN 的前提。术中实时 IONM 历经 40 多年的发展,实现了科学化、体系化、规范化的蜕变,现已得到普遍认可,亦成为目前首选的 RLN 保护技术。目前已基本做到在全省范围内普及并应用。

(二)纳米炭负显影和示踪技术

由于甲状旁腺解剖结构的特殊性,甲状旁腺及血供受损,是甲状腺手术主要的并发症之一。

智慧医疗的出现,为术中原位保护甲状旁腺及血供提供了技术支撑。纳米炭负显影和示踪技术可以精确保护甲状旁腺并实现淋巴结清扫彻底性,甲状旁腺功能保护得到越来越多的关注,术后长期大剂量补钙、手脚麻木甚至抽搐等可严重影响患者的生活质量。甲状腺外科手术中甲状旁腺损伤主要原因包括误切、挫伤和旁腺血供障碍,纳米炭示踪剂负显影保护技术的出现大大降低了术后低钙发生率。此外还可作为甲状腺癌前哨淋巴结示踪剂,提高了淋巴结的切除率和检出率。在二次手术中,对于有甲状腺残留的患者,可将纳米炭注射于残留甲状腺内,利于甲状旁腺辨认和保护,而对于无甲状腺残留、此前经过规范中央区淋巴结清扫后的中央区淋巴结复发的患者,可术前用纳米炭在超声引导下对淋巴结进行定位,以减少术中旁腺损伤以及术后旁腺功能低下的发生。中国医师协会外科医师分会甲状腺外科医师委员会联合多个专委会分别于2015年和2018年制订《甲状腺手术中甲状旁腺保护专家共识》和《甲状腺围手术期甲状旁腺功能保护指南(2018版)》以指导临床实践,对于进一步规范地开展术中甲状旁腺的寻找和保护,降低术后低钙发生有重大指导意义。

我们研究团队按照精准识别—精准保护—精准手术的思路,从智能识别甲状旁腺入手,积极引入新设备和技术,在国内率先将近红外自体荧光显像技术应用于甲状腺手术,对术中精准保护甲状旁腺收到了显著效果。在智慧医疗的牵引下,甲状腺术中甲状旁腺保护技术在临床应用日趋广泛,未来我们将进一步组织进行甲状旁腺近红外自体荧光显像培训班,将这一新技术、新理念传递给河南省各地市医院,进一步规范甲状腺手术安全性,更好地做到甲状旁腺功能保护。

(三)能量器械的应用

能量器械的应用极大地提高了甲状腺手术效率。外科手术设备和器械的发展使甲状腺手术由"冷兵器时代"迈入"高效能量平台时代",电刀、双极高频电刀、超声刀、LigaSureTM 血管闭合系统的出现,使得手术得安全性大大提高,相比传统的止血结扎,大大缩短了手术时间,止血更加精准彻底,减少了失血量,术中及术后出血更加少见。双极电凝镊工作原理是高频电流通过两镊尖间的组织,使其脱水凝固从而达到止血的目的,其优点是镊间放电热传递范围小,组织损伤小,在处理甲状腺背侧近喉返神经及甲状旁腺处血管有一定优势,是精细化微解剖的理想工具,利于神经及旁腺功能保护。超声刀止血效果好,术野清晰,术后引流少,较传统结扎法手术时长大大缩短。LigaSureTM 血管闭合系统是一种强化的双极电凝系统,可凝闭 7 mm 以下血管,凝闭迅速、焦痂少,且侧向热传递距离为 1~2 mm,利于神经功能保护。中国医师协会外科医师分会甲状腺外科医师委员会联合多个专委会于 2017 制订《甲状腺外科能量器械应用专家共识(2017版)》,规范了能量器械在甲状腺手术中的应用,合理选择,规范应用,使甲状腺手术更安全高效。

我省已在 2014 年全面引进甲状腺专用超声刀并应用于临床实际工作,与常见的腔镜长柄超声刀不同,甲状腺手术超声刀为剪式超声刀,更加符合甲状腺开放手术术者的操作习惯,极大地减少了术中出血情况,保护患者的手术安全且提高了手术效率。

(四)腔镜及机器人甲状腺手术

传统开放手术目前一般采用颈部"低领式"或"L"形切口,会在颈部留下永久性疤痕,影响患者的心理健康。由于随着人民生活水平的提高,人们对美容有强烈的愿望和对生活质量的高要求,腔镜及机器人甲状腺手术也被称为甲状腺肿瘤整形美容术。与开放甲状腺手术相比,腔镜及机器人甲状腺手术美容效果好,切口隐蔽,颈部无瘢痕。但建腔时分离面较大,故所谓"微创手术"更准确地说是"美容手术"。手术入路包括胸乳入路、腋下入路和经口入路等。腔镜手术有一定的优势,腔镜的放大作用可使术野更加清晰,对神经及甲状旁腺的辨识及显露优势明显,同时术中联合 IONM 技术和纳米炭甲状旁腺负显影技术,有效降低神经及旁腺损伤率。腔镜甲状腺手术是一种安全、有效的手术方式,但有一定局限性:①能量器械不规范运用可造成神经热损伤及旁腺损伤;②术中腺体、血管出血会影响手术视野及操作中转开放手术;③行淋巴结清扫时Ⅰ区、ⅡB区、Ⅴ区、Ⅶ区或胸锁关节及锁骨水平以下淋巴结不易清扫。腔镜甲状腺手术目前在我国已得到普及,但切勿盲目扩大适应证,应合理选择,规范应用,严格遵循"治病第一、功能保护第二、美容第三"的原则。机器人甲状腺手术克服了腔镜手术视野及操作限制,如达芬奇手术系统可提供三维影像,术野放大 10 ~ 15 倍,术中更易辨识神经、血管和甲状旁腺;机械臂提供 7 个自由度的操作。机器人甲状腺手术的安全性和可行性已得到广泛的认可。中国医师协会外科医师分会甲状腺外科医师委员会联合多个专委会制订《经胸前入路腔镜甲状腺手术专家共识(2017 版)》《经口腔前庭入路腔镜甲状腺手术专家共识(2018 版)》《机器人手术系统辅助甲状腺和甲状旁腺手术专家共识》,内容涵盖腔镜、机器人甲状腺手术的适应证及禁忌证、术前评估、麻醉、操作步骤等,对腔镜及机器人甲状腺手术在我国的良性发展与普及具有指导性意义。

随着腔镜设备的不断更新换代,腔镜技术的不断提高,手术适应证也在不断扩大,但应坚持"治病第一、功能保护第二、美容第三"的原则,避免盲目开展和随意创新。临床中应严格把握适应证,甲状腺恶性肿瘤中只有分化型甲状腺癌直径 2 cm,且未侵犯邻近器官,才适于行腔镜甲状腺手术。我省自 2018 年起推行腔镜甲状腺切除术,至今已为上千例患者行手术治疗,未来本中心将持续推荐腔镜甲状腺切除,起到模范带头作用,开展名医下基层、培训班及视频演示会等多种形式的教学工作。

三、甲状腺癌靶向药物治疗

虽然大部分甲状腺癌患者通过传统的治疗方案可以得到良好的效果,但目前对于侵袭性强及晚期甲状腺癌仍缺少有效的治疗手段。靶向治疗是肿瘤生物学干预的主要手段,是智慧医疗飞速发展的标志性产物。靶向治疗更新了甲状腺癌治疗理念,丰富了治疗手段,使甲状腺癌精准治疗有了可能。靶向治疗指特异性的靶向药物与目标肿瘤分子靶点结合,进而达到控制肿瘤生长发展目的。近年来研发的甲状腺癌靶向治疗药物主要有:酪氨酸激酶抑制剂、抗血管内皮生长因子药物、环氧酶-2 受体抑制剂等。甲状腺癌靶向治疗现已用于临床。DTC 和甲状腺髓样癌靶向治疗相对成型。未分化甲状腺癌(anaplastic thyroid cancer, ATC)恶性程度高,发病率低,致死率高,与DTC 相比,手术、放疗、化疗等传统治疗的疗效都不理想。目前凡德他尼、索拉非尼、卡博替尼等靶向药物已批准用于 ATC 临床治疗;拉帕提尼、鲁索替尼等也成为 ATC 候选靶向药物。面对众多选择,基于智慧医疗建立的数据库在 ATC 精准治疗方面发挥了重大作用,通过对 ATC 基因变异进行分析、整理、归纳,可筛选出预后关系最密切的基因变异,进而选出对 ATC 靶点最为契合的靶向药物。

分子靶向药物治疗是晚期甲状腺癌治疗的方向之一。第一代靶向药物已经开始应用于临床,主要作用机制是以不同的形式抑制酪氨酸激酶或酪氨酸激酶受体(TKR),统称为TKIs。其中包括主要用于治疗晚期或碘^{131}难治性分化型甲状腺癌药物伦伐替尼和索拉非尼及用于治疗甲状腺髓样癌的凡德他尼和卡博替尼,最终获得美国食品和药物管理局(FDA)和欧洲医疗机构(EMA)的批准。第一代TKIs能够抑制特定的癌基因改变,但它们也对其他几种TKR起作用,因此特异性相对较差,且会因此产生药物的不良反应。最近已经开发出专门作用于特定致癌基因的第二代TKIs。其中拉罗替尼、恩曲替尼、塞尔帕替尼和普雷西替尼四种药物已获得FDA批准并正在EMA评估中。国内首个用于治疗甲状腺髓样癌的国产靶向药物安罗替尼近日也获批上市并纳入医保。安罗替尼也是属于多靶点的酪氨酸激酶抑制剂,通过同时阻断VEGFR、FGFR、PDGFR和c-Kit来抑制肿瘤血管生成和肿瘤细胞增殖。近期开展的"安罗替尼在局部晚期或转移性MTC患者应用的多中心、随机、双盲、安慰剂对照ⅡB期试验"取得可观数据,该项研究共入组了91名甲状腺髓样癌患者,安罗替尼组的无进展生存期比安慰剂组显著延长。这是第一个专门针对亚洲人群甲状腺髓样癌患者设计的对照临床试验,对我国甲状腺髓样癌患者治疗意义重大。

四、术后规范化管理

甲状腺癌是内分泌系统的最常见恶性肿瘤之一。与其他癌症相比,大部分的甲状腺癌患者都可以被治愈,因此有人把甲状腺癌称为"懒癌"。相关数据显示,我国甲状腺癌发病率与国外一样迅猛攀升,但我国甲状腺癌患者5年相对生存率与美国相比却有巨大差距,中国为84.3%,美国为98.3%。除了中国大城市的患者以外,绝大部分患者在初始治疗结束以后,随访工作做得不够好,有些患者甚至很长时间才回到医院复查,基层医院也缺乏甲状腺专科医生,这些都导致我们国家对患者长期随访和管理做得不够好。然而,开展长期的研究随访工作对医生来说是一个挑战,因为医生日常工作比较繁忙,接下去还要做几年的随访工作。如果涉及患者的适应性和配合性,还需要专门团队进行随访管理。与欧美相比,中国甲状腺癌术后治疗达标率不理想的原因有很多。首先,医患双方对术后治疗的宣教和重视不够;其次,中国地域广阔,城乡差别大,交通便利程度也不相同,患者文化素质也不相同,导致患者的复诊、随访非常困难,这样也延误一部分患者达标的时间;同时,我国很多医院和地方没有对患者进行全程管理,这个全程管理是保证患者尽可能地达标、保证随访和获得良好康复指导的很重要的途径,这一块显然是缺乏的。近年来,随着河南省甲状腺外科分会的成立,经过多年的学术交流,本分会已将规范化的甲状腺术后管理模式推广至各地市医院,近三年期间我省甲状腺术后规范化随访机制已初见体系,但距离欧美仍有一定的差距,未来河南省甲状腺分会将继续推进术后规范化随访,规范化长期随访可动态观察病情进展,严密监控病情,早期发现复发及转移,及时调整治疗方案,对改善预后意义重大。

五、展望

过去40年里甲状腺癌诊治发生了极大的变化,精准的术前诊断,全面的病情评估,规范化个体化的手术治疗,精准化功能保护,规范化随访,旨在进一步提高患者生存和生活质量。随着大数据和机器学习技术的发展,人工智能辅助影像学诊断技术开辟了新的篇章。通过人工智能技术,整合患者检查资料,并进行数据分析,从而得出初步诊断意见,以指导、协助临床诊疗工作。研发构建与网络化运用甲状腺癌的临床决策支持系统,简化患者体检、分诊、决策、术后复查等流程,减轻临床工作负担,提高临床专病工作质量。电子化记录患者就诊复查过程,形成甲状腺癌大数据网络,循证医学指导患者决策,并由此促成我省本领域的学科快速发展和综合实力全面提升。

综上所述,在我省学者的共同努力下,在专业学术组织的引导下,通过学术交流,开展高质量的临床研究,为新的治疗技术和理念提供高级别循证依据;同时通过制定诊疗指南和专家共识,促进诊治规范化。规范临床治疗流程,推广应用新技术,贯彻新理念,最终必将提高甲状腺癌整体诊疗水平,提高患者生活质量、改善预后。

未来进一步将已掌握数据归纳、整理,研究本学科发展动态及发展规划,根据我省实际情况结合国内外优秀经验调整我省甲状腺外科学科规划及人才培养模式,制定更加符合我省的卫生健康科技战略规划,加强河南省医学会甲状腺外科分会的关键性引导作用,进一步确保我省甲状腺外科的健康有序发展并提升学术影响力。

(河南省医学会甲状腺外科学分会第二届委员会　卢秀波)

河南省检验医学学科发展研究报告

摘要

检验医学是跨越基础医学与临床医学之间的桥梁学科,其将物理、化学、生物及分子生物学技术等理论与方法应用到临床医学,在疾病诊断、疾病监测、预后判断和风险评估等方面发挥着重要作用。随着我国科学技术的进步,检验医学从技术方法、实验室质量管理体系、学科建设等方面得到全面快速的发展。

我省检验医学学科现状:全省现有临床检验从业人员23 270名,检验人员梯队在全国处于中上等,学科业务开展齐全。目前我省已通过临床基因扩增检验实验室技术评审验收的实验室有近800个,具备新型冠状病毒(简称新冠)核酸检测能力的实验室600余个(含移动方舱实验室80余个),经过省临床检验中心培训的具有临床基因扩增检验技术人员上岗证的共有12 000人左右,有效保障了河南省新冠标本核酸检测工作顺利进行。检验医学分会采取专家团队下基层的方式,对全省医疗机构临床实验室进行了现场调研和培训指导,为河南省整体检验质量实力提升做出了巨大贡献。截至2021年底,全国已有535家医学实验室通过了ISO 15189医学实验室的认可,河南省有10家医学实验室通过ISO 15189的认可。国内检验医学科研取得了突出成绩,我省学科科研已经形成明确而稳定的研究方向。

我省检验医学学科存在的一些问题:现阶段,医学检验实验室等级参差不齐,检测结果的准确性和可靠性仍需进一步提升。主要有以下原因:①卫生资源分布不均匀;②基层检验人员综合素质及与临床沟通能力有待进一步提高;③质量控制及管理仍需加强;④新增项目需要先进行价格申报,影响其应用于临床的速度;⑤科研水平有待进一步提升;⑥检验科研进展快,转化难;⑦检验医师专科化,定位难。

制定目标规划的一些建议:①强化学科建设和人才培养;②建立实施检验科全面质量管理体系,建议推进全省医学实验室ISO 15189认可工作,有效提升检验科质量管理水平;③建议有条件的医疗机构开设检验医师门诊;④建立区域医学检验中心;⑤建设数字化实验室;⑥加速高新检测技术在检验医学中的应用;⑦承担科研课题、开展科学研究;⑧加强国际合作交流。

总之,为了更好地适应临床检验医学发展步伐,需要检验人员不断提高个人素质与知识水平,加强科研工作,加强质量管理,不断追赶科学和时代的发展潮流,使我省检验医学事业得到快速发展。

检验医学是跨越基础医学与临床医学之间的桥梁学科,其将物理、化学、生物及分子生物学技术等理论与方法应用到临床医学,在疾病诊断、疾病监测、预后判断和风险评估等方面发挥着重要作用。随着我国科学技术的进步,检验医学从技术方法、实验室质量管理体系、学科建设等方面得到全面快速的发展。

一、我省检验医学学科现状及比较

全省现有临床检验从业人员 23 270 名,其中有正高职称者 212 名、副高职称者 1 235 名、中级职称者 7 401 名、初级职称及以下者 14 422 名;有博士学位者 122 名、硕士学位者 1 075、本科学历者 13 331 名、大专及以下学历者 8 742 名;有检验医学背景者 19 770 名、临床医学背景者 1 640 名、生物医学背景者 321 名、基础医学背景者 226 名、其他专业背景者 1 208 名;检验医师 1 326 名。检验人员梯队在全国处于中上等水平。

目前我省检验医学学科业务开展齐全,设有临床基础检验、临床化学、临床免疫学、临床微生物学、临床分子诊断学、临床血液学等专业。随着多学科诊疗的发展,检验医师也逐渐走向了前台,参与医院疑难病例讨论及多学科诊疗等活动,承担对临床科室检验新项目需求的了解、新开展项目的宣传、所申请检验项目合理性的审核、检验结果的咨询并参与临床科室的查房,进一步加强了检验科与临床的沟通协调,提升检验人员的临床综合分析能力;同时临床医生对检验项目的临床价值更加认可,对影响检验结果的因素也更加了解。

目前我省已通过临床基因扩增检验实验室技术评审验收的实验室有近 800 个,具备新型冠状病毒核酸检测能力的实验室 600 余个(含移动方舱实验室 80 余个)。经过省临床检验中心培训的具有临床基因扩增检验技术人员上岗证的共有 12 000 人左右,有效保障了河南省新冠标本核酸检测工作顺利进行。新冠肺炎疫情初发期间,编写了《河南省临床基因扩增检验实验室检测技术能力建设标准和新型冠状病毒检测技术规范》和《河南省医疗机构发热门诊临床实验室能力建设标准》,由河南省卫生健康委员会签发执行,指导全省乃至国内检验同行进行实验室建设及新冠病毒核酸检测。

质量是医学检验工作的重中之重,检验结果的准确与否直接影响临床诊疗,准确、可靠检验数据的获得,有赖于检验科室完善的质量管理体系。国家卫生健康委临床检验中心以临床检验质量控制与改进为主要工作方向,承担国家卫健委委托的全国临床检验质量管理与控制工作,运行全国临床检验室间质量评价计划,建立、应用临床检验参考系统,开展相关科学研究。河南省临床检验中心组织管理全省临床检验质量控制,开展人员培训、学术交流,组织开展全省医疗机构实验室室间质量评价,协助制定临床检验质量管理和控制相关技术规范和标准,提供相关工作建议和咨询、论证意见等工作。

根据省医学会工作要求,检验医学分会采取专家团队下基层的方式,抽调检验资深专家与技术骨干,对全省医疗机构临床实验室进行了现场调研和培训指导,主要就临床检验质量管理方面、临床微生物检验方面、临床基因扩增实验室管理方面及专业人员的业务提升等方面进行督导,采取现场"手把手"教学模式,推动基层医院检验科专业水平持续提高,同时加强基层单位细菌耐药监测工作,精准把控河南省细菌耐药监测数据上报工作。同时开展科普讲座,普及检验知识,为河南省整体检验质量实力提升做出了巨大贡献。

ISO 15189 医学实验室认可:ISO 15189 即《医学实验室质量和能力认可准则》,是由全球160 多个国家成员组成的国际标准化组织(ISO)发布的标准,是目前国际上最权威、应用最广泛的医学实验质量体系和能力建设标准,也是各国医学实验室认可的依据,是实验室管理水平与技术能力走向规范化、国际化、标准化的重要标志。截至 2021 年底,全国已有 535 家医学实验室通过了 ISO 15189 医学实验室的认可,目前河南省有 10 家医学实验室通过 ISO 15189 的认可。

国内检验医学科研取得了突出成绩,我省检验医学学科科研也取得较大进步,并已经形成明确而稳定的研究方向:①重大与复杂性疾病如恶性肿瘤、糖尿病、遗传性疾病和出生缺陷等的发生、发展分子生物机制,分子诊断方法,疗效监测的分子标志物研究;②现代生物医学技术与实验诊断技术的研究与开发;③病原微生物致病分子机制及诊断方法研究;④临床实验室管理及标准化研究等。

二、我省检验医学学科发展趋势及存在的问题

随着数字信息时代的来临,高新检测技术、计算机科学及互联网大数据等为检验医学的发展带来巨大的机遇与挑战,临床实验室自动化检测、智能化、信息化管理快速发展。但是现阶段,医学实验室等级水平参差不齐,检测结果在准确性和可靠性上仍难以得到保证,主要有以下原因。

(一)卫生资源分布不均匀

当前,由于我省的经济发展不均衡,医疗卫生资源依旧存在许多问题,比较突出的就是人员和设置分布不均。例如多数大型三甲医院,在设置检测机构上存在重复现象,既有检验科,又有各临床科室的小实验室,医院整体的医学检验队伍协作力较差。在一些经济发展较慢的地区,医疗机构不完善,尤其在基层医院中,临床检验水平受限,检验技术与设备也相对落后。

(二)质量管理任务重,控制难

检验医学发展,质量管理先行。由于检验科开展的项目繁多,方法多样,自动化程度不一,且临床分析前因素复杂,人员素质不一,因此,给检验结果的质量控制带来了巨大挑战。目前,本领域开展的 ISO 15189 认可和 CAP 认证体系,对检验工作的质量管理贡献不小,但在某些环节上,质量问题仍然难以控制。目前我省通过 ISO 15189 医学实验室认可的实验室数量有待提升。

(三)基层检验人员综合素质及与临床沟通的能力有待进一步提高

从当下医学发展来看,医学检验的硬件投入以及临床医学检验中心的实验室水平相继得到改善,然而相关检验医学人员的综合素质有待进一步提高,科研能力与科研意识相对缺乏。特别是一些基层医疗机构,相关检验医学人员的受教育水平相对较低、知识更新有待进一步提高。

(四)价格审批慢

目前检验医学技术在飞速发展,现代检验仪器的发展使生物检测具备了快速、便捷、高通量等

优点。新技术与新项目在不断涌现,各种基因测序、蛋白筛选、生物芯片等高通量的实验方法被应用到实验诊断学中,如肿瘤标志物筛选、易感基因检测、微生物鉴定等均有产品能够应用于临床,但是新增项目需要进行价格申报后才能应用于临床,价格审批较慢限制了这些新技术和项目的应用。

(五)科研水平有待进一步提升

虽然目前我省检验医学专业科研产出每年有一定数量的国家自然科学基金及各类基金,成果和 SCI 文章,但是仍然存在重大科研项目较少,高水平科研成果和论文较少等问题,这有待进一步提升。

(六)检验医学科研进展快,转化难

检验医学是架于基础医学和临床实践之间的桥梁,是转化医学的三大平台之一。一方面,基础和临床医学研究的最新进展极易在检验领域实施转化;另一方面,生物科学、材料学、电子学、信息技术等学科的新发明,也常常最先在检验领域得以应用。但是,实验诊断转化医学在实际工作中障碍重重。第一,转化医学是个庞大的网络系统,涉及政府管理部门、临床医生、研究者和制造商等环节。任何一个环节沟通不好,都不能使重要的研究报告有效应用。第二,转化过程是不断补充和改进的过程,如何在层出不穷的研究成果中找出针对某种特定疾病最具特异性和稳定性的指标,是我们开展分子诊断必须解决的难题。第三,转化策略模糊,转化流程无可借鉴,专家的创意很难落实,尚需摸索更具体的转化实施方案。

(七)检验医师专科化,定位难

目前,大多数医院的检验医师,在临床和检验之间找不到合适的定位。随着临床需求的不断增加,检验医师工作范围不应局限于检验样品本身,而应扩展至检验分析前、中、后的整个过程,把有限的实验数据转变为高效的诊断信息,更多、更直接地参与临床的诊断和治疗。但目前这点未引起医院足够重视,使更多已提供的信息得不到充分利用。国家相关部门尚无完善的检验医学及技术的执业化体系,只能靠晋升体系管理。

检验前误差易发生。国外专家对急诊检验误差发生的种类和发生率进行统计发现,60% 以上的误差在检验还没有开始前就发生了,涉及从采集标本前的准备到实验室检测前的一系列处理过程,包括患者准备、采血管的选择,以及样本采集、贴条码、运送、交接、处理和保存等各个环节,而现实中却是将检验结果的失误和不准确简单归责于检验科。

溯源系统不规范。量值溯源性的保证是国际上相互承认测量结果的前提条件。中国合格评定国家认可委员会将量值溯源视为测量结果可信性的基础,因此溯源系统对检验结果的评价是非常重要的。但据了解,50% ~80% 的医院存在溯源系统不规范现象,如临床化学检测中,使用 A 厂家的试剂、B 厂家的仪器、C 厂家的校准品,这部分要归咎于我国体外诊断系统生产能力欠缺,没有配套的校准品,达不到溯源的目的。

质量控制体系尚需完善。质量控制体系需要在出现异常问题的时候,采取有效的应对措施,保证临床报告及时准确发出。

三、对检验专业发展目标规划的一些建议

(一)强化学科建设和人才培养

学科建设是推动检验医学高质量发展的重要载体。作为临床医学二级学科,检验医学尚存在学科专业特色不鲜明、科研力量相对薄弱等局限。如何建立"学科-人才-科研"一体化创新生态系统是当前检验学科发展应积极探索的关键。一方面,精细化和专业化是学科发展的必经之路。检验医学应加强亚专科建设,借助多学科交叉融合,逐步打造具有鲜明专科特色的学科发展方向。另一方面,发挥科研创新引擎作用,瞄准行业关键科学及技术难题,以科研项目推进科研育人发展模式,最终形成"临床—教学—科研"三位一体的检验学科长效发展机制。

人才驱动学科发展,要始终将人才梯队建设放在检验学科发展的优先位置。为此,检验医学未来人才培养应侧重于以下三点:①注重高水平学科带头人队伍建设,选拔医教研能力突出并具备国际视野的学科带头人,加强其对学科建设规划的顶层设计;②强化学科内中层骨干培养,以国际联合培养、国外研修等形式,培养一批具备国际竞争力的中流砥柱型人才;③重视青年人才培育,为检验学科发展储备潜力足、创新能力强、专业能力高的后备军,最终形成"领军人才-骨干人才-后备人才"的高水平检验人才梯队,为检验医学发展注入源源不断的内生动力。随着数字化实验室时代的到来和临床融合发展的需求,单一来自检验专业的临床实验室人员队伍肯定不能满足新的业务、运行模式要求,不同专业型人才特别是综合型人才(检验、临床、生物、生物信息等)的引入、培养十分必要。通过多途径、多方位、分层次加强对各级检验技术人员的继续教育培训,全面提升检验从业人员能力,保证检验医学学科向全面、均衡方向发展。

(二)建立实施检验科全面质量管理体系

建议推进全省医学实验室 ISO 15189 认可工作,有效提升检验科质量管理水平。

(三)开设检验门诊

结合我省现有的检验医师人数,建议有条件的医疗机构开设检验医师门诊,提供检验咨询、根据现有检验报告补充检验医嘱、接送外院送检标本的检验服务。

(四)建立区域医学检验中心

依托第三方实验室或大型三甲医院建立集医院常规检验、临床沟通、人才培养、教学、科研、居民服务于一体的区域医学检验中心,同时区域医学检验中心除开展常规项目检验外,应该建设如高通量测序技术、微流控技术、质谱技术、流式细胞技术、染色体分析技术、自身抗体定量检验平台、智慧即时检测(intelligent point of care testing,iPOCT)和人工智能等高尖端技术平台,这是未来检验医学的发展趋势,更是区域检验中心发展的推动力。

(五)建设数字化实验室

检验医学实验室的发展将由两个技术的进步持续注入驱动力:自动化和人工智能(AL)。前者

将创造效率,降低成本并产生更多庞大而复杂的数据集;后者将挖掘海量数据背后蕴含的临床信息,最大化发挥指标的临床应用价值。如何对大数据做进一步分析和挖掘,如何提炼出具有临床价值的信息,如何将检验医学的发展与精准医疗紧密结合,这都将是检验医学未来发展的重要课题。

(六)技术助推行业发展

检测技术是检验工作的重要"武器",也是检验医学发展的硬件条件。近年来,以二代测序(next-generation sequencing,NGS)为代表的高新技术迅速崛起,成为各领域争相发展的焦点,其在检验医学中的应用也将成为必然趋势。但如何应用此类技术服务临床精准诊疗,建立基于NGS、质谱分析、液体活检等技术的实验室自建检测方法是值得关注的重点,另外也要重视微生物组分析技术与微流控技术在检验医学中的应用。

(七)科研创新与前沿技术应用

承担科研课题、开展科学研究是不断开发和应用前沿检验技术的基础,是培养人才、促进教学的有效途径,是促进检验学科发展的动力。追踪相关学科发展,关注临床进展前沿,开展科研工作及开展临床急需检验项目,通过不断开发和应用检验前沿技术,更灵敏、特异地检测生物样品中与疾病相关的标志物,对提高临床诊疗水平、提高检验学科地位具有重要意义。

(八)国际合作交流

经过近年的发展,我省检验学科的人员、设备、实验室规范及质量管理得到全面发展,国内交流也很活跃,但在国际上的学术地位还有待进一步提升。今后需要整合资源,打造高水平学术交流平台,积极参与或主动承担国际学术组织的活动,不断提升检验医学学科的国际学术地位。

总之,为了更好地适应临床检验医学发展步伐,需要检验人员不断将个人素质与知识水平提高,加强临床沟通,强化检验质量管理,从而满足检验医学各方面要求与标准。在未来,检验医学将朝向信息化与智能化发展,NGS、质谱分析、液体活检、微生物组分析技术与微流控技术为医学检验工作开辟了新航道,人工智能、大数据与新技术结合有望为检验医学的高速发展带来全新的理念、思路及模式,检验工作者应把握机遇,追赶科学和时代的发展潮流,使得检验医学事业薪火相传,蓬勃发展。

（河南省医学会检验医学分会第十届委员会　明　亮）

河南省健康管理学学科发展研究报告

摘要

健康管理学是医学新学科、医学创新体系、新兴健康产业与健康服务新业态。河南省健康管理事业虽然起步较晚，但正跟随国家脚步，迅速发展，已经成为促进健康中原建设的一股新的、有活力的、积极的力量。下面将从四个方面总结我省健康管理学学科发展情况。

学科现状：①学术组织蓬勃发展。②学术活动广泛开展。③健康管理学术理论研究和科研项目逐步开展。④健康管理科技创新研究逐步展开。⑤健康管理机构学科建设初见成效，服务提供更加规范。⑥健康管理队伍不断壮大。⑦健康管理学科进入医院专科排名，极大地推进健康管理学科的发展。⑧健康管理人才规范培训有进展。⑨健康管理相关企业呈现良好发展趋势。⑩面向百姓的健康公益活动及服务成效明显。

发展趋势：①政策利好。②三个转变。③构建健康管理联合体。④大健康产业蓬勃发展。⑤体检与健康保险融合。⑥大数据与健康管理紧密结合。⑦5G技术，助力新型慢病智能健康管理。

目标规划：①加强党政建设，夯实学科发展基础。②加强学术会议质量管理，培育学术活动品牌。③加强科研工作，促进人才成长。④认真做好医学科普工作，为提高广大群众健康意识服务。⑤加快健康管理基层发展，促进健康管理服务同质化。

健康管理学作为医学新学科、医学创新体系、新兴健康产业与健康服务新业态，在中国走过了近二十年的发展历程，无论在学术理论研究和服务实践方面均取得了具有里程碑意义的成果与经验，在我国慢病防控中将发挥不可替代的重要作用。河南省健康管理事业虽然起步较晚，但正跟随国家脚步，迅速发展，已经成为促进健康中原建设的一股新的、有活力的、积极的力量。下面将从四个方面总结我省健康管理学学科发展情况。

一、学科现状

（一）学术组织蓬勃发展

自2005年以来，全国性的健康管理学术组织相继成立，并带动了我省相关组织的成立。河南省医学会健康管理学分会、河南省健康管理学会、河南省医院协会健康管理学分会等省级健康管理学术组织纷纷成立。随着学科的发展，健康管理行业质量控制问题凸显，2020年7月15日，河南省健康管理质量控制中心成立，挂靠阜外华中心血管病医院，为我省健康管理质量控制填补了空白。2020年8月31日，河南省健康管理质量控制委员会成立，着力提升全省健康管理水平，促进健康管理服务同质化。2021年9月15日，为促进河南健康管理工作科学、规范开展，经省卫健委批复成立了河南省健康管理中心，依托各级中心，以全省健康管理网点为基础，从而建立资源整合、协同发展、责任共担、利益共享的全省健康管理服务网络。全省18各地市也都成立有相应健康管理学术组织，如：郑州市健康管理学会、洛阳市医学会健康管理学分会、信阳市医学会健康管理学分会、安阳市医院协会健康管理学分会等。目前地市级健康管理质量控制中心已经成立的有漯河市健康管理质量控制中心、三门峡市健康管理质量控制中心等，专家委员会的成立也在推进中。

（二）学术活动广泛开展

随着健康管理学术组织的成立和学术交流活动的广泛开展，健康管理学术理论研究不断深入。其中具有较大影响的品牌性全国健康管理学术会议有：2019"中部五省一市论健"、2020健康中国行动高峰论坛、2021全国健康体检质量控制大会等均由我省主办或承办，为全省学者带来了精彩的学术报告，促进了学科内涵提升。省级学术年会有2019年河南省健康管理学术年会、2020年河南省健康管理学会健康管理机构运营与管理专科分会学术年会、2021年河南省健康管理学术年会等，方便了省内同道相互交流，共同进步。地市级学术组织也积极开展学术活动，如洛阳市医学会健康管理学分会学术年会、三门峡市医学会健康管理专业委员会年会、信阳市医学会健康管理学分会年会、焦作市医学会健康管理学年会等，推动了各地健康管理学术发展。为了兼顾基层，各级学术组织积极开展相应专科医师培训、健康管理基层行、健康管理学术沙龙、健康管理适宜技术培训以及多种多样的义诊活动。

（三）健康管理学术理论研究和科研项目逐步开展

各学科的进步与发展离不开科研与创新，河南省各级医院健康管理工作者开展了多层次、多方面的学术研究和科研项目，包括以下几个方面。

1.国家自然科学基金

李永丽的"rtfMRI-NF调控杏仁核活动改善失眠障碍的作用和机制"；陈静锋的"基于健康大数据的慢性病轨迹模式挖掘与趋势预测方法研究"。

2. 河南省科技厅项目

郭智萍的"呼吸慢病大数据平台的构建和远程管理"，2019年骨质疏松症筛查防治方面获批"郑州市科技惠民计划"，支持资金100万；2020年慢性阻塞性肺疾病防治方面获批"河南省重大科技专项"，支持资金400万。滕军燕的"社区居民骨质疏松风险梯度化健康管理模式构建及探索性研究"；丁素英的"基于多组学的结直肠癌早期病变——腺瘤性息肉预测模型构建"等。

3. 河南省卫生健康委员会项目

丁素英的"不同膳食结构对肥胖患者代谢及肠道菌群的作用"；马会民的"生酮饮食对体重、血脂代谢及肠道菌群的作用"；杨丽丽的"河南省卫生健康委员会联合共建项目：老年人卫生服务需求与利用现状及影响因素模型构建、甲状腺结节与肠道菌群丁酸代谢的机制研究"等。

4. 河南省教育厅项目

丁素英的"健康体检全程质量控制的规范化探究"。

5. 河南省科学技术协会项目

陈静锋的"面向健康体检主检报告的一元化结论智能化撰写关键技术研究与应用"。

（四）健康管理科技创新研究逐步展开

2020年11月6日年，正式获批建设"河南省慢病健康管理实验室"，成立国内首家健康管理领域省部级重点实验室。2021年8月17日，中华人民共和国工业和信息化部公示"5G+医疗健康应用试点项目名单"，由阜外华中心血管病医院牵头的"基于5G技术的慢病智能健康管理与应用"位列首批"5G+健康管理"方向应用试点单位。包括国家科技支撑计划支持的创新研究、省市级科技计划项目、社会力量支持的健康管理适宜技术多中心应用研究等。这些研究促进了健康管理科技创新和成果转化，提升了健康管理（体检）机构的科研能力，加强了健康管理（体检）机构人才培养和服务能力的提高。

（五）健康管理机构学科建设初见成效，服务提供更加规范

以大医院健康管理（体检）科为引领，以学科建设为基础，推动全社会健康管理机构快速发展。目前河南省内健康管理（体检）机构逐年增加，服务人群不断扩大，我省的健康服务业尤其是健康管理行业发展呈现出规模化、专业化的趋势，通过大数据实现了连锁化的经营和管理，涌现出一批连锁体检集团。

（六）健康管理队伍不断壮大

全国健康管理示范基地建设持续十多年，促进了健康管理机构规范有序快速发展，涌现出一批社会影响力大的单位和专业技术骨干。健康管理人才队伍初步形成，为健康管理的进一步发展提供了人才保障。在健康管理理论研究与实践过程中，涌现出一批在国内有较大影响的健康管理学领域专家和学者，成为健康管理的学科带头人，其中郭智萍获得2019年第三届国之名医盛典健康管理行业——"国之名医·青年新锐"称号。

（七）健康管理学科进入医院专科排名，极大地推进健康管理学科的发展

阜外华中心血管病医院、河南省人民医院健康管理科进入复旦大学医院管理研究所"医院科室排名"，推动了健康管理（体检）科作为独立的科室参加第三方医院管理学术机构开展的学科排名活动，提升了健康管理科室在医院和业界的地位。

（八）健康管理人才规范培训有进展

目前我省有 2 所高校开展了"健康服务与管理"四年制本科学历教育。经省内健康管理相关学术组织组织开展了一系列健康管理师培训，培养了一大批优秀的健康管理人才，为我省健康管理行业储备了人才力量。

（九）健康管理相关企业呈现良好发展趋势

围绕健康管理信息化、适宜技术与产品应用，涌现出了一批转型和新兴企业，在提高健康管理服务品质和能力，推动学科建设与学术交流方面发挥着重要作用。

（十）面向百姓的健康公益活动及服务成效明显

由河南省医学会健康管理学分会、河南省健康管理学会联合主办的健康管理基层行，全国健康管理相关学术组织和机构也积极开展了形式多样的健康教育公益活动和健康管理基层行，深入革命老区开展义诊等公益活动，极大地提高了公众的健康意识。

二、发展趋势

（一）政策利好

国家以及政府相关部门自 2010 年以来颁布的很多重要文件，一定程度上支持了健康管理发展。《国务院关于促进健康服务业发展的若干意见》《"健康中国 2030"规划纲要》和《国务院关于实施健康中国行动的意见》《健康中国行动——癌症防治实施方案》《促进健康产业高质量发展的行动纲要（2019—2020 年）》《健康保险管理办法》《中华人民共和国基本医疗卫生与健康促进法》相继颁布，政策性利好，将会加快健康管理事业发展。

（二）三个转变

从单纯健康体检服务向健康管理服务转变，从一般性健康管理服务向智慧健康管理服务转变，从机构孤立建设向体系化建设转变。

（三）构建健康管理联合体

以健康为中心，以"防大病、管慢病、促健康"为核心服务内容，以基层医疗卫生服务机构和健康管理（体检）机构为主体的健康管理联合体将持续发展。

(四)大健康产业蓬勃发展

在政府政策的引导下,更多的企业将会加入健康产业,利用健康管理的概念、相关技术方法、产品,结合中医养生、保健等技术方法开展非医学的健康管理服务,形成健康服务业的新生力量。

(五)体检与健康保险融合

健康体检指标选择后,面临的是健康体检及后续服务费用的支付问题。由于缺乏健康管理服务收费标准,健康管理服务的推广应用受到限制。而健康保险则需要应用健康管理服务降低诊疗风险,健康保险将成为驱动健康管理服务发展的重要力量。

(六)大数据与健康管理紧密结合

由于大数据背景下个体采集的信息量巨大,风险评估时需要考虑多种风险指标,如相对风险、绝对风险、终身风险、竞争风险等。单一使用某种风险指标进行个体健康风险预测具有局限性,而风险指标组合应用更具有健康管理学意义。根据疾病预测模型构建的基本原理和技术要求,构建健康管理人群的多种疾病预测模型。这些评估模型将能够利用数据库中海量信息自我更新学习,不断完善,为人群健康风险评估服务。

(七)5G技术,助力新型慢病智能健康管理

基于5G的慢病智能健康管理项目是通过运用5G和智能硬件的采集传输能力,以及数据管理平台的支撑能力,在智能监测、数据传输、远程诊疗、远程互动、早期干预等方面发挥传统方法无法实现的一些作用。随着以5G和人工智能为代表的智能化时代的到来,通过"5G+智能穿戴设备+智能化健康管理"的全新解决方案,可以帮助健康管理更加系统化、智能化、精准化,用户体验更加便捷。

三、目标规划

(一)加强党政建设,夯实学科发展基础

以习近平新时代中国特色社会主义思想为指导,深入学习贯彻习近平总书记系列讲话精神,准确把握我省卫生健康事业和学会发展的时代特征,加强党组织在学术团体中的作用,团结带领广大从事健康管理的医学科技工作者,紧紧围绕国家卫生健康事业改革与发展大局,创新思想、凝聚合力、展现特色,努力促进改革与学科建设的全面、协调、可持续发展。

(二)加强学术会议质量管理,培育学术活动品牌

提高学术活动的质量水平,引导专科分会紧跟学术前沿,组织高水平的学术年会,围绕本学科的重大疑难问题,开展学术公关,推介学术成果,最大限度满足医学科技工作者的学术需求。落实继续医学教育项目。努力打造精品会议,在探讨新知识、新技术、新业务上有新成效、新突破,达到

以学术会议为依托,进行医学教育的目的。开展专科医师培训,搭建新的交流平台,让学术资源发挥更大的作用,不断提升基层医务工作者的学术水平。

(三)加强科研工作,促进人才成长

积极申报国家级和省级各类科研项目,开展多中心合作的科研工作,持续开发和推广健康管理适宜技术。把学术上有造诣又有创新理念的科技人才推荐出来,为我省的卫生健康事业发展提供人才保证。

(四)认真做好医学科普工作,为提高广大群众健康意识服务

做好医学科普工作是学会应尽的义务,发挥学会人才优势,结合实际,做好医学科普、健康宣讲、义诊等工作。一是根据群众需求,派出专家为广大居民作健康讲座,普及健康知识;二是培养一批科普专家,建立医学科普专家库,为深入开展科普工作做好人才储备。三是要求各专科分会组织专家深入基层。开展"不忘初心,牢记使命"健康管理基层行义诊、健康宣教、科普讲座等系列活动,提高群众防控疾病能力及我省基层健康管理水平。

(五)加快健康管理基层发展,促进健康管理服务同质化

推动健康管理在基层卫生服务机构推广应用,使健康管理医学服务走向基层,成为社区健康服务、老年颐养和保健机构疾病预防和慢病管理的重要手段和服务模式,同时形成特定人群的健康管理,如妇女儿童健康管理、职工健康管理、老年人健康管理等。

（河南省医学会健康管理学分会第三届委员会　郭智萍）

河南省结核病学学科发展研究报告

摘要

世界卫生组织《2021 年全球结核病报告》估算我国 2020 年的结核病新发病人数约为 84.2 万，估算结核病发病率为 59/10 万，在 30 个结核病高负担国家中我国估算结核病发病数排第 2 位。世界卫生组织"终止结核病策略"目标：与 2015 年相比，2030 年结核病死亡人数减少 90%，发病率减少 80%，2035 年结核病死亡人数减少 95%，发病率减少 90%，发病率降至 10/10 万以下。2019 年 12 月河南省卫健委等八部门制定《河南省遏制结核病行动工作方案（2019—2022 年）》，目标是 2022 年全省肺结核发病率降至 55/10 万以下，死亡率维持在较低水平（3/10 万以下）。河南省疾病预防控制中心统计数据显示，河南肺结核报告发病率由 2015 年的 68.03/10 万下降到 2021 年的 37.69/10 万，防治成效进入全国前列。2009 年河南省胸科医院与美国国立卫生研究院（NIH）变态反应与感染性疾病研究所开展为期十年的合作研究。其中，"中国结核自然史"研究提示：三维立体模型重建技术可以量化表示结核病灶的变化情况；γ-干扰素检测可以用于评价疗效和鉴别诊断；复杂的子种群的结核分枝杆菌可能共存于患者，有助于理解病变对抗生素治疗的不同反应，相关结果发表于《自然》《基因组生物学》和《国际结核病肺病》。河南省胸科医院协同完成 NIH 项目"Xpert Ultra 检测准确性和可行性的多中心研究"，新一代 Xpert MTB/RIF Ultra 及新一代的 Xpert XDR 药盒的临床研究已经完成，"Xpert MTB/RIF Ultra for detection of Mycobacterium tuberculosis and rifampin resistance：a multicentre diagnostic accuracy study"发表在《柳叶刀传染病》。采用生物学指标"预测结核治疗持续时间"的研究，针对药物敏感肺结核应用 PET/CT 观察抗结核疗效，将疗程从 6 个月缩短至 4 个月，研究在南非和中国河南的多中心进行，河南省胸科医院和河南省疾控中心负责入组 250 例患者，已完成有效入组 235 例，预计还需 1～2 年的时间完成全部随访工作。基于上述系列研究的"中美合作结核病临床诊断与治疗新技术的研究"获 2019 年中国防痨协会科学技术三等奖。郑州市第六人民医院和中牟县疾控中心参与中国医学科学院病原生物研究所的"结核潜伏感染的流行特征与适宜干预技术"研究，研究提示：受卡介苗接种等多因素影响，使用结核菌素皮试检测评估的中国结核潜伏感染率会被高估；首次初步获得我国不同结核病疫情研究现场农村常住人口的结核潜伏感染率（13.5%～19.8%），发现潜伏性结核感染的三大高危群体，即活跃性结核的密切接触者、老年人和吸烟者；首次在我国采用随机对照开展结核病潜伏感染重点人群(老年)干预治疗队列研究,并探索目前全球最短程化学药物干预方案(6周方案)。相关研究发表在《柳叶刀传染病》和《欧洲呼吸杂志》,获2021年中国防痨协会科技学技术一等奖。

结核病是严重危害人类健康的传染病之一,世界卫生组织《2021年全球结核病报告》估算,2020年全球结核潜伏感染人群接近20亿,全球新发结核病患者987万,发病率127/10万;我国2020年估算的结核病新发病人数84.2万,估算结核病发病率59/10万,在30个结核病高负担国家中我国估算结核病发病数排第2位。2018年联合国召开的结核病高级别会议提出全球2035年终止结核病流行的目标:与2015年相比,2030年结核病死亡人数减少90%,发病率减少80%,2035年结核病死亡人数减少95%,发病率减少90%,发病率降至10/10万以下。2019年5月国家卫健委等八部委制定《遏制结核病行动计划(2019—2022年)》目标:2022年全国肺结核发病率降至55/10万以下,死亡率维持在较低水平(3/10万以下),明确提出全面加强结核病防治工作。河南省结核病防治在省卫健委的领导下,全省建立了以省疾控中心结核病预防控制所为全省业务指导单位,河南省胸科医院为省级结核病定点医院,地市县区疾控中心结防机构和定点医院、社区卫生服务中心和村卫生室以及各级医院疾控科为基础的较完善的结核病防治网络。河南省胸科医院是河南省结核病临床治疗中心,河南省传染病(结核病)临床医学研究中心,河南省医学会结核病学分会主委单位,国家感染性疾病(结核)临床研究中心分中心,结核内科是河南省结核病临床医学重点学科。郑州市第六人民医院和新乡医学院一附院结核内科是河南省临床医学重点(培育)学科。在我省各级结核病防治人员的努力下,结核病防治取得一定的成绩,2021年河南省肺结核报告发病数37447例,肺结核报告发病率37.69/10万。现将我省近年在结核病防治中取得的进展总结如下。

一、基础研究

结核病从感染到发病的自然史是一个连续的动态变化过程,依据结核分枝杆菌感染到发病过程中人体免疫反应、病理生理变化和临床诊断意义,不同学者将结核病自然史划分成不同阶段,针对自然史各阶段有很多需要探索的问题。河南省胸科医院和美国国立卫生研究院(NIH)变态反应与传染病研究所合作进行"中国结核自然史"系列研究,通过了解河南省新发结核病患者全治疗过程的自然感染史,对目前结核病影像学、细菌及免疫学检测方法进行系统评价,为制定合理的结核病控制策略提供依据。相关研究通过前瞻性纵向研究方法,收集河南省胸科医院收治的新发结核病患者150例和健康志愿者45例,分别在0、2、4、6、8、16、24周进行痰、血、尿等标本的收集,并进行64排CT的检查,建立标本库,并进行队列检查分析。结果:建立了HRCT影像学建模分析技术,建立了三维立体模型。计算并直观显示病灶的大小以及治疗过程中病灶的变化或转移情况;筛选出了能够指导患者治疗和转归情况的免疫标志物,研究发现γ-干扰素对结核病患者具有重要意义;证实结核病患者白细胞介素(IL)-1水平较低,用前列腺素E可以提高老鼠的IL-1水平;对所有患者的菌株进行培养、药敏试验以及基因型分型:获得的耐多药结核(MDR)耐药率为9.8%,广泛耐药结核(XDR)的耐药率为2.4%,非结核分枝杆菌(NTM)的感染率为7.3%;首证一个患者体内混合有不同的结核亚型,且耐药性不同。结论:三维立体模型重建技术可以量化表示结核病灶的变化情况;γ-干扰素检测可以用于评价疗效和鉴别诊断;复杂的子种群的结核分枝杆菌可能共存于患者,有助于理解病变对抗生素治疗的不同反应。相关研究发表于《自然》《科学报告》《基因组生物学》和《国际结核病肺病》。

郑州市第六人民医院和中牟县疾控中心与中国医学科学院病原生物学研究所深入合作,开展结核分枝杆菌潜伏感染人群的流行病学调查和干预研究及既往肺结核患者结核分枝杆菌潜伏感染干预研究,研究显示,由于受卡介苗接种等多因素影响,使用结核菌素皮试检测(TST)评估的中国结核潜伏感染率会被高估;首次初步获得我国不同结核病疫情研究现场农村常住人口的结核潜伏感染率(3.5% ~ 19.8%),基于γ-干扰素释放试验(IGRA)的中国潜伏性结核总体感染率为18.8%;发现了潜伏性结核感染的三大高危群体,即活跃性结核的密切接触者、老年人和吸烟者;采用随机对照开展结核病潜伏感染重点人群(老年)干预治疗队列研究,并探索目前全球最短程化学药物干预方案(6周方案),显示其两年的保护率达69%。在此基础上,继续维护研究队列并持续观察干预组和对照组的活动性肺结核发病情况,获得干预方案的5年保护率。相关研究发表在《柳叶刀传染病》和《欧洲呼吸杂志》。

二、临床研究

快速、准确的实验室诊断对于发现结核病患者,制定有效治疗方案,阻止结核病在社区传播至关重要。河南省胸科医院协同完成 NIH 项目 Xpert Ultra 检测准确性和可行性的多中心研究,新一代 Xpert MTB/RIF Ultra 及新一代的 Xpert XDR 药盒的临床研究已经完成,"XpertMTB/RIF Ultra for detection of Mycobacterium tuberculosis and rifampin resistance:a multicentre diagnostic accuracy study"发表在《柳叶刀传染病》,世界卫生组织在指南中推荐 Xpert MTB/RIF Ultra 用于结核病的早期快速诊断。结核病治疗面临的难点之一是药物治疗方案疗程长,导致药物不良反应增加、治疗依从性降低。采用生物学指标预测结核治疗持续时间的研究项目,针对药物敏感肺结核应用 PET/CT 观察抗结核疗效,将疗程从6个月缩短至4个月。本研究是国际多中心研究,在南非的5个中心和中国河南的6个中心计划入组880例患者,河南省胸科医院和河南省疾控中心负责入组250例患者,已完成有效入组235例,经项目组批准已结束患者招募,受2021年度全球新冠肺炎疫情影响,预计还需1~2年的时间完成全部随访工作。

世界卫生组织《2021年全球结核病报告》的最新数据显示,全球对药物敏感的肺结核治疗成功率为86%,耐多药结核病治疗成功率为59%。贝达喹啉、德拉马尼是近年获批上市并应用于MDR-TB 治疗的抗结核新药,临床研究显示其能够有效提升 MOR-TB 患者治疗成功率。2017年贝达喹啉通过抗结核新药引入和保护项目(NDIP)在我国使用,2019年底在我国商业上市并纳入医保,已经积累了1 500多例患者的临床治疗经验。河南省胸科医院和郑州市第六人民医院参与国内多中心临床研究"NDIP观察贝达喹啉抗结核药物疗效"的临床研究,纳入68例耐多药结核病患者,粗治愈率90%,调整未完成方案病例为治疗失败后治愈率70%。由北京结核病诊疗技术创新联盟和中国疾控中心结核病防治临床中心共同发起的含德拉马尼方案治疗耐多药结核病的安全性与有效性研究,为国内多中心临床研究,河南省胸科医院为实施单位之一,现正在进行中。

三、国际合作

2009 年 4 月河南省胸科医院与美国国立卫生研究院变态反应与感染性疾病研究所达成为期 10 年的合作意向,开展中国结核自然史研究和结核病临床诊断与治疗新技术的研究,系列研究在中国河南、韩国和南非多中心先后进行。美方研究负责人克利夫顿·白瑞博士因在中美结核病合作研究中的卓越贡献,荣获 2016 年度河南省政府黄河友谊奖。2017 年 3 月首届中原国际结核病防治高峰论坛暨 2017 年河南省医学会结核病学术年会在郑州举办。2019 年 5 月第二届中原国际结核病防治高峰论坛暨 2019 年河南省医学会结核病学术年会在郑州举办。

四、多学科合作

为解决疑难、重症结核病患者综合救治的难题,结核定点医院建立以结核病学科为中心,以结核病关联学科为辅助的综合诊治体系,强化多学科协作诊疗模式,开创结核病防治工作新局面。河南省胸科医院依托心肺血管专科优势,在 ECMO、主动脉球囊保驾护航下,成功为高龄涂阳肺结核患者实施"经皮冠状动脉造影术及冠脉支架植入术",开创国内首例,切实解决结核病患者心脏疾病诊治难题;肺结核咯血的介入治疗和外科治疗,提高了治疗效果。郑州市第六人民医院发挥传染病医院优势,在结核病合并艾滋病、病毒性肝炎,结核病合并肾功能衰竭的透析治疗和妊娠期结核病患者的治疗上具有特色。新乡医学院第一附属医院依托综合医院优势,在结核病和相关疾病的鉴别诊断与治疗方面具有优势。

五、学术成果

河南省胸科医院的"基于新型生物标志物的结核病个体化诊疗检测的临床研究"和"中美合作结核病临床实验室检查新技术(Xpert Ultra)"分获 2019 年和 2020 年河南省医学科技二等奖,"Xpert 联合 T-SPOT 技术在结核性心包炎中的诊断价值研究"获 2021 年河南省医学科技三等奖。河南省疾控中心的"中美合作结核病临床诊断与治疗新技术的研究"获 2019 年中国防痨协会科技学术奖三等奖,"结核杆菌重组 fbpB 蛋白在河南地区耐药结核中的多态性分析"获 2020 年河南省医学科技二等奖。郑州市第六人民医院和中牟县疾控中心参与中国医学科学院病原生物学研究所的"结核潜伏感染的流行特征与适宜干预技术研究",获 2021 年中国防痨协会科学技术奖一等奖。随着世界卫生组织结核病相关指南的更新,中华医学会结核病学分会和中国防痨协会结合我国国情,组织相关学组制定了数十个结核病诊疗相关专家共识,规范结核病的预防和诊治,我省专家参与其中十余个专家共识的制定。

六、服务能力

全省各级医疗机构建立结核病网络直接报告系统,依托结核病定点医疗机构,实行结核病转诊制度和分级诊疗,结核病定点医院通过与"河南省远程医学中心远程医疗综合服务平台"对接,对疑难结核病例进行会诊,提高结核病的诊治水平和治愈率,初治结核病治愈达到90%以上。结核病患者在享受国家基本医疗保险政策的基础上,通过"彩票公益金特殊医疗救助项目",为贫困结核病患者进行经济补助,减轻了患者的经济负担。

七、科普教育

世界卫生组织规定每年3月24日是世界结核病防治日,全省各地结核病防治机构围绕世界卫生组织每年的宣传主题,组织当地医疗机构开展结核病义诊和科普教育活动。河南省医学会结核病学分会的"名医名家走基层"活动,组织结核病防治专家深入基层医院、社区、学校等场所,通过广播电视台和视频、微信平台,向广大群众宣传结核病防治知识,提高群众对结核病的认识,力图使结核病患者做到"早发现、早就诊、早治疗",减少社会传播及自身危害。

八、技术推广、成果转化和设备研发

河南省胸科医院是"中华医学会基层卫生人才培养千人计划项目"全国最早的两家结核病专业培训基地之一,每年为我省基层结核病医疗单位培养多名医护人员。河南省医学会结核病学分会适宜技术推广项目通过举办手把手气管镜培训、国家继续教育项目和各种形式的学术会议、学习班等形式,推广结核病规范诊治、纤维支气管镜操作等适宜技术。"支气管肺泡灌洗及肺脓腔灌洗注药用球囊导管"等20余种新型实用专利技术应用于临床并取得良好效益。河南省胸科医院协同完成 NIH 项目新一代 Xpert MTB/RIF Ultra 及新一代的 Xpert XDR 药盒的临床研究,世界卫生组织在指南中推荐 Xpert MTB/RIF Ultra 用于结核病的早期快速诊断。

九、发展趋势

近年来我国的结核病防治事业取得了瞩目的成就,一是全球结核病死亡率目前仍高达17/10 万,而中国仅为 2.1/10 万;二是结核病疫情变化趋势,全球下降缓慢,年递降率仅为 1.5%,而中国年递降率为 3.2%。但与此同时,仍然面临着潜伏结核感染和重点人群结核病防治、耐药结核病治疗等诸多挑战和困难。卡介苗是目前唯一准许用于结核病预防的疫苗,是儿童免疫规划的一部分,接种覆盖率很高,但是全球结核病发病率下降缓慢的形势表明,亟须一种更加有效的疫苗为所有年龄组人群、对所有类型的结核病患者、在结核分枝杆菌暴露前后都可以提供有效的保护。潜伏性结核感染有进展为活动性结核病的风险,国外研究估计中国有 3.5 亿人感染结核分枝杆菌,世界卫生组织号召在全球范围内推广结核潜伏感染高危人群的预防干预,以实现结核病发病率快速下降。潜伏性结核感染的筛查和重点人群预防性治疗作为结核病综合防控工作的重要组成部分,需要更加重视。结核病分子检测和抗结核药物耐药性检测的新技术进展较快,为结核病的早期诊断和优化治疗方案提供依据,适宜检测技术需要进一步推广。围绕结核病尤其是耐药结核病治疗的新药和新治疗方案的研究方向是使治疗方案更有效、疗程更短、不良反应更少和更经济方便的途径。

十、目标规划

2019 年 12 月河南省卫健委等八部门制定《河南省遏制结核病行动工作方案(2019—2022年)》,目标是到 2022 年,全省肺结核发病率降至 55/10 万以下,死亡率维持在较低水平(3/10 万以下)。河南在全国率先开展结核病防控综合质量提升行动,强化结核病标准化门诊建设与管理,完善结核病分级诊疗,强化结核病报告和登记管理制度落实,加强重点人群结核病防治,推动结核病诊疗规范考核与评估,持续推进肺结核按病种付费政策,开展形式多样的结核病健康教育活动。河南省疾病预防控制中心结核病预防控制所统计数据显示,河南肺结核报告发病率由 2015 年的68.03/10 万下降到 2021 年的 37.69/10 万,防治成效进入全国前列。但是,河南省是人口大省,流动人口多,部分地区疫情依然严重,耐药问题比较突出。河南省医学会结核病学分会致力于在全省结核病预防、诊断、治疗、科研和提高医疗卫生服务水平方面发挥作用,推动多学科协作,探索流动人口智慧医疗管理模式和结核病重点人群、耐药结核病患者管理策略,加强区域内、国内和国际合作,开展新结核病疫苗、结核病新诊断技术、抗结核新药和新治疗方案的研究,开展多种形式的学术交流和培训教育活动,促进临床新技术、诊疗指南、技术规范和适宜技术的推广,提高科研、人才培养、成果转化水平,拓宽结核病防治知识宣传渠道,普及结核病防治知识,提高公众的防治意识和能力,为健康中国服务。

(河南省医学会结核病学分会第二届委员会　阮祥林)

河南省介入治疗学学科发展研究报告

摘要

介入医学(interventional medicine)是20世纪70年代以后从影像医学中发展出来的一门新兴的临床学科,也是当前医学领域中最具活力、发展最快的学科之一。近年来,我国介入医学得到迅猛发展,介入专科医师、高难度介入技术开展项目、微创介入诊疗次数及国家级科研项目均快速增加。介入放射学也从以影像诊断为主的医技学科发展至以疾病治疗为主的临床学科。

我省介入医学学科现状:介入医学应该包括肿瘤介入、血管介入、神经介入和心脏介入四大类,尽管心脏介入目前是在心内科内发展,但它仍属介入医学。目前心脏介入、肿瘤介入、血管介入在全省各级医院得到广泛开展、应用,心脏介入在县域基层医院也较为成熟,神经介入则还处于起步发展阶段。介入从业人员在逐年增加,学历结构在逐年优化,医院拥有独立的介入病房数量也在逐年攀升。

存在的问题:现阶段,全省从事介入诊疗的专业、科室及从业人员背景繁多,技能水平参差较大,医院的医务部门缺乏应有的规范管理,核心问题仍是介入到底是应该作为一门技术放之临床各专业科室广泛应用?还是应该作为一门学科来规范管理?两种思路始终没有做到统一!从现有诸多"内卷"怪象来看,应该是前一种思路的放任所致,应该引起管理部门的高度重视。

建议:强化学科建设和专业介入人才规范培养,不断提升基层介入从业人员业务能力,建立介入质控评价体系,开展多中心临床研究、发展并建立介入区域医学中心、加强省内外及国内外学术交流。

目标规划:要以患者为中心、疾病为导向,开展临床实践和科研、学术活动。以技术为轴心,将分散在临床各处的介入从业人员整合为介入医学部,然后再按专业或病种细分亚专业,以有效避免恶性竞争。由此,未来5年,河南省医学会介入治疗学分会将全力打造复合型介入医学人才,强化服务职能,充分发挥学会应有职能,促进介入技术在全省基层医院的进一步应用和发展,积极推进真正完整介入大学科的实现。

一、学科现状

介入医学(interventional medicine)是20世纪70年代以后从影像医学中发展出来的一门新兴的临床学科,也是当前医学领域中最具活力、发展最快的学科之一。"介入医学"的概念早在1996年由国家科委、卫健委和国家中医药管理局组织的"中国介入医学发展战略及学术研讨会"上被正式提出。近年来,我国介入医学得到迅猛发展,介入专科医师、高难度介入技术开展项目、微创介入诊疗次数及国家级科研项目均快速增加。介入放射学也从以影像诊断为主的医技学科发展至以疾病治疗为主的临床学科。介入放射专业发展早期无专门的介入病房,随着介入微创技术及理念的不断深化,隶属于放射科的介入专科病房或独立的介入治疗科应运而生,由相应临床专业逐渐独立出来的如神经介入科、腔内血管外科等也不断涌现。河南介入放射学始于20世纪80年代初期,经历近半个世纪的发展,介入诊疗技术在省、市各级医院得到广泛普及、应用,在县级医院也有相当程度的开展;学科建设有了显著提高,河南介入模式享誉全国。但介入技术的广度与深度上有一定欠缺,尤其在不少县级医院开展得还不够成熟,学科发展也存在一些问题。现就河南介入医学近3年来在不同学科方面应用、发展的现状总结如下。

(一)综合介入

综合介入是除神经介入、血管介入以外的较广的介入诊疗范畴,主要以肿瘤介入为主,2021年6月河南医学会介入治疗学分会新增设的无痛介入、胸部介入学组,也都隶属于综合介入。

1. 临床与基础研究

近3年来,综合介入在临床与基础研究方面取得了明显进步,科研立项在增加,其中获得国家自然科学基金项目10项,省厅级课题立项亦逐步攀升,纵向及横向课题数量均有显著进步。郑州大学第一附属医院、河南省人民医院及河南省肿瘤医院均牵头和参与了多项国内多中心临床研究项目,其中作为PI项目10项,参与全球多中心临床研究项目8项。整体实力处于国内中上游水平,但基础研究仍相对偏弱,是下一步努力的方向。

2. 学科与人才队伍建设

随着临床与基础研究的进步,综合介入学科与人才队伍建设也取得了一定的成绩,全省从事综合介入的医师,学历层次在逐年优化,具有研究生学历的医师比例在增加。4家医院介入学科获评省厅级重点专科,2人获评河南省卫生健康中青年学科带头人,3人获评厅级创新人才项目,1人获评中原学者,1人获评中原名医。全省每年培养介入专业硕士、博士研究生20余名。多人在全国一级学会任重要学术职务,其中黎海亮任中华医学会放射专业介入学组副组长、中国抗癌协会肿瘤消融专业委员会主任委员,吴刚、胡鸿涛任中国抗癌协会肿瘤介入专业委员会常委,李臻、曹广劭增选为中国抗癌协会肿瘤介入专业委员会委员。总体来看,综合介入专科医师在全国学会任职的比例在增加,但仍有较大的发展空间。尤其是基层医院亟需高学历人才,以进一步引领学科建设。

3. 学术成果方面

专委会近3年来在综合介入方面取得了一系列学术成果,多人次获得不同层次的科技奖励,其中河南省科技进步二等奖2项、中国抗癌协会科技进步二等奖1项、河南医学科技奖一等奖2项、河南医学科技奖二等奖及三等奖6项、教育厅科技进步奖2项;获批国家级及省部级课题6项;获批国家专利30余项;参编及主编专著近10部。虽然在学术成果方面取得了长足进步,但也存在一定问题,如缺少国家级层面的成果奖及重大专项课题。

4. 国际及多学科合作

由黎海亮牵头,与韩国蔚山大学峨山医疗中心合作,共建成立了非血管介入国际合作实验室,进行了卓有成效的介入基础研究。院内外的多学科合作模式在很多医院得到推广、应用,尤其是肿瘤多学科会诊开展得非常成熟,如介入科与肝胆胰外科开展介入联合靶免的肝癌转化治疗;与普外科开展的贲门癌动脉化疗栓塞转化治疗;与普外科开展的伴肠梗阻结直肠癌支架置入联合手术治疗。多学科会诊模式为临床制定肿瘤个体化精准治疗方案提供了技术保障。

5. 科普教育及技术推广、成果转化

介入专委会通过河南省医学会教育平台和学组的技术力量,先后开展科普教育120余场,惠及百家医院;科普教育形式包括线上、线下授课,手术示教,义诊,教学查房等。通过科普教育,显著提高了基层医护人员及人民群众对介入医学的认知程度。此外,介入专委会在成果转化方面也取得了进步,如改良式胆道内外引流管及放射性胆道引流管成功得到了专利技术转化。

(二)神经介入

河南的神经介入专业的发展大致分五个阶段。第一阶段(1980—1990年),为初始阶段,现在的郑州大学第一附属医院即当时的河南医科大学第一附属医院李树新,作为第一批公派美国留学回来,带领研究生在放射科开展了脑血管造影及颅颜面部血管畸形的栓塞。第二阶段(1990—2000年),由李树新带领研究生李天晓和神经外科杜仁法、放射科韩新巍一起,开始尝试独立开展神经介入手术,部分进修生开始在此接触神经介入;此阶段也有个别地市级医院的医生到北京、武汉等地学习神经介入技术。第三阶段(2000—2010年),郑州大学第一附属医院成立独立的介入病房,神经介入手术数量、质量逐步提高;第四阶段(2010—2015年),郑州大学第一附属医院及河南省人民医院先后成立了神经介入病房和脑血管病区,神经介入专科医师队伍形成,再加上许多新型、便捷的介入器械进入中国,神经介入手术量倍增,两大中心同时还培养出了大批中青年专业神经介入医生团队,并在国内取得了一定的学术地位;同时介入学会也成立了神经介入学组,开展了各种学术交流会、培训班,发表论文数量有明显的增加,招收了神经介入进修学员以及专业研究生。两大中心培养的青年骨干医师开始在省内各地市会诊手术,极大地带动了各地市医院神经介入治疗手术的发展。第五阶段(2016年—至今),随着循证医学的深入、国家卫生健康委脑卒中防治工程委员会在各省市对卒中中心建设的推进、国产神经介入器械的不断问世、集采和带量采购带来的器械价格大幅降低及神经内外科医生不断加入神经介入行列,河南神经介入学科有了跨越式发展,临床、教学、科研、培训、科普及学会的各类活动质量都有了全面快速提升。地市级医院已常规开展神经介入,越来越多的县医院开始着手开展该技术。

在学科建设、人才培养及学术成果方面,也取得巨大进步。郑州大学第一附属医院成立了神经介入科,现今已有3个病区共计135张病床,医生27名,其中博士13名,高级职称9名,年手术量5 000余台,其中治疗手术2 000余台;神经介入科管生主任现任国家卫健委神经疾病质控专家

委员会副主任委员、中国医师协会神经介入分会常委、中国医师协会介入医师分会委员兼神经介入学组副组长、中华医学会放射学分会介入学组委员兼神经介入专业委员会主任委员。河南省人民医院更是成绩斐然,成立了脑血管病院中院,由原放射介入科的李天晓主任出任院长,使得神经介入专业有了更大的发展。李天晓现任中国医师协会介入医师分会副会长兼神经介入专业委员会主任委员、中国医师协会神经介入专业委员会副主任委员,曾获河南省科学技术进步奖一等奖,并担任国家"十三五"重点研发计划课题"颅内未破裂动脉瘤自然转归与干预治疗研究"课题组长,牵头完成了多项全国神经介入多中心临床研究;设计的"国产新型颅内血栓取栓装置"等专利成功完成转化并获得国家药监局和欧洲 CE 认证上市;主编了《中国颈动脉狭窄介入诊疗指导规范》,主持和参加了十余部中国脑血管病指南和共识的制定,主编和主译了《PED 在颅内动脉瘤中的临床应用》《牛津脑血管神经外科经典病例》《中国脑血管疾病诊疗规范》《中华介入放射学》《恶性肿瘤介入治疗学》《介入医学》《脑血管疾病多学科评估与治疗》等 10 余部专著;和郑州大学第一附属医院神经介入科的管生主任及后起之秀的南阳市中心医院的温昌明主任、洛阳市中心医院的魏立平主任等市级医院神经介入同道一起,共同扩大了河南神经介入专业在全国的影响力。

(三)血管介入

血管介入内容丰富,包括动脉、静脉系统疾病的介入治疗,涉及的介入手术器械也较复杂,较为突出地体现了介入治疗的微创性、复杂性、创新性。涵盖的学科包括介入科、腔内血管外科等。我省血管介入近 3 年在很多方面均取得了显著成绩。

首先河南省人民医院的翟水亭荣任血管外科主任,将外周血管介入和血管外科技术融为一体,和郑州大学第一附属医院的腔内血管外科李震以及郑州大学第五附属医院血管外科的王兵等,共同推动了河南外周血管介入的快速发展,使介入技术在外周血管病微创治疗的临床应用中发挥了更大价值。郑州大学第一附属医院介入科的韩新巍在布加综合征、门静脉血栓与海绵样变等血管病变的介入治疗、临床研究方面在国内领先。

在学科建设和科研成果方面有了很大进步,成果"经淋巴结穿刺淋巴管造影并胸导管栓塞治疗乳糜漏"处于国际领先水平,"Castor 一体化分支型支架联合原位开窗技术在复杂弓部病变治疗中的应用""3D 打印引导下利用 CUFF 支架开窗腔内治疗累及内脏动脉的胸腹主动脉疾病""体外预开窗技术处理复杂胸腹主动脉疾病的临床研究""经肠系膜上静脉腔内门体分流术在肝外门静脉阻塞病变治疗中的应用""3D 打印体外三开窗或者四开窗,重建弓上动脉和内脏血管""经颈总动脉入路颈动脉及颅内支架植入""椎动脉的内膜剥脱并逆行支架植入""富血小板血浆(PRP)在慢性创面修复中的应用""血管内斑块旋切联合球囊扩张治疗下肢动脉硬化闭塞症""斑块切除系统和药涂球囊在下肢动脉支架内再狭窄治疗中的应用""药物涂层球囊治疗股腘动脉硬化闭塞症"在国内处于领先水平。获得国家自然科学基金 5 项,获得省厅级课题 8 项。年培养研究生约15 名。

(四)介入围术期疼痛管理

在基础和临床研究方面,做出了扎实的工作。开展的基础研究项目有:全麻药物对于发育期脑神经的影响;多项因素对于术后认知功能的影响;术后慢性疼痛机制的研究。临床研究项目:

TACE 联合 RFA 对照 TACE 治疗中期原发性肝癌及围术期疼痛管理、D-TACE 序贯热消融对比 DTACE 治疗大肝癌和多结节肝癌多中心对照研究及围术期疼痛管理、经肠系膜静脉肝外门体分流术（TEPS）治疗门静脉海绵样变及围术期疼痛管理、EVAR 联合腹主动脉瘤腔填充技术在腹主动脉瘤治疗中的应用及围术期疼痛管理、氢吗啡酮用于子宫肌瘤动脉栓塞术围术期镇痛的临床研究及围术期疼痛管理、聚乙烯醇无色栓塞微球治疗症状子宫肌瘤临床研究及围术期疼痛管理、罂粟乙碘油子宫输卵管造影多中心研究及围术期疼痛管理、不同栓塞剂经子宫动脉栓塞治疗子宫肌瘤时疼痛程度的对比研究及围术期疼痛管理、中晚期肝癌 TACE 联合靶向治疗方案临床疗效预测模型的构建与验证及围术期疼痛管理。开展了"氢吗啡酮镇痛泵对微创介入手术疼痛管理的临床应用"临床新技术。

注重人才梯队建设，年培养博士研究生 2 人、硕士研究生 15 人；在国际合作方面，先后建立了河南省麻醉与疼痛研究国际联合实验室、河南省麻醉医学重点实验室及郑州市麻醉与脑功能重点实验室，2021 年与英国帝国理工大学院士合作建立外籍专家工作室。

近 3 年取得了一系列学术成果，先后发表 SCI 论文 53 篇，中文核心期刊论文 10 余篇，承担国家自然科学基金 8 项，荣获河南省科技进步奖一等奖 1 项、三等奖 1 项，国家级及省部级课题 4 项，市厅级科技进步奖二等奖 1 项。

大力推进技术推广，开展微创介入治疗围术期疼痛管理研讨会，肿瘤无痛病房建设学习班；撰写微创介入治疗围术期疼痛管理河南省专家共识。牵头成立河南省麻醉基地联盟，负责河南省麻醉专业住院医师规范化培训师资的培训及政策解读。举办适宜技术（可视化技术：超声引导神经阻滞及血管穿刺）下基层活动，并多次举办各项技术的骨干师资培训班。

二、学科发展趋势

介入医学作为当今医学领域中最具活力、发展最快的学科之一，是现代医学高速发展的产物，本身具有人文属性的先天不足，更需要着眼于患者整体和心身的统一而不是局部疾病的诊治。介入医学也一直引领着医学新技术、新器械、新理念的更新进步；前 30 年的发展是以影像解剖形态学为基础，未来将会在器官功能定量监测的标准化手术评估，并通过结合分子影像等新技术来获得更好、更准确地治疗效果。今后我国医院也将朝向"大专科、小综合，大门诊、小病房"的方向发展，而介入医学凭借自身特点顺应医院学科建设与发展趋势，实现介入学科跨越式发展。

随现代医学以"患者—疾病"为中心模式的转换，介入技术也会跟其他技术一样，在专业细化的同时而跟随大学科的发展，如神经介入很可能将融入脑科学体系。但因其技术特点，又将保持一定的独立性。随着急性缺血性卒中取栓技术的普及、血流导向装置简化手术以及器械国产化进一步的降价，神经介入已进入蓬勃发展阶段。由神经外科、内科、放射介入等医生组建的神经介入团队将会有独立发展的机会。与之有交叉的学科包括脑科学或脑血管病学、神经影像学、泛血管理论、材料器械等，也将相辅相成、交互发展。

外周血管介入在血管外科医生的主导下，已很好地解决了主动脉弓以下所有大血管病变，但升主动脉病变治疗还需要心外科医生的支持，弓上颅外大血管病变常合并有颅内血管病变，需有神经外科或神经介入医生的参与；但其介入技术仍离不开影像、泛血管理论、材料学等相关学科的支持。

肿瘤介入固有的介入技术并不复杂,主要包括肿瘤血管栓塞、消融、粒子植入、非血管腔道支架植入、球囊扩张等,但随着介入器械和耗材的快速发展以及靶向、免疫治疗的进步,使得肿瘤介入的内容得到丰富,兼具复杂性和有效性。肿瘤的综合介入治疗是发展趋势,联合系统治疗是当前研究的热点问题。

介入医学的发展历经坎坷,也倍受业界同道和相关管理部门的高度重视,随着多年的摸索,正逐渐探索出一套适合我国国情的介入医学规范化发展的临床学科建设与人才培养体系。通过深化亚专业建设及多学科合作,以不断提高医疗质量为核心,介入医学必将拥有美好的发展愿景。

三、目标规划

现阶段各家医院根据各自具体情况尤其是人员、技术的考量,临床实际运作可以不尽相同,一定时期内介入专业人员可能要在临床诸多学科内联合发展,但这并不妨碍介入学会的组织与发展,相反可能更突出了介入学会的重要性和价值。为此,今年11月份在郑州举办的中部介入大会将汇聚肿瘤、外周血管、神经、心脏所有介入亚专业,在穿刺、导丝、导管的共性专业基础上交互讨论、相互影响、相互渗透,彰显未来某一时间各介入医生会从各专业汇集到一起共商大介入更美好未来。

当务之急介入器械费用高昂一直是阻碍我国介入医学发展的重要原因,在医疗保险推行单病种付费的今天,更应引起广大介入医师的关注。除了寄希望于集采大幅降价外,积极加强国产介入器械研发和介入医学转化,拓展介入新技术和新器械的临床应用研究以及临床前期实验研究,早日实现介入器械国产化,是介入未来的目标。进一步充分发挥大学附属教学医院优势,积极搭建介入科研平台,建立动物实验介入手术室,利用综合大学的科研资源,开展跨学科项目申报与研发将会成为学会目标规划的核心手段。搭建创新转化平台,在介入器械改进和研发方面架起临床和需求之间的桥梁。

以患者为中心、疾病为导向,开展临床实践和科研、学术活动。以技术为轴心,将分散在临床各处的介入从业人员整合为介入医学部,然后再按专业或病种细分亚专业,以有效避免恶性竞争,这是目前真实医疗环境要切实解决的问题。为此分会计划配合省卫生健康委成立微创介入质控中心,以规范各种介入技术在临床的合理应用,尽最大努力保障患者切身利益和安全。

未来5年,河南省医学会介入治疗学分会将全力打造复合型介入医学人才,强化服务职能,充分发挥学会应有职能,促进介入技术在全省基层医院的进一步应用和发展,积极推进真正完整介入大学科的实现。

（河南省医学会介入治疗学分会第四届委员会　管　生）

河南省精神病学学科发展研究报告

摘要

河南省医学会第七届精神医学分会在省医学会和历届主任委员的领导下,在全体委员会委员的共同努力下,近些年取得了快速的发展。

学科现状:①科研工作方面。近三年获得国家自然科学基金15项,省部级课题60余项。精神科常见病多发病精神分裂症、抑郁症的基础和临床研究达到国内先进水平。在国际上率先提出了精神分裂症免疫紊乱的NF-κB调控机制;建立了定量脑电图预测精神分裂症疗效的新方法;建成了国内领先、符合国际标准的精神疾病生物样本库,并且拥有全国唯一的省级生物精神病学重点实验室。以第一/通讯作者发表SCI论文100余篇,中华系列30篇,核心期刊数百篇;出版国家级规划教材20部,获省部级以上科技成果奖5项。获得国家授权专利(实用专利)20项,发明专利1项。②人才队伍方面。我省精神卫生人员基本达"十三五"规划要求,参照"搭建科研大平台、培育科研大团队和标志性人才"的战略,逐步形成了"学科交叉、资源共享、运行开放、人员流动和绩效管理"的运行机制,吸引高水平的科技创新人才队伍,使精神科专业技术人员结构更加优化。③医疗服务方面。全省综合医院和专科医院精神科肩负着全省人民精神卫生健康的维护,对常见病精神分裂症、抑郁症、双相障碍、强迫症、焦虑症、睡眠障碍开展规范全病程、个体化综合治疗,治疗方法有药物治疗、物理治疗和心理治疗;承担突发公共事件的心理救援任务。④科普及教学方面。充分利用卫健委、医学会及医院等平台进行全省精神心理健康知识普及和义诊活动,组织专业团队多次在全省各地市开展精神健康科普讲座。获得医学会科学普及奖2项。

学科发展趋势:①加强心理健康服务体系的建设,大力开展基础及临床研究,增强成果转化,探索精神疾病的发病机制,开发新的评估技术,探索新的治疗手段;开展国际合作、多学科多中心合作。②坚持"预防为主",多举措完善精神疾病预防控制体系,继续深入执行各种精神科疾病的诊疗规范,加强全省心理服务人员的专业素养。③建立健全突发公共卫生事件发生后心理干预的针对性措施,尤其对特殊人群青少年学生群体。

发展目标:开展精神疾病发病机制的研究工作;提升临床服务能力,发挥优质资源,形成基层首诊、双向转诊、急慢分治、上下联动的分级诊疗模式。建成适应精神卫生专业特点的院校教育、毕业后教育、继续教育三阶段有机衔接的医学人才培养培训体系。加强培养精神卫生科技创新人才和高层次人才队伍建设。

一、学科现状

（一）基础研究和临床研究

近年来，全省精神卫生事业有了长足的发展，取得了不少重要成果。近 3 年获得国家自然科学基金 15 项，省部级课题 60 余项。精神科常见病多发病精神分裂症、抑郁症的基础和临床研究方面达到国内领先水平。其中郑州大学第一附属医院宋学勤主持的"肠道炎性状态诱使精神分裂症发病高风险的免疫机制研究"获国家自然科学基金委区域创新发展联合基金重点项目；"基于多组学的精神分裂症高危个体转化预测模型研究"获河南省教育厅河南省高校科技创新团队；"小胶质细胞 TLR4/NF-κB 信号通路激活参与精神分裂症药源性肥胖者认知功能损害的机制研究"获国家自然科学基金委面上项目；"益生菌制剂联合膳食纤维对抗精神病药源性肥胖的改善作用及机制研究"获河南省科技厅中原科技创新领军人才。李恒芬参与的"酒精依赖与吗啡依赖的神经影像标志物研究与综合诊治"获得科技部重大慢性非传染性疾病防控研究项目，李淑英主持的"青少年首发抑郁障碍患者静息态脑网络随访研究"获得河南省卫健委河南省医学科技攻关计划省部共建项目。河南省精神病院为省级精神病专科医院，和国内其他精神卫生科研机构联合申报或承担国家原"863""973""国家科技支撑计划"科研项目子课题及国家重点研发计划子课题 13 项。在国际上率先提出了精神分裂症免疫紊乱的 NF-κB 调控机制，建立了定量脑电图预测精神分裂症疗效的新方法；创立了认知应对治疗（CCT）对焦虑谱系障碍的新疗法及心理行为障碍心理治疗原则，多次在国家级学术会议上进行焦虑、强迫认知应对治疗的推广。"精神神经医学学科群"获批河南省优势特色学科建设工程一期特色重点建设项目。依托项目，建立了以 PI 制管理的"精神神经研究院"，建成了国内领先、符合国际标准的精神疾病生物样本库，并且拥有全国唯一的省级生物精神病学重点实验室。

（二）学科建设

郑州大学第一附属医院精神医学科作为综合医院精神科的代表，河南省精神病院为专科精神病院的龙头，发挥各自优势，资源互补，承担着全省精神医学科学学科建设的巨任。郑州大学第一附属医院精神医学科是河南省精神病学重点学科、河南省生物精神病学国际联合实验室、河南省精神疾病转化研究医学重点实验室、精神病与精神卫生学临床博士点和硕士点、国家级精神科住院医师规范化培训基地、国家认证药物临床试验机构、中国心身医学整合诊疗中心、河南省护理心理学重点学科、河南省精神卫生专科护士培训基地、国家级综合医院心理健康服务教育基地、中国心身医学教育联盟基地、中国阳光医院联盟成员单位、河南省医学会精神病学分会主委单位、河南省精神科医师协会会长单位、河南省医学心理学会主委单位、河南省医学科普学会心身同治委员会主委单位、综合医院精神医学科联络会诊建设基地、心理健康宣教建设基地等。在河南省精神医学界居重要主导地位，是全省医疗、教学、科研的龙头。河南省精神病院获批河南省精神医学中心、河南省精神心理疾病临床医学研究中心、河南省心理援助云平台及应用工程研究中心、中美精神神经医学国际联合实验室（省级国际联合实验室）、盆底功能与精神心理健康国际联合实验室、郑洛新国家自主创新示范区新乡片区创新平台等建设项目及河南省精神神经疾病物理诊疗技术工程研究中心等多个省级平台。

（三）人才队伍

我省人口众多，但精神卫生人才资源相对短缺，截至 2020 年底，全省共有精神卫生医疗机构 312 家，其中精神专科医院 126 家；设有精神/心理科的综合医院 115 家、中医综合医院 26 家、社区卫生服务中心 6 家、乡卫生院 39 家。312 家精神卫生机构共有 14 141 人从事精神卫生工作，精神卫生专业执业医师分布平均值为 2.98 人/10 万人口；精神（心理）科注册护士共 7 336 人，分布平均值为 7.64 人/10 万人口，达到"十三五"规划要求。

按照国务院办公厅《关于印发全国医疗卫生服务体系规划纲要（2015—2020 年）的通知》（国办发〔2015〕14 号）精神，进一步加强精神专科服务体系建设，提升精神专科服务能力，推动医疗服务高质量发展，国家卫生健康委、国家发展改革委、教育部、财政部、人力资源社会保障部、国家中医药管理局和国家医保局制定了《关于加强和完善精神专科医疗服务的意见》，力争到 2025 年，精神科医师数量增加至 5.6 万名，提升至 4.0 名/10 万人口。参照"搭建科研大平台、培育科研大团队和标志性人才"的战略，吸引和造就高水平的科技创新人才队伍，使精神科专业技术人员结构更加优化，专科服务能力稳步提升，精神专科医疗服务领域不断拓展。

（四）学术成果与转化

近 3 年来，以国家级、省部级等基础和临床研究课题为依托，以第一作者（或通讯作者）发表 SCI 论文 100 余篇，其中影响因子≥5 分的 SCI 学术论文 10 余篇；中华系列杂志论文 30 篇，核心期刊论文数百篇；作为副主编或编者在新闻出版总署批准的一级出版社出版国家级规划教材 20 部，完成省部级以上科技成果奖 5 项。获得国家授权专利（实用型专利）20 项，发明专利 1 项，著作权专利 2 项，均为院内自转化。开展自主创新的预防、诊断、治疗和保健适宜技术若干项，在临床开展应用与推广 2 项（强迫症认知应对治疗、失眠认知行为治疗）。参与多中心国家药物临床试验项目。

（五）国际合作

郑州大学第一附属医院聘请美国马萨诸塞大学医学院范晓舵和挪威奥斯陆大学主云鹏为特聘教授，定期为全省精神科医生进行专业指导；河南省精神病院建立河南省精神神经医学国际联合实验室，为国际合作提供平台，引进丹麦院士加盟学科建设。派送 2 名青年专家到国外研修，吸取国外先进的治疗技术和理念。注重高层次人才的培养、引进及人才团队的创建，提高了全省精神医学专科整体医疗技术水平和科研能力，形成了人才集聚效应。

（六）多学科合作

郑州大学第一附属医院精神科与功能神经外科联合开展难治性强迫症的深部脑刺激术

（DBS）神经调控技术，此项技术为难治性强迫症患者的治疗带来新的希望；与神经内科、妇科肿瘤、消化内科等专业定期开展多学科联合会诊和学术会议，和心内科联合开展双心诊疗，坚持心身整合的医疗模式，为患者提供全面的医疗服务。

（七）服务能力

全省综合医院精神科和精神病专科医院肩负着全省人民精神卫生健康的维护，对常见病精神分裂症、抑郁症、双相障碍、强迫症、焦虑症、睡眠障碍开展规范全病程、个体化综合治疗，治疗手段有药物治疗、物理治疗改良电痉挛治疗（MECT）、重复经颅磁刺激（rTMS）、生物反馈治疗、精神康复治疗、精神药物治疗监测技术、抗精神病药物基因检测及各种心理治疗。河南省精神病院设立河南省严重精神障碍管理办公室，承担全省重型精神疾病防治任务，开展区域内精神疾病防治工作及社会心理服务体系建设技术指导，指导全省各级精神医学专业机构开展防治工作。全省普遍建立了精神卫生工作领导小组或部门协调机制，严重精神障碍报告患病率逐年上升，信息系统覆盖率、报告患病率、规范管理率、规律服药率均明显提高。强化社区管理治疗队伍建设，各地基本建立了由卫生健康行政部门、专科医院、基层医疗机构、居/村委会、民警等组成的重型精神疾病社区管理治疗队伍。郑州大学第一附属医院成立河南省综合医院精神医学联盟，定期开展线上临床业务培训，学习精神病学领域新进展，提高服务能力。

持续开展精神科医师转岗培训。开展全省精神科医师转岗培训，极大地缓解了基层精神科技术力量不足状况；针对社区医生、民警、居委会、患者家属等人员，在全省开展各级各类培训，进一步提高全民精神健康素养，增加民众对精神疾病的辨识率。

参加区域应急医学救治体系，承担突发公共事件的心理救援任务。从2020年武汉新冠肺炎疫情开始到河南本上多次疫情反弹，以及2022年上海疫情，河南省卫生系统突发事件心理应急专家组奔赴前线，立即开展有序、高效的个体危机干预和群体危机管理。在事件善后和恢复重建过程中，依托多条心理援助热线，对高危人群持续开展心理援助服务。建立了河南省心理援助热线微信公众平台，定期发布心理援助热线和危机干预相关知识。定期组织突发公共卫生事件培训及演练，对全省心理健康服务人员进行心理危机干预技术培训。针对近3年疫情期间儿童青少年心理问题的急剧增加，开展多次儿童青少年心理健康维护的研讨会，建立学校—家庭—医疗—社区多方联动的预防体系。

（八）科普教育

每年3月21日为世界睡眠日，3月30日为双相障碍日，4月2日为世界孤独症日，9月10日世界自杀预防日，10月10日为世界精神卫生日，通过卫健委、医学会、各医院等平台进行全省精神心理健康知识普及和精神科义诊活动，组织专业团队多举措在全国和全省各地市开展健康教育促进宣教工作。获得医学会科学普及奖2项。河南省精神病院委派专家参加世界卫生组织连续性心理危机干预培训并获省级心理危机干预证书。组建专家团队先后在北京、广州、哈尔滨、太原、晋城、邯郸、菏泽、泽州、泉州等多个城市举办大学生自杀预防干预技术培训，在全省开展心理危机预防干预技术培训；与中原城市群5省30个城市30余家综合医院开展紧密合作，持续定期委派副高以上专业人员开展联络会诊和"精神疾病的识别与处理"技术培训，解决综合医院患者伴发心理疾病的疑难杂症;积极开展全省健康教养促进师资培训;利用《健康报》《河南日报》《河南卫生报》《大河报》和各网站、微信、微博等传播精神卫生知识,发表科普宣教文章若干篇;利用电视和广播电台开展精神心理卫生知识、心理技能视频宣教;出版科普作品《精神健康 300 问》,深受患者及家属欢迎。

(九)技术推广

近 3 年开展临床技术应用与推广 10 项,如强迫症认知应对治疗、失眠认知行为治疗、改良辩证行为技术治疗在儿童青少年非自杀性自伤行为中的应用、难治性强迫症的 DBS 治疗、正念认知疗法对精神分裂症认知功能的应用、进食障碍的人际团体治疗技术等,这些临床技术面向全省各地市精神病院及综合医院推广,大大提升了基层医院的精神卫生诊疗水平。

(十)设备研发

目前全省精神科自主研发设备尚属空白。国际水平闭环神经调控在抑郁障碍治疗中已取得突破性进展,VR 虚拟情境对社交恐惧、恐惧症、强迫症的治疗在国内多家精神病医院已有开展,肠道菌群、数字医疗技术有望应用于精神障碍的诊断和治疗中。随着新技术的发展和应用,数字医疗将来会有更好的前景,精神障碍的精准治疗有望成为现实,这些国际、国内领先的设备研发也将是我省努力的方向。

二、学科发展趋势

精神卫生工作纳入法治化轨道已有 10 年,加强心理健康服务体系的建设主要是加强心理问题的预防干预,引起全社会高度重视。2021 年底,我国设立了国家心理健康和精神卫生防治中心,从国家层面来统筹开展这方面的工作。国家重点加强重点专科医院和综合医院的建设,开展精神卫生综合管理服务的试点,围绕建立多部门的协作机制、强化严重精神障碍救治救助等进行试点,在全国各区县开展精神障碍社区康复服务,使精神疾病患者在社区能得到康复,回归社会。

(1)临床研究结合基础研究,并增强成果转化,探索精神疾病的发病机制,寻找精神疾病的生物标记物,开发新的评估技术,探索新的治疗手段。努力在国家自然基金委、省科委等获得更多科研基金支持,开展多中心多学科合作研究。

(2)新时期卫生与健康工作方针为坚持"预防为主",多举措完善疾病预防控制体系。精神医学科将继续深入执行各种精神科疾病的诊疗规范,加强全省心理服务人员的专业素养。做到早预防、早发现、早治疗,贯彻各种精神疾病的全病程、个体化综合治疗,减少精神疾病的致残率和死亡率。

(3)建立健全突发公共卫生事件发生后的心理干预的针对性措施。新冠肺炎在心理方面的影响持续时间至少是十年以上,全球很多人在未来十余年将面临应激后的焦虑、应激后的抑郁、应激后的社会交往的问题,特别是儿童青少年群体。成立专业的训练有素的突发公共卫生事件的防治心理服务队伍,建立网络平台和心理热线电话,完善互联网+精神心理就诊模式。

三、学科发展目标规划

（1）坚持问题导向，以提升临床服务能力为核心，坚持整体能力提升和补齐区域短板并举，促进区域间优质医疗资源均衡化和优质医疗服务均质化。

（2）积极发挥优质资源优势，实现优质资源纵向流动，辐射带动区域内医疗水平整体提升，逐步形成基层首诊、双向转诊、急慢分治、上下联动的分级诊疗模式。

（3）建立低年资医师培训培养制度，通过精神医学本科、硕士研究生教育，博士研究生、博士后联合培养以及住院医师规范化培训、转岗医师培训等，建成适应精神卫生专科特点的院校教育、毕业后教育、继续教育三阶段有机衔接的医学人才培养培训体系。

（4）开发利用国内外人才资源，坚持人才引进为主、培养为辅的原则，引人与引智相结合，引进各类高端医疗卫生技术人才，培养精神卫生科技创新人才，加强高层次人才队伍建设，引进和培养一批具有国际领先水平的学科带头人。推进卫生管理人员专业化、职业化。

（河南省医学会精神病学分会第七届委员会　李淑英）

河南省抗癫痫学学科发展研究报告

摘要

癫痫是一种发作性疾病,位列世界卫生组织重点防治的五大神经精神疾病之一。近3年来,在抗癫痫学分会的引领下,通过我省各级癫痫团队的共同努力,我省抗癫痫学科在中心建设、人才队伍、技术推广、临床科研等各个方面均取得一定成绩,紧追国际步伐,位居国内前列。

中心建设方面:2021年中国抗癫痫协会(CAAE)公布了第一份中国癫痫地图,我省共有17家癫痫中心经业内一致性评价成功入选(总数位列全国第5位),其中1家三级中心、9家二级中心和4家一级中心。①人才队伍方面:近三年来我省共有64人通过CAAE脑电图学专业技术水平考试(其中2人获得高级证书,38人获得中级证书),证书数量在国内居于前列。此外,有32名医生报名了癫痫专业医生能力建设项目并通过考试(其中24人获得中级证书)。②技术推广方面:分会积极主办脑电图培训活动包括立体定向脑电图(SEEG)与癫痫病例精解系列讲座、空中课堂之"相约星期二"、癫痫综合征与脑电图系列讲座等,并按时召开年会,有计划地开展名医名家"走基层·送健康"系列活动(近3年来先后到桐柏县、汝阳县、宁陵县、光山县、商城县、栾川县和固始县等地区)。SEEG是目前癫痫术中定位的精准方法,我省SEEG起步相对较晚,在分会的引领和推动下,我省的SEEG技术得到迅猛发展,未来也将继续加大投入,以进一步造福广大癫痫患者。③学术任职和基础、临床科研方面:近3年来我省共有39位癫痫学者在国家级学会/协会任职(其中常务委员或理事7人,委员或理事21人),共有24项癫痫相关科研项目立项并获得资助(其中国家级5项、省级14项),相关科研成果荣获河南省医学科技奖一等奖2项,累计发表癫痫相关学术论文130篇(其中高影响力SCI论文24篇、中华核心期刊13篇),获得国内外学者关注和认可。

目前差距:①我省的药物难治性癫痫患者的特殊治疗(如生酮饮食治疗、VNS、DBS、SEEG等)数量与癫痫患者总人数不匹配,在数量和疗效方面还存在提升空间;②癫痫罕见病因(如遗传代谢等)的诊断水平还有待进一步提高;③高质量和高影响力的癫痫SCI论文量相对偏少;④目前省内已有多位专家参与国家级癫痫相关诊治指南或专家共识的撰写,但未能成为主要执笔人。

未来规划:①继续做好适宜技术推广工作;②推广和促进药物难治性癫痫多种治疗手段;③开展癫痫相关遗传代谢和罕见疾病的系列学术讲座;④加大科研投入,促进癫痫相关科研产出和成果转化;⑤力争在未来3年内主导执笔撰写1~2部癫痫相关省内专家共识或指南。

癫痫是一种发作性疾病,主要表现为反复发作、不可预测的神经系统疾病。癫痫一直位列世界卫生组织重点防治的五大神经精神疾病之一,据其发布的实况报道,全球有近7 000万人口患有癫痫,近80%生活在中低收入国家,占全球疾病总负担0.6%。其中,我国有高达1 000万以上人群受累,并以每年60万例的速度持续递增,年经济负担超过200亿人民币。癫痫患者主要临床表现为意识丧失、肢体抽搐、精神和神经障碍等,对个人、家庭及社会均造成了很大的危害及影响。随着认识的深入和研究的进展,近年来,国内癫痫学科领域先后对癫痫定义、分类及诊断治疗进行了重要更新,我省癫痫学科团队在诊疗实践中紧跟国内步伐,力争使我省癫痫医疗可及性及质量位居国内前列。近3年来,在抗癫痫学分会的引领下,通过我省各级癫痫团队的共同努力,我省抗癫痫学科在癫痫中心建设、人才队伍、技术推广、科普教育、多学科合作和基础及临床科研等各个方面均取得一定成绩,紧追国际步伐,位居国内前列。

一、学科现状

(一)癫痫中心建设

癫痫中心是适应现代癫痫诊疗模式的一种医疗组织结构,通过疾病诊疗的一站式、多学科协作模式,合理配置资源,优化诊疗流程,达到服务和疗效的最佳化目标。目前我国不同地区的癫痫诊疗水平差异大,发展不平衡,探索和建立科学合理的癫痫中心分级管理和评价体系,引导各级癫痫诊疗机构的规范化建设,对促进中国抗癫痫事业推进有重要意义。抗癫痫学分会高度重视和支持省内各级癫痫中心的规范化建设工作,2021年10月中国抗癫痫协会(CAAE)公布了第一份中国癫痫地图,我省共有17家癫痫中心经业内一致性评价成功入选(总数位列全国第5位),其中1家三级中心(郑州大学第一附属医院)、9家二级中心(安阳市人民医院、河南大学第一附属医院、河南省儿童医院、河南中医药大学第一附属医院、开封市人民医院、南阳市中心医院、商丘市第一人民医院、新乡医学院第一附属医院和驻马店市中心医院)和4家一级中心(河南科技大学第一附属医院、黄河三门峡医院、开封市儿童医院、新乡医学院第三附属医院)。说明我省癫痫中心建设工作卓有成效,省内癫痫诊治专业水平得到了国内同行认可,癫痫事业正在飞速发展。

(二)人才队伍培养

CAAE脑电图学专业技术水平考试为中国抗癫痫协会举办的国家级脑电图资质考核。在分会的推动和支持下,我省脑电图技术推广工作和医师脑电图诊断水平在近年来也取得突破性成绩,共有64人通过CAAE脑电图学专业技术水平考试,其中2人获得高级证书(郑州大学第一附属医院和河南省人民医院各1人),38人获得中级证书,24人获得初级证书,脑电图证书获得数量在全国范围内居于前列(图7)。为了提升全国各级医疗机构癫痫诊疗的专业水平和综合能力,探索适合我国特点的三级癫痫中心分级管理模式,中国抗癫痫协会于2020年开始实施"癫痫专业医生能力建设项目——银河计划",抗癫痫学分会高度重视并积极组织省内一二级癫痫中心的癫痫医生报名和参与,共有32名临床医生参加了线上培训和考试(图8),其中24人取得"癫痫专业医生中级水平考试合格证书",8人取得"癫痫专业医生初级水平考试合格证书",我省一二级癫痫中心的人才队伍培养和癫痫专业诊治水平获得了国家级认可,为我省癫痫的规范化诊治打下了坚实的基础。

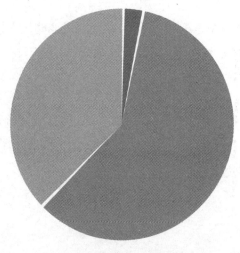

■高级 ■中级 ■初级

图7 近3年全省通过CAAE脑电图专业技术水平考试人员

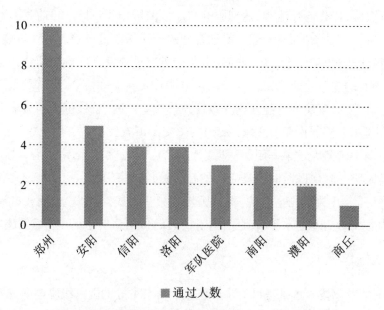

■通过人数

图8 近3年通过CAAE癫痫专业医生水平考试人员

(三)学术会议及基层技术推广

癫痫内科技术方面,脑电图诊断是癫痫专业诊治的重要工具之一,抗癫痫学分会积极申报基层适宜技术推广项目(脑电图应用),并按计划开展有关活动,按时上报活动计划、进度和总结。近3年来,分会积极主办脑电图相关培训活动包括立体定向脑电图与癫痫病例精解系列讲座(每月1

期,共10期)、空中课堂之"相约星期二"(每周1期,共16期)、癫痫综合征与脑电图系列讲座(历时3个月,共17期)、河南省疑难脑电图读图会、得心应手癫痫诊疗研讨会等,并按时召开年会,积极搭建高水平学术交流平台,多次邀请国内癫痫领域的知名专家到河南来传经送宝。此外,结合学科发展,积极主办/承办全国性学术会议,包括第三届中国抗癫痫协会(CAAE)癫痫共患病学术大会、中国抗癫痫协会ASEPA癫痫综合征进展培训班等,通过与大咖们面对面深入交流学习,我省专家的癫痫诊治水平得到显著提高。

与此同时,抗癫痫学分会有计划地开展名医名家"走基层·送健康"系列活动,近3年来积极组织河南省内癫痫领域的知名专家先后到桐柏县、汝阳县、宁陵县、光山县、商城县、栾川县和固始县等地区开展癫痫规范化诊治的讲座、义诊和教学查房等,帮扶支持基层单位,共同学习发展,为广大癫痫患者造福。分会在2020年河南省医学会工作会议上被授予"河南省名医名家志愿服务队先进集体称号"。

癫痫外科技术方面,抗癫痫学分会及其委员单位积极组织省内癫痫外科知名专家到基层医院进行学术讲座、床旁查房和手术示教等工作,以提升基层医院的癫痫综合诊疗技术和手术水平。立体定向脑电图(SEEG)是目前癫痫术中定位的精准方法,由于河南医疗资源薄弱、人均可支配收入较低,我省SEEG起步相对较晚,分会高度重视癫痫领域高精尖外科技术的发展,近3年来在分会的引领和推动下,我省的SEEG技术得到迅猛发展,以郑州大学第一附属医院癫痫中心为例,SEEG年例数和植入电极年数量均逐年显著提高(图9),未来也将继续加大投入,以进一步造福广大癫痫患者。

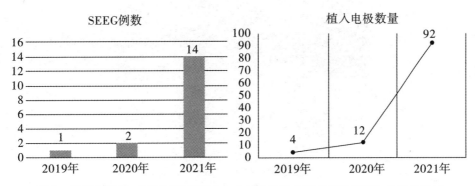

图9 郑州大学第一附属医院癫痫中心立体定向脑电图年例数及植入电极年数量

(四)健康科普教育

抗癫痫学分会积极开展豫医健康科普知识讲座,并在每年6月28日"国际癫痫关爱日"积极组织重大科普日活动,包括癫痫义诊、健康宣教及线上知识讲座等,普及癫痫知识,传播知识和力量。为适应新时代潮流,分会及省内委员单位充分利用现代信息技术平台(包括微信公众号、小程序、抖音、快手等直播平台),制作和普及癫痫知识小常识;科普工作得到了省级新闻媒体(如河南广播电视台、《医药卫生报》等)及社会群众的认可,分会中的癫痫专家多次受邀参与媒体采访和健康宣讲活动。

（五）多学科合作

为提升癫痫中心的综合诊治能力,近 3 年来分会积极组织和推动各级别癫痫中心进行癫痫多学科诊疗团队规范化建设,截至目前,郑州大学第一附属医院、河南省儿童医院、信阳市中心医院、安阳市人民医院、驻马店市中心医院、河南中医药大学第一附属医院、联勤保障部队第 988 医院等多家医疗机构均成立了癫痫多学科会诊(MDT)团队,通过神经内科、神经外科、儿科、脑电图室、精神医学科、医学影像科和核医学科等多学科专家共同参与讨论,为难治性癫痫患者制订个体化诊疗方案。

（六）学术任职、临床及基础科研

近 3 年来,在抗癫痫学分会的引导和全省癫痫学者的共同努力下,我省癫痫学者在国家级学会或协会学术任职、研究课题、科研文章等方面均取得了丰硕成果。

学术任职方面,截至目前共有 39 位省内癫痫学者在国家级癫痫领域学会/协会任职,其中常务委员或理事 7 人、委员或理事 21 人、专业学组委员 5 人、青年委员会委员 6 人(图 10)。

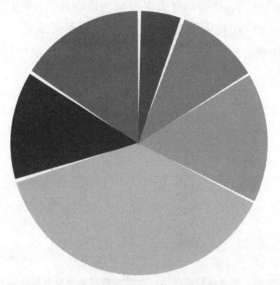

■常务理事 ■常务委员 ■理事 ■委员 ■学组委员 ■青年委员

图 10 我省近 3 年国家级癫痫领域学术任职

研究课题方面,近 3 年来共有 24 项癫痫相关科研课题项目立项并获得资助,其中国家级 5 项(国自然面上项目 3 项、青年项目 2 项)、省级 14 项、厅级 2 项、市级 3 项(图 11)。相关科研成果荣获河南省医学科技奖一等奖 2 项(郑州大学第一附属医院连亚军 2020-YJ-002-R01/08、河南省人民医院韩雄 2020-YJ-054-R01/09)。

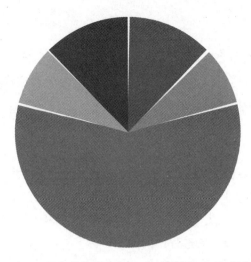

■国自然面上项目 ■国自然青年基金 ■省级课题 ■厅级课题 ■市级课题

图11　我省近3年癫痫相关课题

科研文章方面,近3年来河南省癫痫学者累计发表癫痫相关文章140篇,其中高影响力SCI论文24篇(其中影响因子>10分1篇,5~10分3篇,3~5分20篇)、中华类核心期刊13篇、其他SCI和中文期刊论文103篇,获得国内外学者关注和认可。

分会内专家多次受邀在国际或国内学术会议上进行专题讲座、壁报展示和病例讨论等,在国际或国内舞台上发出来自河南癫痫学者的声音,具备一定的国内和国际影响力。

二、抗癫痫学学科的发展趋势

近3年来,在中国抗癫痫协会的指导和河南省卫健委的支持下,在河南省医学会抗癫痫学分会的引领和全省癫痫学者的共同努力下,我省癫痫学科在癫痫中心建设、人才队伍、技术推广、科普教育、多学科合作和基础科研等各个方面均取得一定成绩,紧追国际步伐,位居国内前列。

但是对标国内外知名癫痫中心,还存在一定差距,具体分析如下:①药物难治性癫痫患者的特殊治疗,如生酮饮食治疗、迷走神经电刺激(VNS)、深部电刺激术(DBS)、立体定向脑电图(SEEG)数量与我省癫痫患者数量不匹配,在数量和疗效方面还存在提升空间。②癫痫罕见病因(如遗传代谢等)的诊断水平还有待进一步提高。③临床和基础科研方面,高质量和高影响因子的癫痫SCI论文偏少,还需进一步加强。④目前省内已有多位专家参与国家级癫痫相关诊治指南或专家共识的撰写,但未能成为主要执笔人。

三、我省抗癫痫学学科未来发展规划

针对我省癫痫目前的现状和发展趋势,结合我省实际情况,提出发展规划如下。

(一)技术

我省为人口大省,因此癫痫及癫痫相关重要的脑电图技术发展极不平衡,本专科已申报脑电图适宜项目,因此需继续做好适宜技术推广工作,以提升省内癫痫疾病的规范化诊治水平,提高我省脑电图的阅图水平,进一步提高癫痫的诊断水平。

(二)治疗

癫痫,特别是难治性癫痫现越来越受到重视,但有些癫痫的药物治疗并不规范,有些基层医院缺乏难治性癫痫的治疗手段,推广和促进癫痫的规范化诊治和药物难治性癫痫多种治疗手段(如生酮饮食、神经调控、外科手术等)是本专科亟待解决的问题,多进行相关知识的讲座,提高我省癫痫专业医生的整体水平是下一步发展过程中的一个目标。

(三)讲座

因上述癫痫相关技术和治疗方面的缺口,因此需开展癫痫医生的专业讲座,针对基层医生的基础讲座和三级医院的癫痫症状学、术前评估、癫痫相关遗传代谢和罕见疾病的系列学术讲座,整体提高我省癫痫诊治水平。

(四)科普

我省为人口大省,癫痫患者人群庞大,特别是基层的患者对该疾病的诊治没有一个正确的认识,应积极利用线上与线下平台,多形式开展癫痫预防和治疗相关的科普宣教工作,提高全省人民对该疾病的正确认知,及时及正确就诊及急救,提高我省癫痫患者的诊治率,相应可提高我省癫痫的治愈率。

(五)交流

虽然我省近 3 年在医学会抗癫痫学分会的引导下获得了高级癫痫中心 1 家(郑州大学第一附属医院),但是和国家级癫痫中心还有一定的差距。因此加强学术交流,在国内及国际平台展现河南癫痫学者的风采,亦提高我省整体的癫痫水平。

(六)科研

科研工作的产出及成果转化仍是我专科急需解决和发展的问题,也是每位癫痫医生需加强的。加大科研投入,促进癫痫相关科研产出和成果转化;同时力争在未来 3 年内主导执笔撰写 1 ~ 2 部癫痫相关省内专家共识或指南。

河南省医学会抗癫痫学分会自 2010 年成立至今已有 12 年历史,从无到有,从小到大,由弱变强,在提高癫痫诊疗方面发挥了重要的作用。我们要在省卫健委、河南省医学会的正确领导下,同心协力、共同奋斗,提高我省癫痫学的诊治水平,造福癫痫患者。

(河南省医学会抗癫痫学分会第四届委员会　连亚军)

河南省老年医学学科发展研究报告

摘要

总结学科现状:1981年,中华医学会成立了老年医学分会,河南代表魏太星当选为分会委员。1982年1月,河南省医学会成立了老年医学分会筹备组,1983年9月,成立了河南省医学会老年医学分会,共有24名委员。经过历届委员的辛勤付出,老年医学分会逐渐壮大,2020年河南省医学会老年医学分会第九届委员会共有94名委员,49名青年委员。先后成立"河南省老年医学中心""河南省老年医学临床质量控制中心""河南省人民医院老年病研究所""国家老年医学专科医师规范化培训基地""河南省人民医院互联智慧老年医学专科联盟·医养结合联盟""全国首批5G+健康管理应用试点单位""河南省老年健康管理工程研究中心""河南省老年医学重点实验室",举办四期"老年综合评估培训班";5G+老年智慧健康管理系统,建设老年健康管理大数据平台;引进国内相关领域院士、百人计划、千人计划、杰出青年基金获得者及国际著名专家等担任客座教授,加强国内外交流合作;代表性在研项目多项,发表多篇SCI及中华核心期刊论文;开展了老年综合评估、老年气道介入诊疗技术、老年消化内镜诊疗技术等多项标志性医疗技术,并在全省范围内推广。

研判发展趋势:我国人口老龄化形势日益严峻,老年群体的健康状况随着年龄增加而逐渐恶化,国家相继出台了《"健康中国2030"规划纲要》《国家大数据战略》等文件,致力于利用信息化的优势,促进慢性病防治工作的发展。借助河南省老年医学中心、老年病研究所、老年医学重点实验室及老年健康工程研究中心的平台,采用现代通信技术,构建我省老年人健康大数据平台,全面开展老年循证医学研究、建立我省老年健康及相关疾病数据库,提高老年人常见疾病的防治水平,并提出极具指导意义的学科发展方向如下:①老年人肌少症早期诊治防体系的建立与应用;②老年慢性心力衰竭的早期综合管理策略;③以老年综合评估为基础的失能失智老人临床研究;④老年智慧健康管理大数据平台。

制定目标规划:整体目标是将本学科建设成为能够涵盖老年心血管病、老年呼吸系统疾病、老年消化系统疾病、老年神经系统疾病、老年肿瘤相关疾病等多个领域和方向的国家级区域性医学研究中心,并辐射周边省市,积极参与国家级临床医学研究中心或分中心的竞争。整体规划分两个部分同步进行。①平台建设方面:基因组学研究平台,蛋白质组学研究平台,流式细胞分析技术平台,电生理学研究平台,生物资源样本库;②人才队伍建设方面:加大人才引进和培养投入,尤其是重点领域学科,包括博士和学科带头人的引进,以及招收本专业博硕士研究生参与本学科的日常工作。

一、总结学科现状

1981 年,中华医学会成立了老年医学分会,河南代表魏太星当选为分会委员。1982 年 1 月,河南省医学会成立了老年医学分会筹备组,1983 年 9 月,成立了河南省医学会老年医学分会,共有 24 名委员。经过历届委员的辛勤付出,老年医学分会逐渐壮大,2020 年河南省医学会老年医学分会第九届委员会共有 94 名委员,49 名青年委员。

(一)学科建设、平台建设及科学研究

河南省人民医院老年医学科前身为康馨综合病房,始于 1978 年,主要承担本省高级干部、老红军、离退休老同志及高级知识分子等的医疗与保健工作。2018 年初正式更名为老年医学科,是以中老年人群的常见病、多发病的诊断及治疗、医学教学及科研、预防保健及健康教育为主的学科,也是我省重要的干部保健基地,同时我科还是省内唯一一家河南省医学会老年医学及老年护理分会双主委单位。2017 年,我科经省编办批准成立"河南省人民医院老年病研究所"(副处级单位);同年,获批"河南省省直医疗机构医疗服务能力提升工程建设项目"。2018 年,经国家卫健委批准成立"国家老年医学专科医师规范化培训基地";同年,与多家"国家老年疾病临床医学研究分中心"(301 医院、北京医院、华西医院、湘雅医院)协作,并成为该网络核心单位。2019 年,经河南省卫生健康委批准,河南省老年医学中心落户我科,依托河南省人民医院平原医院(老年病医院)实施,目前该医院正在建设中。一直以来,老年医学科在河南省老年病专业的发展历程中起着引领及示范的重要作用,并在国内同类专业中占有重要的地位。我科始终坚持以人为本的服务理念,为中老年人群提供全方位、全周期的健康服务。

目前河南省老年医学中心依托河南省人民医院平原医院(老年病医院)正在建设中,规划设置 6 大分中心及 10 大专科病房,拟建立一支结构合理、学科人员融合、临床医疗服务能力强和科研教学水平高的专科队伍,具备开展老年常见病、多发病和疑难病种的诊疗能力,为老年患者提供优良的医疗、护理、康复、保健服务,推动老年健康事业发展,推进健康河南建设和健康老龄化。

河南省人民医院为河南省老年医学中心依托单位,近几年来致力于省内老年医学联盟的交流合作,已经开展对失能失智老人多中心流行病学调查研究并取得一定成果:于 2019 年在《中华老年医学杂志》发表综述:老年人衰弱与失能;2021 年在 *Journal of the American Medical Directors Association* 发表 "Effects of a caregiver training program on oral hygiene of Alzheimer's patients in institutional care"(IF:4.669);同年参与国家老年医学中心华西医院牵头的老年人口健康状态评估研究等。此外,河南省人民医院作为全省开展老年综合评估的首家单位,耗资 40 余万元在全院系统上线老年综合评估系统并建立老年综合评估室;同时作为省内领先的综合性三级甲等医院,完全具备开展包括康复科、营养科、心理医学科、药学部等在内的多学科诊疗技术的能力,为应用老

年医学核心技术对失能失智老人进行干预提供了技术及硬件设施保障。目前我科已对门诊及住院患者广泛开展老年综合评估及失能失智老人筛查。

2021年成立河南省老年健康工程研究中心,同年工业和信息化部、国家卫生健康委联合主办的"5G+老年智慧健康管理应用研究"项目由我省牵头开展。通过5G+老年智慧健康管理系统,本研究在全省范围内建立筛查失能失智老人的网络,以发现并总结引起老年人失能失智的危险因素,对失能失智老人进行早期干预,优化其照护系统,并增加公众知晓度。通过研究开展医院内外连续医疗,对失能失智老人居家照护予以支持;为基础研究的开展寻求最佳临床证据;为发病机制的研究、药物研发、研究生的培养、国际合作等奠定基础。该项研究已初步建立5G云网一体化新型基础设施,并购入一批先进的智能可穿戴设备。目前相关预实验已基本完成并撰写SCI文章5篇:"Impact of information and communication technology on interprofessional collaboration for chronic disease management:a systematic review""Using the technology acceptance model to explore user experience,intent to use,and use behavior of a patient portal among older adults with multiple chronic conditions:descriptive qualitative study""Mobile health apps to facilitate self-care:a qualitative study of user experiences""Evaluation of a clinical platform to promote chronic disease management""The association between technology use and health status in a chronic obstructive pulmonary disease cohort:multi-method study"。其中3篇在返修阶段。

建设老年健康管理大数据平台,整合基层医疗机构现有老年人群健康信息数据,梳理社区医务人员和老年人群健康管理实际需求,实时监测社区生活场景健康数据,推进智慧养老产业发展,鼓励老年人参与社区智慧健康管理自治,符合国家对于老年人健康管理的相关政策与要求。通过通信技术建立完备的老年健康信息资源库,以数字化手段普及老年人群通识教育,有助于探索医保相关配套政策,有效释放并提升社会生产效率,实现健康老龄化与社区经济稳定发展的良性循环。

(二)人才队伍建设

本学科希望引进国内相关领域院士、百人计划、千人计划、杰出青年基金获得者及国际著名专家等担任客座教授;积极推进"课题制"改革,以课题为中心,课题组长以研究方向为导向,按照公开、平等、竞争、择优的原则,面向国内外公开选聘;课题组其他研究人员由学术带头人和课题组长根据课题研究实际情况,在编制范围内选聘。同时,充分发挥医院、河南省老年医学中心及老年病研究所培养人才的作用,加速中青年学术和技术带头人的培养,扩大研究生招生规模,提高生源质量,硕士、博士研究生跟随导师课题从事阶段性研究,努力建立一支高水平的科研创新队伍。另外,本学科接收国内外研究人员前来进修、学习、从事科研活动,加强学术交流。在人员不断流动和更新的过程中,始终能吸引、凝聚更好的研究者做出前沿和一流水平的工作。

(三)国内外交流合作

2021年,获批河南省老年医学重点实验室。依托河南省老年医学重点实验室,加强国内外交流合作。

1.建立符合学科中长期发展规划的开放体系

把握国际前沿、热点科学问题,围绕重点实验研究方向,科学编制实验室开放研究课题指南,真正吸引、聚集国内外高水平知名科学家开展合作研究或学术交流。

2.积极组织或参与国内外合作研究计划

鼓励不同层次和多种形式的合作,将学科建设成为具有显著汇聚力的老年病研究基地。拓宽合作渠道,进一步加强交流与合作,提升学科的整体竞争力。

3.开展广泛的学术交流活动

积极营造更为宽松的学术氛围,经常性地开展高水平学术交流活动,邀请包括国内外多个领域的专家前来访问讲学;组织不同层次、不同规模的学术会议;选派骨干人员出国进修学习或从事研究工作,利用本学科在老年病研究方面的优势,举办技术培训班,推广老年病研究新技术的应用。

4.提高大型仪器设备的利用率和使用效益

努力成为先进技术平台和大型仪器设备建设和推广应用的排头兵。在加强自主创新的同时,积极研究、引进、消化、吸收及改造国内最新仪器设备和技术方法,面向全省实现资源共享,建立一个全省范围的共享网络,并逐步探索建立远程控制和远程使用方法。

(四)学术成果

1.已取得代表性科研成果

《托伐普坦对老年慢性心力衰竭合并轻中度肾功能不全伴低钠血症患者的疗效及安全性》《托伐普坦治疗75岁及以上难治性心力衰竭患者的临床疗效观察》《艾司西欧普兰治疗老年人射血分数保留性心力衰竭伴抑郁障碍的疗效及安全性》《衰弱对沙库巴曲/缬沙坦治疗老年人心力衰竭效果的影响》《老年综合评估干预对老年心力衰竭合并情绪障碍患者的影响》,"Circulating miRNAs related to long-term adverse cardiovascular events in STEMI patients:a nested case-control study"等。

2.在研代表性项目

(1)河南省卫健委,省部共建项目,SBGJ 202103003,以老年综合评估为基础的多学科诊疗技术对老年痴呆患者的干预。2022年1月至2023年12月,4万元。

(2)河南省卫健委,联合共建项目,LHGJ 20210050,老年人心理障碍与免疫功能的相关性研究。2022年1月至2023年12月,3万元。

(3)河南省教育厅,重点科研项目,20A32000,他汀类药物对老年人心脏纤维化和心室功能的影响及其可能机制。2020年1月至2021年12月,3万元。

(4)河南省卫健委,医学科技攻关项目,201702234,抗焦虑抑郁治疗对老年心衰伴心理障碍患者的影响。2017年9月至2019年9月,2万元。

3.可能取得的突破

在改善老年慢性心力衰竭患者临床管理的基础上,进一步阐明心血管衰老发生发展的病理生理机制,为临床老年慢性心力衰竭患者提供新的治疗靶标。

（五）服务能力及技术推广

老年学科能够开展的标志性医疗技术、技术水平及所取得的成效。

1. 老年综合评估

老年综合评估是老年医学的核心技术，正确掌握和合理应用其技术与方法，对老年病急性期的诊治、急性后期和亚急性期的中期照护、长期照料、临终关怀与社区慢病防控等都具有重要的指导作用和临床应用价值。目前我科老年综合评估体系已完善，属国内领先水平，且我科已成功举办了四期老年综合评估培训班，社会效应良好，获得省级医院及市级医院认可，推进了老年医学相关先进理念在中国的实践、促进老年医学特色医疗技术研究与应用相结合，为老年医疗工作者、老年护理工作者和老年社会工作者持续提供全面系统、先进的学习培训平台。

2. 老年气道介入诊疗技术

我科开展了无痛支气管镜，经支气管镜针吸活检术、支架置入术，内镜引导下插管及全肺灌洗术，超声支气管镜引导下透壁淋巴结针吸活检（EBUS-TBNA）等。该类技术在我科开展应用后，使得肺部疾病的诊断和治疗取得了巨大的进展。

3. 老年消化内镜诊疗技术

内镜在消化系统疾病的诊疗中发挥的作用日益重要，我科开展的消化内镜诊疗技术，包括氢等离子体凝固技术、内镜下黏膜剥离术、内镜下黏膜切除术、内镜下超声等技术等。在老年消化内科疾病的治疗方面也改变了治疗方式的格局。内镜治疗遵循着小创伤、更安全、易操作、重疗效的要求，目的是使得患者在躯体、心理以及经济上得到最大的获益，为患者提供了更好的诊疗措施，提升了患者的诊疗质量及满意度。

二、研判发展趋势

我国人口老龄化形势日益严峻，老年群体的健康状况随着年龄增加而逐渐恶化，严重影响老年人的生命质量，也给家庭和社会产生巨大的养老负担。世界卫生组织指出，生活行为方式对健康的贡献率为60%，针对健康危险因素，开展老年健康管理，对实现健康老龄化具有重要意义。国家相继出台了《"健康中国2030"规划纲要》《国家大数据战略》等文件，致力于利用信息化的优势，促进慢性病防治工作的发展。我国有关老年健康管理的内容仍主要围绕在慢性病管理，这种理念使得老年人健康管理碎片化，同时，我国老年人群对通信技术仪器内在能力知晓率极低。因此，有必要打造一个融合现代通信技术的老年智慧健康管理大数据平台，实现居家—社区—医院互联互通，实现即时服务响应以及资源整合；同时有助于实现老年人不良健康结局的早期预警与预测，降低相关医疗费用。

借助河南省老年病研究所、省老年医学重点实验室及省老年健康工程研究中心的平台，采用现代通信技术，构建我省社区老年人健康大数据平台，全面开展老年循证医学研究、建立我省老年健康及相关疾病数据库，提高对衰老、心力衰竭、痴呆、呼吸系统疾病及骨质疏松、营养不良等老年人常见疾病的防治水平,针对老年常见疾病研制出更多的新药和先进、安全的防治措施,并通过研发适用于社区的人工智能医疗器械和建立基层老年医学培训制度,促进老年保健系统的转型和优质医疗资源向社区的辐射。

极具指导意义的学科发展方向如下。

1.老年人肌少症早期诊治防体系的建立与应用

肌少症与衰弱、跌倒、营养不良等老年常见问题息息相关,进一步研究其可能机理及干预措施具有重要意义,开发两项早期治疗干预技术,一项是通过血流限制提高患者对阻力训练的依从性。另一项是骨骼肌干细胞技术,建立高效的以社区为导向的肌少症早期诊断、治疗和预防的评估体系。

2.老年慢性心力衰竭的早期综合管理策略

延缓心力衰竭的发生发展,并针对老年心力衰竭的特点给予综合管理是该领域亟待解决的问题。

3.以老年综合评估为基础的失能失智老人临床研究

采用以老年综合评估为基础的多学科诊疗技术对失能失智老人进行早期干预,通过5G+老年智慧健康管理系统,在全省范围内建立筛查失能失智老人的网络,以发现并总结引起老年人失能失智的危险因素,对失能失智老人进行早期干预,优化其照护系统。

4.老年智慧健康管理大数据平台

坚持大健康理念,把数字化社区健康管理理念贯彻进去,拟采用现代通信技术,搭建我省社区老年人健康大数据平台,整合基层医疗机构老年人群健康信息数据,梳理社区医务人员和老年人群健康管理实际需求,实时检测社区生活场景健康数据,全面开展老年循证医学研究、建立我省老年健康及相关疾病数据库,开展流行病学相关病例搜集,加强临床医学的研究和转化。

三、制定目标规划

整体目标:将本学科建设成为能够涵盖老年心血管病、老年呼吸系统疾病、老年消化系统疾病、老年神经系统疾病、老年肿瘤相关疾病等多个领域和方向的国家级区域性医学研究中心,并辐射周边省市,积极参与国家级临床医学研究中心或分中心的竞争。

整体规划分两个部分同步进行。①平台建设方面:基因组学研究平台,蛋白质组学研究平台,流式细胞分析技术平台,电生理学研究平台,生物资源样本库;②人才队伍建设方面:加大人才引进和培养投入,尤其是重点领域学科,包括博士和学科带头人的引进,以及招收本专业博硕士研究生参与本学科的日常工作。

具体措施预计分为三个建设周期,工作计划如下。

第一建设周期:完成基础设施建设,完成部分新增仪器设备的购置和安装,加强学科基础建设;引进博士2人,硕士4人;召开国际性学术会议1次,邀请国内外同行专家做专题讲座3~5次;积极申报各类科研项目。

第二建设周期:继续完善本学科大型仪器设备的购置,继续引进高素质技术人才,申报相关课题,全面开展研究工作,取得一批重要研究成果。

第三建设周期:引进高素质技术人才,申报相关课题,使本学科基础建设水平位于国内一流水平,完成项目的总结验收工作,实现科技成果的转化,提升学科影响力。

(河南省医学会老年医学分会第九届委员会　黄改荣)

河南省临床神经电生理学学科发展研究报告

摘要

河南省医学会临床神经电生理分会于1990年在郑州成立,是独立于神经电生理专业的学术机构,是一个综合交叉学科,主要有三大分支,分别为肌电图学组、脑电图学组和经颅多普勒学组。经过30年的发展,在医学会的领导下,在全省各地临床神经电生理专家的共同努力下,我省神经电生理专业人才队伍不断发展壮大,学科建设逐步完善,基础和临床研究均取得丰硕的成果。

肌电图是神经电生理的重要检测手段之一,目前公认为是神经系统疾病定位诊断的延伸。肌电图的检测项目包括神经传导速度测定、常规针电极肌电图、诱发电位、术中电生理监测等技术。脑电图是从颅外头皮或颅内记录到的局部神经元活动的总和,包括普通脑电图、携带式和长程视频脑电图、颅内电极包括硬膜下电极和立体定向脑电图、连续脑电图监测。脑磁图克服脑电图在空间定位的不足,与脑电图互补,在发现致痫灶,定位脑功能方面发挥巨大的优势。经颅多普勒超声是一种评估脑血管病变的无创检查,头颈部一体化超声可对头颈部血管进行结构性和功能性评价,为成人脑实质和脑血管监测及脑血管病的诊断提供了一种有价值的检查手段。

我省神经电生理学科的从业人员呈现多学科、多层次分布特征,学历及专业层次复杂,涉及多个医学专业,从技师到医师,从专科学历到博士研究生学历,皆有分布。神经电生理的专科建设呈现强专科、大融合趋势。肌电图、脑电图及经颅多普勒等国际上常用的检查技术在我省均得到良好的开展和应用,涉及的科室逐渐由神经内科推广至骨科、内分泌科、普外科、神经介入科、耳鼻喉科、手足外科、眼科、血管外科、血管瘤科、妇产科等领域。多学科会诊制度正在逐步推广,更进一步整合学科优势,提高医疗服务质量。神经电生理的研究处于国际领先水平,以李六一、韩雄为代表的专家团队多次参与国家指南的编写,并在国际SCI期刊和国内核心期刊上发表多篇论著,彰显学科实力。学科依靠临床神经电生理专业分会在全省的领导地位,连续每年在年度会议上进行相关技术和现有规范的推广。以河南省人民医院为代表的省级单位广泛接收各市级、县级单位的神经电生理从业人员进行培训指导。利用互联智慧平台,定期向合作的基层医院进行授课和指导。制定学科技术规范,并利用微信公众号等网络平台进行技术规范的传播普及。

我省神经电生理学科成立30年来取得很大的进步,但仍存在区域间发展不均衡、设备和人才配置偏少、缺乏规范化操作培训及技术操作不规范、高质量的科研产出偏低、高精尖的技术开展偏少、宣教不足等问题。针对学科自身的一些差距和不足,特提出神经电生理学科发展的一些建议:①继续推进强专科、大融合的模式,促进神经电生理技术的临床应用与发展;②尽快完善我省神经电生理学科详细的、具有指导意义的专业操作规范;③建立人才培训基地,加强从业人员的规范化培训;④加强相关交叉学科的医院间、科室间、专业间的学术交流;⑤由河南省医学会临床神经电生理专业分会领导,由几所省级单位牵头,建立科研合作和交流机制。

虽然各种检查手段(尤其是遗传学检测和影像学技术)日新月异,但神经电生理技术仍然具有重要的价值,这些检查在神经系统疾病的定位定性诊断、治疗、预后等各方面均起到不可替代的作用。随着计算机技术、影像技术及人工智能技术的快速发展,神经电生理中的技术与上述技术进行交叉融合,将在神经病学领域及神经科学领域发挥更大的作用。

河南省医学会临床神经电生理分会于1990年在郑州成立,是独立于神经电生理专业的学术机构,是一个综合交叉学科,主要有三大分支,分别为肌电图学组、脑电图学组和经颅多普勒学组。经过30年的发展,在医学会的领导下,在全省各地临床神经电生理专家的共同努力下,我省神经电生理专业人才队伍不断发展壮大,学科建设逐步完善,基础和临床研究均取得丰硕的成果。恰逢河南医学会成立90周年,本文对近三年来河南省神经电生理学会的发展现状、发展趋势及目标现状做一简要总结。

一、学科发展概况

肌电图是神经电生理的重要检测手段之一,是神经系统疾病定位诊断的延伸,是诊断和鉴别诊断神经-肌肉病及神经-肌肉接头病变的客观检测手段,组织化学、生物化学、基因检测和影像学检查尚不能取而代之。目前,国际上肌电图的检测项目包含以下几种。①神经传导速度测定:神经传导速度测定是用于评定周围神经传导功能的一项诊断技术,可反映周围神经的功能状态,对于鉴别周围神经髓鞘损害或轴索损害以及损害的程度具有重要作用。②常规针电极肌电图:就是用同心圆针电极记录肌肉安静状态下和不同程度随意收缩运动状态下各种电活动的一种技术。可用于鉴别神经源性损害还是肌源性损害,在周围神经病的诊断中可以提供轴索损害的证据。③诱发电位,包括四肢体感诱发电位,脑干听觉诱发电位、视觉诱发电位,这对相应神经传导通路的定位诊断具有一定的价值。④术中电生理监测,术中神经电生理监测是指应用各种神经电生理技术,监测手术中处于危险状态的神经系统功能完整性的技术,此项技术可以实时反映神经功能,辅助定位皮质功能区和重要的传导通路,识别脑神经和脊神经,鉴别不能明确神经关系的组织,减少或避免术中发生的神经损害,减少手术相关并发症,提高手术安全性,降低病残率。

脑电图是从颅外头皮或颅内记录到的局部神经元活动的总和。脑电图可对癫痫等阵发性脑功能异常进行定性和定位,是癫痫诊断的首选检查,可以帮助明确癫痫的诊断、确定癫痫的类型及寻找癫痫源病灶的部位。脑电图也是评价脑功能状态的一个敏感指标,可评价脑功能损伤范围和程度并对预后提供有价值的信息。此外,脑电图在心理学和认知科学研究领域中发挥巨大作用。近20年来,随着电子技术的飞速发展,脑电图的仪器和技术有了极大的进步。至21世纪初,数字化脑电图已经完全取代传统纸笔记录的脑电图,这一进步为脑电图的发展注入新的活力。多导联数字化方式的实现增加了脑电图的空间分辨率,延长记录时间,并为应用各种数学模式对脑电信号进行更深入的定量分析提供可能。目前国际上开展的脑电图技术有以下几个方面。①普通脑电图:目前国际推荐的规范化脑电图至少包括19个记录导联,至少包括三种诱发试验,建议适当延长记录时间,这种方法明显提高了癫痫放电的检出率。②携带式脑电图(ambulatory EEG, AEEG)和长程视频脑电图(video-EEG,VEEG)监测的开展,在癫痫的诊断及分型、鉴别诊断、指导癫痫用药方面起重要作用。③颅内电极包括硬膜下电极(EcoG)和立体定向脑电图(stereo-EEG, SEEG)的开展,可根据癫痫发作症状学研究癫痫放电的时空特征,能大大提高致痫灶空间定位的准确性,有效地确认手术位置,能更精确地定位致痫灶,开创了脑电图的二维时代。④连续脑电图(continuous EEG,CEEG)监测。中华医学会神经病学分会神经重症协作组于2015年提出《神经重症监护病房脑电图监测规范推荐意见》,在文中明确指出,CEEG的开展能促进重症患者脑功能的评估治疗和对预后的判断。⑤脑磁图是集低温超导、生物工程、电子工程、医学工程等21世纪尖端科学技术于一体,是无创伤性地探测大脑电磁生理信号的一种脑功能检测技术。脑磁图克服脑电图在空间定位的不足,可定位功能区,并对电流源进行三维定位,与脑电图互补在发现致痫灶,定位脑功能方面发挥巨大的优势。

经颅多普勒超声(TCD)是一种评估脑血管病变的无创检查。脑血管病是目前威胁人类健康的主要疾病之一,具有发病率高、死亡率高及致残率高的特点,脑、颈部动脉粥样硬化性病变是导致缺血性脑卒中的重要原因之一。各国学者都把脑血管病列为医学研究的重点课题,并在病因、发病机制、诊断、治疗及预防方面取得了较大进展。脑动脉的检查传统主要依赖头颈部MRA、CTA、全脑血管造影等,由于上述检查存在价格昂贵、受放射照射、应用造影剂及有创等不足在临床应用受到一定限制。随着超声技术的发展,尤其头颈部一体化超声可对头颈部血管进行结构性和功能性评价,为成人脑实质和脑血管监测及脑血管病的诊断提供了一种有价值的检查手段。随着国家卫生健康委员会脑卒中防治工程工作和各级卒中中心建设的深入,头颈部血管超声联合评估目前已被广泛应用于卒中中心颅内、外动脉病变的早期筛查、诊断、治疗与随访。近年来随着人工智能技术的发展与突破,其强大的诊断算法在医疗领域的应用日趋成熟,神经电生理的各项技术,可进行技术间或与其他影像进行多模态融合,发挥更大的作用。比如,肌电图与超声融合,可从电生理和解剖上结合一起对某些病变进行精准定位和定性,并指导治疗。癫痫发作期颅内脑电图高频能量可与神经影像进行融合达到可视化,能更精确定位致痫区。

二、我省学科发展现状

(一)人才队伍

我省神经电生理学科的从业人员和全国一样,呈现多学科、多层次分布特征,学历及专业层次复杂,涉及多个医学专业,从临床到护理,从技师到医师,从专科学历到博士研究生学历,皆有分布。目前在我省县级医院水平基本上都配备有肌电图机、脑电图机和经颅多普勒超声,其中经颅多普勒超声普及范围更广,在大部分乡镇一级医院均有配备,而术中神经电生理监测设备和技术由于依托于大型的颅脑及脊柱脊髓手术的开展而发展,主要在三级甲等医院开展。据统计,目前我省大约有 2 000 多名人员从事脑电图和肌电图事业,约 80 人从事术中神经电生理监测工作,而经颅多普勒超声由于普及率更广,从业人员更多。

(二)学科成就

目前我省神经电生理学科在国内具有一定的影响力。主任委员韩雄是知名的脑电图和癫痫方面的专家、中国抗癫痫协会理事、河南省抗癫痫学会前任主任委员等,是《癫痫杂志》和《罕见病杂志》的编委。近年来,河南省神经电生理学科在医学会的指导下,在韩雄主任、李六一主任的带领下从医疗、教学、科研等方面均取得很大的进步,表现在以下几个方面。

1.学科建设

神经电生理学科是一个综合交叉学科,其发展依托于相关专业的发展,呈现强专科及大融合的趋势。神经电生理专科经过近 30 年的发展,各个专业发展相对成熟。河南省人民医院的神经电生理检查专科属于一个独立的科室,在李六一主任的领导下,肌电图开展的技术水平在我省位居首位,在全国也名列前茅。近 3 年,术中神经电生理监测技术得到飞速的发展。术中神经电生理监测 3 年前仅在脊柱畸形手术及面神经微血管减压术中应用,现在已扩展至后颅窝手术、癫痫及皮层定位手术、立体定向手术、脑血管病手术、脊柱脊髓手术等更加复杂和深入的领域。我省在全国范围内率先在脑动静脉畸形手术、烟雾病搭桥手术、血管瘤手术中创新性地应用术中电生理监测技术,另外在脑深部核团毁损术或脑深部电刺激术、癫痫病灶切除术等领域的应用也较为领先。此外,我省还在全国率先开展球海绵体反射、瞬目反射等前沿技术。肌电图在神经内科和骨科中的应用最为广泛,近年来逐渐推广至内分泌科、普外科、神经介入科、耳鼻喉科、手足外科、眼科、血管外科、血管瘤科、妇产科等领域,其作为保护神经功能的常规手段,得到了普遍认可,开展过程中与临床、麻醉、护理等学科在医疗、科研、教学方面逐渐融合,联系更加密切。

脑电图学科的发展离不开癫痫专科的发展。2017 年初,河南省人民医院成立癫痫及发作性疾病亚专科,这是我省第一个以癫痫为专病的学科,标志着我省的癫痫诊疗进入专科化时代。该中心累积诊治癫痫患者 8 000 例以上,能完成长程视频脑电图监测 5 000 例次/年。癫痫专科的发展推动了脑电图专业的进步,该中心拥有国际领先的多导联同步视频脑电图仪,包含日本广电 256 导及 128 导各 1 台,日本光电 32 导 16 台,美国 Natus 32 导 5 台(移动),美伦 32 导 1 台,完成长程视频脑电图监测 5 000 余例/年。在这个过程中,培养了一支专业的脑电图医师队伍,并且通过脑电图专业资格认证,目前该中心拥有脑电图高级证书者 1 人,中级证书 6 人,初级证书 3 人。近 2 年来,该中心的脑电图监测逐步推广至神经外科、儿科、重症监护室、康复科、妇产科等学科。

多学科会诊制度的建立进一步加深多学科的交叉融合。为进一步提高我省难治性癫痫的诊治能力和管理水平,河南省人民医院、郑州大学第一附属医院及郑州大学第五附属医院先后成立难治性癫痫及术前评估多学科会诊团队。这种多学科诊疗模式打破专科壁垒,融合神经内科、神经外科、儿科、脑电图及影像等多个学科,为患者临床症状、电生理学、影像和心理等进行综合评估,为患者提供一站式全面的科学诊断和治疗建议。目前该会诊模式已经逐步成熟,诊疗能力得到很大提高。

目前我省头颈部一体化血管超声在国内具有一定学术影响力,副主任委员宋彬彬作为中国卒中中心管理指导委员会督查专家、河南省脑卒中质量控制委员会专家,被国家脑防委和河南省脑防委多次邀请参与国家高级卒中中心和河南省二、三级卒中中心现场评价工作，参与制定《河南省二、三级卒中中心评审标准》，应用行业标准，有力地推广、规范、质控、提升了国内尤其是河南省的相关工作。参与撰写国家卫健委《中国脑卒中防治指导规范2021》《头颈部血管超声若干问题的专家共识（颈动脉部分）》《腹部及四肢动脉超声若干常见临床问题专家共识》，中国医师协会神经超声分会《神经超声规范化培训教程》，扩大了我省的学术影响力。郑州大学附属洛阳中心医院担任华中区域头颈部血管超声培训中心（组长单位），每年培养国内近百名头颈血管超声专业技术人员，是国内知名培训基地之一。

2. 科研成果

在科研方面，我省神经电生理学科的研究处于国际领先水平。在肌电图及术中电生理监测方面，李六一等发明一种可定位脊髓损伤位置和减轻患者伤痛的软垫和调节组件，可用于术前定位和术中护理。魏飞彪等发明一种行术中经颅电刺激运动诱发电位专用分体式牙垫，可以减少IONM所可能出现的舌咬伤、牙齿崩脱等损伤。郭继锋等发明一种用于脊柱外科手术中行触发肌电图专用探针，可降低手术风险，提高手术成功率。以上专利正逐步完成成果转化。宋长栋等对吉兰巴雷综合征及其谱系疾病的神经电生理特点分析也为两者的鉴别提供了一定的指导意义。张鸿雁等对马尾综合征（CES）的神经电生理分析研究中发现神经电生理检查判断CES简单，具有良好的一致性和真实性，对神经根损伤的定位、定性诊断意义重大。在疾病的诊断方面，魏丽红等研究发现将神经传导检测（NCS）与体感诱发电位（SEP）联用可全面评估糖尿病周围神经病变（DPN）患者情况，对早期发现DPN有重要的临床价值。在药效研究上，杜治昆等发现小剂量阿曲库铵可减少对脑肿瘤切除术患者SEP、运动诱发电位（MEP）的影响与丙泊酚使用剂量，减少术中不良反应发生情况。在疾病的预后判断上，胡辉华等研究发现SEP联合脑干听觉诱发电位（BAEP）检测对判断脑血管病患者的预后具有较高的价值。脑电图研究处于国际领先水平。韩雄团队致力于癫痫精准诊疗的关键技术研究及临床转化，与脑电图相关的研究主要是采用人工智能分析大规模癫痫队列的临床资料和脑电特征，致力于建立药效预测和难治性癫痫早期诊断模型，目前围绕此方面的研究已经发表SCI论文5篇，主要研究内容概述以下两方面：①MRI阴性癫痫患者药物反应性预测模型的构建与验证。目前，药物治疗是癫痫的最主要的治疗方法，MRI阴性癫痫患者因缺乏明确的致痫灶，手术治疗比例小而且难度大，治疗更多地依赖抗癫痫药物，对这类患者的诊治缺乏精准化的诊疗手段。为解决上述临床问题，该研究提取MRI阴性患者的临床和脑电图特征，建立MRI阴性癫痫患者药物反应性预测模型，并基于列线图构建一个评分系统和网页计算器，可预测新诊断MRI阴性癫痫服用抗癫痫药物的无发作概率，有助于临床决策、临床咨询和研究设计。②抗癫痫药物疗效反映预测。目前对抗癫痫药物的选择主要依靠临床指南和医师经验，疗效并不确切，缺乏个体化的精准治疗，该项研究通过采用机器学习方法，提取患者的临床及脑电图特征，建立对左乙拉西坦、奥卡西平、比伦帕奈的药物预测模型，指导抗癫痫药物的精准选择。此外，陈亚楠等总结结节性硬化患者的癫痫发作类型及视频脑电图特征，发现在结节性硬化患者中，癫痫发作的主要形式为痉挛发作及局灶性发作，视频脑电图多表现为一侧额、颞、顶及蝶骨电极的尖波、棘-慢波、尖-慢波。赵盼等总结了11例抗 γ-氨基丁酸 B 受体脑炎的特点，发现此类患者的脑电图特点主要以弥漫性慢波活动增多，或颞区局灶性慢波或癫痫样放电为主。连亚军、姜炎、谢南昌在癫痫的基础与临床研究中也发表众多高质量的文章。

我省专家在颈部动脉常规检测、颈部动脉粥样硬化性病变的检测、颅内动脉病变检测、颈动脉内膜切除术超声检测、颈部动脉介入治疗超声检测、TCD微栓子监测、发泡试验、蛛网膜下腔出血脑血管痉挛动态评估、颅内压评估、脑死亡诊断等方面均开展了相关工作并完成相应基础及临床研究，发表了多篇SCI、中华期刊论文，有多项相关科研成果，在国内具有较高的学术地位。同时由于头颈超声应用广泛，也较好地开展了多学科合作，体现出较高的临床价值和社会价值。

3. 局域合作和技术推广

学科依靠临床神经电生理专业分会在全省的领导地位，连续每年在年度会议上进行相关技术和现有规范的推广。以河南省人民医院为代表的省级单位广泛接收各市级、县级单位的神经电生理从业人员进行培训指导。利用互联智慧平台，定期向合作的基层医院进行授课和指导。制定学科技术规范，并利用微信公众号等网络平台进行技术规范的传播普及。

为满足我省基层医院脑电图专业的发展和规范化建设，脑电图专业在韩雄主任委员的领导下，从2019年开始，开设"河南省疑难脑电读图会""三方会议，'得'心应手——癫痫诊疗研讨会"，每月各1期。截至2022年6月份，上述2个会议已经举办30期，我省大约有30余家医院参与讨论，线下+线上累计参会人数2 000余人。这种会议方式极大促进我省地市级脑电图从业人员的学习模式，使他们由被动听课学习的方式向主动学习、主动参与讨论的学习模式转变，促进他们的脑电图读图能力提升和国内外交流水平的提高。

此外，为了推进我省基层医院脑电图医师的人才培养工作，河南省人民医院癫痫中心每年举办两期"问图治痫——癫痫与脑电图医师高级研修班"，为我省各级医院培养脑电图专业技术人才。

（三）差距与不足

我省神经电生理专业在最近5年取得很大的进步，但仍存在以下差距与不足：①发展不均衡，质量控制亟待完善，我省很多基层医院缺乏基本的神经电生理检测设备，从业人员较少，缺乏规范化操作培训及技术操作不规范，质量控制亟待提高。②仪器设备参数掌握不足，设备调节欠缺。③报告书写不规范，专业术语描述不准确、思路不清晰、前后矛盾，导致误诊率、漏诊率高等。④部分医院设备质量较差，不能满足新业务、新技术开展需求。⑤国内多中心研究参与较少、省部级立项较少、高质量论文偏少。⑥高精尖的技术开展相对偏少，与北京等地区大型医院的技术开展有一定的差距。⑦宣教不足，临床医师和患者对神经电生理的了解不足，不能够灵活应用。

三、我省学科发展要求及规划

针对学科自身的一些差距和不足，特提出神经电生理学科发展的一些建议：①以神经电生理科室作为主导科室，继续推进强专科、大融合的模式，促进学科的临床应用与发展；②尽快完善我省神经电生理学科的详细的、具有指导意义的专业操作规范；③建立人才培训基地，加强从业人员的规范化培训；④加强相关交叉学科的医院间、科室间、专业间的学术交流；⑤由河南省医学会临床神经电生理专业分会领导，由几所省级单位牵头，建立科研合作和交流机制；⑥尽快完善相关技术和耗材收费条码的审批。

工作规划:①广泛开展学术交流活动,发挥会学桥梁、纽带、平台作用,坚持办会宗旨,在举办学术活动内容上要适应学科现状及最新国内外进展相结合,精心组织,注重创新,保证质量,提高会议品质,进行学术推广。②继续参与国家相关指南、指导规范、专家共识的编写;做好与国内一流专家学术交流互动,扩大河南省临床神经电生理3个专业组在国内的学术影响力。③依托学会提请修改收费标准,体现劳动价值,提高从业者积极性。④继续壮大神经电生理学科专业人员队伍,灌注新鲜血液,选拔一批科研素质高、业务能力强的高素质专科人才,推动神经电生理学科临床与科研协同发展。⑤学会激励各委员申报国家、省市级医学继续教育项目,搭建学术交流平台,加强神经电生理规范化培训,在全省推动标准操作规范。⑥推动神经电生理技术下沉,普及至县、乡级医院,必要时成立基层学组,重点普及规范化操作技术,以提高全省整体医疗质量。⑦弘扬科学精神,积极开展科研项目,在有条件医院建立神经电生理数据库,开展相关临床研究,发表高质量学术论文;学会组织专业论文评比,每年年会可增设论文交流环节。⑧鼓励各委员开展新理念、新技术、新方法,同时注重临床研究成果转化,做到科研与临床目标一致,科研来源于临床、服务于临床,不断优化临床诊治策略,增加临床诊治水平。⑨开展形式多样的社会公益活动,如下基层巡讲活动、下基层规范化技术培训活动等,履行学会服务职能。发扬学会优良传统,加强科普知识宣传。认真完成卫生行政部门交办的各项工作。

总之,神经电生理技术具有重要的价值,这些检查在神经系统疾病的定位定性诊断、神经功能测定等各方面均起到不可替代的作用。随着计算机技术、影像技术及人工智能技术的快速发展,神经电生理中的技术与上述技术进行交叉融合,将在神经病学领域及神经科学领域发挥更大的作用。

(河南省医学会临床神经电生理学分会第八届委员会　韩　雄)

河南省临床流行病学与循证医学学科发展研究报告

摘要

　　临床流行病学与循证医学是多学科、多专业相互交叉融合的一门学科,可以涵盖如呼吸、消化、心血管、中医学、中药学等学科,与临床各个专业紧密结合。经过历代学者的不断努力和发展,短短几十年,流行病学与循证医学以其独特的视角,科学的方法和跨学科、跨地域合作的创新模式,迅速渗透卫生领域和医学教育各个方面,成为 21 世纪医学领域最具影响力的创新和革命之一。本研究报告总结了我省目前学科发展的现状、近年来开展的主要工作,并指出了在人工智能、大数据、精准医学等前提下,方法学的改变将推动临床研究更加高效、精准。学科目前面临的主要挑战仍然是为临床医生提供工具,以便做出完全实用和有效的共享决策,并为患者和临床医生提供更为正向的体验。学科未来的发展仍然是服务于目标实现,直面大数据、精准、转化和个体化医疗服务中的新挑战,在服务国家重大疾病防治、深化医改和医学教育改革中,创新思维、方法和模式。在临床实践中,贯彻循证医学理念,全面提高医疗质量,增加服务能力。无论未来的进展程度如何,循证医学提供一个框架,将研究证据充分整合到医疗服务中,提高对患者个人价值观及偏好的思考,并继续对临床医学和相关领域做出持久的贡献。同时对接医疗各分支学科与管理领域,建立循证基础上研究、创新与评价体系,构建可复制、可评估模式,促进循证科学体系构建。

　　流行病学是研究健康状态或事件在人群中分布及其决定因素的一门学科,传统意义上的流行病学主要关注疾病对人群的影响。流行病学的核心元素是设计、测量和评价,不仅为临床研究提供方法指导,同时也为医疗实践提供科学依据。临床流行病学(clinical epidemiology,CE)是流行病学的一门分支学科,是在临床医学科研中,以患者群体为研究对象,利用流行病学原理和方法解决临床中所遇到的各种问题,并进行评价的学科。1938 年由美国耶鲁大学的 John Paul 教授首先提出。其形成被认为是 20 世纪现代临床医学中最伟大的成就之一。

　　依靠临床流行病学的方法支撑,循证医学也得以产生并日渐壮大。1992 年 *JAMA* 发表题为"Evidence-based medicine:a new approach to teaching the practice of medicine"的文章,第一次正式提出循证医学的概念。这预示了一个新的医学实践模式即将兴起,与经验医学强调医生经验积累不同,循证医学指出医学科学发展迅速,医生应该掌握检索、理解、应用科学研究报告的能力,从而不断地直接从科学研究中学习新知识。短短 23 年,循证医学以其独特的视角,科学的方法和跨学科、跨地域合作的创新模式,迅速传播到 150 多个国家和地区的卫生领域和医学教育各个方面,成为 21 世纪医学领域最具影响力的创新和革命之一。

一、河南省临床流行病学与循证医学学科发展现状

(一)省内发展现状

临床流行病学与循证医学专业队伍强大,发展迅速。专业覆盖面广,可以涵盖如呼吸、消化、心血管、中医学、中药学等,与临床各个专业紧密结合。但我省在临床流行病学与循证医学的学科发展方面仍然比较薄弱。虽然在医学高校开设有临床流行病学课程,河南中医药大学等部分高校开设循证医学课程,但就临床而言,临床医生还习惯于听取专家意见、按照经验方法等为患者选择治疗方案。因此,掌握临床流行病学研究方法,在临床上真正实践循证医学,是我们今后努力的方向。

2013 年 3 月,根据省医学会指示精神,筹建了河南省第一届临床流行病学与循证医学分会委员会,并于当年 11 月 29 日召开了河南省临床流行病学与循证医学分会成立大会暨河南省首届临床流行病学与循证医学研讨会,第一届分会委员共计 94 人。截至目前,分会已产生第三届委员会及第二届青年委员会,共有人数 146 人,涵盖各临床专业及流行病学等相关学科,明确了分会的主要任务和发展目标,目的是普及临床流行病学和循证医学知识,推动我省临床流行病学与循证医学整体学术水平的提升。

(二)分会成立以来的主要工作

1. 调查河南省循证医学的应用和发展现状,探索循证医学的推广模式

(1)循证医学的认知和实践情况　经过调查了解到临床医务人员已经认识到循证医学的重要性,而且大部分医生对于循证医学对临床工作的帮助持肯定态度,绝大部分临床医生也表示愿意参加循证医学相关知识的培训,但医务人员对循证医学数据库的使用和证据的检索能力不足。

(2)促进循证医学发展的探索　分会成立以来,探索建立了省级、院级、科级临床流行病学学习体系,为全省范围内临床流行病学与循证医学相关方法的学习和推广打下了坚实基础。研究了病因、诊断、治疗、预后类临床研究的评价标准,并通过对研究生论文的评价,找出并解决了评价过程中容易出现的问题,为评价标准的推广积累了一定的实践经验。同时,分会多次邀请国内和省内临床流行病与循证医学方面的专家对河南省医学会临床流行病学与循证医学分会的骨干成员进行临床流行病学相关方法的培训,针对性地建立河南省临床流行病学培训专家的师资队伍,强化了对全省卫生科研人才的培养,也提高了河南省医疗卫生行业队伍的整体临床水平和科研素质。

2. 提出了推进循证医学发展的工作计划

(1)以省医学会临床流行病学与循证医学分会为平台,积极举办循证医学学术会议或培训班在每年的年会上,均邀请全国知名专家进行流行病学和循证医学知识的普及,开展了多种方法

学的培训,以临床流行病学与循证医理念为指导,不断提高临床科研水平,努力打造一流的临床研究与循证医学中心和高素质临床医学人才的培训基地。此外,还派遣骨干成员到北京、上海、成都、武汉等循证医学起步较早、资源库建设相对成熟的单位进行短期或长期的培训,进一步储备人才,进而推进循证医学在我省的快速推广。2021 年 9 月,河南省医学会、河南省医学会临床流行病学与循证医学分会、河南中医药大学第一附属医院成功承办了"中华医学会第十九届临床流行病学和循证医学年会",大会邀请到国内多位专家进行学术报告,推动了我省流行病学与循证医学学科的快速发展,也为我省专业的提升起到了巨大的引领作用。同时,分会每年积极与其他兄弟分会联合举办相关学术会议,既扩大了分会在省内的影响力,同时又提高临床医生的科研能力。

(2)提高对循证医学重要性的认识,探索适合我省循证医学发展的模式 循证医学是临床流行病学理论和方法学在临床医疗实践中的具体应用,是对临床医疗实践决策科学化的促进,对推动临床医学的发展,提高临床医疗质量有十分重大的意义和科学价值。目前循证医学正深入临床各专业学科,而我省的循证医学发展尚处于初级阶段,提高对循证医学重要性的认识,统一思想,加强对循证医学资源库建设和研究的支持与宣传普及力度,制定长期的发展规划,有利于提高全省医疗质量和临床科研水平,对健康中原乃至健康中国的建设都将大有裨益。

3. 建立河南省循证医学资源平台并不断完善

建立了河南省循证医学资源平台 FEBM(foreign evidence-based medicine),该平台覆盖 1 500 万证据文献,支持文本词、主题词检索,导航检索,PICO 检索,临床查询,具有丰富的检索功能,此外还提供数据分析和英文汉化功能,极大地方便了国内用户查阅外文证据文献。虽然建立的循证医学资源平台基本符合循证医学数据库建设的要求,可以满足河南省医务人员查阅高质量证据文献的需求,但其后期仍需从多个方面加强建设使其体系更加完善。

4. 调查分析了医学硕士研究生临床流行病学认知状况及其教学成绩影响因素

硕士研究生是推广临床流行病和循证医学的重要力量,了解医学硕士研究生对临床流行病学的认知状况,并通过对影响其教学成绩的因素进行分析,找出影响临床流行病学教学效果的关键因素,为改进教学效果措施的制定提供科学依据,对提高其科研水平和循证决策思维乃至未来循证医学的发展至关重要。

目前医学硕士研究生对临床流行病学相关知识和该课程的重要性还缺少足够的了解,开设临床流行病学这门课程非常必要。重视临床流行病学,积极进行课前预习、课后复习,踊跃参加课堂讨论等有助于提高临床流行病学的学习效果。研究生临床流行病学教学应重视督促学生思维方式的转换,根据不同类型和专业采用针对性的教学方式,以提高该课程的学习效果。

5. 加强对临床医学生循证医学的培训

自 20 世纪 80 年代循证医学兴起,其在医学各个领域的影响和作用不断扩大,目前循证医学的研究和应用已从临床医学扩展到预防、卫生决策、药物研发等领域,几乎涉及预防、临床、基础医学研究的各个领域。为了适应循证医学的发展,国内各个医学院在近十几年内都相继设置循证医学教学课程,河南中医药大学于 2015 年成立了循证医学中心,并开始在本科生、研究生中设置循证医学课程,由于循证医学与临床的天然联系,课程的讲授任务由第一临床医学院的相关人员承担,成功地将学生们领入了循证医学的大门,为其后期的临床工作做好了铺垫。

6.分会积极对接临床其他学科,提供循证医学及临床流行病方法学的服务,助推河南省临床医学的发展

促进临床医疗决策科学化,避免乱医乱治,浪费资源,从而促进临床医学发展;促进临床医生业务素质的提高,紧跟科学发展水平;发掘临床难题,促进临床与临床流行病学科学研究;促进临床教学培训水平的提高,培训素质良好的人才;提供可靠的科学信息,有利于卫生政策决策科学化。分会每年积极与心血管专科分会、高血压专科分会、超声专科分会等临床分会对接,通过各种形式举办学术沙龙、培训等,为其提供循证医学及临床流行病方法学的服务,共同促进临床医学发展。

7.积极构建临床流行病学及循证医学学科体系,在专科分会框架基础上设立学组

临床流行病学传授的是方法学,不仅适用于临床医学,还适用于公共卫生、统计学、社会科学、经济学、信息学、公共管理等领域,其影响力远不止学校和医院范畴。临床决策过程中最棘手的问题是大量证据与简单决策之间的矛盾。解决大量证据与简单决策之间矛盾的关键环节是在证据与决策之间搭一座桥。循证医学不是证据医学(evidence medicine),在证据与决策之间没有搭好桥就无法开展良好的临床实践。为此,根据我省临床流行病学与循证医学发展需要,结合中华医学会发展经验,专科分会申请成立了中医学组。长期以来,中医学自身独特的思维方式和研究方法一直指导着中医临床研究,为中医药学的流传、继承和发展做出了很大的贡献。但毕竟有它的局限性,其中一些思维和方法已不能完全适应现今社会和时代发展的需求,制约了中医学的发展。中医现代化发展急需中医临床研究方法的创新与突破。近些年来,以临床流行病学、循证医学为代表的多学科技术的发展与完善,为当前中医药研究提供了新的研究思路和方法,受到当前中医临床研究领域的广泛重视。

二、临床流行病学与循证医学学科发展现状及趋势

(一)临床流行病学、循证医学与临床各学科相结合

伴随社会经济的发展、疾病谱的变迁、人口老龄化进程的加快,高血压、心脑血管疾病、肿瘤、糖尿病及慢性阻塞性肺疾病等慢性非传染病疾病日益引起流行病学工作者们的广泛关注。流行病学的研究领域由最初的只关注传染病扩展到慢性非传染性疾病领域。但慢性非传染性疾病致病因素复杂,遗传、生活方式、饮食行为、职业和生活环境等诸多因素之间可能还存在交互作用。随着对慢性非传染病性疾病研究的逐步深入,个体的暴露或行为因素有必要进行更为规范而相对精确的测量,因此传统的面向疾病的流行病学(如肿瘤流行病学、心血管病流行病学等)形成了若干以致病因素为基础的流行病学分支学科(如营养流行病学、代谢流行病学等)。

慢性非传染性疾病致病因素复杂,流行病学研究方法本身具有局限性,加之研究样本量的限制和混杂因素的作用,这使得大量的病因学研究出现截然不同的结果,单纯靠经验医学和一个或少数研究所获得的结论的科学性有限。因此,"循证"思想逐渐融入流行病学研究中。近年来,越来越多的流行病学工作者接受了"循证"的理念,认识到对已有的研究结果进行系统的评价、综述和再利用的重要性。利用现有最好的证据指导实践是循证医学的核心内容,随着流行病研究中越

来越多地融入了"循证"的思想,利用系统综述和 Meta 分析等手段归纳总结以往研究结果的流行病学研究日益增多,为临床和公共卫生领域有效干预措施的实施和推广,以及疾病防治策略和措施的制定提供了颇具参考意义的科学依据,也为进一步的研究提供了线索和方向,与此同时,撰写规范化研究报告也成为近些年流行病学关注点之一,目的是通过规范化的研究报告提供完整翔实的研究信息。目前已经先后出台了若干针对不同流行病学研究类型制定的报告、规范、声明等。这些报告、规范的制定和推广,改善了流行病学研究报告的质量,使得研究的方法、实施和结果更为透明,也有利于研究结果的交流、共享和再利用,在一定程度上促进了流行病学自身的发展。

(二)从循证医学逐步发展为循证社会学、循证管理学等循证科学

循证决策是一种基于证据做出公共决策的政策制定路径,这一路径的产出即循证政策。循证理念发源于医学领域,随着循证医学的发展,"基于证据"的思想方法逐渐扩展到护理、社会政策、心理学、教育、司法等社会科学领域。有价值、能转化的"证据"是循证理念的核心要素,循证决策的过程就是将大数据时代的数据和信息提炼成可供决策者使用的证据,而后进行证据传播、筛选、运用、修正与扩展,从而提高公共政策的连贯性与科学性。循证实践的过程就其本质而言也是证据的动态运行过程。公共政策制定关乎我国国家治理体系和治理能力现代化进程,在当前大数据时代建立健全大数据辅助科学决策机制已经成为政府意志的背景下,适用循证决策模式并配套其所需要的人财物资源和体制机制,能够成为政府应对公共政策失败、推进科学决策、实现良善治理的有效路径之一。

(三)循证医学的临床证据获取高度智能化

在人工智能、大数据、精准医学前提下,临床流行病学从传统的临床研究方法向新的不同的临床研究方法过渡,如伞式研究、篮式研究等。循证医学的临床证据获取高度智能化,使证据体内容更加丰富,实效性更强。

我国临床研究发展缓慢,许多医疗机构临床研究的水平远远落后于基础研究。近年来,临床研究方法在理论与实践方面不断创新,包括临床研究规范、循证医学、前瞻性多中心随机对照临床试验、真实世界研究、大数据、人工智能、精准医学等深入发展与应用,临床研究思维模式逐渐转变,不断提升了解决临床问题的能力。

随着医疗技术的进步,我们正处于精准医学、大数据的时代,临床医生可以比以往任何一个时代更"精准""数字化"地描述病情,更贴近患者的"真实情况"。AI 技术既可以分析、挖掘数据,帮助医生量化每例患者的病情变化,增进对疾病认识;又可以重建解剖、实现可视化,提高手术效果。利用 AI 技术挖掘各类数据,找出疾病的内在规律,针对每一例个体,模拟疾病的治疗过程,生成不同干预下的预后情况,为临床决策提供依据,形成真正的、数字化的"真实世界",甚至可以给医生提供"看到未来"的预测能力。AI 与医疗的结合,不仅提供了传统的循证证据,更丰富了其内涵,开启了精准把握每个患者病情、反映真实世界的医学新时代。

三、流行病学与循证医学未来发展的目标规划

(一)方法学的改变将推动临床研究更加高效、精准

疾病的预防与控制决策有策略和措施之分,循证医学强调循证在决策中的重要性和必要性。流行病学一方面是产生医学决策所需证据的科学研究方法,另一方面又是决策者理解和诠释研究证据必备的知识,因此流行病学是循证决策的基础学科之一。流行病学研究能产生科学证据,科学证据是实施"循证"的前提,但证据仅仅是循证决策的要素之一。但是由于循证决策强调最佳的证据来自随机化试验,而观察性研究由于受到混杂和偏倚的影响,重复性差,提供因果证据的力度较小,这造成了部分研究者对随机化对照试验的过度推崇。随机对照试验本身或实践过程中也有很多局限,对干预效果十分明显,未知混杂的影响较小时,观察性研究与随机对照研究一样可以用来评价干预措施的效果。

(二)建立临床医生的循证思维,推动循证实践

循证医学在下个25年中将面临的挑战:循证医学需要解决所谓的大数据挖掘产生的证据与传统观察性研究和随机试验的关系,以开发"持续学习的医疗保健系统"。循证医学尚未形成一套连贯的医疗决策理论,并将继续与认知科学和决策科学等其他学科合作,以实现这一目标。在更实际的层面上,主要的挑战仍然是为临床医生提供工具,以便做出完全实用和有效的共享决策,并为患者和临床医生提供更为正向的体验。综上所述,循证医学领域的工作都在顺利进行,并且取得了一定的进展。无论未来的进展程度如何,循证医学提供一个框架,将研究证据充分整合到医疗服务中,提高对患者个人价值观及偏好的思考,并继续对临床医学和相关领域做出持久的贡献。

回顾过去,中国的循证医学在学科、平台、梯队和知名度方面已取得阶段性发展,为循证医学未来发展学科、深入研究、服务社会打下了基础,培养了人才。展望未来,循证医学在中国的发展需要在以下方面进一步提升和突破:①研发和转化各类复杂问题、综合干预的高质量证据生产必需的方法学、标准和规范;②提倡各类原始、二次、政策研究的预注册,推进规范化研究、发展、转化和后效评价及持续改进的全程质量控制规范,提高本土化证据的质量、可转化性及转化率;③服务于目标实现,直面大数据、精准、转化和个体化医疗服务中的新挑战,在服务国家重大疾病防治、深化医改和医学教育改革中,创新思维、方法和模式。④在临床实践中,贯彻循证医学理念,全面提高医疗质量,增加服务能力。

(三)积极构建跨学科的循证科学体系

对接医疗各分支学科与管理领域,建立循证基础上研究、创新与评价体系,构建可复制、可评估模式,促进循证科学体系构建。

(河南省医学会临床流行病学与循证医学分会第三届委员会 刘新灿)

河南省临床药学学科发展研究报告

摘要

在健康中国新医改政策背景下,临床药学无论作为学科发展,还是作为保障医院合理用药的技术力量,都面临着严峻的挑战,也彰显出更加重要的作用。值此河南省医学会成立90周年之际,临床药学分会通过撰写新版《河南省临床药学学科发展研究报告》,系统总结学科现状、研判学科发展趋势,进一步制定学科发展目标,为促进我省医药卫生领域学科繁荣和发展贡献力量。

临床药学学科发展现状:自2010年郑州大学第一附属医院"临床药学"列入首批国家临床重点专科建设项目,以及2011年中华医学会临床药学分会在郑州大学第一附属医院成立主任委员单位起,奠定了我省临床药学在全国发展的学科地位。近年来,在河南省医学会的正确领导下,河南省医学会临床药学分会在组织建设、学术交流、人才队伍、科普教育、基础研究、服务能力等方面都进行了大量创新性探索与实践工作,发挥了对全国临床药学学科建设的引领作用。

临床药学学科的发展趋势:要以加快药学服务转型为重要任务,以进一步加强临床药学服务的内涵建设为己任,以进一步巩固临床药学理论、创新技术发展为保障,推动临床药学学科的可持续发展。

临床药学学科的目标规划:临床药学学科在时代赋予的机会和挑战面前,未来要以进一步加强国内学术力量的汇聚交流,以及多学科的交叉融合,制定药物综合评价、临床药学路径、不良反应监测规范等,为各级主管部门制定相应的政策提供依据,此为近期目标规划。另外,以加强国际交流,制定不同专业的临床用药指导规范,进一步指导全国基层临床药学工作者的临床用药规范工作,此为中期目标规划。最后,以完善现行的临床药学教育制度,推动各级医疗机构临床药师制度的实行,为远期目标规划。不断创新,使其符合健康中国战略发展的需要,与我国科学技术进步战略布局相匹配。

我国临床药学事业的发展,需要政策的引导,需要各级卫生行政部门和医院领导的关怀和支持,更需要我国药学界的同仁共同奋斗及广大临床药师坚持不懈的努力,继承前辈们刻苦学习和敬业的优良传统,不断创新,将临床药学事业发展传承下去。为患者、为人类追求的健康事业贡献我们的力量。

随着"全面推进健康中国建设"列入我国国民经济和社会发展第十四个五年规划及 2035 年远景目标中,提高人民健康水平、实现病有所医的理想,进一步成为人类社会的共同追求。深化医药卫生体制改革、健全全民医保制度,作为"全面推进健康中国建设"的主要内容,也促使"医疗、医保、医药"的改革联动。临床药学作为以患者为服务对象,以提高临床用药质量为目的,以药物与机体相互作用为核心,研究和实践药物临床合理应用方法的综合性应用技术学科,在健康中国新医改政策背景下,更加彰显出保障患者合理用药,促进医院在合理用药方面能够紧跟国家医改政策,助力医院高质量发展的作用。值此河南省医学会成立 90 周年之际,临床药学分会通过撰写《学科进展最新研究报告》,系统总结学科现状、研判学科发展趋势,进一步制定学科发展目标,为促进我省医药卫生领域学科繁荣和发展贡献力量。

一、临床药学学科发展现状

2010 年,郑州大学第一附属医院"临床药学"列入首批国家临床重点专科建设项目,以及 2011 年中华医学会临床药学分会在郑州大学第一附属医院成立主任委员单位。自此奠定了我省临床药学在全国发展的学科地位。近年来,在河南省医学会的正确领导下,河南省医学会临床药学分会在组织建设、学术交流、人才队伍、科普教育、基础研究、服务能力等方面都进行了大量创新性探索与实践工作,发挥了对全国临床药学学科建设的引领作用。

(一)加强组织建设与管理

1. 加强分会党建工作,积极开展主题教育活动

自 2019 年至今,分会组织党员同志分别赴井冈山、新疆墨玉县、山西永和县等地开展红色主题教育及"三下乡"活动。在活动中,认真贯彻落实党的十九大精神及习近平总书记系列重要讲话精神,响应党中央"精准扶贫"的号召,把先进理念和特需药品送到基层,得到了当地群众的热情欢迎。

2. "不忘初心、牢记使命",答好疫情防控"加试题"

面对近年来反复的新冠肺炎疫情,分会在做好学会发展的"必答题"同时,也及时发挥分会专家和专业优势,做好疫情防控的"加试题"。疫情伊始,分会利用全国领先的远程应急会商系统组织分会人员参与每天对全省新冠肺炎定点救治医院的巡回会诊,并形成河南省诊疗共识,明确各类药物的具体使用方法,确保广大基层医疗机构在抗击疫情的过程中,及时地得到正确的专业指导,对于整个河南省疫情控制的稳定性至关重要。疫情期间,为了让更多的群众了解疫情防控和消毒防护知识,分会组织专家编写了《新冠肺炎疫情防控药学服务指导手册》《防控新冠肺炎药学监护指导手册》《防控新冠肺炎远程药学服务规范专家共识(第一版)》和《新冠肺炎处方医嘱审核规则专家共识(第一版)》,充分发挥了分会的专业服务优势。

3. 加强分会组织建设

近年来,分会积极推进省内各地区医学会临床药学分会的建立。在河南省医学会的统一领导下,分别在南阳市、安阳市、新乡市、开封市、焦作市、驻马店市及平顶山市等地区成立了医学会临

床药学分会,加强了分会的组织建设。

(二)积极开展学术交流活动

近年来疫情反复,但分会克服各种困难,依托互联网技术,定期采用"线上+线下"相结合的方式,组织或参与召开全国、全省学术年会。每次会议都会邀请来自国内外临床药学领域知名专家、学者,在临床药学学科多领域开展学术交流。2021年10月19—21日,以河南省医学会、郑州大学第一附属医院为承办单位,在河南郑州举办了"中华医学会临床药学分会成立十周年全国学术盛典",大会共围绕20个领域开展了103个学术专题报告,邀请了来自国内外219位专家、学者交流经验,本次大会在线正式注册代表6 074人,大会期间累计观看大会直播的代表达到2 400余人,官网点击次数累积5.9万人次,其中主会场观看次数达11 158人次。

(三)努力搭建人才培养平台

分会自2017年开始,在全省范围内开展河南省医学会临床药学分会临床药师规范化培训工作,发布了河南省关于开展临床药师规范化培训的实施细则,指导各培训单位开展培训工作。多次主持进行河南省内临床药师规范化培训集中理论培训学习。每年定期完成省内学员统一理论命题,以及招生、考核等资料备案工作。截至2022年6月,全省共有13家开展培训工作的临床药师培训中心,详见表2。

表2 河南省临床药师规范化培训中心汇总

序号	培训中心名称	类别
1	阜外华中心血管病医院	学员培训中心
2	河南大学淮河医院	学员培训中心
3	河南省人民医院	学员/师资培训中心
4	河南省肿瘤医院	学员培训中心
5	开封市中心医院	学员培训中心
6	洛阳市中心医院	学员培训中心
7	南阳市中心医院	学员培训中心
8	许昌市中心医院	学员培训中心
9	新乡医学院第一附属医院	学员培训中心
10	信阳市中心医院	学员培训中心
11	郑州大学第五附属医院	学员培训中心
12	郑州大学第一附属医院	学员/师资培训中心
13	郑州人民医院	学员培训中心

分会于2021年4月,完成了对全省临床药师培训中心的督导考核工作。考核采用实地督导和材料提交两部分组成,并评选出了南阳市中心医院、新乡医学院第一附属医院和郑州人民医院为

优秀培训中心,对存在问题的培训中心也及时提出了整改建议,促进了省内临床药师培训工作的规范化。

(四)积极开展科普工作

河南省医学会临床药学分会积极参与《一生健康的用药必知》科普丛书的编写。目前,该系列丛书 12 本已于今年陆续由人民卫生出版社正式出版发行。该丛书的出版普及了合理用药知识与技能,让药学科普知识更加深入地走进百姓生活,铲除了错误用药观念,提高百姓合理用药的科学意识。

(五)夯实科学研究基础

2022 年,分会主委赵杰团队牵头承担的国家重点研发计划"精准医学研究"重点专项"基于远程/移动医疗网络的精准医疗综合服务示范体系建设与推广"项目顺利完成全部验收工作。项目基于"关键技术及产品–综合服务平台–典型领域示范"的研究体系,围绕肺癌、食管癌等典型病种,在精准医疗远程示范体系建设、多源数据采集与融合分析、精准防诊治与用药方案集成、服务平台和业务系统开发等方面取得了系列研究成果。这一科研成果,将会让更多的患者受益于精准医疗,推动我国精准医疗的深入发展和落地应用。

(六)提高服务能力

分会积极组织成员参与由中华医学会临床药学分会、中国宋庆龄基金会发起的"全国药师审方能力提升项目"。积极搭建河南省审方平台,协助中华医学会临床药学分会制定全国审方规划,旨在快速提升医院药师处方审核能力,提高医院合理用药及处方审核信息化水平,满足目前医疗行业对药师技术提升转型的需求,提高药师的药学服务水平和临床实践能力。

二、临床药学学科发展趋势

(一)加快药学服务转型

随着取消药品加成(不含中药饮片)、国家基本药物制度、国家药品集中带量采购政策,以及国家按病种分值付费(diagnosis-intervention packet,DIP)等一系列医改政策的逐步推进,对于临床药学发展的导向也逐渐清晰,临床药师深入临床、协助医院为临床医护人员做好政策解读,以及从合理用药的专业技术层面促进临床一线人员优化药物治疗方案,成为临床药学发展的重要任务,这意味着需要加快药物服务转型。

1.制定药师法,确保药学服务正确规范转型

目前,我国药师立法工作正在持续向前推进。只有制定统一的药师法,改变现行的职称药师和执业药师双轨制问题,通过药师法界定其适用人群,明确药师的执业范围,规范和统一药师准入条件和准入方式,以及规定药师执业的法律责任等,才能真正意义上促进药学服务的正确规范转型。药师们也要通过不断的努力,提高自身素质,才能为药师立法赢得更好的契机。

2.完善临床药师角色,推进药学服务转型

药师的角色以及药师提供的服务内容,随着临床药学学科的发展不断完善。我国的药学服务正在从"以药品为中心"转变为"以患者为中心",以"保障药品供应为中心"转变为在此基础上"以药学专业技术服务为中心"的变化。药学服务的转型,与临床药学学科以及药师角色的逐渐完善,有着密切的联系。因此,为顺应药学服务转型的需求,临床药学学科建设要进一步加强药师队伍建设,通过加强临床药师的配备培养,深入落实临床药师制,通过完善多种绩效考核管理机制,激发临床药师服务于患者、服务于临床的积极性。同时,也要重视我国药学发展的地区差异,对基层和贫困地区临床药师进行培养,提高基层临床药师合理用药水平。临床药师通过信息化手段,加强医联体内各级医疗机构药学服务的衔接,促使药学服务更为广泛地延伸。

3.医疗机构服务方式的转型促进药学服务转型

国家正在通过多项新医改举措促使医疗机构改善收入结构,调整医疗服务价格,提高诊疗效率,最终目标是降低医保和患者负担。如以 DRG(diagnosis related group,疾病诊断相关分组)为基础的支付方式的不断推进,势必会对药学服务转型有重要影响。DRG 提供了一种全新的医保控费解决方案,将使医院诊疗思路发生根本转变,其不仅会使医院和医生主动控费,改变医院的绩效体系,也会促使医生与药师的紧密合作。临床药师通过在 DRG 支付过程中积极参与多学科诊疗团队的药物治疗方案,必然会发挥重要作用,药学服务的转型也会在其推动下不断深入。

(二)进一步加强临床药学服务的内涵建设

临床药学服务正在面临着服务对象逐步从院内向地区辐射,服务模式从线下拓展至线上线下的多元融合,服务内容从患者单次门诊/住院的药学服务延伸至从入院到出院甚至到生命全周期的全程化药学服务的体系建设。

1.创新院内药学服务模式

DRG 支付背景下医疗服务方式的改变,决定了药师对院内患者药学服务的内容,由原来的"药物导向性"转变为"疾病导向性"。即由原来关注某一类药物在不同科室的应用是否合理,转变为未来更多地需要关注某一类疾病的药物使用是否合理。临床药师将以临床路径和临床药径为抓手,更加深入地参与到药物治疗方案的制定中去,从而真正成为医疗团队中不可或缺的一员。

对门诊患者的药物治疗管理(medication therapy management,MTM)服务模式,以药物治疗回顾、个人药物记录、药物相关活动计划、干预和(或)提出参考意见以及文档记录和随访为核心要素,从而最终提高患者用药依从性,预防患者用药错误,培训患者进行自我用药管理而提高药物治疗效果。

2.分级诊疗制度背景下,药学服务的整合发展

党的十九大报告指出:"我国社会主要矛盾已经转化为人民日益增长的美好生活需要和不平衡不充分的发展之间的矛盾"。作为保障人民健康团队中的一员,临床药师也要更好地服务患者,扩大患者受益面,需要在传统的服务模式基础上,开展医联/医共体、互联网药学服务、居家药学服务等更多新的服务模式。分级诊疗制度是目前我国深化医药卫生体制改革中的一项重要制度,但由于现在我国临床药师,特别是有经验的临床药师多分布在一些大型的三甲医院。如果临床药师

能够更多地参与到医联/医共体中去,比如定期让一些大型综合医院的临床药师到基层的医院开展联合查房、药学门诊、药学会诊、处方审核等工作,就能够真正实现优质医疗资源在基层的落地,从而提高广大群众对临床药师的认可,使临床药学得到更好的发展。

(三)临床药学理论、技术发展趋势

临床药学理论、技术的发展不仅能推动临床药学学科的可持续发展,也为提高临床药学的实践水平提供了有力保障。

1. 循证药学与真实世界研究

大数据能够帮助临床药师应对当前的数据爆炸,提供有效的分析手段,指导更有效合理的临床用药。循证药学是在大数据的基础上进行分析,按照循证医学的原理,系统地收集文献,对药物研究证据进行评价,从而获知药物疗效、安全性以及经济性等资料。循证药学在促进药物治疗指南的制定与完善,超说明书用药规范的制订,考察评价药物使用效益及风险等方面起着不可替代的作用。真实世界研究(real-world study,RWS)是通过一系列手段,包括电子健康病历、账单数据、疾病注册信息以及患者自身报告等,获得与患者本身健康状况和卫生保健供给相关的数据,并将其应用于医疗卫生决策的过程。基于真实世界研究的药品临床综合评价,将对药品费用负担控制、临床用药结构调整、基药与短缺药目录的遴选和调整、医药创新研发等产生积极作用。

2. 精准药物治疗

临床药学在精准医疗时代作为医疗过程中不可或缺的环节,将发挥更加重要的地位。基于治疗药物监测技术和基因检测技术的精准药物治疗,未来将以测定速度更快、操作更简便、取样量更少等特点,实现居家、在线、实时监测。基于分子影像技术的药物治疗,未来可将分子影像技术用于监测药物体内的药代动力学过程,实现靶向治疗。

3. 智慧药学

智慧药学是指利用人工智能、5G、物联网等先进技术,建立药师工作站、个体化用药监测平台、智慧化药房及智慧化用药监管系统,协助药师针对患者和医护,开展更加精准的药学服务,实现临床用药全流程精细化、智能化管理。智慧药学的建设,与智慧医疗的发展方向相契合,符合健康中国发展的需求,最终将实现药学服务的智能性、精准性、实时性和互动性。

4. 中药传承与创新

中药临床药学的发展对于推动中药传承与创新具有深远的意义。中药临床的安全、有效、经济、合理应用,以及中药与西药合理联合应用等方面的问题,都需要临床药学工作的开展来有效解决。通过挖掘和传承中药宝库中的精华精髓,更好地发挥中药的临床特色和优势,推进中医药和西医药相互补充、协调发展。同时,推进中药科研与创新,加快中药新药创制研究,一定能够对最终保障患者用药安全有效、提高医疗水平和医疗质量发挥重要作用。

三、临床药学学科目标规划

创新是一个学科健康发展的源泉和动力。临床药学作为一门以患者为对象,研究药物与机体

相互作用和应用规律的综合性学科,要想在时代赋予的机会和挑战面前取得更大的发展,就要不断创新,使其符合国家战略发展的需要,并与科学技术进步相匹配。临床药学学科未来发展的目标规划主要集中在以下几方面。

(一)近期目标规划

(1)进一步加强临床药学国内学术力量的汇聚交流,以及和多学科的交叉融合。同时发展同世界各国、各地区临床药学相关组织、科技工作者的交往与合作。

(2)加强临床药学学术期刊、书籍的编辑出版发行,进一步完善全国临床药学队伍培训工作,制定药物综合评价、临床药学路径、不良反应监测规范等,为各级主管部门制定相应的政策提供依据。

(二)中期目标规划

(1)加强国际交流,不断选派人员参加国外临床药学的培训和学习,翻译国家组织有关临床药学的技术规范性文件,为我国制定相应的规范提供参考。

(2)制定不同专业的临床用药专业指导规范,进一步指导全国基层临床药学工作者的临床用药规范工作。密切结合新医改方案精神,推行临床药师定期深入基层医院的活动,进行科普宣传,对临床用药提出建议,规避用药风险,减少药源性疾病发生。

(三)远期目标规划

(1)结合国内外调研情况和我国国情,完善现行的临床药学教育制度,规范临床药学本科专业课程设置,包括临床药师的硕士研究生和博士研究生培养体系。

(2)推动各级医疗机构临床药师制度的实行,总结开展临床药师制经验,推动临床药师制全面实行,制定符合我国国情的临床药师准入标准,进一步规范工作模式、管理制度及评价体系等。

小结:我国临床药学事业的发展,需要政策的引导,需要各级卫生行政部门和医院领导的关怀和支持,更需要我国药学界的同仁共同奋斗及广大临床药师坚持不懈的努力,继承前辈们刻苦学习和敬业的优良传统,不断创新,将临床药学事业发展传承下去。为患者、为人类追求的健康事业贡献我们的力量。

(河南省医学会临床药学分会第三届委员会　赵　杰)

河南省麻醉学学科发展研究报告

摘要

河南省医学会麻醉学分会是河南省医学会所属分会之一,麻醉学专科分会在河南省医学会的直接领导下,在分会全体委员的共同努力下,开展了卓有成效的工作,学术交流活跃,成效显著,促进了我省麻醉学科的迅速发展,并连续多年被评为河南省医学会先进分会。

与国家级学会接轨:参与中华医学会相应工作。近年来先后2人担任中华医学会麻醉学分会常委(张卫、杨建军),3人担任中华医学会麻醉学分会委员(孟凡民、董铁立、张加强),2人担任中华医学会麻醉学分会青委(张加强、张伟、李治松),数人担任中华医学会麻醉学分会学组组长、副组长和委员。

基础研究:基础研究方面主要致力于两个方向:①疼痛与认知情绪共病的机制研究,包括表观遗传学途径调控急慢性疼痛的机制研究、氯胺酮抗疼痛与抑郁共病的新作用与机制以及神经环路兴奋-抑制失衡介导疼痛与认知情绪共病的机制研究等多个方面,位居全国先列;②围手术期神经认知障碍的临床干预治疗措施以及机制研究,包括右美托咪定、艾司氯胺酮改善围手术期神经认知障碍的临床研究,神经炎症介导围手术期神经认知障碍发生的机制研究以及神经环路兴奋-抑制失衡介导围手术期神经认知障碍的机制研究等方面,位居全国先列。

临床研究:临床研究方面率先在国内提出疼痛虚拟病房(VPU)理念,并将VPU急性疼痛管理模式向全国推广。术中回收式自体输血应用于出血高危剖宫产手术的前瞻性随机对照多中心临床研究(CS for CS),是郑州大学第一附属医院牵头组织的一项全国大样本多中心临床研究。该研究涉及全国近40家医院,初步证实了剖宫产术中回收式自体输血的安全性和有效性,使大量产科高危出血患者受益于自体输血,极大地推动了我国产科血液保护的发展,促进了国家级专家共识和指南的修订。

学术成果:调研我省10家大型医院近3年共承担国家自然科学基金26项(郑州大学第一附属医院16项,河南省人民医院6项,郑州大学第二附属医院3项,河南省肿瘤医院1项),实现了我省麻醉专业国自然数量大的飞跃,省级项目31项,厅级项目61项;荣获省厅级科技进步奖26项,发表SCI收录文章230余篇,其中影响因子>5的73篇,中华系列文章107篇,核心期刊文章150余篇。获发明专利5项,实用新型专利130项。参与或牵头组织多项大型多中心临床研究。

人才培养：在人才培养方面，做好桥梁平台搭建工作，坚持"请进来，送出去"，输送青年骨干医生至国内外知名医院(哈佛大学医学院，麻省理工总医院、霍普金斯大学医学院等)进行专科进修培训或科研培训。定期邀请国内外知名专家来省交流讲座，加强和一流医院的沟通。其中郑州大学第一附属医院引进杨建军，郑州大学第二附属医院引进李治松。杨建军获得中原英才计划-中原领军人才，张加强获得中原英才计划-中原名医称号，张加强、李长生、李治松被评为河南省中青年卫生健康科技创新领军人才。

医学科普：医学科普方面，河南省医学会麻醉学分会每年开展"中国麻醉周"活动，河南省有近百家医院参与此项活动，各医疗机构分别以门诊义诊、展台展架、现场宣传、科普公众号以及媒体宣传等形式开展了丰富多彩的活动，让社会和公众都能了解麻醉专业，增强医患沟通，增进医患关系。在分会主任委员张卫的倡导下，郑州大学、新乡医学院、河南科技大学等大学附属医院分别组织"麻醉学科进校园"活动，增进孩子们对医学的热爱，拓宽孩子们对医学世界的认识，促进孩子们对"医学梦"的向往。响应河南省医学会号召，河南省医学会麻醉学分会举办名医名家"走基层·送健康"系列活动10余次，为基层医院(卢氏、桐柏县、平舆县、淅川县等地方基层医院)做临床指导和学术讲座，帮助基层医院提高技术水平和服务能力。

未来麻醉学分会将进一步完善组织建设、加强管理、建立学术活动档案，注重会议品质、注重交叉融合、注重国际化、注重问题为导向、注重青年人才培养、注重学科建设和未来方向，努力提高全省麻醉安全质量、学术水平和整体实力。

一、学科发展概况

河南省医学会麻醉学分会是河南省医学会所属分会之一，成立于1982年4月。近年来，麻醉学专科分会在河南省医学会的直接领导下，在分会全体委员的共同努力下，开展了卓有成效的工作，学术交流活跃，成效显著，促进了我省麻醉学科的迅速发展，并连续多年被评为河南省医学会先进分会。

麻醉学分会现有主任委员1人，副主任委员6人，常务委员31人，委员99人，秘书3人。麻醉学分会2011年设立了青年委员会，现历经3届，有青年委员49人。与国家级学会接轨，参与中华医学会相应工作。先后2人担任中华医学会麻醉学分会常委(张卫、杨建军)，3人担任中华医学会麻醉学分会委员(孟凡民、董铁立、张加强)，2人担任中华医学会麻醉学分会青委(张加强、张伟、李治松)，数人担任中华医学会麻醉学分会学组组长、副组长和委员。杨建军获得中原英才计划-中原领军人才，张加强获得中原英才计划-中原名医称号，张加强、李长生、李治松被评为河南省中青年卫生健康科技创新领军人才。麻醉学分会下设产科麻醉学组、儿科麻醉学组、日间麻醉学组、神经外科麻醉学组、心胸麻醉学组、临床麻醉质量管理学组、围术期血液管理学组、骨科麻醉学组、区域麻醉学组、创伤与急诊麻醉学组10个学组，细化管理，促进学会的繁荣发展。

二、学科发展现状

(一)人才队伍

加强人才培养,促进科研发展。近 3 年我省麻醉专业引进多名知名院校硕博士毕业生,人员结构和梯队建设得到了优化,科研和临床水平也得到了很大的提高。在人才培养方面,做好桥梁平台搭建工作,坚持"请进来,送出去",输送青年骨干医生至国内外知名医院(哈佛大学医学院,麻省理工总医院、霍普金斯大学医学院等)进行专科进修培训或科研培训。定期邀请国内外知名专家来省交流讲座,加强和一流医院的沟通。每年均会邀请国自然评审专家到我省各医院进行青年医生的国自然标书的书写辅导。我分会青年委员会多次召开青年读书会、辩论赛等学术会议,增进青年医生之间的沟通,促进共同进步。

(二)基础研究

基础研究方面主要致力于两个方向:①疼痛与认知情绪共病的机制研究,包括表观遗传学途径调控急慢性疼痛的机制研究、氯胺酮抗疼痛与抑郁共病的新作用与机制以及神经环路兴奋-抑制失衡介导疼痛与认知情绪共病的机制研究等多个方面,位居全国先列;②围手术期神经认知障碍的临床干预治疗措施以及机制研究,包括右美托咪定、艾司氯胺酮改善围手术期神经认知障碍的临床研究,神经炎症介导围手术期神经认知障碍发生的机制研究以及神经环路兴奋-抑制失衡介导围手术期神经认知障碍的机制研究等方面,位居全国先列。临床研究方面率先在国内提出疼痛虚拟病房(VPU)理念,并将 VPU 急性疼痛管理模式向全国推广;术中回收式自体输血应用于出血高危剖宫产手术的前瞻性随机对照多中心临床研究(CS for CS),是郑州大学第一附属医院牵头组织的一项全国大样本多中心临床研究。该研究涉及全国近 40 家医院,初步证实了剖宫产术中回收式自体输血的安全性和有效性,使大量产科高危出血患者受益于自体输血,极大地推动了我国产科血液保护的发展,促进了国家级专家共识和指南的修订。调研我省 10 家大型医院近 3 年共承担国家自然科学基金 26 项,实现了我省麻醉专业国自然数量大的飞跃,省级项目 31 项,厅级项目 61 项;荣获省厅级科技进步奖 26 项,发表 SCI 收录文章 230 余篇,其中影响因子>5 的 73 篇,中华系列文章 107 篇,核心期刊文章 150 余篇。获发明专利 5 项,实用新型专利 130 项。参与或牵头组织多项大型多中心临床研究。其中郑州大学第一附属医院麻醉与围术期医学部主任杨建军于中国医师协会麻醉学医师分会(CAA)2020 年 8 月举办的全国年会期间荣获麻醉领域顶级期刊 *Anesthesiology* 颁发的 2011—2020 年度"最佳中国作者论文奖",全国仅有 2 人获奖。

(三)加强学科建设,强化服务意识

我省各医院麻醉专业先后推进了麻醉门诊、麻醉治疗门诊、疼痛诊疗、舒适化医疗和麻醉重症监护室(AICU)等的建设。首先随着社会的发展和生活水平的提高,人们已不再满足于手术中的无痛,而是更多地期盼从检查到治疗的整个医疗过程都能够在无痛中完成,舒适化医疗已成医疗服务的新趋势。麻醉科是实现舒适化医疗的主导学科,麻醉医师采取各种先进的麻醉、镇痛技术,

消除患者在接受有创性检查或治疗时的疼痛感觉和紧张情绪,将舒适化医疗融入护理、临终关怀、无痛诊疗、围手术期舒适管理、疼痛管理等多方面,使患者轻松接受检查和治疗。舒适化医疗就是让患者在安全及舒适的状态下进行医学检查和治疗,使患者在整个就医过程中感受到心理和生理上的愉悦感、无痛感和无恐惧感。其次开设麻醉治疗门诊具有非常重要的意义。这是贯彻落实国家卫健委办公厅《麻醉科医疗服务能力建设指南(试行)》的具体体现。麻醉医学是医院的支撑学科,也为有需求的患者提供了一种新的治疗途径,可以将一些术前的麻醉风险评估、术前检查和处理提前,可以有效减少患者住院时间,降低住院费用,确保患者围手术期的安全,有利于患者术后康复。麻醉治疗门诊主要针对顽固性失眠、严重药物依赖、免疫性疾病、其他难治性疾病和癌性疼痛等患者。最后为适应新时期医学的发展,适应时代的进步,河南省各家医院相继开展了 AICU 工作。设置床位,并与 PACU 及手术室位于同一楼层,方便了患者的转运及管理;收治的患者不只高龄术后、手术时间长等患者,还有并存心血管疾病、肝肾功能不全、失血性休克、高血压、糖尿病、呼吸系统疾病、神经系统疾病等的手术患者。积极参与患者的术后管理,特别是危重患者术后呼吸循环的监测治疗及疼痛管理,减少各种意外和并发症的发生,使患者安全渡过围手术期,进一步完善了患者围手术期的安全保障体系,加速患者术后康复,同时也是积极落实国家七部委《关于加强和完善麻醉医疗服务意见的通知》重要文件精神的一项重要创新和实践探索。

(四)推进继续教育工作,促进学术交流

自专科分会成立以来,每年召开一次河南省麻醉学分会学术会议,参会人数逐年增加。先后承办了 2006 年中华医学会第 9 次全国麻醉学术年会和 2017 年中华医学会第 25 次全国麻醉学术年会(注册人数创国际麻醉会议之首,达 11 662 人,观看直播达 43 017 人次)。其中 2017 年全国麻醉年会以"从麻醉学到围术期医学"为主题,吸引了国内外麻醉、重症、疼痛、药理学领域专家以及上万名参会者前来学习交流。开幕式讲话内容首次以中英文对照大屏幕滚动的形式播放,令中外专家耳目一新,特别吸引了参会的百余位国外专家学者,开幕式上举行了"中华医学会麻醉学分会麻醉学院"(简称中国麻醉学院)揭牌仪式。由于会议前期组织、宣传、沟通得当,会议安排井然有序,会议规模创全国麻醉专业历史之最,并首次超过美国麻醉医师协会年会规模,位居国际麻醉会议之首,河南省医学会麻醉学分会获得"最佳组织奖"和"学术贡献奖"。会议展现了河南省医学会麻醉学分会团结奋进、开拓进取的良好形象,得到业界一致好评。2019 年省麻醉学术年会参会正式注册代表 800 人,参会人数达 1 000 余人。2020 年河南省麻醉学分会组织承办中南六省暨河南省麻醉学术年会,因疫情关系会议改为线上举办,正式注册代表 984 人,参会人数达 30 000 余人。2021 年和 2022 年在疫情常态化的情况下,如期召开了河南省医学会麻醉学分会学术年会(线上会议),会议邀请近百名国内知名专家进行学术讲座,会议组织受到全国专家一致好评,会议注册人数 1 828 人,在线参会达 52 708 人次。麻醉学分会主委、副主委及常委单位以及各地市积极组织学术会议,促进学术交流。河南省医学会麻醉学分会对全省 108 个地、市、县级医院麻醉现状进行调查,并编印河南省麻醉同仁通讯录,受到国内麻醉界好评。

（五）医学科普方面

近年来河南省医学会麻醉学分会积极响应中华医学会麻醉学分会关于开展"中国麻醉周"活动的号召，携手河南省疼痛学会、河南省麻醉医师协会、河南省疼痛医师协会联合发起倡议，河南省医学会领导、各医院领导和数位业内专家出席启动仪式。随后一周河南省各地市以会议和信息发布的形式进行动员，各医疗机构分别以门诊义诊、展台展架、现场宣传、科普公众号以及媒体宣传等形式开展了丰富多彩的活动，让社会和公众都能了解麻醉专业，增强医患沟通，增进医患关系。据不完全统计，河南省有近百家医院参与了此项活动，促进群众深入了解麻醉学相关知识，更好地配合手术麻醉及围手术期康复，提高麻醉学科的公众认知度，受到社会和中华医学会麻醉学分会好评。在分会主任倡导下，郑州大学、新乡医学院、河南科技大学等大学附属医院分别组织"麻醉学科进校园"活动。麻醉专家们为同学讲解"神秘的麻醉"，课程从三国名医华佗的"麻沸散"讲起，让同学们领略到 1 800 年前中国医疗已经开启了外科手术的先河的辉煌历史，同学们不时发出"啧啧"称赞；接着重讲述了现代麻醉的丰富内涵，麻醉已经不仅仅是保证手术的无痛，更重要的任务是坚守生命体征的平稳和快速康复。同学们逐条学习了监护仪上的生命数据线，积极踊跃地回答问题。"同学们，这些数据代表了生命的符号，而麻醉医生一直在手术间守护着这些符号，一旦有风吹草动，麻醉医生会第一时间行动，他们就是生命的守护神。"最后课程的结束语也引起大家的共鸣，热烈的掌声在课堂久久回荡。该活动增进孩子们对医学的热爱，拓宽孩子们对医学世界的认识，促进孩子们对"医学梦"的向往。

（六）走进基层，共创发展

本届麻醉学分会积极响应中华医学会麻醉学分会号召，认真落实国家卫健委和联合七部委发布的 21 号文件和 884 号文件，加强麻醉学科，特别是基层医院医疗服务能力建设，两次启动全省麻醉学科现状调查，重点就麻醉科重症监护病房建设、日间手术中心建设、无痛诊疗中心建设、麻醉护理队伍建设、分娩镇痛开展、麻醉安全质量、麻醉学科人力资源情况展开调研，以期摸清本专业基线状况，针对性开展学术活动和基层帮扶，促进学科的均质化发展。响应河南省医学会号召，河南省医学会麻醉学分会举办名医名家"走基层·送健康"系列活动，由张卫主委带领的河南省麻醉学分会专家利用休息时间，为基层医院(卢氏、桐柏县、平舆县、淅川县等地方基层医院)做临床指导和学术讲座，帮助基层医院提高技术水平和服务能力。其中适宜技术下基层"围术期超声应用"和"无痛分娩技术"在张加强副主委和姜丽华副主委的带领及推动下，走进了河南省多家医院麻醉科，促进了学科的发展。"河南省分娩镇痛联盟"的成立，标志着全面贯彻落实国家分娩镇痛相关政策的举措在河南省这片热土上落地生根，我们也期待着能够开出繁花，结出硕果，使我省分娩镇痛工作在自然分娩比率、操作规范、镇痛管理等方面取得大范围、突破性的进展，不止于口号，而是真正让我省广大孕产妇切实享受到分娩镇痛的乐果，让分娩过程不再痛苦，让每一位准妈妈能够体验快乐分娩。积极响应国家分娩镇痛政策，全面推进试点工作开展及在全省相关医疗单位普及分娩镇痛知识和技术。走基层活动也受到了基层医院的热烈欢迎，我们也将一直走下去。

三、发展要求及规划

虽然疫情反复,很多活动都受到影响,但河南省医学会麻醉学分会依旧取得了傲人的成绩,收获满满。未来麻醉学分会将进一步完善组织建设、加强管理、建立学术活动档案,注重会议品质、注重交叉融合、注重国际化、注重问题为导向、注重青年人才培养、注重学科建设和未来方向,努力提高全省麻醉安全质量、学术水平和整体实力。相信河南省医学会麻醉学分会的未来一定会更好!

(河南省医学会麻醉学分会第八届委员会　张　卫

河南省医学会麻醉学分会第九届委员会　杨建军)

河南省泌尿外科学学科发展研究报告

摘要

河南省泌尿外科学科自设立以来,从无到有,从弱到强,历经了60余年的发展。当初学科力量薄弱,但是在老一辈专家的带领下,克服重重困难,引进微创技术,培养青年人才。同时,也致力于与国内外先进地区兄弟单位的交流学习,也为省内各医疗机构争取了学习交流的机会,为青年人才的培养搭建了更大的舞台,让学科有了长足的进步。

但是,我省省域面积辽阔,学科发展存在不平衡现象,尤其是偏远山区,学科发展较慢,甚至一些县级医疗机构仍未成立泌尿外科专科,技术相对落后,治疗理念也发展滞后,这是目前急需要克服的困难。不过,随着省医学会组织的"基层百项适宜技术推广活动"的开展,偏远地区的诊疗技术与学科发展有了明显的改善,为当地患者带来了福音。

当今社会是高速发展的社会,医学科学也在发生着日新月异的变化,尤其随着自然科学的进步,各种微创设备的发明,让微创技术更加的精细、精准与高效。遍观我省泌尿外科的发展现状,不难发现,在一些微创技术、治疗理念、临床与基础科研等方面,仍存在一定的发展与提升空间。因此,从以下几个方面,对我省泌尿外科的学科发展、学科建设等方面进行回顾,同时,查找差距,寻求发展与努力的方向,以期让全省泌尿外科的整体水平更上一层楼。

一、河南省泌尿外科发展概况

河南省泌尿外科自20世纪50年代开始进入发展的初期阶段。1956年河南医学院第一附属医院成立泌尿外科专业组,有独立病床10张,标志着我省泌尿外科成为独立学科。在苗延宗的筹备和组织下,1979年11月21日河南医学会泌尿外科专业学组在郑州成立,并召开了河南省第一次泌尿外科学术会议,自此,河南省泌尿外科开始进入快速发展阶段。第一届泌尿外科学组由9人组成,苗延宗任组长、陈昕任副组长,学组成立后,积极推动省内泌尿外科专业人员之间的学习和经验交流,鼓励专业人员参加各种国内学术会议,同时紧抓基层泌尿外科学科建设,对河南省泌尿外科的起步和发展做出了重要贡献。

自 20 世纪 80 年代开始,地市级以上医院开始逐步成立了泌尿外科病区,专业人员不断壮大,泌尿外科病床数不断增加,技术不断进步,泌尿外科学科建设得到了进一步完善和提高。

二、河南省泌尿外科学会发展概况

1979 年 11 月 21 日河南省医学会泌尿外科专业学组在郑州成立,并召开了河南省第一次泌尿外科学术会议,标志着我省开始了泌尿外科学科的专业化建设。1987 年在河南南阳市召开河南省第二次泌尿外科学术会议,会议上正式将泌尿外科学组改名为河南省医学会泌尿外科学分会。

1980 年泌尿外科专业学组决定实行会诊制度,在郑州地区首先开始,每 2 周一次疑难病例讨论和 2 周一次学术讲座。1993 年成立河南省泌尿外科会诊中心每周会诊一次,地点在郑州各大医院轮流举行,当时每周会诊 4~6 个患者,现如今根据患者需要适时调整会诊人数,以便更大力度地解决患者病痛。会诊制度自成立以来坚持近 30 年,为成千上万的患者带来了福音。

为了加快青年人才队伍的培养,2011 年河南省医学会泌尿外科学分会成立了河南省医学会泌尿外科青年委员会,并由魏金星主任委员兼任青委会主任委员。2017 年,在第八届主任委员杨锦建倡导下,成立了河南省泌尿外科学会亚专业学组,包含微创、结石、肿瘤、尿控、感染等亚专业,进一步进行了专业细化,以更快地促进我省泌尿外科的发展。

河南省医学会泌尿外科学分会在注重自身建设的同时,也积极参与与国内外兄弟单位、兄弟学会等学术交流与合作,为我省泌尿外科学科建设、青年人才培养搭建了更高的平台,同时也提升了我省泌尿外科在国内外的影响力。截至目前,我省泌尿外科专家担任中华医学会泌尿外科分会全国委员 1 名、中华医学会男科委员会全国委员 2 名、中国性学会男科委员会常委 1 名、中华医学会器官移植分会全国委员 1 名、中华医学会泌尿外科学分会亚专业学组委员 8 名。

三、泌尿外科临床技术发展概况

(一)腹腔镜技术

自 20 世纪初,泌尿外科优先引进了腹腔镜技术,标志着我省泌尿外科开始步入腹腔镜微创时代。同时,经过技术的发展与积累,腹腔镜下治疗胡桃夹综合征、腹腔镜下生殖静脉标记法定位肾蒂血管、后腹腔镜单层面肾上腺切除术等我省泌尿外科专家首创的手术术式或技巧,逐渐被国内同行所肯定并受到广泛好评。2016 年我省中华医学会全国县级医院人才培养计划揭牌,成立了腹腔镜技术培训基地,为基层医疗机构培训了腹腔镜技术的骨干人才,进一步促进了我省微创技术的发展。

(二)内镜技术

我省是泌尿系结石高发地区,诸如杨俊福等老一辈专家高瞻远瞩,在 20 世纪 90 年代最先引进了经皮肾镜技术,为省内广大结石患者带来了福音。在老一辈专家带领下,将治疗泌尿系结石的微创技术逐步推广至基层医疗机构,让更多的患者在家门口即能享受到先进技术。

（三）机器人辅助腔镜技术

2014年，郑州大学第一附属医院引进了我省第一台达芬奇机器人手术系统，自此，我省泌尿外科微创技术也步入了机器人时代，也是当时国内为数不多能够开展机器人手术的省份之一，标志着我省泌尿外科微创技术与国际、国内的差距进一步缩小。

此后，我省内其他三甲医院，如河南省人民医院、河南省肿瘤医院、新乡医学院第一附属医院、河南科技大学第一附属医院、漯河市中心医院，也陆续引进了达芬奇机器人手术系统，机器人技术开始在中原大地绽放。据不完全统计，全省泌尿外科开展机器人手术逾4 000例，主要以机器人辅助肾部分切除术、肾癌合并腔静脉瘤栓取出术、前列腺癌根治术、膀胱癌根治术等4级高难度手术为主，标志着我省微创技术达到国内一流水平。

四、泌尿外科科研立项概况

（一）国家级科研立项

近2年获得国家自然科学基金3项；出版专著8部，发明专利30余项。2021全年全省总计发表文章150余篇，其中SCI文章40余篇、中华文章60篇、国家核心期刊及省级期刊文章50篇。参编教材与专著5部。

国家自然科学基金面上项目：①基于荧光传感器在膀胱肿瘤超早诊疗及术后复发预警的智能诊疗系统，主持人：贾占奎。②DHCR7重塑胆固醇代谢调控FZD7-LRP5/6稳定性及β-catenin磷酸化促进膀胱癌侵袭转移的机制研究，主持人：顾朝辉。

（二）省级科研立项（列举部分）

1.河南省科技攻关项目

醛脱氢酶1A1对上尿路上皮癌预后的影响，主持人：杨锦建。

2.2022年度河南省高等学校重点科研项目

机器人辅助腹腔镜技术在泌尿系恶性肿瘤应用的临床研究，张雪培，22A320028。

3.河南省医学教育研究项目

全息影像技术在医学教学中的构建和应用；资助人：李琦，王朝亮，杨艳芳，马红帅，胡锦浩；项目编号：Wjh2021294。

4.河南省高等学校重点科研项目

脐带间充质干细胞外泌体源性miR-19b负调控GSK-3β/Bax信号通路在移植肾缺血再灌注损伤中的机制研究，闫天中。

5.河南省科技厅科技攻关

PGM5-AS1/miR-146b-5p/B3GALT2通路调节前列腺癌进展的机制研究及临床应用，单磊。

(三)临床科研机构设置情况

拥有 5 个研究平台:泌尿外科国家临床药物基地,河南省泌尿外科研究所,河南省泌尿系肿瘤精准诊疗工程研究中心,河南省泌尿外科肿瘤分子生物学重点实验室,郑州大学第一附属医院男科研究所。其中河南省泌尿外科肿瘤分子生物学重点实验室获批为"河南省医学重点实验室"。

(四)科研成果

(1)河南省人民医院泌尿外科丁德刚获河南医学科技奖一等奖一项。

(2)郑州大学第一附属医院泌尿外科贾占奎获河南省卫生厅科技进步奖一等奖。

(3)郑州大学第一附属医院泌尿外科贾占奎获河南省科技厅科技进步奖三等奖。

五、泌尿外科学术交流情况

(一)国际或国内学术交流

(1)2017 年 5 月 26—28 日,由中华医学会、中华医学会泌尿外科分会(CUA)主办,CUA 微创学组、河南省医学会承办,郑州大学第一附属医院协办的 2017 年 CUA 微创学组专题会议在郑州黄河迎宾馆成功举办。此次会议沿用国际学术会议惯例,于会前举办了 2017 河南省泌尿外科学术年会、2017 中国第一届泌尿外科炎黄论坛及《吴阶平泌尿外科学》编委会会议。本次大会规模空前,正式注册代表 800 余人,实际参会人员近 1 200 人。这是我省第一次承办全国性大型会议,该会议在我省的成功举办是对我省泌尿外科近年来发展成果的高度肯定与认可,也对我省泌尿外科学科整体水平的提高起到了积极的促进作用,是一次难得的发展机遇。

(2)2019 年是成功丰硕的一年,2019 年 11 月在广州举办的中华医学泌尿外科全国学术会议上我省多位省内专家进行了学术报告及学术讲座主持,同时,我省成功申请 2020 年中华医学泌尿外科全国学术会议的举办权,这是我省泌尿外科有史以来第一次举办全国会议,即是对我省泌尿外科发展的肯定,也是我省"泌尿外科人"多年来努力的结果。

(3)2020 年 10 月 31—11 月 6 日,由中华医学会、中华医学会泌尿外科学分会(CUA)主办,河南省医学会、河南省医学会泌尿外科学分会承办,郑州大学第一附属医院协办的第二十七届全国泌尿外科学术年会(CUA2020)在郑州成功召开,这是我省第一次承办全国学术年会。本届年会是CUA 史上第一次线上线下联合的学术年会。经过组委会精心策划,采用"3+5"的形式来举行——即 3 d 的全体大会和 5 个晚上的学组会议;以"创新实践"为主题,追求持续自主创新,推动多学科融合,为广大泌尿外科同仁搭建了高水平、国际化的交流平台。全国泌尿外科同道积极参与,相会云端,相聚郑州,进行了认真、热烈、充分的学术交流。本次大会共收到稿件 10 000 多篇、参会人数约 15 000 千人、会议发言 421 人次、手术演示 86 台。该会议是全国泌尿同道对河南省泌尿外科近年来高速发展的再次肯定与认可。

(二)省内学术交流

自河南省泌尿外科学会成立以来,每年召开学术年会,总结当年学科发展与建设成果,促进省内交流,同时也会邀请国内外知名专家学者进行学术授课或手术演示,促进与国内外技术的交流。尤其在2016年10月21—23日由河南省医学会主办,河南省医学会泌尿外科学分会、郑州大学第一附属医院承办的2016年河南省医学会泌尿外科学术年会暨中华医学会全国县级医院人才培养计划揭牌仪式在郑州市隆重举行。大会特邀23位国内著名泌尿外科专家出席会议并作专题讲座。大会上,中华医学会全国县级医院人才培养计划正式顺利揭牌,这给河南省各县级医院泌尿外科的发展带来了更大的机遇,也为我省基层泌尿外科的发展提供了良好契机和发展平台。

六、泌尿外科基层适宜技术推广与应用

自2017年3月开始,泌尿外科专业委员会积极响应河南省医学会号召,开展了泌尿外科基层适宜技术推广活动。2017—2021年,分别在信阳市光山县、安阳市林州、安阳市滑县、漯河市舞阳县、许昌市鄢陵县、周口市太康县、开封市兰考县、安阳市安阳县、驻马店市平舆县、周口市郸城县、三门峡市渑池县、周口市淮阳县、许昌市襄城县13地基层医疗机构,开展了"输尿管软镜技术治疗泌尿系结石""腹腔镜治疗上尿路疾病"等基层适宜技术推广,培训了大批的基层技术人才,进一步提升了基层泌尿外科的技术水平。

七、泌尿外科规划与展望

放眼世界,科技在发展,技术在进步,疾病的治疗理念在改变,国内的临床技术与科研能力和国际顶尖水平仍有差距。我省泌尿外科的发展也如此,仍有很长的路要走,需要全省泌尿外科医生去共同努力。主要通过以下方面进行。

（一）提高科研能力,加强科研创新

增强与国内先进地区医疗机构的合作与交流,提升在国内的影响力,鼓励省内三甲医院努力成为中华医学会泌尿外科学分会常委单位,为我省泌尿外科的发展争取更多的科研、临床实践的机会与平台。

（二）加强人才培养工作建设

加强青年人才的培养,争取培养更多精专的技术人才,为青年人才的培养提供更多的平台与机会。同时,在医学会框架下提供人才培养的激励措施,鼓励创新型人才的发展。

（三）提升整体水平和学术地位

未来泌尿外科要注重亚组发展,专业细化,鼓励专业人才引领各项亚专业技术发展,提高技术水平,相互协作,提升整个泌尿专科诊疗水平。第一阶段内,在构建亚专业学组建设方面取得明显成绩。第二阶段内,随着科研项目开展,逐步扩大在国内知名度和影响力。第三阶段内,进一步加快科研突破,加强国际交流合作,提高国际影响力。

（四）巩固并改进核心技术

在坚持完善包括达芬奇机器人手术系统、腹腔镜技术、内窥镜电切或冷切技术、输尿管镜及输尿管软镜技术、肾上腺腹腔镜单层面手术技术、经皮肾镜技术、无张力尿道中段悬吊带术、复杂泌尿系肿瘤开放根治性切除术、无痛泌尿腔镜诊疗技术、尿动力学诊疗技术等的技术上，大力开展和创新手术理念及方式，打造自身优势，积极扩大国内外影响力。

（五）创建我省泌尿外科医疗联盟

进一步提升基层医疗机构的诊疗水平，以达到河南省泌尿外科学科的均衡发展；同时，规范泌尿外科临床诊疗操作，规范上下级医疗机构间转诊机制，减少患者就医的曲折经历，让患者获得更大的实惠。

（河南省医学会泌尿外科学分会第九届委员会　杨锦建）

河南省男科学学科发展研究报告

摘要

河南省医学会男科学分会在主任委员张祥生的带领下,充分发挥学会学术共同体的作用,积极引领河南省男科学发展方向,近3年来,在基础研究、学科建设、人才队伍、学术成果、国际合作、科普教育等多个领域,取得了丰硕的成果,极大地促进了河南省男科的繁荣与发展。

依托河南省人民医院,成立了河南省男科基础与临床研究院士工作站、河南省男科学教育培训中心,河南省男科医学重点实验室,为全省男科基础科研与人才培养提供了平台支持。

低能量冲击波治疗勃起功能障碍、大脑功能性磁共振技术进行心因性勃起功能障碍(ED)发病机制研究,男性勃起功能障碍的整体化诊疗已达到国内一流水平。显微取精联合单精子显微注射技术生育了第一例"试管婴儿",填补了省内空白。引进了精囊镜技术诊治精囊疾病。前列腺炎方面开展了基于UPOINT理论及细胞因子的慢性前列腺炎精准分型研究,盆底磁刺激联合骶神经根磁刺激治疗慢性前列腺炎的研究。前列腺癌方面开展了"保留性神经的前列腺癌根治性切除术""腹腔镜下前列腺癌筋膜内根治性手术"。科普宣传方面,在每年全国"男性健康日"期间,学会组织全省男科单位联动进行男性健康科普活动,反响剧烈。组织技术成熟的医疗机构申报适宜技术推广项目,到全省各市、县、地级医院进行技术推广。积极参与河南省医学会男科学分会和中国性学会组织的"幸福快车"名医名家走基层公益活动。2021年出版发行了河南省大型医疗科普丛书"叩问健康解密疾病"男科篇《性福百问》,获得了患者的广泛好评。在学会的推动下,鼓励男科专家利用百度健康、抖音号等新媒体,创建个人品牌,使得科普形式更加灵活多样。

近3年来,河南省医学会男科学分会在两任主任委员张祥生的带领下,实现了河南省男科的大跨步发展,取得了丰硕的成果,业已达到了国内一流水平。未来我们的使命是响应和深刻理解国家"健康中国"战略方针,加强科普宣教,不断提高男性同胞健康素养和全社会对于男科的重视程度。通过男科疾病全生命周期健康管理,以预防为主,不断提高男性健康水平。同时加强男科疾病的基础研究投入,产学研相结合,加速科研成果的转化应用。最后要加强男科专业队伍人才培养和学科建设速度,不断壮大河南省男科专业队伍,促进河南省男科学事业的健康发展。

2016年以来,河南省医学会男科学分会第四届和第五届委员会在主任委员张祥生的带领下,充分发挥了学会学术共同体的作用,积极引领了河南省男科学发展方向。特别是近3年来,在基础研究、学科建设、人才队伍、学术成果、国际合作、科普教育等多个领域,取得了丰硕的成果,极大地促进了河南省男科的繁荣与发展,总结如下。

一、性功能障碍

性功能障碍是男科疾病最具特色和重要内容之一,此类疾病虽然不致命,但是严重影响男性患者及其配偶的生活质量和家庭和谐。它涵盖了勃起功能障碍、早泄、射精延迟、不射精症等疾病。近年来,河南省人民医院男科团队在河南省医学会男科学分会主委张祥生的带领下,在本领域中有明显的学科优势,并产生了较多标志性技术成果,总结如下:在中国男科奠基人郭应禄院士和河南省人民医院院领导的大力支持下,率先建立了全国首个男科院士工作站——河南省男科基础与临床研究院士工作站,并把微能量医学在男科疾病的基础临床研究作为重要研究战略。低能量冲击波治疗勃起功能障碍(ED)作为标志性技术,近年来硕果累累。该团队在国内率先进行了低能量冲击波治疗勃起功能障碍的临床研究,证实了低能量冲击波治疗国人ED的有效性和安全性。此后又开展了低能量冲击波治疗难治性ED及其作用机制研究。目前在此研究领域,省内技术已经达到国内领先水平。自2019年中国性学会能量医学与男科装备分会成立以来,张祥生作为首届主委,不仅推动了河南省低能量冲击波治疗ED基础临床研究的快速发展,通过每年组织中国性学会能量医学与男科装备分会学术会议等学术平台,有力推进了该领域全国的发展。2021年以来,中国性学会能量医学与男科装备分会正在组织全国专家编写《低能量冲击波治疗ED的中国专家共识》,这将为该技术向全国基层推广提供了助力。

河南省人民医院张祥生大力开展国际、国内合作交流,硕果累累。和美国德州大学休斯顿医学院王润团队长期合作,并聘请他为河南省人民医院特聘教授。组织团队骨干先后参加了中国男科教育培训学院,赴美短期学习交流;朱晓博赴意大利萨萨里大学研修;张祥生参加加州尔湾男性假体手术学习班;团队骨干多次参加国际性医学年会、美国泌尿外科协会(AUA)年会、北美性医学年会并受邀发言。同北医三院姜辉团队合作的"无精子症诊治新体系建立、技术创新及示范推广应用"荣获2020年度中华医学科技奖三等奖。和西安电子科技大学董明皓团队深度合作,是国内最早采用功能性磁共振技术进行心因性ED发病机制研究的团队。该团队发现了心因性ED存在大脑结构改变的证据,此后又进行了心因性ED大脑静息态fMRI等系列研究,研究成果发表在 *Human Brain Mapping*、*Frontiers in humanneuroscience* 等期刊,在该研究领域达到国内一流水平。"大脑皮层功能活动在性功能障碍变化规律的临床研究"获得河南省医学科技攻关计划项目资助,该成果获得了河南省医学科学技术进步奖二等奖。在基础科研方面,依托于河南省男科医学重点实验室,他们还进行了干细胞治疗神经损伤性ED的作用机制研究,并获得了2016年和2018年河南省自然科学基金的资助,相关研究成果已发表在 *andrologia* 等期刊。此外,河南省人民医院男科团队还在省内率先开展了阴茎海绵体宝石CT及三维重建诊断静脉性ED、阴茎海绵体动脉造影术诊断动脉性ED、剪切波超声弹性成像技术诊断ED、高选择性阴部内静脉栓塞技术治疗静脉性ED、功能性磁刺激治疗ED、阴茎假体植入术等一系列ED诊疗技术。经过近几年的临床实践和总结,创造性地提出了"男性勃起功能障碍的整体化诊疗"应用于重度ED的治疗,获得了满意的疗效,该项成果也于 2020 年获得了河南医学科技奖一等奖。

十年树木,百年树人。在人才培养方面,依托于河南省人民医院男科成立的"河南省男科学教育培训中心"得到了郭应禄院士高度赞扬并亲自题词鼓励。自成立 6 年来,培训中心组织专家编写了培训大纲、《男科学讲义》教材及丰富的课程,至今已累计举办 9 期男科培训班,为河南省乃至全国基层医院培养合格的男科医师 200 余人,并协助有条件的学员开立了男科门诊或男科专业组。星星之火,可以燎原,这些基层男科医师为规范男科疾病诊疗,促进全省男科的全面健康发展提供了最有效的助力。

二、生殖男科

在生殖男科领域中,我省近 3 年取得了显著的发展。河南省人民医院率先在省内开展了显微取精联合单精子显微注射技术生育了第一例"试管婴儿",填补了省内空白。省内多家生殖中心相继开展此类业务,为非梗阻性无精子症生育血亲后代提供了有效的治疗方法。

针对无精子症的病因学诊断也取得了显著发展,相继发现了 *DNAH*1、*TSGA*10、*SUN*5、*DNAAF*3、*SYCE*1、*TDRD*9、*ANOS*1、*CFTR* 等基因突变在生育方面的影响,提高了诊断准确率,扩展了疾病遗传谱,为优生优育提供了依据。目前省内以河南省人民医院、郑州大学第一附属医院、郑州大学第三附属医院为主,省内 20 余家医院相继开展了基因检测在临床诊断中的应用,以河南省人民医院生殖男科为发起单位,23 家医院参与了"特发性非梗阻无精子症和少弱畸形精子症遗传因素多中心研究",挖掘遗传因素在男性不育中的影响。

在学科交叉方面,河南省人民医院、河南中医药大学第一附属医院等子课题单位引入国家级课题"电生理适宜技术真实世界研究",发挥电生理适宜技术在男性不育诊疗方面中的作用,针对临床中的射精障碍、精子 DNA 碎片率高、慢性睾丸疼痛患者进行治疗,具有良好的疗效。另外,以河南省人民医院为课题负责单位,有关纳米材料在男性不育中的应用也获得了省课题经费支持。

在学术成果方面,有关生殖男科的文章近 3 年来累积发表将近 20 篇,影响因子累积 40 余分,其中支持男性不育方面的课题多达 9 项,涵盖基因诊断、显微取精、电生理适宜技术、畸形精子等方面,助力生殖男科发展。在人才队伍和学科建设方面不断引进博士人才,提高技术人员职称和学位水平,并外派到北京、上海、广州等知名机构进修学习,积极申报河南省重点学科。在国际合作方面,与美国康奈尔大学纽约长老会医院、维克森林大学再生医学研究所等机构持续进行学术交流,积极参与欧洲人类生殖和胚胎学协会和美国生殖医学学会等举办的国际极巨影响力的学术年会,与国际同行展开交流,并发出自己的声音。在男科检验方面,生殖男科实验室积极参与省外室间质控,规范提高检测水平,为满足不同患者的就诊需要,开展透明质酸结合实验和应用高通量测序技术进行 Y 染色体 AZF 区微缺失检测,拓展检测项目,提高精准检测能力。在技术推广方面积极开展基因测序技术在生殖领域的应用、显微取精手术结合卵泡浆内单精子注射治疗精曲小管发育不全、电生理治疗不射精、精子–透明质酸结合试验在辅助生殖中的应用、精囊镜技术治疗顽固性血精、稀少精子冻存、显微镜下输精管吻合术等一批新技术、新业务,并取得了良好的效果。

三、精囊疾病

精道疾病如血精症、精道结石、射精管梗阻、射精后血尿等疾病发病率不断增高,日益受到群众及男科专业人士重视,精囊镜技术作为诊断和治疗精道精囊疾病的前沿技术,技术要求较高,寻找双侧射精管自然开口更是操作的难点,精囊镜下治疗射精管梗阻性无精子症目前仍然处于技术摸索阶段。

河南省人民医院在省内率先引进精囊镜技术诊治精囊疾病,于2013年获得河南省医学新技术引进奖二等奖。在前期工作的基础上,省内各泌尿及男科中心,特别是以河南省人民医院、郑州市人民医院、焦作市人民医院、南阳市第二人民医院等为代表的省市各级医院,在精囊镜治疗顽固性血精、射精管梗阻性无精子症、精囊镜联合等离子电切镜双镜联合治疗血精合并射精后血尿等方面开展了大量基础和临床研究。南阳市第二人民医院还于2020年引进开展了经皮会阴穿刺精囊腺脓肿引流术等创新技术治疗精囊腺脓肿,取得了良好疗效。使得河南省男科在血精及精囊疾病的诊疗方面居于国内前列。未来学会计划依托河南省男科联盟单位,在本区域科普血精、精囊炎诊疗知识。利用1～2年时间开展线下培训精囊镜技术,手术操作规程及技巧,推进县级医院逐步学习和开展精囊镜技术,使精囊镜适宜技术在基层医院进一步推广。

四、前列腺疾病

良性前列腺增生为老年男性常见病。河南省作为人口大省,前列腺增生及相关疾病患者数量巨大,省内医院在近几年开展了微创手术治疗前列腺增生并在基层进行了推广。新乡医学院第一附属医院在2014年即引进美国双子星钬激光治疗系统、瑞尔通绿激光系统并开展了经尿道钬激光前列腺剜除手术及绿激光前列腺汽化手术,近两年开展了经尿道绿激光前列腺剜除术并对手术步骤进行了多次优化,并召开了两次国家级尿控盆底会议和多次省内前列腺增生沙龙会议对医护工作者进行了培训。省内多家医院也开展了相关手术:联勤保障990医院开展了经尿道1.94 μm钬激光前列腺剜除术、南阳市第二人民医院开展了经尿道等离子前列腺剜除术。通过会议、传帮带等多种途径的教学,使省内多家县市级医院可开展相关经尿道前列腺增生手术,对泌尿外科整体发展水平的提高发挥了关键性引导性作用。

慢性前列腺炎发病机制、病理生理相关研究不明,目前这方面的诊治较为复杂。新乡医学院第一附属医院开展了基于UPOINT理论及细胞因子的慢性前列腺炎精准分型研究,对临床前列腺炎的诊治提供了参考。河南省人民医院开展了盆底磁刺激联合骶神经根磁刺激治疗慢性前列腺炎的研究,并作为牵头单位,联合郑州市第一人民医院等多家机构进行了脉冲式冲击波治疗前列腺炎的研究。

前列腺癌在我国的发病率也呈现出持续快速增长趋势。随着腹腔镜技术的熟练和达芬奇机器人辅助技术的不断普及,泌尿外科医生对根治性前列腺切除手术提出了更高要求——肿瘤切除干净、保护患者控尿及性功能、更少的并发症、更低的切缘阳性率等。根据以上疗效“五连胜”目标,郑州人民医院开展的“保留性神经的前列腺癌根治性切除术”、郑州大学第一附属医院开展的

"腹腔镜下前列腺癌筋膜内根治性手术",均已成为经典术式在全省乃至全国范围内交流推广。随着新型内分泌治疗快速发展,如何紧密结合研究进展制订新型内分泌治疗策略也成为业内研究热点。郑州大学第一附属医院的"前列腺癌内分泌治疗的全程管理"在河南省中西医泌尿外科第9届年会被提出。根治性外放射及近距离放射治疗(放射粒子植入)、辅助化疗、免疫治疗、NGS基因检测技术也在我省多中心相继开展。在日新月异的前列腺癌疾病诊治领域,新技术不断应用,新型内分泌药物相继问世,更科学合理的方案及丰富的治疗手段也使前列腺癌治疗迈入精准化、个体化新时代。而我省泌尿同仁紧跟前沿,始终走在创新与实践的前列。

五、阴茎癌

阴茎癌是一种少见的泌尿系统恶性肿瘤。郑州大学第一附属医院孟庆军在手术治疗阴茎癌技术特色方面总结出一套行之有效的方法。

(1)阴茎套扎血流阻断法,该方法简单易行,适用于有严重肺、心血管疾病不能耐受等患者。

(2)单纯局部肿瘤切除,适用于仅限于包皮上没有浸润的肿瘤,直径在1 cm以下。

(3)阴茎癌阴茎部分切除+尿道外口成型。

(4)阴茎癌根治性切除+会阴部尿流改道。

(5)阴茎癌经腹腔镜腹股沟淋巴结清扫,采用腹腔镜下逆行腹股沟淋巴结清扫,可以很大程度避免淋巴漏、切口感染、局部皮肤坏死等并发症,缺点是技术难度大。

六、科普宣传

在河南省医学会男科学分会的统筹协调下,在每年全国"男性健康日"期间,组织全省男科工作者参与男性健康科普活动,近3年参与医疗机构100余家,专家近400人次,义诊患者上万余人次,发放各种健康保健用品2 000套、科普书籍4 000余册。分会组织技术成熟的医疗机构申报适宜技术推广项目,到全省各市、县、地级医院进行技术推广,包括河南省人民医院张祥生申报的"精囊镜治疗顽固性血精"、郑州市第一人民医院景治安申报的"激光治疗前列腺疾病",信阳中心医院陆伟申报的"尿流率和B超测定残余尿评估膀胱功能",南阳市第二人民医院郭新武申报的"显微镜下精索静脉结扎术"以及郑州人民医院单中杰申报的"保留性神经的前列腺癌根治性切除术"。学会将科普联动与适宜技术有机结合,使基层医师学到了技能、百姓提高了健康意识,3年来足迹遍布内黄、范县、永城、鹤壁、洛宁、南阳、西峡等全省多个市县区级医院,进行技术帮扶和科普讲座。参与河南省医学会男科学分会和中国性学会组织的"幸福快车"名医名家走基层公益活动,足迹遍布全国十余个省份地区。在张主委带领下历时3年、修订十余遍,于2021年底在郑州大学出版社出版发行了河南省大型医疗科普丛书"叩问健康解密疾病"男科篇《性福百问》,获得了患者的广泛好评。

在学会的推动下,全省各地男科工作者都在不遗余力开展健康科普活动,特别是利用新媒体,使得科普形式更加灵活多样。百度健康成立男科中心,携手中国性学会打造权威男科慢病管理服务平台,张祥生作为百度健康首席科普专家,组织全省男科专家积极参与,和全国男科同仁一起定期直播,获得了患者的广泛好评。郑州市第一人民医院景治安运用自媒体平台科普讲座 1 400 多场,平台粉丝 130 多万;郑州市第二人民医院穆强,河南省人民医院郭海彬、陈鑫,郑州大学第一附属医院孟庆军,平顶山第二人民医院张二峰等利用健康日、父亲节进行多场讲座义诊,给当地百姓带来实实在在的福祉。河南省男科科普蓬勃发展,成绩突出,张祥生、景治安和陈鑫分别获得第二、第四届及第五届"中国男科十大健康科普专家"荣誉称号。在河南省百名健康科普专家评选榜单上,张主委榜上有名,并获得河南省第三批首席科普专家,同时获得全国评选的"国之名医"荣誉称号。

近 3 年来,河南省医学会男科学分会在主任委员张祥生的带领下,促进了河南省男科的大跨步发展,取得了丰硕的成果,使得河南省男科达到了国内一流水平。但是也应该看到学科发展的不足:目前全省从事专业男科的医师队伍依然不足,人民群众对于男科重视程度不够,男科基础科研实力欠缺。未来我们的使命是响应和深刻理解国家"健康中国"战略方针,加强科普宣教,使得广大男性同胞了解性功能障碍、男性不育等男科疾病和严重危害群众健康的心脑血管疾病、肿瘤等有着密切关系,不断提高男性同胞健康素养和全社会对于男科的重视程度,通过男科疾病全生命周期健康管理,以预防为主,不断提高男性健康水平。同时加强男科疾病的基础研究投入,产学研相结合,加速科研成果的转化应用,更好地服务于男性同胞。最后加强男科专业队伍人才培养和学科建设速度,不断壮大河南省男科专业队伍,促进河南省男科学事业的健康发展。

(河南省医学会男科学分会第五届委员会　张祥生)

河南省脑卒中学科发展研究报告

摘要

学科现状:体现在以下三个方面。

技术推广广惠基层,医疗服务能力大幅提升。河南省卫健委自2014年开展全省卒中中心/脑卒中防治网络建设,极大促进我省各级医疗机构,尤其是基层医疗机构的脑卒中诊疗服务能力。截至目前全省二三级医疗机构能够开展静脉溶栓的307家、静脉取栓171家、颈动脉支架植入158家、颈动脉内膜剥脱术122家、血肿清除术255家、动脉瘤夹闭术148家、动脉瘤介入栓塞术173家。目前已建成覆盖全省63家三级医疗机构,184家二级医疗机构和1 000多家基层医疗卫生机构的卒中防治网络,向"大病不出县"的医改目标大步迈进。

学科建设稳步提升,国际交流欣欣向荣。我省有神经内科国家临床重点专科2个,获批国家神经系统疾病河南省区域医疗中心及国家发改委心脑血管病疑难病提升工程建设单位,拥有国家卫生健康委脑血管病防治重点实验室(委省共建),国家神经系统疾病临床研究中心河南分中心(国内首个),河南省脑血管病重点实验室(河南省科技厅)等一批国家级及省级脑血管病科研平台。在各类脑血管病国家级学会担任主委的2人、副主委3人,承担各类国家级脑血管病课题项目80余项。近3年先后与10余个国家和地区的10余所医疗机构和科研院所开展交流合作,开阔了国际视野。

科普教育惠及民众,卒中防治成效显著。全省每年通过"世界卒中日"(每年10月29日)等多途径、形式多样的方式深入基层开展脑血管病的科普宣教工作,受益群众近千万。同时以"红手环志愿者服务团"为代表的公益组织也发挥巨大影响力,通过宣教、义诊、培训等多种方式募集资源开展科普宣教,许予明主委在2022年当选为"红手环志愿者服务团"全国秘书,为河南省的脑血管病科普宣教工作提供强大的支持和更为广阔的资源。

学科发展趋势:学科发展方向主要集中在脑卒中高危人群筛查与防治综合体系建立、卒中急救关键技术研发及救治体系建立、脑卒中病因与发病机制的基础与临床研究、卒中后神经修复的基础与临床研究。目前存在的短板,如缺乏脑血管病专科医院,疑难危重症救治能力不足;脑血管病亚专科设置不细化;高层次人才匮乏;多学科协作、整合不足;科研平台创新能力仍有欠缺;教学培训尚存短板;管理水平有待提升。

学科目标及规划:推动我省脑血管病学科进入行业排名前十,成为知识发现和科技创新的重要力量、各类高素质优秀人才培养的重要基地。有以下几点建议:①医疗上,引进国内优质资源,以 MDT 服务模式推进脑血管病诊疗中心建设,加快新技术、新业务引进落地,提升脑血管病疑难危重症诊疗水平。②科研上,整合省内外优质科研资源,大力引进高端人才,积极申报国家级科研平台,申报国家级重大课题及成果。③教学上,建立先进的脑血管病教学平台,打造精品教材、课程及师资队伍,争取国家级教学成果,建设国内一流高水平的脑血管病住培及专培基地。④预防与管理方面,推进区域脑血管病病防治网络体系建设,重点推进基层卒中救治单元建设,运用互联网等信息技术构建覆盖诊前、诊中、诊后的线上线下一体化医疗服务模式并向基层扩展,加强临床质控,促进全省专科诊治水平同质化。

一、我省脑卒中诊疗现状

(一)背景

脑血管病,又称脑卒中(如脑梗死、脑出血、蛛网膜下腔出血等)是一类严重威胁人类生命健康的慢性疾病,具有高发病率、高致残率、高死亡率、高复发率等特点,是我国国民死亡的首位原因,是因病致贫、因病返贫的重要病种。河南省人口过亿,是脑血管病的重灾区,流行病学数据显示,我省目前约有脑卒中患者 147 万,发病率约为 326/10 万人,死亡率约 154/10 万人,幸存者中 70%遗留不同程度的残疾,年经济损失超过 100 亿元。近年来,随着卒中防治知识的普及,整体医疗保障水平的提高,我省脑卒中诊疗在医疗服务能力、学科建设、国际交流与合作等方面均进步显著。

(二)医疗服务能力与技术推广

脑卒中病因复杂且诊疗涉及多学科,且随着近年来神经介入及外科治疗技术的发展,对医疗机构脑卒中临床医疗服务能力提出了更高的要求,卒中中心及网络体系建设也应运而生。建设涵盖脑卒中高危人群筛查、一级预防、院前分诊、院内规范化诊治、院外干预随访等各环节。河南省卫生健康委早在 2014 年 9 月就下发了《关于建立全省脑卒中防治网络的通知》,决定在全省建立脑卒中防治网络,设立"河南省脑卒中防治中心"及"河南省脑卒中质量控制中心"(依托郑州大学第一附属医院)开展卒中中心建设工作,极大促进我省各级医疗机构,尤其是基层医疗机构的脑卒中诊疗服务能力。2018 年河南省卫健委颁布了《河南省二、三级医院卒中中心评价细则》,将卒中中心建设达标纳入二级医院升三级医院的考评必备指标,实行一票否决。近 3 年,河南省卫健委通过多种形式开展适宜技术推广,使得一大批卒中救治适宜技术及管理方法得到快速普及和提升,极大提高了县域医疗机构的卒中诊治能力,截至目前全省相当数量的二、三级医疗机构能够开展静脉溶栓(307 家)、静脉取栓(171 家)、颈动脉支架植入(158 家)、颈动脉内膜剥脱术(122 家)、血肿清除术(255 家)、动脉瘤夹闭术(148 家)、动脉瘤介入栓塞术(173 家)。全省 104 家县级医院中有 30 家以上能够独立开展上述所有适宜技术。静脉溶栓数量从 2015 年的 2 000 余例跃升至 2021 年的 4 万例。目前已建成覆盖全省 63 家三级医疗机构,184 家二级医疗机构和 1 000 多家基层医疗卫生机构的卒中防治网络,向"大病不出县"的医改目标大步迈进。同时在建设过程中重视医疗服务质量控制监测及持续改进。重视重点环节、重点技术、单病种管理、核心指标管理,以指标数据分析指导管理,以流程管理保障诊疗规范性。国家统计数据显示:我省卒中中心11项关键绩效考核指标高于国家平均水平;2022年上半年国家卫生健康委发布的全国卒中中心(县级)建设综合排名100强中,我省每月排名上榜单者稳定在40家,居全国第一;高级卒中中心综合排名前100强中,我省有12家医院上榜,数量和质量均位居全国第一。由于突出的成绩,2021年许予明荣获国家卫生健康委脑卒中防治工程委员会"杰出贡献奖"及"十周年杰出贡献奖"。2022荣获河南省卫生健康委颁发的2021年"医政医管工作十大卓越贡献人物",体现了国家及省级层面对我省卒中工作成绩的认可。

(三)学科建设

我省脑血管病学科近3年获得长足发展,目前拥有神经内科国家临床重点专科两个,获批国家神经系统疾病河南省区域医疗中心及国家发改委心脑血管病疑难病提升工程,拥有国家卫生健康委脑血管病防治重点实验室(委省共建),国家神经系统疾病临床研究中心河南分中心(国内首个),河南省脑血管病重点实验室(河南省科技厅),河南省脑血管预防与控制工程中心(河南省发改委)等一批国家级及省级脑血管病科研平台。在脑血管病的综合防治及体系建设方面我省目前步入国内先进行列,截至目前,我省已拥有国家脑防委脑卒中筛查与防治基地医院23家,国家高级卒中中心47家,示范高级卒中中心5家,示范(综合)防治卒中中心74家,综合防治中心69家,全国排名首位。在2021年度脑卒中高危人群筛查和干预项目国家综合质控结果排名中,我省23家基地医院中7家项目医院综合排名位居前100位,4家项目医院综合排名位居全国前20位,省级综合排名位居全国前列。在各类脑血管病国家级学会担任主委的2人、副主委3人,承担各类国家级脑血管病课题项目80余项。

(四)国际交流与合作

尽管受到疫情影响,3年来我省在脑卒中诊疗领域也开展了卓有成效的国际交流与合作,先后与10余个国家和地区的10余所医疗机构和科研院所开展交流合作,通过5451项目、海外研修项目、公派留学等多种途径赴美国哈佛大学、耶鲁大学、挪威奥斯陆大学、香港中文大学等世界高水平大学及科研机构访学交流100余人次,积极搭建国际科学研究合作平台,建立了河南省脑血管病国际联合实验室等多个国际合作平台,积极引入国外优质资源开展合作。郑州大学第一附属医院神经团队与美国霍普金斯大学潘宝晗合作,引进皮肤微活检技术,开展皮肤血管神经微活检技术,先后用于临床诊断脑小血管病、小纤维神经病、帕金森病、神经元核内包涵体病等疾病,使我省在该领跨入国内先进行列。此外,在国际人才交流方面也获得突破,2018年河南省人民医院全职引进国际知名神经外科专家 Juha Hernesniemi 教授,成立了尤哈国际神经外科中心,组织了少林国际神经外科大会等国际学术会议,显著提升我省学术影响力。

(五)科普教育

我省脑血管病领域科普宣教受到从政府到各级卫生机构广泛重视,结合脑血管病的专业特点,全省的脑血管病从业者借助多种时机,通过形式多样的方式充分利用国内"中风120"

"BEFAST"等脑血管病识别工具深入基层开展脑血管病的科普宣教工作。每年的 10 月 29 日"世界卒中日",全省会掀起卒中科普宣教的高潮,各级医疗机构自发组织大型义诊及科普宣教活动,已经形成了较强的影响力,受益群众近千万。同时各种社会公益组织,尤其是国内的"红手环志愿者服务团",也发挥巨大影响力,通过宣教、义诊、培训等多种方式募集资源开展科普宣教,由于前期的优异工作,许予明主委在 2022 年当选为"红手环志愿者服务团"全国秘书,为河南省的脑血管病科普宣教工作提供强大的支持和更为广阔的资源。

二、学科发展趋势

(一)学科发展方向

1. 脑血管高危人群筛查与防治综合体系建立

自原国家卫生部在 2009 年启动了国家脑卒中防治工程,在全社会的努力下,脑血管病筛查与防治理念已经成为各级政府、医疗机构及全社会的共识。在河南省卫健委的领导下,目前我省已建立 23 家国家项目基地医院,覆盖全省 18 个地市,成为全国基地医院最多的省份。每家基地医院均开展社区人群、院内人群筛查和随访干预工作。2021 年全省 23 家项目基地医院在做好疫情防控工作的前提下,圆满完成 2020 年度及 2021 年度共 20 万人群脑卒中筛查和干预工作,目前河南省累计近 120 万人的筛查数据。下一步如何将海量数据开展分析,发现河南区域脑血管病发生发展规律,如何根据区域特点构建区域高危人群管理模式和体系、基于县域医共体改革模式的脑卒中高危人群综合防控管理研究都是面临的新课题,需要积极探索研究。

2. 脑血管急救关键技术研发及救治体系建立

脑血管的再通治疗是目前缺血性脑血管病最重要的治疗手段,更强作用效果、更安全的新型静脉溶栓药物(如替奈普酶),新型取栓、动脉瘤栓塞装置的研究方兴未艾,此外针对传统时间窗外的基于影像学评估的溶取栓研究也处于证据积累阶段,是目前研究的热点及难点。而基于信息技术的卒中急救体系建设也有待进一步完善和创新,以期获取更高效率、更短时间延误及更为准确的质控信息的获取。此外入院后目前国内外指南缺乏关于预测缺血性脑卒中早期神经功能恶化的有效方法及工具,亟须探索能够有效降低早期神经功能恶化的临床早期干预关键技术及策略。

3. 脑血管病病因与发病机制的基础与临床研究

基于大数据、多组学,基于大样本脑血管病资源寻找脑血管病病因及发病机制线索,建立预测更为准确的适用于中国人群的卒中预后预测模型、二级预防分层干预模型等,指导卒中后的二级预防及健康管理,降低卒中复发率。利用新方法和技术(如单细胞测序空间转录组、多组学)研究致病机制,如动脉粥样硬化发生的分子机制研究,寻找新的干预靶点及干预手段。

4. 卒中后神经修复的基础与临床研究

卒中的恢复机制主要依赖内源性和外源性神经修复。神经系统在急性脑卒中损伤后内源性自身修复的能力十分有限,通过神经干细胞具有自我更新能力和向神经细胞分化的潜能,采用神经干细胞移植保护、恢复或重建受损的中枢神经系统的结构和功能,已成为近年来针对脑卒中极富应用潜力的治疗方案之一,其疗效、机制和安全性等已被大量实验所证实。采用特定的转录因子或相关产物将体细胞直接定向重编程为组织类型特异的干细胞或成熟细胞,在个体化治疗神经系统难治性疾病方面具有较大应用潜力。利用脑卒中患者自体诱导型神经干细胞(iNSCs)进行个体化细胞治疗,提供诱导与移植方法、疗效评估、治疗机制、生物相容性及安全性评价等方面的理论及实验依据,从而促进其临床应用并最终可能实现对脑卒中进行有效控制和治疗。

（二）存在问题

1. 脑血管病疑难危重症救治能力仍有待提升

全省有超过 30% 的二级以上医疗机构未单独设置神经内科,设置神经外科比例不足 30% ,设置有神经介入、神经康复、神经重症亚专业的不足,不能满足人民群众脑血管病疑难重症就医需求;独立颅底外科,复杂脑动脉瘤高流量搭桥,复杂脑、脊髓血管畸形介入／外科复合手术等复杂疑难脑血管病治疗技术有待提升。

2. 现有综合医院脑血管病亚专科设置不细化,学科资源分散

表现为规模体量大但诊疗欠规范、特色优势专科不突出、高难度高风险关键诊疗技术开展不足,人才分散且定位不明确,专科专病诊治能力有待提升,多学科协作、整合不足。

3. 高层次医疗人才匮乏

缺少有学术影响力的高端医疗人才,如中华医学会和中国医师协会副主委及以上人才,缺少杰青、优青等高端研究人才。尚无本土培养的医学院士。

4. 科研平台水平不高,创新能力不强

研究成果层次总体偏低,缺少标志性医学成果及高水平论著;高层次国家级重点实验室、国家级奖项有待突破;医学研究成果转化机制不健全,转化途径不多,新技术、新项目的引进、消化速度较慢和质量不高等。

5. 教学培训尚存短板

缺乏国家级精品课程、教学成果,教学硬件设施、师资力量、培训数量及质量、培训教材及教学成果等方面与国内一流单位差距明显。

6. 管理水平有待提升

医院管理及信息化水平有待提升。

三、学科目标规划

（一）总体目标

加强脑血管病学科建设,推动我省脑血管病学科能够进入国内一流行列,进入国内学科排名前十,使我省脑血管病学科人才培养、科学研究、社会服务、国内外交流合作水平得到大幅提升,成为知识发现和科技创新的重要力量、各类高素质优秀人才培养的重要基地。

(二)建议

1. 医疗方面

强化亚专科建设,以MDT服务模式推进脑血管病诊疗中心建设。大力引进国内外优质资源专家团队,加快新技术、新业务引进落地,提升脑血管病疑难危重症诊疗水平。

2. 科研方面

整合省内优质科研资源,积极申报国家级、省部级脑血管病科研平台;大力引进国家"千人计划"、中科院"百人计划"专家、教育部"长江学者奖励计划"特聘专家、国家杰出青年科学基金、国家优秀青年科学基金等高端科研人才,并提供全方位支持;借助国内优势资源联合申报国家级重大课题及高质量文章。

3. 教学方面

投入资源建立先进的脑血管病教学平台,如显微外科解剖及内镜训练室单元、脑血管介入模拟单元、手术模拟训练单元等教学设备;根据不同培训层次及级别编写专科培训教材及相关材料,打造脑血管病医疗及护理精品课程及师资队伍建设;建设国内一流高水平的神经疾病相关住院医师和专科医师培训基地、神经疾病相关学科继续教育示范中心,争取国家级教学成果。

4. 预防与管理方面

推进区域脑血管病防治网络体系建设,建立政府主导、多部门合作、防治结合、全社会参与的工作机制,探索适合中心区域内的脑血管高危人群早期发现和干预模式,推进基层卒中救治单元建设,促进脑血管病筛查和干预工作的可持续发展及管理,降低疾病负担。运用互联网等信息技术拓展医疗服务空间和内容,构建覆盖诊前、诊中、诊后的线上线下一体化医疗服务模式。推进远程医疗服务覆盖全国所有医疗联合体和县级医院,并逐步向社区卫生服务机构、乡镇卫生院和村卫生室延伸,提升基层医疗服务能力和效率。建立神经系统诊疗与质量控制中心,制定标准,加强专科专病医联体建设,加强基层质控,提升全省专科诊治同质化水平。

我省脑血管病专科在一代代从业者的努力奋斗之下,已经结下累累硕果,但面对河南省严峻的脑血管病流行状况及沉重的疾病负担,工作依然任重道远。在临床、科研、教学、预防与管理等各方面仍存在诸多的需要进一步探索和进步的空间,相信在各级卫生行政部门的领导下,各级学会领导的关心和支持下,全省各级医疗机构脑血管病从业人员的共同努力下,我省脑血管病事业必将再上新台阶,真正降低我省脑血管病的疾病负担,造福中原百姓。

(河南省医学会脑卒中分会第二届委员会　许予明)

河南省内分泌暨糖尿病学学科发展研究报告

摘要

"宝剑锋从磨砺出,梅花香自苦寒来",在防治内分泌代谢性疾病的道路上,河南省医学会内分泌暨糖尿病专科分会不忘初心、砥砺前行,在基础与临床科研、学科建设、人才培养、学术交流、技术推广、成果转化、科普宣传等诸多方面努力不懈,取得了优异的成绩。

基础研究:内分泌暨糖尿病学科分别对糖尿病及其并发症、代谢病疾病、性腺相关疾病及甲状腺等相关疾病进行探索,在分子机制、早期筛查、精准诊疗等方面进行了系统研究,取得多项突破性进展,相关论著分别发表在 *Hepatology*、*Diabetes Care*、*EBiomedicine*、*Microbiome*、*The Journal of Clinical Endocrinology and Metabolism*、*Cell death and differentiation*、*mBio*、*Endocrinology* 等杂志。

临床诊疗:内分泌暨糖尿病学科建立了临床诊疗中心、临床试验中心、内分泌研究室及内分泌临床实验室,分别获批成立"国家代谢性疾病临床医学研究中心省级分中心""河南省糖尿病防控中心""河南省内分泌及代谢性疾病诊疗中心""河南省代谢性骨病诊疗中心""河南省医学重点实验室"及"国家药物临床试验机构——河南省内分泌专业药理基地";建立"河南省糖尿病三级防控体系";建立"2型糖尿病及单基因糖尿病基因库""甲状腺疾病基因库""下丘脑及垂体罕见病基因库及生物样本库";开展岩下窦采血、垂体活检、肾上腺静脉插管取血技术(AVS)、超声引导下甲状腺细针穿刺活检技术、甲状腺结节及肿物消融技术及甲状旁腺功能亢进热消融治疗等多项诊治新技术;同时积极开展多学科会诊团队,在内分泌疑难、危重、复杂疾病的临床诊疗领域处于国内领先水平。

学科建设与人才培养:河南省内分泌暨糖尿病专科共计完成科研项目50余项,发表论文500余篇,先后获得河南省医学科学技术进步奖、河南省科技进步成果奖等科研成果奖等共10余项;秦贵军主编《郑州大学内分泌疑难病研讨会十年集萃》、主译《性与糖尿病》,参编《内科学》《系统内分泌学》等10余部著作;主持制定我国首部《Turner综合征诊治共识》及《克莱恩费尔特综合征诊断治疗的专家共识》等内分泌及糖尿病领域行业标准及疾病诊断共识10余项;受邀担任《中华糖尿病杂志》副总编辑,《中华内分泌代谢杂志》《中国实用内科杂志》等10余本杂志编委;袁慧娟参编《系统内分泌学》《中国糖尿病地图2021版》,并参与制定《免疫检查点抑制剂引起的内分泌系统免疫相关不良反应专家共识(2020)》《中国老年糖尿病诊疗指南(2021年版)》《中国胰岛素注射相关皮下脂肪增生防治专家共识》等指南与共识。我省内分泌暨糖尿病专科分会现有 12 人担任国家级学会常委及委员,11 人担任学组委员或青年委员,人员结构整体呈现老、中、青前后传承,高、中、低上下衔接的良好发展态势,富于创新精神和学术活力。

学术交流与技术推广:创办"河南省内分泌暨糖尿病学术年会""郑州大学内分泌疑难病例研讨会""中原肥胖与糖尿病论坛""郑州大学垂体疾病多学科论坛""甲状腺疾病多学科论坛""性腺及糖尿病多学科论坛""河南省骨质疏松与骨矿盐会议"及"郑州大学第一附属医院代谢性骨病——糖尿病多学科论坛";作为全国胰岛素泵培训中心,举办每年一度的胰岛素泵应用培训,同时开展系列"糖尿病防治适宜临床技术推广巡讲"活动及科普义诊活动。

学科发展方向与目标:河南省医学会内分泌暨糖尿病专科分会将不断努力,提升临床与科研能力:依托内分泌各亚专业方向建立内分泌专职团队,建立内分泌糖尿病精准医学平台;争取培养中原科技领军人才、中青年学科带头人 1～2 名;申报国家级科技成果奖 1～2 项;争取更多国家级学会任职。

相信学会将不断探寻新领域,拓展新空间,创建领先机制,凝练精湛技术,开拓进取,拼搏奋进,谱写更加绚烂多彩的崭新诗篇!

"宝剑锋从磨砺出,梅花香自苦寒来",在防治内分泌及代谢性疾病的道路上,河南省医学会内分泌暨糖尿病专科分会不忘初心、砥砺前行,踏踏实实做人,认认真真做事,在基础与临床科研、学科建设、人才培养、学术交流、技术推广、成果转化、科普宣传等诸多方面努力不懈,取得了可喜的成绩。

一、基础研究

河南省医学会内分泌暨糖尿病专科分会在糖尿病及其并发症、脂代谢、垂体、甲状腺、肾上腺、性腺、骨代谢等亚专业领域进行了深入的基础研究,取得了突出贡献。

(一)糖尿病及其慢性并发症

我国半数以上糖尿病患者合并慢性并发症,糖尿病慢性并发症是患者致死、致残的主要原因,是业内亟待解决的重大科学和技术难题。我省成人糖尿病患病率为 13.5%,远高于全国平均水平,据推算,全省糖尿病患者 1 300 万左右。河南省疾控中心调查显示,我省糖尿病患者的知晓率、治疗率、控制率分别仅有 35.3%、26.7%、10.0%。基于此,河南省医学会内分泌暨糖尿病专科分会在糖尿病并发症分子机制、早期筛查、精准诊疗等方面进行了系统研究,取得多项突破性进展。秦贵军团队首次证实 Fox01、STAT1 及 miR-27a-3p、miR-21-5p 异常表达与糖尿病肾病(DKD)肾小球硬化、足细胞焦亡、肾小管间质纤维化进程密切相关,验证尿液外泌体 miR-4534 可用于 DKD 早期诊断,并于欧洲糖尿病年会主会场进行发言;探索非编码 RNA 与视网膜内皮细胞功能障碍相关性,寻找糖尿病视网膜病(DR)潜在治疗靶点;阐明 miR-194 与 GLP-1 分泌相关性及在糖尿病进程中的作用;证实 sema3a 可作为糖尿病性骨质疏松以及骨痛的重要机制。相关论著分别发表在 *EBiomedicine*、*Cell Death and Disease*、*Endocrinology*、*Oxidative Medicine and Cellular Longevity*、*Journal of Cellular Physiology*、*Frontiers in Endocrinology*、*Clinical Science* 等杂志。

袁慧娟团队多年来致力于河南省肠道微生态与糖尿病临床防治和研究工作,长期致力于肠道微生态与内分泌及代谢性疾病相关机制领域的研究:首次通过菌群移植(FMT)治疗精准重塑糖尿病患者微生态,创建了一整套以肠道微生物组为靶点的糖尿病及其并发症临床干预方案和理论体系,取得了突破性的研究进展;率先建立了系统识别糖尿病关键肠道菌群的研究体系,阐明了肠道菌群稳态失衡是糖尿病的重要致病因素,菌群重塑是防治糖尿病的新靶点;开创了通过阻断母婴菌群传递预防糖尿病关口前移至妊娠期的先河;先后开展了"不同亚型糖尿病患者的肠道菌群和代谢特征""以肠道菌群为靶点的膳食营养干预治疗糖尿病""菌群垂直传递对子代早发糖尿病的影响"及"肠道菌群与自身免疫性甲状腺疾病"等系列研究,获得4项国家自然科学基金资助,重要研究成果在 *Diabetes Care*、*Microbiome*、*mBio*、*The Journal of Clinical Endocrinology and Metabolism*、*Hepatology* 等杂志发表。

(二)代谢性疾病

糖脂代谢是细胞及机体能量与物质来源的重要生命过程,是生命活动的基础,其稳态平衡是机体应对多层面环境变化的重要保障;糖脂代谢失衡导致的各类代谢性疾病严重威胁人类健康,并受多重机制的网络化调控。其中,脂代谢异常是动脉粥样硬化及非酒精性脂肪肝发病的重要病理生理机制,但肝细胞内脂质吞噬、脂代谢紊乱具体通路及基因调控机制仍未阐明,已成为国内外相关学术领域亟待解决的热点问题。秦贵军团队首次证实 *DUSP*12、*SIRT*3 及 *OTUB*1 表观修饰参与脂代谢重编程,可作为糖尿病大血管并发症的重要靶标,在延缓非酒精性脂肪性肝病进展中发挥关键作用。

(三)性腺相关疾病

郑州大学第一附属医院作为中华医学会内分泌分会性腺学组的组长单位,在性腺相关疾病方面,首次证实 17-羟孕酮是 21-羟化酶缺陷症(NC21-OHD)和多囊卵巢综合征(PCOS)除基因检测外的最佳鉴定指标;证实 lncRNA MIR22HG 过表达可促进间质细胞凋亡,成为迟发性性腺功能减退症(LOH)血清睾酮缺乏主要原因。相关研究成果分别发表在 *Laboratory Investigation*、《中华内分泌代谢杂志》。

(四)甲状腺相关疾病

亮氨酸拉链(LDOC1)被认为是重要的转录和细胞信号的调节器,在甲状腺乳头状癌(PTC)中有差异表达,秦贵军团队首次证实 LDOC1 可能通过抑制 NF-KB 信号传导在 PTC 中发挥肿瘤抑制基因的作用。相关论著发表在 *Cell biology international*。

二、临床诊疗

(一)糖尿病及其并发症

建立国家标准化代谢性疾病管理中心(MMC),开展医疗行业跨时代的大数据管理模式,实现科研跨越与高新技术领域的实质性突破,建立"河南省糖尿病早期筛查及慢性并发症筛查管理中心"及"糖尿病基因库及生物样本库"。首先,采用200度超广角眼镜实现糖尿病视网膜病变的早期精准识别,并引进人工智能眼底检测系统,从筛查—诊断—治疗—随诊形成完整闭环服务流程,实现糖尿病视网膜病变(DR)早期筛查。其次,引进激光多普勒经皮氧分压、糖尿病无创检测仪、姿势评估与足底智能分析系统、感觉神经定量及自主神经定量检测仪、红外红光治疗仪和糖尿病综合防控管理系统等先进仪器,通过评估糖尿病患者血管、神经情况及足底压力,以期早期发现糖尿病高危足发病风险,采用中西医结合方法,通过外敷膏药、内服汤药及定制3D打印医用鞋垫实现早期防护,减少截肢率。同时依托于中国2型糖尿病患者恶性肿瘤发生风险的流行病学研究(REACTION),建立"河南省2型糖尿病及单基因糖尿病基因库及生物样本库",分析正常及糖尿患者群基线资料及实验室结果,评估糖尿病相关代谢指标与心血管事件及肿瘤发生的相关性。最后,参与制定多项糖尿病领域专家共识及指南,包括《DPP-4抑制剂临床应用专家共识》《中国成人2型糖尿病口服降糖药联合治疗专家共识》等行业标准,为实现河南省乃至全国糖尿病规范化诊疗提供理论支撑,取得了良好的社会与经济效益。

建立基于人工智能的院内院外糖尿病管理技术,河南省人民医院内分泌科通过多年摸索探讨,依托郑州市科技惠民计划项目资助,在慢性病防治模式实现了创新性的探索:通过预防医学、临床医学、信息科学、管理科学等多学科深度融合,创建2型糖尿病院内外协同型、一体化精准防治模式;提出并践行了糖尿病及并发症专病大数据中心的思路、方法、路径和方案,对于细分领域的卫生医疗数据示范中心建设和发展提供了很好的前瞻性研究。自2018年至今,河南省人民医院内糖尿病管理平台共筛查全院112 767例患者,自动采集血糖数据17 829条,为200多名患者提供居家管理服务,开具管理处方,与兄弟科室的糖尿病管理形成了良好的闭环关系。

建立脑功能成像全面评估糖尿病患者认知功能:河南省人民医院与哈佛大学联合,首次应用格兰杰因果分析模型,分析糖尿病患者头颅rs-fMRI数据海马与各脑区有效功能连接改变,检测高迁移率族蛋白1等认知功能障碍早期敏感炎症因子水平探讨其发病机制,为糖尿病患者认知功能障碍的早期诊断提供可靠依据,填补国内空白。

(二)下丘脑垂体

下丘脑-垂体是调控神经和内分泌的两大中枢,探索其发病机制异常困难,目前临床单一学科诊疗难获满意疗效,多科学联合诊疗此类疾病已是大势所趋。依托于郑州大学第一附属医院,专注内分泌疑难少见疾病的诊治,成功建立并开展"郑州大学垂体疾病多学科论坛",成立垂体疾病MDT团队,探讨分享垂体疾病临床诊治与基础研究的最新进展,以提高学术水平、增进共识、造福病患。不仅如此,在省内较早开展岩下窦采血、垂体活检等多项诊治新技术,有助于对侵袭性垂体瘤、垂体柄阻断综合征、纳尔逊(Nelson)综合征及疑似垂体炎的诊治。

(三)性腺

郑州大学第一附属医院内分泌及代谢病科主任秦贵军,作为中华医学会内分泌分会性腺学组组长,对我国性腺疾病的规范诊疗格外重视,主持制定我国首部《Turner综合征诊治共识》及《克莱恩费尔特综合征诊断治疗的专家共识》,同时参与《特发性低促性腺激素性性腺功能减退症诊治专家共识》《多囊卵巢综合征诊治内分泌专家共识》等行业标准制定,并开展游离睾酮、双氢睾酮、17 羟孕酮、胰岛素样生长因子结合蛋白 3 等项目,有效提升对罕见性腺疾病、生长激素缺乏症等常见病及疑难杂症的诊疗水平。

(四)肾上腺

依托于郑州大学第一附属医院内分泌及代谢病科,我省首次独立开展肾上腺静脉插管取血技术(AVS),以更好地对原发性醛固酮增多症的分型进行诊断,成为原发性醛固酮增多症分型诊断的金标准,大大提高了我省原发性醛固酮增多症的分型的准确率,高达 95%,成为国内为数不多的开展此项技术的学科。

(五)甲状腺

河南省人民医院、郑州大学第一附属医院、郑州大学第二附属医院等单位开展超声引导下甲状腺细针穿刺活检技术、甲状腺结节及肿物消融技术及甲状旁腺功能亢进热消融治疗等新技术,为甲状腺疾病早期诊断及治疗提供重要手段;参与制定《成人甲状腺功能减退症诊治指南》等行业标准,积极推动甲状腺疾病规范化诊疗;同时依托于甲状腺疾病、碘状态和糖尿病全国调查-2014(TIDE-2014)研究河南分中心,揭示体重、年龄、碘状态等因素与性激素水平、骨形成及代谢综合征等相关性,相关成果发表在《中华糖尿病杂志》《中华内科杂志》。

(六)骨代谢

成立"河南省骨质疏松诊疗中心"及"郑州市骨质疏松重点实验室",并成功举办"河南省骨质疏松与骨矿盐会议",为完善骨代谢相关罕见病临床诊疗提供平台和技术支持,提高对 X 连锁低磷血症、肿瘤相关低磷性骨软化及假性甲状旁腺功能减退症等罕见病诊疗水平,处于国内领先水平。

三、学科建设

作为河南省医学重点培育学科及河南省医学重点实验室,内分泌暨糖尿病学科主要整合为糖尿病及其并发症、甲状腺疾病、代谢性骨病及代谢性软骨病、肾上腺疾病、下丘脑垂体疾病、性腺疾病及遗传代谢病六大研究方向。内分泌暨糖尿病学科下辖临床诊疗中心、临床试验中心、内分泌研究室及内分泌临床实验室,分别负责临床诊疗、临床试验、基础研究及临床检测相关工作。临床病种丰富,成立了包括糖尿病并发症、肾上腺高血压、垂体瘤、甲状腺结节等多学科会诊团队,对内分泌疑难、危重、复杂疾病的临床诊疗水平处于国内领先水平。同时积极开展新技术、新项目以服务于临床诊疗及科学研究,多方联动,真正实现内分泌相关疾病及并发症的早期防护,开展医疗行业跨时代的大数据管理模式,实现科研跨越与高新技术领域的实质性突破;依托国家代谢性疾病筛查中心(MMC)河南分中心、河南省糖尿病防控中心、河南省内分泌及代谢性疾病诊疗中心、河南省骨质疏松诊疗中心,逐步建立起内分泌及代谢性疑难罕见疾病的基因库及生物样本库。

四、人才队伍

本着以人为本的发展战略,内分泌暨糖尿病学科通过整合人才资源,打造了一支知识结构合理、学历层次高、专业覆盖面广的学术团队。注重青年医师培养,与多家国际著名大学及研究机构合作交流。先后派遣骨干医生分别前往北京协和医院、上海交通大学附属瑞金医院、中国人民解放军总医院、斯坦福大学、华盛顿大学、埃默里大学、贝勒医学院、马里兰大学医学院、加拿大 BGH 总医院、丹麦奥胡斯大学临床医学院及荷兰格罗宁根医学中心等国内外著名大学及研究机构进修,增强知识储备,提升专业技能。我省内分泌暨糖尿病学会现有 12 人担任国家级学会常委及委员,11 人担任学组委员或青年委员,人员结构整体呈现老、中、青前后传承,高、中、低上下衔接的良好发展态势,富于创新精神和学术活力。

五、学术成果

在河南省人民政府及河南省医学会大力支持下,内分泌暨糖尿病学科科研实力与日俱增,同时整合糖尿病、甲状腺疾病、代谢性骨病、肾上腺疾病、下丘脑垂体疾病及性腺疾病六个亚专业作为发展方向,先后获河南省科技成果进步奖二等奖 4 项,完成科研项目 50 余项,发表论文 500 余篇。其中,承担国家自然科学基金近 20 余项,省部级科研项目 10 余项,厅级项目 20 余项。

秦贵军主编《郑州大学内分泌疑难病研讨会十年集萃》、主译《性与糖尿病》,参编《内科学》《系统内分泌学》等 10 余部著作,发表 SCI 论文 100 余篇。主持并参与制定内分泌及糖尿病领域行业标准及疾病诊断共识 10 余项。受邀担任《中华糖尿病杂志》副总编辑、《中华内分泌代谢杂志》《中国实用内科杂志》等 10 余本杂志编委,树立我省在国内的同行业中的先进地位。

袁慧娟作为中华医学会内分泌学分会委员、免疫内分泌学学组副组长,参编《系统内分泌学》《中国糖尿病地图 2021 版》,并参与制定《免疫检查点抑制剂引起的内分泌系统免疫相关不良反应专家共识(2020)》《中国老年糖尿病诊疗指南(2021 年版)》《中国胰岛素注射相关皮下脂肪增生防治专家共识》等指南与共识。

六、国际合作

(1)分别与荷兰马赫斯特大学、格罗宁根医学中心进行临床及基础合作研究,相关研究成果发表于 *Diabetologia*、*Frontiers in endocrinology*。

(2)与澳门大学合作研究非酒精性脂肪肝治疗的发病机制,相关成果发表在 *Cell Death Differentiation*。

七、服务能力

本学科作为河南省医学重点学科,主要整合为糖尿病及其并发症、甲状腺疾病、代谢性骨病及代谢性软骨病、肾上腺疾病、下丘脑垂体疾病、性腺疾病及遗传代谢病六大研究方向；下辖临床诊疗中心、临床试验中心、内分泌研究室及内分泌临床实验室，分别负责临床诊疗、临床试验、基础研究及临床检测相关工作。临床病种丰富，成立了包括糖尿病并发症、肾上腺高血压、垂体瘤、甲状腺结节等多学科会诊团队，对内分泌疑难、危重、复杂疾病的临床诊疗水平处于省内及国内领先水平。我省与上海瑞金医院、上海市第六人民医院、北京大学人民医院、中国医科大学、河南省医药科学研究院、河南省高等学校临床医学重点学科开放实验室、河南省肿瘤病理重点实验室等单位长期合作，参与多项国际及全国大型研究项目，进行Ⅲ期、Ⅳ期药物临床试验 10 余项，为科研工作及临床诊疗提供了很好的条件支撑。

八、学术交流

（一）河南省内分泌暨糖尿病学术年会

内分泌暨糖尿病学会自成立以来，坚持每年召开河南省学术年会，年会作为我省内分泌糖尿病领域规模最大，影响力最高的学术盛会，每年吸引数千人参会。近 3 年来，由于受到新冠肺炎疫情的影响，省内分泌暨糖尿病学术年会采用线上线下相结合的方式召开，但严峻的疫情防控形势并不能阻挡内分泌同道学术交流的热情。会议先后邀请到全国内分泌暨糖尿病相关领域的全国主委、副主委，著名专家、教授前来讲学。专家们为我省内分泌同仁带来了一场又一场的学术盛宴。年会内容涵盖了内分泌代谢领域的临床、科研、诊疗、预防、保健的新技术、新方法，基础与临床并重、规范与争鸣并举、理论结合实践、交流结合培训，极大地推动了我省内分泌暨糖尿病领域科研和临床水平的提高。年会还同步举办青年医师演讲比赛及指南推广培训班，体现了学会注重青年医师、基层医师的培养和培训，内容精彩纷呈，学术氛围浓烈，收到了良好的效果和热烈的反响。

（二）郑州大学内分泌疑难病例研讨会

郑州大学内分泌疑难病例研讨会于 2007 年由郑州大学第一附属医院秦贵军发起并组织举行，每年举办一次，以病历汇报、发言讨论、总结分析的形式进行，近年又增设"X"病例，大大增加会议的创新性与互动性，成为河南省内分泌专业的高端学术论坛；近 3 年因新冠肺炎疫情影响，会议由全线下，改为采用主会场+分会场，线上线下结合方式，这种新颖的会议模式，同样达到深度讨论及学习的效果。郑州大学内分泌疑难病例研讨会坚持举办的这 15 年来，为河南省及周边省市的内分泌科医生提供了学习、交流的平台，极大地提高了河南省内分泌疾病的诊治水平。并于 2018 年，会议举办第十届时编写出版《郑州大学内分泌疑难病研讨会十年集萃》，该书得到业内专业的广泛认可。今年，正在积极筹备出版郑州大学内分泌疑难病研讨会集萃第 2 版。15 年的坚守，15 年的初心，内分泌疑难病例研讨会已形成了一套规范化、系统化的病例讨论模式，并通过不断加强宣传与合作，不断扩大影响力及辐射面，目前已立足中原、辐射周边，影响力遍及我省及河北、陕西、山西、山东等多个周边省份，成为中部地区品牌式高水平学术交流平台，也已成为具有全国影响力的内分泌专业学术会议。

（三）中原肥胖与糖尿病论坛

中原肥胖与糖尿病论坛由河南省人民医院袁慧娟创办，至2022年已成功举办5届。通过长期致力于肥胖与糖尿病相关领域的筛查防治和临床研究，创建了糖尿病智能管理网络及特色糖尿病云医院，打造了集"生活方式干预、肠道菌群调整、菌群移植、药物治疗、中医药针灸、手术治疗"为一体的肥胖与糖尿病多元化综合诊治体系。为促进肥胖与糖尿病领域的学术交流，论坛先后邀请大批全国著名专家前来学术交流，开展了多个学术板块，紧密围绕肥胖与糖尿病及相关疾病研究的新进展、新理论、新技术，展现了从基础到临床、从前沿到实践的最新成果和经验，为全面提高中原地区医务人员对肥胖与糖尿病及相关疾病的诊治水平提供良好的交流平台，有力地推动了中原肥胖与糖尿病防治事业的发展。

（四）其他学术成就

（1）成功组织并举办"中华医学会第九届糖尿病及性腺疾病学术会议"，共吸引了来自全国29个省份约500余名医生参加，对提高临床医生诊疗水平、扩展诊疗思路起到了推动作用。

（2）秦贵军开创"郑州大学垂体疾病多学科论坛"，邀请上海华山医院、北京协和医院的内分泌、神经外科专家进行了深入交流，至2022年已成功举办3届。

（3）依托于郑州大学第一附属医院和河南省人民医院，创办"甲状腺疾病多学科论坛""性腺及糖尿病多学科论坛"及"河南省骨质疏松与骨矿盐会议"，至2022年均已成功举办2届。

（4）依托于郑州大学第一附属医院，秦贵军成功开创并举办"郑州大学第一附属医院第一届代谢性骨病——糖尿病多学科论坛"。

（5）作为全国胰岛素泵培训中心，举办了每年一度的胰岛素泵应用培训。

九、技术推广与成果转化

为了更好地贯彻落实河南省卫生健康委员会下达的河南省医学适宜技术推广项目，加快推进成果转化和先进技术推广及转移，促进卫生健康科技成果向基层一线推广应用，近3年来河南省内分泌暨糖尿病分会计划开展了系列"糖尿病防治适宜临床技术推广巡讲"活动；巡讲目的是为了帮助提升基层医疗卫生技术服务能力、规范糖尿病的诊断与治疗，内分泌暨糖尿病分会先后组织大量专家，奔赴林州、兰考、驻马店、南阳、洛阳、新乡、鹤壁等地市，开展学术讲座、病例讨论和专家查房，覆盖全省各基层医疗单位人员2 000余人次，及时地将先进技术成果向基层转化，更好、更快、更全面地提升了基层医务人员的医疗能力。

十、科普教育

为了贯彻落实《健康中国行动（2019—2030年）》精神，加快推动从以治病为中心转变为以人民健康为中心，动员全社会落实预防为主方针，实施健康中国行动，提高全民健康水平，河南省医学会内分泌暨糖尿病学会认真组织开展了一系列的科普教育及义诊活动。代表性的有"蓝光行动——联合国糖尿病日科普宣传义诊活动""情系患者,扎根河南""豫医讲糖""糖尿病的前世今生"等品牌科普宣传活动。学会还在全省各地全年不间断地组织各项义诊、送医下乡等活动。活动吸引了大量群众前来参与,既向人民群众普及了健康知识,又热情地为患者诊断病情、答疑解惑,讲解日常生活中的预防及保健知识,极大地提高了人民群众的健康意识、健康知识及健康水平,收到了良好的社会效益。

十一、学科发展方向及目标

我省内分泌暨糖尿病学科围绕疾病早期诊断标记物以及发病机制展开全方位、多维度的综合研究,以期将基础研究与临床应用有机结合起来,推动糖尿病、甲状腺、肾上腺、下丘脑垂体、性腺、骨代谢等亚专业疾病早期诊断及治疗。

(一)短期目标

1. 优化亚专业

加强与国内顶尖内分泌专业交流合作,进一步提升临床诊疗能力,进一步完善内分泌亚专业病房及门诊运作,建设合理的人才梯队;增加介入内分泌、肥胖、高尿酸血症及罕见病亚专科,成立内分泌介入病房,引进介入专业人员,购置设备,满足临床需求。

2. 开展新技术、新项目

积极开展双侧岩下窦静脉采血(BIPSS)、动脉钙刺激静脉采血(ASVS)、肾上腺良性腺瘤射频消融术、葡萄糖钳夹等先进技术,强化专科及专病数据库建设。

(二)中长期目标

1. 提升科研能力

依托内分泌各亚专业方向建立内分泌专职科研团队,招聘国内外高级人才,加强团队内部协作,建立内分泌精准医学平台。

2. 人才培养

争取培养中原科技领军人才、中青年学科带头人1~2名;申报国家级科技成果奖1~2项;争取更多国家级学会任职。

3. 其他

争取在中国医院专科声誉排行榜(复旦版)上综合排名前进3~5名,力争华中区第2名。

（河南医学会糖尿病学分会第六届委员会　秦贵军
河南省医学会内分泌学分会第八届委员会　袁慧娟）

河南省内科学学科发展研究报告

摘要

　　河南省医学会内科学分会是河南省医学会较早成立的分会之一,自1964年分会第一届委员会成立至目前的第八届委员会,众多的内科学专家前辈在河南省医学会的领导下积极参与各项工作,为河南省内科学的发展做出巨大贡献。自2019年以来,COVID-19的持续流行并未阻碍全国及全省内科学的研究进展。内科学分会涉及多个学科及专业,近3年来在心血管内科、呼吸内科、神经内科、内分泌代谢病科、消化内科、肾脏内科、血液内科等领域取得丰硕成果。心力衰竭具有高患病率及死亡率的特点,已成为我国重大公共卫生问题,可溶性鸟苷酸环化酶(soluble guanylyl cyclase,sGC)激动剂、钠-葡萄糖协同转运蛋白2(SGLT-2)抑制剂、血管紧张素受体脑啡肽酶抑制剂(ARNI)等新型抗心力衰竭药物的研发,为心力衰竭患者带来了福音;我国呼吸系统疾病的死亡率与疾病负荷均高居首位,给社会带来沉重的经济负担,对于呼吸衰竭的患者,积极消除病因并给予有效药物、无创及有创呼吸支持等行之有效的紧急救治方案;脑血管病急性期治疗方面,移动卒中单元初显身手,超时间窗缺血性卒中再灌注治疗荟萃分析证实在6~24 h延迟时间窗内对具有可逆性脑缺血患者进行血管内取栓(EVT)治疗安全有效,脑血管病二级预防和功能康复的新进展也为脑血管病患者带来了曙光;阿尔茨海默病(AD)的外周血标志物和帕金森病早期诊断及前驱期生物标志物的探索研究也如火如荼,神经系统变性病的研究取得重大进展;糖尿病的治疗目标由单纯关注血糖控制转向了改善糖尿病患者的结局,干细胞治疗初见曙光,新治疗靶点的进展让我们看到了治愈糖尿病的希望。

　　内科学是现代临床医学的基础与支柱学科,是各专科医学的桥梁和纽带,但是随着医疗技术的不断进步,内科学分会的发展面临以下问题:受到其他专科分会的影响明显;学术交流发展受到限制;组织结构比较单一。为解决内科学分会发展面临的问题,促进分会持续发展,下一步将在加强学术交流、开展科学普及和健康扶贫、人才培养、加强多学科协作科研创新、鼓励科研项目的申报及论文发表等方面做出努力。相信在河南省医学会及各级部门的正确领导和全省内科学工作者的共同努力下,内科学分会将一如既往地把握新机遇、应对新挑战,开创分会工作新局面。

一、总结学科现状

(一)心力衰竭治疗研究进展

心力衰竭指由于心脏的收缩和(或)舒张功能障碍,不能将静脉回心血液充分排出,导致静脉循环淤血,动脉循环血流灌注不足,从而引起心脏循环障碍症候群。心力衰竭是各种心血管疾病的严重表现和晚期阶段,并具有高患病率、住院率和致死率的特点。近些年,新型抗心力衰竭药物的研发取得了重大进展。

1. 可溶性鸟苷酸环化酶

可溶性鸟苷酸环化酶(soluble guanylyl cyclase,sGC)激动剂是一种新型抗心力衰竭的药物,主要用于治疗恶性慢性心力衰竭和左心室射血分数降低的患者,代表药物为维利西呱和利奥西呱。其可以在一氧化氮(NO)水平不足的情况下刺激 sGC 分泌或者与 NO 产生协同作用促进 sGC 分泌。维利西呱是第一个被开发用于治疗慢性心力衰竭恶化患者的口服 sGC 激动剂。

2. 钠-葡萄糖协同转运蛋白 2(SGLT-2)抑制剂

SGLT-2 抑制剂是一种独立于胰岛素作用机制外的新型口服降糖药物。除具备调节血糖的作用外,SGLT-2 抑制剂可减轻酮症,增加血细胞比容,并发挥抗肥大、抗纤维化、抑制炎症反应和抗雌激素的特性。SGLT-2 抑制剂主要有恩格列净、达格列净、卡格列净。SGLT-2 抑制剂能改善血流动力学、抗心室重塑及心肌纤维化、提高心肌细胞能量代谢,并能在降糖的同时积极控制高血压、高血脂、高尿酸及动脉粥样硬化等相关危险因素,可获得额外的心血管受益。

3. 血管紧张素受体脑啡肽酶抑制剂(ARNI)

沙库巴曲缬沙坦钠片是目前唯一一种已在临床应用的 ARNI,除神经激素阻断之外,可刺激反向调节系统构成一种新的治疗模式。

随着对心力衰竭病理生理机制研究的不断深入和制药技术的飞速发展,相信会有更多新型抗心力衰竭药物被研发用于抗心力衰竭的治疗。

(二)呼吸衰竭与呼吸支持技术的研究进展

1. 呼吸衰竭的药物治疗

(1)糖皮质激素　针对低氧血症重症患者,如呼吸衰竭合并休克、哮喘持续状态等,宜采取大剂量冲击疗法治疗,一旦显效应立即减少剂量,对于急性呼吸衰竭患者首要提倡呼吸道气管插管给药。

(2)血管扩张剂与支气管扩张剂　支气管扩张剂以茶碱类、酚妥拉明、硫酸镁制剂、硝酸盐制剂为主,该类药物在改善心肺血氧供应方面效果显著,应严密监测机体的血压和心率,防止血压下降过快而导致患者心率波动幅度较大。

2. 无创呼吸支持技术的新进展

呼吸支持技术是针对不同原因导致的呼吸功能障碍的治疗技术,包括机械通气技术、氧气治疗、气道净化、人工气道建立及管理等。

(1)经鼻高流量氧气湿化治疗　经鼻高流量氧气湿化治疗是广泛应用于临床的新型氧疗方式,其无创,且在降低机体呼吸频率、纠正呼吸窘迫、改善氧合等方面作用显著。

(2)无创正压通气治疗　无创正压通气自临床应用以来不断发展、完善,其治疗可减少甚至无须使用镇静剂、麻醉剂,改善患者治疗时的舒适度,降低呼吸机相关性肺炎、中耳炎等并发症的发生率。此外,还可极大减少医疗费用。

3.有创呼吸支持技术的新进展

(1)肺保护性通气　肺保护性通气策略,其核心是小潮气量通气($4 \sim 6$ mL/kg)和一定水平呼气未正压通气(PEEP),气道平台压(Pplat)30 cmH_2O,在维持患者有效氧合(SpO_2:92%)的基础上避免因正压机械通气对残存正常肺组织产生进一步的损伤。

(2)肺复张手法　肺复张手法(recruit mentmaneuver,RM)是指在机械通气过程中间断地给予高于常规平均气道压的压力并维持一定的时间,其作用一方面可使更多的萎陷肺泡复张,另一方面还可以防止小潮气量通气所带来的继发性肺不张。

(3)俯卧位通气　随着对急性呼吸窘迫综合征(ARDS)研究的深入,俯卧位通气引起人们重视,已成为救治重症 ARDS 患者的常规治疗手段。研究表明对于氧合指数<100、PEEP>10 cmH_2O 的重症 ARDS 患者,俯卧位通气会带来获益,建议每天俯卧位通气时间>12 h。

(4)体外膜氧合　体外膜氧合(extra corporeal membrane oxygenation,ECMO)是应用膜性肺行较长时间体外循环治疗呼吸衰竭的总称,是一种持续体外生命支持的手段,理论上不是传统机械通气的治疗方式,然而在呼吸支持领域愈来愈引起关注和重视。应以患者良好预后为目标,结合医院医疗中心与患病个体情况,权衡利弊,选择最佳的治疗时机。

(三)脑血管病研究进展

1.急性期治疗

(1)移动卒中单元初显身手　移动卒中单元(MSU)是指配备移动 CT、即时化验设备及溶栓医护人员的救护车装置。研究结果显示与传统救护车相比,使用 MSU 能有效降低治疗后 3 个月的整体致残率。对符合组织型纤溶酶原激活物(t-PA)溶栓标准的急性缺血性卒中患者使用 MSU 可显著降低溶栓后 3 个月的致残率,并缩短 t-PA 溶栓治疗时间及提高治疗率。

(2)超时间窗缺血性卒中再灌注治疗荟萃分析　近期发表的 AURORA 研究对 DAWN、DEFUSE-3、ESCAPE、RESILINET、POSITIVE 以及 REVASCAT6 项研究进行荟萃分析,结果再次证实在 6 ～ 24 h 延迟时间窗内对具有可逆性脑缺血患者进行血管内取栓(EVT)治疗安全有效。

(3)直接取栓与桥接取栓孰优孰劣　目前,对于大血管闭塞患者的治疗仍采取指南推荐的方案,即当符合静脉溶栓标准时,应首先进行静脉溶栓,同时桥接取栓治疗。未来仍需更多的精准医学证据指导个体化治疗。

(4)基底动脉闭塞取栓治疗疗效未明　相对于前循环卒中,基底动脉闭塞患者很少被纳入血管内治疗的重要临床试验。未来仍需更大规模的试验来确定血管内治疗基底动脉闭塞的有效性和安全性。

2. 二级预防和功能康复

(1) CHANCE-2 研究再添新证据　王拥军牵头的 CHANCE-2 研究结果表明,对于轻型缺血性卒中和短暂性脑缺血发作且携带 *CYP2C19* 失活等位基因的患者,替格瑞洛联合阿司匹林预防卒中复发的疗效优于氯吡格雷联合阿司匹林,可相对降低 23% 的 90 d 卒中复发风险,两组的重度或中度出血风险无差异,但替格瑞洛组的出血事件总数超过氯吡格雷组。

(2) 卒中后上肢功能障碍康复治疗现曙光　约 80% 的急性卒中患者会出现上肢运动功能障碍,严重影响患者的生活质量。针对缺血性卒中后中重度手臂功能障碍的患者,迷走神经刺激与康复治疗相结合是一种新的治疗选择。

(四) 神经系统变性病研究进展

1. 帕金森病

过去的一年,针对帕金森病早期诊断及前驱期生物标志物的研究依然火热。应用实时震荡诱导转化(RT-QuIC)和错误折叠蛋白循环扩增(PMCA)技术,在体外扩增皮肤标本中的微量 α-突触核蛋白(α-syn)的聚集体,可用于诊断 PD 及其他突触核蛋白病。应用 RT-QuIC 技术进一步检测到快速眼动期睡眠行为障碍(IRED)患者脑脊液的 α-syn,并发现其与 PD 或路易体痴呆的风险增加相关,这项结果强有力证明 IRED 是一种早期 α-突触核蛋白病。此外脑脊液中含有 α-syn 的细胞外囊泡的含量以及血浆细胞外囊泡中 α-syn 的浓度也可作为 PD 诊断的潜在生物标志物。影像学研究发现 Meynert 基底核的体积越小,PD 患者的步幅时间变异性越大,摆臂时间越短,步幅越短,提示 Meynert 基底核的体积可能用于预测 PD 患者的步态。神经调控领域,磁共振引导聚焦超声(MRgFUS)治疗帕金森病的热度依然延续,*NEJM* 跨年发表了针对症状严重不对称 PD 患者的 MRgFUS 单侧丘脑底核毁损术的 RCT 研究,结果显示治疗侧运动症状改善,不良反应包括言语和步态障碍、治疗侧乏力和异动症。

2. 痴呆

阿尔茨海默病(AD)的外周血标志物探索研究依然火热,血浆 P-tau217 和 P-tau181 进一步被证实可预测不同程度认知损害人群进展为 AD 的风险;此外,血浆 P-tau231 也被发现能更早提示 AD 病理改变,在 I ~ II 期即有升高,且随着痴呆病程进展而进行性升高,成为早期预测 AD 的潜在标志物。2021 年 6 月 Aβ 单抗 Aducanumab 在 FDA 有条件获批上市,此后 Lecanemab、Donanemab 等相继获得 FDA 突破性疗法认定,提示 AD 的治疗和药物研究进入新的疾病修饰治疗发展阶段,我们期待在真实世界研究中对相关药物疗效和安全性进一步验证。

(五) 糖尿病研究进展

1. 治疗理念的革新

近年来,国内外 T2DM 的研究取得了诸多重大进展,治疗目标由单纯关注血糖控制转向了改善糖尿病患者的结局。在 T2DM 合并动脉粥样硬化性心血管病或高危因素、心力衰竭和(或)慢性肾脏病(chronic kidney disease,CKD)的患者中,推荐选择 GLP-1 受体激动剂或 SGLT2 抑制剂作为初始治疗药物(可根据控糖需求添加或不添加二甲双胍)。

2. 干细胞治疗初见曙光

干细胞治疗糖尿病这一概念虽已被提出很多年,但如何在体外诱导、分离和纯化出合格的干细胞,保证移植后细胞的定向分化、长期存活并发挥功能,以及如何使其免于被人体免疫系统攻击,都是有待攻克的技术难题。2021 年 *Cell* 子刊 *Cell Stem Cell* 和 *Cell Reports Medicine* 发表了 2 篇关于干细胞移植治疗 T1DM 临床试验的突破性结果。在一项多中心 I / II 期临床试验中,26 例 T1DM 患者接受了 PEC-01s 细胞移植。在这项研究中,植入的细胞可以长期存活、分化为成熟的 β 细胞(对葡萄糖敏感、可以分泌胰岛素),使得患者的 C 肽分泌增高、胰岛素用量下降。但因为封装装置不具有免疫豁免的保护效应,患者仍需要同时使用全身免疫抑制剂。尽管如此,这项积极的结果仍然让我们看到了干细胞治疗的应用前景和治愈糖尿病的希望。

3. 新治疗靶点的进展

2021 年 6 月,日本药监部门批准了 Imeglimin 用于 T2DM 的上市申请,这是一种全新机制的药物,主要靶向线粒体能量代谢。此外,由中国自主研发的也是全球首个完成 III 期临床的葡萄糖激酶激活剂多扎格列艾汀也于 2021 年在中国递交了上市申请。这两个全新机制的产品是否能够给更广泛的人群带来治疗获益还有待在上市后的临床使用中进一步验证。

二、研判发展趋势

当前,我国正逐步进入老龄化社会,患者明显呈现出基础疾病多、共患病多、脏器受累多等临床特点,对临床医生的内科学综合诊治能力提出了新的挑战和要求。内科学是现代临床医学的基础与支柱学科,是各专科医学的桥梁和纽带,重视内科学知识的培训和医学教育,进一步提升内科基本功是临床医学发展的必然趋势。长期以来,河南省医学会内科学分会致力于推进学科建设、学术交流,临床医师的内科基本素质的培养,尤其是临床医师综合能力的提升等方面做了大量工作,并取得了突出的成绩。但是随着医疗技术的不断进步,内科学分会的发展面临以下问题。

(一)受到其他专科分会的影响明显

随着医学的发展和技术的进步,各个三级学科不断壮大,心血管病学、消化病学、呼吸病学、血液病学等专科分会逐步从内科学分会分离,很多的临床医生只对本专业的学会感兴趣,对于内科学分会以及大内科的相关知识重视不够,过于专科化甚至亚专科化的发展往往使得临床医生"只见树木不见森林",这对于临床医生的成长以及内科学分会的发展均造成负面影响。

(二)学术交流发展受到限制

内科学分会涉及多学科、多领域,覆盖面广,相对于其他专科分会而言,知识面宽但是深度不够,在现在医学高度专业细分的背景下不容易激发临床医生的兴趣与关注,因此对于内科学的学术交流,医务人员的参与度不高,同时造成举办学术活动存在较大的困难。

(三)组织结构比较单一

内科学分会涉及多个学科和专业,与其他专科分会明显不同,但是组织结构的设立、委员会规模、学组设立等与其他分会并无差别,不利于分会工作的开展。

三、制定目标规划

(一)加强学术交流

分会将继续举办一年一度的内科学学术年会,同时结合大内科疑难病例讨论、医学教育交流、适宜技术推广等多种形式开展多角度的国内、国际学术交流,提升分会相关学术活动的吸引力,提升医务工作者的关注度和参与度,促进内科学科的发展。同时有助于解决临床医生关心的学科融合性问题、跨亚专科疾病的诊治难点。

(二)开展科学普及和健康扶贫

河南省医学会内科学将定期组织专家团队开展科技服务下基层活动,进行科学普及和健康扶贫,进行教学查房、义诊、学术讲座、手把手技术帮带、疑难病多学科讨论等多种形式的活动。

(三)人才培养

分会将重视培养青年医师的综合素质,培养具有扎实的基础理论知识、丰富的临床经验、先进诊疗技术、良好医德医风的适应新时代医疗发展的优秀医师。同时注重基层多学科人才培养,既能满足基层医疗发展需要,也弥补内科学分会知识面宽但是深度不够的不足。

(四)加强多学科协作科研创新

内科学分会涉及多个学科,可以充分利用这一优势,深挖自身潜力,开展多个学科的协作,开展基础或临床科研,提升科研能力及分会影响力。

(五)科研项目的申报及论文发表计划

分会将鼓励及支持各成员积极申报科研项目,发表高水平高质量的论文。

在当前新时代下,我们坚信,在河南省医学会及各级部门的正确领导和全省内科学工作者的共同努力下,内科学一定能够受到全体医学从业者和管理者的高度重视,切实发挥临床医学基石的支撑作用,能够成为临床医师提高胜任力的有力助手,最终为建设"健康中国"做出突出的贡献。

(河南省医学会内科学分会第八届委员会　马建军)

河南省皮肤病、性与性病学学科发展研究报告

摘要

本文从尖锐湿疣、遗传性皮肤病、毛发、罕见病、银屑病、皮肤肿瘤、皮肤外科、科研成果、科普宣传等多个方面阐述我省皮肤性病学近 3 年的最新研究进展。

尖锐湿疣领域：郑州大学第一附属医院皮肤科尹光文团队对尖锐湿疣组织中各种细胞信号通路因子、蛋白、激酶等进行了一系列研究，取得了一定进展。同时发现 ALA-PDT 治疗后尖锐湿疣组织中 VEGF、PCNA、TLR4、NF-κB 的阳性表达率和强度均明显下降。

遗传性皮肤病领域：河南省人民医院皮肤科遗传性皮肤病研究团队在张守民、王建波带领下已积累 100 余例家系单基因遗传性皮肤病病例资源。

郑州大学第一附属医院皮肤科于建斌、张江安团队收集到国内一红细胞生成性原卟啉病家系，并在 FECH 基因发现一突变位点 c.832C>T，为国内首次报道。

毛发领域：郑州大学第一附属医院皮肤科尹光文团队，长期致力于解析 miRNA、lncRNA 在毛囊发育中的重要作用及具体机制研究，取得了长足的进展。

罕见病领域：郑州大学第一附属医院皮肤科尹光文 2019 年在《世界儿科杂志》报道以紧张性水疱为表现的新生儿天疱疮 1 例，世界罕见。2022 年在《中华皮肤科杂志》报道 1 例新生儿线状 IgA 大疱性皮病，为中国大陆首例。

河南省人民医院皮肤科张守民、王建波团队在国内外首报 Basan's 综合征、泛发型 Dowling-Degos 病、巨大型多发性脂囊瘤及皮肤异色性淀粉样变病等罕见病例并发现其致病基因。

银屑病领域：新乡医学院第一附属医院皮肤科发现银屑病皮损中 IL-33 和 ST2 表达升高，IL-33、ST2、IL-7、IL-5 在患者血清中含量显著增高，提示可能参与银屑病的病理机制。该团队研究发现人葡萄球菌在银屑病患者头皮和肘部皮肤样品中均有富集，目前已建立皮肤微生物菌种资源库。

皮肤肿瘤领域：郑州大学第一附属医院皮肤科尹光文团队研究首次证实皮肤鳞癌细胞中 circ-0007059 与 miR-421，miR-421 与 PDCD4 存在靶向关系，circ-0007059 可能作为治疗的潜在靶点。首次明确 lncRNA LEF1-AS1、lncRNA DLX6-AS1 及 circ-0007059/miR-421 是皮肤鳞癌发生、发展的重要靶基因。

新乡医学院第一附属医院皮肤科研究发现,siRNA-PD-1能够有效抑制黑色素瘤组织中PD-1的表达,提示针对免疫检查点的siRNA药物有可能成一种新型治疗药物。

皮肤外科领域:2021年河南省人民医院在省内首次开展了组织工程技术治疗白癜风,为难治性白癜风提供治疗新思路。新乡医学院第一附属医院皮肤科开展肉毒素治疗局部多汗症、CGF联合微针治疗难治性脱发、小切口根治腋臭改良术等均居国内先进水平。

科研成果:郑州大学第一附属医院尹光文,河南省人民医院王建波、李敏的研究分别获得2019年河南省科学技术进步奖二等奖、2021年河南省医学科技奖二等奖、2022年河南医学科技奖三等奖。

科普宣传:编写出版科普丛书以及在河南省医学会官方平台上进行多次科普讲座。

近三年来,国家对卫生健康事业高度重视,严防疫情规模性输入和反弹;改革完善疾病预防控制体系;深化医药卫生体制改革;推进公立医院高质量发展;加强国家医学中心和区域医疗中心建设;持续推进贫困地区乡村医疗卫生服务体系建设;持续推进健康中国行动加强重大疾病防治;积极应对人口老龄化;加快科技创新和人才培养,推动共筑人类卫生健康共同体。国内多项医学成果在国际期刊或国际会议上也有所展示。我国皮肤病与性病诊疗的各个方面都取得了重要进展,皮肤病与性病学科整体实力得到明显提升。我省皮肤性病诊疗水平也取得了进步,本文回顾了近三年我省皮肤病学与性病学重要进展的研究,并回顾近三年我国皮肤性病学领域所取得的重要进展,总结成绩,展望未来,希望我省皮肤病诊疗水平不断提升。

一、尖锐湿疣领域

尖锐湿疣(CA)是一种由人乳头瘤病毒(HPV)感染而导致的性传播疾病,临床常见。主要表现为生殖器、肛周等部位的皮肤黏膜上出现乳头状、菜花状的异常良性赘生物。此病好发于性活跃的青壮年男女,具有传染性强、增长迅速、治疗后易于复发、有发生恶变的可能等特点,对患者的身心健康造成极大影响。

郑州大学第一附属医院皮肤科尹光文团队对尖锐湿疣组织中各种细胞信号通路因子、蛋白、激酶等进行了一系列的研究,发现尖锐湿疣组织中存在磷酸化的胞外信号调控激酶(PERK)、c-fos、Toll样受体9(TLR9)、核因子κB(NF-κB)以及促凋亡蛋白Bad和增殖细胞核抗原(PCNA)的过度表达,可能与人乳头瘤病毒感染后被过度激活有关,可能对尖锐湿疣的发生、发展起一定作用。Akt是一种参与多种生物学效应的信号蛋白,被激活后参与介导复杂多样的生物学效应,是参与调节细胞生长、代谢、增殖和凋亡的重要信号通路。MAPK参与的信号转导通路介导信号从细胞膜向细胞核传导,调控着许多生理活动。研究发现尖锐湿疣组织中Akt和MAPK处于高表达状态,可能通过促进尖锐湿疣组织细胞增殖、抑制尖锐湿疣组织细胞凋亡,而导致尖锐湿疣组织异常增生。且尖锐湿疣组织中Akt和MAPK的阳性表达呈正相关,提示二者在尖锐湿疣的发病机制中有协同性作用,共同参与疾病的发生发展。

尖锐湿疣传统的治疗方法如局部外用药物、激光、冷冻、手术等,虽然在一定程度上可以去除病变的疣体组织,但治疗后的高复发率和多种不良反应是医师和患者常面临的临床问题。5α氨基酮戊酸-光动力疗法(5-aminolevulinic acid photodynamic therapy,ALA-PDT)是尖锐湿疣临床治疗的一种新方法,在提高尖锐湿疣治疗效果、减少对组织的创伤、降低复发率等方面显现出了独特的优势,目前已被广泛应用于尖锐湿疣的临床治疗。ALA-PDT治疗尖锐湿疣的机制较为复杂,可能涉及其对尖锐湿疣组织的增殖、凋亡、血管生成、免疫等众多复杂因素产生影响,而目前关于ALA-PDT对尖锐湿疣免疫机制的研究较少。郑州大学第一附属医院皮肤科团队对此进行了一系列研究。发现ALA-PDT治疗后尖锐湿疣组织中血管内皮生长因子(VEGF)、增殖细胞核抗原(PCNA)、TLR4、NF-κB的阳性表达率和表达强度均明显下降,提示ALA-PDT可能通过降低尖锐湿疣组织中VEGF、PCNA、TLR4以及NF-κB的表达,减少尖锐湿疣组织局部免疫抑制因子的释放,从而改善局部免疫状态,促进尖锐湿疣消退,且发现ALA-PDT治疗后尖锐湿疣组织中TLR4和NF-κB的表达呈正相关,提示二者可能通过TLR4/NF-κB信号转导通路来减少炎症细胞因子释放、改善局部免疫抑制状态,对尖锐湿疣的消退起协同促进作用。

二、遗传性皮肤病领域

河南省人民医院皮肤科遗传性皮肤病研究团队在张守民、王建波带领下一直致力于单基因遗传性皮肤病的精准诊断技术开发与推广、生物靶向药物探索性治疗及优生优育临床技术开展等国内外前沿研究。10年来,借以我省人口多、遗传性皮肤病资源丰富的优势,该团队已积累100余例或家系单基因遗传性皮肤病病例资源。

郑州大学第一附属医院皮肤科于建斌、张江安团队近几年在遗传性皮肤病领域也发现了多例少见遗传相关性皮肤病及其致病基因研究。如收集到国内一红细胞生成性原卟啉病家系,并在FECH基因发现一突变位点c.832C>T,该突变位点为国内首次报道。

外胚层发育不良-皮肤脆性综合征,是一种罕见的常染色体隐性遗传性疾病,该团队在其PKP1基因中发现两处新突变位点,扩展了外胚层发育不良-皮肤脆性综合征的基因突变谱。

该团队还发现TERT基因c.2594G>A与c.2452G>A复合杂合突变可能是导致常染色体隐性遗传先天性角化不良临床表型的原因;桥粒斑蛋白基因自发突变可致Cravajal综合征;桥粒芯糖蛋白4基因突变可能导致常染色体隐性遗传念珠状发;USB1基因复合杂合突变导致皮肤异色伴中性粒细胞减少症。

三、毛发领域

脱发是临床常见的疾病,发病人数日益增多,且呈年轻化趋势,该病不仅影响外观,而且常给患者造成巨大的心理负担,严重影响患者生活质量。毛囊(hair follicle,HF)是皮肤重要的附属器官,具有高度自我更新的能力,对毛发再生起关键作用。毛囊中含有多种干细胞,例如CD34+干细胞、LGR5+干细胞、LGR6+干细胞等,统称为毛囊干细胞(hair follicle stem cells,HFSCs)。HFSCs是位于毛囊隆突(bulge)区的多能干细胞,是毛囊周期性变化的种子细胞,可分化为过渡扩充细胞(transit-mAplifying Cell,TACs),为毛发的生长创造了条件。HFSCs维持了毛发生长、脱落和更替,同时在表皮损伤后参与表皮的损伤和修复。研究发现HFSCs处于异常的休止状态是脱发的主要原因。目前有关 miRNA、lncRNA 与 HFSCs 在毛发生长中的分子调控机制成为研究热点。

郑州大学第一附属医院皮肤科尹光文团队,长期致力于解析 miRNA、lncRNA 在毛囊发育中的重要作用及具体机制的研究。最近3年关于毛发基础方面的研究总结如下:①发现 miR-149 在 HFSCs 分化过程中下调,过表达的 miR-149 抑制 HFSCs 的增殖和分化。上调 miR-149 通过靶向 MAPK1/ERK2 来减少 FGF2 和 c-MYC 的表达,从而抑制 HFSC 的分化和毛发的生长,揭示了毛发生长的内在分子机制。②发现 PlncRNA-1 在 HFSCs 中过表达,并通过抑制 ZEB1 上调 EZH2 表达,激活 MAPK1 信号,从而促进 HFSCs 的增殖和分化。③发现 HFSCs 中 DNMT1 和 MAPK1 表达上调,而 miR-214-3p 表达下调。DNMT1 通过促进 miR-214-3p 启动子甲基化而抑制 miR-214-3p 表达。MAPK1 表达上调,可促进 HFSCs 成脂分化。④发现 EZH2 通过下调 miR-22 增加 STK40 的表达,STK40 表达上调,从而促进 HFSCs 分化及毛发新生。⑤发现 FGF2 通过激活 STAT5 促进了 HFSCs 向 ECs 的分化。

四、罕见病领域

线状 IgA 大疱性皮病(LABD)是一种少见的慢性获得性自身免疫性大疱性皮肤病,其特征为 IgA 呈线状沉积于基底膜带,典型临床表现为正常皮肤或红斑基础上呈腊肠样环形排列的水疱。LABD 好发于学龄前儿童和60岁以上老年人,在新生儿中发病极为罕见,郑州大学第一附属医院皮肤科尹光文2022年在中华皮肤科杂志报道1例新生儿线状 IgA 大疱性皮病,为中国大陆首例新生儿 LABD 病例。

新生儿天疱疮临床罕见,尤其尼氏征阴性的天疱疮更是极为罕见,郑州大学第一附属医院皮肤科尹光文2019年在《世界儿科杂志》报道以紧张性水疱为表现的新生儿天疱疮1例,世界罕见。

河南省人民医院皮肤科张守民、王建波团队在国内外首报 Basan's 综合征、泛发型 Dowling-Degos 病、巨大型多发性脂囊瘤及皮肤异色性淀粉样变病等罕见病例并发现其致病基因;相关研究成果相继发表于 *Br J Dermatol*、*Eur J Hum Genet*、*J Eur Acad Dermatol Venereol*、*Acta Derm Venereol*、*The Journal of Dermatology* 等国际前沿皮肤科杂志。

五、银屑病领域

银屑病是一种常见的自身免疫性炎症性皮肤病,细胞因子的产生和分泌异常是银屑病发生发展的病理基础,也是主要治疗靶点。IL-33 是 IL-1 家族的一员,促炎细胞因子可以诱导正常人表皮角质形成细胞表达 IL-33,它可以从表皮扩散到真皮触发肥大细胞活化,也可以促进血管生成,进而刺激免疫细胞募集到炎症部位,在银屑病的发病机制中起着重要作用。

在银屑病的研究方面,我省新乡医学院第一附属医院皮肤科发现寻常型银屑病患者皮损中 IL-33 和 ST2 表达升高,基础研究表明 IL-33 可以促进 HaCaT 细胞的增殖,诱导自噬和 STAT3 的磷酸化,加重小鼠银屑病样症状;同时也检测到细胞因子 IL-33、ST2、IL-17 和 IL-5 在银屑病患者血清中含量显著增高,进行期尤为明显,提示 IL-33、ST2、IL-17 和 IL-5 可能参与银屑病的病理机制。

在银屑病与皮肤微生物的研究中,新乡医学院第一附属医院的研究团队收集了200余份银屑病患者皮肤表面样品,高通量测序结果发现,人葡萄球菌在银屑病患者头皮和肘部皮肤样品中均有富集。进一步 OTU 水平的分析显示,归类于人葡萄球菌的两个 OTU 均在银屑病患者中显著增加。这些结果表明人葡萄球菌可能在银屑病发生发展中具有重要作用。课题组从人体皮肤表面分离了微生物,已建立皮肤微生物菌种资源库,现保藏有 360 株人体皮肤来源的细菌、放线菌和真菌,其中属于葡萄球菌属的菌株 58 株,人葡萄球菌 13 株。进一步将人葡萄球菌 XSB93 与角质形成细胞共培养,结果显示其确实可促进角质形成细胞增殖,验证了高通量测序结果。转录组测序显示了人葡萄球菌可能影响的通路及基因,如细胞外基质蛋白相关通路。

六、皮肤肿瘤领域

皮肤鳞状细胞癌是来源于表皮的常见恶性肿瘤,早期表现为浸润性斑块,皮肤鳞癌发展过程涉及多基因、多因素等,从分子生物学角度出发寻找靶向治疗皮肤鳞癌的标志物可为患者治疗提供新方向,因具体机制尚未完全阐明,目前如外用药物、光动力和手术等治疗方法虽有一定的疗效,但长期效果不理想,仍有一定的复发率。目前研究提示多因素致皮肤角质形成细胞异常增殖、凋亡和分化是发病的核心机制。

为探寻其具体分子机制,郑州大学第一附属医院皮肤科尹光文团队研究发现:低表达 lncRNA DLX6-AS1 可通过靶向上调 miR-16-5p 进而下调 NUCKSl 的表达,抑制 A431 细胞的增殖、迁移和侵袭;lncRNA LEF1-AS1 可靶向作用 miR-612,猜测这可能与 lncRNA LEF1-AS1 在皮肤鳞癌中的功能具有联系。本研究发现,抑制 miR-612 能够逆转干扰 lncRNA LEF1-AS1 对皮肤鳞癌细胞增殖、迁移、侵袭和凋亡的调控作用。提示在皮肤鳞癌中,lncRNA LEF1-AS1 可能通过 miR-612 发挥调控皮肤鳞癌细胞增殖、凋亡、迁移、侵袭的作用;皮肤鳞癌组织中 circ-0007059 的表达水平降低,miR-421 的表达水平升高,PDCD4 蛋白阳性率降低,本研究首次证实皮肤鳞癌细胞中 circ-0007059 与 miR-421 存在靶向关系,miR-421 与 PDCD4 存在靶向关系,circ-0007059 过表达可抑制 miR-421 的表达而上调 PDCD4 的表达从而抑制皮肤鳞癌细胞增殖、克隆形成、迁移、侵袭及促进细胞凋亡,circ-0007059 可能作为皮肤鳞癌治疗的潜在靶点,circ-0007059/miR-421/PDCD4 分子轴可参与皮肤鳞癌发生及发展过程。下一步将进行体内实验验证 circ-0007059/miR-421/PDCD4 分子轴在皮肤鳞癌生长过程中的作用机制。本研究首次明确 lncRNA LEF1-AS1、lncRNA DLX6-AS1 及 circ-0007059/miR-421 是皮肤鳞状细胞癌发生、发展中重要靶基因,并初步阐明了部分具体的调控通路,为疾病治疗提供了新的重要作用靶点及新的诊治策略。但由于信号通路的交叉互话和蝴蝶效应,仍需进一步对这些靶点及其通路进行验证,为此,该团队在以上研究基础上将继续开展相关深入研究,并进行临床转化,使患者得到更大的临床获益。

黑色素瘤是一种最具侵袭性和致命性的皮肤肿瘤,其治疗依然是学术界研究的热点。随着免疫学发展,针对免疫检查点 CTLA4 和 PD-1 的单克隆抗体已经被批准应用于黑色素瘤的治疗。众所周知,信号通路的阻断除了应用单克隆抗体从蛋白水平上阻断,也可以应用 RNAi 技术从基因水平上阻断。美国 FDA 于 2018 年批准了全球第一例 siRNA 药物,用于治疗遗传性转甲状腺素蛋白淀粉样变性。新乡医学院第一附属医院皮肤科研究发现,应用 RNAi 技术制备的 siRNA-PD-1 经减毒沙门氏菌运载,能够有效抑制肿瘤组织中 PD-1 的表达,发挥了显著地抗黑色素瘤作用。我们进一步研究显示,减毒沙门氏菌运载构建的 CD28-siRNA-PD-1 共表达质粒在抑制 PD-1 表达的同时,增加了协同刺激分子 CD28,与单独 siRNA-PD-1 治疗相比,共表达质粒的抗黑色素瘤作用更明显。这均提示我们,发展针对免疫检查点的 siRNA 药物有可能为治疗黑色素瘤提供一种新型药物。

七、皮肤外科领域

2018 年,河南省人民医院皮肤外科成立,在省内率先成立了皮肤外科,开展了皮肤肿瘤的切除、婴幼儿胎记的切除。2021 年,在省内开展了组织工程技术治疗白癜风,为难治性白癜风提供了新的思路。

新乡医学院第一附属医院皮肤科目前开展了肉毒素治疗局部多汗症、浓缩生长因子(CGF)联合微针治疗难治性脱发、小切口根治腋臭改良术等均居国内先进水平。

八、科研成果

(1)郑州大学第一附属医院皮肤科尹光文研究尖锐湿疣的发病与光动力治疗机制和临床应用获 2019 年河南省科学技术进步奖二等奖。

(2)河南省人民医院皮肤科王建波研究遗传性皮肤病致病基因鉴定于 2021 年荣获河南省医学科技奖二等奖。

(3)河南省人民医院皮肤科李敏研究光电治疗面部损容性疾病的临床应用获得 2022 年河南省医学科技奖三等奖。

九、科普宣传

由河南省医学会医学科学普及分会组织国内著名医学专家教授编写的大型医学科学普及丛书"叩问疾病解密健康",河南省医学会皮肤病学分会和河南省医学会性与性病学分会分别担任皮肤病学和性病学分册的编写任务。目前性病学分册《性福百问》已先期完成出版,皮肤病学分册待出版。

在河南省医学会皮肤病学分会主任委员尹光文和河南省医学会性与性病学分会主任委员韩传恩的组织和带领下,两个分会的主委和副主委分别在河南省医学会官方平台上进行多次科普讲座,受到了广大人民群众的一致好评。

近三年,我省皮肤病与性病学在基础研究、临床研究、学科建设、学术成果、科普教育、技术推广等方面取得了长足的进展,但还存在一定的差距。今后针对我省目前存在的不足和差距,多向国内外先进学科学习,确保学科健康有序发展,在国内甚至国际上产生更大和更持久的学术影响力。

(河南省医学会皮肤病学分会第七届委员会　尹光文
河南省医学会性与性病学分会第七届委员会　韩传恩)

河南省普通外科学学科发展研究报告

摘要

为进一步展示我省普通外科发展水平,及时追踪普外科领域最新发展方向及研究成果,进而指导普外科事业的发展,我专科分会特组织相关人员撰写此研究报告。

此研究报告主要通过总结我省普通外科相关学科发展现状,追踪国际及国内相关学科发展动态,进而研判下一步学科发展趋势,制定省内普外科发展规划,聚焦我省相关优势学科,培育新兴学科发展,进一步提升我省普外科整体水平的提升。

研究将分不同亚专业进行分别阐述,分别从肝胆外科、胰腺外科、胃肠外科、结直肠外科、甲乳外科、血管外科等不同专业方向进行现状分析、追踪学科发展方向、研判学科不足、提出发展意见,以期进一步提升我省整体普外科学科水平,扩大学术影响力,增强整体竞争力。

一、肝胆外科

目前,我省在肝胆外科学术研究方面紧密贴合学科最新发展趋势,在临床工作中取得了一系列的瞩目成绩。

(一)多学科交叉协作模式阶段

目前肝脏疾病的诊治已经进入了多学科交叉协作模式阶段,在赵永福主委的大力协作及指导下,我省的肝脏疾病MDT团队已经在省内各大医疗中心成功建立并体现出了巨大的临床优势。但是对比目前国内外开展MDT较为先进的医疗中心,我省各医疗单位普遍存在着病源分散、各自为政的弊端。随着综合实力的不断提升,不断做优做强成为各大医疗中心下一步的发展目标。而为了配合全国综合排名的进一步提升,成立肝癌多学科综合诊疗中心便成了工作的重中之重。

1.专业细化

目前国内外各知名医疗单位逐渐出现一种趋势,即专业细化、精细诊疗。随着专业进一步细化,患者会逐渐出现汇聚效应,医疗团队可以进行病种的更深入研究,这样更容易做出成绩,有利于在业内发出自己的声音。目前,我省部分单位已经开始依托现有医务人员初步建立内部专业构架,进行了先期的部分工作。

2. 多学科综合诊疗(MDT)建设

肝癌是一个需要多种治疗手段序贯全程管理的疾病,这其中MDT起了非常关键的作用。我省以赵永福主任委员为首的郑州大学第一附属医院肝胆胰外科已经进行了数十年的肝癌MDT团队建设,已经有了非常丰富的多学科诊治经验。

3. 技术支撑

肝癌的治疗主要包括外科手术、射频消融、微波治疗、氩氦刀治疗、介入治疗、高强度聚焦超声(HIFU)治疗、靶向与免疫治疗等多种手段。而目前赵永福主任委员团队已经有技术实力实现以上所有治疗手段的全覆盖,不存在治疗技术盲区,可以更从容地进行肝癌患者的个体化精准治疗。

4. 治疗现状

目前各医疗单位在肝癌的诊疗方面存在大而散、各自为政的尴尬局面,各个科室均极力向肝癌的治疗方向发展。但这就往往会导致首诊科室的治疗方向就决定了患者整个治疗周期的诊治策略,使得部分患者往往得不到更为专业有效的治疗手段。为了打破这一困局,必须施行专病专治、团队协作的中心模式。

基于以上几点,赵永福主任委员已经向主委所在医院申请建立肝癌多学科综合诊疗中心并报请省医学会成立相关学术机构统一进行后续工作。

(二)提升基层医疗服务水平

河南作为一个人口大省、农业大省,受限于经济基础较为薄弱,医疗卫生事业一直发展较慢。近年来,部分省级医院逐步走上了发展的快车道,但大部分基层医院发展仍较为缓慢,无法适应人民群众日益增长的卫生需求。目前国家正在大力号召实行分级诊疗,这其中的关键就是要提升基层医疗服务水平。为进一步提高河南省基层从事肝胆胰腺外科及相关专业医务人员的临床决策能力,提升基层科学规范地诊断和治疗肝胆胰腺外科常见病、多发病的技能和知识水平,我专科分会在赵永福主委的带领下率先发起了河南省医学会名医名家"走基层·送健康"系列活动之肝胆外科常见疾病规范化诊疗基层论坛,此活动着力于基层医疗机构业务水平的提升并积极推进优质医疗资源下沉帮扶搭对。大力推行名医下乡、博士驻县等举措,力争在基层医院培育一批具备一定实力的专科医生,响应国家分级诊疗政策,目前已经取得了不错的效果。并在后续克服疫情及灾情等不良影响,依托线上平台结合线下继续开展相关项目,获得了社会及媒体的广泛好评。同时,我专业分会下设青年委员会受省医学会委托在青委会翟文龙主委的领导下实施了"河南省基层骨干青年外科医生服务能力培养助力工程——普通外科疾病规范诊疗培训"。此举主要针对县域内普通外科常见病、多发病,充分发挥优质医疗卫生资源的辐射带动作用,抓重点、补短板、强弱项,以加强学科建设、人才队伍建设和适宜技术推广为抓手,提升县级医院综合服务能力,有效减低县外转诊率,满足人民群众对医疗保障服务的需求。

(三)器官移植

器官移植作为目前外科学的技术高峰,其在一定程度上代表了相应医疗机构的外科发展水平。目前国内器官移植实行了移植准入制度,我省的器官移植事业在张水军前任主委带领的肝移植团队的不懈努力下已经达到了全国先进行列。目前我省的肝移植数量及手术成功率均排名全国前列,其代表了我省普外科的整体技术实力,为我省普外科同仁在全国发出了我们自己的声音。其中张水军团队开创性地完成了国内首例(全球第二例)同卵双生活体肝移植,还有大量的复杂术式肝移植及儿童肝移植,临床工作多次受到 CCTV13 的专题采访。先后建立了"郑州大学第一附属医院肝移植中心""河南省肝移植中心""河南省器官移植质控中心""河南省器官移植联合会诊中心""郑州大学第一附属医院肝移植中心""郑州大学第一附属医院器官移植中心""河南省器官移植中心"以及"创建河南省器官移植国家区域医疗中心主体单位",并荣获"全国卫生计生系统先进集体""具有国内影响力示范科室"等荣誉称号。同时,我省张水军、郭文治共同参与了国内多项专家共识的制定,例如:《西罗莫司在肝癌肝移植应用中的专家共识》《中国实体器官移植供者来源感染防控专家共识》等。与此同时,郭文治还获得了 2021 年度河南省科学技术进步奖二等奖:肝细胞肝癌发生发展的研究及临床应用;郭文治还作为副主编参编了 2021 版《器官移植学》。这些均大大增强了我省在全国肝移植领域的影响力。下一步,我省器官移植事业将对标国内外顶级移植医疗机构,着力于活体肝移植在临床工作中的应用,为移植事业的进一步发展突破做出不懈努力。

(四)微创手术治疗

在普肝方面,常规腹腔镜手术及机器人手术已经在多家国内外知名医疗中心顺利开展,其微创、快速康复、短住院时长、低治疗花费等优势已在临床得到详尽的体现。微创手术并不仅仅是体表切口的缩小,而是对患者应激和创伤的减少,内环境和免疫功能的干扰减少。我省翟文龙、李德宇、张玲等人在这方面也做了大量翔实的工作并在国内学术会议进行宣讲,体现了我省的肝胆外科在微创领域的整体水平。不过,对比国内外知名医疗机构,我省目前仍存在着腹腔镜及机器人手术占比偏低,整体技术实力偏弱的现状。为尽快改善这一现状,不少医疗单位开展了外出进修学习及引进交流等多种形式的学术提升项目,但往往会出现项目序贯性较差、流程不固定、效果不理想等弊端。急需从更高层面统一协调,制定详细的人才培养学习计划,分批次、分梯队将中青年骨干人才送往国内开展微创技术较为先进医疗单位进行培养锻炼,以快速提升医疗技术水平,避免长期临床技术迭代缓慢的困局。

(五)加速康复外科理念

伴随着微创技术的逐步推广,加速术后康复(enhanced recovery after surgery, ERAS)理念同样也在临床工作中得到了大力推广。1997 年,丹麦外科医师 Kehlet 率先提出加速术后康复的理念,近年来逐步在国内得到推广。围手术期 ERAS 以循证医学为原则,形成优化的临床路径,减少创伤应激,促进器官功能早期康复从而减少并发症并缩短住院时间。

ERAS 主要内容包括:①患者教育;②优化麻醉方法;③减少手术应激;④减轻术后恶心呕吐和肠麻痹;⑤充分镇痛;⑥合理应用各类引流管;⑦早期营养和下床活动;⑧规范的出院标准。ERAS 已经在各个专科得以推广和应用,其目的在于降低围手术期并发症和加速患者术后康复。临床开展 ERAS 必然涉及麻醉、外科、护理、营养等相关科室。中华医学会外科学分会和中华医学会麻醉学分会合作,撰写了《加速康复外科中国专家共识及路径管理指南》,以问题为导向,以具体术式为内涵,为推动我国 ERAS 健康发展提供了指导。在赵永福主任委员在倡议下,我专科分会积极推行 ERAS 在普外科临床应用,期间还外派人员到国内开展此项理念较早的医疗机构参观学习。目前,ERAS 理念已经深入人心,得到了大家广泛的认同。在临床实践过程中可以大大降低患者的痛苦,提升诊疗过程中的舒适度,同时也有利于提升整体医疗服务水平,大大地降低了平均住院时长,提高了社会及经济效益。不过对比国内 ERAS 开展较好的医疗机构,目前我省相关工作仍有较大差距。在住院时长、理念覆盖度上仍有较大提升空间,尤其在日间手术开展方面下一步更是大有可为。

二、胰腺外科

胰腺作为一个重要的消化器官,其特殊的解剖位置及生理功能导致了其临床治疗的难度,胰腺外科具备高风险、高难度等特点。胰腺系统疾病发病比较隐秘,特别是恶性肿瘤往往发现时已经没有外科根治可能,其高度侵袭性也决定了其治疗效果较差,这是目前胰腺乃至整个普外科面临的巨大挑战,期待于医学的进一步发展改善其较差的预后。

而在胰腺良性疾病当中,胰岛细胞瘤作为一种常见的疾病,其临床特点的多样性往往容易误诊,同时手术治疗还存在着术中无法明确病灶的难题。赵永福主委在胰岛细胞瘤的诊治方面有着自己独到的见解,手术扪诊结合术中超声的应用可以大幅度提升术中瘤体的检出率,有效降低了因瘤体定位不准行大范围胰腺切除的弊端。这一方法已经得到了大批量的临床实践,并多次在国内学术会议进行实践分享,获得了业内的一致好评。

同时省内同仁在技术手段上也做到了大量突破,目前已经在胰腺十二指肠切除、高位胆管癌等高难度手术上实现腔镜化甚至机器人化并显现出了微创治疗的巨大临床优势。当然目前仍旧需要向先进医疗单位学习提升自身技术实力。

三、胃肠外科

近年来胃肠外科的发展日新月异。以消化性溃疡为代表的良性疾病不再是胃肠外科诊治的主要疾病,而肿瘤或者恶性肿瘤已经占据胃肠外科疾病谱的首位。以腔镜为代表的微创技术、以减重手术为代表的代谢外科、以加速康复理念为代表的围手术期综合治疗理念、以专业化和多学科团队为代表的全方面治疗模式等理念和技术,既是推动胃肠外科发展的动力,又是胃肠外科发展的趋势所在。自日本 Kitano 开展首例腹腔镜胃手术、美国 Jacob 开展首例腹腔镜结肠癌手术以来,以腹腔镜为代表的微创技术在胃肠外科领域都得到了最迅猛的发展和广泛应用。腹腔镜技术和理念都得到了循证依据支持和认可。胃来源的胃肠间质瘤治疗的手术方式,指南也从不推荐腹腔镜治疗,放宽至直径<2 cm 可以考虑,到适宜部位均可适用。以内镜下黏膜切除(EMR)和内镜黏膜下剥离术(ESD)为代表的内镜治疗方式也逐渐进入肿瘤治疗领域。对于符合指征的早期胃肠肿瘤患者,内镜下切除的肿瘤学疗效也和腹腔镜或者开放手术相似。对于恶性肿瘤患者,胃肠外科医师逐渐认识到肿瘤生物学行为对患者预后的影响,扩大清扫和切除范围并不能相应增加患

者长期生存,开始冷静理性思考手术在肿瘤治疗中的价值和局限性。

我省普外科符洋在胃肠道间质瘤方面做出了大量成绩,在国内具备较高的学术声誉。同时符洋团队目前已经建立了全球最大样本量的胃间质瘤临床数据库,为后期进行进一步的临床科研提供了无限可能,我们期待符洋团队能做出更多、更大的成绩,使得间质瘤的诊疗水平达到国内乃至世界范围内的先进行列。

四、结直肠外科

结直肠外科近年来的发展是快速的。结直肠癌是一个常见的恶性肿瘤,外科治疗的目标已从最初单纯追求手术彻底性转向根治和生活质量兼顾两大目标。通过对直肠癌病理解剖的研究深入,手术操作的精细化,越来越多的患者得到了更好的获益。

我省袁维堂在结直肠肿瘤的微创治疗特别是机器人应用方面目前在国内享有较高声誉,使得省内广大患者能够足不出省就能享受到国内先进的诊治手段。下一步省内各大医疗机构通过构建合理的人才梯队,做出更多临床科研成果,将更加有利于我省结直肠外科整体水平的提升。

五、甲乳外科

甲乳外科作为医学的一个重要分支,与人类尤其是女性的健康息息相关。近年来,甲乳外科整体的发病率呈现逐步增加的态势,但随着医学的进步,甲乳外科学科也得到了长足的发展,各种治疗手段都在日趋成熟。我省甲乳外科在国内也保持着相对不错的整体水平,从全国来看尚缺乏符合国人的甲状腺癌、乳腺癌的全面临床研究实验,治疗上规范性也有待进一步提升。这也将是我省甲乳外科同仁接下来继续努力的方向。

六、血管外科

血管外科作为普外科的一个新兴科室,近年来依托于材料学及工程学的发展,有很多优秀的器械层出不穷;各种新技术、新业务层出不穷。我省血管外科在国内属于单独成科室较早的一批,前些年各种业务发展较为缓慢。今年来在医院领导及学会的大力支持下,我们的血管外科取得了长足的进步。颈动脉狭窄及脑卒中预防的全省推广、主动脉疾病医联体及河南省血管外科医联体的建立、嵩岳血管论坛走基层及周期性学术讲座,极大地推动了优质医疗资源下沉,上下联动,切实满足了绝大多数血管相关疾病的诊疗需求。

我省普外科宋燕在血管及腔内血管的微创化诊疗方面取得了很多成绩。在学会领导及医院领导的支持下,紧跟国内一流医院的发展,开展了颈动脉闭塞性病变的复合手术治疗,通过 CEA 及颅内支架的互相配合解决了一大批介入通过困难而开放又无法完全开通的长段闭塞性病变,切实满足了患者脑血管疾病的诊疗需求。率先开展 3D 打印辅助主动脉体外开窗术治疗主动脉疾病,大大拓展了以往主动脉疾病对于锚定区不足及血肿累及主动脉弓的非 A 非 B 型夹层的腔内治疗窗,微创化地满足这部分患者的诊疗需求。紧跟国内大中心经验,采用脉管畸形 MDT 诊疗方式,通过介入手术、复合手术、开放切除等方式,联合激光治疗及冷冻治疗,在兄弟科室团队的辅助下,使得我省在脉管畸形的诊断及治疗上取得了长足进步。而在传统强势疾病静脉疾病方面,较早开展微创手术及机械抽栓等技术,尤其微创旋切手术(Travex)在国内及国际都居于前列,宋主任团队的手术视频作为新西兰的官方培训视频。科研方面,白华龙在新型血管材料在血管重建中的应用方面居于国际前列,取得一系列的论文、专利及基金等,表现卓越。在科研方面团队仍有一定潜力可待挖掘,这也是我们血管外科下一步的工作重点。

（河南省医学会普通外科学分会第七届委员会　赵永福）

河南省器官移植学学科发展研究报告

摘要

河南省是我国人口大省,辖17个地级市、22个县级市(包括济源市)、83个县、53个市辖区,户籍人口位居全国第三。我省开展人体器官移植的医院共6所,其中开展肝移植的医院2所,开展肺移植的医院2所,开展心脏移植的医院3所,均可以开展肾移植。我省人体器官移植工作在全国开展较早,1978年实施了全省第一例肾移植,1997年实施了全省第一例肝移植。

从总体情况看,终末期肾病、终末期肝病是我省终末期器官疾病患者行器官移植的主要部分,肾移植、肝移植是我省规划中器官移植数量增长的两个引擎,每年肝、肾移植数量稳居国内前列。肺移植、心脏移植发展方兴未艾,终末期心脏和肺移植患者数量将快速增加,其中肺移植数量已居国内前五名,这也是我省规划中器官移植数量增长的潜力所在。新技术、新业务的开展将继续推动多器官联合移植的发展。

未来的临床工作中,肝移植方面重点增加劈离式肝移植和活体肝移植数量,让其成为肝移植质和量的增长点。肾移植方面继续突出儿童肾移植技术和活体肾移植优势。肺移植在稳定数量的基础上进一步提高质量。心脏移植努力做到每年10例以上。逐步开展胰腺和小肠移植。开展多专科协作,增加肝肾、胰肾、心肝、肝肺、心肺等联合器官移植手术,突出综合性医院的优势。同时重视器官移植受者的临床资料收集和患者随访,做好临床科研。

目前我省肝移植、肾移植技术已达国内一流水平,心、肺移植发展迅速。目前已累计大量的器官移植术后长期随访者,完善的术后随访机制和信息系统对维持患者长期生存和临床科研至关重要。科研是临床和教学工作的总结和结晶,是学科专业发展提升的重要标志之一。我省器官移植团队于2021年发表SCI论文50余篇,其中影响因子>5论文12篇,其中顶刊 *Hepatology* 杂志2篇(影响因子17.4)。2021年度主持国家自然科学基金4项(其中面上项目2项、青年基金2项),中原科技创新领军人才1项,省厅级项目5项。河南省科学技术进步奖二等奖1项。

未来,器官移植专科将按照开放合作、汇聚资源、重点突破、协调发展的原则,以满足人民群众多层次多样化医疗需求为导向,以改革创新为动力,以开放带动为途径,以优势学科集群为突破,以优质资源汇聚为支撑,立足河南,辐射周边,培育国内一流的器官移植医院与学科,以提升区域内器官移植的整体服务能力,满足人民群众日益增长的器官移植医疗需求,服务"健康中原"建设。

一、河南省器官移植学科现状分析和发展趋势解读

(一)人体器官移植需求现状

河南省是我国人口大省,辖17个地级市、22个县级市(包括济源市)、83个县、53个市辖区,户籍人口位居全国第3。

经我省卫健委(原卫生部)人体器官移植技术临床应用委员会(OTC)核定和经省级卫生行政部门指定开展人体器官移植医院共6所,其中开展肝移植的医院2所,开展肺移植的医院2所,开展心脏移植的医院3所,均可以开展肾移植。我省人体器官移植工作在全国开展较早,1978年实施了全省第一例肾移植,1997年实施了全省第一例肝移植。按照国家要求,我省依法依规推进人体器官捐献与移植管理工作,全省的人体器官捐献和移植工作遵循自愿无偿、知情同意、回避、伦理审查等8项原则;依托6所人体器官移植医院,形成了完善的器官移植诊疗科目(表3)。

表3 河南省人体器官移植医院及器官移植诊疗科目分布

人体器官移植医院	经核定的人体器官移植诊疗科目
郑州大学第一附属医院	肝/肾/心/肺/胰腺/小肠移植
河南省人民医院	肾/肺移植
河南中医药大学第一附属医院	肾移植
郑州人民医院	肝/肾/心脏/胰腺/小肠移植
郑州市第七人民医院	肾/心脏移植
解放军联勤保障部队第988医院	肾移植

器官移植"供""需"矛盾突出,器官捐献数量与需要移植器官的患者数量之间存在巨大差距,器官缺口大。河南省人口基数较大,常见病发病率高,终末期器官衰竭的患者较多,需获得器官移植而提高生活质量患者多。据统计,我国成人慢性肾病发病率高达10.8%,而且截至2020年底,中国已有超过4.3亿例慢性肝病患者,其中终末期肾病、肝病患者数量持续增长。仅就肾移植而言,我省有肾移植适应证的患者有15 000~20 000人,而2020年我省肾移植例数仅有588例,肝移植手术也仅有272例。等待器官移植的患者逐年增加,每年所做的器官移植手术与亟待器官移植的患者来讲,比例严重失调,捐献器官数远不能满足临床需要。

(二)人体器官移植医疗服务现状

自2016年以来,以河南省推进器官移植国家区域医疗中心建设为契机,我省强力推进人体器官捐献与移植工作,进一步科学配置、合理调整优质医疗资源,致力于完善终末期器官衰竭患者医疗服务体系,持续提高医疗服务水平和能力,满足全省日益增长的器官移植患者医疗需求,提高医疗服务效率。

2016—2020年,我省6所人体器官移植医院共实施肝移植手术1 479例,肾移植手术3 242

例,肺移植手术50例,心脏移植手术68例,人体器官移植服务能力和服务水平逐年提高。河南省2016—2020年每年度人体器官移植项目服务量见表4。

表4　河南省2016—2020年每年度人体器官移植项目服务量(单位/例)

年份	肾移植	肝移植	肺移植	心脏移植	小肠移植	胰腺移植	联合移植
2016	660	295	0	2	0	1	4
2017	632	295	4	5	0	1	6
2018	687	309	4	7	0	1	7
2019	675	308	15	29	0	2	10
2020	588	272	27	25	0	1	13

从总体情况看,终末期肾病、终末期肝病是我省终末期器官疾病患者行器官移植的主要部分,肾移植、肝移植是我省规划中器官移植数量增长的两个引擎;肺移植、心脏移植发展方兴未艾,终末期心脏和肺移植患者数量将快速增加,这也是我省规划中器官移植数量增长的潜力所在;新技术、新业务的开展将继续推动多器官联合移植的发展。

(三)人体器官获取组织(OPO)工作

按照国家有关规定和要求,我省成立多个由人体器官移植医师、神经内科医师、神经外科医师、重症医学科医师及护士等组成的人体器官获取组织(OPO)。目前,已依托我省6所具有人体器官移植资质的医疗机构,成立了6个人体器官获取组织,并开展了大量的工作,有力地服务了河南省人体器官移植事业发展。

依据我省各器官移植医院人体器官移植技术准入诊疗科目,结合前期公民逝世后器官捐献工作开展情况、协调员人数、网络登记的移植等待者数量以及所配备的设备设施等情况,确定了各个OPO服务范围,各OPO按照服务范围进行器官捐献宣传动员等工作,通过规范管理、细致深入的宣传动员,逐步增加捐献例数,器官移植数量每年均位于全国前列。

定期动态考核各器官移植医院的人体器官移植临床应用能力及人体器官捐献工作情况,适时调整我省OPO的设置、数量及其服务范围,逐步建立和规范了我省人体器官捐献与移植管理工作体系。

(四)人体器官捐献工作

为依法推进人体器官捐献与移植管理工作,建立和完善科学、高效、公平、公正、公开的人体捐献器官获取与分配工作体系,维护人体器官捐献人及人体器官接受人合法权益,促进我省人体器官捐献与移植工作法制持续、健康发展,在充分调研、论证的基础上,依据《人体器官移植条例》(中华人民共和国国务院令第491号)、《人体捐献器官获取与分配管理规定》(国卫朕发〔2019〕2号)、《中国红十字会总会卫生部关于进一步推进人体器官捐献工作的意见》(中红字〔2012〕39号)等相关法规政策,结合我省实际,相继制订了《关于加强河南省人体器官获取与分配管理工作的通知》(豫卫医〔2015〕18号)、《河南省人体器官捐献与获取管理规定(试行)》(豫卫医〔2019〕29号)等一系列规定。

我省于 2010 年开始开展人体器官捐献工作,经过认真准备,于 2011 年 7 月我省获得中国红十字会和卫健委(原卫生部)批准为人体器官捐献试点省份,启动人体器官捐献工作。成立了以省政府主管,副省长为名誉主任委员、省卫生行政部门主管厅长和省红十字会专职副会长为主任委员的河南省人体器官捐献工作委员会的试点工作领导机构,按照"先试点、后铺开"的原则,认真组织实施试点工作。在省红十字会设立了人体器官捐献办公室,负责日常工作;成立了省人体器官捐献专家组和人体器官捐献获取组织;招募组建了人体器官捐献志愿者队伍;建立了人体器官协调员队伍;建立了符合我省省情的一系列捐献制度,逐步完善我省人体器官捐献工作体系,高效有序地推进人体器官捐献工作。

在省红十字会的大力支持和配合下,我省公民逝世后器官捐献工作得到了长足发展:一是通过媒体宣传,社会民众对器官捐献让生命得到延续的理念得到广泛传播和认同;二是医疗机构、医务人员队伍对人体器官捐献工作的认知度和参与度明显提高;三是协调员队伍甘于奉献,做出了大量卓有成效的工作;四是人道救助、缅怀纪念紧密跟进,让捐献者家庭感受到关怀和温暖。

2010—2015 年,河南省累积实现公民逝世后器官捐献 300 例,共捐献大器官 848 个,包括 582 个肾脏、266 个肝脏。近年来,随着河南省人体器官捐献工作的深入开展,器官捐献例数逐年增加(表 5)。

表 5　河南省 2016—2020 年人体器官捐献统计表(单位/个)

年份	捐献例数	获取肾脏个数	获取肝脏个数	获取肺脏个数	获取心脏个数	获取器官总数
2016	340	675	316	0	3	994
2017	333	659	315	4	6	984
2018	356	702	328	4	9	1 043
2019	351	688	330	19	31	1 068
2020	307	601	291	31	27	950
总计	1 687	3 325	1 580	58	76	5 039

(五)人体器官移植质控工作

质控指标体系是医疗质量管理与控制体系的重要组成部分。构建科学、规范的医疗质控指标体系对加强科学化、精细化医疗质量管理,促进医疗质量持续改进具有重要意义。河南省卫生健康委通过成立河南省人体器官移植质控中心,日常督导相关移植医院结合自身实际情况,充分利用相关指标开展器官移植质量管理工作,不断提升管理的科学化、精细化、规范化水平。同时,积极做好相关指标信息的上报工作,采用信息化手段加强相关信息收集、分析和反馈,强化结果运用,指导相关移植医院持续改进医疗质量。

活体器官移植是人体器官移植工作的重要组成部分,为规范和加强活体器官移植管理,我省于 2010 年 5 月率先在全国出台《河南省活体器官移植管理核心制度(试行)》,保证医疗质量和医疗安全。按照原卫生部《关于印发规范活体器官移植若干规定的通知》(卫医管发〔2009〕126 号)、《关于印发活体器官移植临床应用管理文书的通知》(卫医管发〔2012〕124 号)及《河南省活体器官移植管理核心制度(试行)》等有关规定和要求,建立健全活体器官移植管理制度,规范活体器官移植流程,明确器官移植医院人体器官移植技术临床应用与伦理委员会讨论流程、内容等,定期组织专家对各器官移植医院上报的涉及活体器官移植临床应用管理文书逐一进行严格的核准和审验。2016—2020年共审查批准开展活体肾移植1 170例,活体肝移植10例,确保活体器官捐献人和接受人的生命安全与合法权益。

(六)我省人体器官捐献与移植工作面临的调整

1.疾病谱变化

随着经济社会发展水平的逐步提升,社会由生存型加速向发展型转变,居民生活方式迅速变化,疾病谱发生显著变化,慢性非传染性疾病患者负担日趋加重,慢性非传染性疾病成为致死的主要因素。其中慢性肾病、肝病、呼吸系统疾病及心血管疾病的发生率大幅度提高,潜在的终末期器官衰竭患者不断增加。疾病负担的加重带来服务需求的增长,对优化卫生资源结构、增加器官来源供给、提高卫生资源利用效率提出了更高的要求。

2.人口老龄化

第七次人口普查显示全省常住人口共9 936.6万人,按照国际通行标准,65岁及以上人口占总人口的7%以上就进入老年型人口,河南省人口从2000年就进入老龄化,并呈逐年加深的态势;2000年7.1%,2010年8.36%,2015年9.63%,2020年13.49%(计1 340.2万人)。且由于我省是外出人口大省,2020年我省16～59岁劳动年龄人口虽然比2010年减少405万人,大量的劳动适龄人口外出到省外务工经商,进一步加深了我省常住人口的老龄化程度。人口结构的变化及医疗保障水平的提高使得人民群众的潜在就医需求得到进一步释放。与此同时,人体器官移植受者也有老龄化的趋势。

3.需求快速增长

随着社会的进步与发展,不同人群对医疗服务的需求将日益呈现多层次、多样化和个性化的趋势。得益于人体器官移植技术的提高、居民可支配手术的增加以及医保政策的全面覆盖,河南省既往不能得到及时救治的潜在器官移植受者的手术需求得到进一步释放,人体器官移植医疗服务需求相应增加。

(七)完善器官移植随访和信息化系统建设工作

目前,我省肝移植、肾移植技术已达国内一流水平,每年肝、肾移植数量稳居国内前列。心、肺移植发展迅速,其中肺移植数量已居国内前5名。目前已累计大量的器官移植术后长期随访者,完善的术后随访机制和信息系统对维持患者长期生存和临床科研至关重要。目前,已实现专人负责随访工作,预期到2024年底之前建立完善的随访信息系统。实现患者随访临床数据的导入、导出、分析,为实现患者长期随访及临床科研提供数据支撑。

(八)重视器官移植科研工作

科研是临床和教学工作的总结和结晶,是学科专业发展提升的重要标志之一。我省器官移植团队于 2021 年发表 SCI 论文 50 余篇,其中影响因子>5 论文 12 篇,其中顶刊 *Hepatology* 杂志 2 篇(影响因子 17.4)。2021 年度主持国家自然科学基金 4 项(其中面上项目 2 项、青年基金 2 项),中原科技创新领军人才 1 项,省厅级项目 5 项。河南省科学技术进步奖二等奖 1 项。为实现我省器官移植事业平稳发展和提升奠定了坚实基础。

二、器官移植学科发展目标和规划

(一)指导思想

在"十四五"及以后时期内,按照开放合作、汇聚资源、重点突破、协调发展的原则,以满足人民群众多层次、多样化医疗需求为导向,以改革创新为动力,以开放带动为途径,以优势学科集群为突破,以优质资源汇聚为支撑,立足河南,辐射周边,培育国内一流的器官移植医院与学科,以提升区域内器官移植的整体服务能力,满足人民群众日益增长的器官移植医疗需求,服务"健康中原"建设。

(二)工作原则

坚持政府领导、部门配合、依法管理、满足需求的原则,重点扶持心脏、肺移植发展,巩固肾、肝移植发展局面,鼓励多器官联合移植等新技术、新业务的临床应用。

(三)人体器官移植医院及移植技术项目规划

为促进我省人体器官捐献与移植技术临床应用的科学、有序、规范发展,保持我省器官移植技术的连续性,遵循国家对器官移植医院"总量控制、有进有出"的原则,在充分考评调研基础上,统筹安排全省器官移植项目,在我省各移植医院现有诊疗科目基础上,重点扶持近年来新增的心脏、肺移植。同时,在现有基础上提升复杂、疑难手术患者的治疗效果和临床预后,比如提升活体肝移植、劈离式肝移植、肝移植联合胰十二指肠切除术等复杂术式的成功率和生存率。

未来 3 年的临床工作中,肝移植方面重点增加劈离式肝移植和活体肝移植数量,让其成为肝移植质和量的增长点。肾移植方面继续突出儿童肾移植技术和活体肾移植优势。肺移植在稳定数量的基础上进一步提高质量。心脏移植努力做到每年 10 例以上。逐步开展胰腺和小肠移植。开展多专科协作,增加肝肾、胰肾、心肝、肝肺、心肺等联合器官移植手术,突出综合性医院的优势。同时重视器官移植受者的临床资料收集和患者随访,做好临床科研。

(四)加大人体器官移植和捐献工作宣传力度

以社会宣传动员为主线,普及器官捐献知识,传播器官捐献理念,扩大器官捐献宣传和加强志愿登记,号召更多的爱心人士加入捐献志愿者队伍中来。树立典型,宣传感人事迹,让更多的人理解和支持人体器官捐献工作,大力宣扬"人道、博爱、奉献"的红十字精神和"器官奉献、生命永续"的人体器官捐献理念,逐步形成在全社会倡导并积极践行公民逝世后捐献器官的新风尚。

激励各级各类医疗机构及其医务人员继续支持与配合人体器官捐献的相关工作,积极宣传人体器官捐献,帮助患者完成器官捐献愿望。医疗机构相关临床科室,尤其是急诊科、重症医学科、神经内科、神经外科等重点科室医务人员,应积极参加相关培训,掌握人体器官捐献相关知识,并积极主动发现潜在捐献人;要在相关重点科室的显著位置张贴、摆放人体器官捐献相关宣传资料,让更多人了解人体器官捐献的知识。

(五)建立完善的依法依规开展人体器官捐献工作管理体系

我省按照《国家卫生健康委关于开展人体器官捐献与移植专项整治工作的通知》(国卫医函〔2020〕393 号),出台了《关于印发河南省人体器官捐献与移植专项整治工作实施方案的通知》(豫卫医〔2021〕1 号)文件,督导各省辖市卫生健康委和各有关单位人体器官捐献与移植专项整治工作,将继续以加强法律法规和制度建设为重点,推动人体器官捐献事业步入法制化轨道,依法推进人体器官捐献工作,依法依规把这项工作做成一个充满爱心和人文关怀的"阳光工程";进一步规范人体器官捐献行为,完善科学、高效、公平、公正、自愿、无偿的公民逝世后人体器官捐献工作体系,维护人体器官捐献人与人体器官接受人合法权益,继续倡导和弘扬捐献人体器官、挽救生命的人道主义精神,提高人体器官捐献工作水平。

我省将以器官捐献与移植事业发展需求为导向,健全完善多部门密切协作配合、科学规范的工作机制,不断开拓创新,以问题为导向,加强风险点把控,培养、锻炼有敬业奉献精神的工作团队,强化捐献管理机构、队伍和支撑条件建设,不断完善顶层设计和捐献工作流程,进一步加强和规范人体器官捐献工作,不断提高人体器官捐献与移植工作水平,积极推进我省人体器官捐献事业健康、有序、可持续发展。

(六)逐步提高公民逝世后自愿捐献器官量及增长率

近年来,河南省公民逝世后器官捐献呈现出良好的发展势头。据统计,2010—2011 年河南省实现公民逝世后器官捐献 4 例,2012 年 34 例,2013 年 56 例,2014 年 61 例,2015 年 145 例,2016 年突破 300 例,2016 年以来稳定在 330 ~ 350 例(受疫情影响,2020 年实现捐献 307 例)。但是器官捐献率还有待提高,器官短缺依然严峻。目前国家卫健委已经将器官捐献作为三甲医院的考核内容之一,尚未普及到全部的医院。探索将器官捐献纳入二级以上医疗机构考核体系,推动全社会器官捐献的氛围将作为我们今后工作的一个重要方面。

(七)重视器官移植科研工作和师资队伍培训

进一步提高科研投入力度,增加器官移植队伍的科研考核机制和奖惩措施。预期目标:发表影响因子>5 论文 2022 年 15 篇,2023 年 18 篇,2024 年 20 篇。主持国家自然基金 2022 年 5 项,2023 年 6 项,2024 年 7 项。继续做好肝移植医师培训工作,针对培训学员开展理论授课、动物实验、临床带教、手术演示、器官获取等全方面学习,实现培训学员能力的全面提升,最终要经过理论和技能结业考核才能拿到结业证书。预计未来 3 年内,平均每年招收肝移植、肾移植医师培训学员各 5 ~ 10 人。

(河南省医学会器官移植学分会第六届委员会 郭文治)

河南省全科医学学科发展研究报告

摘要

全科医学是整合临床医学、预防医学、康复医学以及人文社会学科等于一体的综合性二级临床学科。发展全科医学,是推进医疗体制改革,实现"大病进医院,小病在社区"的最好办法。

我国自20世纪80年代引入全科医学概念,1993年11月中华医学会全科医学分会成立。国家高度重视全科医学的发展,自2011年国务院出台《关于建立全科医生制度的指导意见》明确了统一规范的全科医生培养制度,全科医学进入快速发展阶段。《"健康中国2030"规划纲要》、2018年《国务院办公厅关于改革完善全科医生培养与使用激励机制的意见》、2022年《关于推进家庭医生签约服务高质量发展的指导意见》等一系列文件的颁布,为全科医学的发展奠定了坚实基础。

河南省政府和河南省卫健委积极响应党和国家的号召,经过多方调研,先后出台了《关于进一步加强全科医生相关工作的通知》《改革完善全科医生培养与使用激励机制实施方案》《关于确保基层卫生健康人才队伍稳定的通知》等一系列文件,通过全科住院医师规范化培训、全科医生转岗培训、助理全科医生培训、订单定向免费全科医生培养、全科医生岗位培训、对口支援等多种措施,加快壮大全科医生队伍。

河南省医学会全科医学分会自2002年12月成立,在省委、省政府、省卫健委的正确领导下,在省医学会的指导和支持下,不断发展壮大。分会当前主任委员王留义,曾于2020年当选中华医学会全科医学分会第九届委员会副主任委员。他所带领的河南省人民医院全科医学科,是河南省首家设置于三甲医院的全科医学科,省内唯一的"全科医学省级重点专科",郑州大学全科硕士、博士培养点,全国优秀全科专业基地,国家首批重点全科专业基地,复旦全科排行榜全国第九名,引领我省全科医学快速发展。

在王留义主任委员的带领下,全科医学分会先后协助省内各地市组建分会,协助各地、市、县级医疗机构成立独立的全科医学科,协调省内全科及基层资源,推动全科医、教、研协调发展,加强省内全科医学学科建设和基地建设。

截至2020年年底,河南省全科医生数为31 948人,每万人口全科医生数为2.45人。38家住培基地均设置了独立的全科医学科病房和全科门诊;55家助理全科基地拥有全科门诊,54家助理全科基地设置了独立的全科医学科病房。

河南省全科医学科学研究稳步发展,近年来实现了跨学科、跨领域、跨地域的突破。研究者从关注研究内容,到关注研究方法,注重证据的严谨性和科学性。我省 38 家住培基地全科医学科从业人员近 3 年发表论文共计 348 篇,承担国家级科研项目 4 项;56 家助理全科基地全科医学科从业人员近 3 年发表论文共 156 篇,承担国家级科研项目 3 项。

全科医学分会还积极组织开展每年的"世界家庭医生日"主题活动,定期举办"走基层·送健康"义诊活动,协助进行医疗扶贫,连续多年开办"河南省住院医师规范化培训全科暨助理全科医生骨干师资培训班"、河南省全科医学学术年会等,培养全科医学专业骨干人才。

然而,我们也需要深刻认识到,河南省的全科医学发展仍然面临着诸多挑战,全科医学学科地位有待提高,全科医生队伍建设有待加强,现行绩效考核机制有待改善,全科领域高水平科学研究有待开展等。在未来的发展过程中,我们应当强化全科医学定位,推进全科医学学科建设;落实分级诊疗制度,推动家庭医生签约服务;探索人才培养模式,提升全科医生综合素质;创新使用激励机制,加强全科医学科研投入。

相信全科医学,这个年轻又充满活力的学科,在我们的共同努力下,定能蓬勃发展,为"健康中原"做出应有的贡献!

全科医学起源于近代的通科医疗,诞生于 20 世纪 60 年代末,是面向个人、家庭与社区,整合临床医学、预防医学、康复医学以及人文社会学科等于一体的综合性二级临床学科。世界卫生组织早已提出,居民 80% 以上的健康问题可以在基层解决,而解决最好的办法就是发展全科医学,培养合格的全科医生,逐步做到"大病进医院,小病在社区"。

一、我国全科医学发展历程

我国自 20 世纪 80 年代引入全科医学概念以来,经历了学科理念的洗礼和试点地区的尝试。1993 年 11 月中华医学会全科医学分会正式成立是学科确立的明显标志。

1997 年 1 月,中共中央、国务院发布《关于卫生改革与发展的决定》,明确提出"要加快发展全科医学,培养全科医生"。2000 年 1 月,原卫生部发布了《关于发展全科医学教育的意见》,提出了我国全科医学教育发展目标,并陆续出台了全科医生规范化培训和岗位培训大纲。1995 年 8 月,中华医学会全科医学分会正式成为世界家庭医生组织(WONCA)成员,我国的全科医学发展开始得到国际的认可。

2006 年五部委联合下发《关于加强城市社区卫生人才队伍建设的指导意见》,着重提出健全和完善社区卫生人才培养体系。2009 年 4 月,我国公布的新医改方案提出:把基本医疗卫生制度作为公共产品向全民提供,实现基本医疗保障制度,加强基层医疗卫生人才队伍建设,着力提高基层医疗卫生机构服务水平和质量。

2011 年 7 月 1 日,《国务院关于建立全科医生制度的指导意见》正式发布,党中央、国务院高度重视全科医学的发展,将其作为深化医疗改革、建设健康中国的重要内容,明确了统一规范的全科医生培养制度。全科医学进入快速发展阶段,全科住院医师规范化培训逐步在全国范围内开展。2016 年党中央和国务院发布《"健康中国 2030"规划纲要》,明确提出:到 2030 年我国平均每万人口拥有 3~4 名全科医生。2018 年《国务院办公厅关于改革完善全科医生培养与使用激励机制的意见》,进一步强调了加强以全科医生为重点的基层人才队伍建设。2020 年《国务院办公厅关于加快医学教育创新发展的指导意见》,指出要培养"小病善治、大病善识、重病善转、慢病善管"的防治结合型高层次全科医学人才,推动医疗卫生服务中心下移,推进优势医疗卫生资源下沉。

2022 年 3 月,国家卫健委等六部委联合印发了《关于推进家庭医生签约服务高质量发展的指导意见》,确定了家庭医生签约服务的发展方向和任务目标,鼓励综合医院全科医学科采取就近签约方式,提供家庭医生签约服务,为全科医学学科建设提供了有力支撑。7 月,国务院办公厅印发的《"十四五"国民健康规划》,明确指出"持续推动发展方式从以治病为中心转变为以人民健康为中心,为群众提供全方位全周期健康服务",为全科医学的持续发展带来了新的契机。

二、河南省全科医学发展历程

河南省医学会全科医学分会自 2002 年 12 月成立至今,即将跨越第 20 个春夏秋冬。全科医学从最初的默默无闻,到现在的欣欣向荣,离不开省委、省政府、省卫健委、省医学会的正确领导,离不开中华医学会全科医学分会和中国医师协会全科医师分会的谆谆指导,更离不开全科医学界的各位专家、各位同道的辛勤耕耘和殷殷付出。在过去的十余年中,在省卫健委的大力支持下,在各个全科基地的不懈努力下,在全科医生们的全心投入下,我省的全科医学事业获得了很多成就和关注,人民健康和医疗卫生水平也有了很大提高。

2014 年河南省正式启动住院医师规范化培训工作,16 家医院获批国家住院医师规范化培训基地(以下简称"住培基地"),全科医学作为紧缺专业予以重点倾斜。2015 年 12 月,河南省人民医院率先在省内三甲医院成立独立的全科医学科,引领河南省全科医学快速发展。

2016 年河南省卫生计生委、省中医管理局联合印发《关于进一步加强全科医生相关工作的通知》,提出加快全科医生培养,加快推进全科医生注册,建立健全全科医疗服务体系,推行全科医生团队签约服务模式等多项举措。河南省内逐步推进"基层首诊、急慢分治、上下联动、双向转诊"的医疗服务体系建设。

2018 年河南省卫生健康委印发《关于确保基层卫生健康人才队伍稳定的通知》,明确一系列硬标准,完善基层人才激励机制,稳定基层医疗卫生机构人才队伍。随后,河南省政府办公厅印发了《河南省改革完善全科医生培养与使用激励机制实施方案》,从改革完善全科医生薪酬制度、聘用管理办法、拓展职业发展前景、增强职业荣誉感等方面,进一步增加全科医生的职业吸引力,为建立适应行业特点的全科医生培养制度提供保障。

2019 年 10 月河南省人力资源和社会保障厅下发《关于进一步做好农村全科医生副高级职称考核认定工作的通知》,明确"全科专业住院医师规范化培训合格或执业范围为全科专业的临床医生,取得全科医学或全科医学(中医类)中级职称后,在农村医疗卫生机构连续工作满 10 年,免高级职称业务考试"。同年,由河南省人民医院承办的第六届海峡两岸全科医学大会暨海医会全科医学分会第六届学术年会在郑州召开,来自国内外的 4 000 多名全科医学领域专家、学者参加大会,河南省人民医院获得海峡两岸医药卫生交流学会全科医学分会副主委单位,使得河南省的全科医学发展获得了广泛关注。

2020 年 10 月,河南省人民医院承办的第七届中国全科医学大会暨中华医学会全科医学分会第十八届学术年会在郑州召开,线上线下的参会人数超过一万人。同年 12 月,河南省人民医院全科医学科王留义主任当选中华医学会全科医学分会第九届委员会副主任委员。

2021 年全科医学首次纳入复旦大学医院管理所发布的中国医院专科排行榜。河南省人民医院全科医学科在《2020 年度中国医院专科排行榜》专科声誉排行榜和专科综合排行榜中均获全国第 9 名。这是对河南省全科医学学科地位和综合实力的充分认可,亦体现出全科医学对"健康中国"战略实施至关重要的作用。

三、河南省全科医学发展现状

在国家和省内政策的强力引导下,我省全科医学发展取得了十分重要的阶段性成果,学科建设和人才培养体系逐渐优化,人才队伍数量不断增加,队伍结构持续优化,服务模式不断完善,服务水平稳步提高。

(一)教育培训

河南省卫健委高度重视全科医学人才培养,采取全科住院医师规范化培训、全科医生转岗培训、助理全科医生培训、订单定向免费全科医生培养、全科医生岗位培训、对口支援等多种措施,加快壮大全科医生队伍。

2010 年河南省启动全科医生转岗培训,至今已有 2.6 万余人参加培训并获得合格证书,为全科医学培训和家庭医生签约等工作的开展储备了大量人才。

2014 年启动住院医师规范化培训工作以来,河南省卫健委按照省委、省政府的决策部署,全面推进全科医生制度建设,先后投入 20 多亿元,建成了 40 家住院医师规范化培训基地,56 家助理全科医生培训基地和一大批基层实践基地,其中河南省人民医院全科、郑州大学第一附属医院全科、新乡医学院第一附属医院全科获得中国医师协会评选的"2020 年度住院医师规范化培训重点专业基地"称号。河南省每年的全科医生招生数量位居全国前列,多次在国内重点会议中分享全科医生培养经验。

此外,河南省卫健委积极探索全科医生培养模式,完善全科院校教育与毕业后教育的有效衔接,连年开展全科暨助理全科师资培训班和全科骨干师资培训班,举办家庭医生签约服务能力提升培训班,鼓励高等院校开设本科全科医学概论课程、编写全科医学相关教材、成立全科医学系、设立全科医学教研室、增设全科医学硕士及博士学位授予点等。

(二)临床建设

全科医生兼顾着基本医疗卫生服务与基本公共卫生服务两大任务,是家庭医生签约服务的中坚力量,是开展医防融合的最佳人选。在国家全科医生相关政策的推动下,全科医学科室建设日益规范,医疗护理队伍趋于合理,开展诊疗项目更加具体明朗。

2021 年《中国卫生健康统计年鉴》显示,截至 2020 年年底,我国全科医生数为 408 820 人,每万人口全科医生数为 2.90 人。河南省全科医生数为 31 948 人,每万人口全科医生数为 2.45 人。

根据河南省现有全科医生数量,离 2030 年基本实现城乡每万名居民有 5 名合格的全科医生,仍有较大缺口。

目前,我省住培基地全科医学科平均有 10.1 名全科医生,加注全科执业范围人数占比 55.7%。助理全科基地全科医学科平均有 6.7 名全科医生,加注全科执业范围人数占比 47.1%。住培和助理全科基地的基层实践基地共 128 家,基层基地辖区人口数平均 59 387.7 人,其中 97.7% 设置全科医学科,平均全科医生 10 人,加注全科执业范围人数占比 83.2%。

我省 38 家住培基地的全科医学科独立设置病房,平均床位数 34 张,年出院患者平均 3 103 人次;全科门诊 1~4 间,其中教学门诊 1~2 间,年门诊量平均 82 571 人次。54 家助理全科基地的全科医学科设置了全科病房,平均床位数 35 张,年出院患者平均 1 985 人次;55 家助理全科基地设置了 1~2 间全科门诊,年门诊量平均 10 678 人次。

2020 年以来,面对突如其来的新冠肺炎疫情,在党中央、国务院统一领导下,全科医生作为专业技术人员,在抗疫一线发挥了重大作用,彰显了全科医生作为我国医疗卫生体系基石的重要价值。随着疫情的常态化,广大基层全科医生临危受命,在平凡的岗位上,筑起了一道牢固的基层防疫战线。

(三)科研进展

河南省全科医学科学研究稳步发展,近年来实现了跨学科、跨领域、跨地域的突破。研究者从关注研究内容,到关注研究方法,注重证据的严谨性和科学性,再到关注基层卫生科研网络(PBRNs)建设,在研究内容上实现了质的飞跃。

我省 38 家住培基地全科医学科从业者近 3 年发表论文共计 348 篇,其中教学论文 52 篇;承担科研项目国家级 4 项、省级 52 项、院级 15 项,其中教学研究或教改项目国家级 1 项、省级 17 项、院级 10 项。56 家助理全科基地全科医学科从业者近 3 年发表论文共 156 篇,教学论文共 17 篇;承担科研项目国家级 3 项、省级 6 项、院级 11 项。

(四)组织发展

河南省医学会全科医学分会自成立以来,先后经历了四届委员会选举。分会当前主任委员王留义,曾担任分会第一届副主任委员、第二届至第四届主任委员,并于 2020 年当选中华医学会全科医学分会第九届委员会副主任委员。他所带领的河南省人民医院全科医学科,是河南省首家设置于三甲医院的全科医学科,省内唯一的"全科医学省级重点专科",郑州大学全科硕士、博士培养点,中国医师协会"全国优秀全科专业基地",国家首批重点全科专业基地,复旦全科排行榜全国第九名。

在王留义主任的带领下,全科医学分会先后协助省内各地市组建分会,协助各地、市、县级医疗机构成立独立的全科医学科,协调省内全科及基层资源,推动全科医、教、研协调发展,加强省内全科医学学科建设和基地建设。全科医学分会还相继成立了教育学组、慢病学组等多个分支学组。

为了响应国家卫健委号召,每年 5 月 19 日,组织全省开展"世界家庭医生日"主题活动,进行大型义诊项目,传播全科医学理念。积极响应河南省卫健委、河南省医学会号召,定期举办"走基层·送健康"义诊活动,协助进行医疗扶贫。连续多年组织开办"河南省住院医师规范化培训全科暨助理全科医生骨干师资培训班"、河南省全科医学学术年会等,培养全科医学专业骨干人才。

四、河南省全科医学发展面临的挑战

随着"健康中国"战略的深入推进,全科理念的持续深化,分级诊疗制度的不断完善,全科医学在医、教、研各方面都取得了长足发展。但是,我们也需要深刻认识到,河南省的全科医学发展仍然面临着诸多挑战。

(一)全科医学学科地位有待提高

与欧美及澳大利亚等国家相比,我国的全科医学起步较晚,整体发展滞后。多数医生对全科医学的认识还停留在通科医学的基础上,认为全科医生就只是"万金油",专业素质不高。省内获批全科医学重点专/学科医疗机构较少,学科受重视程度不够,不利于推动学科发展。

在目前国家推进分级诊疗的关键时期,就我省而言,大型医院专科仍是多数百姓就诊的首选,多数综合医院的全科门诊量有待提高。群众对于全科医学科的认可度相对较低,全科医生的地位相对不高。

(二)全科医生队伍建设有待加强

在省卫健委的领导下,我省的全科医生培养工作发展迅速,在全国范围内处于领先地位。但是,作为人口大省和农业大省,全科医生的规模仍然未能满足民众的就医需求,全科医生的学历层次和岗位胜任力仍然有待提高,全科医生的待遇和岗位吸引力仍然有待改善。如何促使更多参加过培训的全科医生从事全科医学事业,愿意留在基层工作,仍然是需要探讨和研究的问题。在今年国务院办公厅颁布的《"十四五"国民健康规划》中,明确指出健全"全科医生、乡村医生中医药知识培训机制",对全科医生提出了新的要求,需要我们切实提升全科医生培养质量。

(三)现行绩效考核机制有待改善

目前我省综合医院绩效考核制度主要根据专科疾病进行制定,与患者数量及相关检查开展指标息息相关,住院患者多数使用区域点数法总额预算和按分值进行付费。但是,全科医学科的门诊及住院患者多以症状就诊,多病共存患者居多。在现行的医院绩效考核制度下,势必导致全科医学科绩效降低或者无法收治本学科相关患者,影响科室收入、患者满意度及医务人员工作积极性。

(四)全科领域高水平科学研究缺乏

我国尚未建立全科数据网络平台或数据库,全科医学研究缺乏系统性,全科医学研究经费缺乏申请渠道。从国家自然科学基金、各种省部级科研基金等申请分类来看,全科医学尚不在其列。全科医学领域缺乏高质量的科学研究。

一方面,综合医院建立全科医学科时间较短,全科医生多数从专科转岗而来,虽然具有硕士及以上学位,有一定的科研能力基础,但由于没有独立的科研申请分类,只能延续专科的科研方法和方向。各专科门类研究都有相对独特的科研特点,多以疾病分类来划分研究领域和方向,而全科医学虽与各专科有着密切的联系,但又迥异于各专科,需要强调整体思维、医防融合以及全方位全周期的健康管理服务,必然不能照搬专科科研模式。

另一方面,相较于各专科医学,基层全科医生的科研能力相对较差、科研意识不强、科研平台缺乏,使得全科医学以社区为范围的相关研究开展缓慢。

五、河南省全科医学发展规划

全科医学以"生物—心理—社会"医学模式为基础,以其综合性、协调性、连续性的全人群全生命周期的健康服务模式,得到了多数国家的青睐,我国也在积极推进全科医学发展。借助国家的政策支持,河南省的全科医学可以从以下方面进行加强。

(一)强化全科医学定位,推进全科医学学科建设

作为临床二级学科,全科医学理应得到更多的重视。全科医生是综合程度较高的高层次医学人才,主要在基层承担预防保健、常见病多发病诊疗和转诊、患者康复和慢性病管理、健康管理等一体化服务。

大型综合医院设置全科医学科应定位在承担医疗、教学、科研、健康促进等职责,是综合医院和社区医疗机构联系的纽带、桥梁,发挥示范、引领、带动和辐射作用,走内涵建设发展之路。基层医院的全科医学科则是国家基本医疗服务和基本公共卫生服务的主要提供者,不仅要做好预防,也要努力提升医疗服务质量,真正把好"健康"和"医保"两扇门。

应当加强政策导向,制定和规范配套管理制度,努力提高高校全科专业建设水平和人才培养质量,进而推进河南省重点专科建设,形成以技术和质量为核心的良性竞争,助力分级诊疗实施和健康中国建设。同时加强宣传,提高全科医学社会认知度,提升居民对全科医生的信任度。

(二)落实分级诊疗制度,推动家庭医生签约服务

今年3月,国家卫健委等六部委联合印发的《关于推进家庭医生签约服务高质量发展的指导意见》,鼓励综合医院全科医学科采取就近签约方式,提供家庭医生签约服务;三级综合医院签约医师对区域内二级及基层医疗机构家庭医生签约服务提供技术支撑及服务指导;二级综合医院全科医学科及相关科室医师,依托基层医疗机构平台,全面参与家庭医生签约服务工作。作为家庭医生签约工作的核心力量,做实签约服务工作,提升居民健康水平,是全科医生的责任和义务。

(三)探索人才培养模式,提升全科医生综合素质

遵循医学教育规律,探索创新全科医学人才队伍建设之路,建立面向高校临床医学生、订单定向生、规范化培训医师、社区全科医师和社区卫生管理人员等不同对象,涵盖多层次(本科和研究生)全科医学教育内容的全科医学人才培养体系,拓宽全科医学人才培养途径。积极开展基层全科医生进修培训和学历提升教育,推进基层在职全科医生队伍建设。探索临床培训基地与基层实

践基地的深度融合,将全科医学理论与实践深入结合,促进基层实践基地全科医学人才培养和服务能力提高。

(四)创新使用激励机制,加强全科医学科研投入

推进医疗服务价格改革,加强制度和机制创新,充分体现全科医生技术劳务价值。改革医疗卫生机构绩效考核制度,合理核定医疗卫生机构绩效总量,使全科医生薪酬收入与同等条件其他专和临床医师薪酬水平相衔接,对经住院医师规范化培训合格的全科医生进一步加大倾斜力度,全面提高全科医生职业吸引力。

加强全科医学科研投入,设立全科医学学术研究基金,开展高水平的全科医学学科建设及全科医学相关领域的研究。坚持科技创新,促进生物医学与人文医学融合,为提高我省全科医学学术研究水平以及向国际一流学科冲击做出贡献。

从《阿拉木图宣言》到《阿斯塔纳宣言》,全科医学发展是实现全民健康覆盖的重中之重。发展全科医学,培养全科医生是建立符合国情的分级诊疗制度、深化医疗卫生事业改革的重要部分。

二十年风雨同舟,二十年风华正茂。相信全科医学,这个年轻又充满活力的学科,在我们的共同努力下,定能蓬勃发展,为"健康中原"做出应有的贡献!

(河南省医学会全科医学分会第四届委员会　王留义)

河南省热带医学与寄生虫病学学科发展研究报告

摘要

　　热带病指发生在热带和亚热带地区的传染病、寄生虫病及部分热带地区所特有的地方病、营养性疾病等,又被称为被忽视的热带病。2021年世界卫生组织数据显示热带病防控取得显著成绩:麦地那龙线虫病即将实现全球根除;17个国家消除了淋巴丝虫病、10个国家消除了致盲性沙眼等。世界卫生组织进一步提出2030年至少实现消除一种热带病的国家或地区达到100个和实现全球根除2种热带病等愿景目标。

　　在科学研究方面,通过疫苗研发和免疫接种消灭了天花,麻疹、流行性脑脊髓膜炎(流脑)、乙型肝炎等发病率下降,疟疾亚单位疫苗RTS,S/AS01E被列为2013年世界十大科技进展之一。在应对全球新冠肺炎疫情大流行中疫苗也起到至关重要的作用。一系列核酸杂交、PCR、实时荧光定量PCR、等温扩增技术等分子生物检测新技术用于热带病的诊断,而纳米孔测序技术、规律间隔成簇短回文重复序列(CRISPR)分子诊断技术、结构光显微成像技术、深度学习技术及数字免疫分析技术等初步应用于热带病和寄生虫病的检测。全基因组测序方法应用于疟原虫溯源研究,miRNA和siRNA转录组分析应用于旋毛虫代谢、发育调控、生物通路和功能进化研究。

　　"十三五"期间,我省热带病及寄生虫病学科发展也取得了显著成绩:实现了全省消除疟疾的历史性成就,在艾滋病耐药检测、人类免疫缺陷病毒(HIV)前病毒和分子网络监测等方面取了突破性的进展,新冠肺炎等传染病处置能力显著提高,新布尼亚病毒研究国内领先。但也面临着距2030年终结艾滋病流行目标仍存在较大的差距、缺乏深入的可持续性的传染病研究与成果创新、寄生虫病防治研究经费减少和专业人员流失等诸多问题和挑战。今后,将引入"全健康"理念,建立健全针对人、动物、媒介和环境的监测网络,建立河南省传染病疫情快速监测分析预警平台,建立热带病与寄生虫病防控综合防治体系,打造覆盖全省的检测网络平台、科研创新平台、学术交流平台和热带病与寄生虫病诊疗咨询平台,推进健康科普工作,形成有我省特色的热带病及寄生虫病防控策略与经验。

　　广义的热带病指发生在热带或亚热带地区的常见感染性疾病(也可发生在其他地区)和部分热带地区所特有的非感染性疾病,是一类盛行千年、危害严重、多见于极端贫困地区的慢性传染性疾病,还包括一些地方病、营养性疾病等,又被称为被忽视的热带病(neglected tropical diseases, NTDs)。狭义的热带病指发生在热带和亚热带地区的传染病和寄生虫病。世界卫生组织列出了8种全球最主要的热带病,即疟疾、血吸虫病、结核病、登革热、丝虫病、麻风病、黑热病和锥虫病。除了上述8种主要热带病外,在我国还有病毒性肝炎、艾滋病等几种危害比较严重的主要热带传染病。下面就近年来主要热带病和寄生虫病学科进展及我省目前相关防控、科研短板及展望做一概括总结。

一、热带病种类

2010年世界卫生组织首次发布《全球被忽视的热带病报告》指出,绝大多数被忽视热带病具有共同特征:①为流行了数个世纪的感染性疾病;②常涉及动物宿主或媒介宿主传播,故有些又被称为人畜共患病或媒介传播疾病;③常在炎热和潮湿的热带地区流行;④当地经济水平落后,"因贫致病、因病返贫"的恶性循环链;⑤因缺少政治发言权而被忽视;⑥一般都是可防可治的。按病原体可分为以下4类。

第1类:为寄生虫病,如血吸虫病、囊虫病、包虫病、恰加斯病、人体非洲锥虫病、利什曼病、肝片吸虫病、麦地那龙线虫病、淋巴丝虫病、盘尾丝虫病、土源性蠕虫病等。

第2类:为细菌感染,如沙眼、布鲁里溃疡、麻风病等。

第3类:为病毒感染,如登革热、狂犬病等。

第4类:为螺旋体感染,如雅司病等。

二、全球热带病防控目标及工作进展

(一)总体目标

减少疾病的发病率、死亡率和对患者的侮辱,同时改善社会经济状况、减少加剧贫困的因素,突出这些疾病在受影响社区的公共卫生重要性。

(二)阶段目标及进展

2012年1月,世界卫生组织发布2020年全球NTDs防治战略——"加快消除被忽视热带病对全球的影响:行动路线图"。

(1)2015年消除麦地那龙线虫病。

(2)2020年全球消灭雅司病。

(3)2020年全球消除致盲性沙眼、麻风病和淋巴丝虫病;狂犬病、非洲锥虫病、恰加斯病、盘尾丝虫病、内脏利什曼病和血吸虫病6种陆续达到地区或国家消除。

根据世界卫生组织《结束忽视,实现可持续发展目标:2021—2030年被忽视的热带病路线图》,与2010年相比,有42个国家和地区至少消除了一种热带病。2019年仅有4个国家报道了54例人类麦地那龙线虫病病例,2021年仅报道了14例人类感染麦地那龙线虫的病例。这是有史以来最低的感染率。麦地那龙线虫病即将实现全球根除;作为一个公共卫生问题,17 个国家消除了淋巴丝虫病、10 个国家消除了致盲性沙眼;美洲区域的 4 个国家消除了盘尾丝虫病;非洲人类锥虫病的年度病例数已从 2012 年的 7 000 多例下降到 2019 年的不到 1 000 例;自 2010 年以来,全球新增麻风病病例数平均每年下降 1% ,大多数流行国家已经实现作为一个公共卫生问题消除麻风病的目标(发病率小于 1/万)。

(三)2030 年全球总目标

(1)全球受热带病影响,需要采取干预措施的人数减少 90% 。
(2)与热带病相关的残疾调整生命年减少 75% 。
(3)至少实现消除一种热带病的国家或地区达到 100 个。
(4)实现全球根除 2 种热带病。

三、研究进展

(一)疟疾

疟疾是一种经蚊虫传播的寄生虫病,是国际关注的最主要的热带病之一。随着青蒿素联合治疗方案和杀虫剂处理蚊帐的推广使用,疟疾的发病率和死亡率总体上呈显著下降。但是,由于青蒿素耐药株疟原虫和杀虫剂抗性按蚊的蔓延,近年来疟疾疫情出现回升趋势,提示现有的疟疾防控手段已经难以有效遏制疟疾的传播。

1. 疟疾疫苗研制进展

历史上,传染病的最终控制和消除均得益于有效疫苗的接种。研究者们一直致力于有效的疟疾防治疫苗,并取得了以 RTS,S/AS01E 为代表的亚单位疫苗和以减毒子孢子为代表的全虫减毒候选疫苗的重大进展。RTS,S/AS01E 在设计上主要采用恶性疟原虫 CSP 的 C 端序列与多个乙型肝炎病毒表面抗原(HBsAg)融合,形成类似于病毒样颗粒,并配以强效脂质体免疫佐剂 AS01E。RTS,S/AS01E 是临床Ⅲ期试验中表现出最具前景的疟疾亚单位疫苗:随访 1 年后,5～17 个月婴幼儿的临床发病保护率为 50.4% ,重症疟疾的发病保护率为 45.1% ;6～12 周婴儿的临床发病保护率为 30.1 。因此,被列为 2013 年世界十大科技进展之一。RTS,S/AS01E 疫苗得到了世界卫生组织和欧洲药品管理局的正面评价,建议从 2019 年开始在加纳、肯尼亚和马拉维的中、重度疟疾流行区开展大规模的 RTS,S/AS01E 疫苗试点接种计划,旨在进一步评估 5～17 月龄婴幼儿接种 RTS,S/AS01E 疫苗后,其诱导人体抗临床疟疾和脑型疟疾的可行性和免疫保护效果。试验实施的结果将指导 RTS,S/AS01E 疫苗在疟疾流行地区接种的下一步部署。

此外,英国牛津大学詹纳研究所研制了一种新型 CSP 亚单位病毒颗粒疫苗 R21。与 RTS,S 不同的是,该疫苗是由单一的 C 端 CSP 与 HBsAg 的融合蛋白形成的病毒颗粒疫苗。R21/Matrix-M 的临床Ⅱb 期结果显示,该疫苗可为 5～17 个月婴幼儿提供 71%～77% 的保护效率,基本达到世界卫生组织制定高效疟疾疫苗的标准。然而 R21/Matrix-M 能否作为高效疟疾亚单位疫苗进行推广使用还有待于临床Ⅲ期试验的结果。

2. 疟原虫溯源研究

随着许多疟疾流行国家正向着消除疟疾的目标迈进,追踪输入性传染源已成为当务之急。目前对疟原虫进行溯源主要依赖于流行病学调查中的旅行史分析,但旅行史数据存在一定的主观性,难以保证准确性。采用全基因组测序(whole genome sequencing,WGS)技术,基于足够数量不同地理株疟原虫的参考基因组,就可以准确地将感染归入它们的地理来源。Diez 等基于 17 个国家的 433 个间日疟原虫分离株的全基因组测序数据,采用机器学习建立了包含 71 个 SNP 的条形码用于间日疟原虫溯源,准确率达到 91.4%,在确定本地传播网络中显示了一定的应用价值。全基因组测序还可以对间日疟原虫的复发情况进行分析。Cowell 等首次采用全基因组测序方法分析比较来自同一受试者用伯氨喹和氯喹治疗前后间日疟原虫引起再发病时收集的 23 个成对样本,来评估同源复发、再感染或异源复发,发现全基因组测序在鉴定复发方面比以往的微卫星基因分型具有更高的敏感性。

(二)黑热病

黑热病是由利什曼原虫感染引起、通过白蛉传播的一种地方性寄生虫病。由于原虫寄生于巨噬细胞导致机体免疫功能低下,若不经正确诊断和治疗,90% 以上病例将在两年内合并其他感染而死亡。

1. 国内外流行状况

据估计,全世界每年有 5~9 万新发黑热病病例,2020 年,在报告给世卫组织的新发黑热病病例中,90% 以上的病例发生在巴西、中国、埃塞俄比亚、厄立特里亚、印度、肯尼亚、索马里、南苏丹、苏丹和也门 10 个国家。20 世纪 50 年代,黑热病在我国分布广泛,分布于长江以北 17 个省(市)、自治区,在荒漠、平原、山丘均有病例出现并且病例大都出自农村,也可以说是农村的传染病。新中国成立后,各级政府高度重视并通过采取积极有效的防控措施来控制疫情传播,该项工作当时已取得显著成效。但在新疆、内蒙古、甘肃、四川、陕西和山西等省(区)本病并未消失,每年仍会出现新发病例,反复流行迁延不断。

2. 黑热病疫苗的研究进展

目前黑热病的主要治疗方法是化学治疗,存在副作用大、价格昂贵、耐药供应不足等问题。黑热病疫苗接种是一种有吸引力且可行的替代方法,但迄今还没有疫苗或药物能完全根除或提供对黑热病长期有效的免疫力。国际上虽然开展了大量黑热病疫苗研究,产生了许多候选第二代疫苗,如利什曼化、减毒活疫苗、灭活寄生虫的疫苗、基于纯化的利什曼原虫片段的疫苗、DNA 疫苗、通过基因工程细胞生产的重组蛋白疫苗、核糖体 P 蛋白疫苗、纳米颗粒疫苗及其他一些疫苗,已经在鼠类 CL 中对大多能够诱导保护性免疫反应的分子物质进行了分析。还有必要在试验模型中对这些抗原对由硕大利什曼原虫以外其他类型的原虫引起的其他形式的黑热病的功效进行进一步的研究。此外,基于单个分子的疫苗不太可能成为针对引起黑热病的复杂寄生虫的最终疫苗,由多个利什曼原虫抗原组成的疫苗才是更合适的疫苗,因为生产这一类型的疫苗将能产生针对数量越来越多的寄生虫表位的特异性免疫。但这些候选疫苗仍然停留在出版物层面,截至目前并没有出现可供人类使用的疫苗。

3.分子生物学技术在黑热病诊断中的研究进展

黑热病诊断是黑热病防治的关键环节之一。病原学检查被认为是黑热病诊断方法的"金标准"。然而,病原学检查方法费时、费力,在大规模流行病学调查中不易实施,所检材料不同敏感性有所差异且需要专业的技术人员。对利什曼原虫种类的区分是准确诊断黑热病的基础,对该病的治疗和实施控制措施具有重要意义。尤其是在几种利什曼原虫共存的地区尤为重要。分子技术已被用于解决与黑热病相关的流行病学和临床问题。多位点酶电泳技术(multi-locus enzyme electrophoresis,MLEE),是根据同工酶的相对分子质量和电荷的差异,通过电泳将细胞内的同工酶分离,继而用各类酶的相应特异底物进行显色,计算相应同工酶的电泳迁移率,从而得到相应同工酶酶谱,通过比较一组同工酶的酶谱而将相应利什曼原虫进行鉴定和分类。此方法是目前利什曼原虫鉴定和分类的"金标准"。此外,各种在基因水平的基于酶切、PCR扩增和DNA测序技术的分子技术广泛用于利什曼原虫的分类和鉴定。对利什曼原虫基因组的完整测序开启了黑热病鉴别的新纪元,有助于进一步促进对不同利什曼原虫虫种的鉴定。

(三)旋毛虫

1.流行现状

旋毛虫也被世界卫生组织列为全球危害最为严重的十大食源性寄生虫病病原之一。旋毛虫病呈世界性分布,但近年来由于肉类及肉制品上市前严格检疫,旋毛虫感染率呈显著下降趋势。目前,旋毛虫病在俄罗斯及东欧国家(白俄罗斯、保加利亚、乌克兰、克罗地亚等)、阿根廷、墨西哥及越南、泰国、老挝等地仍严重流行。

既往我国旋毛虫病流行严重,自1964年国内首次确诊旋毛虫病至2011年我国确诊的人体旋毛虫病例分布于国内15个省区,达38 796例,其中死亡336例,其中河南确诊病例652例。经过规范化养殖,加强猪肉检疫,提高群众防范意识等综合防控措施,我国旋毛虫病得到了控制,2009—2020年间共报告8起疫情,共479例,2例死亡,主要集中在云南地区,期间河南省未出现旋毛虫病例。近几年在河南省内的猪肉和鼠类检测中也均未发现旋毛虫感染。

2.研究现状

目前旋毛虫的研究主要以早期免疫学诊断、疫苗筛选、免疫调节以及与肿瘤的关系、转录及转录后研究等方面为主。早期诊断方面,为提高旋毛虫病早期诊断特异性,近年来开展了旋毛虫病重组抗原研究,其中重组旋毛虫丝氨酸蛋白酶(rTsSP)与rTs31将检测旋毛虫抗体时间从感染后12 d提前至感染后7~8 d,诊断早期旋毛虫感染患者的敏感性分别为95.24%与95.83%、特异性分别为99.53%与99.13%,均明显高于WHO与国际旋毛虫病委员会推荐的采用传统肌幼虫ES抗原检测旋毛虫抗体效能。此外,重组旋毛虫弹性蛋白酶对旋毛虫病也有早期特异性诊断价值,有望替代传统肌幼虫ES抗原。快速诊断方面,有学者采用聚合纳米金棒标记的巯基化旋毛虫排泄分泌抗原构建旋毛虫感染早期敏感的诊断方法,能够检出小鼠感染后5 d的不同感染度的血清。

旋毛虫病疫苗研究主要以旋毛虫重组蛋白疫苗筛选及DNA疫苗为主。有学者发现丝氨酸蛋白酶(rTs-Adsp)和Nudix水解酶(TsNd)重组蛋白均可以抑制旋毛虫感染小鼠。DNA疫苗可诱导强烈的长期免疫反应,不需要强化免疫,且对动物具有良好的耐受性,因此使用时风险很小。DNA

疫苗可以包含一些抗原分子,TsNd 和 Ts-NBLsp(旋毛虫新生幼虫的丝氨酸蛋白酶)。pcDNA3.1-TsNd 和 Ts-NBLsp 疫苗接种小鼠后的其旋毛虫后肌幼虫虫荷数分别降低了 53.9% 和 77.93%,比重组蛋白疫苗具有更高的保护水平。

旋毛虫感染或其衍生抗原可通过诱导树突状细胞(DC)的半成熟来刺激 T 细胞的活化,从而调节 Th1/Th2 型细胞的免疫应答,以缓解或抑制过敏性疾病/自身免疫性疾病。此外国内外研究者在对旋毛虫的研究中发现感染旋毛虫能够提高宿主对肿瘤的抵抗力,小鼠感染旋毛虫后体内的肿瘤生长受到抑制;旋毛虫虫体蛋白和感染旋毛虫的小鼠血清也对体外培养的肿瘤细胞有抑制作用。还有学者发现慢性旋毛虫感染可以在一定程度上降低伯氏疟原虫共感染小鼠外周血红细胞疟原虫的感染率,减轻肝、脑和肺的病理损伤。

旋毛虫的转录组分析显示,基因组中许多与代谢和生物通路相关的基因都受到发育调控。小非编码 RNA(sncRNAs)通过翻译抑制或 mRNA 降解执行转录后调节。有学者通过高通量测序比较了大鼠感染旋毛虫模型的三个发育阶段的 miRNA 和 siRNA 转录谱,获得了 213 个旋毛虫特有的新 miRNA,且其中一些 miRNA 呈现出阶段特异性表达,为进一步了解寄生虫生物学的分子机制和寄生虫线虫 miRNAs 的功能进化提供了基础。

(四)土源性线虫

土源性线虫包括钩虫(十二指肠钩口线虫、美洲板口线虫)、蛔虫(似蚓蛔线虫)、鞭虫(毛首鞭形线虫),生活史简单,且发育过程不需要中间宿主,一般在土壤中发育至感染期,人类因接触感染期卵而感染。2010 年,世界卫生组织首次将土源性线虫病纳入《全球被忽略的热带病报告》,并指出了其防治方向以及控制与消除中的研究重点。

1. 驱虫药抗药性研究

由于缺乏有效的疫苗,目前世界卫生组织推荐使用的三种驱虫药物有大环内酯类、苯并咪唑类、烟碱激动剂类,其中苯并咪唑类药物使用最为广泛。当前世界范围内对人类驱虫药抗药性的关注度仍然比较低,对动物线虫抗药性的研究远多于人类,国内对于这方面的研究目前较少。驱虫药耐药性已在澳洲、南美洲、非洲、欧洲和亚洲等地区出现,尤以南半球国家最为严重。我国学者曾在 1995 年在内蒙古地区检测到绵羊肠道线虫抗药性。Kira 等人在卢旺达进行驱虫治疗效果研究,结果显示阿苯达唑治疗鞭虫感染效果下降。Aissatou 等采用焦测序法,对来自彭巴岛和肯尼亚收集的粪便和虫卵进行检测发现,鞭虫感染患者的粪便样本中检测到 B 微管蛋白密码子 200 位点处出现 SNP 抗性等位基因,与苯并咪唑抗药性有关。研究表明,驱虫药抗药性已经在人体寄生虫上出现,需要引起我们的高度关注。

目前,关于三种驱虫药抗药性机制较为明确的是苯并咪唑类,大环内酯类和烟碱激动剂类药物作用机制较为复杂,尚未完全了解清楚。关于苯并咪吨的抗药性,学术界普遍认为与 β 微管蛋白同型 I 型基因中三个密码子位处的单核苷酸多态性有关。

2. 自身免疫性疾病与寄生虫感染

大量流行病学和动物实验数据显示,寄生虫感染能有效抑制多发性硬化症、炎症性肠病等疾病发生,寄生虫感染和"卫生假说"间存在复杂的潜在机制,其中调节性 T(Treg)细胞和 Th17 细胞的各自作用和相互调节逐渐成为研究热点,但仍需要更多实验室和前期临床验证,阐明潜在机制以确保安全性。Fleming 等观察到猪鞭虫卵治疗复发缓解型多发性硬化症患者安全、有效,且患者体内产生有利的免疫调节变化。

3.地理信息技术在土源性线虫病的应用

地理信息技术已在多种寄生虫病的预测中得以应用,如血吸虫、疟疾等。描绘疾病地理分布,预测潜在风险,有助于因地制宜地制定具有高成本效益比的干预措施,并协助进行监测和评估。通过遥感获取被观察地区的预测因素,如社会经济、环境、气候和生态信息等,量化疾病与影响因素之间的关系。基于模型的地质统计学以前曾被用于绘制地图并预测非洲、亚洲和拉丁美洲的土源性线虫感染风险图。目前,周晓农等学者已将贝叶斯模型用于土源性线虫的影响因素的探索研究中。

(五)肠道原虫

肠道原虫是导致人体腹泻的主要原因之一。临床上引起腹泻的常见肠道原虫病有溶组织内阿米巴病、人芽囊原虫病、隐孢子虫病、蓝氏贾第虫病等。

1.阿米巴病

阿米巴病是一种被忽视的热带疾病,由原生动物寄生虫溶组织内阿米巴原虫引起。其症状包括轻度腹泻、痢疾、侵袭性结肠炎、肝脓肿和罕见的肺或脑脓肿。人类是这种寄生虫的唯一已知宿主。这种微量需氧的寄生虫可分为两个不同的生活史期,包括具有感染性的包囊期和能增殖的滋养体期,包囊传播感染,滋养体引起疾病症状。粪便镜检法、酶联免疫吸附试验(ELISA)和 PCR 法是阿米巴病的诊断方法,其中 PCR 法是首选方法,目前巢式 PCR 与 real-time PCR 可用于阿米巴病的诊断。最常用的治疗阿米巴病的药物是甲硝唑,作为治疗阿米巴病的首选药物已有几十年,它能高效地杀死侵袭性滋养体,实现全身水平治疗肝脓肿,但它对无症状包囊携带者的作用较低。对于包囊携带者的治疗,目前推荐甲硝唑与巴龙霉素联用作为标准方案。在病原体流行的国家,患者反复发作并进行反复治疗,很容易诱发对甲硝唑的耐药性。因此,不少研究者在寻找替代甲硝唑的药物,有文章发现茴香霉素、灵菌红素、巴托克拉霉素和醋胺硝唑对溶组织内阿米巴滋养体的杀死速度比甲硝唑更快。

2.人芽囊原虫

人芽囊原虫是一种寄生于人和动物肠道的原虫,曾被认为是对人体无害的肠道酵母菌,后研究发现是一种寄生于人和其他哺乳动物肠道的单细胞原生生物。人芽囊原虫感染者很多无症状,有症状感染者主要的临床症状和体征是腹痛、腹泻和一些非特异性的胃肠道症状,包括腹胀、恶心、呕吐、厌食和体重减轻。目前诊断人芽囊原虫感染主要依靠粪便检查,粪便培养可提高阳性率,此外可用免疫荧光法、ELISA 法及分子生物学方法,如实时荧光定量 PCR(qPCR)、PCR-RFLP 分析、双脱氧测序、巢式 PCR 等有助于协助诊断。甲硝唑是目前治疗人芽囊原虫病最有效的药物,但临床已出现甲硝唑耐药株,且其不良反应较大。随着国内外对人芽囊原虫病治疗药物研究的深入,中药复方、西药配伍以及中西医联合用药对治疗人芽囊原虫病起到了很大推动作用。

3.隐孢子虫病和贾第虫病

隐孢子虫病和贾第虫病均属于新发传染病,其疾病负担往往被低估,是被忽视的重要公共卫生问题。宿主被隐孢子虫和蓝氏贾第鞭毛虫感染后会出现腹泻等症状,严重时可致死亡。这两种虫具有相似的暴露途径与致病机制,均可导致腹泻、脱水、腹痛与体重减轻,在肠黏膜无任何明显形态学损伤时出现炎症、排泄大量胞囊或卵囊,转变为慢性感染。但截至目前,尚未提出有效治疗方案。贾第虫病可以通过粪便镜检法、直接荧光抗体(DFA)检测、ELISA法和PCR法进行诊断,在多项研究中real-time PCR法展现出更好的敏感性和特异性。关于隐孢子虫病,目前还没有临床金标准的诊断试验,Øystein Johansen等通过对低收入地区就诊的腹泻儿童研究,提出了两种具有高度准确性的诊断隐孢子虫病的检测方法。一种是使用发光二极管荧光显微镜和金胺-酚染色(LED-AP),可用于临床;另一种是近患者免疫层析横向流动测试条,在现场诊断测试中,横向流动测试条显示出了更好的性能,但目前还没有上市。

(六)寄生虫病感染诊断

对寄生虫感染及时、准确的检测是寄生虫病防控的关键,对患者的临床救治也具有重要意义。提升寄生虫感染检测能力的关键是检测技术的不断创新与应用。在经典的检测方法的基础上,不断研发新型的检测技术,并将多学科交叉新型检测技术应用于寄生虫感染的检测中,以期可提升寄生虫感染的检测能力。

1. 经典方法

经典的寄生虫感染检测方法有病原学检测和免疫学检测。病原学检测又包括涂片镜检法、病原学培养法、组织病理切片等,借助形态学检查的涂片镜检法等仍是寄生虫感染检测的金标准,成本低,具有一定的敏感性和特异性,但对专业技术人员的要求较高,且耗时耗力,容易漏检;病原体培养法能够对分离所得的虫体的存活状态及药物敏感性等进行判断,对虫体进行富集,但培养过程较为烦琐、设备要求高、周期长、易污染;组织培养及组织病理切片检测对技术人员的要求高,需要专业的设备,时间和成本上有一定的劣势。免疫学检测是基于抗原抗体特异性识别的寄生虫感染免疫学检测方法。应用于寄生虫感染检测较多的是基于ELISA和免疫层析原理的检测。但免疫学检测存在灵敏性和特异性不稳定的问题,仅用于疾病的辅助筛查。

2. 分子检测技术

分子检测技术是基于对遗传物质DNA或RNA的检测,特异性和灵敏性优于涂片镜检法和培养法。核酸杂交、PCR、实时荧光定量PCR等技术已经成为寄生虫感染检测中的重要常规手段。核酸杂交技术是基于核酸序列特异性碱基互补配对以及双链核酸分子在特定条件下变性和复性的原理,与同位素等标记的核酸探针杂交来确定核酸片段。荧光原位杂交技术是目前较为常用的核酸杂交检测方法,在原虫及蠕虫检测中应用较多。目前,PCR技术已经用于疟疾、隐孢子虫病、弓形虫病、黑热病、阿米巴病、锥虫病、贾第虫病、丝虫病、旋毛虫病、细粒棘球蚴病、猪带绦虫病等的诊断,且衍生出了基于PCR技术的改良技术,如多重PCR、荧光定量PCR等。等温扩增技术是在恒定的温度下实现特异性DNA片段的扩增,主要有重组酶聚合酶等温扩增(RPA)、重组酶介导等温核酸扩增技术(RAA)等,在寄生虫感染检测中均有应用。

3. 新型检测技术

随着学科交叉理念的深入,研究者开始注重通过多技术的联合应用来研发寄生虫检测的新方法,新型检测技术的出现也为寄生虫检测领域基于多学科交叉的新方法研究提供了新的可能。目前已有 GeneXpert 技术、宏基因组二代测序(mNGS)、纳米孔测序技术、规律间隔成簇短回文重复序列(CRISPR)分子诊断技术、结构光显微成像技术、深度学习技术及数字免疫分析技术等初步应用于寄生虫感染的检测中。

目前,受限于寄生虫本身复杂的生物学特性,在寄生虫检测中仍然以经典的病原学检测及常规免疫学检测、分子生物学检测方法为主,在原虫的检测中已经有部分基于经典检测技术的自动化检测仪器,但蠕虫检测的商品化仪器则相对较少,实现自动化的困难在于寄生虫结构完整性及碎片的处理上仍然存在挑战。随着多学科交叉技术,尤其是与新型检测技术结合的多学科交叉技术在寄生虫检测中的应用尚处于起步阶段,随着未来对寄生虫病诊断要求的不断提高,新技术研发的重要性也愈加凸显。

(七)艾滋病

自 1981 年在美国发现首例艾滋病患者以来,全球抗击艾滋病已有 41 年的历程。艾滋病疫情形势与预防 HIV 传播的策略和措施也在不断探索、推广、创新。全球范围内预防 HIV 感染已经从既往的宣传教育、行为干预和安全套推广等预防干预措施,转向重点通过扩大检测、扩大治疗,确诊后立即开始抗病毒治疗,为高危人群提供暴露前后药物阻断服务,预防、减少新发感染。根据联合国艾滋病规划署提出的 2030 年终结艾滋病流行的目标和"2021—2026 全球艾滋病战略",围绕95-95-95新目标(即95%的感染者通过检测知道自己的感染状况;95%已诊断的感染者接受抗病毒治疗;95%接受抗病毒治疗的感染者病毒得到抑制),持续加强 U=U(检测不到病毒=没有传染性)与暴露前预防(PrEP)和暴露后预防(PEP)等艾滋病综合预防策略的落地,尽早发现 HIV 感染者,减少二代传播风险,降低新发感染和死亡,以实现 2030 年终结艾滋病的最终目标。

我国自 2004 年把检测发现作为主要防治策略以来,每年全国各级医疗卫生机构开展 HIV 检测的人次数逐年增加,新诊断报告 HIV/AIDS 病例数也在不断增加。通过实施一系列的血液安全和母婴阻断措施,艾滋病的传播途径发生根本转变,性传播已经成为主要的传播途径。经异性性行为感染者占比持续稳定上升,由 2013 年的 69.4% 增加至 2019 年的 73.8%;经男男同性性行为感染者病例数持续增加,但占比呈现先上升后下降的趋势,从 2007 年的 3.4% 上升至 2015 年的峰值 28.2%,2019 年下降至 23.3%,但在部分省份和地区,经同性性行为感染者的占比已经超过了经异性性行为感染。

近年来,河南省艾滋病疫情总体趋于稳定,处于低流行水平,与全国流行特征类似,同性性传播的病例数和占比持续攀升,由 2010 年的 4.4% 增加至 2020 年的 35.3%;商业异性性传播和非婚非商业异性性传播的问题日益突显,并呈现出商业异性性传播占比随年龄增加而增大的趋势。我省针对非婚非商业异性性传播、青年学生、同性性传播和老年病例开展了深入的专题调查,在耐药检测、HIV 前病毒和分子网络监测等方面取了突破性的进展。

(八)传染病

传染病是热带病的重要组成部分,其防治是人类同疾病斗争的重要任务之一。通过免疫接种已经使多种传染病得到有效控制,例如天花的消灭和麻疹、流脑、乙型肝炎等疾病发病率的下降。

十三五期间,我省多种传染病发病率下降,降幅分别为:手足口病273.21%、布病34.36%、发热伴45.43%、乙脑78.84%、细菌性痢疾44.10%、狂犬病69.51%。猩红热、恙虫病、登革热、伤寒、副伤寒等疾病疫情出现上升趋势。且随着时间的推移,新发传染病仍层出不穷。十三五期间累计处置传染病突发公共卫生事件12起,其中包括炭疽4起、登革热2起、霍乱2起、诺如病毒感染2起、猪链球菌病1起、伤寒1起。

新冠肺炎疫情作为新中国成立以来发生的传播速度最快、感染范围最广、防控难度最大的重大突发公共卫生事件,使得传染病学科范畴越来越广,包括疫情信息监测、传染源隔离、密切接触者排查管理、聚集性疫情防控等,极大推动了传染病学科的发展。近年来我省在新冠肺炎疫情调查处置过程中积累了大量疫情防控经验和教训。建立了疫情相关数据资源库,为今后的研究和疫情防控提供了基础数据支撑。省本级、各地市实验室改造及县区二级实验室建设,使我省实验室检测设施覆盖面更广,应急检测反应更加迅速。同时,对全省疾控系统开展了多轮系统性培训和技术指导,提高了全省疾控系统在流调、实验室检测、消毒、疫情数据分析研判等方面的能力。为今后新冠肺炎及新发传染病的防控储备了大量的人才及技术。2020年新冠肺炎疫情暴发,1月19日检测出我省首例新冠阳性标本,3月BSL-3实验室首次成功分离新冠病毒毒株,使我省成为少数几个可以分离新冠毒株的省份之一,此后又与华兰生物公司合作,开展新冠肺炎疫苗研发工作。

四、问题梳理

"十三五"期间,我省热带病及寄生虫病防治工作取得了显著成绩:实现了全省消除疟疾的历史性成就,传染病处置能力显著提高,全省完善了传染病和重点寄生虫病监测体系,稳步推进"国家致病菌识别网"省辖市级实验室组网工作,建立健全了全省寄生虫诊断参比实验室网络,BSL-3及公共开放实验室持续做好软硬件维护、生物安全检查、质量控制等工作,为我省新冠肺炎疫情防控工作提供坚实的硬件保障。在全国率先开展绦囊虫病和蛲虫病防控试点研究,科普宣教走在全国前列,科研创新与对外交流之路为我省寄生虫病防治工作注入了新活力。但同时,我省热带病与寄生虫病防控也面临着诸多问题和挑战。

(一)寄生虫病

(1)我省疟疾的流行因素依然存在,消除疟疾后各级经费减少和专业人员流失,造成输入病例再传播的风险增加。病例的精准溯源与再传播风险的预警与处置仍是今后防止输入疟疾再传播需努力的方向。

(2)30多年没有本地病例的黑热病疫情自2016年复现后,呈现持续蔓延态势,目前波及安阳、郑州、洛阳、三门峡等4市12个县(市、区),先后报告病例近60例,本地感染40余例。人-动物-媒介全健康链条的监测技术与预警机制的建立是防控策略制定的重要基础。

(3)人群肠道重点寄生虫病感染率虽有显著下降,但估算我省每年感染人数仍在100万左右,进一步完善监测体系、应用新技术提升检测敏感度、探索与实施传播控制和传播阻断策略是需要长期努力的方向。

(4)除输入性疟疾病例外,皮肤黑热病、埃及血吸虫病等输入性病例不断出现,并殖吸虫病、曼氏裂头蚴病、绦囊虫病、肝毛细线虫病、广州管圆线虫病、颚口线虫病等食源性及罕见寄生虫病例也日益增多,急需快速、敏感、规范的检测方法,以便开展常规监测与应急检测。

(5)寄生虫病学作为一个较为边缘的学科,其学科和技术的发展更新总体较为滞后,随着重要寄生虫病的消除和常见寄生虫病的减少,社会关注度降低,人力、财力投入的减少将使学科弱化趋势加剧。

(6)我省寄生虫病防控虽然取得了巨大成就,但科研领域仍缺少新技术的应用与创新,基础领域较少深入可持续性的研究与成果。

(二)艾滋病

(1)尽管人类在艾滋病防治领域付出了巨大的努力,也取得了卓越的成果,但距离2030年终结艾滋病流行的目标仍存在较大的差距,2020年"90-90-90"目标未能实现,2025年"95-95-95"目标任重道远。截至2020年底我省已经发现的HIV/AIDS患者中91%的得到抗病毒治疗,94%接受抗病毒治疗的患者病毒得到抑制,但是已经感染的HIV/AIDS患者被检测的发现比例仅为82%,即尚有18%的HIV/AIDS患者未检出,同时已经发现病例的晚发现比例为40%,易于造成二代传播。医疗卫生机构HIV/AIDS患者发现效率偏低,存在筛查阳性者流失率偏高的现象,给早发现、早治疗都带来了极大的挑战。人口流动频繁、社交新媒体的普遍使用、卖淫嫖娼等违法犯罪活动、新型毒品滥用及不安全性行为等因素更是加大了艾滋病传播风险。此外,对于性传播控制尚缺乏有效手段,导致我省性传播病例数居高不下。

(2)河南省在艾滋病监测检测、综合干预、宣传教育、母婴阻断、抗病毒治疗、中医治疗各领域均处于国内较为领先的水平,但基础研究相对薄弱,部门间资源共享不足,大大制约了艾滋病防治研究与发展。

(三)其他传染病

(1)部分传染病发病率呈上升趋势,防控形势仍然严峻。如2021年布病、猩红热、肾综合征出血热、诺如病毒感染等疾病发病率较2020年同期呈上升趋势,可能存在防控措施有漏洞、落实不力等问题,防控形势依然严峻。

(2)国际国内新冠肺炎疫情防控形势依然严峻。2021年奥密克戎毒株迅速席卷全球,部分疫情趋于平稳的国家因奥密克戎新的变异株又进入新一轮的发病高峰,国内输入病例引发的本土疫情亦此起彼伏,奥密克戎超强传播力和传播的隐匿性给各地防控工作带来巨大挑战。

(3)我省在新布尼亚病毒的研究方面在国内较为领先,但其他领域尚缺乏深入的可持续性的研究与成果创新。我省拥有的BSL-3实验室虽然成功分离培养了新冠病毒,为疫情防控做出了突出贡献,但目前仍使用率较低,不能充分发挥其在高致病性传染病病原学研究、防控方面的引领作用。

五、未来展望

(1)将"全健康"理念引入热带病与寄生虫病防控与研究中,建立健全监测网络,开展针对人、动物、媒介和环境的全链条监测,了解新发再发传染病和寄生虫病分布规律,提出科学防控策略。同时制定和完善监测质量评价标准。根据疫情变化调整监测点布局,设置合理的监测指标,提升监测数据的利用率,提高监测质量。根据监测工作开展情况,制定出传染病的监测质量评价标准,并逐步完善,用评价标准来促进监测质量提升。

(2)建立疫情早期预警机制。加强横向联合,掌握、梳理流行病学理论,熟练应用相关数学模型,创新预警方法和手段。建立河南省传染病疫情快速监测分析预警平台,充分利用大数据等现代信息技术迅速识别传染源和潜在风险,建立密切接触者追踪管理、流行病学调查管理、流行病学现场访视、流行病学调查协同指挥、可视化决策分析等技术平台,提供科学化、精准化、高效化的传染病疫情监测、预警、预防控制等决策、措施、评价支持。逐步具备利用各种监测数据提升新冠肺炎、鼠疫、霍乱等重大传染病及黑热病、疟疾等重要寄生虫病的早期预警能力。

(3)制定传染病、寄生虫病等突发公共卫生事件应急处置规范流程。在应对新冠肺炎、鼠疫、霍乱、炭疽、登革热、艾滋病、黑热病等传染病类突发公共卫生事件的过程中,探索调查和处置环节,形成适用于全省的传染病类突发公共卫生事件应急处置规范流程,提高应急处置的科学、规范、标准化程度。

(4)根据我省热带病与寄生虫病流行现状,分类施策,科学防控。针对疫情上升的疾病,应全面掌握人群、动物及媒介的流行状况,建立完善的监测预警机制,遏制布病、发热伴血小板减少综合征、黑热病等的疫情上升态势,全面提升知晓率,提高不同人群的防护意识;针对已经消除的疾病应巩固和保持消除状态,定期培训,维持全省队伍和能力建设。特别要正确认识疟疾消除后的防控风险,及时处置输入再传播风险疫点或人群,有效阻断再传播风险;根据我省疾病流行变化,尝试建立防治试点,如观察、评价黑热病不同干预措施的防控效果,探索幼托机构儿童蛲虫病的防治策略和方法,建立并殖吸虫病、裂头蚴病、绦囊虫病等食源性寄生虫病定点监测上报系统等,以点带面,形成我省特色的防控策略与经验。

(5)热带病与寄生虫病防控建立综合防治体系。比如将艾滋病流行特征、现场干预、宣传教育、实验室检测、母婴阻断、临床治疗、中医治疗等不同学科的优势资源综合利用。进一步促进疾控、医疗、畜牧等多部门联防联控机制的建立,着力应对布病、黑热病等人畜共患传染病的防控挑战,全面提升防控和救治能力,为公共卫生决策提供依据。

(6)要加强多学科融合,多部门数据共享和信息交流,从而提出突破性的防治措施,推动学科发展。努力打造覆盖全省的检测网络平台、科研创新平台、学术交流平台和热带病与寄生虫病诊疗咨询平台。继续加强人才队伍建设,不断实现技术创新,提升罕见病的检测能力,鼓励基础研究,实现现场调查和基础研究的有机结合。

(7)努力推进健康科普工作,提高社会大众,尤其是高危行为人群对热带病和寄生虫病的认知程度,动员全社会的力量对热带病与寄生虫病予以重视和支持,将已明确有效的各项预防措施全面、扎实地落实到位,多种防治措施并举,形成全社会积极配合、广泛参与疾病防控的良好氛围。

(8)继续加强对外交流与合作,凝练总结分享河南疟防经验,积极推进中非疟疾防控合作项目,提升我国援助非洲疟疾项目工作水平,为全球热带病与寄生虫病防控贡献河南智慧。

(河南省医学会热带医学与寄生虫病学分会第六届委员会　张红卫)

河南省乳腺病学学科发展研究报告

摘要

乳腺癌是全球女性常见的恶性肿瘤,也是女性死亡的主要原因之一。2018 年全球女性乳腺癌发病率和死亡率分别为 46.3/10 万和 13.0/10 万,且均呈上升趋势。GLOBOCAN2018 年数据显示,发达国家(日本除外)发病率大于 80.0/10 万,而在大多数发展中国家则低于 40.0/10 万。虽然中国女性乳腺癌发病率(36.1/10 万)和死亡率(8.8/10 万)在世界范围内相对较低,但是均呈上升趋势,年度变化百分比分别为 3.9% 和 1.1%。由于人口基数大,中国女性乳腺癌发病人数及死亡人数均居世界首位,分别占世界女性乳腺癌发病和死亡人数的 17.6% 和 15.6%。近年来,女性乳腺癌的发病率急剧上升,不同分型的乳腺癌预后差异明显,各种治疗手段也是发展迅猛。手术治疗一直乳腺癌治疗的重中之重,从 100 年前的根治术、扩大根治术到现在的改良根治术、保乳术,甚至于近两年新兴的射频消融术、机器人手术,都是逐渐将手术方式在疾病治疗的同时越做越小、越做越美观。乳腺癌的内分泌治疗药物、化疗药物、靶向治疗药物、免疫治疗药物也都是层出不穷,每年都有新发展、新动向,新的药物都能给一切患者带来新希望。我省的各大医院的乳腺癌相关从业人员(包括外科医生、内科医生、放疗科医生及病理科医生)也都在乳腺癌的治疗中积极努力,随着国内外乳腺癌专业的不断发展,我省的乳腺癌专业也迈入了精准化治疗。在此基础上,乳腺病学分会坚持每年乳腺癌的学术年会,邀请国内乳腺大咖一起分享国际乳腺新进展,各位专家们从保乳治疗到乳房重建,从乳腺癌的手术治疗到乳腺癌的化疗,将乳腺癌的各个方便给予了标准化的意见及建议,并针对国内领先的技术进行了分享,引领了省内乳腺领域学者的发展方向。同时,每年定期举办适宜技术推广项目,有助于我省加快乳腺癌的规范化治疗,加速人才队伍建设,加快乳腺病学医师培养步伐,提高相关专业医师队伍数量,优化医师队伍职称结构比例。最后,我省全面推出的女性两癌筛查项目在广大农村地区持续展开,努力做到乳腺癌的二级预防,随着筛查新技术的不断发现和改进,筛查有望为降低癌症负担做出突出贡献。

一、引言

2018 年,乳腺癌成为全球女性最常见的癌症,全球女性乳腺癌发病率和死亡率分别为 46.3/10

万和 13.0/10 万,且均呈上升趋势;到了 2020 年,全球 185 个国家中 159 个国家的乳腺癌发病率为第 1 位,女性乳腺癌首次超过肺癌成为最常见的癌症,2020 年新发乳腺癌发病率和死亡率分别为 47.8/10 万和 13.6/10 万。据 GLOBOCAN2020 年数据显示 2020 年全球乳腺癌新发病例高达 226 万例,占整体女性恶性肿瘤的 24.5%,而中国乳腺癌新发病例数 42 万例,为中国女性癌症新发病例数之首,占整体女性恶性肿瘤的 19.9%。随着医学诊疗技术的发展,乳腺癌的病死率逐渐下降,5 年生存率明显提高,已超过 83%。以肿瘤全方位全周期管理为目标,重点关注乳腺癌的治疗、相关并发症的治疗、复发转移的预防等,本文在循证医学证据的基础上论述乳腺癌的现状,并将 2021 年度乳腺癌领域的重要研究进展简单介绍,再通过对我省乳腺癌相关现状及发展过程进行梳理,提出学科发展目标规划,以期助力我省乳腺癌相关学科快速健康发展。

二、女性乳腺癌的现状

(一)乳腺癌的发病率与死亡率呈上升趋势

2018 年数据显示,发达国家(日本除外)发病率大于 80.0/10 万,而在大多数发展中国家则低于 40.0/10 万;到了 2020 年,全球乳腺癌发病率最高的地区为澳大利亚/新西兰(95.5/10 万),其次是西欧(90.7/10 万)和北美洲(89.4/10 万)。

2000—2020 年全球女性乳腺癌发病人数急剧上升,从 2000 年的 105 万上升至 2018 年的 209 万,2020 年甚至达到了 226 万。但是死亡人数也呈上涨趋势,2000 年全球女性乳腺癌死亡人数为 37 万,2012 年增至约 52 万,2018 年死亡人数减少至 31 万,2020 年急速增至约 68 万。

虽然中国女性乳腺癌发病率(36.1/10 万)和死亡率(8.8/10 万)在世界范围内相对较低,但是均呈上升趋势,年度变化百分比分别为 3.9% 和 1.1%。由于人口基数大,中国女性乳腺癌发病人数及死亡人数均居世界首位,分别占世界女性乳腺癌发病和死亡人数的 17.6% 和 15.6%。

(二)不同乳腺癌的分型分期,预后差异明显

乳腺癌是一种具有多种分子分型的异质性疾病,主要分为管腔 A、管腔 B、人类表皮生长因子受体 2(HER2)过表达和三阴性乳腺癌,各亚型预后不同。其中三阴性乳腺癌(TNBC)与管腔 A、管腔 B、HER2 过表达等主要乳腺癌亚型相比,预后相对较差。黑人三阴性乳腺癌的发病率比白人高 1 倍左右。在 20 岁及以上的女性中,白人女性激素受体(HR)+/HER2-乳腺癌的发病率最高,比黑人女性发病率高 23%,比西班牙裔女性和美洲印第安人/阿拉斯加土著人女性的发病率高 45% 左右。

相对于晚期癌症而言,早期癌症更容易治疗,并且生存机会更高。2009—2015 年美国 I 期乳腺癌患者 5 年生存率为 98%,II 期为 92%,III 期为 75%,而 IV 期仅为 27%。2009—2015 年女性乳腺癌总体 5 年生存率为 90%,其中白人 5 年生存率为 91%,黑人仅为 82%。2005—2010 年法国女性乳腺癌 5 年生存率为 88%,10 年生存率为 78%,是西欧国家中生存率最高的国家之一。2010—2014 年中国女性乳腺癌的总体 5 年生存率仅为 83.2%。

（三）乳腺癌的风险因素

1. 人口学特征

年龄是已知的重要的危险因素,乳腺癌发病率随年龄增长而增加。绝经后妇女乳腺癌患病风险增加约 50%。不同人群乳房腺体密度分布各有差异,但是大多数女性乳房密度为少量腺体型,乳房极度致密者患乳腺癌风险最高,患癌风险约为少量腺体型的 2 倍,是乳房基本为脂肪者的 3 倍,多量腺体型患癌风险仅次于极度致密型。

《2018 年全国最新癌症报告》显示,2014 年我国每 10 万农村女性中确诊乳腺癌 31.72 例,位居农村地区女性恶性肿瘤发病第 2 位,农村 5 年生存率远低于城市。

2. 生活方式因素

主动吸烟或被动吸烟均会增加乳腺癌的患病风险,乳腺癌患者戒烟可降低其死亡风险。饮酒者乳腺癌的患病风险比非饮酒者高约 3 倍。经常进行体育锻炼也可降低乳腺癌患病风险,活动强度较高者乳腺癌患病风险降低幅度较大。

初潮年龄越小,乳腺癌患病风险越大,初潮年龄低于 12 岁者乳腺癌患病风险是初潮年龄在 12 岁以上者的 2 倍左右。未产妇或首次生育年龄大于 30 岁者乳腺癌患病风险增加,而且首次分娩年龄大于 30 岁与乳腺癌患病风险相关性最大,是分娩年龄小于 30 岁者的 6 倍以上。虽然分娩会降低乳腺癌的患病风险,但是与未产妇相比,经产妇在生产后 5 年乳腺癌患病风险会增加 80%,生产 24 年后发生风险交叉,生产 34 年后患乳腺癌患病风险降低约 25%。有研究表明母乳喂养对乳腺癌具有保护作用。

3. 家族史及遗传因素

家族性乳腺癌病例占 15%~20%,遗传性病例占 5%~10%,其中 BRCA1 和 BRCA2 种系的致病变异占遗传性乳腺癌的 30% 以上。在对其他与乳腺癌易感基因具有相似特性的基因进行深入研究发现,新的基因已经成为乳腺癌易感基因,包括罕见的生殖系高渗透基因突变(如 *TP53* 和 *PTEN*),以及相对更多见的中度渗透基因突变渗透基因(如 *CHEK*2、*ATM* 和 *PALB*2)。有研究表明 *BRCA*1 和 *BRCA*2 中的种系致病变异会增加患乳腺癌的终生风险,*CHEK*2、*ATM*、*BARD*1 和 RA.0510 的变异会使乳腺癌风险增加 1~7 倍。

一级亲属中有乳腺癌病史者与无家族史者相比,乳腺癌患病风险增加。无乳腺癌家族史者对侧乳腺癌 10 年累积绝对风险为 4.3%,有乳腺癌家族史者对侧乳腺癌的 10 年累积绝对风险为 8.1%。若一级亲属在 40 岁以下被诊断为乳腺癌或双侧乳腺癌,患病风险进一步增加,为无家族史者的 3 倍或 9 倍。另外,乳腺癌的个体患病风险与患病亲属的数量和疾病的发病年龄成正比。

三、乳腺癌的最新研究进展

乳腺癌的全身治疗已初步形成以外科手术为主的综合治疗,包括化疗、靶向治疗、内分泌治疗和免疫治疗在内的成熟体系。近年来"精准治疗"逐渐受到重视,个体化制订治疗策略,能进一步改善乳腺癌患者的预后,提高患者生活质量。

（一）外科手术治疗

纵观100余年来乳腺外科的变革过程,手术方式的变化体现了对疾病本质认识的深入,体现了医学诊断技术进步和支撑这些技术的学科的发展,也体现了人文学对医学的深刻影响以及社会公众对疾病治疗效果的新要求:不但要治愈疾病而且要实现生理和心理的康复。乳腺癌临床治疗的目标是提高生存率、改善生活质量。在这样的背景下,在规范化治疗的基础上追求精准微创与功能治疗成为乳腺外科发展的必然趋势。乳腺微创与功能治疗的理念和实践正在逐步改变着乳腺外科临床治疗的面貌,手术微创、功能保留等各种人性化治疗成了乳腺外和临床实践的必然选择。

20世纪后期临床外科学的重大进步之一,是微创外科理论逐渐成熟和作为微创外科重要标志的腔镜手术的迅速发展。乳腔镜手术经历了十余年的探索和发展,已经形成了完整的、具有独特方法和技巧的专科手术技术。相关的技术要点,包括手术入路、操作空间建立、手术程序、并发症防治方法以及围手术期处理等形成了较完整的程序和操作规范。达芬奇机器人的出现又扩宽了微创的覆盖范围,它能够到达原有腔镜手术无法完成的位置,切除腔镜手术无法切除的肿瘤,扩大了腔镜手术的适应证。

乳房重建对乳腺癌根治术的妇女能消除或减轻其消极心理,将恢复女性完整的形体美,消除因丧失乳房而带来的心理障碍,恢复其自尊、自信及社会参与意识,改善患者生活质量。临床多数乳腺癌患者对于术后造成的乳房缺损不能接受,希望通过各种方式改善外观。目前,从技术上讲,任何乳腺癌患者只要愿意,乳房切除术后重建都是可能的。

聚焦超声、射频、聚焦微波热疗、冷冻治疗、激光组织治疗、电化学疗法、光动力治疗和近距离放射治疗等新技术在乳腺癌治疗方面成功的临床试验已初见端倪,被称为"没有手术刀的外科手术"。这其中微波消融治疗乳腺癌最引人注目,取得了很好的疗效。随着外科治疗理念的革新和技术的发展,治疗手段日益多样,消融治疗作为原位物理消融技术,其应用符合治疗微创化、精准化的趋势,且在乳腺癌的治疗中独具优势。

（二）化学治疗

化疗是乳腺癌各个阶段治疗中的重要组成部分,多项研究证实化疗可延长生存、改善预后。三阴性乳腺癌(triple negative breast cancer,TNBC)是一类异质性较强的乳腺癌,它是指雌激素受体、孕激素受体和人类表皮生长因子受体2(human epidermal growth factor receptor 2,HER2)同时阴性的乳腺癌。这类患者对靶向HER2治疗和内分泌治疗不敏感,预后相对差,缺乏内分泌和靶向HER2治疗机会,以化疗为主要治疗手段,新辅助治疗的标准方案是基于蒽环-紫杉的方案,NeoCART研究探索铂类药物的加入能否提升病理完全缓解(pathologic complete response,pCR)率,研究结果提示DCb(多西他赛+卡铂)方案有望成为TNBC新辅助治疗新的选择,但生存结果仍需长期随访数据验证。ECOG-ACRINEA 1131Ⅲ期临床研究纳入410例新辅助化疗后仍有残留浸润性疾病(residual invasive disease,RD)的TNBC患者,结果显示与卡培他滨相比,铂类药物并不能改善基底型TNBCRD患者新辅助化疗后的预后,且与更严重的不良反应相关,因此,数据和安全监察委员会最终建议停止该试验。

Cabazitaxel 是一种新型抗微管类药物。2021年美国临床肿瘤学会(American Society of Clinical Onco-logy, ASCO)会议公布了一项对 LLcabazitaxel 3 周方案与紫杉醇周疗方案治疗 HER2 阴性转移性乳腺癌的 II 期研究,研究结果提示两组在 OS 和 PFS 上差异均无统计学意义,但两组患者任何级别周围神经病变发生率分别 17% 和 55%,Cabazitaxel 组患者具有更好的生活质量(quality of life,QoL)。Cabazitaxel 一线治疗虽未显著改善患者 PFS 时间,但是周围神经病变发生风险更低耐受性较好。Cabazitaxel 能否替代紫杉醇成为 HER2 阴性转移性乳腺癌一线治疗选择仍需更多的临床数据来支持。

(三)靶向治疗

1. TNBC 靶向治疗

在三阴乳腺癌患者中,有大约 20% 的患者同时存在 BRCA 突变。BRCA 基因属于抑癌基因,编码 DNA 双链断裂的修复酶,当缺失后容易造成乳腺癌和卵巢癌的发生。聚二磷酸腺苷核糖聚合酶(polyADP-ribosepolymerase,PARP)是 DNA 单链断裂修复酶系统的核心,抑制 PARP 可以修复 BRCA 基因功能,并诱导发生突变的癌细胞凋亡,达到治疗效果。

既往研究已经验证奥拉帕利在晚期三阴性乳腺癌患者中的作用,2021年在《新英格兰杂志》发布的奥拉帕利研究,纳入了临床病理高危、HER2 阴性、BRCA1/2 致病突变的早期乳腺癌术后患者,以及新辅助治疗后非 pCR 的患者,结果提示奥拉帕利组和安慰剂组的 3 年无浸润性肿瘤复发生存率分别为 85.9% 和 77.1%,疗效显著提高。这项研究的结果推动奥拉帕利从晚期解救治疗用于早期辅助治疗,是针对 BRCA 突变的药物首次在早期乳腺癌患者中表现出改变疾病进程的潜力,同时有可能改变 BRCA 突变患者辅助治疗策略,再次证实了基于新辅助治疗效果调整辅助治疗策略的分层治疗的价值。

2. HER2 阳性靶向治疗

靶向治疗贯穿 HER2 阳性乳腺癌的治疗全程,包括新辅助治疗、术后辅助治疗和晚期解救治疗。从过去单一的曲妥珠单抗,到帕托珠单抗、拉帕替尼、吡咯替尼和恩美曲妥珠单抗(trastuzumab emtansine,T-DM1)的出现,乳腺癌靶向治疗已取得了突破性进展。吡咯替尼是一种新型的不可逆泛 ErbB 受体酪氨酸激酶抑制剂。PHOEBE III 期研究表明,吡咯替尼可显著延长 HER2 阳性晚期乳腺癌患者 PFS 时间,但其在新辅助治疗阶段的疗效和安全性仍有待探索。HR-BLTN-III-NeoBC 研究是一项吡咯替尼联合曲妥珠单抗加多西他赛对比安慰剂联合曲妥珠单抗加多西他赛新辅助治疗 HER2 阳性乳腺癌的 III 期临床研究,结果显示治疗组患者总体病理完全缓解(total pathologic complete response,tpCR)率显著高于对照组。该研究提示,在多西他赛和曲妥珠单抗的基础上联用吡咯替尼的新辅助治疗能够显著提高患者 tpCR 率,且安全性可控。

HER2 阳性晚期乳腺癌患者,在曲妥珠单抗治疗失败后,恩美曲妥珠单抗(aado-trastuzumab emtansine,T-DM1)一直是二线治疗的国际标准。T-DM1 作为第二代抗体耦联药物,利用硫醚键将曲妥珠单抗和小分子毒素链接,并通过细胞内吞后释放小分子毒素,发挥肿瘤杀伤作用。EMILIA 研究证实,与拉帕替尼联合卡培他滨治疗相比,T-DM1 可显著延长 HER2 阳性晚期乳腺癌二线治疗患者的 PFS 时间和 OS 时间,且毒性更小。2021年 ESMO 大会最新公布了 EMILIA 研究亚洲人群数据。结果显示在 158 例亚洲人群中,与拉帕替尼+卡培他滨相比,T-DM1 显著延长了患者的 PFS 和 OS 时间,同时在亚洲人群中未发现新的安全性问题。

DS-8201 作为第三代抗体耦联药物,通过四肽将曲妥珠单抗和拓扑异构酶-I 抑制剂链接,释放的小分子毒素还可以通过细胞膜,发挥旁观者杀伤作用。2021 年 ESMO 大会上公布了 DESTINY-Breast03 III 期研究结果,该研究是一项多中心、开放、随机对照研究,比较了 DS-8201 和 T-DM1 在既往接受过曲妥珠单抗和紫杉治疗的 HER2 阳性转移性乳腺癌患者中的疗效和安全性。其研究结果提示,与 T-DM1 相比,DS-8201 具有高度统计学意义和临床意义的 PFS 改善。同时,在安全性上,DS-8201 表现良好,未出现 4 级或 5 级的间质性肺炎或非感染性肺炎事件。基于 DESTINY-Breast03 研究数据,包括美国国家综合癌症网络、美国临床肿瘤学会等国际指南,都将 DS-8201 纳入 HER2 阳性晚期乳腺癌的二线标准治疗方案。其中亚组分析结果也很一致,无论既往是否接受帕妥珠单抗治疗、内脏转移与否、前线治疗线数等,DS-8201 患者均具有一致性的 PFS 时间获益;不良反应方面,DS-8201 组患者任何级别间质性肺炎发生率仅为 10.5%,未出现 4~5 级间质性肺炎。

(四)内分泌治疗

辅助内分泌治疗是激素受体阳性(hormone receptor,HR+)早期乳腺癌的重要治疗手段,中国临床肿瘤学会乳腺癌诊疗指南中指出,对绝经后 HR+乳腺癌患者,芳香化酶抑制剂(aromatase inhbitors,AI)是其治疗首选,在完成首选 5 年治疗后,高危患者可以考虑延长使用 AI。Gruppo Italiano Mammella(GIM)研究是一项前瞻性、开放性、III 期临床试验,结果提示存在乳腺癌复发风险的患者接受 2~3 年他莫昔芬治疗后序贯 5 年来曲唑治疗是一种可选择的标准治疗方式。另外一项 AI 延长治疗的经典研究是 NSABPB-42,随访 10 年数据显示延长 5 年来曲唑治疗组较安慰剂组取得了绝对获益。

PROOF 是一项 II 期、随机化、开放、多中心临床研究。其研究结果表明,在辅助他莫昔芬/托瑞米芬治疗中或治疗后进展的 HR+绝经前乳腺癌患者中,戈舍瑞林联合内分泌一线治疗为绝经前患者带来长期生存获益,氟维司群联合戈舍瑞林与阿那曲唑联合戈舍瑞林的疗效和安全性相当;戈舍瑞林联合氟维司群,成为绝经前 HR+晚期乳腺癌患者的一种新的选择;40 岁以下年轻患者使用卵巢功能抑制剂联合内分泌治疗可获得与 40 岁以上人群相似疗效与预后。

CDK4/6 抑制剂已被证明对复发转移性乳腺癌患者有效,CDK4/6 抑制剂联合内分泌治疗是强化辅助内分泌治疗的另一种可行手段。2021 年发表的 monarch 研究发现在 HR 阳性、HER2 阴性的高危早期乳腺癌患者中,与单纯内分泌治疗相比,阿贝西利联合内分泌治疗可显著改善患者 iDFS,为高危早期乳腺癌患者阿贝西利联合辅助内分泌强化治疗策略提供了依据。可惜帕博西利的 PALLAS 研究和 Penelope-B 研究并未取得理想的阳性结果。DAWNA-I 是一项随机、双盲、III 期临床研究。初步研究结果提示,达尔西利中位 PFS 为 15.7 个月,较对照组提高 8.5 个月,且各亚组 PFS 均可从达尔西利获益。2021 年,达尔西利已被国家食品药品监督管理总局药品审评中心纳入突破性治疗品种,达尔西利联合氟维司群的治疗方案有可能成为内分泌治疗 HR+/HER2-晚期乳腺癌的又一个选择。

（五）免疫治疗

近年来，免疫治疗显示出一定的前景，给三阴性乳腺癌患者带来了新希望。

IMPassion031 研究显示，在 T－AC 新辅助化疗基础上，增加程序性死亡受体－配体 1（programmed death receptor－ligandl，PD－L1）抑制剂，术后病理完全缓解（pathological cmoplete response，pCR）率可从 41.1% 提高到 57.6%。KEYNOTE522 研究显示在 TP-AC 方案基础上，联合程序性死亡受体 1（programmed death receptor－1，PD－1）抑制剂可以将 pCR 率从 51.2% 提升到 64.8%，患者术后无事件生存率也得到明显改善。2021 年 7 月，FDA 批准了 PD－1 抑制剂帕博利珠单抗，用于高危、早期三阴性乳腺癌的术前新辅助治疗。

2021 年 ESMO 大会公布了 KEYNOTE－522 研究的生存随访结果，无论是在 PD－L1+/－还是在总体人群，化疗联合帕博利珠单抗新辅助方案较单纯化疗显著提高 pCR 率，并且在之后的辅助治疗阶段继续使用帕博利珠单抗较安慰剂提高无事件生存率（84.5%：76.8%），为早期 TNBC 治疗打开了新局面。

GeparNuevo 研究旨在探讨 TNBC 患者在紫杉类药物序贯蒽环类药物新辅助化疗的基础上联合度伐利尤单抗的疗效。在前期报告中，度伐利尤单抗治疗组与安慰剂组的 pCR 率比较差异并无统计学意义。2021 年 ASCO 会议报道 7GeparNuevo 研究随访 43.7 个月的结果，度伐利尤单抗治疗组患者 3 年 iDFS、DFS 和 OS 均显著优于安慰剂组，首次提供了免疫治疗联合化疗治疗早期 TNBC 患者长期生存结局的证据。

四、河南省乳腺病学的发展方向及规划

如今乳腺病学相关专业发生了天翻地覆的变化，2021 年乳腺癌在临床研究和转化研究领域都取得了多项突破性进展，为我们带来巨大好处的同时也提出了诸多挑战。综合本省目前乳腺病学发展已有的基础和存在的问题，具体工作重点和工作目标如下。

（一）积极进行业务学习，提升自我专业能力

2021 年 9 月 24 日至 25 日，由河南省医学会、河南省医学会乳腺病学分会主办，河南省人民医院承办的 2021 年河南省医学会乳腺病学分会学术年会暨乳房重建高峰论坛在线上如期召开。本次大会得到了各方面领导的高度重视，会议邀请了全国二十余名乳腺不同领域的大咖进行专题讲座，河南省各个地市乳腺相关专业的医护人员近 200 人在线参会。专家们从保乳治疗到乳房重建，从乳腺癌的手术治疗到乳腺癌的化疗，对乳腺癌的各个方面提出了标准化的意见及建议，并针对国内领先的技术进行了分享，引领了省内乳腺领域学者的发展方向。

会议线上注册近 200 人，线上直播观看 5 000 余人次。会议还成功举办了 1 个分会场，将临床医学与转化医学成功结合，调动起了全省专家们的热情。

未来也将扩大会议覆盖人群，增加会议内容，是其更为丰富，覆盖面积更广泛。

（二）加快乳腺癌的规范化治疗，加速人才队伍建设

在 2021 年河南省医学会乳腺病学分会专家多次受邀参加有关学术讲座。如 2021 年 3 月

26 日在河南省中医院,主任委员李文涛,委员陈红跃、刘继全分别进行了关于乳腺炎治疗的专题讲座。4 月 17 日在河南省驻马店市中心医院,主任委员李文涛,常委杨颖涛、喻继锋,委员宁伟等近 10 多名专家分别就整形理念在乳腺外科手术中的应用问题进行了相关讨论及专题讲座。6 月 27 日,在河南省开封市,由主任委员李文涛,常委王文胜、贾国丛、任潇毅等 20 多名专家分别就显微外科手术在乳腺外科手术中的应用问题进行了相关讨论及专题讲座。11 月 19 日,主委李文涛在线上与焦作市张利军、漯河市孙胜、新乡市周树伟、周口市张跃强等在线上就乳腺癌化疗的规范化治疗等问题进行了详细的沟通并达成共识。为乳腺癌患者提供优质、高效、便捷的服务,保障全省乳腺癌的相关诊治工作安全并规范,确保我省乳腺癌相关治疗始终走在全国前列,不断推进全省治疗标准化、规范化建设,力争在 3 ~ 5 年内,打造一批厚德、精业、济世的乳腺专业医生,满足日益增多的患者的需求。

我省要加快乳腺病学匠师培养步伐,提高相关专业医师队伍数量,优化医师队伍职称结构比例;同时容纳包括乳腺外科、肿瘤内科、整形外科、放疗科等多学科人才;拓宽乳腺病学专科人才的培养渠道,开展职业继续教育,借助系统培训平台及河南省乳腺病学分会搭建全省培训交流平台,通过继续教育、进修学习、入(转)岗培训以及外来进修学习等工作,提高乳腺病相关人才培训效能。

(三)加快乳腺病学基础领域的研究

在外科手术方面,我省一直紧跟时代潮流,积极开展微创、射频等前沿手术,甚至领先开展达芬奇机器人辅助下乳腺癌重建手术,在全国处于领先水平。在各种药物为患者带来生存获益的同时,随之而来的也有不同程度的不良反应,因此寻找高效、低毒的化疗药物仍是当今研究人员的首要任务。目前 T-DM1、DS-8201 以及国产 ADC 类药物维迪西妥单抗等均已在乳腺癌治疗中显示出良好疗效,继续优化临床治疗方案包括对患者的筛选、剂量和周期的选择、联合用药方案以及不良反应的管理仍有待进一步探索。在内分泌治疗中,明确新辅助内分泌治疗合适的药物和给药方式、合理利用基因测序技术筛选辅助内分泌治疗患者豁免化疗克服逆转内分泌耐药以及对晚期内分泌治疗药物合理的排兵布阵,仍是未来探索的方向。免疫治疗为 TNBC 患者带来了新的治疗选择,但目前仍缺乏免疫治疗优势人群以及免疫治疗疗效预测生物标志物的筛选标准,最佳的联合治疗方案仍有待优化。未来有更多创新型药物不断研发,越来越多的临床、基础及转化研究数据为临床决策提供支持,为乳腺癌患者带来更多获益。

(四)落实乳腺癌的二级预防

癌症的预防分为三级预防,其中二级预防主要指筛查或早诊早治,即在表面的健康人群中,通过简便的方式发现早期病变并移除以达到提高治疗效果的目的,二级预防的重要意义是实现早期发现、早期诊断和早期治疗。多项高质量的随机对照试验证明筛查可有效降低癌症死亡率和延长生存期。美国癌症研究机构推荐对肺癌、乳腺癌、结直肠癌、前列腺癌、宫颈癌和胰腺癌进行筛查。欧洲地区也陆续开展对结直肠癌、乳腺癌和宫颈癌等的筛查项目。中国癌症患者临床晚期居多,预后差,癌症的生存率显著低于发达国家,仅为 40.5% 。自 2005 年以来,中国陆续开展了一系列癌症筛查项目,包括 2005 年启动的农村癌症早诊早治项目、2012 年启动的城市癌症早诊早治项目、2007 年启动的淮河流域癌症早诊早治项目以及 2009 年启动的农村妇女两癌筛查项目,共覆盖我国常见的 8 个癌种(肺癌、胃癌、食管癌、肝癌、结直肠癌、鼻咽癌、宫颈癌和乳腺癌),有效缓解了我国的癌症负担。目前,我省全面推出的女性两癌筛查项目在农村地区持续展开,努力做到乳腺癌的二级预防,随着筛查新技术的不断发现和改进,筛查有望为降低癌症负担做出突出贡献。

（河南省医学会乳腺病学分会第二届委员会　李文涛）

河南省烧伤外科学学科发展研究报告

摘要

我省烧伤事业自1958年起步,随着解放军159医院烧伤科的成立发展,郑州市第一人民医院烧伤科也随之成立,经过60多年的不断发展,全省各地市相继成立了烧伤科并逐渐发展壮大,有新乡市第二人民医院、南阳市南石医院、河南省科技大学第一附属医院、开封市中心医院、商丘市第一人民医院、安阳市人民医院等,郑州大学第一附属医院2009年重新成立了烧伤与创面修复科。随着新领域、新业务、新技术的发展,学术水平的不断提高,学科建设的不断完善,学科的优势与特色得到进一步发展,呈现出很多新的成长点和亮点,在大面积烧伤救治等方面取得了突飞猛进的发展,一些新技术及新业务在省内各级医院普及发展速度加快。目前我省烧伤科在国内外率先开展了自体皮肤细胞直接移植的实验研究及临床应用、异体真皮耕耘播种自体皮肤细胞覆盖切痂创面的研究,该技术被黎鳌院士称为"国内烧伤外科三大突破性进展之一"。随后又针对大面积烧伤患者创面修复及脓毒症治疗进行更深入研究,开展了人体真皮胶原蛋白膜的制备及临床应用、辐照异体真皮应用于烧伤创面、大面积深度烧伤休克期切痂植皮临床研究、连续性血液滤过防治烧伤脓毒症及急性肾损伤的临床研究等技术,这些技术的应用极大提高了大面积烧伤患者的救治成功率,并形成了自己的技术特色,尤其近来开展的Meek微型皮片移植技术、显微外科皮瓣技术修复疑难创面、高压电烧伤创面修复与功能重建等一系列先进技术已进入国内先进水平,部分达到国内领先水平,在国内具有较大影响力。在基础研究方面,我省烧伤科紧跟研究热点,针对具有自我更新、多向分化潜能、生物合成与分泌功能的干细胞开展相关的基础研究,并应用于烧伤创面修复,为烧伤创面修复提供了新的治疗策略。

经历几代人半个多世纪的不懈努力,虽然河南省烧伤外科发展取得了令人瞩目的成就,但省内烧伤学科发展在各级医院中不平衡,烧伤基础研究滞后,高层次优秀人才不足,与国内大的烧伤中心存在一定的差距,与国际交流较少。新技术、新项目的开展情况及诊疗水平参差不齐,各级医院差距较大,地域差别明显。今后我们要积极开展诊疗新技术、新项目,造福广大患者;更加注重各级医院烧伤外科人才培养,缩小医院之间、地域之间的差别,重视"请进来""走出去",不断加强与国内及国际烧伤学术方面的交流,建立与国内各名牌医院之间的交流平台,鼓励各医院学科带头人积极与国际著名医院烧伤专业之间的交流,扩大河南省烧伤外科在国内外的影响力,进一步提升我省烧伤外科学学术地位,全面促进我省烧伤外科学的发展。

回顾我省烧伤外科学科的发展历史,综合评估河南省烧伤专业的救治水平、科研能力以及科普和服务能力,通过与国内其他省市同专业的比较,明确我省烧伤外科专业的优势与不足。在此基础上,重点阐述我省烧伤外科学科面临的挑战与未来发展方向。

一、学科发展现状

(一)学科和人才队伍建设不断完善

自 1958 年上海广慈医院(现上海交通大学医学院附属瑞金医院)成功救治严重烧伤工人邱财康后,原国家卫生部在上海组织了严重烧伤治疗的现场会,全国各地开始重视烧伤治疗,我省烧伤事业也由此发展。从郑州市第一人民医院开始,相继从烧伤救治小组起步,结合中医,开启了河南省的烧伤救治里程。第一代人从零做起,通过外派学习、自我总结和创新发展的方式,不断积累救治经验,到 20 世纪 60 年代中后期,烧伤救治工作已具雏形,逐渐从外科分离,成为独立的烧伤科,烧伤专业自此开始大踏步的发展历程。烧伤救治工作,又苦又累,环境条件简陋,前辈们克服种种困难,经过不断探索和不懈努力,终于对早期烧伤休克补液及抗感染的全身支持疗法都有了明确认识和提高。1993 年郑州市第一人民医院烧伤科治愈 1 例烧伤面积 97%,其中Ⅲ度烧伤面积 92%,合并重度吸入性损伤的患者,填补了河南省特大面积烧伤救治的空白。这也标志着河南省烧伤事业达到了全国先进的水平。2001 年治愈 1 例烧伤面积 100% TBSA,Ⅲ度烧伤面积 96% TBSA,合并重度吸入性损伤患者,至今仍是国内几十年来最危重病例之一。河南省烧伤专业经过 60 余年的发展,目前形成了以郑州市第一人民医院为中心的河南省烧伤诊疗中心,辐射新乡、安阳、濮阳、洛阳、济源、南阳、许昌、驻马店、开封、商丘、周口、三门峡等多地市烧伤科,共计 50 余家。烧伤从业人员数量和开放床位均处于全国领先。

(二)科研创新引领学科发展

随着新领域、新技术的发展,学术水平的不断提高,学科建设的不断完善,学科的优势与特色得到进一步进展,呈现出很多新的成长点和亮点,在大面积烧伤救治以及危重烧伤患者的救治方面取得了突飞猛进的发展,相继开展一系列临床研究与基础研究。我省烧伤科在国内外率先开展了自体皮肤细胞直接移植的实验研究及临床应用、异体真皮耕耘播种自体皮肤细胞覆盖切痂创面的研究,该技术被黎鳌院士称为"国内烧伤外科三大突破性进展之一"。随后又针对大面积烧伤患者创面修复及脓毒症治疗进行更深入研究,开展了人体真皮胶原蛋白膜的制备及临床应用、辐照异体真皮应用于烧伤创面、大面积深度烧伤休克期切痂植皮临床研究、连续性血液滤过防治烧伤脓毒症及急性肾损伤的临床研究等技术,这些技术的应用极大提高了大面积烧伤患者的救治成功率,并形成了自己的技术特色,尤其近来开展的 Meek 微型皮片移植技术已达到国内先进水平。在基础研究方面,我省烧伤科紧跟研究热点,针对具有自我更新、多向分化潜能、生物合成与分泌功能的干细胞开展相关的基础研究,并应用于烧伤创面修复,为烧伤创面修复提供了新的治疗策略。

（三）多学科协作推动学科多元化发展

疑难、毁损性创面修复是烧伤专业救治的根本,多年来尝试和发展应用现代化医疗技术和多学科的交叉合作,包括负压引流技术、显微外科技术、皮肤软组织扩张技术、超大游离皮瓣修复腕部电击伤技术、股薄肌游离移植重建腕部电击伤后功能等先进技术,用于深度复杂疑难创面的修复,积累了丰富的临床经验。其中郑州市第一人民医院的科研项目"负压吸引技术在深度烧伤创面的实验及临床研究""头面颈部严重烧伤创面的个性化修复"以及"下肢毁损伤创面的修复与功能重建"获得了河南省科学技术进步奖二等奖。

（四）学术成果转化提高专业国内知名度

多年来河南省烧伤学科一直致力于科研创新,并取得了丰富的科研成果。省内各地市烧伤科先后承担国家、省市级科研课题 30 余项,获河南省科学技术进步奖二等奖 5 项、三等奖 2 项,河南省医学科学技术进步奖一等奖 1 项、二等奖 5 项;军队科技进步奖三等奖 1 项;市级科学技术进步奖一等奖 1 项、二等奖 5 项,国家实用新型专利 10 项。任主编、副主编编写专著 20 余部,收录在 SCI 期刊论文 30 余篇,中华系列等核心期刊论文 180 余篇。近 3 年来,郑州市第一人民医院与王正国院士合作开展了"间充质脐血干细胞在烧伤中厚皮供皮区应用的临床研究",是首批参与干细胞研究与转化应用的单位,相继解放军联勤保障部队 990 医院与河南工业大学及河南省港区干细胞研发中心合作,开展"脐血干细胞促进创面愈合的临床研究";随后郑州市第一人民医院成功备案国家干细胞临床研究项目"人胎盘间充质干细胞治疗烧伤患者中厚供皮区随机对照临床研究",标志河南省烧伤外科专业在干细胞研究方面走在全国的前列。

（五）新技术新业务延伸基层,开启科研创新新引擎

随着烧伤新技术、新理念不断涌现,我省针对大面积烧伤及疑难创面处理已达国内领先水平,但是由于基层单位技术水平有限,发展参差不齐,一些具有高难度的手术操作很难开展。为克服这一难题,因地制宜将一些新技术、新业务向基层延伸,其中枸橼酸钠体外抗凝连续性肾脏替代治疗(CRRT)烧伤脓毒症及肾功能衰竭,人工真皮联合刃厚皮移植修复手足骨骼与肌腱外露创面,无痛技术应用儿童烧伤创面处理等新技术相继在基层医院开展,极大地提高了基层医院烧伤救治水平。

（六）强化服务能力,为社会群众分忧解难

河南省烧伤学科一直以来都承担着全省突发公共卫生事件应急救治工作。针对突发烧伤公共卫生事件,通过发挥河南省烧伤诊疗网络中心的作用,各地市相互协同,成功组织和参与河南省百余起成批危重烧伤伤员的救治。随着诊疗水平的不断提高,服务人员逐步壮大,河南省烧伤专业不仅服务本省的烧创伤诊疗,服务范围也逐渐扩大至周边省市,东至山东、安徽,南到湖北,西到陕西、青海,北到河北、山西等地,进一步提高了河南烧伤专业在全国知名度和影响力,提升了保障和服务能力。2014 年郑州市第一人民医院、解放军 990 医院、郑州大学第一附属医院等曾派 6 名专家参加昆山"8.2"粉尘爆炸事故伤员救治工作,受到国家卫生健康委员会、河南省卫生健康委员

会和中华医学会烧伤外科学分会的表彰,为我省乃至全国的国民经济建设做出了突出的贡献。2021 年郑州市第一人民医院成功抢救了柘城"6.25"失火事件 6 名特重烧伤的伤员,受到河南省卫生健康委员会的表彰。

(七)做好科普宣传,建设健康中国

随着经济社会的发展,人们预防疾病和收获健康知识的需求日益增加,亟须通过各种形式的健康传播行动,将健康领域的科学知识、科学方法、科学精神向公众普及及传播,从而提高公众健康素养。近年来多次组织全省各地市学科开展的"送健康进校园、进社区、进厂矿等急救知识培训""烧烫伤预防和早期处理进基层""烧伤后瘢痕防治进社区"等社会公益活动,并且通过电视台、广播电台、报纸、微信公众号等讲授烧烫伤预防和急救等常识,提高广大民众的安全意识及紧急处理能力,提升基层单位早期救治烧伤患者的水平,从而整体提升河南省烧伤诊疗水平。

二、烧伤学科的发展趋势

进入 21 世纪以来,由于国家对安全生产的进一步重视,消防安全措施不断加强,生产技术现代化和自动化程度提高,工业化火灾事故发生频率相应下降,烧伤发生率尤其是大面积重度烧伤发生率有逐年下降的趋势。随着居民生活水平的提高,糖尿病足等慢性创面发病率呈总体上升趋势。此外,烧伤患者对诊疗过程的舒适化要求越来越高,且对预后的功能恢复和容貌恢复越来越重视。基于这样一个趋势,以及疾病谱的改变,要求烧伤从业者们必须与时俱进,单一治疗烧伤的烧伤专科发展必然会受到制约,未来烧伤科的发展需要从以下几个方面进行努力。

(一)继续稳固大面积烧伤的诊疗水平,不断开拓创新

烧伤学科面临着较严峻困境,诊疗方法需要有更高的突破。所以学科应继续保持对目前群体性、大面积危重烧伤的整体化、个性化救治技术,保证救治成功率。同时开展皮肤再生、显微外科修复技术、组织工程、干细胞移植等技术的研究与转化,尝试新的创面修复思路和方法,尤其是干细胞在烧伤创面治疗领域的应用,这将是烧伤学科未来发展的主要方向,并具有光明的临床应用前景。

(二)建立优势学科群,开辟烧伤学科发展新方向

优势学科群围绕某一个具体的目标和任务,将若干同类学科或跨门类学科进行整合,群体学科间通过相互交叉、渗透和联合,充分发挥优势和效能。面对烧伤患者日益增长的舒适化、健康化和美观化的需求,在烧伤患者救治过程中,需要整形美容、康复、功能重建外科的参与和合作,运用整合战略建立烧伤整形学科群,成立区域性烧伤整形诊疗中心,以烧伤学科为基础,以烧伤相关疾病诊治链为纽带,科室之间进行全方位的联合与协作,实现技术、设备共享,技术协作攻关。这一模式既巩固烧伤学科这一优势学科,为烧伤学科发展开辟新的领域,同时也带动创面修复学科和整形学科的发展,形成新的诊疗特色,进一步扩大学科的影响力。

（三）诊疗过程舒适化，康复治疗贯穿其中

烧伤诊疗过程中患者异常痛苦，常常不能配合诊疗和康复，导致创面愈合慢、畸形重，预后残疾、生活不能自理等状况频发。随着医学技术的不断进步，近几年无痛诊疗技术逐渐发展壮大，应用在烧伤治疗中，主要为休克期镇痛镇静，创面处理时无痛换药、清创等，大大减轻了患者的痛苦。同时患者能够积极配合治疗及康复功能锻炼，有效缩短治疗周期，减少预后并发症，增加患者回归社会的信心和动力。

（四）注重青年人才培养及可持续发展

青年人才是学科可持续发展的主力军，培养和造就一批杰出的青年人才是提高诊疗质量和技术水平的关键所在。回顾近年来我省烧伤专业所取得的成绩，与国内外同行相比，不难发现我省烧伤专业缺乏基础研究型青年人才，不能开展更深层次的基础及临床科研工作，尚无重大科研项目。未来需要探索并制订青年人才发展规划，完善人才制度，分批次引进大量中青年技术骨干。

三、烧伤学科发展规划

河南省烧伤专业经过几代烧伤人的努力和探索，成绩斐然。在规模和技术上已达到国内先进的行列，下一步的发展需要从以下四个方面进行。

（一）树立品牌形象，打造技术过硬的团队

由郑州市第一人民医院牵头，由河南省内50多家设置有烧伤科的医疗机构共同参与，成立了河南省烧伤专科联盟。联盟定期以网络会诊、现场教学查房、学术讨论的方式进行深度交流与合作，各联盟成员之间相互取长补短，促进烧伤治疗技术的提高。做好烧伤休克、吸入性损伤、烧伤感染、多器官功能障碍综合征救治及大面积深度烧伤创面修复，重点加强特殊部位、特殊原因烧伤创面的高质量修复，做到功能和外观并举。另外，注重烧伤患者的综合康复，提高患者生存和生活质量，让患者真正达到伤而不残，残而不废，生活自理，回归社会。通过各地市间的通力合作，提升河南省烧伤从业人员的诊疗水平和能力，树立良好的技术和品牌形象，提高河南烧伤学科的社会认可度。

（二）人才战略夯实学科发展根基

强起来要靠创新，创新要靠人才。人才是撬动所有资源的首要资源，也是最为重要的决定性资源。对于任何一个学科而言，人才队伍都是其不断发展的动力。目前我省烧伤专业人才相对不足，尤其缺少研究性人才，外语水平普遍偏低，基层单位人才流失严重，所以为了快速补齐短板，缩短与国内同行业间的差距，未来需要重视人才引进和人才培养。①引进来的方法：各地市烧伤专科坚持从国内一流高校引进烧伤、整形以及基础研究专业的博士、硕士研究生，为学科发展注入新鲜血液。②树立名医形象：以提升学科带头人和高级职称人才素质为目标，每年选派人员到国内、国外知名烧伤整形中心参观、研修学习。③注重人才梯队培养：重点实行针对化培训策略，高年资

医生以国外短期培训、参观、参加国际会议为主;主治医生的培养以国内外进修学习 6~12 个月为主;住院医生的培养以科室及医院每周业务学习、国内学习班及培训班为主。④要留得住人才:聚焦如何将人才留住,保持队伍的稳定性。聚焦如何把人心聚拢,维护队伍的团结。各地市烧伤科建立和不断完善绩效分配制度、科研奖惩制度,实行公平竞争,鼓励和支持科研创新、学术交流;同时注重对人员的人文关怀,让科室人员可以安心地进行工作。

(三)科研战略延续学科发展动力

科研创新服务于临床,有助于提升临床救治水平和形成特色技术。目前河南省烧伤学科在各种原因烧伤的救治中已有一席之地,形成了自己的特色和品牌。但科研能力相对薄弱,主要与人才缺失有关。在这个科技大爆炸的时代,各种新的诊疗手段和方法不断出现,如组织工程技术和干细胞技术,都是烧伤和创面修复的前沿技术。未来积极引进人才,加大新技术、新方法方面科研投入和产出,更好地服务临床,同时可以提升河南省烧伤学科的国内外地位。

(四)整合战略开辟学科发展方向

随着社会的发展和进步,生活条件和生产安全不断提高,规避了很多生产生活的风险,烧伤患者逐年减少。相比之下,糖尿病足、压疮、慢性溃疡创面患者比例有增高趋势。在医学发展的大环境下,各种诊疗操作力求完美、精准以及舒适。所以未来烧伤专业可以联合创面修复、骨科开展各种原因创面修复,扩大诊疗范围,提升学科发展的动力。还可以通过与整形科、显微外科、康复科等联合,结合各个学科的长处,交叉协作,为患者提高精准、完美的治疗效果,并为学科的发展开辟新的方向。

新时代下,烧伤科的发展任重道远,行业在突飞猛进,技术在日新月异,我们必须在改革中求突破,在创新中求超越。成绩只代表过去,接下来,我们还有更加紧迫的任务。我们将不忘初心,牢记使命,在困难中砥砺奋进,在前进中挑战巅峰,"医路"跟党,攻坚克难,把河南省烧伤专业建设成省内领先、国内先进、名副其实的国内烧伤重点专科,为烧伤医学事业的发展做出新的、更大的贡献。

(河南省医学会烧伤外科学分会第九届委员会　夏成德)

河南省神经病学学科发展研究报告

摘要

近三年来,我省神经病学领域的基础和临床研究取得了诸多进展。成立河南省卒中专科联盟,推动脑卒中分级诊疗工作;建设河南省阿尔茨海默病诊疗国际联合实验室,建立多组学生物学指标及早期风险预警体系;构建各类疾病数据库,依靠快速增长的生物医学数据,进行深入精细的医学研究。在学科发展过程中,我省涌现出一批优秀的新型神经内科领军人才,在国内外极具影响力的期刊发表多篇论文,同时致力于积极推进国内、国际科技合作,大大提升我省对于神经系统疑难病种的诊疗能力、提高开展临床研究并将临床科研成果向临床应用转化的水平,并辐射和引领区域内神经疾病学科发展。

过去的一年,人类继续与新冠肺炎疫情做斗争,在全球抗疫的大背景下,医学研究得到更多的重视并且蓬勃发展。近三年来,省内外神经病学领域的基础和临床研究也取得了诸多进展,本报告将对脑血管病、痴呆、神经免疫性疾病、中枢神经系统感染、周围神经与肌肉病、神经重症以及神经介入领域的研究进展进行总结,同时分析学科发展趋势,制定未来省内神经病学学科发展的目标规划。

一、学科现状

(一)缺血性脑血管病

我省脑卒中相关学科在基础研究、临床研究方面持续提高关注度,关注学术成果、设备研发及成果转化工作,对于学科建设、人才队伍建设方面不断加大支持力度。在缺血性脑卒中短暂性脑缺血发作(TIA)诊治方面,郑州大学第一附属医院进行了一项基于医院的前瞻性 TIA 数据库的队列研究,发现高剂量他汀药物治疗可降低 DWI 阳性 TIA 患者的 90 d 内复发性卒中风险。在颈部血管狭窄或闭塞性疾病诊治方面,河南省人民医院采用前瞻性队列研究方法,通过联合手术组与药物治疗组的分析研究,结果认为联合手术在颈内动脉长节段闭塞的血运重建中可能是安全、有效的。

随着脑卒中防治工作的深入,为加强区域医疗机构协作,我省于 2019 年 9 月份,在郑州大学第一附属医院、河南省人民医院的共同倡议下,成立了河南省卒中专科联盟,同时积极推动卒中急救地图建设,推动脑卒中分级诊疗工作。我省目前共有 23 家国家级脑卒中筛查与防治基地医院,每年完成 10 万例以上的脑卒中筛查与综合防治工作,我省 2021 年的全年静脉溶栓 ONT 中位数为 35 min,优于全国静脉溶栓 ONT 中位数。目前,我省脑血管病学科发展保持持续向上发展势头,目前已有省级脑卒中质控中心 1 家,发展市级脑卒中质控中心 18 家,并将卒中中心评价纳入二三级医院等级评审及复审必备条件之一。目前河南省共有三级医院卒中中心 108 家,完成县域二升三 57 家,二级医院卒中中心 156 家,在静脉溶栓、急诊血管内治疗、颈动脉手术、颅内动脉瘤手术等治疗方面均有明显发展。

(二)痴呆

阿尔茨海默病(AD)是导致痴呆的主要原因,并正迅速成为 21 世纪最昂贵、最致命和负担最重的疾病之一。近三年来,针对 AD,我省开展了多学科、广泛、深入的科学探索,在全省范围内建立了多种形式的 AD 亚专科联盟和医联体,建设了河南省 AD 诊疗国际联合实验室,基于生物信息学、人工智能等方法,建立多组学生物学指标及早期风险预警体系,预测 AD 患病风险、发病年龄、疾病进展等,构建疾病预警模型。除此之外,我省相关研究团队致力于探索风险基因与危险因素互作影响 Aβ、tau 蛋白的形成与播散参与 AD 的发病机制,建立基于 APOEε4、PSEN1、PSEN2、APP 等风险基因携带者与非携带者的整体研究队列,以期寻找风险基因携带者与非携带者中不同的特异性环境危险因素,同时利用 APOEε4、PSEN1、PSEN2、APP 转基因小鼠模型,寻找基因与环境共同作用导致淀粉样斑块和异常磷酸化 tau 蛋白形成的始动机制,探索 AD 的发病机制以及治疗靶点。此外,基于郑州大学建立了医工合作平台,进行临床医学、基础医学、材料科学,分子科学等跨学科多领域、多平台合作;基于人工智能和机器深度学习算法开发了众多仿生可穿戴老年失能监测系统,经头皮脑机接口等一系列国际尖端科学技术。在前期科研成果的基础上成功开发了评估 Aβ、tau 等异常病理蛋白沉积的影像学技术,为 AD 的病理诊断和针对性治疗奠定了坚实基础。除了基础研究,临床上致力于寻找高选择性、高效、低毒的 AD 治疗药物,包括胆碱能药物、改善脑循环或脑代谢的药物、钙通道阻滞剂、干扰 Aβ 形成和沉积的药物、雌激素、神经保护药物、抗氧化剂、中药等。乙酰胆碱酯酶抑制剂能够抑制乙酰胆碱酯酶的活性,减少脑内乙酰胆碱的分解,从而缓解 AD 症状,是现阶段最有效的治疗药物。此外,免疫疗法(包括主动免疫和被动免疫)作为一种新的治疗手段,可减少 AD 的病理损害,延缓或逆转认知能力下降。

在推动我省的神经病学学科建设过程中,在郑州大学第一附属医院神经内科主任、河南省医学会神经病学分会主任委员滕军放等人的领导下,涌现出一批优秀的新型神经内科领军人才,包括国家优秀青年获得者及河南省优青王雪晶主任医师,河南省杰青获得者丁雪冰主任医师等,积极整合学科资源,以第一或通讯作者在 *Nature Medicine*,*Nature Communications* 发表多篇相关领域 SCI 论文,与美国、加拿大、澳大利亚、日本、英国、法国、德国等地区开展了广泛的 AD 相关国际科技合作交流。通过学术交流、研究合作、人才培养等形式,先后邀请美国、法国、德国、波兰、新加坡、日本等国的近 100 位专家,促进了国际科技合作,大大提升我省对于神经系统疑难病种的诊疗能力、掌握神经疾病所涉及的各项关键技术、提高开展临床研究并将临床科研成果向临床应用转化的水平,并辐射和引领区域内神经疾病学科发展。

(三)神经免疫性疾病

我省神经免疫亚专业研究虽然起步较晚,但近年来仍取得一系列具有重要科学意义和实际应用价值的研究成果。郑州大学第一附属医院贾延劼团队依靠郑州大学第一附属医院丰富的病源资源,已经建立了神经系统脱髓鞘疾病、自身免疫性脑炎等多项神经免疫疾病的大型回顾性数据库。基于前期数据库的构建,对数据库信息进行整合分析,采用多种统计学模型和方法,成功筛选出了中性粒细胞与淋巴细胞绝对值比值(NLR)、单核细胞与高密度脂蛋白比值(MHR)、同型半胱氨酸(Hey)、24 h IgG 合成率、甘油三酯、尿酸等能够预测神经系统脱髓鞘疾病神经功能缺损严重程度以及评估预后的生化指标,探讨了单克隆抗体在 NMOSD 治疗中的应用价值,构建了有助于鉴别抗 AQP4 抗体阳性的 NMOSD 和 MOGAD 的影像学标志物,研究成果在国内外著名期刊发表。研究发现 NMOSD 患者存在菌群失调。对肠道有益的细菌,如短链脂肪酸产生菌,在 NMOSD 患者中相对丰度均显著减少,罕见小球菌属和布劳特氏菌属在 AQP4 抗体阳性患者中相对丰度显著增多,而链球菌等可能引起肠道炎症的条件致病菌在 AQP4 抗体阴性患者中相对丰度显著增多。这为深入探索 NMOSD 的发病机制,开发新的诊断工具和潜在的治疗方法提供了新的线索。探讨了 NMOSD 评估预后的生物学标志物,以期为 NMOSD 的治疗方案提供进一步的理论基础。研究发现 IL-18、IL-19、TL1A、Tfh 细胞等可能作为预测疾病严重程度的指标,NMOSD 急性期患者的炎症反应可能通过 TL1A/DCR3 这一信号传导通路来抑制炎症反应,对局部炎症反应的扩大起到抑制作用。对 GBS 患者的免疫特征和遗传易感性进行研究分析发现,IL-36、IL-23、IL-27 可能与吉兰-巴雷综合征(GBS)的发病过程有关,且有助于预测疾病的严重程度。CD1A 基因多态性与 GBS 相关。此外,CD1A * 01/02 的受试者发生 GBS 的风险比对照组低 2.9 倍,而 CD1A * 02/02 的受试者发生 GBS 的风险比对照组高 2.5 倍,而 CD1E 基因多态性与 GBS 易感性之间没有关联。

(四)中枢神经系统感染

由于脑脊液的封闭性,感染性脑炎诊疗现状尤为严峻,有 60% ~ 80% 的中枢神经系统感染患者无法明确病因,导致临床不能针对性地用药,经验试错情况时有发生。病原宏基因组检测(mNGS)的发展打开了中枢神经系统病原学诊断和治疗的新天地,我省各级医疗机构积极进行脑脊液 mNGS 检测,促进了神经感染领域极大的发展。河南省人民医院中枢神经系统感染疾病亚专科李玮团队首次从患者脑脊液中分离得到伪狂犬病病毒毒株 hSD-1/2019,该毒株表现出与当前我国猪群中流行的伪狂犬病病毒变异毒株相似的生物学特性,首次为伪狂犬病病毒向人群的跨种传播提供了直接有力的病毒分离证据。该研究较为系统地跟踪研究并总结了人感染伪狂犬病毒(PRV)导致急性脑炎的临床病例特征,首次成功分离出一株人源 PRV 毒株,为 PRV 的跨种感染研究提供了新的病原学证据和基础。随后李玮团队同样使用脑脊液 mNGS 检测出疱疹病毒感染,该研究表明脑脊液 mNGS 可以辅助临床医师及早鉴定中枢神经系统病毒感染,为早期的诊断和治疗提供依据。郑州大学第一附属医院贾延劼团队发现脑脊液 NLRP3 水平可反映成人细菌性脑膜炎的严重程度,作为鉴别细菌性脑膜炎和其他中枢神经系统炎症的生物学标志物,并且可以评估患者预后的情况。在纳米孔测序研究方面，李玮团队在国内首次使用纳米孔测序，在人脑脊液中检测到新型隐球菌。该研究表明，纳米孔测序可辅助临床医师对中枢神经系统感染诊断，并为未来纳米孔测序技术应用于临床提供了数据支持。

（五）周围神经与肌肉病

1. 遗传性周围神经病

在遗传性周围神经病领域，腓骨肌萎缩症（CMT）、远端型遗传性运动神经病（dHMN）和转甲状腺素蛋白淀粉样变性多发性神经病（ATTR-PN）是研究的重要疾病。河南省人民医院马明明团队于2020年报道了国内首个 *BAG3* 基因相关 CMT 家系，2019年报道了国内少见的 *INF2* 基因相关 CMT 合并肾病的家系；郑州大学第一附属医院徐洪亮团队于2019年报道国内首个 *COX20* 基因相关轴索性神经病伴脑病家系；河南科技大学第一附属医院闫俊强团队于2021年报道了国内少见的 *NEFH* 基因相关 CMT 家系；2021年北医三院报道了新发现的 dHMN 相关基因-*SORO* 基因，我省也有 *SORO* 基因相关 dHMN 病例的发现，并报道了国内首例 HSPB8 相关 dHMN2A 家系。我省也在 CMT 领域与国内多家中心有交流合作，马明明团队与福建医科大学第一附属医院陈万金团队合作发现了 CMT 的新致病基因 *SARS*，参与由樊东升发起的关于 CMT1A 药物治疗的 III 期临床试验，反映出我省对 CMT 的研究得到了国内同行的认可。

2. 遗传性肌肉疾病

强直性肌营养不良（OM）是最常见的成年发病的肌营养不良，根据致病基因不同分为 DM1 和 DM2。2020年河南省人民医院马明明团队报道了 DM1 患者的多系统受累，发现93.3% DM1 患者有骨骼肌外其他系统受累，其中脑白质脱髓鞘改变最常见，其次为额秃或脱发、白内障及性功能障碍，接着是日间睡眠增多、通气功能障碍、脂肪肝、心电图异常、消化系统症状，还探讨了肌肉 MRI 呈现的特定选择性肌肉受累模式对 DM1 诊断具有的独特价值。但省内尚缺乏对 DM1 神经系统病变的深入系统性研究。2020年，郑州大学第一附属医院遗传学和产前诊断中心利用光学作图可确定 D4Z4 重复数，排除10q26.3同源区域的干扰，结合核素作图，可用于面肩肱型肌营养不良1型（FSHD1）的快速、准确产前诊断。对脂质沉积性肌病，2020年焦作市人民医院吕海东团队报道了8例伴肌纤维坏死的脂质沉积性肌病8例临床与肌肉病理分析，发现伴有明显肌纤维坏死者临床症状较重，病情进展较快。2021年郑州大学第五附属医院吴世陶团队报道了5例庞贝病的临床、病理和分子特征。2021年，马明明团队参与到应用阿糖苷酶-α 治疗庞贝病的多中心临床试验，并报道了14例庞贝病的临床特征及基因突变特点，并发现酶替代治疗可改善患者的运动和呼吸功能。

3. 神经-肌肉接头疾病

神经-肌肉接头疾病可分为获得性及遗传性，获得性最常见为重症肌无力（MG）、肌无力综合征（LEMS）、肉毒及蛇毒中毒，而遗传性主要为先天性肌无力综合征（CMS）；目前研究主要集中在 MG、LEMS 的发病机制、生物学标志物及新的治疗靶点及药物研发；对 CMS 基因及蛋白结构功能认识的研究，提高了诊断水平，有助于精准治疗。我省已建立河南省神经-肌肉接头病患者临床资料及血清等样本库，收集 MG、LEMS 及 CMS 患者信息，采用多种量表对每个患者进行精准评估，目前河南省人民医院正在参与 FcRn 拮抗剂在 MG 患者中应用的 3 期临床试验。

4.运动神经元病

关于运动神经元病致病机制的研究方面我省一直处于国内前列,2021 年,郑州大学第一附属医院王雪晶团队证明注射 TDP-43PFFs 的 Atg5+/-小鼠表现出类似肌萎缩侧索硬化的神经病理学和运动表型,表明自噬缺陷促进了体内病理性 TDP-43 的形成和扩散。

(六)神经重症

1.脑膜淋巴管与重症脑损伤

2015 年脑膜淋巴管系统的发现,为中枢神经系统疾病尤其是免疫机制的研究打开了新的世界。脑膜淋巴系统是连接中枢与外周淋巴免疫系统的桥梁,对于脑室腔隙、脑间质中的药物大分子、蛋白质、免疫细胞的转运排泄具有重要的调节作用,重症脑损伤患者脑膜淋巴系统受损,可造成物质转运障碍、免疫细胞入侵、药物代谢迟滞,干扰甚至进而损伤相关神经功能,进而影响重症患者认知功能恢复。重症围手术期患者苏醒延迟、认知功能障碍的风险增加,也可能与脑膜淋巴管的转运代谢机制受损有关。进一步研究显示,脑膜淋巴管系统具有引流脑脊液功能,在颅内压升高时,可导致脑膜淋巴管吸收蛛网膜下腔脑脊液功能发生局部障碍,因此认为,脑膜淋巴管系统对颅内压及中枢神经系统内环境有一定调节作用,有望成为神经系统疾病治疗的新靶点。郑州大学第一附属医院邓文静团队目前致力于重症脑损伤患者脑膜淋巴管系统功能的监测与研究,以期发现重症脑损伤患者新的治疗靶点,以及通过对脑膜淋巴管功能的测定预测患者的预后,以及对后期康复治疗做出针对性指导。

2.神经电生理监测与神经结局预测

重症急性脑损伤患者多数存在不同程度意识障碍(DOC),包括昏迷、植物状态(VS)及最小意识状态(MCS)等严重意识障碍。预测脑损伤患者 DOC 水平与结局是患者诊治过程中重要的临床问题之一,以便向患者家属提供较为准确的信息,并选择最佳治疗方案。包括脑电图及诱发电位在内的神经电生理技术,因其时间分辨率高、客观及可重复性强,越来越多地应用于神经重症监护病房,在 DOC 评估中具有一定优势。邓文静团队目前对重症脑损伤患者采取多模态脑功能监测,包括连续视频脑电波监测、定量脑电图、诱发电位(N20、N60)及事件相关电位(N100、失匹配负波、P300),发现单独或联合相关神经电生理指标对重症脑损伤患者意识的准确判断、良好及不良预后具有一定预测作用。

(七)神经介入

1.急性大血管闭塞介入治疗

多款颅内取栓专用支架、颅内专用取栓导管,2021 年获得准入,有的率先在河南省投入临床应用。支架取栓、导管取栓、支架联合导管取栓技术逐步普及。

2.头颈部动脉慢性闭塞

得益于我省人口基数大、神经内科医生脑血管病介入干预知晓率高,对慢性闭塞病变危害的重视,有越来越多的慢性闭塞性病变得到了介入治疗。包括颈内动脉闭塞、大脑中动脉闭塞、椎基底动脉闭塞。经过多年探索与积累,对慢性闭塞病变的治疗理念与技术日益进步。在有的大型三家医院已常规开展。

3.颅内静脉窦血栓

多年以来,河南省神经病学学会,利用学术会议等形式,广泛宣传普及颅内静脉窦血栓相关知识,在我省各级各类神经内科医生中普及。颅内静脉窦磁共振成像(MRV),全脑数字减影血管造影(DSA),颅内静脉窦分段测压、溶栓、取栓、球觉成型、支架成型等一系列对于颅内静脉窦的诊断与介入治疗技术,极大改善治疗效果。

截至2021年底,河南省18个地市级三家医院神经内科均已开展脑血管病介入治疗工作。以缺血性脑血管病介入治疗为主。一些开展较早、人口基数大的地市三甲医院神经内科与神经重症(介入),已经把出血性脑血管病介入治疗逐渐纳入常规业务范围。

二、发展趋势

在神经内科的学科建设中,我省坚持国家战略需要和社会人才需求双轮驱动,注重学科交叉融合,利用大数据、云计算、人工智能等新技术革命赋能神经内科学科发展是未来我省本学科发展的必经之路。目前的社会正经历科技的重大转折与革新,我省神经病学学科正在迎接两方面的变革,第一是医疗技术的革新;第二是医疗模式的转变。对某种疾病单一机制及病因的研究无法精准体现疾病发生发展的整体复杂性,也缺乏特异性针对发病机制、延缓疾病进展的有效治疗措施。因此,我们需要构建多学科融合疾病风险预警模型,寻找更为精确有效的定性诊断工具,实施临床上可行的神经替代疗法以及精准诊疗方案。针对目前我省神经内科医师面临的疾病谱改变、人口老龄化加剧、基础设施不足等问题,神经内科在未来应强调各个学科之间的合理整合,强调临床医学与预防医学的整合,强调医学与人文社会的整合,促进我省神经病学医、教、研、防各方面的工作,使得学科水平不断达到新的高度。

三、目标规划

伴随我国医疗体制改革的不断深化,我省神经病学学科建设跨越式高质量快速发展,为学科的长远可持续发展打下坚实基础,其成功的经验在于:前瞻性的发展理念。神经病学学科建设理念应根据国情紧跟国际步伐,开展精准医学大数据库建设、风险预警平台构建、精准调控治疗及转化医学应用、功能重建技术;组建交叉学科及横向团队,提高解决疑难杂病的能力,同时培养一批高、精、尖及敢于创新的科研人才,依靠团队力量,争取主持和中标国家级重大项目;并同时加快医院的优质医疗资源下沉,通过实地帮扶、建立远程会诊等方式,提升基层的诊疗水平。旨在应用新兴技术为疾病的预防与干预管理提供强有力的技术支撑和医疗保障,打造惠及国民、服务国家的医疗健康服务体系。

(河南省医学会神经病学分会第七届委员会　滕军放)

河南省神经外科学学科发展研究报告

摘要

河南省医学会神经外科学分会从1978年第一届神经精神学会的神经外科学学组,到1985年选举产生的第一届神经外科学分会,经冯祖荫、张志强、宋来君至目前主委刘献志四届学术带头人,现有专业委员99名,众多的神经外科学专家前辈在河南省医学会的领导下积极参与各项工作,为河南省神经外科学的发展做出巨大贡献。近3年来,新冠肺炎的持续流行并未阻碍全国及全省神经外科学的发展。在防疫抗疫的同时,神经外科学专业进一步细化,目前已成立了肿瘤、脑血管、小儿、脊柱脊髓、外伤、内镜、功能7个专业学组及青年学组;推动神经外科学分级诊疗工作,手术方式不断创新,"高精尖"手术不断取得突破,达到颅脑外科"无禁区";科研上也获得国家自然科学基金、省厅级多项课题资助,在国内外发表多篇学术成果;依靠各地市神经外科学学会纽带,持续推进全省各地市疾病诊疗的同质化工作及科普工作。在学科发展过程中,我省涌现出一批优秀的神经外科的领军人才,在国内外极具影响力的期刊发表多篇论文,同时致力于积极推进国内、国际科技合作,大大提升了我省对于神经外科疑难病种的诊疗能力,并辐射和引领区域内神经外科学科发展。

河南省医学会神经外科学分会从1978年第一届神经精神学会的神经外科学学组,到1985年选举产生的第一届神经外科学分会,经冯祖荫、张志强、宋来君至目前主委刘献志四届学术带头人,现有专业委员99名,众多的神经外科学专家前辈在河南省医学会的领导下积极参与各项工作,为河南省神经外科学的发展做出巨大贡献。近3年来,新冠肺炎的持续流行并未阻碍全省神经外科学的发展。本报告将对神经外科的研究进展进行总结,同时分析学科发展趋势,制定未来省内神经外科学专业发展的目标规划。

一、学科现状

神经外科有其学科的专业性和特殊性,决定神经外科的开设需要医疗机构具有较高的诊疗水平,需要拥有磁共振、CTA等现代化检查手段及显微镜、内镜等精密操作设备,还需要诸如影像科、病理科及重症等相关科室的协作。由此可见,我省发展较好的神经外科学科主要集中在诸如郑州大学第一附属医院、河南省人民医院、新乡医学院第一附属医院、南阳市中心医院等省级及实力较强的地市级综合性医疗机构。这些科室及亚专业病区的建立不仅满足了全省患者就医需求,也通过不断提高自身技术及建立良好的口碑,吸引了周边省份患者来我省就医。在这些医院的带动下,一些有条件地市级综合性医院也设立了神经外科,除了脑外伤、脑出血等传统诊疗项目外,也逐渐向脑肿瘤、脑血管疾病等亚专业迈进。这些医疗机构在卫健委、医学会的指导和关怀下,在以刘献志主任委员带领的神经外科分会的努力下,取得了较好的成绩。在基础研究方面,学会成员近3年申请并获批国家自然科学基金11项,其他国家级课题及省部共建项目10余项,省级项目50余项;发表SCI文章97篇,中华医学会主办杂志及核心期刊文章300余篇。

在学科建设方面,郑州大学第一附属医院神经外科是国家级重点专科。郑州大学第一附属医院神经外科、河南省人民医院神经外科连续多年被河南省卫生健康委评委河南省医学重点学科。我省神经外科人才济济,有全国知名专家教授3人,在中华医学会等全国知名学术团体担任常委以上职务20余人,委员60余人。

神经外科在注重合作的同时也不断提升基层服务能力,积极响应医学会的号召,在刘献志主任委员、闫东明候任主任委员的带领下,深入周口、信阳、南阳、驻马店、平顶山及濮阳等地市的基层医院进行"走基层·送健康"和对口支援等义诊活动。我们通过神经外科科普系列丛书将神经外科的常见病、多发病在基层人民群众中科普。在技术推广方面,在刘献志主委带领下,分会副主委、常委积极推进,将多项基层适宜技术推广至许昌、周口、驻马店、平顶山及濮阳等多地市的县级基层医院,使基层患者在家即可享受到便捷专业的医疗服务。

近3年来,神经外科各亚专业在各学组的带领下,取得了诸多进展,以下将最具特色的颅脑肿瘤及脑血管病的研究进展分别进行总结。

（一）颅脑肿瘤

胶质母细胞瘤目前仍然是预后最差的恶性肿瘤之一,相关领域一直是近年来的研究热点。目前有多项大样本的成人和儿童胶质瘤的分子流行病学研究陆续报道了最新的研究成果,确定了25个分子遗传学基因突变风险位点。同时也有研究分析脑胶质瘤发病和进展与机体自身免疫功能之间的关联,例如T细胞、NK细胞和髓样细胞参与脑胶质瘤的免疫易感性。发表了一项单细胞RNA测序研究,发现胶质瘤激活的小胶质细胞中,一组性别特异性的基因表达可能与胶质瘤患者的发病率和结局有关。世界卫生组织下属的国际癌症研究机构2021年发布了第5版《世界卫生组织中枢神经系统肿瘤分类》,对以往的传统分类做出了一系列重要修订和优化,新定义了多种肿瘤类型和相关亚型。在组织病理学和形态学分型的基础上,进一步强调基于异柠檬酸脱氢酶、H3等位点的基因突变、MAPK信号通路,以及DNA甲基化等分子病理特点来确定肿瘤亚型、指导放化疗、预测肿瘤的预后,并强调整合诊断和分层报告的重要性。

神经外科在河南各地市举行了"胶质瘤规范化治疗"的下基层活动。在刘献志主委带领下,分会副主委、常委积极推进,分别在周口、安阳、焦作、鹤壁、新乡、栾川、驻马店等地开展胶质瘤规范化治疗技术推广,分会成员积极参与,受到了基层医院的热烈欢迎及肯定;会议每次都有众多县级医院神经外科主任参加,他们对基层医疗条件下脑胶质瘤规范化治疗表示期待,对今后开展相关工作增添了信心,也指明了方向。主委刘献志说:"各级医疗条件下即省级、市级、县级甚至是乡镇级,怎么样在现有条件下把胶质瘤诊断与治疗效果达到最大化,遵循胶质瘤治疗的标准和公式,是我们一直努力的目标。"

大脑作为全身最精密、解剖最为复杂的器官,长期以来对于功能区及生命中枢的病变,往往认为是"手术禁区"。随着解剖知识的增加及显微镜、内镜、导航、电生理、术中磁共振等高科技设备进入临床,神经外科医生逐渐成为"刀尖上的舞者",向一个个曾经不可能的"禁区"发出挑战。我省神经外科紧跟时代前沿,近3年来各种"高精尖"的四级手术比例不断增高,尤其是功能区手术由于术中磁共振及导航的引进,使以前的禁区变为可能。在现有医疗条件下,即使在手术显微镜、导航、术中超声等多方面手段和工具介导下,临床医师判断肿瘤已全切时,尚有33%~67%的病例有肿瘤残余。而术中磁共振及神经导航的应用逐渐被认为是神经外科非常重要的影像指导工具。术中MRI神经导航手术治疗脑胶质瘤与传统神经导航相比的优越性在于:①纠正神经导航术中的脑移位误差;②肿瘤切除范围的实时定量监控,提高胶质瘤切除率;③与其他新技术结合,减少手术并发症。结合术中电生理监测及验证,语言区病例采用术中唤醒麻醉监测语言功能,在手术进程中客观、实时地了解肿瘤切除程度,残余肿瘤与传导束、皮层功能区的毗邻关系,在提高肿瘤切除率的同时,避免损伤传导束或皮层功能区,减少手术并发症。郑州大学第一附属医院的刘献志、魏新亭及陈若琨将功能区肿瘤的手术提升到新的高度,延长了胶质瘤患者的生存期,同时减少瘫痪、昏迷等神经系统严重并发症,已经达到国内外领先水平。从北京、上海等大型神经外科中心反馈,近年来到北上广就医的河南籍患者呈进行性下降趋势,也从侧面证明了我省神经外科水平的不断提高。

神经内镜作为神经外科新兴的诊疗工具,近3年来在我省得到了长足的发展,并成立了专业组推动在全省普及应用。显微镜光源在到达较深的术野时,光亮度已经产生了很大的衰减,而内镜系近距离照明,虽然图像的立体感较显微镜图像略有差距,但是深部术野的清晰程度明显优于手术显微镜。将内窥镜引入颅底外科,内窥镜下辅助颅底外科,可清楚显示颅底血管与神经根的位置关系,提供了较丰富的内窥镜颅底解剖资料,弥补了手术显微镜下存在观察死角的不足,从而避免对颅底重要结构的损伤。郑州大学第一附属医院的闫东明治疗团队,河南省人民医院的王斌治疗团队,利用神经内镜治疗垂体瘤、颅咽管瘤等颅底疾病,已经达到国内先进水平。

(二)脑血管病

脑血管病是严重威胁人类健康的三大疾病之一,长期以来,发病率、致残率和死亡率都居高不下。近年来,脑血管病的预防与治疗也有不少新进展,2021年正好是国家"十四五"开局之年,"十三五"期间的一系列脑血管病领域的国家级课题陆续发表了一批重量级成果,同时新的重大项目也纷纷启动。

最近发现"非狭窄性的颈动脉斑块"是隐源性脑卒中的一个重要危险因素,可能是30%的缺血性卒中的潜在病因,提示我们对体检时发现的颈动脉斑块,即使未造成管腔狭窄,也要考虑早期药物干预。对于严重颈动脉狭窄的患者,近期发表的一项观察性研究(ACST-2)表明,经130个中心3 625例患者参与的随机试验证实,颈动脉支架置入术(CAS)和颈动脉内膜切除术(CEA)治疗后,5年随访的疗效相同,致命或致残性脑卒中的发生率约为1%;非致残性卒中发生率约为2%。在脑血管病的复合手术治疗领域,国内学者开展的一项颈动脉慢性闭塞的研究表明,复合手术开通率为83.3%,显著高于单独 CAS 或 CEA 的开通率(30%~40%)。郑州大学第一附属医院、河南省人民医院的专家团队利用复合手术间,为颈动脉慢性闭塞的患者实施个体化治疗方案,已达到国内外先进水平。

烟雾病是指一侧或双侧颈内动脉末端及大脑前、中动脉起始部进行性狭窄或闭塞;颅底软脑膜穿通动脉形成细小密集的异常血管吻合网为特征的慢性脑血管闭塞性疾病,其特点是在颅底部位出现大量细小的侧支循环血管,在血管造影时表现为烟雾状,故又称"烟雾病"。烟雾病于1957年由日本神经外科医生 Takeuchi 和 Shimizu 首先提出,因为细小的异常血管在血管造影图片上形似烟雾,1969年 Suzuki 和 Takaku 将该病命名为 moyamoya 病(日文"烟雾"之意)。2012年日本厚生省发布的最新烟雾病指南中烟雾综合征的定义为:烟雾综合征是指颈内动脉末端和(或)大脑前动脉和(或)大脑中动脉起始部狭窄或闭塞,颅底出现异常血管网为影像学特征的一类疾病。本病好发于儿童和成年人,临床多表现为一次发作或反复发作的脑缺血、脑出血、头痛或癫痫等。目前在单纯药物治疗方面,尚未能确定药物疗效,普遍认为脑血管重建术是治疗该病的主要方法。河南省人民医院的黎超跃团队及郑州大学第一附属医院的李红伟团队,利用"联合血管重建术"每年为近2 000名烟雾病患者解决病痛,达到了全国先进水平。

二、学科发展趋势

在学科建设方面,专业细化和亚专业发展是学科建设的发展趋势。以前我们在神经外科的基础上划分肿瘤、脑血管、小儿、脊柱脊髓、外伤、内镜、功能七个专业学组,但是随着亚专业的不断发展及医疗技术的提升,会进一步细化亚专业,最终达到专病专治。但专业细化不代表亚专业固化。目前的社会正经历科技的重大转折与革新,我省神经外科正在迎接医疗技术的革新及医疗模式的转变。2021年是国家"脑计划"启动之年,9月16日科技部发布了科技创新2030——"脑科学与类脑研究"重大项目2021年度项目申报指南,仅2021年度就安排了国拨经费概算31.48亿元。其中脑重大疾病的发病机制和干预技术、脑机智能技术及其应用等领域都有国内一批高水平神经外科专家参与其中。随着"脑网络"相关研究不断深入,各种脑血管病、脑肿瘤、功能性神经外科疾病的传统开颅技术和神经调控技术也在不断改良和进化,从单纯的手术切除病灶,发展到"脑网络"(神经网络、血管网络、功能网络)的保护和重建。例如,传统的弥漫性低级别胶质瘤外科手术一直以手术切除病灶为优先考虑。2021年的几项研究中,国内外多位神经外科专家都提出,采用清醒开颅手术,结合术中电生理监测,建立脑网络分布图,作为优化术中肿瘤切除范围的"金标准"。其中的要点在于保留关键脑结构和完整的脑网络映射,最大限度地切除肿瘤的同时,保证患者手术后认知功能的恢复程度。所以,我们发展神经外科,不但要越来越细化,还要有整合意识;神经外科疾病不只是大脑中的一个点,更是"脑网络"中的一环,需要保护完整的"脑网络"映射。

在人才队伍方面,从全国医疗人员的流动可以看出,随着多点执业、远程会诊和网上医院的兴起,医疗人员的流动性和执业的跨区域性越来越大,神经外科医生也不再拘泥于在自己医院进行诊疗活动,院外手术和会诊活动可能越来越频繁。在国内和国际合作方面,随着国家区域医疗中心的建立,全国各地医疗合作会越来越频繁,近期在北京天坛医院的引领下,神经外科就颅底方面建立了颅底外科联盟,今后国内神经外科各亚专业的同质化发展必然不断加速。在多学科合作方面,神经外科需要与神经内科、放疗科、肿瘤内科、病理科、影像科、康复科、重症等科室进行密切合作,这些合作是全方位、多方面的,涉及疾病的诊断、治疗、康复及预后等多个环节。今后这种全国神经外科诊疗同质化、各学科合作化必然会不断加速与深入。因此,神经外科在未来应强调各个医疗中心的资源整合,诊疗同质化,利用网络远程会诊、教育、科普,促进我省神经外科医、教、研各方面的工作,使得学科水平不断达到新的高度。

三、学科目标规划

我们认为,神经外科分会应成为国内外大型医疗中心与我省各地市神经外科的桥梁纽带,从而达到医、教、研的同质化快速发展。对于省级大型神经外科医疗中心,组建交叉学科及横向团队,提高解决疑难杂病的能力,同时培养一批高、精、尖及敢于创新的科研人才,依靠团队力量,争取主持和中标国家级重大项目。对于各地市级医疗中心,我们更要发挥分会的"纽带"作用。我省目前主体的医疗政策是"小病不出县,大病不出省"。政策的初衷是让乡、镇、县医疗机构把好第一关,在基层解决老百姓的常见病及多发病,从而解决老百姓"看病难"问题,并避免医疗浪费。而医学是一门理论与经验相结合的学科,需要长期的临床沉淀及人才培养,不可能一蹴而就。近几年疫情频发,学术、义诊及科普的线下活动困难重重,我们要借助远程网络的便利,以"郑州大学第一附属医院、省人民医院、省肿瘤医院"为主体,组建专业的服务团队对接各地市医院的远程中心。办公室工作人员根据基层医院诉求,联络相应的学科专家甚至多学科联合会诊,提高时效性;同时通过双向转诊和急危重症患者绿色通道,让疑难重症患者及时转诊到上级医院,同时让慢性恢复期患者到基层医院康复,使患者享受连续的医疗服务,实现预防、医疗、康复和重病管理的有效衔接。

制定基层医师的培养计划。基层医师的水平提高是能让老百姓在家门口看好病的最核心因素。通过远程业务培训、技术指导、手术演示等方式进行学术交流活动,同时参与讲课、病例讨论,帮助基层医护提高教学能力。整理各临床学科的常见病、多发病的检查标准、诊疗流程和诊疗规范,形成科学有效的临床路径,并向下输出,助力提升基层医院的专科服务能力和学科建设,实现基层医院诊疗的同质化。

习近平总书记说:"没有全民健康就没有全面小康"。要实施健康中国战略必然要完善国民健康政策,为人民群众提供全方位全周期健康服务,要全面建立中国特色基本医疗卫生制度、医疗保障制度和优质高效的医疗卫生服务体系,加强基层医疗卫生服务体系和医生队伍建设。神经外科分会要承担起历史责任,与国内外神经外科中心加强联系,与各学科加强合作,深入基层,把神经外科做细做优,医、教、研综合发展,提升服务能力,达到健康河南、健康中国总战略!

(河南省医学会神经外科学分会第八届委员会 刘献志)

河南省神经修复学科发展研究报告

摘要

学科现状：河南省从事神经修复专业至少包括神经外科、神经内科、精神科、骨科、儿科、老年医学、重症医学、临床检验、CT与核磁共振、同位素、脑血流动力学和神经电生理等多个专业和领域，人员数量至少1 000余人。

纵向方面指疾病的年龄跨度。因为神经系统疾病的发生是贯穿在人类整个生命周期当中，也就是从胚胎发育直至老年阶段。从婚孕的优生、出生后的优育，到小儿脑瘫、老年痴呆、帕金森病，以及所有年龄段的外伤、脑卒中、肿瘤等多种疾病，均需要进行神经系统疾病的预防、急危重期的抢救、稳定期的修复。

横向方面指10余个专业的合作跨度。因为神经系统疾病本身就直接影响人体多个器官的结构和功能，通俗地说，就是从头到脚的重要器官必然对应有10余个专业的跨度。

研判发展趋势：神经系统创伤、变性或炎症等疾病治疗周期长、费用高和人们普遍对神经修复方法认识或重视不够等许多因素，使得大量患者达不到或者不能完成瘫痪、昏迷等神经功能障碍的精准诊断和修复治疗。精准诊断含义是指对每一例患者疾病的某一种现象的具体解剖学损害部位、程度、神经电生理和神经生物化学物质等指标变化的监测。精准治疗是指在上述精准诊断前提下，进行个体化治疗、密切监测治疗反应和及时动态调整治疗方案，避免弱效或无效治疗贻误神经创伤治疗的时间窗。很多患者及其家属认为脑和脊髓损伤、脑卒中等疾病后的瘫痪、昏迷属于难治性疾病而消极对待，结果导致精准诊断缺失和残留神经功能修复机会的错失。

目标规划：①继续教育工作。培训合格的神经修复学专科医师，加快人才梯队的建设。②建立河南省神经修复诊断治疗登记系统。为临床医生和国家主管部门提供及时、准确的监测信息和及时制定风险控制预案。③推进高水平临床科学研究。组织实施全省多中心随机双盲前瞻性研究，不断充实高级别循证医学证据。④搭建学术交流和合作平台。⑤科普宣传。面向基层普及神经修复学理念，介绍神经修复学的最新进展和成果。与学术或大众媒体广泛合作，面向患者及其家属介绍神经修复学的理念、内容及其作用。⑥鼓励创新

召开专题讨论会议时间：①每季度的一次研讨会。②每2个月一次沙龙会。

次数与节点：每季度一次研讨会，一年共4次研讨会；每2个月1次沙龙会，1年共6次沙龙

会。节点初步拟定于当月的最后一个周末。

一、学科现状

(一)一般情况概述

近几年,神经系统(主要指脑和脊髓)创伤、变性和炎症等原因导致的神经系统疾病的诊断和治疗取得多方面重要进展。研究发现,相同条件下的脑外伤发生后,虽然患者临床症状高度相似,但是脑外伤后患者的病理生理(次生损伤)、治疗反应和预后存在着明显的个体差异,其中主要表现为基因多态性、神经生化、细胞亚型、组织和解剖以及电生理等诸多方面的个体间的显著差异。如果能够检测到不同个体的上述差异性,进行个体化干预,通过神经再生、神经替代、神经重塑、神经调控和神经康复等综合措施,针对多种病变后具有 10% ~ 15% 完整神经结构残留的患者,争取使其恢复 50% 或以上的神经功能。2007 年国际神经修复学会成立。2009 年国际神经修复学会确立了神经修复学概念和定义、研究对象、干预方法、学科目标、发展方向和遵循准则。国际神经修复学会现拥有 *Cell Transplantation*(影响因子:6. 201)、*Frontiersin Neurorestoratology* 和 *American Journal of Neuroprotection and Neuroregeneration*3 本学会官方杂志。学会一直指导神经修复学的具体工作。

国际神经修复学会第二届年会在北京召开。来自 18 个国家 32 名科学家联名起草了《国际神经修复学会北京宣言》,该宣言确立了神经修复学概念和定义、研究对象、干预方法、学科目标和重点、学科发展方向和遵循准则。国际神经修复学会第五届和全球神经保护和再生学会第九届年会暨中国神经修复学 2012 年年会在中国西安召开。

河南省从事神经修复专业至少包括神经外科、神经内科、精神科、骨科、儿科、老年医学、重症医学、临床检验、CT 与核磁共振、同位素、脑血流动力学和神经电生理等多个专业和领域,人员数量至少 1 000 余人。

(二)专科分会发展概况及取得成绩

神经修复学专科分会自成立以来,又分别成立了功能神经外科学组和神经测评学组。专业合作方面,成立了多学科团队,包括:神经内外科、急重症医学科、精神科、小儿神经科、神经影像科、脑血流、超声科、神经电生理、康复科、骨科、分子细胞学、高压氧学科等。已经有驻马店、周口和许昌等地相继成立了地市级神经修复学专科分会。这种发展速度和态势在全国均属第一。杨波是国际神经修复学会委员、中国神经修复学会常委、中国抗衰老神经修复专业委员会副主任委员、河南省医学会神经修复学会主任委员、河南省昏迷研究诊疗中心副主任,2015—2016 年度河南省医学会优秀学会工作者、2015—2017 年度河南省医学会名医名家走基层先进工作者。

(三)神经修复学发展方向与看法

神经修复学的专业性质非常特殊,以瘫痪患者自理、昏迷患者促醒可以作为典型的病症。包括纵向与横向两个方面。

1. 纵向方面指疾病的年龄跨度

因为神经系统疾病的发生是贯穿在人类整个生命周期当中,也就是从胚胎发育直至老年阶段。从婚孕的优生、出生后的优育,到小儿脑瘫、老年痴呆、帕金森病,以及所有年龄段的外伤、脑卒中、肿瘤等多种疾病,均需要进行神经系统疾病的预防、急危重期的抢救、稳定期的修复。

2. 横向方面指 10 余个专业的合作跨度

因为神经系统疾病本身就直接影响人体多个器官的结构和功能,通俗地说,就是从头到脚的重要器官必然对应有 10 余个专业的跨度。

以瘫痪和昏迷作为典型代表来分析,一旦发生这类疾病,患者不能自理与行走,来回搬运护送很困难,且治疗周期相当长。因此,迫切需要一个高水平的多学科医护团队,能够通过远程互动系统,为患者提供专业化的服务。但是,目前主要存在着两方面的问题。

(1)专业合作不通畅　围绕着全身神经系统结构的修复与功能重塑,必须建立一个多学科医护团队,进行整体化诊断与治疗,而不是单个专业的碎片化行为。这几年,我们在此方面进行了初步探索,以梅奥诊所的多学科团队合作模式和南丁格尔护理模式作为借鉴,积累了一些行之有效的适合各级医院、各级医护人员具体操作的经验。

(2)专业信息不对称　表现为各级医院、各级医护人员之间的信息显著不对称,彼此之间呈现为"信息孤岛"现象。我们利用现有的网络技术与设备,建立了视频互动系统,可以传播前沿与权威的信息;医患多方视频互动的形式。

二、研判发展趋势

(一)神经系统疾病修复研究现状

中国从事神经修复学研究的学科和人员庞杂、松散且缺乏长期性,目前尚无神经系统创伤后分子、细胞和整体检测、治疗反应和预后的数据库。学术水平参差不齐,有大量治疗研究属于无效或低效的"布朗"运动,造成了大量人力和资源浪费。

(二)神经系统疾病临床诊治现状

神经系统创伤、变性或炎症等疾病治疗周期长、费用高和人们普遍对神经修复方法认识或重视不够等许多因素,使大量患者达不到或者不能完成瘫痪、昏迷等神经功能障碍的精准诊断和修复治疗。精准诊断含义是指对每一例患者疾病的某一种现象的具体解剖学损害部位、程度、神经电生理和神经生物化学物质等指标变化的监测。精准治疗是指在上述精准诊断前提下,进行个体化治疗、密切监测治疗反应和及时动态调整治疗方案,避免弱效或无效治疗贻误神经创伤治疗的时间窗。很多患者及其家属认为脑和脊髓损伤、脑卒中等疾病后的瘫痪、昏迷属于难治性疾病而消极对待,结果导致精准诊断缺失和残留神经功能修复机会的错失。

(三)本学科短、中、长期发展规划

神经系统创伤发病率高但治疗效果不尽理想,致残率和致死率居高不下,直接和间接经济损失巨大。河南作为人口大省,疾病大省,在此方面表现尤为突出,广大医务人员迫切需要一个神经修复平台进行交流和共同提高。河南省医学会神经修复专业委员会的成立将为满足这一新兴学科发展的需求奠定基础。所以,我们初步设想以郑州大学第一附属医院为依托,联合其他几个附属医院、河南省人民医院和其他地市的代表性医院,建立一个河南省神经修复的学术交流和合作平台,组织多中心临床课题研究,加强科普宣传,推动公益事业,使全省的医务人员和患者从中更多地获益。高起点建立神经系统难治性疾病的精准诊断和个体化治疗数据库,动态随访数年,将居于或超过国际领先水平。

三、目标规划

神经修复学是一个从分子、细胞和整体水平,对脑脊髓创伤、变性和炎症等多种病因导致的神经功能障碍进行分子、细胞和整体的监测、诊断与治疗的众多学科密切交叉的新兴学科。涉及临床学科目前已经包括神经外科、神经内科、骨科、儿科、老年医学、重症医学、临床检验、CT 与核磁共振、同位素、脑血流动力学和神经电生理等,且正在进一步扩大当中。技术学科包括神经生物学、神经生物化学、神经电生理、神经解剖学、神经材料学和神经影像学等。专门研究神经系统损害后部分或原位的神经再生、结构修补或替代、神经重塑、神经保护和神经调控恢复机制;神经修复学的目标是促进神经功能恢复;治疗方法包括:细胞或组织移植、电磁刺激调控激励、生物和组织工程、药物或化学、神经康复以及联合以上各种方法。研究领域涵盖以下疾病和损害:神经创伤、神经退变、脑血管缺血缺氧、脑水肿、脱髓鞘、感觉运动障碍性疾病、神经性疼痛,以及中毒、物理和化学因素、免疫、传染、炎症、遗传性、先天性、发育性和其他原因导致的神经损害。

具体内容如下。

(一)继续教育工作

培训合格的神经修复学专科医师,加快人才梯队的建设,增加学科发展后劲,以便能有更多专业医师从事这方面工作,来造福更多患者。

(二)建立河南省神经修复诊断治疗登记系统

为临床医生和国家主管部门提供及时、准确的监测信息,和及时制定风险控制预案。

(三)推进高水平临床科学研究

组织实施全省多中心随机双盲前瞻性研究,不断充实高级别循证医学证据。

(四)搭建学术交流和合作平台

举办学术会议,促进河南省神经修复学领域人员的学术交流;建立多种合作机制并与更多国内外相关学会组织合作进行基础和临床科研协作。

（五）科普宣传

面向基层普及神经修复学理念,介绍神经修复学的最新进展和成果。与学术或大众媒体广泛合作,面向患者及其家属介绍神经修复学的理念、内容及其作用。

（六）鼓励创新

不断活跃学术氛围和学术交流环境,营造宽松的学术氛围,力争使中国成为神经修复学原创科研成果最多的国家,提升我国在综合国际竞争中现代医学领域方面的综合实力。

四、召开专题讨论会议时间

每季度一次研讨会;每2个月一次沙龙会。

五、次数与节点

每季度一次研讨会,一年共4次研讨会;每2个月一次沙龙会,一年共6次沙龙会。节点初步拟定于当月的最后一个周末。

（河南省医学会神经修复学分会第三届委员会　杨　波）

河南省肾脏病理学学科发展研究报告

摘要

河南省医学会肾脏病理学专科分会成立于 2019 年 4 月 25 日,是国内此专业成立的第一个专科分会,旨在凝聚区域内肾脏病理同仁共同推动肾脏病理学科建设,规范管理,提高肾脏病理诊断质量,促进肾脏病理诊断质量同质化,提升我省肾脏疾病的诊治水平。专科分会自成立 3 年来,在医学会领导的关怀和支持及邢国兰主任委员的带领下,通过专科分会所有成员的不懈努力,薪火相传,积极开展工作,在学会自身建设、开展学术活动及交流、培养肾脏病理人才、推广科普工作和适宜技术推广项目及积极开展新项目等方面做了大量工作,为促进我省肾脏病学及肾脏病理学专业的发展做出了积极的贡献。①完善学会自身建设,选出具有较高学术水平的委员定期进行临床及科研培训的讲座,提高委员的学术水平,鼓励和组织委员积极参与继续医学教育活动,不断更新知识,提高业务技术水平;鼓励会员积极参与医学科普的创作与评论、普及肾脏病理知识等。②学术活动及交流:举办每年一届的河南省肾脏病理研讨会,学习国内外新理论、新技术,对肾脏病理疑难病例进行省内各种形式的病理会诊及每季度一次的肾脏病理临床病理联系讨论会。③专业技术人才培养:帮助基层单位开展肾活检业务及培养学科骨干,成立河南省肾脏病理诊断质量控制委员会实现全省各实验室同质化管理,建立全省范围的河南省肾脏病理数据库。④积极开展科普工作:举行各种形式的肾脏病理科普知识讲座,推出走基层送健康活动,受到广大肾病病友欢迎。⑤积极开展新项目:率先于国内开展激光微切割肾活检组织质谱分析新技术诊断肾脏病变,使肾脏疾病的诊断飞跃到蛋白分子水平,有效扩大了我省肾脏病理在国内外肾脏病学领域的影响力。对标国际和国内顶尖的肾脏病理中心,我省的肾脏病理体量在国内排在前列,但在学术影响力方面还存在差距。河南省肾脏病理学的未来发展方向,主要着眼于肾脏病理开展普遍化和诊断规范化、新的肾脏病理技术的应用、临床与病理的紧密联系、加强地区间肾脏病理实验室的联系及协作等方面的工作,进一步提高河南省肾脏病理诊断的整体水平,在国内国际肾脏病理领域发出来自我们河南的声音。

一、河南省医学会肾脏病理学发展现状

(一)河南省医学会肾脏病理学分会成立

慢病已成为全球主要疾病负担,约占全球疾病总负担的69%,该类疾病死亡率高,从2006年到2016年增加了16.1%。而慢性肾脏病(CKD)是我国常见慢病之一,其患者高达1.195亿。CKD所致的致残致死率增幅排在所有疾病之首,而CKD导致的伤残调整生命年,于1990—2016年增加了63%。预计2040年,慢性肾脏病引起的早死所致寿命损失年将从2016年16位上升至5位。不仅如此,慢性肾脏病的医疗花费也非常高。我国2015年住院CKD患者费用为237.8亿元人民币,占总住院费用的6.3%。河南作为人口大省,20岁以上成年人CKD发生率为11.51%,CKD患者人数众多,早诊断早治疗能降低CKD的致死致残率,大大减轻家庭的经济负担及政府的财政支出。而肾活检肾脏病理诊断作为肾脏病诊治的金标准,为肾脏病的早期诊断和精准干预提供了契机。成立一个有完整组织架构,旨在凝聚区域内肾脏病理同仁共同推动肾脏病理学科建设,规范管理,提高肾脏病理诊断质量,促进肾脏病理诊断质量同质化,提升我省肾脏疾病的诊治水平的组织非常必要。

在上述大背景下,河南省医学会肾脏病理学专科分会于2019年4月25日正式成立,这是国内此专业成立的第一个专科分会。第一届委员会的成员来自16家省级单位及18个地市的49家医院。第一届肾脏病理学专科分会主任委员由郑州大学第一附属医院邢国兰担任,郑州大学第一附属医院刘章锁担任名誉主委,郑州大学第一附属医院肖静、河南省人民医院张小玲、新乡医学院第一附属医院刘云、河南科技大学第一附属医院徐家云、河南大学淮河医院时军及南阳市中心医院陶雅非6人担任副主任委员,常务委员20人,委员共计88人,常务委员刘东伟担任学会秘书长,委员权松霞、胡瑞敏担任学会秘书。

(二)河南省肾脏病理开展现状及工作概述

河南省肾脏病理学专科分会自成立3年来,在医学会领导的关怀和支持及邢国兰主任委员的带领下,在各位同仁的共同努力下,积极开展工作,在学会自身建设、开展学术活动及交流、培养肾脏病理人才、推广科普工作和适宜技术推广项目及积极开展新项目等方面做了大量工作,为促进我省肾脏病学及肾脏病理学专业的发展做出了积极的贡献。

1.加强学会自身建设

肾脏病理学分会成立以后,每年召开2次常委会讨论分会的具体工作。

(1)制定了委员的管理制度,通过内部管理和规章制度的建立和完善,分会的委员在社会活动中,讲奉献、讲服务。

(2)新冠肺炎疫情发生以来,我们学会的众多同仁加入疫情防控的第一线,夜以继日、连续奋战,全力以赴救治患者,用自己的汗水换来了患者的康复和疫情防控形势的持续向好,以此建立了我们学会良好的信誉。

(3)推选出具有较高学术水平的委员定期进行临床及科研培训的讲座,提高委员的学术水平,

鼓励和组织委员积极参与继续医学教育活动,不断更新知识,提高业务技术水平;鼓励会员积极参与医学科普的创作与评论、普及肾脏病理知识等。

2. 开展学术活动及交流

在学会成立3年来共开展国家级继续教育项目学术年会3次,结合近年学科发展的特点及研究热点,邀请国际国内知名的肾脏病理专家,如美国西南医学研究中心的周新津、加州大学旧金山分校的 Zoltan G. Laszik 教授、芝加哥大学圣地亚哥夏普纪念医院的 Shane M. Meehan 教授、梅奥诊所的张平川、范德堡大学的杨海春、日本医科大学的清水章以及北京大学的王素霞和刘刚、南京大学医学院附属金陵医院(东部战区总医院)的曾彩虹、复旦大学华山医院的刘少军等进行学术讲座,讲座内容涉及基础、临床和科研。

除了请进来国内外知名专家传经送宝外,我们也积极走出去进行对外交流和宣传。

(1)北京大学肾脏病研究所一年一度举行的全国肾脏病理年会、中日肾脏病理国际论坛及中日韩肾脏病理国际论坛,每年都有我们学会的委员受邀参与会议主持及疑难病例的汇报和讨论。

(2)积极参加 ASN、NDT 会议;美国哥伦比亚大学、日本医科大学、香港中文大学威尔斯亲王医院主办的肾脏病理学习班等。

通过"请进来,走出去"的形式把新理论知识和新技术引进我省,提升国际、国内对我省肾脏病理学分会的影响力及提高我省肾脏病理诊断水平。

3. 培养专业技术人才

河南省肾脏病理工作在全国起步晚,基础薄,专业人才较为缺乏,在学会成立之初仅有郑州大学第一附属医院、河南省中医药大学第一附属医院和新乡医学院第一附属医院拥有独立的肾脏病理室。经过3年的发展,现已经有多家省、市级医院纷纷成立专业的肾脏病理实验室或有专业的肾脏病理大夫和技师来开展肾脏病理工作。如今河南省人民医院、河南科技大学第一附属医院、阜外华中心血管病医院、河南大学第一附属医院、郑州市第三人民医院、商丘市第一人民医院等15 家医院及部分部队医院均已成立肾脏病理实验室或培养了专业人才开展工作。从事肾脏病理的专业人才越来越多,我们专业人才的队伍也越来越壮大。

4. 推广科普和适宜技术

肾脏病理学专科分会成立之后,多位委员积极参加中华医学会及河南省医学会举办的义诊活动,同时结合专业特点,开展"走基层·送健康"系列活动——肾脏活检临床病理联系基层论坛,因近几年疫情影响,我们的此项活动为每季度举办1次,以临床病例讨论联合专病讲座的形式至今已举办12 期,深受基层医院大夫好评,先后有20 余家医院提供病例,30 多位委员参与讨论。

肾脏病理学分会目前仍有两项适宜技术推广项目正在实施,分别如下。

(1)彩超引导下肾穿刺活检术 通过现场教学及网络授课相结合的形式,委员根据地域进行分工带教,目前河南省内已经有160 余家医院(含70 余家县级医院)能够独立开展肾穿刺活检术,基本做到肾脏病患者足不出县即可完成肾穿刺活检,解除患者奔波之苦,减轻患者经济负担。

(2)肾活检组织初步处理技术 肾穿刺完成之后的标本处理对肾脏病理的诊断是至关重要的,为了保证良好的标本质量,分会申请的肾活检组织初步处理技术培训项目,培训穿刺肾组织标准化处理规范,保证标本从离体到切片完成的任何一个步骤不出差错,最终制作出标准化的病理切片,为正确肾脏病理诊断提供技术基础。通过这些实用性较强且与临床迫切需要相关技术的推广也为肾脏病理工作的顺利开展提供了极大的支持。

目前我省年肾穿刺活检量已达 10 000 余例,肾脏病理技术及诊断水平也得到国际、国内专家的认可。

5. 积极开展新项目

(1)激光微切割及质谱分析技术　2019 年河南省医学会肾脏病理学分会主任委员邢国兰到日本医科大学学习带回了肾活检组织激光微切割及质谱分析技术,并在国内率先开展了此项技术。该技术在明确疑难肾脏病的诊断、探索肾脏疾病发病机制及筛查诊断标志物等方面有着独特的优势。至此在国内首先开启了肾脏病理专业常规质谱诊断。目前已经接收检测包括多家外省患者的样本 300 余例,同时开展相关科研项目,提升了我省肾脏疾病的诊断水平及肾脏病理学会在全国的地位和影响力。

(2)开展免疫电镜技术　电镜在肾脏病理领域的临床以及科研都具有重要的作用,但是因为电镜及其相关配套设备较为昂贵,目前仅少数几家单位能够开展,我们通过肾脏病理分会把省内多家单位联系起来,大家可以做到资源共享。同时我们还开展了免疫电镜技术,这项技术对于部分肾脏疾病尤其是单克隆免疫球蛋白相关肾损伤的少见类型,例如轻链近端肾小管病等的诊断起到决定性作用,从而减少误诊和漏诊。

(3)筹备肾脏病理学系列诊断图谱　我省有着丰富的肾脏病理资源,目前系列图谱出版工作正在筹备之中。图谱出版后将成为来自河南本土的第一本肾脏病理学图书,旨在向广大基层医生进行肾脏病理学知识科普,提升基层医生对肾脏病理学的理解和认识。

总之,在过去的 3 年中,肾脏病理学专科分会在医学会领导的带领下,在各位委员共同努力下,专科分会的进步是有目共睹的,为我省的肾脏病诊疗事业做出了应有的贡献,推动了我省肾脏病理学科建设,极大提升了肾脏疾病的诊治水平。因为学会成立时间较短,更多的工作仍在摸索之中,随着时间的推移,相信我们一定会把工作开展得更广泛更深入,更好地为河南省及周边地区广大肾脏病患者的健康服务,为健康中原、健康河南做贡献。

二、河南省医学科学普及发展趋势

(一)河南省肾脏病理开展优势及标志成果

基于河南省肾脏患者数众多,疾病谱也复杂多样,基本覆盖目前国内外报道的所有常见罕见病例。在肾活检的患者当中,肾病综合征是最主要的临床表现,原发性肾脏病是最常见的病理表现,其中膜性肾病和 IgA 肾病是成人最常见的病理类型。自 2015 年,膜性肾病的发病率已经超过IgA 肾病成为成人最常见的原发性肾脏病病理类型;在儿童中,IgA 肾病是最常见的原发性肾脏病。狼疮性肾炎是成人最常见的继发性肾脏病,而在儿童当中,IgA 血管炎比较常见。近十余年来还发现,糖尿病肾病和肥胖相关性肾脏病发病率呈上升趋势。相关的疾病谱概况已经发表在 SCI 收录其杂志中〔Spectrum of biopsy proven renal diseases in Central China:a 10-year retrospective study based on 34,630 cases. Sci Rep,2020,10(1):10994.〕。另外还在中日韩肾脏病理研讨会上报道了亚洲首例罕见的单纯轻链型的伴单克隆免疫球蛋白沉积的增生性肾小球肾炎病例,病例报道已提交 SCI 杂志尚待发表。

基于我省丰富的肾脏病理资源,目前系列图谱出版工作正在筹备之中。图谱出版后将成来自河南本土的第一本肾脏病理学图书,旨在向广大基层医生进行肾脏病理学知识科普,提升基层医生对肾脏病理学的理解和认识。

肾脏病理学的发展离不开新技术的革新和应用。2019 年在邢国兰主任委员的倡导下,依托郑州大学第一附属医院的质谱分析中心,成立了激光微切割质谱分析实验室,将质谱分析技术正式应用到肾脏病理诊断中来,这是国内第一家独属于肾脏病理中心的质谱分析实验室,不仅标志着我省的肾脏病理学诊断水平同国际一样,从描述性诊断进入病因学分子精准诊断的时代,而且这一技术的应用还为常见病的分子机制研究及少见病的病因学诊断奠定了坚实的技术基础,目前主要多应用于肾淀粉样变性病的分型及早期诊断,尤其是后者,相关研究内容已撰写为论文(Precise diagnosis and typing of early-stage renal immunoglobulin-derived amyloidosis by label-free quantification of parallel reaction monitoring-based targeted proteomics)提交国际著名肾科杂志尚待发表。

相关的基金、专利及发表的论文详述如下。

1. 基金

(1)国家自然基金面上项目(82270766):补体 H 因子糖基化修饰异常导致肾小球系膜溶解在糖尿病肾病中的作用机制研究(2023.1—2026.12),52 万元,课题主持人:邢国兰。

(2)国家自然基金面上项目(81870480):Complosome 与传统补体旁路途径过度活化在恶性高血压肾损害中的作用机制研究(2019.1—2022.12),57 万元,课题主持人:邢国兰。

(3)国家重点研发计划子课题,2018YFC1314002,糖尿病肾病诊断及疾病进展生物标志物研究,2019/01—2020/12,90 万元,在研,子课题主持人:邢国兰。

(4)国家自然基金联合项目(01604186):Properdin、MCP 调控 C5a/C5aR 轴活化在 IgA 肾病足细胞损伤中的作用机制研究(2017.1—2019.12),46 万元,课题主持人:邢国兰。

(5)河南省科技厅,河南省自然科学基金面上项目,212300410396,细胞内补体系统 complosome 活化在 lgA 肾病发病中的作用机制研究(2021/4—2023/4)、10 万,在研,主持人:张颖。

(6)河南省卫生和计划生育委员会,河南省医学科技攻关计划省部共建项目,SBGJ202102126,胞内补体 complosome 过度活化在糖尿病肾病足细胞损伤中的作用机制研究(2022/1—2024/12),8 万元,在研,主持人:张颖。

2. 期刊论文

(1)Zhang Y, Yang C, Zhou X, Hu R, Quan S, Zhou Y, Li Y, Xing G. Association between thrombotic microangiopathy and activated alternative complement pathway in malignant nephrosclerosis[J]. Nephrol Dial Transplant, Nephrol Dial Transplant,2021, 36(7):1222-1233.

(2)Liu J, Zhong J, Yang H, Wang D, Zhang Y, Yang Y, Xing G, Kon V. Biotic Supplements in patients with chronic kidney disease:meta-analysis of randomized controlled trials[J]. J Ren Nutr,2022,32(1):10-21.

(3)Hu R, Quan S, Wang Y, Zhou Y, Zhang Y, Liu L, Zhou XJ, Xing G. Spectrum of biopsy proven renal diseases in Central China:a 10-year retrospective study based on 34,630 cases[J]. Sci

Rep,2020,10（1）：10994.

（4）杨超娜,张颖,李远,程佩瑶,周雅丽,邢国兰.补体旁路途径过度活化在恶性高血压肾硬化中的作用[J].中华肾脏病杂志 ,2020,36（1）:18-25.

（5）周雅丽,李远,郭佳,邢国兰,刘章锁.肾组织石蜡切片免疫荧光技术中抗原修复方法的探讨[J].中华肾脏病杂志 ,2020,36（3）：177-182.

（6）刘晶,张颖,杨超娜,杨雨蒙,邢国兰.Castleman病继发肾损害四例报告及文献分析[J].中华肾脏病杂志,2019,35（8）:621-624.

（7）宋莎莎,张颖,郑林花,邢国兰.C3a 和C5a 在局灶性节段性肾小球硬化症中的作用[J].中华肾脏病杂志,2019,35（6）：407-414.

（二）河南省肾脏病理对标发展情况

肾活检病理学的诞生、发展和完善,经历了一个较长的历程。19 世纪50 年代以前,有关肾脏疾病的病理知识主要来源于尸体解剖,且绝大多数是终末期肾病,很难了解疾病的发展过程,也不能进行病因和发病机制的研究。直到19 世纪30 年代以后,经皮肾穿刺活检的开展,是肾脏病学和肾脏病理学发展的一个里程碑。1951 年,西方国家逐渐有非肿瘤性肾脏病肾穿刺活检报告,且在穿刺方法上进行改进。自20 世纪60 年代免疫病理和电镜技术逐渐发展并引入了肾活检病理检查,肾脏疾病的病因学、发病学的研究取得了长足的进步。欧美国家开展肾活检技术较早,且技术日臻成熟,并发症也越来越少,适应证逐渐放宽,肾活检病例数猛增,由最初的50% 至60 年代已上升至90% 。我国第一例肾活检由赵魁丹等于1958 年开展,随后北京大学第一医院等也相继开展起来。20 世纪80 年代以来,各地肾穿刺活检逐渐得以开展。

河南的肾活检病理相对北京、上海、广州来说起步比较晚,肾活检病理专业诊断医师较少,到目前为止,也仅有10 余家医院拥有独立肾脏病理实验室。其中最大的肾活检病理中心,郑州大学第一附属医院肾脏病理中心经过将近20 年的发展,目前肾活检病例数已连续4 年位居国内第一。但是与国外及国内北京、南京顶尖肾脏病理诊断中心肾脏病理学术影响力相比较,仍存在差距。国外顶尖肾脏病理室及国内北京第一医院及东部战区总医院在肾脏病理诊断标准及规范上一直处于"领着大家走"的位置,而我们河南在肾脏病理领域还处于"跟着大家走"的状态,我们需要不断学习国际前沿新知识、新理念,加强与国际联系和接轨,不仅在肾脏病理诊断上提高诊断水平,同时要在国内外有影响力的学术会议和期刊上发出来自我们河南的声音,提高我们的学术影响力。

（三）河南省肾脏病理未来发展方向

河南省的肾脏病理学虽然起步较晚,但发展比较迅速,同时也存在一些问题。河南省肾脏病理学的未来发展方向,主要着眼于以下几个方面。

1.肾脏病理开展普遍化和诊断规范化

开展肾活检技术推广项目,利用线下讲座或者网络视频直播的方式使基层医院了解肾脏病理在肾病诊断中的重要性及肾活检开展的必要性,讲解肾活检技术的理论知识及实践技巧,提高基层医院肾活检开展的普遍性及操作的规范性。同时,进行肾脏病理诊断的基础知识科普,提高肾脏病临床医生对肾脏病理的认识,学习国际肾脏病理学前沿进展,促进肾脏病理学诊断的标准化、规范化。

2. 新的肾脏病理技术的应用

肾脏病理学的发展离不开病理新技术的引进和应用。石蜡荧光修复法能够弥补免疫荧光无肾小球的缺憾;胶体金免疫电镜的应用可以帮助观察电子致密物的组成成分及精确位置;激光显微切割质谱分析技术的应用可以在显微镜下取得较纯的组织和细胞进行研究,帮助了解疾病的发病机制。随着认识和发展需要,会有越来越多的新技术应用到肾脏病理学的研究中来。

3. 临床与病理的紧密联系

肾活检病理诊断中,临床资料占有很重要的地位,病理医生应尽可能掌握与诊断相关的肾脏疾病的临床知识,病理密切联系临床,经常举行临床肾脏病理讨论会,与临床医生多沟通。

4. 加强地区间肾脏病理的协作及各地区制片和诊断水平的同质化管理

鉴于目前各地肾活检病理诊断发展的不平衡,加强国内外的协作非常必要。就省内来说,帮助没有电镜的单位进行电镜诊断。就国内来说,可以为没有质谱分析技术的单位提供质谱分析服务。就病理诊断的质量来说,不断地向国内外顶尖实验室学习,不断地提高自己的病理诊断水平,力争与国际接轨,同时成立河南省肾脏病理诊断质量控制委员会,在肾脏病理制片技术和诊断水平方面,力争全省各实验室同质化管理。

三、河南省肾脏病理发展目标规划

河南省作为人口大省,肾脏病患病人数众多,疾病谱复杂多样。虽然起步较晚,但是发展很快,基层单位也在逐渐开展,但技术水平参差不齐。基于以上省情,河南省医学会肾脏病理学专科分会的成立,使大家能够团结在一起,上级医院带动、帮扶基层医院,共同提高河南省肾脏病理的整体水平。秉承过去三年的工作精神:继续通过技术带动、学术指导等形式,帮助基层单位开展肾活检业务及培养学科骨干,对肾脏病理疑难病例进行省内各种形式的(线上、线下)病理会诊。继续举办每年一届的河南省肾脏病理研讨会,学习国内外新理论、新技术,继续举办每季度一次的肾脏病理临床病理联系讨论会,提高河南省肾脏病理的诊断水平。

同时在此基础上开展四个方面的新工作。

(1)成立河南省肾脏病理诊断质量控制委员会,在肾脏病理制片技术和诊断水平方面,力争全省各实验室同质化管理。

(2)建立全省范围的河南省肾脏病理数据库。

(3)充分利用我省丰富的肾脏病理资源,争取接下来出版一套肾脏病理系列图谱。

(4)积极开展科普工作,举行各种形式的肾脏病理科普知识讲座。

希望通过我们专科分会所有成员的不懈努力,薪火相传,提高河南省肾脏病理诊断的整体水平,在国际、国内肾脏病理领域发出来自我们河南的声音!

(河南省医学会肾脏病理学分会第一届委员会　邢国兰)

河南省肾脏病学学科发展研究报告

摘要

肾脏病是影响人类健康的重要疾病,在我国慢性肾脏病发病率高达10.8%。河南省医学会肾脏病学专科分会成立于1991年,31年来,经历疾病谱改变、医疗需求剧增、医疗科技飞跃等变化,专科分会在推进学科建设、提高全省肾脏病救治水平方面做了很多工作,收获不少成绩。

最新调研结果显示,全省18个地市均已成立地、市级肾脏病学会分会,肾脏病学专家队伍不断扩大。所调研254家二级及以上医院基本全部设置血液净化中心(占99.2%),血液透析工作开展顺利。然而,我省肾脏病防控仍然面临严峻挑战。仍有2/3的医院尚未成立肾脏病专科,超过60%的医院未开展肾活检穿刺。终末期肾脏病透析治疗中腹膜透析开展率尚不足10%。对普通民众的科普宣传工作做的尚不到位。原创性科学研究、成果转化等开展相对较少。基层医院对人才培养、国内外合作方面重视度不够。立足现状,我们需要继续完善专科配置,推广适宜技术,加强科普宣传,加强平台建设与专科人才的培养,提高我省肾脏病救治水平,降低肾脏疾病死亡率。

综合国内外肾脏病学科发展趋势,本专科分会认为:①在慢病防控方面,关口前移是关键,而如何合理有效地进行慢性肾脏病防控是亟待解决的卫生健康问题;②在精准诊断方面,病理目前仍然是肾脏病诊断的基础,而寻求新的生物标记物,实现无创诊断则成为现代肾脏病诊断领域追求的目标;③临床上要想实现靶向治疗,不仅要依靠基础研究发现致病机制中的关键分子,更要通过缜密的临床研究验证靶向药物有效性;④肾脏病进展至终末期需要行肾脏替代治疗,而各种替代治疗技术的提高离不开交叉学科的共同努力、创新。

在未来肾脏病专科分会的工作中,我们需要推行5个方面的工作。①积极推行慢性肾脏病的"四级联动"分级防控模式,提高慢病防控效率;②以临床应用为导向,开展肾脏疾病的基础科学研究,实现诊疗突破,提升我省肾脏病学科创新发展;③鼓励临床研究,探索并验证临床诊疗新技术、新方法,鼓励各级医疗机构开展临床研究,推动科研成果的临床转化,提升我省肾脏病诊疗水平;④联合高校优势学科,协同开展肾脏病诊疗的前沿交叉研究,积极推动医工结合、成果转化;⑤深度融合大数据与医疗体系,提高医疗服务质量。

河南省医学会肾脏病专科分会通过调研本专业学科发展现状、分析学科发展趋势,对未来学科发展做了初步规划。而作为肾脏病专业工作者一定要同心协力、砥砺前行,为肾脏病患者带来更好的救治理念和方案,为健康中原做出新的贡献。

慢性肾脏病已逐渐成为全世界公共卫生问题之一。在我国慢性肾脏病被认为是主要的慢性非传染性疾病病种之一。但由于肾脏病学科独立成为专科的时间短、专科医生相对较少、疾病科普工作欠缺等多种因素,我国民众普遍对肾脏病的知晓率低,控制率更低。河南省医学会肾脏病学专科分会自1991年成立以来,在医学会领导全心全意的带领下潜心致力于推动学科的发展和进步。目前,全省18个地市已成立地、市级肾脏病学会分会,肾脏病学专家队伍不断扩大,相应的软、硬件设施也在不断完善,但相较于北京、上海、广州等区域仍存在一定差距。在河南省医学会成立90周年纪念大会来临之际,肾脏病专科分会在主任委员邵凤民的带领下,对河南省内18个市254家二级以上医院的近3年肾脏病学科现状进行调研,总结学科现状、研判发展趋势、制定目标规划。现汇报如下。

一、肾脏病学学科现状

(一)学科建设,人才队伍

所调研254家医院中,成立肾脏病专科者73家(28.7%),配有血液净化中心者252家(99.2%),血液净化中心归属肾内科92家(36.2%);从事肾病专科医护人员5 710人,其中医生2564人(44.9%)。绝大多数医院肾内科占地面积、开放床位及透析中心已初具规模,学科建设日趋完善。

(二)临床服务能力

254家医院中,91家开展肾穿刺活检术(35.8%);每年开展透析相关手术业务41 032例,其中血液透析相关占比91.3%,腹膜透析相关手术较少,不足10%,结合我省较高的CKD患病率,透析相关手术开展业务量整体偏低。

(三)科学研究,学术成果

各级医院针对肾脏病发病机制进行科学研究,但主要以省级三级甲等医院为主,这些机构建设有集医疗、教学和科研于一体的肾脏病研究中心,具有稳定的临床特色和科研方向。近3年,获科研基金资助一千万余元,国家级13项、省部级22项,发表论文512篇,其中SCI收录论文114篇,撰写专著10余本,获奖40项,专利21项。

(四)科普教育

每年3月的第2个星期四是"世界肾脏日",各地市专科分会均举行肾脏病相关科普宣传。所调研医院,超过90%的医院开展科普教育活动,但核心内容主要涉及透析患者专科知识宣教、饮食宣教、血管通路维护宣教、居家护理宣教、心理健康宣教等多个方面。对慢性肾脏病早期防治的科普宣传,在省市级医院工作相对较好,在县级医院相对较差。

(五)人才培养,国际合作

102 家(40.2%)医院近 3 年无外派进修人员,超过 90% 县级医院人才引进与国际合作空缺。

(六)技术推广、成果转化及设备研发方面

近 3 年,肾脏病专科有推广项目 134 项、设备研发 25 项,主要集中在三级甲等医院。而成果转化数量有限。

二、发展趋势分析

(一)慢病防控,关口前移是关键

慢性肾脏病(chronic kidney disease,CKD)患病率高、知晓率低、预后差、治疗花费高,已成为重要的全球公共健康卫生问题。中国成人 CKD 患病率为 10.8%,推算我省目前有近千万 CKD 患者。且随着糖尿病、高血压、高脂血症、肥胖、高尿酸血症等肾脏病易感人群体量增大,吸烟、酗酒、熬夜、失眠、焦虑等不良生活习惯及亚健康心理状态的加持,慢性肾脏病患者数量呈日益上升趋势。因此,我省慢性肾脏病防控的任务巨大。而慢性肾脏病的防治,不仅要提高已经明确的 CKD 患者治疗率及控制率,更要提高肾脏病易感人群对危险因素的治疗率及控制率,即关口前移。

目前,我省 CKD 防治面临两大问题:一是公众防治 CKD 意识薄弱,许多民众不知晓肾脏病的危害,也不能主动、有计划地参与健康体检,只会在出现严重健康问题后才会去就医;二是医疗资源分布不均衡,基层医生对 CKD 认识不足,不仅易造成疾病的误诊、漏诊,无法有效治疗 CKD 患者,也不能指导 CKD 易感人群或者普通民众预防 CKD。如何合理有效地进行慢性肾脏病防控是亟待解决的卫生健康问题。

(二)精准诊断,肾脏病理是基础,无创生物标记物是目标

临床诊断肾脏疾病包括对病史、体征、体液检查、影像学检查等多方面因素的评估。对于普通民众,每年体检"三个一(一杯尿、一管血、一张肾脏超声)"分别针对尿常规、肾功能、肾脏大小进行监测,可以有效筛查出肾脏病;对于糖尿病、高血压患者,可以通过尿微量白蛋白/肌酐比值(UACR)等发现早期肾脏病;可以通过泌尿系磁共振或者 CT 等影像学检查发现更多潜在的泌尿系疾病;还可以通过检查自身免疫抗体、血清游离轻链等其他体液检查,探明危及肾脏疾病病因。但一直以来,只有肾穿刺病理被认为是诊断肾脏病的金标准。

在省医学会的支持下,我省于 2018 年成立了肾脏病理专科分会,从一定程度上推动了肾穿刺病理在我省的推广,但根据调研结果显示,我省可以开展肾穿刺操作的单位并没有明显增多,且能够独立给出肾脏病理诊断的单位更是寥寥。分析原因主要有两点:一是肾穿刺是有创性检查,可能存在的出血、严重者可能需要切除出血肾脏的风险让患者难以接受,且肾穿刺不仅需要肾科医生、超声医生有过硬的技术,操作现场也需要两科室医生和患者的有效配合,技术要求较高,难以在基层医院推广;二是独立开展肾脏病理诊断对医院平台要求高,不仅需要完整的普通病理设备,

还需要有透射电镜、扫描电镜这些精密高端仪器,更需要知识、技术全面的诊断医生,这些在基层医院均难以实现。

随着科技发展,寻求新的生物标记物,实现无创诊断已经成为现代肾脏病诊断领域追求的目标。在急性肾损伤(AKI)方面,尿液中性粒细胞明胶酶相关脂质运载蛋白(NGAL)、肾损伤分子1(KIM-1)等成为早期诊断 AKI 的新型生物标记物;在膜性肾病方面,抗磷脂酶 A2 受体抗体(Anti-PLA2R)已成为诊断特发性膜性肾病的特异性生物标记物写入国际诊疗指南。未来将会有更多新型生物标记物被发现,并被用于肾脏病的无创诊断中。

(三)靶向治疗,基础科研提思路,临床试验践效果

免疫反应是多数肾小球疾病发生、发展的核心机制,临床上针对这类疾病的治疗多采用糖皮质激素、烷化剂、钙调磷酸酶抑制剂、霉酚酸酯等免疫抑制剂。这些药物一方面从不同程度抑制疾病过程中的免疫反应,改善患者状态;另一方面也带给患者很多副作用,比如感染、血糖异常、血压升高、股骨头坏死、骨髓抑制等,使免疫抑制剂应用受到限制。

靶向治疗最早用在肿瘤类疾病领域,意指在细胞分子水平上,针对已经明确的致癌位点的治疗方式。随着对肾脏病发病机制研究的深入,肾脏病的治疗也开启了以生物制剂为主的靶向治疗时代,针对某一致病分子进行所谓靶向治疗。在狼疮性肾炎方面,2022 年 02 月,我国国家药品监督管理局批准将贝利尤单抗用于活动性狼疮肾炎(LN)的治疗。相关研究提示,B 细胞在系统性红斑狼疮(SLE)自身抗体的生成与维持过程中具有关键性的作用;在 LN 患者中,清除自身反应性 B 细胞的正常机制遭到破坏,导致自身抗体产生、组织炎症和损伤,而 B 淋巴细胞刺激因子(BLyS)可以促进 B 淋巴细胞的存活和增殖。贝利尤单抗则靶向 BLyS,有效抑制自身反应性 B 细胞增殖分化,从而改善 LN 患者的疾病状态。在膜性肾病方面,2022 年 3 月中国学者出台了《利妥昔单抗在膜性肾病中应用的专家共识》,将生物制剂利妥昔单抗作为膜性肾病治疗的一线用药。利妥昔单抗是一种特异性针对 B 细胞表面抗原 CD20 的人鼠嵌合型单克隆抗体,与 CD20 结合后,可通过抗体依赖性细胞介导的细胞毒性反应、补体依赖的细胞毒性反应以及直接诱导细胞凋亡 3 种方式消耗 CD20+B 细胞。据调查,目前已有 10 余种肾脏病领域的生物制剂在进行 2 期或 3 期临床试验中,未来将会有更多靶向治疗药物问世。分析上述靶向治疗药物的作用机制,均指向疾病发病机制中的关键分子,这些致病关键分子的发现一定离不开基础研究先驱探讨,而靶向药物的广泛应用也离不开缜密的临床研究验证。

分析我省肾脏病专科分会在科学研究方面的现状,喜忧参半。首先,从近 3 年承担的科研项目、发表的 SCI 论文数量、获得的科研成果等方面,取得一定成绩;然而,仍缺乏原创性科学研究,也缺乏基础科研的转化。肾脏病专科分会拥有 2 个省级重点实验室和 2 个河南省肾脏病临床医学研究中心,未来需要继续加强基础科学研究和临床研究,进一步提升我省肾脏病在全国的影响力。

(四)肾脏替代治疗,交叉学科共努力

慢性肾脏病进展至终末期,又称"尿毒症",需要接受肾脏替代治疗。当前,肾脏替代治疗的主要方式包括血液透析、腹膜透析及肾移植,其中接受肾移植的患者体内代谢废物清除相对彻底且对生活方式、肾脏内分泌功能影响较小。但由于肾源紧缺、老年患者接受肾移植受限、移植后排异

反应等原因,多数患者不能顺利依靠肾移植完成替代治疗,需要接受血液透析或腹膜透析。

血液透析是利用半透膜原理,通过扩散,将人体内各种多余的代谢废物和过多的电解质移出体外,实现净化血液的目的,并有效纠正水、电解质及酸碱平衡。目前,血液透析中心遍及河南省18 个地市、100 余个县,所调查 254 家医院近 100% 都可以进行血液透析治疗。与普通血液透析并行的治疗模式还包括血液滤过、血液灌流、血浆置换、免疫吸附等技术,既可以替代肾脏清除毒素,也可以更有效地保护机体其他重要脏器和器官。而在这类治疗方式中,发挥核心作用的是透析器;改进透析器的外在结构设计、内在的透析膜材料和治疗模式有利于血液透析生物相容性、安全性及有效性进一步提升,更适用于救治临床终末期肾脏病患者。

腹膜透析是利用腹膜作为半渗透膜,通过腹腔透析液不断地更换,以实现清除体内代谢产物、毒性物质及纠正水、电解质平衡紊乱的目的。目前,我省可以进行腹膜透析治疗的医院相对血液透析占比较少,腹膜透析总体治疗量不足腹透与血透总和的 10%。腹膜透析治疗的核心在于腹膜功能,如果腹膜发生纤维化则功能下降,导致腹膜透析治疗失败。而研发和使用对腹膜功能影响最小的腹透液是对腹膜最好的保护。

人工肾脏的开发是未来肾脏替代治疗的发展方向。便携式人工肾(PAK)和可穿戴式人工肾(WAK)的构想,可以使患者在任何场合接受人工透析的相关治疗,治疗过程轻便简易化,患者的生理及心理状态都能得到改善。

以上这些肾脏替代技术的研发离不开多学科尤其交叉学科的共同努力。郑州大学是一所综合性双一流高校,其中医学、材料、化学、信息、生物等在全国都有很好的声誉,而肾脏病专科中两所拥有省级重点实验室及省级临床医学研究中心的医院均为郑州大学附属医院。未来需要发挥郑州大学双一流高校各个交叉学科的优势,与肾脏病专业实验室及临床医学中心一起进行成果转化、设备研发。

三、肾脏病学科未来发展计划

社会经济发展、生活方式改变、空气环境污染及新发传染病流行等因素引起肾脏疾病谱发生变化,同时也给肾脏疾病防控带来新的挑战。我省肾脏病医务工作者应积极掌握医学生物学新技术,并综合利用大数据、云计算、人工智能等技术,开展肾脏疾病基础、临床研究,开展医工转化研究,推广适宜技术,加强科普宣传,加强平台建设与人才的培养,为我省肾脏疾病防控做出新的贡献。

(一)推行 CKD"四级联动"防控模式,积极防治 CKD

河南省人民医院肾内科团队于 2018 年获批国家重点研发计划项目"慢性肾脏病的早期筛查及心脑血管合并症的防控策略研究",经过 3 年时间,团队成功建立并充分验证 CKD 及心脑血管合并症"四级联动"防控模式(包括"乡镇/社区医院、县/区级医院、地市级医院和河南省肾脏病质控中心"四级医疗机构)在慢病防控中的有效性。未来肾脏病专科可在全省范围内推行慢性肾脏病"四级联动"防控模式,实现 2 个目标:①在全省范围内建立慢性肾脏病"四级联动"防控体系,打造一支业务夯实的慢性肾脏病防控医疗队伍,实施同质化管理,优化医疗资源配置。②提高河南省普通民众对慢性肾脏病防范意识,降低 CKD 及其合并症的患病率,延缓疾病进展、降低伤残率、延长患者寿命、提高生活质量。

(二)加强基础研究,打造原创新技术、新方法科研平台

肾脏病专科分会委员单位拥有 2 个省级重点实验室平台、数个厅级实验室平台。面向我省肾脏疾病的防治需求,以各级医疗机构临床应用为导向,开展肾脏疾病的基础科学研究,探讨关键肾脏疾病的发病机制,寻找肾脏疾病诊断的生物标志物,建立肾脏疾病的无创诊断模型。在此过程中,完善我省肾脏疾病基础研究平台构建,提升我省肾脏疾病前沿领域的创新进展。

(三)鼓励临床研究,探索并验证临床诊疗新技术、新方法

肾脏病专科分会委员单位拥有 2 个省级临床医学研究中心。根据河南省广大基层的实际需求,利用我省的人口优势,开展大型肾脏疾患者群队列研究,开发、完善综合治疗方案,研究、制定适合我省的诊疗技术共识、规范或临床实践指导,建立肾脏疾病规范化诊疗技术体系。依托临床医学研究中心,联合药学专业及相关产业,积极开展肾脏疾病医药产品的开发和临床评价研究,加快我省自主创新医药产品的开发和应用,推动科研成果的临床转化,提升我省肾脏病诊疗水平。开展基层适宜诊疗技术的应用评价研究,推动先进诊疗技术和诊疗规范的普及应用。

(四)联合高校优势学科,促进医工结合、成果转化

把握生物、信息、工程等科技前沿领域的发展趋势,联合工程、材料、生物等高校优势学科,协同开展肾脏病诊疗的前沿交叉研究,力争在肾脏再生医学及肾脏类器官、透析材料的研发与改进、生物人工肾等方面取得新的进展。加强基础和临床紧密结合的转化研究,开展新技术、新产品的开发和临床应用研究,促进医学科技成果的转化应用。积极推动医工融合,真正地将前沿科学技术转化为临床可用的解决方案,为肾脏病患者带来新希望。

(五)深度融合大数据与医疗体系,提高医疗服务质量

大数据、云计算、人工智能等技术的发展将人类带入了智能时代,科学研究已进入大数据和精准化并行融合时代。在肾脏疾病领域,机器学习已经在疾病预测、患者分群、辅助诊断和治疗、基因组医学等领域得以应用,并在 IgA 肾病、狼疮性肾炎、糖尿病肾病诊疗预测方面效果显著。利用人工智能解决肾脏病防控的临床问题,构建基于复杂数据获取与整合利用的精准医学研究模式,将驱动肾脏病学的创新与发展。

另外,根据河南省广大基层医院的实际需求,依托协同创新网络和智慧医疗体系,开展技术培训、适宜技术推广,加强远程会诊和临床指导、教育培训等网络服务,建立有效网络协同服务机制,加快优质医疗资源下沉,提高我省肾脏病诊疗水平及医疗服务质量。

(河南省医学会肾脏病学分会第七届委员会 邵凤民)

河南省生殖医学学科发展研究报告

摘要

本报告以河南省生殖医学学科发展历程为主线,总结全省发展现状,阐述国内外研究进展,展望发展趋势,提出建议措施和目标规划,促进学科繁荣发展。

河南省生殖医学学科于1997年在郑州大学第一附属医院创建,始终聚焦领域前沿,潜心研究、大胆探索,经过25年的快速发展,在学术地位、学科建设、人才队伍、临床服务、创新理论和技术、科研成果、教学培训、学术交流、质控管理、科普公益10个方面取得显著成就。

学术地位国内领先:作为中华医学会生殖医学分会第四届主任委员单位,郑州大学第一附属医院生殖与遗传专科医院2017—2020年连续4年位居"复旦大学医院管理研究所中国医院专科排行榜"全国第2名。

学科平台建设更加完善:已建成以国家部委平台为引领,省市、厅局级平台为支撑的学科平台体系,拥有国家部委平台6个,省级平台3个,厅级平台10余个。

学科队伍不断壮大:全省生殖医学从业人数逐年增加,人才队伍建设成效显著,已建成以国家级学会主委、省市领军人才为引领的高水平专科团队。

临床服务能力稳步提升:全省从业机构数量稳步增加,患者服务量逐年递增;技术水平不断提升,我省可以开展全部种类的人类辅助生殖技术,许多特色技术如胚胎植入前遗传学诊断技术、中期妊娠减胎技术、卵巢组织体外激活技术等居国内外领先水平。

理论和技术创新取得重大进展:郑州大学第一附属医院孙莹璞团队在Natue、Science发表高水平论文,填补国际理论空白2项;新技术、新项目填补国际空白4项、国内空白3项。

科研项目和科研产出质量和数量获得突破:获批项目再创新高,国家级重大和重点项目获得突破,郑州大学第一附属医院孙莹璞作为首席获批国家科技部重点研发计划"干细胞治疗性腺衰老"项目资助,获批国家自然科学基金委国际合作重点项目,实现了河南省生殖医学学科国家重大和重点项目"零"的突破;发表论文数量和质量明显增加。郑州大学第一附属医院等16家单位近3年发表SCI论文208篇,中文核心期刊论文211篇;郑州大学第一附属医院孙莹璞等获河南省科学技术进步奖一等奖1项,二等奖4项,三等奖1项。

教学培训能力持续提升:郑州大学第一附属医院作为全国10家辅助生殖技术培训基地之一,

为全国 32 个省市自治区培训近 2000 名医护人员。

品牌学术会议影响增加：承办"中华医学会第九次全国生殖医学学术会议""中华医学会第三次生殖医学新进展会议""中华医学会生殖医学分会 IVF 实验室操作培训班"等国家级大型会议；"全国 PGD 新技术新理论培训班"等品牌会议，以及国家级继续教育项目"河南省医学会生殖医学学术年会"等；我省学术影响力不断提升。

大数据质控管理国内先进：孙莹璞团队开发设计的"CSRM 人类辅助生殖技术数据上报系统"在河南省率先使用并在全国推广，基于大数据实施质控管理国内领先。

大力推进科普公益活动：在河南省医学会名医名家"走基层·送健康"系列公益活动引导下，生殖分会完成了四站"生殖·遗传中原行"大型科普及义诊活动，形成品牌，社会影响显著增加。

虽然我省生殖医学学科在许多方面已处于国内外先进或领先水平，但仍存在高端领军人才和团队不足、大规模前瞻性队列研究不足、发明专利数量和成果转化有待加强、区域技术发展不平衡等问题。结合我省实际情况，建议：①做好全省顶层设计，统一布局；②培养引进高端人才，打造一流研究团队；③凝练学科研究方向，优化学科布局；④聚力建设创新高地，争创国家级科研平台；⑤支持核心技术设备、试剂耗材自主研发；⑥省级优质医疗资源下沉，减少地区间发展差距；⑦加强辅助生殖技术监管，推动学科规范、科学、安全发展。

河南省生殖医学将紧抓发展大势，落实创新发展战略，强优势、补短板、增活力，为继续保持国内领先地位，早日成为国内外领先的一流学科努力奋斗。

河南省生殖医学起步于 1997 年，始终瞄准领域前沿，聚焦核心技术，潜心研究、大胆探索，经过 25 年的快速发展取得显著成就。本报告以河南省生殖医学发展历程为主线，总结全省发展现状，国内外研究进展，展望发展趋势，提出加快发展的措施和建议，为实现国内外一流学科的建设目标提供支撑。

一、学科现状

（一）学术地位国内领先

河南省生殖医学起步较早。1997 年郑州大学第一附属医院在孙莹璞带领下开始人类辅助生殖技术研究，1998 年河南省首例试管婴儿在郑州大学第一附属医院成功临床妊娠并顺利分娩双胞胎健康婴儿，开创了河南省生殖医学的先河；2001 年河南省生殖医学中心在郑州大学第一附属医院成立，拉开了生殖医学学科发展序幕；2003 年 9 月乔玉环、孙莹璞、高航云发起并成立了河南省医学会生殖医学专业委员会，成为国内较早成立的省级生殖医学专科分会之一；2003 年郑州大学第一附属医院获得原国家卫生部首批技术准入开展人类辅助生殖技术，随后填补多项省内、国内辅助生殖技术空白；2012 年郑州大学第一附属医院孙莹璞当选为中华医学会生殖医学分会第三届候任主任委员、2015 年当选为第四届主任委员、2018 年当选为第五届前任主任委员，学科影响不断扩大。自 2017 年复旦大学医院管理研究所"中国医院专科排行榜"首次设置"生殖医学"专科以来，郑州大学第一附属医院生殖与遗传专科医院连续 4 年位列全国第 2 名，使河南省生殖医学居于全国前列,学术地位持续领先,成为河南省生殖医学的靓丽名片。

(二)学科平台建设更加完善

全省生殖医学坚持"立足特色、重点突破、以点带面"的原则,从学科定位、特色凝练、体系完善、人才培养、学科交叉融合、加强交流合作等方面稳步推进平台建设。截至目前,已拥有国家教育部博士学位(生殖医学)授予点1个,国家临床重点专科妇科学(含生殖医学)1个,国家临床重点专科(中医专业)1个,国家卫健委人类辅助生殖技术培训基地1个,国家卫健委高通量测序PGD试点单位1个。省科技厅重点实验室1个,省科技厅临床医学研究中心1个,省发改委工程研究中心1个,省卫健委医学重点(培育)学科7个,河南省医学重点(培育)实验室5个,以及省级区域医疗中心多个(表6)。

表6 学科平台及依托单位

平台名称	依托单位名称
教育部博士学位(生殖医学)授予点	郑州大学第一附属医院
国家临床重点专科妇科学(含生殖医学)	郑州大学第一附属医院
国家临床重点专科(中医专业)	河南省中医院
国家中医药重点学科(中医男科学科)	河南省中医院
国家卫健委人类辅助生殖技术培训基地(全国10家之一)	郑州大学第一附属医院
国家卫健委高通量测序PGD试点单位(全国13家之一)	郑州大学第一附属医院
河南省生殖与遗传重点实验室	郑州大学第一附属医院
河南省妇产疾病(生殖医学)临床医学研究中心	郑州大学第一附属医院
胚胎植入前遗传学诊断河南省工程研究中心	郑州大学第一附属医院
河南省体外受精-胚胎移植重点实验室	河南省人民医院
河南省生育力保存医学重点实验室	郑州大学第三附属医院
河南省防治生殖障碍疾病中医药重点实验室	河南省中医院
河南省生殖健康医学重点实验室	焦作市妇幼保健院
河南省宫颈癌防治医学重点实验室	郑州市妇幼保健院

数据来源于国家卫健委、河南省科技厅、发改委、卫健委等官方公开发布内容。

(三)学科队伍不断壮大

近年来我省生殖医学从业人员总量保持持续增长,从业人员质量不断提升,学科队伍结构不断优化。2015年9月,郑州大学第一附属医院孙莹璞当选中华医学会生殖医学分会第四届委员会主任委员,河南生殖医学在国内的地位和影响力大幅提升。截至目前,全省拥有生殖医学相关的国家级行业学会中华医学会生殖医学分会主委1人,中医药学会生殖医学分会主委1人;省级行业学会主委5人次;市级行业学会主委及其他类别行业学会副主任委员、委员等230人次。

（四）临床服务能力稳步提升

2019年河南全省获批开展试管婴儿技术的机构14家，开展宫内人工授精（IUI）技术机构29家，截至2021年底获批开展人类辅助生殖技术的机构增至32家，人类辅助生殖技术（ART）周期数亦呈递增趋势，全省ART治疗周期数居于全国第6位。

全省临床服务能力明显提高。我省目前可以开展全部种类的人类辅助生殖技术及其衍生技术，郑州大学第一附属医院生殖与遗传专科医院等河南省生殖团队坚持技术创新，填补国际技术空白4项、国内技术空白3项、省内技术空白20余项，开展的特色技术如胚胎植入前遗传学诊断（PGD）技术、疑难中晚期多胎妊娠选择性减胎技术、卵巢早衰体外激活卵子（IVA）及卵巢组织自体移植等居国内领先水平，使中原人民在"家"即可享受顶级诊疗技术；同时为周边省市带来便利，约25%的患者来自省外甚至国外，助力健康中国、健康中原建设。

（五）理论和技术创新取得重大进展

聚焦配子发生、胚胎发育、内分泌障碍以及遗传性疾病子代传递阻断等特色鲜明、优势明显的研究方向，不断创新理论，开展新技术和新项目，取得重大进展和突破。

1. 提出重要理论创新，填补国际空白2项

郑州大学第一附属医院孙莹璞团队在生殖遗传与表观遗传方面获得突破性进展，与清华大学颉伟团队、那洁团队合作，2018年5月在 *Nature* 杂志发表高水平研究论文，在国际上首次提出人类早期胚胎发育"染色质港湾"新理论，揭示胚胎发育过程染色质重编程规律；2019年7月与清华大学生颉伟团队合作，在 *Science* 杂志发表人类早期胚胎发育组蛋白修饰调控相关研究论文，在国际上首次提出人类早期胚胎发育组蛋白修饰"表观基因组重启"新理论，对于认识人类生命起始以及辅助生殖技术中胚胎早期发育和调控规律具有重要理论意义，此研究被评为2019年度中国医学科学院"中国医学重大进展"，相关研究成果获河南省科学技术进步奖一等奖。

2. 开展新技术、新项目，填补国际空白4项、国内空白3项

郑州大学第一附属医院孙莹璞团队在遗传病、罕见病向子代传递遗传阻断方面多次取得新进展。2005年全国首批获批开展胚胎植入前遗传学诊断技术；2005年河南省首例应用单细胞 FISH进行胚胎植入前遗传学诊断试管婴儿成功分娩；2011年中国首例应用单细胞 SNP 技术进行胚胎植入前遗传学诊断试管婴儿分娩，成为当时国际上第2家开展此技术的实验室；2017年国际首例等位基因映射识别胚胎染色体易位携带状态技术（MaReCs）试管婴儿分娩；2019年国际首例双单体型识别胎儿致病基因突变无创单基因病技术试管婴儿成功分娩；2020年国际首例植入前胚胎单细胞基因组微缺失微重复识别新技术试管婴儿分娩，创新技术均居于国内外领先水平。

郑州大学第一附属医院生殖与遗传专科医院2015成功建立体外激活原始卵泡卵巢组织自体移植（IVA技术）并完成国内首例 IVA 技术试管婴儿。该技术研究成果在国际著名杂志 *JCEM* 发表，约翰霍普金斯大学 Segars 教授在评论中指出：IVA 对辅助生殖技术的进步具有革命性的意义。同时该技术申请专利1项，国内外领先。

（六）科研成果再创佳绩

1. 项目课题

科研项目数量稳步增长，获批经费再创新高，重大和重点项目取得突破。2019—2021 年孙莹璞作为首席获批国家科技部重点研发计划 1 项、经费 2 675 万，作为主持人获批国家自然科学基金重点国际合作项目 1 项，经费 241 万，实现我省生殖医学国家重大和重点项目"零"的突破；全省生殖医学获批国家自然科学基金资助项目 27 项，其中面上项目 13 项，青年项目 12 项，联合基金 2 项；获批省部级和厅级各类科研项目 119 项，资助总金额 5 570 万元，创历史新高。

2. 成果奖项

2019—2021 年扎实推进科技成果转化落地，获得了一批成果奖项：河南省科学技术进步奖一等奖 1 项、二等奖 4 项、三等奖 1 项，其他奖项 9 项。郑州大学第一附属医院孙莹璞团队作为第一完成人，清华大学颉伟团队、中国科学院北京基因组研究所杨运桂团队、上海亿康医学检验所陆思嘉团队合作完成的"遗传性疾病子代传递阻断体系创建与临床应用"于 2019 年获河南省科学技术进步奖一等奖。该奖项自 2005 年起历时 17 年，构建了覆盖遗传病从"植入前胚胎—孕期—新生儿/成人"全链条遗传病子代传递阻断的三级防控临床诊疗的常规和创新技术、创新理论及推广应用体系，并在全国 64 家医院推广应用。

3. 发表科研论文

2019—2021 年发表论文数量和质量明显增加。发表论文 400 余篇，其中 SCI 收录 208 篇，中文核心期刊论文 211 篇。发表的 SCI 论文中影响因子 5 以上 47 篇，10 以上 7 篇。郑州大学第一附属医院孙莹璞团队在顶级期刊 *Nature*、*Science* 等杂志分别发表高水平研究论文，在生殖医学原创性成果方面实现重大突破，提升了在国内外的学术影响力。

4. 药物临床试验

作为组长单位牵头的临床药物试验研究数量明显增加。郑州大学第一附属医院是全国 4 家生殖医学药物临床试验机构之一，牵头完成多中心 GCP 临床研究 5 项，参与研究 6 项。河南省人民医院、郑州大学第三附属医院等机构作为主要成员单位参与其他药物临床研究近 10 项。

5. 出版教材、专著

主编或参编的教材、专著等著作数量持续增加。郑州大学第一附属医院、郑州大学第二附属医院、郑州大学第三附属医院、河南省人民医院、河南中医药大学第一附属医院、河南省中医院、焦作市妇幼保健院、罗山县人民医院 8 家单位出版各类图书 50 余本，共计 3 500 余万字。郑州大学第一附属医院主编的人民卫生出版社出版教材、专著 7 项，其中孙莹璞主编《人类卵子学》、中华医学会继教教材《子宫内膜异位症与不孕》和《人类生育力保护与辅助生殖》等，著作的专业性、权威性以及学术价值居国内领先水平。

6. 牵头制定共识指南

郑州大学第一附属医院孙莹璞担任中华医学生殖医学分会主委期间牵头制定共识指南 15 项，通过巡讲会、培训班、杂志发表等形式全国推广，成为广大从业人员特别是基层医师的临床诊疗必备参考。此外,河南中医药大学第二附属医院(河南省中医院)、郑州市妇幼保健院、驻马店市中心医院、罗山县人民医院等多家单位参与其他类别指南共识制定约30项,国内影响逐渐增强。

7. 获批发明专利

3年来专利申报量和批准量平稳增长。郑州大学第一、第三附属医院,河南省人民医院,河南中医药大学第一、第二附属医院(河南省中医院),郑州市妇幼保健院,洛阳市中心医院,焦作市妇幼保健院,南阳市人民医院,驻马店市中心医院,罗山县人民医院11家单位获批各类型发明专利50余项,全省生殖创新水平持续增加。

(七)教学培训能力持续提升

河南省生殖医学学科始终坚持教学培训和临床科研并重。郑州大学第一附属医院生殖与遗传专科医院作为全国10家人类辅助生殖技术培训基地之一,截至2021年12月底已为全国32个省、市、自治区242家医院培训近2000名医护人员。全省各大教学医院承担大量本科生、研究生和住院医师的规范化培训和教学任务,注重师资培训,改善教学条件,优化教学方案和形式,教学培训能力显著提升,获得学生、学员广泛称赞。

(八)品牌学术会议影响增加

我省学术会议、活动数量保持稳定,质量显著提升。

1. 多次举办国家级学术会议

由河南省医学会和河南省医学会生殖医学分会承办,2015年12月"中华医学会第九次全国生殖医学学术会议"在郑州隆重召开,2021年4月"中华医学会生殖医学分会第三次全国生殖医学新进展学术会议"在郑州成功举办;由郑州大学第一附属医院承办,2020—2022年举办4期中华医学会生殖医学分会"IVF实验室操作培训班"项目。

2. 定期举办品牌学术会议

河南省医学会生殖医学分会学术年会已连续举办9年,中华医学会生殖医学分会主委、副主委及常委等国内知名专家多次授课;郑州大学第一附属医院连续9年举办"全国胚胎植入前遗传学新技术新理论培训班";连续3年举办"中华医学会生殖医学分会IVF实验室操作培训班"。形成品牌特色,在国内产生重要影响。

(九)大数据质控管理国内先进

我省率先使用由孙莹璞团队设计开发的"CSRM人类辅助生殖技术数据上报系统",基于数据共享实施质量控制,把握行业现状。2021年初,全省28家人类辅助生殖技术从业单位全部上报数据,对全省生殖医学质控管理具有重要意义。

(十)科普公益活动稳步推进

1. 名医名家走基层——"生殖·遗传中原行"活动

由郑州大学第一附属医院生殖与遗传专科医院牵头的"生殖·遗传中原行"系列公益活动已

经成为河南省医学会品牌特色活动,目前成功完成许昌、柘城、济源3站。活动期间举办健康科普知识讲座、业务技术交流和专家义诊活动,提升基层医生生殖与遗传相关疾病的规范化诊疗能力,提高公众科普知识水平和疾病预防意识。此外,生殖医学分会每年资助百名边远地区基层医生参加学术年会,关注基层和乡村医生,推动健康中原行。其他单位举办6次名医名家"走基层·送健康"系列公益活动,400余人加讲座,350余名患者接受免费咨询和义诊。

2. 品牌特色科普活动

多家生殖医学中心举办科普公益教育活动,如郑州大学第一附属医院联合《大河健康报》连续举办17次"生殖健康及不孕不育诊治公益性知识讲座"活动;连续15年举办"生殖医学沙龙"、患者教育"好孕俱乐部";多次举办"出生缺陷日宣教、义诊"等精品特色活动,形成品牌效应,深受患者好评。

3. 适宜技术推广活动

郑州大学第一附属医院、郑州大学第二附属医院、郑州大学第三附属医院、河南省人民医院、河南中医药大学第一附属医院、河南中医药大学第二附属医院(河南省中医院)、郑州市妇幼保健院、焦作市妇幼保健院、洛阳市中心医院、南阳市第一人民医院、周口市中心医院、驻马店市中心医院、罗山县人民医院等3年举办适宜推广技术项目13项,举办培训42次,推广单位90余家,实施技术5 368人次,3 598人次获益,基层技术推广取得显著成效。

此外,全省生殖医学单位举办多种类别线上线下讲座、科普视频、惠民计划、联盟分享等科普活动近1 000场,充分发挥科普助力、健康扶贫的作用,取得满意效果;郑州大学第一附属医院孙莹璞、郭艺红入选"国家健康科普专家库"成员,河南中医院、郑州市妇幼保健院获得科普专项奖项,科普活动再添硕果。

二、发展趋势

近年来,我省生殖医学研究进展迅速,在基础理论、新技术、新项目、重大课题研究方面取得多个突破,创造出多项标志性成果。郑州大学第一附属医院生殖与遗传专科医院孙莹璞团队在生殖遗传与表观遗传方面获得突破性进展,在 Nature、Science、PNAS、CellResearch 等国际顶尖杂志发表高水平文章;研发的体外激活原始卵泡卵巢组织自体移植(IVA技术)、单细胞SNP胚胎植入前遗传学诊断技术、等位基因映射识别胚胎染色体易位携带状态技术(MaReCs)等处于国内外领先水平,填补国际技术空白4项、国际理论空白2项、国内技术空白3项,充分展现我省在人类早期胚胎发育编程调控和遗传病、罕见病向子代传递遗传阻断方面的显著学科优势。

虽然我省生殖医学研究在某些方面已处于国内外先进水平或领先水平,但与国内外先进国家或者地区相比,仍存在以下问题。

(1)缺少牵头开展的大规模前瞻性临床研究。全省临床资源丰富,发表的多数临床研究是对我省庞大病例的回顾性总结,缺少本省牵头开展的大规模前瞻性临床研究。

(2)专科临床诊疗和科研需要的仪器设备、药物、试剂、耗材等自主研发不足,需要加强与企业合作开发研究。

(3)我省缺少国家级重点实验室等科研平台,与重点或者发达地区比较,投入相对不足。

（4）省内学科发展不平衡,技术水平和人才队伍存在一定差距。

（5）基层地区疾病诊疗欠规范,继续教育有待加强,指南共识还需进一步推广。

三、目标规划

（一）发展建议

为解决当前我省生殖医学学科面临的诸多问题,针对学科现状和发展趋势,结合实际情况,提出以下建议。

（1）做好顶层设计,制定好"十四五"和中长期发展规划,全省统一布局。

（2）加快本土人才培养、高端人才引进,建设一流研究团队;促进学科融合,加强国内外交流合作,增强自主创新能力和竞争能力。

（3）凝练学科研究方向,优化学科布局,扶持优势方向,突出重点和特色,保持领先地位;提升扶持力度,补短板强弱项,缩小差距。

（4）聚力建设科创新高地,重点支持省级优势平台建设,争取实现国家级科研平台突破。

（5）加强产学研融合发展,配合优秀企业开展核心技术、仪器设备、药物、试剂、耗材等的研发,实现辅助生殖产品国产化。

（6）加强专科联盟、医联体建设,促进优质资源下沉,减少地区间发展差距。加强基层单位人员培训,加强辅助生殖技术监管,推动河南省生殖医学规范、科学、安全发展。

（二）目标规划

近期目标:保持国内领先地位。

远景目标:建设成国内外领先的一流学科。

1. 学科建设目标

建设多个国内外领先、特色明显的学科方向;实现河南省生殖医学国家级平台突破。

2. 人才队伍建设目标

申报国家级重点项目基金;在中华医学会等全国有影响力的学术组织任职;引进高层次独立PI 组建高水平团队,建成一支汇聚国际、国内高端人才的生殖医学基础研究及临床转化创新研究团队。

3. 科研成果目标

发表国际顶级期刊研究论文;获批国家级重点项目资助;实现国家科技进步奖的突破。

4. 临床服务目标

开展多项国内外领先的创新技术;临床诊疗工作量稳步增长,提升临床服务能力,保持国内领先。

5. 学术交流和科普公益活动目标

继续承办国家级学术会议,开展品牌学术活动;继续开展品牌特色公益讲座和义诊活动。河南省生殖医学将紧紧抓住发展大势,坚持落实我省创新驱动、科教兴省、人才强省战略,强优势、补短板、增活力,为学科实现高质量发展,早日建成国内外领先的一流学科,以及建设健康中原、科技强省贡献力量。

（河南省医学会生殖医学分会第四届委员会　孙莹璞）

河南省手外科学学科发展研究报告

摘要

我们国家的手外科起自20世纪50年代,伴随显微外科器械的研发与不断改进,断指再植手术在国内多家医院相继取得成功,有力地推动了手外科整体水平的发展。中国在手外科领域是国际上开展显微外科手术数量最多的国家,技术水平至今仍保持国际领先水平。河南省手外科具有辉煌的发展历史,起步早、力量强、成绩突出,对我国手外科事业做出了不可磨灭的贡献。

基础研究方面:20世纪中叶,郑州大学第一附属医院陈凤苞、贺长清、张树桧等率先开展了小血管吻合断指再植动物实验。

临床研究方面:断肢及断指再植技术处于国际领先水平,1977年陈凤苞、贺长清、张树桧等成功开展了第一例在肉眼下为4岁小儿进行断腕再植手术;中国人民解放军联勤保障部队第988医院裴国献团队完成世界首例四肢完全离断再植成功,创新应用"无血再植"完成了一手七节、八节离断再植成功手术;周明武、谢昌平、赵东升等分别完成了3例10指完全离断再植成功,创造了国内外同类手术例数最多、手术时间最短(6 h 45 min)等多项纪录;郑州大学第一附属医院吴学建等应用血管、神经、肌腱等组织或复合组织瓣转移或移植进行再植伴软组织缺损的断指。组织瓣移植技术和再造技术处于国内领先水平,河南省洛阳正骨医院张善才等发明设计了小腿内侧皮瓣新术式,被国内外专家誉为"洛阳皮瓣"。随着3D打印技术的应用,周明武设计了切取带第二趾骨的第二足趾长手指全形再造术;吴绍森利用3D打印技术设计足趾移植携带组织量,改善了移植指的外观。臂丛神经和周围神经修复技术也在不断发展进步中。

人才队伍方面:应充分发挥专业分会的组织、引导作用,充分发挥省会中国人民解放军联勤保障部队第988医院、郑州大学第一附属医院、河南省人民医院、郑州仁济医院等多家手外科基地在专科人才培养方面的积极作用,不断壮大河南省手外科队伍人才储备,为全国各地培养、输送手外科专科技术人才。目前,全省大多数市县都组建了手外科专科,不断涌现出多项省部级课题及专科文献。

前人栽树后人乘凉,河南省的手外科事业已经取得了巨大的成就,但我们不能就此停滞不前,应结合我省手外科技术现状,确立符合实际的发展方向。针对复杂严重手及肢体创伤,学习和引进各项技术支持,提高手术成功率,降低截肢率,减轻患者手术创伤,提高功能恢复率;普及推广关节镜技术,提高肩、肘、腕关节疾病治愈率,使疾病治疗趋于微创化、精准化。

随着我国工业机械化的发展,手外伤发生率不断增加,我国手外科专业的开拓者、奠基人王澍寰院士,于 1959 年在北京积水潭医院创建了国内第一个手外科。20 世纪 60 年代,全国多家医院开展了小血管吻合实验研究,1963 年陈中伟、钱允庆等在国际上首先报道右前臂完全离断再植成功,1966 年我国断指再植也取得成功。伴随显微外科器械的研发与不断改进,断指再植手术在国内多家医院相继取得成功。显微外科技术这项 20 世纪的现代外科重大技术,有力地推动了手外科整体水平的发展。经过先驱们不懈努力下,手外科在创伤等领域取得骄人成绩。中国在手外科领域是国际上开展显微外科手术数量最多的国家,技术水平一直到现在仍保持国际领先水平。河南省手外科具有辉煌的发展历史,起步早、力量强、成绩突出。现将学科现状及发展设想汇报如下。

一、学科现状

(一)基础研究

(1)针对手部骨与关节损伤及疾病的治疗,周明武等通过对腕骨内血供分布规律的研究,探索骨坏死、骨不愈合等疾病的预防与治疗策略;研究游离骨异位再血管化二期回植治疗骨感染、骨缺损的修复机制;通过带血管骨软骨移植重建手部小关节探索软骨再生机制;张海杰等探索冲击波治疗骨坏死、骨不连机制等。

(2)宋鹏等开展了手功能评估装置研发。谢书强等开展了小段骨延长器械研发等。

(二)临床研究

1.再植技术处于国际领先水平

河南省手外科与显微外科无论在实验研究还是临床应用方面都在同步进行。20 世纪 60 年代末、70 年代初,郑州大学第一附属医院陈风苞、贺长清、张树桧等率先开展了小血管吻合断指再植动物实验,于 1977 年成功开展了第一例在肉眼下为 4 岁小儿进行断腕再植手术,为河南省手外科、显微外科事业的发展奠定了坚实的基础。1975 年周礼荣率先在郸城县医院开展断指再植等手外科手术,开创了在基层医院简陋条件下成功开展手外科的先河。20 世纪 70 年代末期,解放军第150 医院黄昌林、洛阳正骨医院张善才、解放军第 153 医院娄祖德及黄建中、河南省人民医院赵炬才等,他们都是河南省手外科、显微外科事业的开拓者和奠基人。在老一代手外科人的带领下,河南省手外科工作者,继承发扬不怕吃苦、甘愿奉献的优良传统,勇于开拓、不断创新,创造了多个世界纪录。解放军第 153 医院裴国献于 1990 年组建原济南军区手外科中心,是当时省内规模最大的手外科专科,当年,他组织团队完成了世界首例四肢完全离断再植成功,创新应用"无血再植"完成了一手七节、八节离断再植成功手术。周明武、谢昌平、赵东升等于 1993 年、1996 年、1997 年分别完成了该院 3 例 10 指完全离断再植成功,1998 年 1 月 17 日完成了 1 例 10 指 11 节离断再植,创造了国内外同类手术例数最多、手术时间最短(6 h 45 min)等多项纪录。2000 年 8 月 16 日完成国内首例上臂高位离断寄养修复二期回植手术,为毁损性肢体创伤救治提供了新的方法,也为之后开展的毁损性多指离断伤组合桥接再植提供了思路。2004 年郑州大学第一附属医院吴学建等应用血管、神经、肌腱等组织或复合组织瓣转移或移植进行再植伴软组织缺损的断指修复。2007 年郑州仁济医院谢昌平、侯建玺等完成一手 17 节段离断再植。这些技术标志着我省再植技术处于国际领先地位。近 3 年来,省内多家医院开展了指尖脱套离断伤再植、各种类型手指毁损性离断伤再植,组合桥接再植,其再植难度更大,说明再植技术一直不断进步。

2. 组织瓣移植技术处于国内领先水平

1973 年 3 月,杨东岳开展了国内第 1 例(世界第 2 例)下腹部皮瓣移植术,同年 7 月,陈中伟开展了国际首例吻合血管、神经的功能性肌肉移植,之后,我国学者在四肢主干动脉皮瓣、逆行岛状皮瓣和肌间隔穿支皮瓣等方面,对世界皮瓣外科发展做出了突出贡献。河南省洛阳正骨医院张善才等在 1977 年发明设计了小腿内侧皮瓣新术式,并在 1982 年率先报道,被国内外专家誉为"洛阳皮瓣"。郑州大学第一附属医院张树桧等自 1979 年开展了吻合血管的游离腓骨移植修复长段骨缺损。之后,各种类型皮瓣、复合组织瓣相继被开发应用,穿支皮瓣成为皮瓣外科的主流方向。2004 年,周明武在国内最早采用胫后动脉穿支为蒂切取骨嵌合穿支皮瓣、穿支蒂分叶皮瓣游离移植修复手部骨及皮肤缺损,近几年通过对骨再生机制及骨膜血供的研究,开展了骨异位血管化嵌合穿支皮瓣二期回植修复骨缺损、骨膜支为蒂骨软骨嵌合穿支皮瓣游离移植修复手部小关节,把穿支皮瓣推向高峰。张兴、张凯等在穿支分叶皮瓣领域做了大量临床工作,保持了河南省的优势地位。

3. 再造技术处于国内先进水平

手指缺损对手部功能影响较大,甚至导致患者丧失部分劳动能力。1966 年上海华山医院杨东岳等完成了世界首例游离第二足趾再造拇指手术,该方法使大量拇手指缺损的伤残患者获得新生,成为手指再造的主要手段被广泛推广,这是我国手外科工作者对世界现代医学做出的重大贡献之一。随着社会发展进步、人类生活水平提高,人们对美的要求不断增加,保持足趾原外形的手指再造不能满足人们对美观的需求。对于手指部分缺损者,2000 年程国良提出了"缺什么补什么"的概念,2002 年程国良提出了"修饰性修复与重建"的手指部分缺损的再造理念,2006 年王增涛提出"全形再造"概念,已被国际学者认可。

周礼荣 1982 年取得了急诊拇指再造成功。解放军第 153 医院,1991 年完成了左足第二跖趾关节及近侧趾间关节复合组织移植重建中、环指掌指关节术。1996 年首创一个足趾再造中指部分缺损、环指末节,1999 年创新应用静脉动脉化拇指再造,2000 年较早开展踇甲皮瓣嵌合第二足趾关节复合组织再造拇指,之后,针对如何改进移植足趾外观进行各种术式改进,以满足修饰性再造、全形再造的理念要求。近几年,随着 3D 打印技术的应用,对长手指缺损的全形再造进行了系列研究,为了增加移植足趾长度以满足手指长度,周明武设计了切取带第二趾骨的第二足趾长手指全形再造术,踇甲皮瓣嵌合第二足趾骨与肌腱复合组织组合再造手指,在此基础上,为改善跖趾关节跖曲范围,设计了第二跖骨头关节内截骨重塑跖趾关节再造长手指缺损,吴绍森利用 3D 打印技术设计足趾移植携带组织量,改善了移植指的外观。

4. 臂丛及周围神经修复技术同步发展

臂丛神经损伤一直是手外科救治难题,1970 年上海华山医院顾玉东院士首创隔神经移位修复臂丛神经损伤,1986年发明健侧颈7移位术,1991年报道了采用多组神经移位治疗全臂丛根性撕脱伤,为臂丛及周围神经修复做出了突出贡献。

近年来,通过人们不断对臂丛神经损伤的基础与临床实践研究,使臂丛神经损伤的患者可恢复部分肢体功能,甚至完全恢复肢体功能,取得了较大的发展和进步。

随着超声影像技术、MRI的发展,对臂丛神经损伤的诊断提供较大帮助,治疗手段不断改进,如胸腔镜辅助膈神经移位修复肌皮神经恢复屈肘功能;部分尺神经束支移位修复肌皮神经;上臂部尺神经部分束支移位接肌皮神经肱二头肌肌支,正中神经部分束支及尺神经移位用于臂丛根性撕脱伤的治疗;尺神经部分束支转位修复肱二头肌支,尺神经部分束支端端吻合与端侧吻合治疗臂丛和正中神经部分束支同时移位于肱二头肌肌支;副神经修复肩胛上神经;正中神经部分束支移位修复肌皮神经;肱三头肌长头肌支移位修复腋神经;功能性肌肉移植功能重建术等方法。这些方法使得臂丛神经损伤的治疗有了很大进展。由于臂丛神经损伤机制、解剖结构的复杂性,所以仍存在许多难题。虽然在形态学、电生理学、组化改变等方面有阐述神经损伤后的变化,但至今尚未完全阐明肌肉萎缩的本质,手内肌功能恢复效果仍待进一步提高。如何精准诊断臂丛损伤、对神经移位方法改良和创新、加速神经再生、恢复手内部肌功能是今后手外科领域里研究的重点和方向。我省手外科工作者对臂丛神经修复方法都能紧跟国际潮流开展临床工作,但基础研究薄弱,无开创性成果。对于上肢痉挛性瘫痪的治疗处于起步阶段。

5. 骨与关节疾病治疗有待普及与提高

近年来随着人民生活水平的不断提高,患者健康教育的力度和广度也随之不断加大,因此对上肢创伤及运动损伤的诊治提出了更高的要求。目前肩、肘、腕疾病已不仅限于上肢关节及骨干骨折,肩、肘、腕关节周围软组织损伤已越来越受到重视。骨折内固定手术可通过小切口等微创操作完成,传统的内固定材料T型钢板、1/3管型钢板及三叶草钢板已逐步被淘汰,被更为先进的髓内钉和PHILOS锁定解剖钛板取代,带襻钛板结合自体/异体肌腱也逐渐开始替代锁骨钩钢板用于肩锁关节脱位的弹性修复。关节镜应用于肩、肘、腕关节及其周围软组织损伤的个性化、精确化手术治疗已成为主流,如肩袖损伤、肩峰撞击综合征、肩盂损伤、肩肘关节粘连、肘管综合征、腕骨骨折内固定、腕关节三角纤维软骨复合体(TFCC)损伤等疾病的诊治。在肩、肘、腕关节复杂骨折及终末期骨关节疾病的治疗方面,人工肩、肘关节置换将普遍开展,腕关节置换还没有得到普及。基础研发的生物制品将有可能用于肩袖损伤的修复;计算机导航用于肩关节置换术将提高假体置入的精确性,甚至实现手术的微创化;特殊材料假体与生物力学结合将会解决关节盂缺损这一难题;其他关节界面的出现将为年轻患者的肩关节置换提供选择。

6. 先天性畸形及肢体损伤后功能重建任重道远

手部先天性畸形种类繁多,手术方案因人而异,各医院都在普遍开展。由于疾病的特殊性,疗效有不确定、不可控性,追求术后功能与外形完美仍是医患共同追求的目标。创伤、烧伤、脑瘫、偏瘫等因素导致的肢体外伤后功能障碍的修复重建,是手外科一大难题,需要加大基础研究,探索理想的修复方法,使命艰巨,任重道远。

(三)人才队伍现状

在几代手外科人的共同拼搏下,努力加强手外科专科分会组织建设,充分发挥分会的组织、引导作用,充分发挥省会中国人民解放军联勤保障部队第 988 医院、郑州大学第一附属医院、河南省人民医院等多家手外科基地在专科人才培养方面的积极作用,不断壮大河南省手外科队伍人才储备,为全国各地培养、输送手外科专科技术人才。目前,河南省已锻造出一支继承了手外科前辈们创业、敬业的优良传统,具有与时俱进,开拓进取,团结拼搏、敬业奉献的手外科技术队伍。涌现出吴学建、周明武、谢振军、陈书连、陈清汉、侯建玺等一批在国内享有较高声誉的学科带头人,培养出一大批手外科技术骨干人才,遍布全省乃至全国各地,多数已成为学科带头人,对当地手外科事业的发展起到积极推动作用。

(四)学科建设

3 年来,学科建设迈上了新台阶,全省大多数市县都组建了手外科专科,南阳市、周口市等许多地市组建了多家手外科专科医院,学科内涵质量建设有质的飞跃,原解放军第 153 中心医院手外科在原全军专科中心的基础上,正努力申报联勤保障部队重点学科,河南省人民医院、郑州仁济医院等一批以手外科、显微外科为技术特色的专科正在申报河南省重点学科、培育学科。

(五)学术成果

1. 主要科研奖励

(1)"骨缺损伴皮肤软组织缺损显微外科修复"2019 年获河南省医学科技奖一等奖(中国人民解放军联勤保障部队第 988 医院)。

(2)"组织工程化周围神经修复大鼠坐骨神经缺损的实验研究"2019 年获河南省医学科技奖一等奖(河南省人民医院)。

(3)"提高伴有多发伤的患肢再植成功率的诊疗方法"获 2019 年河南省医学科技奖二等奖(郑州仁济医院)。

(4)"远端寄养指回植修复拇指 V 度缺损"获 2020 年河南省医学科技奖一等奖(焦作市第二人民医院)。

(5)"严重复杂肢体损伤体外血流桥接皮管等新术式的建立及应用"2021 年获河南省科学技术进步奖三等奖(河南省人民医院)。

(6)"特殊类型拇手指缺损再造"2021 年获河南医学科技奖二等奖(中国人民解放军联勤保障部队第 988 医院)。

(7)"手足部创伤性大面积复合组织缺损修复技术创新与应用"获 2021 年河南省医学科技奖二等奖(郑州仁济医院)。

(8)"复杂断指再植特殊血运重建方式的建立及应用"2022 年获河南省医学科技奖一等奖(河南省人民医院)。

(9)"穿支皮瓣修复足踝部组织缺损的关键技术创新与应用"获 2022 年河南省医学科技奖二等奖(中国人民解放军联勤保障部队第 988 医院)。

(10)"手功能测量与重建的新方法"获 2022 年河南省医学科技奖二等奖(河南省中医院)。

2. 出版著作

(1)《Taylor 空间支架原理与应用》(谢振军,副主编)。

(2)《手外科全书》(谢振军、张建华,常务编委)。

(3)*Practical Micrsurgery Cases: repair replant and reconstruct*(周明武,侯建玺,编委)。

(4)《显微外科手术教程》(周明武,谢振军,编委)。

(5)*Speial Type of Finer Replantation Springer Techniques and Cases*,(周明武,编委)。

(6)《穿支皮瓣移植技术在创面修复中的应用》(谢振军、白辉凯,编委)。

(7)*Emergency Repairs of Degloving In juries in Three Fingers*(张建华,编委)。

(8)《手与上肢重建手术策略与技术》(白辉凯,编委)。

(9)《远端蒂肺肠皮瓣》(白辉凯,编委);《实用皮瓣重建手术图解》(白辉凯,编委)。

(10)《肿瘤整形皮瓣外科手术学:乳房再造》(白辉凯,编委);《皮瓣切取入路图解》(白辉凯,编委)。

(11)《显微外科手术教程》(侯建玺,编委)。

(12)《中国显微外科传承与创新2020》(侯建玺,编委)。

(13)《足踝外科解剖与创伤》(李士民,编委)。

(14)《临床骨科学》(杨涛,编委);《简明骨科学》(陈佳,编委)等。

(15)《显微外科临床解剖学图谱》(段永壮,编委)。

(16)《手外科解剖学图鉴》(段永壮,编委)。

3. 学术论文

近3年发表学术论文SCI类10余篇,中华系列60余篇;核心期刊50余篇,专利20余项。

(六)服务能力

先后组织召开了2次河南省手外科分会学术年会,承办中南地区手外科年会1次,与显微外科分会联合举办论坛、沙龙等学术会议10余次,积极组织专科分会人员参加国内各种学术交流,积极组织分会知名专家参加各地市分会学术活动并给予指导帮助,使河南手外科工作者专业技能不断得到提高,提升了国内学术地位和知名度。

(七)科普教育

积极响应河南省医学会的号召,手外科学分会每年多次组织分会专家参加义诊、疑难病例会诊,开展名医名家"走基层·送健康"系列活动,把先进理念和技术传递到基础医院,深入基础普及推广科普知识,使广大老百姓感受到新技术、新业务带来的实惠。郑州大学第一附属医院、河南省中医院、洛阳正骨医院郑州院区、河南省人民医院、解放军988医院、郑州仁济医院、郑州市骨科医院等省医院的专家、技术骨干,不辞辛苦利用业余时间,深入到厂矿、企业、乡村宣传劳动保护及疾病预防知识,到广播电视媒体进行科普讲座,制作短视频通过抖音、微信等媒体进行科普宣传,提高了广大群众的劳动保护意识,有效降低了手部伤病的发生率。

(八)技术推广

为了把最新、最优的诊疗技术和方法推广到基层一线,手外科分会利用河南省医学会适宜技术推广项目组织专家到基层医院进行传、帮、带,通过学术讲座、教学查房、疑难病例会诊和讨论,提升基层医院的整体技术水平和服务能力。

通过学术年会,邀请国内著名专家来我省传经送宝,以求尽快地把新技术、新方法、新理念传授给广大基层医师,更好地为患者提供更优质的服务。

二、学科发展趋势

随着我国工业自动化水平的提高,安全保护措施的完善,创伤发生率虽然有所下降,但创伤损伤严重程度加大,多发伤、复合伤的救治在一定时期内仍是手外科领域棘手问题之一,尤其是复杂、严重创伤后慢性骨感染、骨缺损的修复治疗难度大,有待进一步深入研究。另外,随着人们生活水平不断提高、生活方式的改变、社会老龄化问题日益突出,肩、肘、腕关节疾病发生率不断增加,痛风、风湿病、糖尿病等疾病并发症,脑卒中、脑瘫等导致的上肢及手部功能障碍的治疗,也是手外科难题。手外科研究热点将由伤向病方向转变,学科正向着高度综合化、整体化、多学科交叉方向发展。手外科疾病诊断、治疗技术要谋求跨学科、跨领域发展,大力发展内窥镜技术的同时,积极探索内窥镜辅助显微外科技术、虚拟现实技术、5G远程医疗技术、再生医学与组织工程技术、手术机器人技术等在手外科领域组织缺损修复与重建方面的应用,使疾病治疗趋于微创化、精准化。

三、目标规划

结合我省手外科技术现状,确立适合实际的发展方向。

(1)我省是人口大省,近一个时期手外伤依然发生率较高,针对复杂、严重手及肢体创伤,探索保肢策略,积极探索内窥镜辅助显微外科技术、再生医学与组织工程技术在复杂、严重手外伤治疗中的应用,提高手术成功率,降低截肢率,减轻患者手术创伤,提高功能恢复率,减轻医生体力负担。

(2)普及、推广关节镜技术,提高肩、肘、腕关节疾病治愈率。

(3)引进上海华山医院健侧颈7移位技术,治疗脑卒中、脑瘫等导致的上肢及手部功能障碍。

相信在河南省医学会的积极领导、组织下,在全省显微外科同道们的积极进取、共同拼搏下,河南省的手外科一定会更进一步,取得更大的发展。

(河南省医学会手外科学分会第八届委员会 段永壮)

河南省输血医学学科发展研究报告

摘要

输血医学是多学科交叉融合的独立学科,涉及血液学、细胞生物学、免疫学、遗传学、分子生物学、病毒学、临床医学、生物工程学和卫生管理等学科,并与之相互渗透。通过几代人的不懈努力,输血医学学科建设得到快速发展,献血模式完成有偿向自愿无偿转变,血液安全水平大幅提高,临床输血技术持续更新,输血医学教育日臻完善,输血医学科研不断加深。本报告总结我省输血医学基础领域、采供血服务体系及临床输血服务等领域的发展现状,指出了存在的问题。我省初步形成了"政府主导、部门协作、全社会参与"的无偿献血工作格局,全省年无偿献血人次、年采集全血量和年采集单采血小板量均居于国内前列;血液成分制备技术和设备不断更新,成分血制备能力较高,并可提供更多的血液制剂以满足临床用血需求;血液筛查核酸检测全覆盖和对地方性、时限性输血相关感染性疾病的筛查提高了血液安全水平;临床输血治疗方式从输血治疗和血液治疗迈向细胞治疗,临床用血质控中心的建立和运行进一步提升了我省临床输血水平。

我省的输血医学仍存在着一些不足,输血医学的基础研究相对薄弱;血液保存、血液代用品的研发及输血治疗机制等方面的研究尚处于起步阶段;输血专业技术人才储备不足,高学历、高层次人才占比偏低。随着国内外输血医学的不断发展,我省的输血医学将迈向精准输血医学新时代,中西医药结合在临床输血中的应用和研究将更加广泛,对临床输血治疗和抢救有良好补充作用的血液代用品的研发将更加深入。在此基础上,学会提出输血医学学科的目标规划,以促进我省输血医学学科快速、健康发展:①实施血站规范化建设,打造一批管理科学、质量安全、服务规范、保障有力、廉洁高效、作风优良的现代化血站,满足临床用血需求,提高临床输血技术水平,确保临床用血安全。②加强输血医学基础领域的研究,着力推动精准输血、成分血研制、新发再发输血相关感染性疾病检测、细胞治疗、免疫血液学及信息化建设等方面研究,解决输血医学的重难点问题,培育输血医学新的增长点。③加快输血医学人才队伍建设,提高输血医师队伍数量,优化输血医师队伍职称结构比例;同时拓宽输血医学专科人才的培养渠道,开展职业继续教育等。④加强输血医学跨部门合作,加强采供血机构、临床输血科、输血科研机构之间的合作,充分利用现有的大型队列、疾病协同研究网络,推进以无偿献血者血液样本、临床血液样本、临床输血信息、健康数据以及相关生命组学数据为一体的输血医学大数据库的建设,推动输血医学跨越发展。

输血医学发展至今已经跨越了350多年的历程,涉及血液学、细胞生物学、免疫学、遗传学、分子生物学、病毒学、临床医学、生物工程学和卫生管理等学科,并与之相互渗透,已成为一门多学科交叉融合的独立学科。2016年7月国家标准化管理委员会将输血医学纳入临床医学,将输血医学设置为临床医学下的二级学科,主要研究与血液和输血相关的基础理论、血液免疫机制与临床治疗技术应用与扩展、献血服务与血液质量、成分输血与血液制品应用、经血传播疾病的预防与治疗、信息化管理等,研究和推广输血新技术,达到输血的科学性、安全性、有效性和可及性。近年来,我省的输血医学紧跟国内、国际前沿发展迅速,输血专科分会正式成立,采供血体系日趋完善,经血传播疾病有效控制,临床输血水平快速提升,血液保障能力显著提高。本报告通过对我省输血医学学科现状及发展过程进行梳理,研判学科发展趋势,把握时代变革机遇,提出学科发展目标规划,以期助力我省输血医学学科快速、健康发展。

一、我省输血医学学科发展现状

(一)总体概况

河南省按行政区域划分设置18家采供血机构,其中1家血液中心,17家中心血站。截至2021年全省固定献血屋125个,献血车89辆,基本建成横向到边、纵向到底的采供血服务体系。全省年无偿献血已超130万人次,年采集全血约231万U,单采血小板20万治疗量。全省340余家医疗机构开展临床用血工作,其中三级医院年床位平均用血量中位数为7.2 U,二级医院为5.5 U。临床用血机构以综合医院为主体,范围覆盖专科医院、中医院、民营医院及部队医院。输血专业人才主要为采供血机构、医院输血科(血库)、血液制品生产企业以及相关研究机构从业人员。输血专业技术人员学历以大专和本科为主,具有硕士或博士学位者不到4%,与其他医学专业相比,输血医学从业人员中高学历人才占比偏低,输血高学历、高层次人才主要集中在省级血液中心和大型医院输血科。

(二)输血医学基础领域的发展现状

与现代医学的其他分支相比,我省的输血医学基础研究相对薄弱。血液保存、替代制品的研发及输血治疗机制等研究均处于起步阶段。近年来,干细胞治疗领域迅猛发展,各国科研和临床人员已在许多方面启动多项临床试验研究,我省在间充质干细胞、造血干细胞相关基础研究领域已经取得了一些成果。如李建斌等人对外周血和脐带血单个核细胞/间充质干细胞的分离制备、成人骨髓间充质干细胞诱导分化、进行诱导分化的脐血间充质干细胞对脑梗死模型大鼠神经功能治疗的研究。王妏杰等人将外周血 HSCs/HPCs 体外培养诱导分化为成熟红细胞,随着培养时间延长,HSCs/HPCs 从原幼红细胞向嗜碱性幼红细胞、多染幼红细胞、正染幼红细胞分化,至21 d时,几乎全部分化为脱核的红细胞,为 HSCs/HPCs 向红系细胞分化的基础研究及应用提供实验数据支撑。

(三)采供血服务体系发展现状

在各级党委政府的领导和推动下,2018年我省建立了18个厅(局)参与的无偿献血联席会议制度,并于4月份取消互助献血。2019年将无偿献血工作纳入《河南省文明单位(标兵)测评体系》。2020年,纳入《河南省文明行为促进条例》,省卫生健康委联合18厅局印发《关于进一步推动我省无偿献血工作健康发展的通知》,与省教育厅联合印发《关于进一步推动学校无偿献血工作持续健康发展的通知》,9厅局联合印发《河南省大力倡导推动形成文明健康绿色环保生活方式专项活动方案》,把无偿献血作为健康生活的一部分,初步形成了全社会关心支持无偿献血事业的良好发展环境,全省献血率已达到13/千人口,高于全国11.2/千人口的平均水平。同时建立了省级用血费用减免计算平台,形成"医院直免为主、网上申请减免为辅"的血费减免服务新模式,2021年全省直免率达到90%。

在血液成分制备方面,我省血站血液成分制备已实现了由手工分离到全自动血液成分分离机制备的转变,有效保障了成分分离质量,血液成分分离率达到99%以上,血液综合利用率、浓缩血小板分离率、冷沉淀凝血因子分离率呈上升趋势。目前,全省血站可向临床提供悬浮红细胞、去白细胞血液、辐照血液、病毒灭活血浆、冰冻红细胞、单采血小板、混合浓缩血小板等血液成分。同时,致力于成分制备技术的研究工作,其中"4℃保存全血制备混合浓缩血小板的可行性研究"项目获得威高科研基金资助面上项目,"亚甲蓝光化学法病毒灭活血浆技术"和"白膜法血小板制备技术"荣获我省新技术引进奖。

在输血传染病检测方面,2015年全省血站实现血液筛查核酸检测全覆盖,将人类免疫缺陷病毒(HIV)、乙型肝炎病毒(HBV)和丙型肝炎病毒(HCV)的检测"窗口期"分别缩短了50%、82%和20%。目前正在探索进行全省范围的HIV确认阳性献血者的联合屏蔽,提高血液的安全水平。同时,开展地方性、时限性输血相关感染性疾病的筛查工作和新发、再发输血相关感染性疾病的研究工作,省血液中心、洛阳市中心血站等血站对无偿献血者进行人类嗜T细胞病毒(HTLV)的抗体筛查,我省无偿献血人群中HTLV感染率约为0.00749‰,属于HTLV低流行地区。省血液中心有计划地推进无偿献血人群甲型肝炎病毒(HAV)、戊型肝炎病毒(HEV)和细小病毒(B19)的核酸筛查工作,为我省制定献血者和受血者血液病原体筛查策略提供数据支持。在血型鉴定方面,红细胞血型抗原鉴定的检测方法以红细胞凝集原理的血清学为主,核酸分析的分子生物学方法为辅。除常规的吸收放散技术、抗体鉴定技术、多种检测方法的增强技术外,也开展毛细管红细胞分离技术、不同蛋白酶及巯基还原试验辅助的抗体特异性鉴定技术和药物抗体检测技术,基本能够解决血液病造成的ABO抗原减弱及疾病造成的抗体减弱、直抗强阳性、强盐水介质抗体等因素造成的ABO定型困难等问题。对于多次输注血小板的患者,易产生抗人类白细胞抗原(HLA)抗体和(或)血小板特异性抗原(HPA)抗体,导致血小板输注效果不佳或无效。为解决此类输血难题,通过固相凝集法进行HPA交叉配合试验为患者匹配HPA配合型的血小板,建立血小板信息库,为患者匹配HLA抗原配合型的血小板。

在血液供应方面,针对血液供应工作出现的季节性、区域性缺血,血液偏型,机采血小板和稀有血型血液的临床供应等问题,全省血站建立了团结协作、信息共享、运转高效、保障有力的全省血液联动保障统筹调剂机制。在第十一届全国少数民族传统体育运动会、"7·20"特大暴雨灾害和新冠肺炎疫情防控期间,除满足省内血液供应外,支援了兄弟省份临床用血。

(四)临床输血服务现状

我省的临床输血治疗经历了全血输注、成分输血、限制性输血的发展历程,在患者血液管理方面取得一定的成绩。临床输血治疗方式从以往的单纯提供红细胞、血小板、血浆、冷沉淀等输血治疗,过渡到对患者病理性血液成分的去除与置换、患者自体或异体有效血液成分单采富集的血液治疗,正在向细胞治疗迈进。输血科除了开展常规输血相容性检测项目外,也在积极开展微柱凝胶抗人球蛋白卡交叉配血、直接抗人球蛋白试验、新生儿溶血病三项检测、孕妇 IgG 抗体效价检测、血型抗体效价检测、血小板抗体检测、血小板配型、血栓弹力图检测、Rh 血型抗原检测、不规则抗体鉴定、正反定型不符的疑难血型鉴定(包括血型血清学试验技术和分子生物学诊断技术)和疑难交叉配血等项目,为患者解决输血问题。大型综合医院输血科开设输血门诊、建立输血会诊制度,更多地参与临床输血诊疗工作;在血液治疗方面开展了血浆置换、病理性血液细胞单采去除、干细胞采集、富血小板血浆技术应用、血液吸附、去脂、去抗体、三氧疗法等技术为患者进行治疗;2020 年新型冠状病毒肺炎疫情期间,我省输血科使用新型冠状病毒感染康复者恢复期血浆对重型和危重型新型冠状病毒肺炎患者进行特异性治疗,取得了一定的疗效。

为规范河南省临床用血,2017 年以来我省先后建立了 1 个省级和 10 个市级临床用血质控中心,并正在加快县级质控哨点医院的建立。随着临床用血质控中心和质控哨点的不断完善,我省将逐步形成省、市、县三级联动,各医疗机构共同参与的立体化临床用血质控网络体系。临床用血质控中心将充分发挥对临床输血的质量管理作用,加强全省输血科的规范化工作,提升我省临床输血发展水平。2019 年以来,临床用血质控中心对全省近 3 年医疗机构临床用血质控指标进行连续监控,结果提示:我省医疗机构输血科从业人员数量、千输血人次输血不良反应上报率、手术患者自体输血率等指标低于全国平均值,室间质评参评率,三、四级手术台均用血量等多项指标居于全国平均水平或更好。

二、我省输血医学学科发展趋势

(一)输血医学将迈向精准输血医学新时代

精准输血是指在输血医学基础理论引领下,遵循循证医学的原理和方法,应用现代相关多学科交叉新理论、新技术、新方法,结合患者个体信息,为患者输血治疗制订最佳的个体化科学方案,使输血安全、高效。通过改变临床前精准评估,确定患者是否输血与需要输注制品的种类、剂量和时间,实施个体化、科学化精准输血;通过对输血治疗中和治疗后疗效精准评价,促进采供血和临床输血单位各项管理法规、制度和指南标准的完善和更新,促进传统的抗原抗体匹配向基因型匹配转变,从根本上提高血型匹配的精准度。精准输血医学将推动输血相关感染性和非感染性风险防控工作;推动血细胞保存损伤对临床输血疗效和安全影响的研究;推动与人类种族遗传密切相关的新血型系统抗原的研究和血液代用品的研发;推动免疫细胞治疗相关领域,包括免疫细胞规模化高效收集、分离、分选、纯化、扩增培养、储存、复苏方法的相关研究和免疫细胞在疾病治疗中的应用及其相关机制的研究。

(二)中西医药结合在临床输血中的应用和研究将更加广泛

创建有中国特色的新型输血医学体系必须坚持"中西医药结合的方针"。国内中医药在治疗难治性贫血、血小板严重低下方面已有临床经验,需要在中医药能否减少相应血液成分的输注量及其作用机制方面加大研究投入;中医药在防治过敏反应中也有临床应用,需要进行中医药增加或抑制人体免疫功能以期降低输血过敏反应及作用机制方面的研究工作。

(三)血液代用品研究

我国的临床用血需求量年增长率在 10% 左右,临床输血安全保障特别是战创伤救护尚存在供需矛盾等挑战使血液代用品的研究变得必要而迫切。研究开发安全有效的血液代用品对当前临床输血治疗和抢救是良好补充和创新发展,尤其是红细胞和血小板代用品的研发。据已有的研究结果报告来看,预计在近几年内可能会有更安全有效的新一代血红蛋白类红细胞代用品用于临床,血液代用品领域取得的突破和开发将造福需要输血或缺氧疾病治疗的患者。

三、我省输血医学学科目标规划

(一)加快河南省血站规范化建设

为献血者及医疗机构提供优质、高效、便捷的服务,保障全省临床用血需求和安全,确保我省血液管理工作始终走在全国前列,我省血站制定《河南省血站规范化建设实施方案》,内强素质、外树形象,不断推进全省血站标准化、规范化建设,力争在 3～5 年内,打造一批管理科学、质量安全、服务规范、保障有力、廉洁高效、作风优良的现代化血站,满足临床用血需求,提高临床输血技术水平,确保临床用血安全。

(二)加强输血医学基础领域的研究

通过血液病原体筛查技术的研发和推广应用,着力推进基于功能纳米粒子的表面等离子体光学传感器、压电传感器和微流控芯片等技术从实验研发阶段走向规模化应用;积极推动输血医学和细胞治疗的原创性研究,推动红细胞/血小板细胞基因修饰工程技术,突破干细胞/免疫细胞获取与存储技术,深化干细胞/免疫细胞基因工程修饰技术等系列研究;推进精准输血与细胞治疗研究向临床转化,依据前沿交叉技术快速发展趋势,联合输血医学与新兴生物技术、纳米科学、生物医学影像技术、信息电子科学、生物医学工程等多学科,解决输血医学的重难点问题,培育输血医学新的增长点。

(三)加速输血医学人才队伍建设

自 2008 年南方医科大学首设临床医学(输血)本科专业以来,国内医学院校逐渐开始进行输血专业本科教育和硕士及博士研究生教育的招生培养工作,我省医学院校在输血医学专业人才培养方面略显不足。我省医学高等院校建立输血医学专业,联合采供血机构及大型医院输血科公共培养输血专业合格人才,可以为我省输血行业培养人才,优化输血从业人员知识结构,保障我省输血医学学科长远发展。输血医学学科建设和发展的核心是输血医师队伍的建设。我省要加快输血医师培养步伐,提高输血医师队伍数量,优化输血医师队伍职称结构比例;同时拓宽输血医学专科人才的培养渠道,开展职业继续教育,借助系统培训平台及省医学会输血分会搭建全省培训交流平台,通过继续教育、进修学习、入(转)岗培训以及外来进修学习等工作,提高输血医学人才培训效能。

(四)加强输血医学跨部门合作

发挥我省输血医学临床资源优势,加强采供血机构、临床输血科、输血科研机构之间的合作,充分利用现有的大型队列、疾病协同研究网络,推进以无偿献血者血液样本、临床血液样本、临床输血信息、健康数据以及相关生命组学数据为一体的输血医学大数据库的建设,大力开展前瞻性研究,通过跨学科、跨领域协同创新,推动输血医学跨越发展。

(五)加快医院输血科输血管理与输血医学实验室的标准化及信息化建设

质量与安全是医院发展的永恒主题,输血安全更是输血工作的核心,应全面提高输血科的服务质量,保证输血科医学实验室开展工作的安全性、准确性、高效性、规范性。积极创造条件提高输血实验室的质量管理水平,坚持质量安全和规范管理齐头并进。鼓励和支持各医疗机构积极向国家合格评定委员会申请对医学实验室的认可工作,将国家卫健委颁布的医疗机构相关实验室建设和运营标准与ISO15189标准相融合,不断提升实验室质量管理水平。

(河南省医学会输血医学分会第三届委员会　李建斌)

河南省糖尿病肾病学科发展研究报告

摘要

我国成人糖尿病患者全球第一,约1.164亿,占全世界糖尿病患者的1/4。糖尿病肾病是糖尿病重要的微血管并发症之一,即将成为我国慢性肾脏病和终末期肾衰的首要病因,势必将是未来肾脏病防治的主战场和主方向,因此加强糖尿病肾病防控刻不容缓。糖尿病肾病的规范诊断、精准治疗、合理用药、细化管理、多学科合作等问题亟待解决。河南省医学会糖尿病肾病分会成立发起人唐琳长期致力于糖尿病肾病的基础与临床研究,其对糖尿病肾病发病机制的探索先后获得包括国家自然科学基金在内的多个国家、省厅级项目的资助;并在SCI及中华肾脏病杂志等国内外杂志发表糖尿病肾病相关学术论文20余篇;研究成果获得2011年河南省青年科技奖及2012年河南省科学技术进步奖二等奖。为了全面提升河南省糖尿病肾病的诊疗水平,推广糖尿病肾病相关最新研究进展的学习,加强省内从事糖尿病肾病专业人员与国内该领域顶级专家的学习与交流,专科分会成立发起人郑州大学第一附属医院唐琳于2013、2015、2017、2019年已连续举办四届河南省糖尿病肾病诊治进展学习班,获得了国内专家和省内同道的一致好评。在河南省卫生健康委、河南省医学会的支持下,2022年9月16日河南省医学会糖尿病肾病分会成立,并于9月17日举办了2022年河南省糖尿病肾病学术年会。今后分会将严格遵守省医学会章程及规章制度,积极落实学会安排的各项工作,定期召开学术年会等学术会议,促进糖尿病肾病相关知识的学习与交流,提升我省肾脏病专业队伍的知识水平;学会将在更高的学术平台上加强与国际、国内、省内肾脏病及其他专业领域同道的学习交流,增进糖尿病肾病相关专业的合作,探索糖尿病肾病发病的新机制,寻找临床治疗的新方法,促进河南省糖尿病肾病相关专业队伍诊疗水平的全面提升。积极参加省医学会组织的专家下基层义诊、科普宣传等活动,与其他专业的同道一起,为河南省糖尿病肾病患者提供更多医学知识的普及,让广大患者接受规范诊疗,减少社会和家庭的医疗支出与负担。在全体委员的共同努力下,不断完善学科发展,提高专科医师诊治水平,增强我省在糖尿病肾病相关领域的学术影响力,不断丰富专科内涵,促进学科发展,为推动全省慢性肾脏病尤其是糖尿病肾病防治事业的高质量发展贡献力量,为实现健康中原助力。

慢性非传染性疾病已经成为全球关注的重要公共卫生问题之一。根据国际糖尿病联盟

2021年的数据,全球糖尿病患病人数已高达5.37亿(20～79岁),相当于每10个成年人中就有1名糖尿病患者。随着人口老龄化和生活方式的变化,中国糖尿病患病率也逐年攀升,2021年高达10.6%,患者数量已增长到1.41亿,成为世界上糖尿病患者数量最多的国家。糖尿病的高患病率、低知晓率、低控制率,导致糖尿病肾病发病率水涨船高,不断攀升。在糖尿病患者中,40%以上可能合并糖尿病肾病,其中包括大量将发展为需要透析和(或)移植的终末期肾脏病患者。作为糖尿病最常见、危害最大的微血管并发症,糖尿病肾病即将成为我国慢性肾脏病和终末期肾衰的首要病因,势必将是未来肾脏病防治的主战场和主方向,同时也增加了糖尿病其他并发症发生的风险,给家庭和社会带来沉重的医疗负担,加强糖尿病肾病防控刻不容缓。河南省作为中部人口大省,由于经济和医疗欠发达,肾脏病和糖尿病的流行病学形势均非常严峻,更加迫切需要集中优质医疗资源,开展糖尿病肾病防控。从庞大的糖尿病前期人群,到糖尿病,再到糖尿病肾病,进入肾脏内科治疗的糖尿病肾病患者只是冰山一角,想要减少糖尿病肾病导致的终末期肾脏病从而减轻疾病负担,需要关口前移、多学科协作;需要从加强人群宣教,到内分泌医师及肾脏病医师对糖尿病肾病的早期筛查和规范诊治;需要进入终末期后多学科协作处理肾脏、心脑血管、视网膜、神经系统等多器官损害。因此,糖尿病肾脏疾病的规范诊断、精准治疗、合理用药、细化管理、多学科合作等问题亟待解决。

2022年9月糖尿病肾病分会在河南省卫生健康委及河南省医学会的支持和领导下成立,学会将在更高的学术平台上加强与国际、国内、省内肾脏病及其他专业领域同道的学习交流,增进糖尿病肾病相关专业的合作,探索糖尿病肾病发病的新机制,寻找临床治疗的新方法,促进河南省糖尿病肾病相关专业队伍诊疗水平的全面提升。学会以肾脏病专业为主体,联合内分泌、血液净化、器官移植等多学科为支撑,全流程、多学科协作进行糖尿病肾病的科普宣传、早期筛查、精准诊疗、基础与临床科研、人才培养、学术交流、技术推广及成果转化等工作,以期降低河南省糖尿病、糖尿病肾病的发病率,提高糖尿病肾病诊疗水平,减轻糖尿病肾病带来的疾病负担;同时建立糖尿病肾病诊治的多学科协作队伍,加强相关人才培养,提升糖尿病肾病相关的科研能力及我省在全国乃至国际上的学术影响力。

一、学科现状

(一)诊治现状

国家层面非常直视糖尿病、糖尿病肾病的防治工作,已将糖尿病防治行动纳入健康中国行动15个专项行动,将降低糖尿病等四类重大慢性病过早死亡率作为核心目标纳入《"健康中国2030"规划纲要》《中国防治慢性病中长期规划(2017—2025年)》等国家政策规划。

2019年印发实施的《健康中国行动(2019—2030年)》,在糖尿病防治行动中明确提出"及早干预治疗糖尿病伴肾脏损害等并发症,延缓并发症进展,降低致残率和致死率"的任务要求。相关专家先后组织制定《国家基层糖尿病防治管理指南(2018)》《中国糖尿病健康管理规范(2020)》《中国糖尿病肾脏病防治指南(2021版)》,对糖尿病肾病等并发症筛查频率和要求进行明确,指导各级医疗卫生机构特别是基层医疗卫生机构规范开展糖尿病并发症筛查。我省糖尿病患病率高,知晓率、治疗率及控制率低。据调查我省成人糖尿病患病率为 13.5%,远高于全国平均水平,据推算,全省糖尿病患者 1 300 万左右。河南省疾控中心调查显示,我省糖尿病患者的知晓率、治疗率、控制率分别仅有 35.3%、26.7%、10.0%。此现状必定导致糖尿病肾病的高发病率,增加终末期肾脏病患者数量,给患者和社会带来沉重负担。据调研,我省糖尿病肾病防治工作主要面临以下困难:①我省为人口大省,人口老龄化、生活方式改变等带来的糖尿病及糖尿病肾病的高发病率,疾病负担重而经济欠发达,医疗水平需进一步提高;②各级医疗机构对糖尿病肾病的筛查及诊疗水平尚有待提高。

(二)科研学术水平

我省多家医疗机构专家均重点从事糖尿病肾病的基础与临床研究,并取得一些成果:如郑州大学第一附属医院唐琳,通过多年的研究,探索炎症、缺氧与糖尿病肾病的肾小管间质损伤,为探索糖尿病肾病的治疗靶点提供新的思路。郑州大学第一附属医院刘章锁主持完成"干预肾素-血管紧张素系统(RAS)防治糖尿病肾病的系列研究",探讨 RAS 在糖尿病肾病发病过程中的重要作用,发表 SCI 论文多篇,并获得河南省科学技术进步奖二等奖。2010 年获国家自然科学基金资助"糖原合成激酶 3β 对糖尿病肾病足细胞损伤的研究",探讨糖原合成激酶 3β 在糖尿病肾病发生中的作用。郑州大学第一附属医院秦贵军重点研究氧化应激在糖尿病肾病发生发展中的作用并获得多项国家自然科学基金的支持,同时开展了 SGLT2 抑制剂治疗糖尿病的临床研究。但我们对糖尿病肾病的研究还需进一步深化并加强成果转化。

(三)科普教育

从事肾脏病及内分泌的医师通过网络视频、科普文章、日常查房宣教、组织义诊、科普宣教会等多种形式开展关于糖尿病、糖尿病肾病及肾脏替代治疗的科普宣教。核心内容主要涉及糖尿病、糖尿病肾病患者专科知识宣教、饮食宣教、生活方式调整、血管通路维护、居家护理、心理健康宣教等多个方面。目前健康宣教工作在省市级医院工作相对较好,在县级医院相对较差,基层对糖尿病及糖尿病肾病防治的重要性认识尚存在不足。

(四)人才培养,国际合作

目前我们主要通过人才交流、人才引进、学术会议等形式开展人才培养、国际合作,定期派相关专业医疗技术人才到国外及国内顶级医疗机构进行进修培训及科研培训。积极参与并举办糖尿病肾病相关学术会议,加强对糖尿病肾病的前沿知识的学习与交流,并取得一定收效。

二、发展趋势

(一)人口老龄化带来的发病率升高

中国的老龄化程度正在逐年升高,2 型糖尿病(糖尿病的绝大多数类型)与年龄高度相关,年龄越大,发病率越高。老年人的增多也就意味着跟年龄相关的糖尿病患病率增加。

（二）超重和肥胖增加糖尿病发病风险

中国 18 岁及以上居民超重率、肥胖率和中心性肥胖率总体呈上升趋势；男性上升较女性更为明显；城市超重肥胖率更高，但农村地区上升趋势更显著。我省是农业大省，农村人口占比高，所以更需要加强对超重、肥胖的防治。

（三）加强糖尿病肾病防治的糖尿病患者自我教育和管理

应用网络媒体等形式加强对糖尿病及糖尿病肾病防治的知识宣讲，让大众学习糖尿病防治的一般知识，对糖尿病患者教其掌握糖尿病饮食、运动干预的技能和注意事项，了解血糖、血压、血脂、体重、糖化血红蛋白等指标的重要意义，了解就医和寻求帮助的渠道，提高就医能力，掌握降糖药物的用法和注意事项，掌握糖尿病并发症的病因、发展过程和危险因素的知识。掌握自我监测血糖、血压的技能和初步自我评估的能力，掌握急性并发症的征兆、学会紧急救护的求助和基本处理手段。今后新技术的应用必将为糖尿病肾病的防治助力，例如智能穿戴设备，AI 助理、数字化疗法、数字新媒体的运用，实现对糖尿病肾病管理成本降低和管理效率提升。

（四）糖尿病肾病治疗的新药物、新技术

1. GLP-1/GIP 双靶点激动剂

通过同时激动胰高血糖素样肽-1（GLP-1）和葡萄糖依赖性促胰岛素多肽（GIP）受体，可以促进葡萄糖依赖的胰岛素分泌，降低血糖，恢复胰岛 β 细胞对 GIP 的反应性，降低胰高血糖素水平并延缓胃排空。Tirzepatide 已于 2022 年 5 月 13 日获 FDA 批准用于治疗 II 型糖尿病，每周仅需给药一次。与诺和诺德 GLP-1 重磅炸弹索马鲁肽（Ozempic）的头对头 III 期临床试验数据显示，Tirzepatide 在降低血糖水平和体重上均比索马鲁肽更强效。

2. 干细胞治疗

干细胞治疗是一种具有治愈潜力的糖尿病治疗技术。通过给患者移植成熟的诱导干细胞分化的胰岛 β 细胞来重建糖尿病患者胰岛素分泌功能，或是直接移植成体干细胞并通过其强大的旁分泌效应，改善患者的胰岛素抵抗和受损 β 细胞功能。目前尚未有糖尿病干细胞疗法获得 FDA 批准上市，但临床试验正在如火如荼的开展中。由福泰制药开发的 VX-880 是一款异体干细胞分化的胰岛 β 细胞疗法，于 2021 年 2 月获 FDA 批准进入 I/II 期临床试验，用于治疗 T1DM，并被授予快速通道资格。2022 年 5 月福泰制药发布新闻称 VX-880 已实现临床概念验证（PoC），安全性表现良好，准备进入下一阶段临床试验。ViaCyte 公司开发的 VC-02 则是将胰岛祖细胞进行皮下移植以产生内源性胰岛素，2021 年 12 月发表的 VC-02 I/II 期临床试验数据显示，植入的胰岛祖细胞在患者体内产生了内源性胰岛素，临床表现为葡萄糖反应性 C 肽水平的增加，存在时间延长，HbA1c 水平降低。

3. 基因治疗

通过细菌、病毒、脂质体等递送载体将可以改善胰岛素抵抗、促进胰岛素分泌的相关蛋白/细胞因子（如 GLP-1、SIRT6、FGF21 等）或是胰岛素的 DNA 或 mRNA 递送到体内，在体内转录翻译为

相关作用蛋白,从而激活对应信号通路以控制血糖。除了递送促进胰岛素分泌的细胞因子外,也有科学家在进行体内细胞重编程以治疗糖尿病的研究,匹兹堡大学医学院的研究者们利用腺相关病毒(AAV)载体将 Pdxl 和 MafA 蛋白输送到小鼠胰腺中,成功将 α 细胞重编程为功能性的 β 细胞,并分泌了胰岛素,为 T1DM 的治疗提供了新思路。

4. 开发中的新靶点

除了已获批的 OPP-IV、SGLT2、GLP-1 等靶点外,糖尿病药物临床试验中也有许多尚未获批的新靶点,主要为受体蛋白、生物合成酶/激酶、转运蛋白,如二酰基甘油酰基转移酶(DGAT,临床 II 期)、缓激肽 2 型受体(BK2R,临床 II 期)、葡萄糖激酶激活剂(GKA,临床 III 期)等。

三、目标规划

(一)重视重点人群及基层糖尿病及糖尿病肾病的筛查与防治工作

加强基层医疗机构及养老院保育人员等对糖尿病及糖尿病肾病的筛查与防治知识的学习培训,弥补基层筛查经验相对缺乏和筛查能力相对不足的缺陷,为基层及重点人群糖尿病筛查和预防提供切实可行的指导方案。2021 年,全球成年人糖耐量受损(IGT)患病率为 9.1%,人数高达 4.64 亿,预计到 2045 年,这一比例将增加到 10.0%,波及 6.4 亿成年人,"糖尿病后备军"数字惊人! 全球范围内糖尿病以及糖尿病前期患病率仍然处于上升阶段,且上升幅度较大,糖尿病带来的健康负担仍然是对个人、家庭和社会的重大挑战,我们需要积极应对,落实干预措施,延缓、阻止增长态势。糖尿病前期是进展为糖尿病的重要阶段,也是发生糖尿病的预警信号,如果早期发现并及时干预,能有效降低 2 型糖尿病的发病风险。因此,防止糖尿病前期进展,也是降低糖尿病发病率、节约相关医疗成本和社会资源的有效方式。通过糖尿病前期干预,降低糖尿病整体发病率,对实现"健康中国"战略意义重大。干预包括生活方式干预和药物干预。多个临床随机对照研究表明,通过增加运动、控制饮食、适度减重的生活方式干预,可以延缓和预防 2 型糖尿病在糖尿病前期人群中的发生,及早对糖尿病前期人群进行生活方式指导,也写入了多项专家共识和指南。公众对于慢病的认知往往局限于不致命、不紧急,因此对慢病也不够重视。但慢病快则致死,慢则致残,与慢病的长期共存共存现象非常普遍,也会加速疾病进程,产生各种并发症,严重威胁患病人群的生命健康。我们应该帮助患者建立起早筛、早查的意识,将早期筛查与定期检查纳入我们的慢病管理新模式之中。同时,通过公众科普教育活动,帮助患者提升疾病风险因素认知,建立起从健康生活方式、控制主要危险因素以及规范用药的一、二、三级预防概念,从源头遏制疾病的发生与发展。通过创新的慢病管理模式,进行全生命周期健康管理,包括积极与合作伙伴探索慢病管理的医疗综合解决方案、用创新的支付方式改善和提升患者的治疗依从性和慢病管理能力等,从而为患者提供更加全面的价值服务。

(二)落实国家分级诊疗政策

实现糖尿病同质化治疗和管理目的,更好地为全省患者服务。建立糖尿病肾病诊疗交流平台,打造智慧管理新模式。提高各级医疗机构糖尿病肾病筛查能力,进一步加强肾病专业的医疗质量管理,规范临床诊疗行为,促进医疗服务的标准化、同质化。同时上下联动应用大数据收集我省糖尿病肾病流行情况数据,为糖尿病肾病防控工作提供更加坚实的数据支撑。发挥基层卫生服务机构前哨作用,推动糖尿病肾病在基层的早筛、早诊、早治。启动糖尿病肾病分级诊疗及多学科协作诊疗。基层与二级及以上医疗机构协同提供糖尿病肾病相关的筛查服务,强化基层医防融合工作,并畅通上下联动、双向转诊的工作机制。通过线上线下相结合的方式,开展包括糖尿病肾病健康宣教、预防、早期筛查、一体化治疗、转诊等内容在内的全面培训,推动基层糖尿病防治管理工作与上级医疗机构同质化、规范化。鼓励有条件的地区将糖尿病并发症筛查纳入公共卫生服务项目或家庭医生签约服务内容,提高筛查服务可及性,切实促进糖尿病并发症的早期发现、早期干预,降低致残率和致死率,改善糖尿病患者生活质量。

(三)全面促进健康科普

提高医务人员和全社会对糖尿病肾病的认知。我省同道不断加强健康科普宣教工作,持续开展全民健康生活方式行动等全国性健康促进行动,广泛倡导合理膳食、适量运动等健康文明的生活方式。充分利用广播、电视等传统媒体和微信、微博、客户端等新媒体平台,广泛开展糖尿病防治宣传教育,提高群众对糖尿病肾病筛查重要性的认识,从改变居民膳食结构不合理以及缺乏运动等不健康生活方式着手,加强糖尿病的预防及不健康生活方式带来的疾病进展及心脑血管疾病风险。为落实健康中国行动,积极推进健康知识普及各项工作,学会成员积极参与健康科普活动。

(四)建立糖尿病肾病临床数据库和生物样本库

应用学术号召力加强与全省各地市相关专业人员联系,推动建立糖尿病肾病临床数据库和生物样本库,构建一个完整、高效、灵活的临床科研数据库。充分利用我省人口众多的优势,为糖尿病肾病的临床基础研究提供有力数据支撑。通过数据库的建立以及对糖尿病肾病的持续研究,建设高水平科技创新体系。

(五)通过加强学术交流、人才培养打造高素质人才队伍

定期举办学术年会、不定期开展糖尿病肾病专题会等学术会议,促进糖尿病肾病相关知识的学习与交流,提升我省肾脏病专业队伍的知识水平;学会将在更高的学术平台上加强与国际、国内、省内肾脏病及其他专业领域同道的学习交流,增进糖尿病肾病相关专业的合作,探索糖尿病肾病发病的新机制,寻找临床治疗的新方法,促进河南省糖尿病肾病相关专业队伍诊疗水平的全面提升。

总之,通过全省医疗工作者特别是糖尿病肾病分会成员的共同努力,推动糖尿病肾病的三级预防策略,重视糖尿病肾病的早期筛查并构建早期预警模型,加强高危人群肾脏相关指标的监测和危险因素筛查,最终达到糖尿病肾病早发现、早诊断、早治疗;预防糖尿病肾病的心脑血管疾病、感染、贫血、骨病等并发症;规范终末期糖尿病肾病的替代治疗和标准化管理;改善糖尿病肾病患者预后,延长预期寿命。创建糖尿病肾病防控体系,落实"预防为主、防治结合"的健康战略。加大糖尿病肾病预防科普,加大糖尿病肾病基础科研投入,加快糖尿病肾病成果转化,加快糖尿病肾病

新药研发,建立糖尿病肾病"预防—诊断—治疗—推广"的一体化防治模式。以糖尿病肾病为切入点,既契合国家重大慢病战略要求和健康中国行动目标,又对服务中原经济社会发展具有重要价值。通过锻造肾脏病防治领域长板,我们定会构筑糖尿病肾病防治的河南模式。

（河南省医学会糖尿病肾病分会第一届委员会　唐琳）

河南省疼痛学学科发展研究报告

摘要

2007年,原国家卫生部下发文件(卫医发[2007]227号),增设"疼痛科"为一级诊疗科目。近20年以来,疼痛专业得到了快速、高水平的发展。分别在疼痛基础研究、脊髓电刺激技术、脊柱内镜技术、脉冲射频技术、富血小板血浆技术、癌痛治疗模式的转变等方面有了新的突破。同时在学科建设和发展方面也存在诸多问题:①从事疼痛诊疗人员参差不齐,尚缺乏系统的疼痛科临床培训和临床诊疗技能训练。②高层次专业人才相对匮乏。③疼痛临床技术服务收费项目不健全。④各地区疼痛科发展不均衡。⑤疼痛科宣传不足,造成患者对疼痛医学缺乏应有的了解等。

针对学科发展现状和存在的问题,学会将积极采取以下措施:①积极开展各类学术会议及继续教育学习班,以不断提高本专业人员学术及临床能力。②积极整理申报,完善疼痛诊疗项目的收费问题。③积极举办、开展各种形式的疼痛科普工作,进一步促进疼痛领域科学技术的传播与人才培养。④帮助有条件的地市积极申请成立疼痛专业医疗质量控制中心。⑤在中华医学会疼痛学分会的带领下,完成学科体系建设,包括疼痛科住院医师规范化培训、疼痛科专科医师规范化培训、疼痛专业硕博士点建设、省级国家级疼痛科医师职称系列、疼痛专业高等医学教育等。⑥在医师执业范围中增加疼痛科专业,工作范畴为慢性疼痛的诊断治疗。

小结:随着科学技术的日新月异,疼痛科的治疗技术、方法和理念也在不断发展。从最初的局部注射和简单理疗,不断发展成药物、理疗、微创介入治疗等相结合的多层次、全方位综合治疗模式。随着疼痛科常见疾病的病因和发病机制的明确,国际先进的治疗手段和理念不断被引进。目前,冲击波、射频、医用臭氧、低温等离子、低能量激光、神经调控术、影像引导下可视化治疗、内镜治疗等技术不断普及和推广,一方面为疼痛科装备了必需的优良设备,另一方面也提高了慢性疼痛病的诊疗效果,解决了很多以往难以治疗的慢性疼痛病。越来越多的疼痛科开展脊髓电刺激植入、鞘内药物输注系统植入等技术,为难治性癌痛和神经病理性疼痛提供了更好的治疗方法。疼痛学科必须在科学技术急速变革的时代背景下,夯实基础,发展壮大,抓住契机,迎接挑战。大力推进我省疼痛学科的可持续发展。

自从2007年原国家卫生部下发文件(卫医发[2007]227号),增设"疼痛科"为一级诊疗科目。

疼痛诊疗有着广泛的、急迫的社会需求,近20年以来,疼痛专业得到了快速、高水平的发展。在全国疼痛科迅猛发展的大趋势下,河南疼痛也得到了长足发展,疼痛科在医疗机构中的重要性凸显出来,各地市开设疼痛科的数量及规模逐年提升,从事专业疼痛诊疗人员逐年增加,展现出了一个相对年轻学科的发展潜力和活力。在疼痛基础研究方面,两位美国神经科学家大卫·朱利叶斯(David Julius)和阿登·帕塔普蒂安(Ardem Patapoutian),在阐明疼痛感受器方面做出了重要贡献,并于2021年10月4日被授予诺贝尔生理学或医学奖,他们发现当温度高于43℃时,可以激活辣椒素受体TRPV1,动物会表现出热痛引起的躲避反应。将辣椒素施加于皮肤或黏膜上也会出现同样的躲避反应。当将小鼠 *TRPV*1 基因敲除后,对43℃热刺激就不再发生躲避反应。他们还发现,用冷刺激或薄荷激活感受冷的受体TRPM8,动物会发生躲避反应。Ardem Patapoutian 等发现,当机械压力作用于神经达到一定强度时,Piezo1 受体被激活,产生躲避反应;当肌肉收缩时,机械牵张力作用于神经纤维上的 Piezo2 受体,从而产生身体位置信息的本体感觉,机体据此可以辨认自己四肢和躯体所在位置。此研究极大提升了疼痛基础研究的水平,为揭开疼痛真相又进了一步。另外在维生素 D 与疼痛方面,发现维生素 D 及维生素 D 受体在调节疼痛中发挥关键作用,可能影响特定的疼痛信号通路包括涉及神经生长因子(NGF)、胶质源性神经营养因子(GDNF)、表皮生长因子受体(EGFR)和阿片受体的通路。研究表明维生素 D 通过减少促炎因子的释放和抑制 T 细胞反应在体内起到抗炎作用;体外研究显示维生素 D 抑制前列腺素 E2(prostaglandin E2,PGE2)合成,这些均与疼痛发生机制相关。在线粒体和 kDa 转运蛋白与神经病理性疼痛的研究方面,证实线粒体功能障碍与神经病理性疼痛有关。通过保护线粒体的功能或稳定线粒体数量防治神经病理性疼痛是一条可行有效的方法。18kDa 转运蛋白(TSPO)作为医学领域的研究热点靶蛋白之一,参与甾体类固醇的合成、线粒体氧化应激、细胞自噬凋亡等。近年来,研究表明 TSPO 与神经病理性疼痛的发生有一定关系,TSPO 可以通过多种通路来缓解神经病理性疼痛(neuropathic pain,NP),可能成为未来治疗神经病理性疼痛的靶点。多项研究表明,TSPO 参与神经系统多种疾病的发生发展,如脑损伤、神经退行性变、焦虑、抑郁、疼痛等,成为这些疾病潜在的治疗靶点。由于对疼痛病因、发病机制等方面认识不足,当前 TSPO 较集中于 NP、炎症性疼痛的研究,其他疼痛方面研究很少。TSPO 可能通过增加甾体类固醇合成来缓解 NP,也可能通过调节线粒体功能和星形胶质细胞功能来缓解 NP,还可能通过减少炎症细胞因子或者促进神经修复再生来缓解 NP。总之,TSPO 在神经病理性疼痛中发挥着重要作用,成为神经病理性疼痛治疗药物开发的潜在靶蛋白,为 NP 的治疗提供了新的思路。

一、在服务能力方面

2016 年国家卫健委发布《三级综合医院医疗服务能力指南(2016 年版)》(国卫办医函〔2016〕936 号),明确了三级综合医院疼痛科服务能力标准。2022 年 2 月 22 日成立了河南省疼痛专业医疗质量控制中心专家委员会,结合我省实际制定我省疼痛专业医疗质量控制标准、措施和制度,并进行定期培训、督导、考核,逐步提高我省疼痛从业人员的素养和技术水平。由于疫情防控的因素,学会通过线上、线下相结合的方式完成河南省医学会名医名家下基层及适宜技术推广等义诊培训活动,紧紧围绕"一个总体目标",坚持"一个根本遵循",贯穿"一个基本思路"的"十四五"卫生健康发展蓝图会议精神,真抓实干,为推进健康人群、健康环境、健康政策"三位一体"发展尽一份力。

二、在具体技术应用方面

1. 脊髓电刺激技术

努力推动疼痛领域最新技术及成果在河南顺利开展,如脊髓电刺激技术。近年来,脊髓电刺激技术(spinal cord stimulation,SCS)治疗带状疱疹神经痛在国内外得到越来越多的重视,特别是国内短时程 SCS 治疗技术得到广泛开展,积累了大量的临床治疗经验。对于带状疱疹性神经痛及带状疱疹后神经痛(post-herpetic neuraligia,PHN)患者,使用短时程 SCS 治疗的有效率较高,可以显著缓解疼痛,减少 PHN 的发生率,且相比于永久性植入电极费用更低、植入时间短、并发症少,对于医疗资源的占用更少,值得广泛地推广与应用。

传统的 SCS 利用放置在硬膜外腔中的电极将低频(30~50 Hz)电刺激传递至脊髓神经纤维,虽然大量临床证据表明,SCS 是治疗慢性顽固性神经性疼痛的有效方法之一,但传统 SCS 技术可能无法完全覆盖疼痛区域,或者无法保持长期有效的镇痛作用。而且,传统 SCS 常伴随刺激区域的感觉异常,并随体位变化而变化,从而导致突发的刺激强度或刺激部位改变,或持续产生不适感。所以在神经调控方面,SCS 技术本身仍有很大的改善空间。近年来,关于 SCS 刺激模式、频率、部位方面的临床研究取得了较多进展,为 SCS 在顽固神经病理性疼痛方面的应用提供了更多选择:①神经根和背根神经节电刺激;②周围神经电刺激;③皮下电刺激;④高频及爆发刺激。有动物研究表明,高频 SCS 能够使钠通道失活从而抑制疼痛,爆发性 SCS 抑制了伤害性刺激时的内脏反射和背角神经元活动。也有临床研究证实了两种刺激模式的优势,例如有效性比传统 SCS 更高,且患者无异常感觉,更具舒适性。

2. 脊柱内镜技术

经皮椎间孔镜技术在欧美兴起,在中日韩发展,国内不断改良了椎间孔镜技术,并对该技术的临床应用进行不断拓展。脊柱内窥镜技术以及手术器械在不断地改进与发展中,先进的手术设备例如激光、射频、手术导航以及手术机器人系统越来越广泛用于临床实践中,让经皮椎间孔镜技术出现革命性质变,是目前最具有发展潜力及最微创的一种脊柱微创技术。在实施手术操作时,主要采取有俯卧位或者侧卧位,其中俯卧位是使用较为广泛的手术体位。但是近期有研究显示,侧卧位下实施手术有较高的安全性,为患者垫枕,更方便开放患者的侧椎间孔,让硬膜囊向对侧偏转,便于实施手术操作;另外侧卧位下较俯卧位能明显提升患者的舒适度。但需要注意的是,侧卧位下无法一次体位实施双侧病变操作。因而,实际手术操作中要依据患者的具体情况选择最合适的体位。当前,椎间孔镜技术发展到了可以进行椎管内 360°减压,对椎间盘内髓核摘除,对神经根松解,包括前方松解及后方松解。相对来说,椎间孔镜技术是目前最为微创的技术之一,椎间孔镜最小的套管直径 3.0 mm,最大的直径 6.4 mm,即手术切口在 7 mm 范围内,创伤性较小。手术中都是通过肌肉间隙进行操作,椎间孔镜在建立通道时仅仅需要用环形钻打磨掉 1~2 mm 的上关节突,既不影响关节面,也不会影响关节囊,对术中神经的干扰相对较少,且对术后患者骨的结构破坏最少,故术后患者可以尽早进行康复训练,尽早进行工作和生活。

3. 三叉神经微球囊压迫术

三叉神经痛是疼痛科最常见的神经病理性疼痛,号称"疼痛之王",给患者带来巨大的痛苦。近年来疼痛科开展的三叉神经微球囊压迫术,为许多三叉神经痛患者快速、安全、有效、舒适地解除了痛苦。该技术是将球囊导管在影像引导下准确置入麦氏囊(Meckel's),通过向球囊中注射造影剂,机械压迫半月神经节治疗三叉神经痛。

4. 脉冲射频技术

目前国内外射频治疗技术已不再是单纯的神经的热凝毁损,对神经节的脉冲射频治疗应用越来越广泛,从而扩大了射频治疗技术在慢性疼痛疾病治疗中的应用。另外,近年不断有关节内的脉冲射频治疗的相关报道,如肩关节、膝关节、骶髂关节、关节突关节、踝关节等,均取得了一定效果。

5. 富血小板血浆技术

富血小板血浆是通过离心的方法从自体血中制备出来的高浓度血小板血浆,其注射疗法可增强组织修复和再生,越来越多地被应用于治疗骨关节疾病、肌腱和筋膜损伤、椎间盘源性疼痛等慢性肌肉骨骼疼痛疾病。

6. 癌痛治疗模式的转变

近年来随着姑息医学的发展,癌痛的治疗受到越来越多的关注,已有大量研究证实及时有效的癌痛治疗可在提高肿瘤患者生活质量的同时延长患者生存时间。癌痛尤其是难治性癌痛的治疗手段更加多元化,已从单一的三阶梯药物治疗转变为以药物治疗为基础,联合神经毁损、鞘内镇痛、粒子植入、骨水泥成形、PCA 镇痛、椎管内镇痛等微创介入手段的多模式镇痛治疗,其中疼痛科发挥了日益重要的作用。同时,由于癌痛患者存在一系列并发症,癌痛的治疗也从单纯的疼痛治疗转变为以提高肿瘤患者生活质量为目的的综合姑息治疗。

三、疼痛学学科建设过程中存在的问题

(1)疼痛科在原国家卫生部下发建科文件后得到快速发展,学科技术水平与规模有了很大提高,但与社会需求比较差距仍然很大,各地区间水平发展很不均衡。有些地区学科建设尚不完善,技术人员较少,缺乏规范的临床管理体系,临床业务的开展比较局限。

(2)由于参与疼痛临床的专科医生背景不同,目前尚缺乏系统的疼痛科临床培训和临床诊疗技能训练,部分从业医生疼痛诊断能力尚待提高,治疗技术尚不丰富,从而不能引起医院管理层及社会的重视。而在一些相关专业人士中,也有人认为麻醉科背景出身的疼痛医生从事疼痛医疗只是"止痛",由于对疼痛医学缺乏应有的了解,未能认识到现代疼痛科学的医师已经具备了本专业所需的知识与技能。

(3)由于疼痛的广泛性,涉及多器官、脏器的问题,从事疼痛相关疾病治疗的学科比较多,有的专业不理解疼痛科系统诊断治疗、优化治疗资源的理念,未能看到对顽痛患者诊疗任务之艰巨,误认为疼痛科医生抢了别专业的病源。

(4)由于学科技术的不断发展,临床技术服务收费没有相应条目,造成临床工作开展及业务增

长困难,对学科发展造成了很大程度的影响。

(5)人才相对匮乏,随着疼痛科的迅速发展,日益凸现出来。如何培养人才、造就人才,这是疼痛学科发展面临的战略任务。仔细梳理现状,不难发现有些问题是现阶段通过努力可以解决的,有些问题需要较长时间不断地去进取,还有一些战略性的问题则需要更长时间乃至数代人的奋斗才可完成。

四、学科目标规划

(1)积极开展各类学术会议及继续教育学习班,以不断提高专业人员学术及临床能力。

(2)紧紧抓住《河南省医疗服务价格项目规范》修订的机遇,积极整理申报,解决疼痛诊疗项目的收费问题,助力疼痛领域新技术、新成果的临床应用。

(3)积极举办开展各种形式的疼痛科普工作,进一步促进疼痛领域科学技术的传播与人才培养,使更多的医学生愿意投身于疼痛事业,为学科发展注入新鲜血液。

(4)学会将在各级卫生行政主管部门的支持下,帮助有条件的地市积极申请成立疼痛专业医疗质量控制中心,使我省疼痛科能够高质量快速发展。

(5)在中华医学会疼痛学分会的带领下,积极争取各级教育及卫生行政主管部门的大力支持,完成学科体系建设。包括疼痛科住院医师规范化培训、疼痛科专科医师规范化培训、疼痛专业硕博士点建设、省级国家级疼痛科医师职称系列、疼痛专业高等医学教育等。

(6)在医师执业范围中增加疼痛科专业。为进一步促进我省疼痛科的学科发展,加强从业人员队伍建设,建议我省二级以上医院疼痛科工作的医师,执业范围可核定或变更为"疼痛科专业",工作范畴为慢性疼痛的诊断治疗。

小结:随着科学技术的日新月异,疼痛科的治疗技术、方法和理念也在不断发展。从最初的局部注射和简单物理治疗,不断发展成药物、理疗、微创介入治疗等相结合的多层次、全方位综合治疗模式。随着疼痛科常见疾病的病因和发病机制的明确,国际先进的治疗手段和理念不断被引进。目前,冲击波、射频、医用臭氧、低温等离子、低能量激光、神经调控术、影像引导下可视化治疗、内镜治疗等技术不断普及和推广,一方面为疼痛科装备了必需的优良设备,另一方面也提高了慢性疼痛病的诊疗效果,解决了很多以往难以治疗的慢性疼痛病。越来越多的疼痛科开展脊髓电刺激植入、三叉神经微球囊压迫、鞘内药物输注系统植入等技术,为难治性癌痛和神经病理性疼痛提供了更好的治疗方法。疼痛学科必须在科学技术急速变革的时代背景下,夯实基础,发展壮大,抓住机遇,迎接挑战。河南省医学会疼痛学分会将继续努力巩固疼痛学科的建设,完善学科知识体系,不断培养学科人才,将疼痛基础研究和临床实践紧密结合,加强与国际疼痛学前沿的接轨,大力推进我省疼痛学科的可持续发展。希望全省的疼痛学科同道们团结奋进,为提高我省疼痛学科的整体学术水平和国内疼痛界的学术地位不懈努力!

(河南省医学会疼痛学分会第六届委员会　夏令杰)

河南省外科学学科发展研究报告

摘要

河南省医学会外科学分会是河南省成立的最早的分会之一。自1964年11月外科学分会成立以来,在历届主委的领导下,在全体委员的共同努力下,在学术交流、人才培养、科研协作、继续医学教育等方面做了大量的卓有成效的工作,使外科专业队伍不断壮大、技术不断创新。对全省外科专业的发展,乃至全省医疗技术及学术水平的提高,产生较大的影响和积极的推动作用。进入20世纪末,以腹腔镜技术为代表的一系列微创技术为传统外科的创新与发展注入了新的活力,在这短短20余年时间内得到迅猛发展,对外科学的发展产生了重大的影响。特别是近10年,我省外科学在肿瘤的基因诊断与治疗、器官克隆与移植、机器人微创外科等方面飞速发展。近几年来我省机器人手术量,以及肝、肺、肾、心脏等各个器官移植手术数量和成功率均走在国内前列,这些均是我省外科学越来越强的综合实力的体现。本报告主要从外科学的学科现状、发展趋势、重要进展、目标计划4个方面重点阐述我省外科学进展情况。

为促进医学各个学科的繁荣和发展,充分展示各学科的发展水平,及时掌握各学科关键领域及最新研究动态,按照河南省卫生健康委员会编制《河南省"十四五"卫生健康发展规划》文件要求,河南省医学会在全省范围内组织开展撰写《学科进展最新研究报告》的工作。按照河南省医学会相关文件通知,大外科学会积极开展组织撰写《省医学会大外科分会学科进展最新研究报告》的具体工作。我们通过电话、微信等方式通知大外科学会各个副主任委员、常委及学会委员,积极鼓励外科学会各个委员总结撰写各自团队近3年的基础研究、临床研究、学科建设、人才队伍、学术成果、国际合作、多学科合作、科普教育、技术推广、成果转化等各方面的成果及进展。现将外科学会学科进展汇报如下。

一、学科现状

在过去的3年,外科学分会努力发挥自己专业面广、满足基层需要的亚专业多等优势,牵线搭桥,举办形式多样的学术活动和培训班。2018—2019年,我们在基层开展以无创尿动力学检查为代表的一系列新技术,如远程尿流率测定诊断膀胱功能等,B超早期诊断颈动脉斑块预防脑卒中等,为基层服务和培训乡村医生。积极组织省内外专家和广大医务工作者们踊跃参加,促进学术交流,为外科学分会的技术水平发展带来了新的活力。2018年11月23日在安阳市成功召开河南省医学会外科专业委员会年会,大会邀请了中华医学会小儿外科分会副主委夏慧敏、大外科前任主委王家祥、中华医学会小儿外科分会泌尿组副组长杨屹和全国小儿尿动力和盆底学组副组长李守林等数十位国内著名外科专家到会并做了精彩的学术讲座。本次会议共有来自全国各地的500余名代表参会,大多数代表来自基层,会议为基层300多位代表免注册费。2019年分别在新乡、内黄、封丘和原阳等基层和贫困县举办了多次健康扶贫活动和会诊、义诊等形式多样的学术活动,多次召开了外科学分会为基层服务外科新技术研讨会和继续教育项目。2019外科学分会经医学会批准备案,共举办4场大规模科普活动。6月1日,在新乡卫辉市举办了河南省医学会名医名家"走基层·送健康"系列公益活动暨第9届世界尿失禁周大型义诊、讲课和培训等。参加义诊和讲课的专家15人,培训医生200余人,受益患者300余人,发放科普手册300余册。分别于2018年8月3日、17日和9月10日在内黄县、原阳县和封丘县人民医院举办河南省医学会名医名家"走基层·送健康"系列公益活动暨百项基层适宜技术(远程尿流率评估膀胱功能新技术)推广活动,开展的活动有义诊和授课、培训新技术、发放科普手册和继续教育项目学分等。在内黄县,外科学分会11名专家参与义诊和授课,培训医生120余人,受益群众150余人,发放科普手册180余册;在原阳县13名专家参与,培训医生150余人,受益群众100余人,发放科普手册120余册;在封丘县人15名专家参与,培训医生180余人,受益群众180余人,发放科普手册200余册。每到一地都要组织乡村医生培训班,并发放河南省医学会继续教育学分。上述活动均在医学会备案和得到批准。据不完全统计,外科学分会委员积极参加本单位和本地义诊,为基层服务1 000多人次,发表100多篇科研论文,签署一项国际合作协议(丹麦和河南省临床医学重点学科开放实验室遗尿研究合作协议),为河南争光。

广泛开展学术交流活动,发挥学会桥梁、纽带作用,坚持办会宗旨。学会是党和政府联系科技工作者的桥梁和纽带,学术交流是促进学术发展与促进人才成长的手段,是学会工作凝聚科技工作者的基础。2020年,我会紧紧围绕"狠抓学会活动、促进学科建设、推动卫生事业发展"这一中心任务,以学术交流为基,以会员为本,努力搭建好为学术建设、为会员及科技工作者、为经济社会服务的"三服务"平台。我们成功举办了2020年河南省医学会外科学分会暨青委会学术年会。在举办学术活动内容上要求适应学科发展及社会需求,精心组织,注重创新,保证质量,提高会议品质,保持了持续发展的势头。

在抗疫取得阶段性胜利的时刻,2020年河南省医学会外科学分会及青年委员会学术年会于10月24—25日在郑州嵩山饭店隆重召开。在中华医学会小儿外科分会、河南省医学会、郑州大学第一附属医院领导阚全程书记、北京医院王建业院长、省医学会秘书长王伟等大力关心和支持下,本届会议有幸邀请到国内诸多著名小儿外科及外科学专家线上或线下授课。全国著名尿控专家王建业、廖利民、许克新、张耀光;中华医学会小儿外科分会现任及候任主任委员张潍平、夏慧敏;还有河南省泌尿外科著名大咖:郑州大学第一附属医院泌尿外科魏金星、宋东奎、张卫星,新乡医学院第一附属医院院长窦启峰,开封淮河医院院长李铁强,河南省肿瘤医院泌尿外科主任何朝宏,郑州大学第二附属医院泌尿外科主任许长宝,郑州大学第五附属医院院长王兵、主任康郑军。本次大会线上线下参会人员达 3 000 多人,会议取得圆满成功。省内外外科学同道热情高涨,齐聚一堂,聆听国内外外科学大咖的精彩讲解,对尿控和肿瘤领域的热点问题、前沿问题进行热烈的讨论,会议气氛热烈而融洽,专家讲者传播了理念与经验,代表收获了知识,大会取得圆满成功。

2021 年 6 月 21—25 日为国际尿控协会的第十二届"世界尿失禁周",外科学分会组织郑州大学第一附属医院联合郑州大学第五附属医院、郑州市人民医院、郑州市中心医院、郑州市第一和第三人民医院等在郑委员和多家医院知名尿控专家,于 6 月 21 日早上 8:30—11:00 在郑州大学第一附属医院河医院区门诊广场进行大型公益义诊和讲座活动。旨在宣传尿失禁等排尿障碍防控知识,提高认知和就诊,为患者提供早期诊治机会。活动期间,在世界范围内,泌尿领域的专家针对有排尿异常症状患者,提供免费义诊和健康讲座等活动。本次义诊活动的发起者为我省外科学主任委员文建国教授,在文教授的精心策划和积极组织下,本次义诊活动取得圆满成功,为广大排尿功能障碍的患者普及科普知识、提高疾病认知,使其及早得到诊治,也使难治性排尿障碍的患者燃起了新的希望,看到了胜利的曙光!据不完全统计,外科学分会委员及青委会委员积极参加本单位和本地义诊,为基层服务 1 000 多人次,发表 100 多篇科研论文和出版 2 本学术著作《小儿尿动力学》和《清洁间歇导尿》,填补了国内空白。

据不完全统计,外科学分会主任委员、副主任委员、常委等近年来在临床及科研方面也取得很多成果。仅文建国主任委员就主持国家自然科学基金面上项目 4 项、国家自然科学基金联合重点项目 1 项和多项卫生部和河南省科研项目(包括河南省杰出青年科学基金和河南省杰出人才创新基金)。发表各种文献(论著、综述和大会发言摘要等)700 余篇,其中 SCI 收录论文 200 多篇,单篇最高影响因子 44(*lancet*,位于 JCR1 区杂志 11 篇)。先后获得 9 项省部级二等奖,其中 2011 年小儿膀胱功能障碍及其尿动力学研究获得中华医学科技二等奖。获得发明专利 4 项和实用新型专利 12 项。文建国主任委员主编了国际首部《儿童和青少年临床尿动力学》、*Clinical Urodynamics in Childhood and Adolescence*(Springer International Publishing AG,2018)、我国首部《小儿尿动力学》(人民卫生出版社)、《清洁间歇性导尿术文建国 2021 观点》(科学技术文献出版社)、《小儿泌尿外科手术图谱》(郑州大学出版社)、《小儿外和临床指南》(科学技术文献出版社),主译了《神经源性膀胱的评估与治疗》(人民卫生出版社),参编国家卫健委"十二五"规划教材,全国高等医药教材建设研究会"十二五"规划教材《小儿外科学》等 30 多部医学著作。

二、发展趋势

回顾现代外科学百余年的发展历程,由于解剖学的发展,麻醉学、无菌术的产生,以及止血、输血技术的应用,先后解决了手术疼痛、伤口感染和止血、输血等外科学的关键性问题。这些革命性的技术和理念的产生和应用,大大降低了外科手术死亡率,减轻了患者的痛苦,对现代外科学的发展产生了深远的影响,成为现代外科学的经典与基石,并推动了外科学的进步。进入 20 世纪末,以腹腔镜技术为代表的一系列微创技术为传统外科的创新与发展注入了新的活力,在这短短 20 余年时间内得到迅猛发展,对外科学的发展产生了重大的影响。

如今我们已迈入 2022 年,虽然 21 世纪外科学的发展还需待以时日,但蒙在它身上的面纱正在慢慢揭开。如果说 20 世纪麻醉、无菌、营养、器官移植、腹腔镜技术等的出现成为外科发展的里程碑,那么 21 世纪的外科将在肿瘤的基因诊断与治疗、器官克隆与移植、修复外科与微创外科等方面有飞速发展,医学综合的特点将日益凸现。

(一)相关学科的交叉渗透和相互促进

生物工程技术对医学正在起着更新的影响,而医学分子生物学的发展,特别是对基因的研究,已深入外科领域。毫无疑问,外科学将出现多方面的变化。器官移植是挽救器官严重受损患者生命的主要手段,肝移植的先驱者斯塔兹(Starzl)曾预言,移植外科在 21 世纪将会垄断整个外科手术室。由于捐献的器官极为有限,而且费用十分昂贵,不能满足患者的需求,所以移植器官的来源大多数可能会来自通过基因工程改造的猪或其他动物。许多发达国家和大公司已投巨资发展"器官移植用转基因猪项目",科学家们将建立这种转基因猪的生产基地——器官农场,作为此项研究的最终目标。

(二)设备条件的不断换代更新

21 世纪,生命科学出现了革命性的变化,可能发展成为科学革命中心。临床医学将充分利用高科技的成果和基础医学的进步,不断涌现出新的诊断和治疗方法。在诊断方面,超声波技术将在很大程度上代替 X 射线,并不断出现新的更先进的方法。生物技术将提供多样化的检验产品。各种内窥镜和导管技术将深入人体各个脏器和部位,获得精确诊断。电子计算机等人工智能技术将发挥重要作用。以分子免疫学、病原分子生物学等为基础的检验方法,可以通过多种途径和不同标本进行检查诊断,及早了解疾病的发生及动态变化。诊断学的最大突破可能是通过个体基因的分析检查出与遗传因素有关的疾病,提供可靠的预测。在外科方面,利用高清晰的图像系统及微型器械将传统手术操作的创伤减少到最小程度。微创技术将作为一种技术被应用到各个专业里,在普通外科领域中将被普遍应用。随着未来科学技术的发展,传统的外科操作将可能被微创的、准确细致的器械操作所替代,如虚拟技术和三维立体可视技术的应用。达芬奇机器人手术无疑将成为微创外科发展的重要阶段,它主要是通过手术者操纵电脑来遥控机器人做手术,外科医生可以完全不接触患者,使手术更为准确并确保无误。21 世纪的外科特点之一就是"微创",使微创外科融合为普通外科的传统手术技术。显微外科将继续深入外科各分支领域。免疫排斥反应,这一器官移植最大的难题将被克服,甚至实现异种移植。在今后 20 年内,肺和肝移植将成为司空见惯的小手术。21 世纪治疗学上的最大突破将是基因治疗的广泛应用,可以设想通过基因的重组和修补,改造人体的生理甚至是心理的功能。生物智能时代的到来将使这一可能变为必然。新一代的宽频因特网使远程诊断迈向远程手术成为可能,人们可以为远在千里之外的患者进行手术治疗。纳米技术的不断发展将会为外科医生们带来更为先进的治疗设备。

(三)专业的日益分化和重组

随着现代外科学在广度和深度方面的迅速发展,现在任何一个外科医生已不可能掌握外科的全部知识和技能,为继续提高水平,就必须有所分工。因此,外科要进一步分为若干专科:有的按人体部位分,如腹部外科、胸心外科;有的按人体的系统分,如骨科、泌尿外科、脑神经外科、血管外科;有的是按患者年龄的特点分,如小儿外科、老年外科;有的是按手术的方式分,如整复外科、显微外科、移植外科;还有的按疾病的性质分,如肿瘤外科、急症外科。

综上所述,外科学经历了一段漫长的发展过程,从古代经验的积累阶段、近代直观思维阶段、二战后的理论思维阶段到现代的在理论思维基础上的新技术应用阶段。人类的认识经历了从实践到理论,然后又从理论到实践的过程,是一个逐步提高的过程,每一个阶段的发展都体现出医学综合的特点,是学科的交叉与渗透、分化与重组、融合与综合推动了外科发展的进程。

三、重要进展

1.微创外科优势凸现

微创手术已成为外科发展的主流趋势。近年来,微创外科的优势突出表现在手术的途径和方法,在手术的近期效果上,具有手术创伤小、准确性高、安全可靠及患者术后疼痛减轻、康复快、恢复早等优点。在腹腔镜手术领域中,我省已经能够完成多种高难度手术,如被誉为腹部手术中"珠穆朗玛峰"的腹腔镜胰十二指肠切除术,我省郑州大学第一附属医院等已常规开展,而且腹腔镜肝切除术或者机器人肝癌切除术在我省省级医疗中心已常规开展,且治疗效果已与开放手术相当。

2.我省外科领域特色新技术、新业务已达到全国领先水平

(1)2019 年骶神经调节术已在河南成功开展并为广大病友带来非常不错的效果。骶神经调节术(sacral neuromodulation,SNM)是利用介入技术将低频电脉冲连续施加于特定骶神经(骶三神经),以此剥夺神经细胞本身的电生理特性,人为激活兴奋或抑制神经通路,调节异常的骶神经反射弧,进而影响并调节膀胱、尿道/肛门括约肌、盆底等骶神经支配靶器官的功能,从而达到治疗效果的一种神经调节技术。以文建国教授为领头人的郑州大学第一附属医院尿控团队自 2019 年开展骶神经调节术以来,已为 100 余例患者解除病痛,其手术量及手术效果达国内领先水平。

(2)郑州大学第一附属医院儿童尿动力中心为我省领先于全国的一个特色专业。该中心成立于 2001 年,20 余年来,已完成上万例儿童尿动力检查,是全国成立最早、技术最先进的儿童尿动力中心。该中心的奠基人文建国在儿童尿控领域在国际、国内均享有盛誉。文建国任 ICS 第一届小儿泌尿外科学校首任校长,主编了国际首部《儿童和青少年临床尿动力学》、*Clinical Urodynamics in Childhood and Adolescence*(Springer International Publishing AG,2018)、我国首部《小儿尿动力学》(人民卫生出版社,2021 年)、《清洁间歇性导尿术文建国 2021 观点》(科学技术文献出版社)、《小儿泌尿外科手术图谱》(郑州大学出版社)、《小儿外科临床指南》(科学技术文献出版社),主译了《神经源性膀胱的评估与治疗》(人民卫生出版社),发表 200 余篇小儿尿动力相关的 SCI 论著,在国际、国内均处于领先水平。

(3)制定全国儿童尿控领域指南。2021 年,文建国牵头发表《儿童膀胱过度活动症诊断和治疗中国专家共识》,以及《儿童遗尿症诊断和治疗中国专家共识》,为全国儿童排尿异常的常见病制定全国指南,提示我省在该领域处于全国领先水平。

四、目标计划

(一)积极承办全国学术会议

拟承办中华医学会第十届全国小儿尿动力和盆底学术年会。分会主委现任中华医学会小儿外科分会小儿尿动力和盆底学组组长,该学组拟在 2022 年在河南举办中华医学会第十届全国小儿尿动力和盆底学术年会。

(二)加强医学会自身建设,扩大医学会在社会中的影响力

为了使我们的医疗科技更好地服务人民,扩大在社会中的影响,我们制订了切实可行的工作计划,做到每季有活动,月月有安排,内容包括医务人员业务培训、科研项目立项申报、卫生知识宣传和讲座、街头名医专家义诊等活动,我们专业委员会均派遣专家及有关医、护、卫技人员为群众进行疾病诊治和医疗咨询。结合形势,抓好培训,做好医学继续教育,不断提高医疗质量。

(三)发挥领头羊作用

使在全国处于领先地位的外科学领域继续发挥领头羊作用,做好榜样,带动外科学其他亚专业的发展。多向北京、上海等外科学发达的国家大型医疗中心取经、学习,让我省相对较弱和短板外科亚专业迎头赶上,造福我省更多的百姓。

我省外科学领域在"十四五"开局之年及中国第二个百年新征程起点之际提交了一份满意的答卷。在当前世界百年未有之大变局中,广大外科同道应激流勇进、再攀高峰,推动我省外科向着更高质量的独立自主发展道路继续迈进。

(河南省医学会外科学分会第七届委员会　文建国)

河南省微创外科学学科发展研究报告

摘要

　　微创外科是通过微小创伤或微小入路,将特殊器械、物理能量或化学药剂送入人体内部,完成对人体内病变、畸形、创伤的灭活、切除、修复或重建等外科手术操作,以达到治疗目的的医学科学分支。微创手术利用高精尖的图像系统及微型器械,将传统手术操作的创伤减少到最小程度,是一项重大的技术革新,是未来外科发展的方向。自1986年德国外科医生Muhe完成了世界上首例腹腔镜胆囊切除术,到现在妇科、泌尿外科、肝胆外科、胃肠外科、骨科等专业也均已采用内镜完成多种手术,微创手术愈来愈成为手术的主流选择。我省早在20世纪末便开展了宫腔镜、腹腔镜、输尿管镜、膀胱镜等内窥镜手术;随着腔镜设备的不断改进和机器人技术的兴起,我省在微创外科领域发展迅猛,精准微创的诊疗理念在不同亚专科都得到了广泛的开展、应用,同广大患者的求医心理状态相契合,得到了国内外同行及患者的广泛认同。河南省医学会微创外科学分会回顾、总结当前各亚专业重要的学科进展,希望广大同道能共同进步,为微创外科事业创造更好的未来。

一、胃肠外科专业

　　随着4K技术、3D技术、荧光腹腔镜及手术机器人在胃肠外科亚专科领域的广泛应用,由省内一些专家牵头发起了一系列的临床研究,证实了新技术的变革、进展给临床广大患者带来的获益。近3年达芬奇手术机器人在我省内装机量进一步提升,已有多家单位配备装机,例如郑州大学第一附属医院、河南省人民医院、河南省肿瘤医院、郑州中心医院等,各类机器人微创手术已破千例,并发表了临床研究的成果论文,使我省在国内外机器人手术外科领域占有一席之地。中华医学会外科分会腹腔镜与内镜外科学组委员、河南省医学会微创外科学分会主任委员,河南省人民医院张超近年来提出的3D腹腔镜下平行重叠吻合在结直肠癌根治术中的应用在近年来国际会议上提出并视频展示。在自然腔道取标本(NOSES)和减孔腹腔镜的胃肠肿瘤根治术领域,张超提出推广的3D腹腔镜保留左结肠动脉在经自然腔道取标本(NOSES)直肠癌根治术中的应用和河南省肿瘤医院李智团队开展推广的减孔腹腔镜结直肠癌根治术,获得了国内同行的一致认可。李智作为副主编参与编写了《腹腔镜胃肠手术笔记》，省级多家大型三甲医院已逐步尝试开展并推广经肛门的直肠癌根治术（taTME）以及机器人胃肠肿瘤根治术，在国内相关领域达到先进水平。微创减重代谢手术近年来也在我省内重点开展应用。我省已有多个减重团队或个人在自媒体平台做科普宣传讲解，大大加深了普通民众对这一微创技术的理解和认识。其中由我省多家医院（河南省人民医院、洛阳市中医院、中国人民解放军联勤保障部队第 988 医院、安阳市人民医院）共同参与发表了《大中华减重与代谢手术数据库 2020 年度报告》，也标志着我省的减重代谢微创手术治疗迈入国内第一方阵。近年来省内适宜技术推广 4 项，在 29 个下级县市推广应用，分别为腹腔镜腹股沟疝无张力修补、腹腔镜下腹壁切口疝修补术、3D 腹腔镜保留左结肠动脉在直肠癌根治术中的应用、腹腔镜胃癌根治术 D2 淋巴结清扫的要点与规范。同时积极参与协办河南省腔镜基本技能大赛，并鼓励微创外科委员积极参加省内医学科普活动，推动微创外科理念在广大群众中的理解认知。

二、肝胆外科专业

随着科技的不断发展、手术技术不断完善，目前我省微创外科肝胆外科亚专业常规可实施腹腔镜下肝切除、脾切除、胰十二指肠切除、胰体尾肿瘤切除等肝胆胰外科疾病治疗，具有丰富的经验，并形成了自己的特色；对各种肝脏良恶性肿瘤，采取以精准肝切除等手术为主，介入、射频、微波、海扶刀、免疫、生物等综合治疗，大大提高了恶性肿瘤患者的治愈率和生存率。对于各种胆道良恶性肿瘤、胆道囊状扩张等疾病，采用以手术为主的综合性个体化治疗方案。对胆石症的治疗，综合应用手术、胆镜、腹腔镜等手段，大大降低术后结石残留率，取得良好的根治效果。对于各种胰腺良恶性肿瘤、胰腺外伤、急慢性胰腺炎、胰管结石、胰腺畸形等疾病的诊疗具有丰富的经验，特别是对于胰腺癌的治疗，开展规范胰十二指肠切除，结合术前后放化疗、分子靶向、微创、粒子植入、海扶刀治疗等手段。器官移植方面，我省在肝移植领域处于国内领先水平，成功开展胰肾联合移植、肝肾联合移植、小肠移植原位活体肝肾联合移植、成人间活体肝移植、成人跨血型活体肝移植等多项高难度移植术。同时我省多家单位拥有机器人辅助技术，能常规开展实施机器人辅助肝肿瘤切除、脾切断流、胰体尾切除术。在手术技术革新和完善的同时，我省肝胆外科亚专业相继成立了"河南省高等学校肝胆胰外科与消化器官移植重点学科开放实验室""河南省消化器官重点实验室"和"郑州市肝胆胰疾病与器官移植医学重点实验室"，加强学科基础研究，并多次参与国内外学术交流，举办、承办各种学术会议及学习班，促进我省肝胆外科学科的总体发展和进步。但在我省肝胆胰外科疾病诊治取得长足进步的同时，对于肝胆疾病相关的基础研究、诊断和治疗技术等方面还面临诸多挑战。

三、泌尿外科专业

微创是现代医疗先进技术的重要组成，也是医学发展的必然。我省泌尿外科早在 20 世纪 80 年代便开展了输尿管镜检查、膀胱肿瘤电切、前列腺电切等内窥镜手术，随着腔镜设备的不断改进和机器人技术的兴起，微创在泌尿外科的应用范围更加广泛，技术也更加成熟。目前本省泌尿外科微创手术的比例高达 70% 以上。尤其近 3 年来，学科成果业绩斐然，突出表现在内镜、腹腔镜和手术机器人 3 个方面,有效减少术后并发症发生,提高患者的生活质量。

回顾这 3 年的学科发展,不难看出,河南省泌尿外科微创领域的突出成绩是全省泌尿外科同仁共同努力的结果,无一不凝聚着前辈、后辈们的辛勤汗水和智慧结晶。展望未来,河南省泌尿外科学界决心在河南省医学会泌尿外科学分会的领导下,继往开来,进一步加强医、教、研全面发展,为本省泌尿外科微创事业的发展做出更大的贡献,创造更大的辉煌。

四、骨科专业

骨科运动医学是由骨科学、创伤学及运动学等学科综合发展起来的临床交叉学科。由于运动损伤的特殊性以及运动人群对早期康复和重返运动的迫切要求,微创外科成为运动损伤治疗的重要工具。关节镜微创技术已经成为运动创伤治疗的重要手段并不断创造出新的、疗效更好的手术方式和更积极、有效的康复措施。其最大优点是微创、治疗针对性强、疗效可靠、恢复快,是骨科运动医学的主要治疗手段。在我省交叉韧带重建、半月板疾病的治疗、滑膜病变等一系列骨关节相关疾病在关节镜的辅助下已经常规开展。同时关节镜在髋关节、踝关节、肘关节等的应用范围正逐渐扩大:例如应用于髋关节游离体的取出、髋关节盂唇损伤、滑膜性疾病的诊断和滑膜切除;肘关节游离体取出,类风湿性肘关节滑膜炎的滑膜切除活检,关节镜监视下关节内骨折撬拨复位等均已相继开展。关节镜技术作为骨科成熟的微创技术,通过设备的不断改进和手术技术的提高,将来可应用于全身大小关节,甚至应用于关节外手术,例如关节镜监视下臀肌挛缩的松解。在关节镜直视监视下,可通过小切口完成复杂的骨科手术,减少手术的创伤和痛苦,使患者更快康复。

骨科运动医学在我省蓬勃兴起发展的同时,我们应当看到其更重要的任务是:如何学习国外的先进经验规范和提高我省骨科运动医学和关节镜医生的诊断和操作水平,加强临床研究,让更多的医生受惠、患者受益,保证我省骨科运动医学事业健康发展。

五、妇科专业

妇产科微创外科的范围不仅包括腹腔镜、宫腔镜、经阴道手术及各种路径的介入治疗技术,还包括不同类型小切口外科手术,其中内镜是微创外科的主流手术。河南省在 20 世纪 90 年代末将微创内镜技术应用于妇科,从传统的开腹手术到腹腔镜手术再到国际最先进的达芬奇机器人,妇科微创技术的发展使传统的妇科诊疗技术发生了深刻变革,并在很大程度上影响和改变着妇科发展。目前已经形成了以妇科内镜等微创技术为主要特征的特色专科,可以诊治妇科的所有常见病和疑难病例,专科水平达到国内先进水平;其中普通妇科微创、妇科肿瘤微创、盆底障碍性疾病微创、单孔腹腔镜、机器人腹腔镜等妇科微创技术在国内名列前茅。

微创、快捷、专业。虽然我们做了大量的工作,但对于妇科内镜技术在省内的普及还有很多的工作要做,很长的路要走。我们应该走出去,多交流多学习,专门人才精细化配备,并引进专用的先进治疗设备,同时省级医院多向基层医院开展适宜技术培训,提升基层工作人员水平。

六、胸外科

随着时代的不断发展,胸外科的治疗也越来越精准化。胸外科的整体治疗模式也步入了百花齐放、百家争鸣的时代,更新层面涉及肺癌早期筛查、手术、辅助、新辅助、免疫治疗,食管癌外科和新辅助治疗等多个领域。近年来胸外科专业不断吸收新知识,吐故纳新,使其不断成熟,更加丰满。基础理论及相关理念得到了不断更新,组织工程和3D打印等新材料和新技术在临床逐渐得到应用,尤其在微创外科、器官移植、肿瘤的规范化治疗等方面取得了重大进展。高新科技在胸外科领域得到广泛应用,减轻手术创伤,简化手术程序,缩短手术时间,提高手术疗效,降低术后并发症的发生率,促进了患者的康复。

胸外科微创技术需要更多地结合疾病本身治疗的进步而发展,拥有达芬奇机器人的医院省内新增数家,常规开展机器人手术,逐步实现国内先进及领先。手术室将向数字化、智能化、无屏化、高清和3D化转变。绿色手术室将成为下一步努力的方向。清晰度更高的3D腔镜及裸眼3D将成为主流。图像识别的人工智能化将能辨认重要组织,机器人将更智能化,并具备力反馈。5G或6G将使微创手术远程指导及VR教学带来可能。分子靶向的研究结合图像识别使我们能更容易识别肿瘤与正常组织,使手术更精准、更简单。腔镜与内镜技术将共享技术平台,逐渐跨界融合。胸外科微创技术的微创新乃至革命性创新发展,将促使整个学科群建设进入新的发展空间。

河南省是人口大省,我省微创外科起步相对较早,又得益于我省病例资源丰富,我省微创外科发展水平在国内整体处于领先地位。以腹腔镜、胸腔镜、关节镜、机器人等微创手术设备为依托的微创诊疗模式已经成熟。我省微创手术数量位于国内领先地位,但手术质量参差不齐,省级三甲和县乡基层医疗机构微创手术设备、人员水平、手术质量及术后预后尚存在差异。目前省内微创外科领域,已有部分专家团队联合相关专业国内顶尖中心团队开展多中心前瞻性临床研究,但我省基础机制研究、原研设备创新、专利成果转化及高质量前瞻性临床研究领域相对薄弱,仍存在提升空间。

在提升保证微创手术数量的同时,保证手术质量的同质化也是河南省医学会微创外科分会重点工作之一。我分会目前也在积极着手建立全省范围的外科手术质量控制计划,通过制定结合我省特色的相关手术操作规范,明确手术指征、流程,并向基层医疗机构进行宣讲和培训,规范手术操作流程。通过建立全省微创外科手术质量控制计划数据库,录入成员单位相关手术指标,定期对成员单位的术者进行授权考核并进行手术质控。对于考核通过合格者可进行手术授权,从而规范我省微创外科手术流程,保证微创手术质量的前提下提高微创手术率。期待河南省的微创外科发展愈来愈精湛,与国内、国际前沿更进一步地接轨。

(河南省医学会微创外科学分会第六届委员会　张　超)

河南省微生物学与免疫学学科发展研究报告

摘要

微生物学和免疫学作为临床医学的重要组成部分,为疾病预防、诊断、治疗和预后判断提供重要信息。微生物学与免疫学的发展随着科学技术进步和临床医学的发展而不断发展,从最原始的手工法到目前的全自动分析,从细胞水平发展到分子生物学水平。随着生物化学、生物物理学、分子生物学、免疫学、遗传学与基础学科的迅速发展和相互渗透,应用新技术研发的新型仪器设备和诊断试剂大量涌现,极大地丰富和促进了微生物学和免疫学理论及应用技术、科研教学的发展,使微生物学与免疫学成为运用高新技术手段、具有独特理论体系的学科。纵观近3年我省微生物学与免疫学领域的发展,在科研平台建设、学科发展、人才培养、基础研究、应用基础研究、科研成果转化、科普教育等方面发展取得丰硕的成果,极大程度地推进了微生物学与免疫学领域的发展,为全省人民健康做出巨大的贡献。但我们也清晰地认识到,我省微生物学与免疫学在整体设备、标准化程度、临床认可度、科研创新能力、临床服务能力、高水准人才培养等方面与先进地区或国家存在一定的差距。鉴于此,本报告从多个方面阐述近3年我省微生物与免疫学专业领域现状和与国内外先进微生物学与免疫学领域的差距,以期为我省在微生物与免疫学领域进一步发展提供参考。

一、我省微生物学与免疫学专业领域现状

(一)基础理论方面

微生物学与免疫学研究在解析新型冠状病毒(COVID-19)与人体免疫系统的互相作用机制方面取得了诸多突破性进展,为揭示 COVID-19 发病机制、核酸及抗原抗体检测试剂的研发、寻找有效治疗方法、设计开发新型疫苗提供了关键证据。天然免疫系统的抗原识别与炎症应答、细胞死亡的分子调控机制和免疫学效应以及神经系统与免疫系统的交叉调控等领域取得诸多创新性成果,如 lnc-Cxcl2 的新 lncRNA,发现在病毒感染过程中 lnc-Cxcl2 可通过抑制肺上皮细胞 Cxcl2 表

达进而抑制中性粒细胞介导的肺组织炎症反应,为控制肺组织炎症损伤和提高病毒感染等炎症性疾病治疗效果提供了新方向;还有研究发现,CD4＋Th17 细胞参与路易体痴呆症(Lewy body dementia,LBD)的神经元退化,为 LBD 的诊断和治疗提供了潜在靶标等。

(二)临床转化应用方面

近 3 年我省微生物学与免疫学领域在新冠肺炎和肿瘤等免疫相关重大疾病的免疫学原理和防治手段方面同样取得较大的进展,将基础研究运用到临床治疗,如研发针对 COVID-19 抗体药物显示出具有良好的效果和巨大的前景;CAR-NK 细胞治疗在治疗血液系统肿瘤领域显示出较好的应用前景;CAR-T 细胞用于治疗恶性胸膜肿瘤的临床试验,结果显示,靶向的 CAR-T 细胞治疗和 Pembrolizumab(PD-1 单抗)联合治疗是可行且安全的,在恶性胸膜疾病患者中可发挥抗肿瘤疗效,为使用 CAR-T 细胞和 PD-1 阻断剂进行联合免疫治疗实体瘤开辟了新的方向。这些进展不仅对微生物学与免疫学专业发展具有重大理论创新意义,而且对于促进疾病的预防治疗、维护人类健康也起到重大推动作用。

(三)科研学术成果

科研学术是推动学科发展的源动力。为推动我省微生物学与免疫学学科发展,近 3 年我省在微生物学与免疫学领域获得国家自然科学基金资助项目、河南省杰青项目、河南省优青项目、河南省卫生人才项目、医学科技攻关项目共计百余项,极大地促进了我省微生物学与免疫学领域基础研究、应用基础研究和临床应用攻关研究。近 3 年中多项国家级课题通过研究顺利结题,如 3 项国家自然科学基金面上项目和 7 项国家青年科学基金项目,分别为"沙门氏菌毒素效应蛋白 SifA C-端结构域毒力功能机制的研究""线虫病原细菌感知宿主的信号调控机制""旋毛虫烯醇酶(TsEno)激活宿主纤溶系统协助幼虫侵入肠黏膜的机制""在 HBVcccDNA 形成过程中细胞 DNA 修复系统的作用""免疫抑制性受体 TIGIT 介导弓形虫特异性 CD8＋T 细胞衰竭及其逆转机制研究""旋毛虫保护性抗体靶向抗原 ATPA 在幼虫侵入肠上皮细胞中的作用及机制""少见 CTX-M 基因型鉴定及其耐药机制研究""旋毛虫成虫侵入蛋白的筛选、鉴定及作用机制""线虫病原细菌与宿主肠道共生菌互作机制研究""新型 HBV 抑制剂干扰病毒分泌并下调 PreS 和 PreC/C 转录水平的分子机制"。这些国家级科研项目的顺利结题,共产出期刊论文 38 篇、专利 13 项、会议论文 2 篇,显著提升了我省微生物学与免疫学领域在寄生虫防控、常见细菌病毒防控方面的科研能力。

在发表高水平科研论文方面,近 3 年来我省微生物学与免疫学领域在 *THE LANCET Infectious Diseases*、*ADVANCED SCIENCE*、*BioMed Research International*、*Microbial Pathogenesis*、*ANALYTICAL AND BIOANALYTICAL CHEMISTRY*、*Nature*、*Nature Communications*、*Gut*、*Jama* 等高水平期刊发表学术论文近百篇,将我省在多重耐药菌的耐药机制及流行病学研究、肿瘤免疫治疗、嵌合抗原受体(chimeric antigenreceptor,CAR)T 细胞治疗等领域取得的成果在国际平台上展示。如质粒介导的多黏菌素耐药基因 mcr-1 在临床标本及禽畜类标本中的流行病学情况、河南省碳青霉烯类耐药肠杆菌科细菌(CRE)主要碳青霉烯酶类型及替加环素耐药基因分析、河南省耐多黏菌素肺炎克雷伯菌和大肠杆菌替加环素和多黏菌素耐药情况及机制分析等流行病学研究、CAR-NK 细胞治疗、iNKT 细胞用于肿瘤的免疫学治疗及表观基因治疗展现出良好前景。在肿瘤早期诊断方面,我省的研究者采用定制癌症驱动基因编码蛋白的蛋白芯片筛选多种常见肿瘤的肿瘤相关抗原自身抗体，为肿瘤早期诊断提供新的候选生物学标志物。在免疫诊断技术方面，研究者通过优化第二反应抗体耦联化学及荧光信号制备免疫检测信号放大试剂盒。其中用于免疫组织化学检测的 MicrostackerTM 免疫显色试剂性能达到世界领先水平，具有极高的推广应用价值。

（四）学科建设

在学科建设及发展上方面，微生物学及免疫学近年来获批了多个省重点学科及省实验室。郑州大学基础医学、河南大学基础医学、河南科技大学基础医学、河南中医药大学基础医学、河南中医药大学医学技术、新乡医学院基础医学均获批为第 9 批一级学科重点学科。省级实验室新增了龙湖现代免疫实验室，该实验室由河南农业大学、郑州大学牵头建设，聚焦人与动物生命健康和生物医药产业需求，以建设"国家级科研创新平台、国家级生物医药产业孵化平台、国家级生物安全智库咨询平台"三大平台为目标，开展免疫学基础与转化领域中的共性、变革性乃至颠覆性的科学技术研究，在现代免疫科技领域实现基础研究"顶天"、产业转化"立地"。其余重点实验室还包括漯河市耐碳青霉烯类肺炎克雷伯菌耐药表型分析重点实验室、免疫与靶向药物河南省重点实验室、分子诊断与医学检验技术河南省协同创新中心。国际联合研究实验室中河南省肠道微生态与糖尿病防治国际联合研究实验室、免疫与模式动物河南省国际联合实验室、河南省消化系统肿瘤免疫与代谢国际联合实验室、河南省荧光探针与肿瘤靶向成像国际联合实验室的研究内容都与微生物学及免疫学技术及理论有着密不可分的关联。

（五）临床检测、诊断实验室建设

近 20 年来，我国检验医学学科水平飞速发展，检验医学在疾病的诊断、治疗、预防等方面发挥着越来越重要的作用，医学实验室的建设已成为衡量医院水平的重要指标之一。实验室建设硬件方面，自动化设备、质谱仪、分子生物学以及二代测序等越来越多地应用于微生物学与免疫学实验室的日常工作，尤其是三甲医院，极大程度地提高少见菌、苛养菌、厌氧菌、真菌的检出率及鉴定准确度，并显著缩短了致病菌鉴定环节的时长，为临床的治疗争取了宝贵的时间。软件主要包括人员素质、标准化（包括 ISO 15189）及临床沟通，随着实验室质量观念的深入人心，随着医学实验室对检验流程的进一步规范，对报告时间和检验结果的更严格的要求，越来越多的医学实验室已经意识到规范化实验室管理的重要性。ISO 15189《医学实验室质量管理体系》作为全球医学实验室先进的实验室管理理念，其权威性、公正性、规范性、科学性和系统性已经得到普遍的接受。通过认可，不但能使实验室人员综合素质和学术能力得到极大的提升，提高医学实验室质量和能力，不断完善工作流程以及提高工作效率，同时通过实验室认可也是实现不同实验室间的结果互认的重要抓手，加快国际接轨，促进国际间交流。近年来我省临床实验室对标国际领域标准，河南省三门峡市中心医院医学检验中心、郑州千麦贝康医学检验实验室有限公司、郑州艾迪康医学检验所、郑州迪安医学检验所、河南中医药大学第一附属医院、郑州金域临床检验中心、洛阳正骨医院医学检验中心、郑州颐和医院检验医学中心、安阳市人民医院医学检验中心、阜外华中心血管病医院医学检验科均通过 ISO 15189 实验室认可。

（六）科普教育

临床微生物公益大讲堂作为线上教学及交流平台,参会方式便捷,授课内容覆盖面广,汇聚了众多国内微生物领域专家在线授课,自创办起给众多微生物专业从业者提供了良好的学习机会,在疫情常态化防控背景下极大程度地推进了微生物学与免疫学专业知识的传播及新理论、技术的推广。微生物学与免疫学科普教育平台众多,河南省微生物联盟公众号、各级微生物专业系列讲座、新乡医学院王辉主办的免疫学信息网、人体健康与免疫科普丛书《疾病诊断篇》、新乡医学院第一附属医院主办的免疫快报 ImmunoExpress 科普公众号等,广泛促进了微生物学与免疫学检验的科普教育,极大提高了民众对微生物学与免疫学的认识。

（七）人才队伍

随着社会、民众对微生物学与免疫学的重视,我省微生物学与免疫学人才队伍建设在近几年发展较快,尤其是在各大高校得到很好的配置,具有博士学位者占比超 60%,具有高级职称者(教授、副教授)占比超 32%。在医院、疾控等单位从事微生物学与免疫学检验和教学的人员中硕士以上学历占比约 18%,高级职称占比约 10%,中级职称占比 50%,初级及其他占比 40%,高学历高职称人才需进一步提升。

（八）技术推广、成果转化

除上述国家自然科学基金课题获批的 13 项微生物专业成果专利外,安图生物作为河南省微生物及免疫学等多专业试剂、仪器研发的综合公司,在专利及成果转化方面取得了引人瞩目的成绩。

根据安图生物发布的 2021 年度报告,安图生物研发投入高达收入的 12.90%,取得了一系列创新成果,其中专利 822 项,包含国际专利 40 项,产品注册(备案)证书 596 项,取得了 341 项产品的欧盟 CE 认证;先后承担了国家、省、市科研项目数十项,参与 89 项行业标准制定。2021 年度获批设立河南省博士后创新实践基地,被评为全国第一批医疗器械标准实施标杆企业。

在免疫诊断产品方面,2022 年 3 月 23 日安图生物新型冠状病毒(SARS-CoV-2)抗原检测试剂盒-自测(胶体金法)顺利通过欧洲临床考核以及公告机构审核,获得欧盟 CE 证书。此次获证,标志着该产品可在欧盟国家和认可欧盟 CE 认证的国家销售。近期,安图生物人类免疫缺陷病毒抗体和抗原(p24)联合检测试剂盒(磁微粒化学发光法)顺利通过欧洲临床考核以及 TüV 南德意志集团审核,成功获欧盟 CE List A 认证。2020 年 10 月 26 日,安图生物丙型肝炎病毒 IgG 抗体检测试剂盒(磁微粒化学发光法)获得欧盟 CE 证书,这是安图生物磁微粒化学发光平台首个通过 CE 最高风险等级(List A 类)认证的产品。

同时,安图生物也是行业内为数不多的在微生物检测中有强大技术的企业之一,在微生物标准检测流程细菌培养、鉴定和药敏试验三大环节中,安图生物在细菌培养方面占据领先优势,在预制培养基方面拥有先进的四条生产线和核心技术工艺,其中培养基平板系列产品在国内市场份额较高,自动化血培养系统及配套培养瓶在国内细菌培养领域占据领先地位。在药敏试验方面,安图生物拥有多个药敏产品线,包括超过 20 种 E-test 药敏试纸条等。

免疫学技术推广及成果转化方面,河南大学研发的新冠抗原快速检测试剂,为疫情的防控做出了贡献;免疫检查点抗体疗法在各类实体肿瘤和血液肿瘤中取得了较大突破,临床适应证不断拓宽,显著改善患者预后、延长生存期。这些技术和成果在临床的应用,进一步推动免疫学的理论和检测技术的发展。自身抗体检测技术从定性检测升级到定量检测,从手工检测升级到自动化仪器检测,检测时间大大缩短,实现了检测高通量、自动化、标准化的飞跃。同时开展的检测项目也越来越多,越来越有针对性,满足临床的需求。

（九）设备研发

在我省政策、资金的大力支持下,我省微生物学与免疫学的设备研发尤其是高精尖设备研发取得较大进展,由安图生物推出的微生物鉴定 MALDI-TOF 质谱产品 Autof ms1000、全自动化学发光免疫分析仪 AutoLumo A6000 系列,丰富了我国微生物学与免疫学临床实验室检测设备,有力推动我省临床实验室检验技术的发展。

二、我省同国内外先进微生物学与免疫学领域的差距

在学科建设及发展上方面,我省高校微生物与免疫学专业相比全国同类专业仍有一定差距,虽然有多个省一级重点实验室,但国家级一流专业学科尚有空缺。我省对于学科建设仍给予了相当程度的重视,成立了多家省级实验室及国际联合研究实验室。实验室建设方面,技术推广、成果转化、设备研发方面,安图生物取得了一系列创新成果,其公司培养基、质谱仪等微生物产品在全国范围内均得到了广泛的推广和应用。

（一）目前河南省临床微生物学领域主要问题

1. 整体设备落后

质谱仪等新型细菌鉴定系统普及度低,医疗机构测序技术开展较少,基本都是外送第三方独立实验室,不利于少见菌的检出。

2. 标准化程度不够

目前全国通过 ISO 15189 认可的医学检验科近 400 家,独立医学实验室 100 余家,而我省通过 ISO 15189 认可的医学检验科仅有 6 家,独立医学实验室 4 家,远远落后于其他省份。

3. 临床认可度不足

微生物实验室与临床沟通少,多数停留在对标本不对患者的层面;临床科室对微生物室日常工作流程了解较少,致使临床医生对于微生物专业的认可程度低,需加强微生物专业与临床沟通及交流,形成良性循环。

4. 科研能力较差

科研学术成果方面,2019—2020 年度全国成功结题的微生物领域国家级课题共 714 项,其中国家级面上项目 372 项,国家青年科学基金项目 342 项。我省同期结题的微生物领域国家级课题有 10 项,仅占全国的 1.4%,同期发表的微生物领域的中文期刊文章仅占全国的 5.50%。

5.微生物开展项目较少

有些项目因没有物价或试剂无注册证无法开展,例如碳青霉烯酶酶型检测、CRE 耐药基因检测等。

(二)目前河南省临床免疫学检验专业主要问题

基础理论研究方面:我省免疫学研究在国家科技创新体系甚至医学与生命科学领域中的地位尚不够凸显,我们与发达地区的免疫学研究水平尚存在较大的差距和不足,山多峰少、亮点不多,尚缺乏受到或者有可能将受到国际同行认可的免疫学研究的独特性技术体系、突破性学术观点或者原创性免疫学学术思想。基础研究方面:缺乏成熟的实验动物模型,特别是独特性的疾病动物模型,条件性基因剔除小鼠模型制备体系尚不完善(新乡医学院在此方面正逐渐赶超)。

三、我省今后微生物免疫学发展方向

(一)学术研究

建议政府相关部门加强人才引进,如制定相关专业人才引进实施办法,进一步提高经费支持及经济补贴。争取在未来 3～5 年内引进微生物学与免疫学专业领军人才 5～10 名,侧重于肿瘤、感染、自身免疫性疾病等常见、多发疾病的机制研究及预防和治疗措施的建立、器官移植监测、新型疫苗的研究和开发、细菌耐药机制、多重耐药菌防治的研究等。积极鼓励发展快速、准确的诊断技术,对于发病率和死亡率很高的感染性疾病,特别对那些体外难培养的病原微生物,临床迫切需要快速且准确的诊断方法。

(二)学科建设

学科建设方面加强重点学科申报及重点实验室建设,建立"优胜劣汰"的竞争机制,争取在省内增加临床检验诊断学或医学检验专业的国家重点学科、微生物学与免疫学专业相关的国家重点实验室,以此提高河南微生物专业在国家层面及行业内的影响力。

(三)人才队伍

加强医院及医学院校人才队伍建设,提升师资力量。医院是知识密集型事业单位,人才是医院的基础,更是医院的核心竞争力,人才队伍决定医院可持续发展的能力,是实现医院高质量发展的根本。应提升医疗机构自身建设能力,筑巢引凤,增加对优秀人才的吸引力。

(四)多学科合作

微生物学与免疫学专业的发展离不开临床医学,临床的诊疗也离不开微生物学与免疫学检验。未来的目标就是要积极举行多学科的学术论坛及研讨会,邀请临床的重症、呼吸、感染等相关科室共同参与。医院微生物学与免疫学检验专业人员要积极参与医院内部或外部 MDT,结合多学科的优势,为临床诊疗提供更加专业、合理的意见。

（五）科普教育

未来对微生物学与免疫学检验专业的相关知识要加大科普宣传，以提高河南地区的整体水平，争取做出有影响力的公众号或视频平台。

（六）设备研发

全基因组测序技术为病原微生物的发现和培养诊断、病原体特性的快速鉴定、耐药基因检测、疫情暴发监测及流行病学溯源、疫苗开发及变异监测等方面带来了极大的便利，可与本土比较知名且比较专业的企业合作，如安图生物联合进行微生物学与免疫学检验专业的设备研发。

（七）临床实验室工作

寻找病原微生物、准确的药敏试验对感染性疾病做出准确、快速的诊断治疗至关重要，是临床实验室为临床服务的直接体现，为此需要从以下几个方面着手。

1. 提高微生物室对疑难病例的诊断能力

临床微生物室最基本的任务是确定感染性疾病的病原菌。因此衡量实验室水平的重要指标之一，是其对疑难病例的诊断能力。

2. 严格按照临床和实验室标准化协会（CLSI）制订的标准进行药敏试验

准确的药敏试验对于临床选择适当的抗微生物药物非常关键。随着细菌对抗生素耐药性的增加、新药的出现以及我们对抗生素药代动力学和药效学的深入认识，药敏试验方法在不断拓展，CLSI文件也在每年更新。应当指出的是，虽然近年来药敏试验取得长足进步，但仍然存在体内、体外药敏不一致的现象，特别是真菌的药敏试验，由于方法学本身的问题，其判定折点比较难以预测临床治疗效果。细菌室技术人员应当了解每种药敏试验的特点及局限性，懂得耐药机制，多与临床医生交流，逐步积累我们对于体内、外药敏不一致现象的认识。

3. 发展快速、准确的诊断技术

对于发病率和病死率很高的感染性疾病，特别对那些体外难培养的病原微生物、检测特异性及灵敏性不高的激素类等小分子，临床迫切需要快速且准确的诊断方法。近年来，全基因组测序技术及质谱等技术的使用，为基因组研究带来了极大便利，为病原微生物的快速检出和培养诊断、小分子类激素炎症因子的检测、病原体特性的快速鉴定、耐药基因检测、疫情暴发监测及流行病学溯源、疫苗开发及变异监测等方面带来了极大的便利。

（河南省医学会微生物学与免疫学分会第六届委员会　许泼实）

河南省围产医学学科发展研究报告

摘要

围产医学是研究分娩前后一定时期内孕产妇及胎婴儿生理、病理变化和疾病防治的一门新兴学科,国际上把孕产妇死亡率和围产儿死亡率作为衡量一个国家经济文化水平和医疗卫生水平的主要标志之一。在中华医学会及省医学会的领导和指导下,于2008年第2届围产医学分会独立成立,分设5个学组:围产儿外科学组,高危妊娠学组,新生儿科学组,产前诊断学组,助产学组。并成立了青年委员会。专委会现由主委1名、副主委6名、常委13名、委员73名组成,青年委员56名。自成立以来,提出防治我省主要围产期疾病战略重点,加强产科质量控制,注重技术推广,组织制定和完善我省围产期疾病诊治临床路径、技术规范和临床指南。

疫情期间崔世红主任委员牵头,协助省卫生健康委员会制定了《河南省新冠肺炎流行期间儿童和孕产妇管理专家指导意见(第一版)》,修订了《新冠肺炎流行期间儿童和孕产妇管理专家指导意见(第二版)》。为加强母婴安全,配合卫生健康委员会在省市县成立了危重孕产妇救治中心和危重新生儿救治中心,成立了产科质量控制中心。完成国家级孕产保健专科建设、国家级新生儿保健特色专科建设、新生儿重症救护网络建设。为了补齐贫困地区妇幼健康发展短板,开展多次医疗扶贫的帮扶工作,带队参与"三区三州"产业扶贫工作和2020"健康手拉手"豫青妇幼帮扶共建系列活动。坚持多学科合作,提升危重孕产妇及新生儿救治水平。利用网络平台举办线上豫医健康科普知识活动。努力打造学科带头人,优化人才队伍结构,加强中青年骨干医师的培养,引进国外客座教授,重点发展科研建设。加强危重孕产妇及新生儿救治网络建设,并对其开展全方位的督导检查,开展救治中心质控工作。以区域产前诊断中心规划为基础,构建区域网络,吸引和培养专科人才。致力于不断提升妇幼健康服务水平,降低孕产妇、新生儿死亡率,提升危重孕产妇及新生儿救治水平。

下一步,将进一步加强危重孕产妇及新生儿救治网络建设,制定实施方案,明确工作目标及内容,健全上下联动,推进分级诊疗与双向转诊;加强培训,建立质控信息系统,上报数据,汇总分析;重视出生缺陷筛查,切实保障母婴安全,提高出生人口素质。利用网络平台开展继续医学教育及疑难危重病例讨论,以会促学形成闭环管理。

总之,专委会在崔世红主任委员的带领下将继续围绕《"健康中国2030"规划纲要》提出的"提高妇幼健康水平,构建出生缺陷防治体系,扩大新生儿疾病筛查"目标,继续开展围产期疾病和出生缺陷临床及基础研究,为降低我省孕产妇死亡率、新生儿出生缺陷发生率做出贡献!

围产医学是研究分娩前后一定时期内孕产妇及胎婴儿生理、病理变化和疾病防治的一门新兴学科,是将孕产妇和胎儿视作一个整体,更重视胎儿生理和病理的研究,改变了过去以孕妇为中心,胎儿为孕妇体内的寄生物的观念,更注意胎儿的健康素质。国际上把孕产妇死亡率和围产儿死亡率作为衡量一个国家经济文化水平和医疗卫生水平的主要标志之一。围产医学因此受到各国政府的重视。

在中华医学会及省医学会的领导和指导下,于2008 年第2 届围产医学会独立成立,分设5 个学组:围产儿外科学组,高危妊娠学组,新生儿科学组,产前诊断学组,助产学组。并成立了青年委员会。专委会现由主委1 名、副主委6 名、常委13 名、委员73 名组成,青年委员56 名、自成立以来,提出防治我省主要围产期疾病的战略重点,负责制定围产期疾病临床研究协同创新平台,建立共享机制,落实运行管理,加强研究投入,注重技术推广,组织开展多中心临床研究并加强产科质量控制以及组织制定和完善我省围产期疾病诊治临床路径、技术规范和临床指南,组织指导服务临床的培训和进行技术推广。

一、学科现状

目前研究方向包括出生缺陷方向、围产期疾病方向、新生儿脑损伤方向、胎儿医学及胎儿宫内治疗方向。科研工作上,累计发表SCI 收录论文100 余篇(总影响因子超过300);取得专利120 余项;转化应用7 项;取得国家自然科学基金青年基金4 项,面上项目4 项,联合基金重点项目1 项;获得省部级科技进步奖20 余项。其中新生儿科学组持续与瑞典哥德堡大学围产医学中心密切合作,进行相关新生儿脑损伤、早产儿严重并发症、母源性疾病等科学研究,并进行线上国际学术会议以及定期开展学科发展线上讨论;参与美国耶鲁大学 Sheng Chih Jin 教授撰写的"Mutations disrupting neuritogenesis genes confer risk for cerebral palsy"一文,发表于 *Nature Genetics* 杂志,影响因子超过27。

在崔世红主任委员的牵头下于2017 年11 月获批成立河南省妇产疾病(围产医学)临床医学研究中心,依托郑州大学第三附属医院,联合郑州市中心医院、洛阳市中心医院协作单位等以及睢县妇幼保健院等覆盖全省妇幼保健网络基层单位,建立了包括中心、市级协作成员和基层网络成员的三级临床研究协同创新网络。中心建设上逐步完善体系内制度机制等,建立覆盖省、市、县、乡、村五级医疗机构临床研究网络体系;建立生物样本库,取得4 项软件著作权;开展出生队列研究并已有产出;实现了宫内治疗技术的历史性突破7 项,完善了院内宫内治疗技术规范和操作流程14 项,临床新技术备案3 项,制定我省产前筛查和新生儿筛查技术规范5 项,制定我省孕产妇及新生儿死亡前10 位死因抢救流程,制定省级及以上培训课件并制作或评分标准4 项;积极寻求合作,开展多中心研究10 余项。疫情期间牵头组织保健、临床专家,依据国家诊疗方案,梳理国内相关专家共识,协助省卫生健康委员会制定了《河南省新冠肺炎流行期间儿童和孕产妇管理专家指导意见(第一版)》,修订了《新冠肺炎流行期间儿童和孕产妇管理专家指导意见(第二版)》。

(一)人才队伍

人才队伍方面,努力打造学科带头人,加大优势学科人才培养力度,优化人才队伍结构,着力于加强中青年骨干医师、校级骨干教师或学术技术带头人的培养,定期选派师资力量到国外深造,派出多名青年骨干医师赴北京大学第三医院、北京大学第一医院、香港中文大学威尔斯亲王医院、广州医科大学附属第三医院、上海市第一妇婴保健院、贝勒医学院等国内外实力强大、技术先进的医院学习,引进新技术,不断提高孕产妇救治能力。定期邀请国外专家至我省指导工作,讲授新知识、新理念。引进数十名国外客座教授,充分调动一切可利用因素重点发展科研建设。

(二)学科建设

学科建设方面,二孩政策放开以后,高龄孕产妇增加母儿安全问题显得越来越突出。为加强母婴安全,在河南省卫生健康委员会的领导下,全体围产人积极投入保障母儿安全的工作中。配合卫生健康委员会在省市县成立了危重孕产妇救治中心和危重新生儿救治中心,有力地保障了河南省的孕产妇及新生儿的安全,使河南省孕产妇死亡率、新生儿死亡率均低于国家平均水平,成立了产科医疗质量控制中心。

完成国家级孕产保健专科建设、新生儿重症救护网络建设、国家级新生儿保健特色专科建设,完善了临床设施及相关配套设施,提高超早、极早产儿救治成功率和生存质量,并加大遗传代谢性疾病、出生缺陷性疾病诊治等专业的投入,新生儿脑损伤的预后评估与早期干预研究达国内领先水平。

获批国家级母婴安全优质服务单位、中国妊娠糖尿病规范化诊疗合作中心、河南省医学重点学科、河南省中美围产医学国际联合实验室、河南省新生儿重症救护技术人员培训基地、河南省新生儿重点实验室、河南省新生儿疾病筛查中心、河南省新生儿脑损伤重点实验室、河南省小儿脑损伤重点实验室、河南省婴幼儿脑积水疾病诊疗中心、河南省儿童重症救护中心、河南省儿科疾病临床医学研究中心、河南省基因诊断精准医学研究院士工作站、河南省围产医学中心、河南省产前诊断中心、河南省产前基因检测工程研究中心、河南省妇幼超声诊断中心。

拥有2个层次的出生缺陷数据库。其中国家级2项:中国妇幼卫生监测数据直报系统 V3.0(出生缺陷医院监测、出生缺陷人群监测)和中国疾病预防控制信息系统(项目地区出生缺陷管理);省级1项:河南省妇幼健康管理平台。以上数据均由郑州大学第三附属医院整理上报,充分利用和有机整合覆盖全国的育龄人群孕前优生健康风险监测网和国家级出生缺陷监测网络,建立全省多中心统一标准的出生缺陷大数据网络平台,准确掌握我省出生缺陷现状,建立基于出生缺陷大数据平台,并收集生活行为方式、膳食营养、慢性病、药物、大气污染、食源性污染物及职业环境等暴露数据,以及包括出生缺陷在内的妊娠结局数据。其中采用出生缺陷医院监测为基础的监测方法,全省75所监测医院,均为县级及县级以上医院、妇幼保健机构,其中国家监测点37所,省级监测点38所。监测对象为在监测医院内出生的妊娠满28周至出生后7 d的围产儿,包括活产儿、死胎、死产儿。

(三)服务能力

服务能力方面,开展围产医学相关药物临床试验(GCP)10余项,针对卢氏县、上蔡县、鲁山县、光山县、睢县等开展多达 33 次医疗扶贫的帮扶工作，为了补齐贫困地区妇幼健康发展短板，带队参与"三区三州"产业扶贫工作和 2020"健康手拉手"豫青妇幼帮扶共建系列活动：2020 年 7 月在崔世红主任委员的带领下与墨玉县妇幼保健院、和田地区妇幼保健站、洛浦县妇幼保健院、果洛州妇幼保健院等贫困地区进行对口帮扶工作；2020 年 9 月，崔世红主任委员带领专家团队深入青海省妇幼保健院、大通县妇幼保健院、互助县妇幼保健院、循化省妇幼保健院、海西州妇幼保健院 5 家医院开展帮扶活动。同时积极参与国家组织实施的"贫困地区儿童营养改善项目"，并参与我省该项目实施方案、监测评估方案、督导考核方案等制定；开展多种形式的科普工作。每年举办国家级继续教育培训班数十期，选派人员参加国际学术会议、全国线上学术会议。定期有计划开展组织名医名家"走基层·送健康"系列公益活动、豫医健康科普知识讲座等线下及线上系列活动。每年开展小型 20 期以上临床技能培训，组织 20 次以上专家团到基层进行巡讲指导。

目前拥有出生缺陷检测数据库，产前诊断（片区产筛高风险转诊）数据库以及新生儿免费"两病"筛查、免费听力筛查数据库。2017 年我省开始免费开展预防出生缺陷产前筛查和新生儿疾病筛查，筛查出的高风险孕妇和严重出生缺陷胎儿均得到了规范的医学处置，有效降低了出生缺陷的发生。

加强多学科合作，提升危重孕产妇及新生儿围产期救治水平。更好地管理危重孕产妇及新生儿，降低孕产妇死亡率，提高新生儿远期生存质量。①率先建立了集产前—产时—新生儿住院期-出院后随访为一体的链式早产儿及危重新生儿管理模式，加强与产科密切合作，对危急重症孕产妇及新生儿，积极开展多学科讨论（MDT）等，并不定期开展产儿科合作讨论会；②积极开展新生儿神经重症救护单元、神经调节辅助（NAVA）通气、一氧化氮吸入、体外膜氧合等新技术，与小儿神经科、影像科、小儿心胸外科等科室建立紧密合作；③与医院病理科合作开展新生儿疑难病例尸体解剖；④与产前诊断及检验科密切合作，进行疑难危急重症患儿基因监测等技术，提升疑难病、罕见病、遗传代谢性疾病的诊治能力。⑤成立了遗传与产前诊断多学科会诊团队，联合国内外多家知名医疗机构开展疑难和罕见病远程会诊。

（四）科普教育

科普教育方面，利用媒体、抖音、快手、微信公众号等平台举办线上豫医健康科普知识活动。

（1）在河南健康网为河南省云上妇幼平台录制专题讲座；在河南广播电视台《健康大河南》节目录制"世界早产儿日"特别节目，线上听众 6 万余人；河南广播电视台名医在线《呵护早到的天使》；大象融媒录制新生儿科普节目；河南文化产业大厦省医学科普学会科普讲座《新生儿黄疸再认识》等。

（2）在云上妇幼、云上胎儿医学平台，针对高危妊娠管理、危重新生儿救治技术、胎儿医学等热点话题，开展科普讲座；并于院内河南幸福家庭科普教育栏目进行围产医学、新生儿医学相关科普宣传工作。

（3）积极举办科普能力展示赛，成立河南省医学科普学会产科学专业委员会，得到省内各单位医务人员的积极响应，反响良好。

（4）组织人员积极参加院级、省级，乃至全国科普能力大赛，青年学组委员夏磊获河南省第三届科普能力大赛提名奖、2019 年全国青年医师科普能力大赛优秀奖及十佳传播力作品奖。

（五）技术推广

技术推广方面,致力于不断提升妇幼健康服务水平,降低孕产妇、新生儿死亡率,提升危重孕产妇及新生儿救治水平,持续开展高危妊娠、胎儿医学、产前诊断、新生儿复苏、危重新生儿管理等技术推广讲座和培训工作:①线上线下进行多地河南省医学会名医名家"走基层·送健康"活动;②进行"三区三州"产业扶贫工作和2020"健康手拉手"豫青妇幼帮扶共建系列活动;③组织援疆医疗队专家至哈密进行业务指导及技术推广;④定期选派博士服务团,到基层开展为期一年的服务锻炼,提升当地危重孕产妇及新生儿救治水平,进行相应技术推广;组织专家至基层巡讲、定点帮扶;⑤举办河南省医学适宜技术推广项目,赴濮阳、栾川、息县、虞城、登封、宝丰等地进行技术推广。新生儿窒息复苏技术培训使全省新生儿窒息率有很大程度的下降,全省新生儿窒息死亡率由原来的第1位下降到目前的第2位。

（六）成果转化

（1）小剂量促红素已经应用在NICU的临床工作中,用来防治极早早产儿脑损伤及其不良神经预后的发生。进一步的研究集中在胎龄小于28周的超早早产儿的防治效果评估以及学龄前期预后随访。

（2）振幅整合脑电图已经成为NICU新生儿脑功能监测的常规检查,特别是针对早产儿以及有神经系统疾病风险的足月儿,对脑损伤的早期诊断和预后评估均具有较好的临床应用价值。

（3）2020年完成出生缺陷诊断试剂盒注册1项,即"胎儿染色体非整倍体(T21、T18、T13)检测试剂盒(半导体测序法)的临床试验"。

（4）2021年实验室开展的药物临床试验"21、18、13和性染色体倍型检测试剂盒(荧光PCR-毛细管电泳法)临床研究"已完成临床试验部分,后续工作积极开展中。

（5）胎儿染色体非整倍体体外诊断试剂盒注册及应用:与东莞博奥木华基因科技有限公司完成体外诊断试剂盒注册(注册证号:国械注准20203400708),即"胎儿染色体非整倍体(T21、T18、T13)检测试剂盒(半导体测序法)的临床试验"。目前该试剂盒已应用于临床,惠及13 080名患者,累计成果转化765万元。

（6）构建染色体人工智能(AI)检测技术平台,目前染色体全自动收获制片、扫描、智能分析一体化工作站已经建立,临床数据、系统性能分析评测等工作正在有序开展。构建检测平台,将彻底改变传统的染色体核型分析全人工实验操作,步骤多、周期长、后续核型分析程序复杂的现象,拥有广阔的应用前景。

（7）建立管理完善的出生缺陷三级防控管理体系,包括建立了出生缺陷疾病筛查的同质化标准,保证各个层级的筛查质量;建立了完善的省市县管理体系、技术服务体系和信息管理体系,确定了238家项目合作单位;建立了"河南省妇幼健康管理平台",开展线上质控和线下现场指导相结合防控模式;产生软件著作权4项。在此基础上,截至2020年底,全省已成功申报1 713例出生缺陷儿,共发放救助金1 019.2万元,为贫困患儿家庭提供经济帮助,提高救助患儿生活质量及诊断治疗率和患儿健康水平。

二、研判发展趋势

（1）加强危重孕产妇及新生儿救治网络建设。利用河南省危重孕产妇救治及新生儿重症救护网络平台，对省、市、县三级危重孕产妇及新生儿救治网络进行了完善，建立了上下联动、应对有序、运转高效的救治、会诊、转诊网络。加强全省各级危重孕产妇及新生儿救治中心的统一协调管理，形成市级管县级、省级指导市县级的管理模式，定期上报危重孕产妇及危重新生儿救治中心患儿诊治情况。根据国家卫生健康委制定的《危重孕产妇救治中心建设与管理指南》及《危重新生儿救治中心建设与管理指南》，参照不同级别建设标准，积极推进市、县级危重孕产妇及新生儿救治中心建设；在加强标准化危重孕产妇及新生儿救治中心建设的同时，指导非危重孕产妇及新生儿救治中心医疗机构规范开展急救、分诊、评估、转运、治疗工作。

（2）积极开展形式多样、内容丰富的高危妊娠管理、危重新生儿救治培训。针对疫情常态化下产科及新生儿病房医院感染防控、高危妊娠管理、孕产妇死亡评审、新生儿死亡评审、超早产儿的救治等热点问题进行培训。同时，针对产后出血、羊水栓塞、子宫破裂、胎儿医学、新生儿复苏、外周中心静脉导管（PICC）置管、呼吸支持等核心技术开展专题培训。推进了我省危重孕产妇及新生儿救治水平的提升。

（3）对危重孕产妇及新生儿救治中心开展全方位的督导检查。联合河南省医院感染质量监控中心、河南省护理质量监控中心开展全省医疗机构孕产妇及新生儿医疗救治和感染防控工作评价考核工作，重点对省、市、县各级孕产妇及新生儿救治机构进行感染防控的检查和督导，优化转诊流程，落实院感防控的重点环节及防控措施。

（4）开展了全省危重孕产妇及新生儿救治中心的质控工作。部署河南省危重孕产妇救治及新生儿重症救护质量控制重点工作，借助河南省危重孕产妇及新生儿重症救护网络工作平台，建立河南省危重孕产妇、危重新生儿救治中心工作群，纳入全省所有的市、县级危重孕产妇及新生儿救治中心，进行协调管理；定期通过网络上报救治数据，旨在汇总分析，发现救治中的重点问题及短板，有针对性进行培训和指导，进一步提升救治能力。

（5）以区域产前诊断中心规划为基础，增加业务用地，增加仪器设备的管理和投入。完善管理制度，完善信息化建设，与国际接轨，构建区域网络，吸引人才和培养专科人才。把握政策，打造品牌技术，以科研为抓手，联合开发前沿技术，拥有自主知识产权。依托培训和宣传，以"两个中心"为抓手，利用产筛、产诊三级网络，进一步扩大合作单位，加大转诊力度，推动适宜技术推广，真正实现"小病不出市，疑难有通道，区域化管理"的保健管理理念。

三、制定目标规划

（1）进一步加强危重孕产妇及新生儿救治网络建设，在省卫生健康委的领导下，制定河南省危重孕产妇及新生儿救治网络建设实施方案，明确工作目标及工作内容，加强对各级危重孕产妇及危重新生儿救治中心的引领与管理，遴选合理的质量控制评估指标，定期分析指导，切实提升救治能力，提高医疗质量。

（2）充分利用和发挥河南省危重孕产妇及危重新生儿重症救护网络的作用，健全上下联动、应对有序、运转高效的危重孕产妇及危重新生儿救治、会诊、转诊网络，推进分级诊疗与双向转诊。

（3）加强危重孕产妇及新生儿救治中心人员培训，通过形式多样的培训、远程会诊、专家查房等，积极开展基层帮扶培训、督导，提高医护人员的救治能力。

（4）建立河南省危重孕产妇及新生儿救治中心质控信息系统，对数据进行上报，通过数据汇总分析，发现救治中的建设中存在的问题及短板，以针对性开展培训与督导，并定期（半年或 1 年）发布危重救治中心救治与质控报告。

（5）利用"豫医平台""云上妇幼""云上胎儿医学""基于 5G 的新生儿重症监护智慧协同平台"等提供网络化、数字化、个性化、持续化的在线课程及医学教育，开展疑难危重病例讨论。

（6）进一步整合巡讲活动资源，提高巡讲效果，加强现有组织形式、巡讲专家组成等方面的管理，科学制定巡讲计划，组织基层讲座、继续教育活动、病例比赛、技能比赛、层级选拔，相互提升。加强与各地市之间的交流，以会促学形成闭环管理，扩大基层围产领域诊疗工作的学术技术水平。

（7）重视出生缺陷筛查，三个片区相关负责人落实工作，协助民生实事工作的开展，对孕产妇进行筛查、转诊，切实保障母婴安全，减少新生儿出生缺陷，提高出生人口素质。

专委会在崔世红主任委员的带领下将进一步研读《中国妇女发展纲要（2021—2030）》（2021年）、《健康儿童行动提升计划（2021—2025 年）》、国家卫生健康委办公厅《关于进一步加强产科专业医疗质量安全管理的通知》（2020 年 7 月 23 日）、《"健康中国 2030"规划纲要》、国务院办公厅《关于推进分级诊疗制度建设的指导意见》（2015 年 9 月 11 日）、《国家卫生计生委关于加强母婴安全保障工作的通知》国卫妇幼发〔2017〕42 号的精神。在三孩政策放开以来，高龄孕妇、多胎、多产孕妇增加，妊娠合并症及并发症也相应增加，不断开展引进新技术，加强基础及临床研究，推动我省围产期疾病领域医学科技创新体系的发展，加强学科建设，重视人才建设及引进，加快学科发展，不断提升妇幼健康服务水平，完善危重孕产妇和新生儿救治体系，构建出生缺陷防治体系，扩大新生儿疾病筛查，为妇女儿童提供安全、有效、便捷、温馨的高质量妇幼健康服务，为降低我省孕产妇死亡率、新生儿出生缺陷发生率做出贡献！

（河南省医学会围产医学分会第四届委员会　崔世红）

河南省物理医学与康复学学科发展研究报告

摘要

在各级政府、医学会和医疗机构的重视与支持下,我省康复医学近年来发展迅速,康复学科规模不断扩大,学科建设逐渐规范,人才队伍不断加强,科研创新、技术水平和服务能力逐步提高。

康复医学现状:近年来我省康复医学科基础和临床研究取得快速进步。基础研究针对康复常见病及多发病开展,如老年退行性疾病的康复机制研究、脑性瘫痪遗传基因学研究技术、通督醒脑针在调控脑卒中后认识障碍的机制等,取得一系列国家级、省厅级课题立项和研究成果。临床研究针对康复常见疾病、多发疾病和疑难问题,围绕临床康复关键技术展开研究攻关,重点开展脑卒中全周期康复、颅脑损伤促醒和认知康复、脊髓损伤神经源性膀胱康复、儿童发育康复、肺康复、运动康复等技术研究创新,取得一系列课题立项、新业务、新技术和研究成果,并把研究成果大力推广应用,带动我省康复医学水平逐步提升。

学科水平不断提升,河南省二级以上综合医院均开设有康复医学科,二、三级康复专科医院不断增多,各医疗机构康复医学科在发展中形成不同业务特色,亚专科发展快速,整体形成了亚专科齐全、业务特色突出、学科建设水平快速提升的局面。随着康复医学科的蓬勃发展,人才队伍快速加强,我省康复医学从业人数及素质较前显著提升。全省现有康复专业技术人员 15 000 余人,康复医师、康复治疗师、康复护士分工协作,组成一支素质优良、专业过硬的康复团队。近年来我省康复医学科积极加强与国内外康复机构合作与交流,出国进修、访学学者 9 人,接受境外进修学者 4 人,出境参加国际会议 9 人,中外合作项目 58 项。积极与国内先进康复机构建立合作,现与上海复旦大学附属华山医院、四川大学华西医院、南京医科大学第一附属医院等多家康复中心建立合作,参与多中心研究,促进我省康复医学发展。

三级康复模式即临床早期康复、专业康复机构康复、社区康复或乡镇卫生院康复,在康复医学科建设中得到快速发展。随着三级康复模式的推广,我省各级医院康复医学科与各临床科室加强合作,组建多学科团队,开展临床早期康复,促进学科交叉融合发展,提升学科服务能力。近年来随着我省各级医疗机构康复医学科建设加强,分级诊疗和康复医疗服务网络逐步形成,康复服务能力大幅提升。我省康复医学科主要通过义诊、健康讲座、微信公众号、订阅号、新闻媒体、抖音等形式进行科普宣传,开展康复科普教育,大力提升群众对康复知识的认知。

发展趋势:加强康复医学科建设,加强康复人才培养与引进,提升科研创新能力,探索创新康复模式,加强三级康复模式和分级诊疗,整体提升学科水平,促进学科高质量发展。重症康复、肿瘤康复研究、早期快速康复、中枢神经损伤的再生与修复、智能化康复设备的研发与应用是康复发展重点方向,大数据时代开展多中心联合研究攻关和跨学科联合研究攻关有助于提升研究能力和技术突破。基于循证康复、精准康复、再生康复及数字康复,综合协调地应用医疗康复、教育康复、工程康复、职业康复及社会康复,最大限度使其智慧化与产业化,最大程度地预防、恢复或改善病、伤、残所导致的功能障碍。

目标规划:以习近平新时代中国特色社会主义思想与《"健康中国2030"规划纲要》为指导,以人民健康为中心,以国家卫健委等八部委《加快推进康复医疗工作发展意见的通知》和河南省卫生健康委等7部门发布《河南省加快推进康复医疗工作发展的实施方案》为准则,加强康复学科建设,创新康复模式,加大人才培养与引进力度,提高科研创新能力,提高康复服务水平,初步构建与经济社会发展水平相适应、与人民对康复需求相匹配的优质高效的康复医疗、康复教育、康复科研与管理体系,推动康复医学整体进入高质量发展,为落实国家的基本医疗卫生制度提供康复保障。

在各级政府、医学会和医疗机构的重视与支持下,我省康复医学近年来发展迅速,康复学科规模不断扩大、学科建设逐渐规范、人才队伍不断加强、技术水平和服务能力逐步提高。围绕脑卒中、脊髓损伤、儿童发育迟缓、脊柱侧弯、骨质疏松、骨关节炎、心肺及外科手术等康复常见、疑难问题,加强医工结合,积极开展基础和临床关键康复技术研发,在昏迷促醒、认知康复、肺康复、运动康复、吞咽康复、儿童发育、神经源性膀胱康复、骨关节炎康复、疼痛康复、重症康复、术后快速康复等方面的中西医康复新技术和新产品研发不断取得突破,产出一系列专利和科研成果,并大力推广应用,大幅提升我省康复医学水平。国内外合作交流加强,多学科合作逐渐紧密,三级康复模式逐步完善,临床早期康复和基层康复得到重视和发展,分级诊疗逐渐形成,推动我省康复医学整体快速发展。

一、康复医学现状

(一)基础研究

近年来我省康复医学科针对康复常见病及多发病开展基础研究,如老年退行性疾病的康复机制研究、脑性瘫痪遗传基因学研究技术、儿童发育障碍的分子医学研究技术、通督醒脑针在调控脑卒中后认识障碍的机制、昏迷促醒神经调控机制、疼痛康复机制、针灸在脑卒中康复治疗机制研究、富血小板血浆(PRP)治疗骨关节炎机制等,取得一系列国家级、省厅级课题立项和研究成果。近3年来,我省康复医学领域获批国家自然科学基金7项,研究内容包括缺血性卒中后抑郁康复机制、脑损伤后学习记忆障碍、孤独症、视神经脊髓炎、患儿发育迟缓、疼痛康复机制等,获批省部级科研课题19项、厅级科研课题39项、各类校级及推广专项课题26项。这些获批基础科研项目无论在数量上还是质量上均较以前有很大提升,聚焦基础研究支持临床康复技术突破,有力支撑康复创新发展。

（二）临床研究

我省康复医学科针对临床康复常见疾病、多发疾病和疑难问题，围绕临床康复关键技术展开研究攻关，重点开展脑卒中全周期康复、颅脑损伤促醒和认知康复、脊髓损伤神经源性膀胱康复、儿童发育康复、肺康复、运动康复、吞咽康复、脊柱侧弯康复、疼痛康复、骨关节炎康复、疼痛康复、重症康复和术后快速康复等技术研究创新，取得一系列课题立项、新业务、新技术和研究成果，并把研究成果大力推广应用，带动我省康复医学水平逐步提升。2021年9月，河南省人民医院和郑州大学第五附属医院获批河南省康复临床医学研究中心，这将推动我省康复临床研究和科研平台建设，加强科研成果转化，提升我省科研水平。近年来，我省康复医学领域承担2项国家级重点研发项目，分别为郑州大学第五附属医院郑鹏远院长主持国家重点研发计划"主动健康和老龄化科技应对"重点专项"医养结合服务模式与规范的应用示范"和河南中医药大学一附院白艳杰主持国家重点研发计划中医药现代化研究重点专项"'通督醒神'康复方案治疗中风后轻度认知障碍的循证优化研究"，这推动医养结合服务模式和中风后轻度认知障碍中医药康复快速发展，建立该领域的河南模式。近年来康复领域获批省部级临床科研课题16项，厅级科研课题50余项，各类校级及技术推广专项课题20余项。另外，我省康复医学科积极和国内外知名康复机构加强合作，与美国威斯康星医学院、美国北德州大学健康科学中心、澳大利亚墨尔本脑瘫中心、德国瓦尔堡医学康复中心等国外康复机构建立科研合作与交流，与上海复旦大学附属华山医院、四川大学华西医院、南京医科大学第一附属医院等多家康复中心建立临床科研合作，作为分中心参与课题研究，整体提升了我省临床科研水平。

（三）学科建设

河南省二级以上综合医院均开设有康复医学科，二、三级康复专科医院不断增多，学科水平不断提升，其中河南中医药大学第一附属医院和新乡医学院第一附属医院康复医学科被国家中医药管理局授予国家重点临床专科。我省各医疗机构康复医学科在发展中形成不同业务特色，神经康复、骨科康复、儿童康复和疼痛康复仍为传统优势亚专业，重症康复、盆底康复、心肺康复、老年病康复、术后快速康复等新兴亚专科发展快速，整体形成了亚专科齐全、业务特色突出、学科建设水平快速提升局面。三级综合医院康复医学科不但承担康复临床和科研工作，而且多为康复住院医师规范化培训基地和研究生、本专科康复治疗师实习基地（其中郑州大学第一附属医院和河南省人民医院康复医学科为国家重点住院医师规培基地），承担教学培训任务，形成了集康复临床、教学、科研为一体特色临床专科。康复医学科大多设置运动康复大厅、言语吞咽治疗室、作业治疗室、物理因子治疗室、中医传统治疗室等康复治疗部门，配备运动、作业、言语、吞咽、理疗、支具等康复设备，开展现代康复和传统康复，形成中西医结合康复特色。近年来我省康复机构陆续引入了智能康复机器人、平衡训练系统、步态分析与训练系统、等速肌力训练测试系统、天轨悬吊系统、经颅磁刺激、脑机接口等先进康复设备，有力支持康复技术发展，加强新业务、新技术的研发与推广，从而支撑学科水平提升。

（四）人才队伍

随着康复医学科的蓬勃发展，我省康复医学从业人数及素质较前显著提升。全省现有康复专业技术人员 15 000 余人,康复医师、康复治疗师、康复护士分工协作,组成一支素质优良、专业过硬的康复团队,其中高级职称 85 人,具有博士、硕士学位的有 300 余人。先后有 30 余人荣获"全国中医临床特色技术传承骨干人才""中原英才青年拔尖人才""河南省教育厅学术技术带头人""河南省名医名家志愿服务队优秀个人""中国康复医学会优秀康复医师""全省康复工作先进个人""中国康复医学会优秀青年康复护士"等荣誉称号。现任中华医学会物理医学与康复分会委员 2 人,青年委员 1 人;中国医师协会康复医师分会常委 2 人,中国康复医学会专科分会主委 2 人,副主委 6 人,常委 10 余人。

(五)学术成果

近年来我省康复学科加快人才培养与引进的同时,加大基础和临床研究,提升科研创新水平,在常见疾病和疑难危重疾病康复研究方面取得一系列成果。近 3 年发表康复相关 SCI 论文 42 篇,中华系列核心论文 40 篇,核心期刊 174 篇,主编及参编专著 79 部,授权国家发明专利 36 项,实用新型专利 145 项。获批国家自然科学基金 7 项,荣获省部级奖项 3 项,厅级及科普成果奖等 54 项,获批各类康复相关临床、科研、康复工程中心 27 个。

(六)国内外学科合作

近年来我省康复医学科积极加强与国内外康复机构合作与交流,出国进修访学学者 9 人,接受境外进修学者 4 人,出境参加国际会议 9 人,中外合作项目 58 项。组织开展 THIM 神经康复精品班、意大利脊柱侧弯国际认证学习班、肌骨疼痛诊疗先进技术等培训 9 次。特别是河南省儿童医院引进美国威斯康星州医学院刘学诚医学团队、澳大利亚墨尔本脑瘫中心主任郁孟德,开展精神运动康复、感知觉输入、前庭激活、听乐治疗等技术在儿童康复中的应用研究,积极申报婴儿头颅畸形的诊断标准及头盔软件的开发研究等方面的科研项目。积极与国内先进康复机构建立合作,现与上海复旦大学附属华山医院、四川大学华西医院、南京医科大学第一附属医院等多家康复中心建立合作,参与多中心研究,促进我省康复发展。

(七)多学科合作

三级康复模式即临床早期康复、专业康复机构康复、社区康复或乡镇卫生院康复,在康复医学科建设中得到快速发展。随着三级康复模式的推广,我省各级医院康复医学科与各临床科室加强合作,组建多学科团队,开展临床早期康复。康复医学科与各个相关临床科室合作,有的建立临床科室康复治疗室,开展床旁早期康复,将康复工作前移至重症医学科、神经内科、神经外科、骨科、呼吸内科、胸外科、胃肠外科、产科等病区,建立临床-康复一体化合作模式,完成入院患者及时康复治疗,满足临床科室及患者的康复需求,提高临床治疗效果。多学科合作典型模式为加速康复外科,近年来在外科领域发展迅速。这个模式是外科与康复医学、麻醉、营养、心理等学科联合组成多学科合作团队,以循证医学证据为基础,以减少手术患者的生理及心理的创伤应激反应为目的,对围手术期处理的临床路径予以优化,从而减少围手术期应激反应及术后并发症,缩短住院时间,促进患者康复。康复医学科与骨科、心脏外科、胸外科、神经外科、肝胆外科、胃肠外科等临床科室合作,组建多学科团队,开展临床合作与研究,促进学科交叉融合发展,提升学科服务能力。

(八)服务能力

近年来随着我省各级医疗机构康复医学科建设加强,康复服务能力大幅提升。三级综合医院、中医院和三级康复医院重点为急危重症和疑难复杂疾病患者提供康复医疗服务,在区域内承担科研创新、人才培训、技术指导、研究成果推广等任务,发挥帮扶和带动作用;二级综合医院、中医院及专科医院康复医学科重点为诊断明确、病情稳定的恢复期患者提供康复医疗服务,社区和乡镇基层医疗机构为需要长期康复的患者提供基本康复医疗服务;以基层医疗机构为依托,居家康复医疗服务正在探索中。各级医疗机构通过托管、城市医疗集团、县域医共体、专科联盟、远程医疗等多种形式,逐步建立定位明确、分工协作、上下联动的康复医疗服务网络,分级诊疗逐步形成,康复服务能力大幅提升。

(九)科普教育

我省康复医学科主要通过义诊、健康讲座、微信公众号、订阅号、新闻媒体、抖音等形式进行科普宣传,开展康复科普教育。2020—2021 年,河南省医学会组织专家进行名家名医下基层义诊、健康讲座和线上科普讲座,康复医学先后有 50 余人次专家参与各项科普活动,传播脑卒中、脊髓损伤、颈椎病、小儿发育迟缓等疾病康复知识。各级医院康复医学科建立网站、订阅号、微信公众号、抖音等宣传康复科普知识,康复专家通过广播、电视、报纸的健康栏目科普脑卒中、颈椎病、骨关节炎等常见病的康复知识,大力提升群众对康复知识的认知。

(十)技术推广

我省康复医学科积极开展新业务、新技术的引进与创新,通过讲座培训、现场技术指导和培训、线上培训等方式,积极推广新业务、新技术和适宜技术,提升学科技术水平。近 3 年来,河南省医学会开展适宜技术下基层活动,先后筛选康复适宜技术 8 项,培训指导县级医院开展脑卒中规范化康复、神经源性吞咽障碍规范化评估与康复治疗、脊髓损伤后神经源性膀胱规范化康复、加速康复外科围术期康复等适宜技术,开展适宜技术培训 30 余场次,下基层技术指导培训 20 余次,培训基层康复专业人员 1 000 余人次,提升基层医院康复技术水平。各级医院康复医学科通过举办各种新业务新技术培训班、实用康复技术培训、培训讲座或现场技术指导,推广康复技术。河南省医学会、河南省康复医学会及其他学术团体组织专家开展名医名家下基层、"康复中原行"等活动,辐射河南省大部分县市,现场指导培训开展新技术,推广适宜技术,促进学科发展。

(十一)成果转化

我省近 3 年共获得发明型专利 31 项,包括一种医疗康复用下肢训练装置,一种可调节温度式可温度交替式的空气压力波仪器,一种儿童神经行为康复装置等。共获得实用型专利 136 项,包括一种儿科脑瘫行走康复训练用平衡杠、一种趣味儿童护理喂药装置、一种儿科用带挡板的护理床、一种儿童髋关节锻炼康复装置、医疗儿童喂药装置等。其中多项已完成临床转化,并填补了多项国内及省内空白,获得多项国内领先。

（十二）设备研发

我省多家医院近年来完成了多项康复相关设备的研发：河南科技大学第一附属医院近几年研发便携式家庭上肢康复设备1套，与机构康复相结合，适用于偏瘫患者、高位截瘫患者、脑瘫患者以及手部骨折术后关节活动术受限的患者，极大减轻了神经损伤患者家属护理成本和负担；河南中医药大学第三附属医院近年自主研发臭氧水治疗仪1台，用于开展臭氧治疗；河南中医药大学第一附属医院研发了中药汽疗机，该汽疗机与中药特色方剂结合，将特殊工艺处理的中药液进行超声雾化后，对特定区域进行药透治疗，达到治愈和预防疾病的目的。另外，多项康复设备的研发正在进行中：河南省中医院与郑州安杰莱智能科技有限公司共同进行智能偏瘫康复机器人的研发，此项目为全球首台基于人工智能技术的偏瘫下肢康复训练机器人；河南省中医院科研团队还与河南省元化医疗器械有限公司进行中医四诊仪器的研发，此项目以中医理论为指导，应用现代科学技术手段对中医诊断所依据的信息进行采集、分析、处理，并进行健康状态辨识和调整建议、疗效评估、慢病管理等的技术服务；新乡市第一人民医院康复医学科正在进行的课题"无创针灸在华忆夹脊穴的应用研究"，旨在设计一种低频电刺激设备作用于华伦夹脊穴以达到治疗目的，通过现代技术手段对信息分析，提高疾病康复效率。

二、发展趋势

（一）发展方向

加强我省康复医学科建设，以三级医院康复机构为引领，建立三级康复模式，大力推进康复分级诊疗，加快优质康复资源下沉和区域均衡布局，促进我省康复医学整体发展。加强康复人才培养与引进，提升科研创新能力。加强康复新技术引进与创新，加强多学科联合科研攻关，提高科研成果，并大力推广应用，提升康复服务能力。

（二）差距和短板

1. 康复人才不足

我省康复专业技术人员数量大幅提升，康复团队已经形成。但基层医疗机构康复人才缺乏，高层次研究人才不足，特别是博士研究生、博士后研究生缺乏，人才引进与培养有待进一步加强。

2. 科研能力较低

康复医学领域科研创新能力逐步提升，但在研国家级课题和发表高质量文章的数量不多，尤其是国家级重点科技攻关项目和影响因子高的SCI学术论文较少，整体科研能力仍较低，基础和临床科研能力有待进一步提高。

3. 康复科普宣传需要加强

近年来人民群众对康复的认知度有所提升，但仍处于较低水平。广大群众对康复治疗对象和康复技术认识缺乏，康复科普宣传需要加强。

4.国内领先技术较少

我省康复医学科开展物理治疗、作业治疗、言语吞咽治疗、康复工程以及针灸推拿传统康复等康复技术,技术水平逐步提高,但国内领先技术较少,学科在全国影响力仍有待提高。

5.三级康复模式需进一步完善

我省部分医院建立了三级康复模式,积极推进早期临床康复,加强与社区或乡镇卫生院联系,支持开展基层康复。但大多数医疗机构康复医学科三级康复模式不健全,早期临床康复和基层康复薄弱,需进一步规范和完善。

(三)发展趋势

加强康复医学科建设,加强康复人才培养与引进,提升科研创新能力,探索创新康复模式,加强三级康复模式和分级诊疗,整体提升学科水平,促进学科高质量发展。我省康复医学基础和临床研究主要集中在康复常见疾病、多发疾病和疑难问题方面,神经康复、骨病康复、疼痛康复、儿童康复的新技术研发及机制是目前研究重点。重症康复、肿瘤康复研究、早期快速康复、中枢神经损伤的再生与修复、智能化康复设备的研发与应用是康复发展重点方向,大数据时代开展多中心联合研究攻关和跨学科联合研究攻关有助于提升研究能力和技术突破。基于循证康复、精准康复、再生康复及数字康复,综合协调地应用医疗康复、教育康复、工程康复、职业康复及社会康复,最大限度使其智慧化与产业化,最大程度地预防、恢复或改善病、伤、残所导致的功能障碍。

三、目标规划

以习近平新时代中国特色社会主义思想与《"健康中国2030"规划纲要》为指导,以人民健康为中心,以国家卫健委等八部委《加快推进康复医疗工作发展意见的通知》和河南省卫生健康委等7部门发布《河南省加快推进康复医疗工作发展的实施方案》为准则,加强康复学科建设,创新康复模式,加大人才培养与引进力度,提高科研创新能力,提高康复服务水平,初步构建与经济社会发展水平相适应、与人民对康复需求相匹配的优质高效的康复医疗、康复教育、康复科研与管理体系,推动康复医学整体进入高质量发展,为落实国家的基本医疗卫生制度提供康复保障。

(一)加强康复医学科建设

按照《综合医院康复医学科建设与管理指南》《综合医院康复医学科基本标准(试行)》《康复医疗中心基本标准(试行)》及《康复医院基本标准》等文件要求,不仅要完成康复空间、设备、人员、专业、技术的标准化配置,规范管理,而且要根据医院不同级别的康复医疗服务标准、康复医学信息化建设标准、前移相关学科早期康复的设备需求进行配置。有条件的单位要超前布局智能化高科技设备如康复机器人、经颅磁刺激及导航、运动心肺功能及营养代谢测试系统、三维步态分析系统、康复互联网医院及物联网康复,早日完成康复空间、床位、设备、人员、技术及专业标准化配置,为康复医学学科发展奠定坚实的基础条件,加强软硬件建设。结合国家加强县级医院综合服务能力建设的有关要求,提升县级医院康复医疗服务水平。依托开展社区医院建设和持续提升基层医疗服务能力的工作平台,支持乡镇卫生院和社区服务中心设置康复医学科,为群众提供便捷、专业的康复医疗服务。

(二)加大人才培养和引进力度

按照《河南省加快推进康复医疗工作发展的实施方案》的目标要求,到 2025 年,每 10 万人口康复医师达到 8 人、康复治疗师达到 12 人。目前我省康复专业技术人员 15 000 余人,基层医院康复人才缺乏,硕博士研究生高学历康复人才较少,需加大人才培养与引进力度,增加基层医院康复人才和高层次科研人才,逐步建立一支数量合理、素质优良的康复医疗专业队伍。

(三)提高科研创新能力

坚持技术引进与自主研发并举、基础研究与临床研究并重。基于脑卒中、重症、儿童发育、肿瘤康复等临床重大需求,加强康复新技术的创新与引进,加强科研平台建设与成果转化,加强康复、工科、理科的跨领域合作,以再生、调控、人工智能三大突破点为抓手,形成省级研发、基层推广的康复科技创新网络。

(四)扩大康复科普宣传

加大康复科普宣传,提高群众康复知识,提升人民健康水平。我省康复医学科继续通过义诊、健康讲座、微信公众号、订阅号、新闻媒体、抖音等形式加大科普宣传,传播脑卒中、脊髓损伤、骨质疏松症、颈椎病、骨关节炎、小儿发育迟缓等常见疾病康复知识,大力提升群众对康复知识的认知。

(五)加强多学科合作

康复医学科加强与临床科室合作,组建多学科团队,开展康复医疗与外科、神经科、骨科、心血管科、呼吸科、重症、中医等临床相关学科紧密合作模式。以患者为中心,强化康复早期介入,推动加速康复外科,将康复贯穿于疾病诊疗全过程,提高医疗效果,促进患者快速康复和功能恢复。加强康复、工科、理科的跨领域合作,提升科研创新和康复服务能力。

(六)完善三级康复模式,加强分级诊疗

完善三级康复模式,加强临床早期康复和社区康复(或乡镇卫生院康复)建设,提升早期康复和基层康复服务能力。指导社区卫生服务中心、乡镇卫生院等基层医疗机构规范开展康复医疗服务,提高基层医疗机构康复医疗服务能力和水平。加强分级诊疗,各级医疗机构结合功能定位按需分类提供康复医疗服务。以基层医疗机构为依托,积极开展居家康复医疗服务。医疗机构借助托管、城市医疗集团、县域医共体、专科联盟、远程医疗等多种形式,健全不同医疗机构之间定位明确、分工协作、上下联动的康复医疗服务网络。

(河南省医学会物理医学与康复学分会第八届委员会　蔡西国)

河南省显微外科学学科发展研究报告

摘要

　　显微外科学是靠手术显微镜或者放大镜下吻合小血管技术发展起来的一门临床医学分支学科。借助手术显微镜提高了视力，医生的视野从宏观进入微观，使手术操作更精细和准确，由此提高了手术效果，解决了临床上以前许多肉眼下解决不了的难题，不但提高了手术质量和安全性，还避免和减少了对周围正常组织的损伤。显微外科学是 20 世纪诞生的一项重大技术，有力推动了外科整体水平的发展，而我国是国际上开展显微外科手术最早、数量最多的国家，始终处于国际领先行列。我省显微外科起步早，力量强，成绩斐然，在全国居于先进水平，某些手术技术居于显微外科领域前沿。从"人民的好医生"周礼荣到蜚声国内外的裴国献，从获得"中国显微外科杰出贡献奖"的贺长青到兢兢业业、埋头苦干的吴学建、周明武、田书建、谢振军，一代代河南显微外科人创造了一个又一个辉煌。近三年来，我省显微外科队伍在河南省医学会的指导下，在显微外科学分会的带领下，在基础研究、临床科研、学科建设、人才队伍、学术成果、国际合作、多学科建设、服务能力提升、科普教育、学术推广、成果转化、设备研发等方面得到了持续的发展和较大的提升。

　　河南省显微外科自 20 世纪 60 年代中末期开始进行显微外科技术和动物的实验研究，并逐步将这些技术应用于临床，具有悠久的历史传承和辉煌的过去。从"人民的好医生"周礼荣到蜚声国内外的裴国献，从获得"中国显微外科杰出贡献奖"的贺长青到兢兢业业、埋头苦干的吴学建、周明武、田书建、谢振军，一代代河南省显微外科医生经过近 60 年的风风雨雨、千锤百炼，不断汲取现代科学技术的最新成果，提高现代显微外科技术的实用性，丰富学科内涵，扩大临床应用范围，使我省显微外科技术始终走在国内的前列。近三年来，我省显微外科从业人员在河南省医学会的正确领导下，在显微外科学分会的带领下，勤劳奋发，砥砺前行。在基础研究、临床科研、学科建设、人才队伍、学术成果、国际合作、多学科建设、服务能力提升、科普教育、学术推广、成果转化、设备研发等方面得到了持续的发展和较大的提升。

一、科研建设

　　在河南省医学会显微外科学分会的带领下，以河南省人民医院、郑州大学第一附属医院、解放军 988 医院(原解放军 153 医院)、郑州仁济医院等为代表的显微外科同仁们不懈努力,创新发展,成绩斐然,硕果累累。

积极开展新技术、新业务:Ilizarov 技术联合有限软组织松解治疗马蹄足畸形的系列临床研究(河南省人民医院)、穿支皮瓣修复肿瘤切除术后遗留创面的系列临床研究(河南省人民医院)、包绕血管的 flow-through 皮管在上肢严重节段性毁损伤中的应用(河南省人民医院)、显微血管吻合技术在糖尿病足足踝部血运重建中的应用(河南省人民医院)、皮瓣移植术后血管危险风险预测模型的建立与应用(河南省人民医院)、复杂断指再植特殊血运重建方式的建立及应用(河南省人民医院)、Masquelet 技术差异化抗生素应用修复骨感染的临床研究(解放军 988 医院)、基于 MicroCT 骨内动脉造影三维可视化的拇指再造截骨方案研究(解放军 988 医院)。

1. 科研获奖

近三年我省显微外科专业科研获奖情况如下。

(1)2021 年"严重复杂肢体损伤体外血流桥接皮管等新术式的建立及应用"获河南科学技术进步奖三等奖(河南省人民医院)。

(2)2019 年"组织工程化周围神经修复大鼠坐骨神经缺损的实验研究"获河南省医学科技奖一等奖(河南省人民医院)。

(3)2020 年"系列皮瓣改良技术在四肢皮肤缺损中的应用"获河南省医学科技奖一等奖(河南省人民医院)。

(4)2022 年"复杂断指再植特殊血运重建方式的建立及应用"获河南省医学科技奖一等奖(河南省人民医院)。

(5)"张力可调式皮肤外固定装置,钩杆固定系统的开发及临床应用"获 2021 年河南省医学科技奖一等奖(郑州大学第一附属医院)。

(6)"皮肤弹性牵张法修复肢体皮肤缺损"获 2021 年河南省医学科技奖一等奖(焦作市第二人民医院)。

(7)"远端寄养指回植修复拇指 V 度缺损"获 2020 年河南省医学科技奖一等奖(焦作市第二人民医院)。

(8)"穿支皮瓣修复足踝部组织缺损的关键技术创新与应用"获 2021 年河南省医学科技奖二等奖(解放军 988 医院)。

(9)"特殊类型拇手指缺损再造"获 2022 年河南省医学科技奖二等奖(解放军 988 医院)。

(10)"手功能测量与重建的新方法"获 2022 年河南省医学科技奖二等奖(河南省中医院)。

(11)"四肢皮神经营养血管皮瓣在肢端皮肤软组织缺损中的应用"获 2020 年河南省医学科技奖二等奖(漯河市骨科医院)。

(12)"提高伴有多发伤的患肢再植成功率的诊疗方法"获 2019 年河南省医学科技奖二等奖(郑州仁济医院)。

(13)"手足部创伤性大面积复合组织缺损修复技术创新与应用"获 2021 年河南省医学科技奖二等奖(郑州仁济医院)。

(14)"自体骨髓浓集液和富血小板血浆促进骨折愈合的临床应用"获 2022 年河南省医学科技奖二等奖(三门峡中心医院)。

2. 著书立说

《Taylor 空间支架原理与应用》副主编(谢振军);《手外科全书》常务编委(谢振军、张建华);参编著作有《穿支皮瓣移植技术在创面修复中的应用》(谢振军、白辉凯);*Emergency Repairs of Degloving Injuries in Three Fingers*(张建华);《手与上肢重建手术策略与技术》(白辉凯);《远端蒂腓肠皮瓣》(白辉凯);《实用皮瓣重建手术图解》(白辉凯);《肿瘤整形皮瓣外科手术学:乳房再造》(白辉凯);《皮瓣切取入路图解》(白辉凯);*practical microsurgery cases*(侯建玺);《显微外科手术教程》(侯建玺);《中国显微外科传承与创新 2020》(侯建玺);《显微足踝外科学》(周明武、谢振军);《足踝外科解剖与创伤》(李士民);《临床骨科学》(杨涛);《简明骨科学》(陈佳)等。

3. 学术论文方面

近三年发表学术论文 SCI 类 6 篇,中华系列 60 余篇;核心期刊 50 余篇,专利 20 余项。

河南省显微外科同仁们在高质量完成大量且繁重工作的同时,不畏艰辛,利用业余和空闲的时间,不懈努力,创新发展,取得了骄人的成绩和荣誉,进一步推进我省显微外科学科的可持续发展,使我省显微外科继续迈向新的高度。

二、学科建设

学科建设的关键在人才的建设,学术技术水平也是以人为载体。因此,我省显微外科同仁们与国内外相关单位建立了长期的密切合作关系,多次派出显微外科精英去参观访问和进修学习,并常年开展学术交流与技术合作。学会先后组织召开了 13 次显微外科学术会议,举办了各种显微外科学习班、进修班。特别是近几年,河南省人民医院主办的"中原穿支皮瓣高峰论坛"和郑州仁济医院承办的"中国显微外科传承与创新论坛"在国内行业内品牌逐渐形成,极大地推动了显微外科学术交流和人才培养。

河南省医学会显微外科学分会第 7 届委员会(2018—2021 年)主任委员田书建,候任主任委员谢振军,副主任委员张耘、高嵩、段永壮、幸超峰、侯建玺、刘建慧;第 8 届委员会(2021—2024 年)主任委员谢振军,副主任委员周明武、侯建玺、宋文超、李红卫、张建华、刘屹林。现任主任委员谢振军,系河南省人民医院手足显微与创面修复外科主任,骨科主任医师。兼任中国医师协会手外科医师分会常务委员,中国医师协会显微外科医师分会全国委员,中华医学会显微外科学分会第 7、8、9、11 届全国委员,中华医学会手外科学分会第 6、7、8、9 届全国委员,中华医学会手外科学分会再植再造与皮瓣学组副组长,中华医学会手外科学分会中南地区分会主任委员,河南省医师协会手外科医师分会会长,河南省医学会手外科分会顾问,河南省医学会骨科分会显微修复学组组长。国际创伤与矫形外科学会(SICOT)中国部显微外科学会常务委员,亚太重建显微外科学会中国部委员。《中华手外科杂志》《中华显微外科杂志》《中华实用诊断与治疗杂志》《实用手外科杂志》等杂志编委。近几年来在核心期刊上发表论文 18 余篇,获成果 2 项,承担科研项目 4 项,先后参与全国多中心临床研究近 10 项,涉及严重肢体毁损救治、复杂肢体畸形治疗、复杂创面的修复等多种疾病,作为分中心主要研究者,近 3 年以第 1 名获河南省科学技术进步奖三等奖 1 项、河南省医学科技奖一等奖 2 项。技术特长:各种手部创伤、畸形、肿瘤等疾病治疗,手指再植与再造,周围神经损伤、卡压的治疗,臂丛神经损伤的修复和功能重建,各种皮瓣修复,创面治疗等。

特别欣喜的是,民营显微外科专科医院的杰出代表——郑州仁济医院的侯建玺院长2018年当选为中华医学会显微外科学分会常务委员,对河南省显微外科队伍是个极大的鼓舞,也必将对我省显微外科学科发展起到积极作用。

三、人才队伍建设

目前我省显微外科在河南省医学会显微外科学分会历任主委的带领下,稳步发展,始终处于国内领先地位,而且数次登上国际舞台,发出显微外科的河南声音。现阶段大多数省、市级三甲医院,部分县级医院,厂矿医院均陆续开展了显微外科手术。同时我省以郑州仁济医院为代表的民营显微外科专科医院相继开展了一些高难度、具有挑战性的手术。这些充分显示了我省显微外科事业的发展与壮大。

为了显微外科事业能够持续稳定发展,扩大显微外科队伍,河南省人民医院、郑州大学第一附属医院、解放军988医院、郑州仁济医院分别建立了显微外科实验室,面向全省乃至全国招收进修学习人员,举办短期显微外科培训班,近3年来,培养了100余名专业人才,分布全省各地各级医院。同时指导和帮助各地市建立显微外科专业委员会,目前已经成立相关学术组织的地市有郑州、洛阳、漯河、三门峡、焦作、商丘、驻马店,希望近两年内其他地市尽快建立组织并展开相关学术活动。

四、国际合作

显微外科是我国临床医学较早走向国际的学科之一。我省显微外科也始终保持与国际合作交流,安排专业人员赴国外进行专业学习和进修,积极参与多个国际学术组织,参加国际学术会议并充分展示自己。但我省显微外科队伍存在高学历人才少、外语水平偏低的现状,因此,加强国际学术交流,促进我省显微外科学科发展,建议从以下方面考虑:①加强学习,特别是外语口语的学习,学习外文文献原文,同时积极参加各种外语论文竞赛;②积极申请加入国际学术组织,同时敢于走出去,在国际会议中充分展示自己,努力积累经验;③积极申办在我省召开国际性学术会议;④培养一批国际化的专业人才;⑤举办学术会议时邀请国际知名专家参与。只有不断加强国际学术交流,才能进一步提升我省显微外科技术整体水平。

五、多学科合作

显微外科作为一个独立的三级学科与骨科、手外科、整形外科、修复重建外科、泌尿外科、神经外科、口腔科、血管外科、内分泌科等多个学科有重叠与交叉,特别是进入新世纪以后,疾病谱发生了巨大的变化,随着工业化程度的提高和劳动保护意识的增强,工伤患者在减少,糖尿病足、肿瘤、畸形患者在增加,这些疾病就要求我们与其他相关科室更多地进行密切合作,与时俱进,才能更好地为患者服务。

六、服务能力

显微外科最具标志性的技术就是断肢(指、趾)再植,我省再植成活率可达98%以上。近几年我省陆续报道了9个月婴儿肢体离断再植成功,出生不到1个月的婴儿手指离断再植成功,85岁高龄手指离断再植成功,以及多节多段断指、旋转撕脱断指、指尖断指、孕妇断指、四肢断肢再植等等,这些断指断肢伤情复杂、再植难度大,充分彰显了我省显微外科的技术特色。显微外科第二个标志性手术就是游离足趾移植。随着人民对美好生活的要求,手指缺损游离足趾移植再造手指不但要有良好的功能,同时要求尽量美观,能够真正达到"以假乱真"。我省显微外科同仁们勇于探索,在指尖再造、全形再造方面做了大量的工作,取得了非凡的成绩,使得手指再造推向新的高度,患者满意率逐年上升。显微外科第三个标志性手术是各种皮瓣移植手术。皮瓣移植是创面修复最常用的方法,使得临床中许多棘手的难题得以成功解决,挽救了许多生命,保住了无数肢体。尤其是近几年穿支皮瓣的出现将皮瓣外科推向了新的高度。由于穿支皮瓣技术符合"缺什么补什么"的重建原则,减轻了对供区功能的影响和畸形的发生,提高了修复效果,使皮瓣移植走向了"自由王国",实现了皮瓣由"粗制"向"细制"的转变,因此穿支皮瓣成为国内外研究的热点,临床应用日趋增多。在显微外科学会的带领下,我省显微外科同仁们披荆斩棘,在穿支皮瓣方面做了大量的工作,特别是河南省人民医院、解放军988医院、郑州仁济医院等为代表的显微外科团队在超薄穿支皮瓣、分叶穿支皮瓣、联体穿支皮瓣、血流桥接穿支皮瓣、嵌合穿支皮瓣等方面开展了深入的工作,多次在国内外学术会议进行交流,得到了广大同行的广泛认可。周围神经损伤是显微外科领域的重要组成部分,一直也是我们临床研究的重要课题。特别是臂丛神经损伤是周围神经损伤中最严重的损伤,治疗比较棘手,治疗难度大,致伤致残率高。近几年经过不断的改进和创新,取得了较为满意的效果。河南省人民医院、解放军988医院以及郑州仁济医院等在全臂丛根性撕脱伤采用神经转位方面取得了良好的效果,应用健侧颈7转位治疗肢体偏瘫也取得了一定的效果。淋巴水肿一直是困扰患者以及医者的另一大难题,目前国内仅少数几家医院开始起步,河南省人民医院拟近期购置设备并派人员外出学习,争取在我省早日开展。

为了更好地规范我省显微外科专业的诊疗行为,河南省人民医院正在牵头申请成立河南省显微外科质量控制中心,目前正在等待相关部门的批准。

七、科普教育

显微外科学分会积极响应河南省医学会的号召,每年组织学会专家参加名医名家"走基层·送健康"系列活动,把党的温暖送到千家万户;同时号召学会青年专家利用抖音、微信、网站等新媒体进行健康科普活动,把防病治病知识普及给最需要的人民群众,更好地服务于河南人民。科普宣传做得比较出色的有:河南省人民医院的白辉凯、赵建军、冯帅医师,郑州市骨科医院的李红卫、白晨平主任,河南省中医院的宋鹏主任,郑州仁济医院的吴召森主任,洛阳正骨医院的赵治伟主任以及解放军988医院的张凯医师等。

八、技术推广

为了把最新、最优的诊疗技术和方法推广到基层一线,显微外科学分会采用的方法有:一是利用河南省医学会"适宜技术推广项目"组织专家到基层医院进行传帮带,通过学术讲座、教学查房、疑难病例会诊和讨论,提升基层医院的整体技术水平和服务能力;二是通过学术年会,特别是近几年河南省人民医院主办的"中原穿支皮瓣高峰论坛"以及郑州仁济医院承办的"中国显微外科传承与创新论坛",邀请国内著名专家来我省传经送宝,以求尽快地把新技术、新方法、新理念传授给广大基层医师,更好地为患者提供更优质的服务。

九、目标规划

河南省显微外科在国内起步早,具有辉煌的发展历史和雄厚的人才和技术实力。经过近60年的发展,目前河南省已形成一支技术力量强、覆盖面广、队伍团结、敬业精神强的显微外科人才队伍。年轻一代的显微外科后来人,有责任、有义务传承显微外科前辈们的创业、奉献精神,与时俱进,开拓进取,再创河南省显微外科的新辉煌。

在新形势下,要加强学会组织建设,充分发挥学会的组织、引领作用。青年委员会已经成立,同时根据学科发展现状和趋势,拟申请成立再植再造学组、组织移植学组、周围神经学组、糖尿病足学组,积极开展学术交流,同时要注重培养具有现代综合素质(计算机技术、外语、科研、国际交往等)的显微外科医生。在积极开展临床技术传承与创新的同时,应特别注重显微外科从形态学、方法学、手术学研究的发展模式,逐渐过渡到显微外科与高新技术、新型生物材料、内镜技术、信息技术、人工智能技术、数字技术及再生医学技术等的有机结合,实现多学科、多领域融合与交叉跨学科发展,不断为显微外科注入新的活力,赋予新的理念、方法与手段。力争通过技术引进、结合与创新,形成独具河南省显微外科标志、在国内具有领先地位的技术特色与优势,更好地为"健康中原"服务。

相信在河南省医学会的正确领导下,在全省显微外科同道们的积极进取、团结一心、共同拼搏下,河南省显微外科事业的明天一定会更好!

(河南省医学会显微外科学分会第八届委员会　谢振军)

河南省消化病学学科发展研究报告

摘要

为配合我省《"健康中原2030"规划纲要》,按省医学会工作计划制定我省消化病学专科发展最新进展报告。随着经济社会发展,我省消化疾病谱发生较大变化,从之前的消化系感染性疾病转变为以幽门螺杆菌(HP)感染、胃食管反流、消化系恶性肿瘤等为代表的慢性疾病,新的诊疗形势带来了新的要求。

我省消化学科规模及专科队伍建设逐年扩大,基本满足了我省居民消化系统健康的需求,但在不同级别医院专业队伍差异较大。专科队伍的数量、质量、诊疗水平与医院级别呈正相关,与大医院所分配的资源、承担的任务多有关。但学科内涵仍需进一步提高,与国内外知名医院消化专科相比,绝大部分仍处于大消化内科模式,全国知名的消化病学团队较少。科研水平层次较低且重临床轻基础,而新形势下国内外部分知名消化病中心对消化系统疾病的研究项目及涉及领域更为全面,且以转化医学、循证医学研究为主。

下一步我省消化病学可结合我省实际情况,要突出我省患者数量大、疾病谱广的优势,积极总结病例特点,坚持优化管理,逐步提高各级医院装备水平以及提前做好布局以应对老龄化问题,同时加大学科建设经费投入,加强人才队伍建设、整合资源重点投入,采用新技术、新理念促进学科跨越式发展。

目前我省消化病学同道可重点加强在消化道肿瘤的综合诊治、酸相关疾病、肝硬化及其并发症、造成死亡的重要疾病、胃肠功能动力性疾病、肥胖症、肠道微生态等领域积极追赶。同时可参与或主持多中心循证医学和临床路径研究,开展新型诊断技术,进一步拓宽干细胞治疗技术的应用前景,加强胃肠功能动力性疾病研究与新技术开发,推动消化道肿瘤的早诊早治,对于一些前沿学科发展中热门的分子靶向治疗、纳米技术、机器人研究进行布局。

消化病学涉及脏器疾病多,发病人群多,是临床诊疗业务最广泛的科室,临床诊疗手段既包括内科药物治疗也有内镜下诊疗,近些年发展较快,是有很大发展前景的学科。国内多家知名医院临床及科研水平在全世界内都处于领先水平,我省消化学科需在多个方面努力追赶国内外发展前沿。

"坚持人民至上"是中国共产党百年奋斗的历史经验之一,也是中国特色社会主义制度显著优势的根基所在,"人民至上"已经成为当代中国的重大价值理念。健康是人民的基本权利,是人生的第一财富,是生命、幸福和生产力的基础,也是广大人民群众的共同追求。而健康的目标受限于卫生事业的服务发展水平、供给是否满足人民群众的健康需求。为配合我省《"健康中原2030"规划纲要》,亟须了解我省医学发展现状、与国内外前沿发展水平的差距以及制定出适合我省医学发展的规划,因此河南省医学会消化病学分会在省医学会的领导下,编写本学科进展最新研究报告。

一、我省消化病学发展现状

20世纪80年代前,我省消化系统常见病以感染性疾病多见,主要包括胃肠道炎症、肠道寄生虫病、肝血吸虫病、阑尾炎、甲型病毒性肝炎、乙型病毒性肝炎;消化性溃疡及其并发症是常见和多发疾病;而消化道肿瘤以食管癌、胃癌和肝癌最为常见。近20年来,消化疾病谱发生很大变化,慢性病逐渐成为突出的问题,感染性疾病明显减少,幽门螺杆菌(HP)感染相关的胃炎、消化性溃疡、胃癌等疾病增多,消化性溃疡及其并发症相对减少,而胃食管反流病成为主要病种,并有增多趋势,食管癌、胃癌的发病率有所降低,结直肠癌、胰腺癌、胆道肿瘤发病率上升;肝癌、胃癌、食管癌和结直肠癌是仅次于肺癌的主要致死原因,胰腺癌在死亡率前10位恶性肿瘤中居第9位。究其原因,主要是生活方式和膳食结构改变。目前我省消化学科"新的问题"包括炎症性肠病、酒精性和高脂血症性胰腺炎、脂肪肝、肥胖症等。此外,随着非甾体抗炎药(NASIDS)在临床广泛用于预防和治疗心脑血管疾病,导致NASIDS相关性胃肠病和消化道溃疡出血也逐年增多。并且,生活节奏的加快、社会生活压力的增大和不良生活方式增加,胃肠道功能性疾病和动力性疾病迅猛增加,目前功能性胃肠病(FGIDs)和胃食管反流病(GERD)患者占消化专科门诊的40%~60%。功能性胃肠病症状对患者的生理功能、生活质量、社会职能造成较大程度的影响,反复就诊和治疗消耗大量的医疗资源,是未来公共卫生事业的一个新问题。

面临消化疾病谱变化的新形势,我省消化病学事业也紧跟国内外发展前沿,现将相关现状归纳如下。

(一)学科规模不断扩大,专业队伍建设逐步提高

我省县市级二级以上医院消化专科大多已从传统的大内科独立出来,已经建立了一定数量的消化病专业医师队伍,消化病学专科医师粗略统计约1 500人以上,基本保障服务了我省居民消化系统健康的需求,但在不同级别医院专业队伍差异较大,本专科分会随机抽样了代表性的省、市、县三个级别医院显示,在职称、年龄、学历分布方面各级医院差异较大,消化医生整体数量、学历、年龄、职称与医院级别相关,医院级别越高,相应指标也随之升高,这可能与级别较高医院一般为省市级医院,消化科医生除了日常临床工作以外还有如教学、科研等相关任务,且经济、社会地位高,对人才虹吸能力强所致,故相对规模大。县级医院消化内科规模一般较小,且学历、职称偏低。

(二)学科建设仍需提高,基本满足我省诊疗需要

我省消化专科总体发展水平参差不齐,与国内外知名医院消化专科相比,绝大部分仍处于大

消化内科模式,全国知名的消化病学团队较少,亚专科建设仍处于起步阶段,绝大部分医院尚未建立专病门诊及病房。不过随着与国内外同行交流,部分省级医院已经开始亚专科建设的探索,在消化内科专科基础上开设亚专科管理,部分医院已经成立消化亚专科中心、研究所或成立专门的消化病院中院,成为消化系统疾病基础研究、新技术应用推广、疑难疾病转诊的诊治和消化专科人才培训基地。

(三)科研水平逐年提高,积极参与国内外学术会议

我省消化内科与国内知名医院相比起步较晚,受限于我省的经济发展水平,故基础研究方面发展缓慢,与国内知名医院差距甚远,针对消化系统疾病的研究内容较为分散,转化医学研究较少,且明显低于全国水平,创新性更与全国及国际差距明显。对消化道肿瘤、消化系统常见疾病的循证医学研究水平较低,多中心、RCT研究较少,前瞻、组织、随访等方面有较大差距。在研究内容方面,我省基础研究相对较少,多为资料技术的临床应用研究,但设计水平低、循证医学级别较低;针对新机制、新分子等研究少,用于诊断治疗的基础发现更是寥寥无几。

但我省消化人正奋起直追,临床研究方面正逐年增加,近些年包括河南省人民医院、郑州大学第一附属医院在内的多家省级医院消化内科承担多项全国临床研究课题,在研究起点、跟踪发展、国际论文发表等方面都有较明显进展,展示了河南临床研究的水平。但总体上多为协作研究单位,且在人才培训体系、机制、经费投入管理等方面仍有较多问题亟待改革。近十年,在多领域发表有重要价值的科学论文和组织国际学术会议和交流活动,我省消化病学科在国际上的影响力逐渐提升,学者越来越多地走向国际讲台,展示我省的研究成果和表演手术等。

(四)科普工作如火如荼

我省因为经济发展水平较东部沿海省份偏低,饮食结构偏重油、重盐,不够健康,消化道疾病发病率较高,有多种发病率较高的地方病。这些年随着国家经济水平的发展特别是互联网的兴起,我省消化人抓住机遇,多渠道宣传消化疾病方面的医学知识。其中以河南省人民医院消化内科梁宝松为典型代表的消化人积极组织多项科普讲座及健康知识传送,为省内外人民群众积极传播健康知识。梁宝松更是获得了中国医师协会"2019年健康传播大使"的荣誉称号,体现了对我省科普工作的认可。

但我省的消化病科普工作存在零散不成系统的问题,更多为个别消化医生的爱好创作,覆盖面小,对全省消化疾病的预防和诊疗作用有限。幸运的是我省为了提高全省科普水平,在新版的卫生系统职称晋升条例中加入了科普工作的考核,相信随着新条例的实施,我省科普水平会逐步提高。

二、国内外研究重点对比

随着我国经济水平的逐年提高,部分城市的发展水平已经不劣于国外,相关疾病谱已经逐步与国外相同,这是国内消化人面临的诊疗现状。目前发达国家重点研究方向包括炎症性肠病、胃食管反流病、Barrett's食管、功能性胃肠病、消化道肿瘤早期诊治、内镜微创治疗、肥胖的消化道治

疗、麦胶性肠病、自身免疫性肝炎,以及研发相应的检测新方法、新设备、新药物等。而我国感染性疾病研究逐渐减少,重点研究方向包括:HBV 感染相关问题、消化道肿瘤、胃食管反流病、功能性胃肠病、HP 感染及其相关性疾病、胆道疾病如胆管结石和胆管癌等、急慢性胰腺炎、静脉曲张与非静脉曲张出血等,炎性肠病的研究也在逐渐加强和重视,消化内镜微创技术的研究发展迅速。

此外,国内部分知名消化病中心对消化系统疾病的研究项目及涉及领域更为全面,且以转化医学、循证医学研究为主。其应用内镜、分子成像、基因组、代谢组、芯片技术、信号传导和功能研究等技术,针对消化系统疾病的发病机制、靶向药物、分子诊断等,其创新性和临床转化方面处于国际领先水平。

三、我省消化学科面临的机遇和挑战

当下全球消化学科发展迅猛,我省在全国消化学科处于中上游水平,既有机遇,又面临挑战,针对现下形式,我们要从以下几个方面着手。①优化管理。作为全国人口大省,消化学科医师常规诊疗数量巨大,严重超负荷工作,且存在科研时间少、人员短缺、配备不合理等问题。此外,学科发展与人员计划体制不协调,使得学科发展所需的人才资源协调和到位困难。只有在管理上先做到有计划,合理投入人力、物力、财力、制度运行等,消化专科的临床研究及转化医学研究才会畅通发展。②逐步提高各级医院装备水平。虽然我省逐年增加对医疗和科研机构基础设施和装备的投入力度,但存在投入的随机性,基层消化诊疗装备普遍不全或落后,影响学科发展和医疗服务保障能力。普通的胃镜、肠镜等明显不足,多数中高阶的消化病治疗技术尚未普遍开展。③积极应对老龄化问题。我国作为发展中国家,但老龄人口迅速增加,特别是我省老龄化严重,郑州大学第五附属医院在研的国家科技部重点研发计划项目"主动健康和老龄化科技应对"——《医养结合服务模式与规范应用示范》针对这一问题,进行了系统研究,但消化系统疾病所需求的家庭护理和医生培训制度尚待建立,是目前和未来面临的一个巨大挑战。

既有挑战,就有机遇。目前我省社会稳定,经济、科技等快速发展,对学科的投入不断增加,为我省消化病学的发展提供了良好的发展机遇,一些学科优势地位得到加强和巩固,在部分领域接近或达到世界先进水平。我省消化病兼具发达国家与不发达国家的特点,疾病谱广,患者数量庞大,是我们从事消化系统疾病研究、诊治的优势,是我们培养优秀或出色的临床医师的重要条件和机遇。我们的一些知名临床医师医疗水平已在国际上出类拔萃或领先,并为我们开展大样本量、多中心随机对照和前瞻性研究等提供保障,我们在循证医学研究领域可以大有作为。另外,信息技术全球化和国际开放交流增多,提供了与发达国家合作的机会,利用其先进理念和技术手段,合作研究和建立培训基地,可实现跨越式发展,加速消化学科发展。近十年消化病学科在世界的影响力逐渐提升,为国际间合作和交流提供广阔平台。

四、我省消化学科今后的战略对策

面对目前的国内外形势,我省消化学科应如何应对呢?

首先,加大学科建设经费投入。我省逐年增加对医疗和科研机构的投入,但消化学科整体基础设施和装备不平衡,差异大,通过加大对专业、专病的资金投入,加强消化学科的基础及临床研究,逐步加强和建立起我省消化学科在全国,甚至世界的优势地位。

其次,加强人才建设。明确消化专业的师资队伍和任务,提高师资队伍的教学水平,加强规范培训,较高人才质量和合理数量的人才队伍是消化学科健康持续发展的关键。目前我省消化学科研究型人才明显不足,日常工作负荷过大;消化学科专科医生队伍建设尚不成体系,人才资源不能与实际需求相匹配;由老龄化问题带来的消化专科家庭医生和护理队伍明显缺乏。因此,建立起符合我省省情的消化专科医生培训体系,充分调研社会需求制定培训计划,增加大型医疗单位和科研人员编制,进行科学性管理,使消化专科人员应对日常普遍性医疗需求的基础上仍有余力进行科研活动,有计划地合理投入人力、物力、财力,对有效解决消化学科人才队伍建设问题至关重要。

再次,整合资源,重点投入。针对目前我省消化学科实际需求大、导向不明确、研究分散等现状,促进公益事业支持的国家级重大疾病防治中心和研究技术平台,实现消化学科重大疾病基础研究、一二级预防方案和指南研究、关键诊治技术研发推广覆盖全省的临床和科研协作网络,推动消化病诊治重要技术的推广和普及,发挥更大的社会效益。以技术研究、转化为导向,促进跨行业、跨领域的多学科交叉合作,建立以多学科、医疗器械和医药研发及上游基础实验室的紧密合作,瞄准和重点投入分子诊断、靶向治疗、分子影像、干细胞技术、细胞移植、内镜微创、机器人技术等前沿新兴技术和领域,实现消化系统重大疾病、重要新技术的研发创新体系。

可在以下消化病领域进行重点研究和突破:①消化道肿瘤。早期诊断(内镜、分子探针、分子影像技术);早期治疗(内镜、机器人手术);新技术疗法(细胞移植、干细胞技术、纳米技术、介入医学)。②酸相关性疾病(消化性溃疡及胃食管反流病等)。新药物研发,特别是结合我省的中医特色进行研发,微创治疗技术及相关附件的开发应用。③肝硬化及其并发症。干细胞治疗、细胞移植、抗病毒药物的研发、内镜和介入医学微创治疗新技术等。④造成死亡的重要疾病。包括肿瘤、消化道出血、重症肝炎、重症胰腺炎等。⑤胃肠功能动力性疾病。重点研究我省的流行病学特征、发病机制、新药研发、微创治疗、生物反馈治疗、身心医学、中西医结合研发新的治疗方法等。⑥肥胖症以及由肥胖症带来的脂肪肝、代谢异常综合征等问题的研究。⑦肠道微生态。应用宏基因组学技术、蛋白质组学技术等研究胃肠道微生态分布、种群、功能、与疾病的关系,认识疾病发生发展,对于微生态制剂、新药物研发等具有潜在的重要意义。

五、我省消化学科前沿发展方向

(一)多中心循证医学和临床路径研究

开展流行病学、疾病诊疗手段的多中心随机对照临床研究,建立具有我国特色的消化系统疾病的临床数据库和标本资源库;提供循证医学依据,推进我省消化系统疾病的预防、诊治到新的高度;建立临床路径。临床路径是以循证医学证据和指南为基础和指导,针对某一疾病建立一套相对标准化的诊断或治疗模式或医师操作程序。目前一些消化病的临床路径已开始试用,多种消化系统疾病的临床路径正在开发,并且临床路径随着循证医学和新技术的不断出现和发展,需要不断更新以适应新的发展和需求。

(二)新型诊断技术

蛋白质指纹图谱技术(proteomic finger printing,PFP)是一种研究蛋白质种类全貌的高通量技术。通过对比分析患者图谱与正常人图谱,发现新的疾病相关特异性蛋白质,PFP技术能对临床常见的体液标本进行检测分析,而且具有快速、简便、准确和超敏感等特点,现已成为检测分析疾病蛋白质变化、寻找疾病相关生物标志物的新手段。PFP技术在消化系统恶性肿瘤研究中的应用,可应用于筛查原发性肝癌的高危人群(乙型肝炎病毒携带者、慢性肝病、肝硬化患者),综合判断病变的性质,及时发现早期肝癌。也可用于胃癌、结直肠癌、胰腺癌等标志物的联合检测的研发。PFP技术可用于其他消化系统疾病的研究:如肝炎、肝硬化、炎性肠病、先天性巨结肠、肠道淋巴瘤、自身免疫性疾病等。

(三)干细胞技术应用

间充质干细胞治疗重症溃疡性结肠炎临床试验已经在河南省人民医院开展,初步结果已经显示出比较好的效果,显示了干细胞技术的应用前景。急慢性肝病干细胞技术应用,与全肝移植比较,肝干细胞移植具备技术简单、对受体影响小、即时使用、并发症低等优势,在慢性肝炎、肝纤维化、肝硬化、急性肝功能衰竭治疗领域已有临床报道。所使用的干细胞包括胚胎干细胞、成体干细胞(造血干细胞、间充质干细胞、肝干细胞等),常用方法包括腹腔移植、脾移植、门静脉移植、肝动脉移植等,但广泛、规范、标准化开发应用还有较多问题待解决。以上均显示了干细胞技术在消化系病疾病的应用前景,我省部分医疗单位也有相应的前期经验,下一步可继续深入研究。

(四)胃肠功能动力性疾病研究与新技术开发

胃肠功能动力性病是一大类疾病,发病机制不明,流行病学资料有待完善。近10年来,一些新技术开始应用于该类疾病的诊断治疗,经内镜黏膜下隧道技术进行下食管括约肌切开术(POEM)治疗贲门失弛缓症,脊髓神经电刺激治疗便秘,生物反馈治疗功能性肠病,新的传感技术用于研究肠道动力和传输功能,应用新的分子信号转导机制开发新的治疗药物等。

(五)消化道肿瘤早期发现、内镜微创治疗

肿瘤的早期发现和早期治疗是获得根治的最佳手段。①内镜诊断技术:新的内镜诊断技术如荧光内镜(AFI)、窄带成像(NBI)放大内镜、共聚焦激光显微内镜等微成像技术,在消化道癌的早期发现和诊断方面有着重要意义。②内镜微创治疗技术:如内镜下黏膜剥离术、穿孔的内镜下闭合技术、NOTES等微创方法研究与推广,新方法、新附件研制等影像新技术。

(六)分子靶向治疗

分子靶向治疗是指针对某些疾病发生、发展过程中的关键分子,通过特异性激活或阻断,来调控病理生理过程或代谢,发挥治疗作用。近年来,一些分子靶向药物在治疗消化道恶性肿瘤、炎性肠病等方面取得了明显的进展,为消化系疾病分子靶向治疗带来了新的发展方向,但目前仍有较

多问题待研究解决。

(七)纳米技术在消化系统疾病中的应用

在疾病诊断中的应用:有望用于分子靶向显像造影剂、分子探针技术、线粒体相关显微镜和纳米激光光谱法等;在肿瘤治疗方面的应用:纳米粒子的抗肿瘤作用、磁纳米粒子靶向性化疗、磁化疗和磁热疗的联合应用、纳米材料制作消化道支架等,还有纳米药物载体的研究等。

(八)机器人研究

手术机器人已用于开展腹腔脏器疾病的手术,我国医用机器人技术尚处于起步阶段,而我省在此领域可以说是空白,医工结合研发具有自主知识产权的肝胆胰手术机器人、胃肠内镜手术机器人、胃肠腔内微型机器人等有广阔的前景,是发展的新方向之一。

(九)肠道微生态

肠道微生态是目前消化系研究的热点领域,即涉及基础生理病理,又与临床诊疗密切相关,被证实与消化系内外疾病均有关联,全国多家医院都在布局肠道菌群及粪菌移植方面的研究,我省也有部分医院及科室开展以上项目,下一步可进一步扩大研究规模及深度。

消化病学涉及脏器疾病多,发病人群多,是临床诊疗业务最广泛的科室,临床诊疗手段既包括内科药物治疗也有内镜下诊疗,近些年发展较快,是有很大发展前景的学科。国内多家知名医院临床及科研水平在全世界内都处于领先水平,我省消化学科需在多个方面努力追赶国内外发展前沿。相信在省医学会的正确领导下,按本次学会要求开展的消化学科总结及规划指引下,全省消化人定能认清差距、找准方向、奋起努力,为提高我省消化系统疾病诊疗水平刻苦钻研,从而满足我省人民消化系统疾病的诊疗需求,助力"健康中原2030"。

(河南省医学会消化病学分会第八届委员会　张炳勇)

河南省消化内镜学科发展研究报告

摘要

在医学会的大力支持和帮助下,河南省消化内镜分会积极开展各项工作,取得了一系列优异成绩,同时也仍有不足之处。我省消化内镜无论检查量,还是内镜下治疗量都在全国处于领先水平。同时,在消化道早期癌的诊治、内镜创新技术的支持和推广、加强国际交流合作等方面也取得了一系列成绩。总结如下:①整合地域优势,消化道早癌诊治体系建设初具规模;②立足内镜技术求学科发展,创新技术屡结硕果;③搭建国际交流平台,宣扬河南内镜好声音;④技术推广不遗余力,辐射基层好评不断。回顾近年发展,一方面是总结成绩与发展经验,另一方面则是更清晰地认识短板差距、确定新的发展目标。与发达国家和国内其他先进省份相比,我省的消化内镜相对量仍有较大缺口,且质控水平和人才培训仍存在许多不足之处。近年来,消化内镜的发展突飞猛进,逐渐向超级微创,更加精准化、舒适化、多样化和智能化迈进。随着共聚焦内镜、细胞内镜、人工智能内镜等前沿内镜设备的广泛应用,消化内镜未来将实现从宏观到微观,从主观到客观,从间接到直接,从结构到功能的突破,进入内镜精准诊治的新时代。

近年来,消化内镜新技术飞速发展,对消化系统疾病的诊断和治疗起到了革命性推动作用。内镜技术的发展、临床和基础研究的深入不断促进消化内镜学的进步,为人类健康做出了巨大贡献。在医学会的大力支持和帮助下,我省的消化内镜分会积极开展各项工作,取得了一系列优异成绩,同时也仍有需要继续改进的地方。为了助力我省"十四五"卫生健康发展规划的实施,消化内镜分会特成立以主委和副主委为主体的工作小组,通过充分的讨论,形成了"2022年学科进展研究报告"。内容如下。

一、我省消化内镜学科现状

近年来,随着消化内镜筛查的普及和相关诊治技术的迅猛发展,消化内镜手术以"创伤小、恢复快、费用低"等特点越来越受到患者的青睐。在老一辈消化内镜人的引领下,我省消化内镜无论检查量,还是内镜下治疗量都在全国处于领先水平。同时,在消化道早期癌的诊治、内镜创新技术的支持和推广、加强国际交流合作等方面也取得了一系列成绩。

(一)整合地域优势,消化道早癌诊治体系建设初具规模

消化道恶性肿瘤发病率高,社会经济负担重,是严重威胁人类健康的公共问题。而我省是全国乃至世界的食管癌高发区,每年平均因食管癌死亡约2万多人,其死亡率居全国第1位。我省的食管癌防治工作有着悠久的历史,在20世纪50年代即成立病因研究协作组并逐步开展流行病学调查和防治研究工作,培养了一批批的肿瘤专业队伍并且提高了我省消化道肿瘤的整体诊疗水平。

当前,早诊早治已经成为决定肿瘤预后的关键,对提高癌症治愈率、生存率和生活质量,减轻患者负担,起到非常重要的积极作用。消化内镜正是完成消化道肿瘤早期诊断的最佳手段。自2013年,我省已启动"城市癌症早诊早治项目",并且是参与城市最多的省份,对包含食管癌和胃癌在内五大类癌症开展危险因素调查和高危人群评估、随访等工作。通过多年的筛查和培训,我省涌现出一大批优秀的精通消化道早癌诊断和治疗的消化内镜医师,并且在多个全国和地区间的"早癌诊治大赛"中崭露头角。2022年,消化内镜分会河南省早癌学组正式成立,通过科普宣传、定期举办学术会议,我省消化道癌的早诊早治进入快车道。

(二)立足内镜技术求学科发展,创新技术屡结硕果

近10多年来,消化系统疾病手术经历了从传统开腹手术到腹腔镜手术,再到消化内镜手术的转变。胃肠内镜已成为医生的手术利器,诸多内镜微创手术如内镜黏膜下剥离术(ESD),经内镜逆行胰胆管造影术(ERCP)等已经成为治疗消化系统疾病的首选方式。而胆囊切除、胆肠吻合、胃肠吻合等原本属于外科的经典手术,也在悄然发生着变化,消化科医生只需利用消化内镜就可精准达到同样的效果。随着越来越多内镜手术的问世和新型器械的研发,消化内镜已经突破黏膜下层的禁锢,消化道第三、四空间的建立开辟出了消化内镜治疗的新天地。

我省的消化内镜队伍多年来也一直致力内镜下微创/超级微创创新技术的探索和应用,其中多项技术处理国际领先水平。①内镜逆行阑尾炎治疗术(ERAT):急性阑尾炎的最主要发病原因是阑尾腔梗阻,刘冰熔从逆行胰胆管造影治疗梗阻性胆管炎技术得到启发,在国际上首先提出了保留阑尾的内镜下阑尾炎无创诊疗理念并发明了ERAT技术。该项技术具有可去除阑尾炎致病原因、迅速消除症状、无创伤、无瘢痕、无术后疼痛、操作快捷并保留阑尾的完整性及生理功能等一系列优势。它改变了阑尾炎常规行外科手术切除的百年历史,具有重要的学术意义。目前该技术已在全国28个省市自治区及澳门、香港特别行政区推广应用,完成手术例数逾6 000例。该技术已得到国际学术界的高度关注和认可(已发表SCI收录论文15篇,影响因子达100.5),多位国际著名专家在著名杂志上对该技术进行了述评。②经自然腔道内镜手术(NOTES):该概念的提出,使消化内镜微创诊疗技术具有了新的方向。刘冰熔首创的直肠入路NOTES保胆胆囊结石取出和息肉摘除术不仅保留了胆囊,且体表无瘢痕、创伤小、术后恢复快。这些充分体现了代表医学未来发展方向的超级微创理念。随后,本团队实现了NOTES技术临床常规开展,切实使NOTES技术从理念和临床试验转变成为临床实用技术,并在国内多家医院进行了技术推广,使近500例患者受益。本团队多次在国际会议做大会发言交流该技术,并在美国第80届消化学会年会上获得视频大赛

冠军。③内镜下淋巴结切除的理念提出和验证、黏膜缺失为黏膜剥离术后消化道管腔狭窄关键机制的提出、隧道改良经口内镜下肌切开术(Liu-POEM)的创立以及消化内镜下非早期消化道癌的治疗等一系列消化内镜创新理念的提出和应用都得到广泛认可,为消化内镜微创诊疗技术的进步画上浓重的色彩。

(三)搭建国际交流平台,宣扬河南内镜好声音

2016—2021年共举办五届"中国(中原)NOTES暨内镜治疗技术国际高峰论坛",也是我省消化内镜领域的首个国际盛会。每届会议均邀请国内消化和内镜领域的学科带头人和知名专家教授,以及来自美国、法国、意大利、印度、韩国、日本等多个国家的著名专家学者齐聚郑州,共话消化病学和消化内镜的未来。会议搭建了广阔的国际交流桥梁和平台,充分展现了我省消化病学和消化内镜在国内乃至国际上的学术影响力,发出河南消化的好声音。

(四)技术推广不遗余力,辐射基层好评不断

近年来,我省消化内镜专家们频繁出现在国内和国际的顶级学术会议的讲坛上,其中不乏中青年消化内镜医师,积极推进消化内镜创新技术的推广工作。此外,为加快推进科技成果转化和先进技术推广,促进成果向基层临床一线辐射,在省卫健委的支持下每年均有适宜推广项目进行临床下沉,培养了一大批基层消化内镜医师。仅2021年的推广项目就包括内镜逆行阑尾炎治疗术、改良经口内镜下肌切开术和内镜下内痔套扎术共三项内镜微创治疗技术获批。此外,一大批无创阑尾炎诊疗中心在我省各地市级基层医院成立,极大地推动了内镜逆行阑尾炎治疗技术的基层推广和应用。

在充分肯定过往成绩、总结经验的同时,我们也清醒地意识到我省消化内镜发展的不足和短板。我省作为人口大省,对消化内镜检查和治疗需求亦大,导致消化内镜医师和护士相对不足。无疑,市、县级医院消化内镜中心是诊治广大基层患者消化系统疾病的第一站。然而,由于我省各个市、县地域间社会经济和医疗水平发展程度差异大,部分市、县级医院消化内镜中心存在设备不先进、医生数量相对较少、内镜诊疗技术相对缺乏等不足,严重影响基层消化内镜诊疗能力和水平,从而无法实现消化疾病的分层诊疗,无法充分合理应用医疗资源。为了弥补我省消化内镜资源短缺和分布不均,一方面需要倚靠政府和上级主管部门的政策倾斜和扶持,加强双向转诊机制及相应制度的制定和实施,另一方面需要大力促进发达地、市的高水平内镜医师的技术下沉和精准帮扶。

二、消化内镜的发展趋势

近年来,消化内镜的发展突飞猛进,逐渐向超级微创,更加精准化、舒适化、多样化和智能化迈进。随着共聚焦内镜、细胞内镜、人工智能内镜等前沿内镜设备的广泛应用,消化内镜未来将实现从宏观到微观,从主观到客观,从间接到直接,从结构到功能的突破,进入内镜精准诊治的新时代。

(一)消化内镜手术从"微创"向"超级微创"发展

相对于外科传统开腹、开胸手术而言,微创技术是指应用腹腔镜和胸腔镜等内镜切除病变,但

是其切除范围和创伤仍较大。随着消化内镜的发展,微创诊疗技术旨在保留组织解剖结构完整和器官功能的基础上,最大可能地切除病变,从而达到治愈疾病的目的,这是手术的最佳模式,即"超级微创"。"超级微创"理念和技术不仅是未来消化内镜的发展方向,也是未来医学的发展趋势。

(二)基于人工智能辅助的消化内镜诊疗体系的构建

科技发展日新月异,消化内镜也逐渐步入人工智能时代。人工智能虽然无法完全取代医生的作用,但它可作为医生的得力助手。一方面,人工智能辅助可以通过规范内镜医师的操作,辅助医师发现病灶,降低病灶的漏检率,从而提高消化道早癌的发现;另一方面,人工智能辅助胶囊内镜的诊断,可以大幅度提高内镜医师的工作效率和诊断准确率,具有极大的发展前景。此外,内镜下智能识别不仅能够提高内镜医生的诊断水平,而且可以将内镜医生从繁重的屏幕阅片中解脱出来。

(三)胆、胰疾病的诊断更加可视化、微创化

近年来,胆道镜的出现和临床应用已成为胆、胰疾病的诊治亮点,其可在直视下进行胆、胰疾病的直接观察,精准活检,甚至完成碎石等治疗,完全突破了以往内镜治疗的盲区,使 ERCP 焕发了新的可能。遵循内镜下手术更加微创化的理念,ERCP 治疗过程中更加注重十二指肠乳头的保护,尽量保护 Oddi 括约肌完整性。尤其胆道镜引导下新型 Oddi 括约肌支撑器直视下的胆管内手术,真正实现了十二指肠乳头插管的超级微创,大大降低了 ERCP 的术后并发症。

(四)机器人技术在消化内镜诊疗中的应用

刘冰熔团队将机器人操控系统与消化内镜有机结合,打造出国际首个全新的消化内镜系统——机器人内镜,并生产出第一代和第二代样机。电子内镜的应用将极大改变内镜的作用和功能,不仅可保证医护人员同时看到图像,更使得内镜教学、内镜诊疗、临床会诊和网络交流成为可能,具备更安全、更精细、更精准等多项优势,不断给未来医疗智慧化添砖加瓦。此外,更多的内镜机器人系统也在紧锣密鼓的研发过程中,如香港中文大学研制出的一种软体微型机器人和基于内镜导航和磁导航的双投送系统的科技机器人可实时高精度输送至人体内的微小区域。

三、目标规划

河南省医学会消化内镜学分会将充分发挥学会的优势作用,积极创造条件建立学术交流平台,组织全省消化科医生学习新知识、新技术,推动河南消化道疾病诊疗规范化发展;扩大对外联系,进一步活跃学术氛围,通过名医名家"走基层·送健康"系列活动和适宜技术推广等,促进基层医疗服务能力持续提升和诊疗技术规范化;在做好临床诊疗工作的同时,引导行业专家开展科学研究,提高河南省在全国消化道疾病诊疗的话语权;转变基层医务人员重治疗轻预防的观念,增强其预防意识,加强科普宣传,提高群众医学素养,降低人群的结直肠癌发病率和死亡率。

加强高危人群的疾病普查,积极开展消化疾病的普查,有效降低消化道肿瘤的发病率与死亡率。但是由于我省人口基数大,建议针对高危人群和高发地区人群实施疾病筛查,同时加强健康

宣教。定期组织消化内镜专家在基层开展内镜诊疗技术讲座,积极开展培训以及手把手操作,加强基层医师消化内镜诊疗能力的培养。此外,组织并鼓励广大的青年医师定期到一线基层单位开展技术帮扶工作,希望以此逐步提高基层医院医务人员的业务素质和技术水平,从而促进当地医院整体医疗水平的提高。此外,积极开展一年一度的专业学术会议,同时免费邀请贫困地区的医师前来参会学习,从而不断提升基层的内镜技术水平。

回顾近3年的发展,一方面是总结成绩与发展经验,另一方面则是更清晰地认识短板差距、确定新的发展目标。与发达国家和国内其他先进省份相比,我省的消化内镜相对量仍有较大缺口,且质控水平和人才培训仍存在许多不足之处。展望未来,消化内镜学分会将充分发挥专家资源优势和带头作用,加强内镜医疗资源合理配置,推动基层医院开展并逐步完善内镜培训基地,规范培训方案和流程,动态开展全省消化内镜医师普查,健全消化内镜相关行业标准,加强消化内镜质量控制,高水平发展我省的消化内镜事业。

(河南省医学会消化内镜学分会第八届委员会 刘冰熔)

河南省小儿外科学学科发展研究报告

摘要

学科现状：我省小儿外科在省卫健委、省医学会的领导和关怀下，在全省小儿外科医务人员的共同努力下，取得了长足的发展和喜人的成绩。首先，省内一些大型综合性医院及专科医院小儿外科已经完成了专业细化，成立了小儿普外科、小儿泌尿外科、小儿骨科、小儿心胸外科、小儿神经外科以及小儿肿瘤外科等相关专业及科室；其次，科研上也获得国家自然科学基金、省厅级多项课题资助，在国内外发表多篇学术成果，获得多个级别科技进步奖、成果奖；再次，省内多家医院小儿外科在临床工作中也积极拓展新技术、新业务，近3年累及开展新技术、新业务20余项；最后，我省小儿外科在对外交流方面与美国、加拿大、日本及以色列等多家医疗机构建立长期交流合作关系，在内部发展方面，我们采用对口支援及基层适宜技术推广等方式缩小地区医疗水平差异。基于以上工作，河南省人民医院阜外华中心血管病医院、郑州大学第一附属医院、郑州大学第三附属医院的相关专业均被评为国家级及省级医学重点学科。

学科发展趋势：小儿外科发展趋势表现为集中性及弥散性两方面，不仅自身的发展会进一步增强，也会形成许多交叉学科以及与其他学科联合研究方向。在这种多方向、多侧重点的趋势下，必将形成一个学科的多个中心，主要表现为诊疗机构的多中心和人才的多中心。这种多中心带来的不仅是患者的流动，也带来了医务人员的交流与流动，以至于多点执业成为以后医疗从业人员必然的选择。这种多中心以及流动性使交流合作、对口支援成为趋势，有助于缩小地区医疗水平差异，使患者享受到更多医疗发展的红利。

学科目标规划：在以上提到的我省小儿外科发展基础上以及学科发展趋势的多中心和流动性前提下，小儿外科下一步发展应注重多中心下的重点学科培育，这种机构及人才培养是保证对外交流的条件及前提。重点学科建设不仅能保障基础及临床研究的顺利开展，保障对等的对外交流合作，还进一步利用重点学科的辐射和带动作用，更好地提升我省小儿外科整体诊疗水平，为全省及周边地区患儿的健康提供保障。

一、学科现状

小儿外科有其学科的专业性和特殊性,决定了小儿外科的开设需要医疗机构具有较高的诊疗水平、较细化的专业学科设置以及诸如儿科重症、新生儿重症等相关科室的协作。由此可见,我省发展较好的小儿外科学科主要集中在诸如郑州大学第一附属医院、河南省人民医院、新乡医学院第一附属医院、南阳市中心医院等省级及实力较强的地市级综合性医疗机构以及诸如郑州大学第三附属医院(河南省妇幼保健院)、郑州市儿童医院、开封市儿童医院等专科医院。以上医院不仅开设小儿外科,还不断地进行了专业细化,开设了小儿普外科、小儿泌尿外科、小儿骨科、小儿心胸外科、小儿神经外科以及小儿肿瘤外科等相关科室。这些科室及亚专业病区的建立不仅满足了全省患儿就医需求,也通过不断提高自身技术及建立良好的口碑,吸引了周边省份患儿来我省就医。在这些医院的带动下,一些有条件地市级综合性医院及儿童医院也设立了小儿外科,为本地患儿提供相关医疗服务。

这些医疗机构在卫健委、医学会的指导和关怀下,在以范应中主任委员带领的小儿外科学分会的努力下,取得了一定的成绩。

在基础研究方面,学会成员近3年申请并获批国家自然科学基金9项,其他国家级课题及省部共建项目10余项,省级项目50余项;发表SCI文章90篇,中华医学会主办杂志文章70篇,核心期刊文章120篇。获省部级科技进步奖17项,厅市级科技进步奖1项。

在临床研究方面,学会成员开展新技术、新业务20余项,其中"浅表膀胱颈切开联合尿道瓣膜电切术治疗后尿道瓣膜症""经海氏三角睾丸下降的F-S二期睾丸固定术治疗儿童腹腔型隐睾""经肛穴肛门成形术治疗女婴肛门闭锁直肠前庭瘘""正常胎儿与脊髓拴系综合征患儿终丝形态学及超微结构对比分析"4项技术填补国内空白;"达芬奇机器人腹部实体瘤切除术""达芬奇机器人泌尿系畸形手术""微量泵入肠内营养治疗小儿短肠综合征的临床研究""胸腔镜技术治疗先天性食管闭锁""一期半椎体切除不用内固定治疗先天性脊柱侧弯"等多项技术处于国内先进水平。

在学科建设方面,河南省人民医院阜外华中心血管病医院的河南省儿童心脏中心是国家级重点专科。郑州大学第一附属医院小儿外科、郑州大学第三附属医院连续多年被河南省卫生健康委评委河南省医学重点学科。

小儿外科同时注重人才培养,我省小儿外科人才济济,有全国知名专家教授2人,正高级职称约50余人,在中华医学会等全国知名学术团体担任常委以上职务20余人,委员40余人。

小儿外科注重国内、国际合作。国际合作方面:郑州大学第一附属医院小儿外科与美国费城儿童医院、美国霍普金斯大学、美国波士顿儿童医院建立长期合作关系并派代表参观交流;郑州大学第三附属医院与加拿大多伦多儿童医院建立长期合作关系;河南省人民医院阜外华中心血管病医院与加拿大多伦多儿童医院、以色列Schineider儿童医学中心、日本东京女子医科大学先端生命研究所、美国费城儿童医院建立长期合作关系。此外郑州市儿童医院、新乡医学院第一附属医院、南阳市中心医院也与国内多家医疗机构建立良好的合作关系,为学术及技术交流、疑难病例会诊等创造了良好的条件。

小儿外科在注重合作的同时也不断提升基层服务能力,积极响应医学会的号召,在范应中主任委员的带领下,深入许昌、周口、信阳、驻马店、平顶山及濮阳等地市的基层医院进行"走基层·送健康"和对口支援等义诊活动。不仅如此学会还大力支持一线医疗工作人员进行科普宣传,我们通过丛书、视频等多种形式将婴幼儿喂养方面的注意事项及常见病、多发病的初步判断及诊疗预防传播给广大家长。这些工作不仅受到广大家长的一致好评,也受到卫健委和医学会的肯定,由学会成员录制的《小儿外科常见疾病》科普视频获2022年河南省科普二等奖。在技术推广方面,范应中主任委员还多次承担医学会"基层适宜技术推广活动"项目,将多项基层适宜技术推广至许昌、周口、驻马店、平顶山及濮阳等多地市的县级基层医院,使广大患儿及家属在属地即可享受到便捷专业的医疗服务。

二、学科发展趋势

1. 基础研究与临床研究

基础研究方面,由于小儿外科疾病多为先天性疾病,未来对于小儿外科相关疾病发病机制、病理改变及病程发展的研究可能多集中在以下几个方面:第一,遗传相关性研究,主要集中在基因诊断、染色体异常等相关领域;第二,发育相关性研究,主要集中在组织胚胎学、解剖学等相关领域;第三,特殊疾病的相关性研究,主要集中在蛋白质组学、分子诊断等相关领域。在临床研究方面,小儿外科的相关疾病的研究发展趋势可能主要集中在以下三个方面:第一,随着AI技术、全息影像技术的发展及在医疗活动中的应用,也将为小儿外科疾病的诊断提供更好、更全面的技术手段;第二,手术技术及手术方式的改良,其中主要包括机器人、腹腔镜等先进手术技术的应用以及手术方式的革新;第三,随着加速康复外科等学科的兴起,围手术期护理及术后康复必将作为小儿外科治疗的重要部分,参与到小儿外科相关疾病的诊疗活动中。

2. 学科建设

随着小儿外科的不断发展和患者对于诊疗要求的不断提高,专业细化和亚专业发展是学科建设的发展趋势。以前我们在小儿外科的基础上划分小儿普外科、小儿泌尿外科、小儿骨科、小儿心胸外科、小儿神经外科以及小儿肿瘤外科等相关亚专业,但是随着亚专业的不断发展,可能会进一步细化亚专业,甚至有亚亚专业的发展。在人才队伍方面,从全国医疗人员的流动可以看出,随诊多点执业、远程会诊和网上医院的兴起,医疗人员的流动性和执业的跨区域性越来越大,小儿外科医生也不再拘泥于在自己医院进行诊疗活动,院外手术和会诊活动可能越来越多。

3. 国内和国际合作

随着国家医疗中心及国家区域医疗中心的建立,省际、市际及院际医疗合作会越来越频繁,这种合作可能是多种形式,多个方面的。对于那些有较高水平的医疗机构,可能已经和国外较知名的医院和科研院所开展了国际合作,随着需求的不断增加和我们医疗水平的不断增强,这种国际合作可能会继续深化。在多学科合作方面,小儿外科表现尤为明显,因为小儿外科服务对象和诊疗疾病的特殊性,小儿外科本身就需要与小儿内科、新生儿科以及儿科重症这些科室进行密切合作,这些合作是全方位、多方面的,涉及疾病的诊断、治疗、康复及预后等多个环节。在小儿外科的未来发展中,这种合作将会更加紧密。

4. 服务能力

小儿外科作为有专业服务群体和固定服务人群的科室,始终保持着为这一固定群体提供高质量医疗服务的发展趋势,并且在以后的时间里,都会根据这一群体的医疗需求调整自身结构,适应和保障这一群体的健康。科普教育是为这一固定群体提供医疗服务和医疗保健的延伸,科普教育的对象主要是儿童的监护人及周围人群,虽然受众人群略有差异,但其目的和医疗服务本身的目的一致,都是为儿童健康提供保障。在未来小儿外科发展中,科普教育将始终作为预防手段和保健方法,与小儿外科医疗工作本身所能提供的医疗服务一样,具有同等的重要性和必要性。技术推广作为小儿外科提升整体服务能力的一项重要手段,需要发挥其积极作用。技术推广不仅指国外先进技术在国内的推广,也包含一些成熟技术向基层医疗机构的推广,这与现在我省医学会实施的基层适宜技术推广活动的目的保持高度一致。

我省小儿外科在成果转化和适宜应用的设备研发方面力量还比较薄弱,这两个方面也是以后要逆转的短板,发展趋势也要由弱至强。我省小儿外科具有良好的基础和硬软件条件,以后在国内的地位和国内外交流方面一定会更加突出。

三、学科目标规划

在基础研究方面,小儿外科应注意在以下两个层面进行发展:①首先,要依托科研能力较强的大型综合性医院,这些综合性医院建立有国家级省级重点实验室和综合实验平台,科研体系较为成熟,可以利用现成的科研路径为小儿外科基础研究进行服务;其次,要加强科室间的合作,对小儿外科来说,很多疾病都和生殖中心、产前诊断中心以及遗传及代谢病科室有着千丝万缕的联系,所以,加强和这些科室的合作有利于深入研究疾病的发病机制及遗传代谢预后等问题。②要注重阶梯式和循序渐进式发展,以一般性基础研究为第一步,筛选有代表性的和有意义的结果集中力量进行深入发掘,争取得到省、国家自然科学基金资助,能够实现基础科研的可持续发展。

在临床发展方面,小儿外科应着重从两方面入手:第一,对于一些疑难性疾病,特别是具有较高手术、治疗难度,有较大风险、不确定性预后的小儿外科疾病,可以组织郑州大学第一附属医院、郑州大学第三附属医院、河南省人民医院、新乡医学院第一附属医院、郑州市儿童医院以及南阳市中心医院等小儿外科专业较细化、技术医疗水平较强的医院组成专家团队进行治疗。第二,对于一些常见病、多发病,可以采取基层适宜技术推广、技术帮扶等手段,建立省、市、县三级医疗机构技术指导及患者的转诊、会诊制度,真正做到小病不出乡,大病不出县。

在学科建设方面,小儿外科还有很大的发展空间,主要是推进专业细化和促进亚专业、亚亚专业的发展。小儿外科是等同于外科学、儿科学的二级学科,其涉及疾病与成人外科学所有三级学科相似。所以,小儿外科涉及的专业细化和亚专业发展更加复杂,其中不仅包括小儿普外科、小儿泌尿外科、小儿骨科、小儿心胸外科、小儿神经外科以及小儿肿瘤外科等传统亚专业,更要将这些亚专业进行进一步细化,在有条件的医院可以在小儿普外科基础上建立小儿胃肠科、小儿肛肠科、小儿肝胆科等;在小儿泌尿外科基础上建立小儿结石科、小儿男科等;在小儿心胸外科基础上建立小儿心脏外科、小儿胸外科等一些病种特殊、发病率较高以及患儿家属有特殊需求及特殊治疗手段的亚亚专业。在人才队伍建设上,既要培养知名专家,形成特色,也要注重培养后备人才,形成人才梯队。在时间上，要形成老带新的具有医学传承的人才队伍建设模式；在空间上，要形成省、市、县的具有对口帮扶的医学援助的人才培养机制。在人才培养上，要大胆实施"走出去、引进来"的战略构想，在规范跨区域诊疗的前提下，为人才交流和流动提供更多的便利。在学科成果方面，要注重总结，注重申报，将有代表性的研究和经验进行汇总，申报成果，在扩大影响力的同时，也使更多的患儿受益。

在国际和国内合作方面，我们要充分发挥学科自身及医院平台的影响力，积极地同国内外同行加强联系。积极利用自身的资源优势，在某些方面可以开展对等合作。积极参与国家重大基础及临床课题研究，不仅为国家医疗工作贡献力量，也扩大自身影响力，使小儿外科学领域有越来越多的河南声音。在多学科合作方面，要根据各亚专业情况，积极联系包括小儿内科、新生儿科、儿科重症以及相对应的成人外科等相关科室，就疑难病、重大疾病等建立相应的多学科会诊制度。积极发挥各学科优势，从多角度、不同层面就相关疑难疾病提出个体化、针对性的诊疗方案。

服务能力的提升是贯穿小儿外科诊疗活动的重要因素，是小儿外科医护人员都应不断改进的方面。我们不仅要把服务能力的改进放在医院，更应该把这一能力放在平时，放在诊疗活动前，放在疾病治疗后。这要和科普教育紧密地联系在一起，科普教育是医疗活动的延伸。小儿外科医务工作者将根据所涉及疾病范围进行图书、视频等多种形式的医学科学普及工作，通过这些科普知识的宣传，我们不仅能使更多家长对婴幼儿生长发育、疾病特点等情况有所了解，也使家长在婴幼儿出现疾病时能够进行初步判断和救治。科普宣传不仅起到了院前和家庭救治的作用，也能够指导家长进行婴幼儿喂养等工作。随着国家鼓励生育政策的出台，婴幼儿相关疾病及喂养的科普宣传更能满足人民群众对小儿外科疾病相关知识了解的需求。科普知识的宣传主要有广大普通群众，而技术推广则更针对小儿外科医务工作者。小儿外科对技术推广的需求主要针对两方面：第一，要鼓励技术水平较高的省级医院不断创新，不断进行新技术、新业务的探索，要能够达到甚至超越国际及国内先进水平；第二，要根据卫健委和医学会的指示，筛选一批适宜市、县医院开展的新技术，由省级医院牵头进行技术帮扶和技术推广，使以前只能够在省级医院实施的手术下沉至市、县级医院，在方便患儿及家属的同时，也节省宝贵的医疗资源。

成果转化和设备研发是小儿外科发展的短板，在今后的工作中，我们要注重将科研成果进行推广应用，与实际的临床工作相结合，利用科研成果解决临床上一些实际问题，达到产、学、研相结合的目标，形成临床工作为科学研究提供资料，科学研究为临床工作提供支撑的互补局面。设备研发是成果转化的延伸，在一些重大疾病及疑难临床问题上，我们可以集全省之力成立课题组或专家组进行关键设备的研发，与相关厂家合作进行设备试制，使成果转化以及设备研发能更好地为临床工作服务。在加大科研、临床工作投入的同时，也要重视宣传工作，不断扩大宣传，不断提高河南小儿外科在国内甚至国际的影响力和地位，不断提高为河南乃至全国患儿服务的能力。

（河南省医学会小儿外科学分会第六届委员会　范应中）

河南省心电生理与起搏学学科发展研究报告

摘要

近年来心律失常介入治疗已成为心律失常的主要治疗手段,目前我省心脏电生理医生的介入治疗工作主要集中在三维标测系统指导下的心房颤动、室上性心动过速、房性期前收缩、室性期前收缩、室性心动过速等复杂心律失常的消融与新型起搏器的应用,随着新技术、新器械、新设备的应用,我省心电生理与起搏学学科的介入诊疗水平将不断提高。

一、学科现状与改进方向

对标国内外学科发展情况、国内各大中心研究热点和学科发展趋势,结合目前我省心电生理与起搏学学科发展现状仍需从以下几个方面努力推进。

(一)特发性室性心律失常的导管消融治疗

目前我省多数中心室性心律失常导管消融治疗主要集中在特发性室性心律失常方面。①对于合并器质性心脏病的室性心律失常的治疗,导管消融治疗仍有巨大的发展空间。既往认为合并器质性心脏病的室性心律失常导管消融成功率相对偏低、复发率高,然而随着导管消融器械和技术不断发展进步,合并器质性心脏病的室性心律失常导管消融的成功率和手术安全性进一步得到提高。②既往文献认为乳头肌室性心动过速导管消融的复发率很高,但是近些年随着三维标测技术及心内超声影像融合等技术的应用及技术水平和认识水平的提高,这类室性心动过速导管消融也有较高的成功率。③借助干性心包穿刺后进行的心外膜室性心动过速基质标测,对一些复杂室性心动过速涉及左心室、心内膜加上心外膜导管消融可实现较高成功率。④心肌梗死后室性心动过速同样随着器械和认识的提高,导管消融成功率明显提高,消融主要集中于消除瘢痕区域残存电位。

随着新技术、新器械的应用,消融成功率的提高,复杂性室性心动过速的射频消融逐渐成为国内、国际各大中心的研究热点,我省作为中部人口大省同样急需努力提高这类疾病治疗水平,此外急诊心律失常介入治疗也有望进一步开展。

(二)心房颤动的导管消融治疗

随着心房颤动导管消融技术在全国范围内的迅速推广,我省每年心房颤动导管消融例数显著增长。新技术、新设备进一步推动了心房颤动导管消融的发展,其中主要应用于临床的技术及器械包括:三维标测系统指导下冷盐水灌注导管消融和冷冻球囊消融。近期国际、国内的热点主要包括以下几个方面。①操作系统创新:除了现阶段临床应用的各系统的不断升级及国产三维系统的研发,磁力辅助导航介入系统(Remote Magnetic Navigation,RMN)可用于精准指导心内膜标测和导管消融。RMN 指导的消融治疗有望成为人工智能和远程医疗在心律失常介入领域的应用新星。②消融能量源的创新:如脉冲电场导管消融(PFA),利用高振幅脉冲电场通过不可逆电穿孔的机制消融组织。由于其心肌细胞选择性消融方式,其靶向性更强,目前国内外各大心脏电生理中心均在积极参与脉冲电场导管消融(PFA)新技术治疗心房颤动的临床研究中。③高效消融导管的研发创新:如环状消融导管、多电极射频球囊消融导管、高功率消融导管(如 QDOT-MICROTM 导管)等。④标测导管如星型磁电双定位高精密度标测导管 PANTARAY 导管、Advisor HD Grid 网状磁电定位标测导管、Globe 导管等,这些标测导管的出现对解决复杂心律失常心房颤动等有重大意义。⑤心房颤动消融策略的探索,如上腔静脉消融、冠状窦内消融、碎裂电位消融、持续性心房颤动 Marshall 静脉无水酒精消融等。⑥随着 Watchman 等左心耳封堵器应用于临床,我省目前心房颤动介入治疗方面,多数中心已能够成熟应用左心耳封堵作为心房颤动卒中非药物预防的重要手段,后续仍需做更多的规范化培训及并发症预防。

(三)心腔内超声技术的应用

心腔内超声技术(ICE)的应用已成为各中心复杂心律失常介入诊疗中必不可少的工具。随着 ICE 与三维电解剖标测系统的图像融合技术发展,其在心电生理介入治疗中的优势越来越显著,例如 ICE 导管指导低射线甚至零射线房间隔穿刺;实时观察射频消融导管与心肌组织接触的位置、消融后组织水肿、预测消融损伤程度;精确重建心腔内结构,准确引导导管贴靠心肌;术中监测有无导管血栓、心包情况。因此我省心电生理学科培训更多能够熟练掌握 ICE 技术且规范化操作的心电生理医师,推动 ICE 技术广泛应用。

二、学科发展趋势

目前心电生理与起搏领域的发展日新月异,不论是新型抗心律失常药物还是新的介入治疗器械,都在临床中得到广泛应用,并收获了良好的效果。本报告将从以下几个方面对心律失常的发展趋势进行概述。

(一)新型抗心律失常药物(AADs)

1.决奈达隆

决奈达隆是一种缺乏碘基团的胺碘酮类似物,亲脂性降低,导致化合物的半衰期显著缩短。

决奈达隆是研究最为广泛的心房颤动节律控制 AAD。与胺碘酮结构类似,但其甲状腺毒性明显降低,提高了药物应用的安全性。多项临床研究均显示,阵发性或持续性心房颤动患者使用决奈达隆治疗后心房颤动复发延迟,且发生率显著降低,住院率和死亡率均显著降低。

2. 伊伐布雷定

伊伐布雷定是第一个窦房结 If 电流选择特异性抑制剂,对窦房结有选择性作用而对心脏内传导、心肌收缩或心室复极化无作用,可单纯减缓心率,而不影响血压,主要应用于心绞痛、心力衰竭患者的心率控制。它呈现显著的剂量依赖性减慢心率作用,并可显著减小心率-收缩压乘积,使心肌耗氧量减少。ESC 心衰指南明确指出伊伐布雷定显著提高心力衰竭患者生活质量。

3. 多非利特

多非利特是一个新型的第 3 类抗心律失常药物。单纯钾通道 IKr 阻断剂,它通过延长动作电位时间和有效不应期来终止折返激动。其不仅对于室性心律失常有作用,而且对于心房颤动、心房扑动等室上性心律失常也具有良好的治疗效果。主要用于心房颤动、心房扑动转律和转律后维持窦性节律。

4. 尼非卡兰

不同于其他Ⅲ类抗心律失常药物,尼非卡兰是一种单纯的 K^+ 通道阻滞剂,主要阻断快速延迟整流钾电流(IKr),不阻断 Ca^{2+} 通道及 β 受体,无负性肌力作用。越来越多的临床数据表明,尼非卡兰是治疗难治性室性心律失常有效且安全的药物,尤其是在左心室功能受损的患者中。对血液动力学不稳定的致命性的室性心动过速、心室颤动,尼非卡兰可有效提高复律的成功率,预防室性心动过速、心室颤动复发,降低死亡率。此外,尼非卡兰对心房颤动、心房扑动也有较高的转复成功率。

5. 维纳卡兰

维纳卡兰是 AAD 中相对较新的药物,可特异性阻断心房的 IKr,Na^+ 峰值电流(I_{Na})和瞬时外向钾电流 I_{to},而几乎不影响心室肌的复极过程。但需要注意的是,维纳卡兰口服吸收率低,复律多为静脉内使用,维持窦性心律治疗时可口服。现有研究结果显示静脉应用维纳卡兰不能有效地转复新发心房扑动,但在新发心房颤动、手术后心房颤动中均有较好疗效。此外,维纳卡兰在心房颤动合并缺血性与非缺血性心肌病患者中转复率无明显差异。

(二)脉冲电场导管消融(PFA)

目前 PFA 可在控制电场参数情况下,仅杀伤带膜的细胞,而不损伤细胞外的基质结构,对心肌细胞具有较高选择性。研究表明,在急性期 PFA 术后 LGE 体积比热消融大 60%,PFA 术后的组织变化比热消融后更均匀,无微血管损伤或壁内出血的迹象。在慢性期,PFA 治疗后大部分急性 LGE 消失,而热消融后则持续存在。PFA 和热消融后,PV 窦的最大应变、LA 膨胀指数和 LA 活性排空分数均急剧下降,但只有 PFA 消融后能在慢性阶段恢复。

PFA 优先影响心肌组织,允许快速的 PV 隔离,具有良好的耐久性和长期安全性。一项研究表明,121 例阵发性心房颤动患者单独使用 PFA,100% 的 PV 患者实现急性 PVI,110 例患者在(93.0±30.1)d 再次标测 PV,84.8% 的 PV 达到永久 PVI,优化的双相 PFA 波形治疗时,96.0% 的 PV 达到永久 PVI,术后食管胃十二指肠镜检查和心脏计算机断层扫描均未发现黏膜病变或 PV 狭窄。

PFA 对心肌组织的特异性损伤降低了其他部位的损伤风险,而且 PFA 的疗效更确切,病灶损伤维持时间更长久。除了提高手术的成功率外,还可大幅缩短手术时间,提升患者手术体验,提高导管消融手术安全性。

(三)经磁导航系统开展心律失常介入手术

磁导航系统(RMN)是利用磁场定位,通过电脑的辅助控制导管的行进方向,经自动推送器推送导管到达目标位置的技术。RMN 减少了人工操作导管的误差及人力消耗,降低了射线对医护人员的影响和由于操作水平差异导致手术疗效的差异,提高手术的可操作性。磁导航系统具有无限潜力。在临床领域,磁导航系统适用于引导各类需要进行消融的复杂心律失常,同时也可用于引导心力衰竭 CRT 植入电极、冠脉 CTO 介入导丝等。

(四)器质性心脏病患者室性心律失常的心外膜消融

器质性心脏病的室性心动过速主要见于冠心病心肌梗死后、心肌病和先天性心脏病修补或矫正术后等。既往器质性心脏病室性心动过速导管消融的成功率较低,复发率较高,尤其是对于一些心外膜起源的器质性心脏病的室性心动过速的治疗,单纯心内膜消融效差,需通过剑突下进行干性心包穿刺或经心脏静脉系统行心外膜标测和消融。

室性心动过速折返环位经心外膜标测和消融有三条途径:①经心脏静脉标测和消融室性心动过速;②穿刺心包使导管进入心包腔标测和消融;③剑突下切口微创心外膜途径标测和消融器质性室性心动过速。研究表明,心肌梗死后室性心动过速需在心外膜侧消融的比例较小,通常不超过 10%,且多出现在下壁心肌梗死后室性心动过速;但非缺血性心肌病需要结合心外膜途径消融的比例较高(30%~60%)。目前在国外大的电生理中心已普遍开展心外膜途径消融器质性室性心动过速,结合心内膜标测和消融可明显提高器质性室性心动过速的消融成功率。目前室性心律失常导管消融专家共识中,导管消融的适应证已大大拓宽,其未来的发展空间不可限量。

(五)室性心动过速心电图鉴别新流程:D12V16 法

迅速鉴别宽 QRS 波心动过速(WCT)是室性心动过速(VT)还是室上性心动过速伴差异性传导(SVT-A)十分重要,特别是在急诊时。D12V16 法是 2021 国外一项研究提出的一种新的鉴别宽 QRS 波心动过速患者的流程。第一步:若四个导联(Ⅰ、Ⅱ、V1 和 V6)主波方向为负向(R/S<1),则考虑室性心动过速。若无,则进行下一步;第二步:若四个导联至少有三个导联主波方向为负向,则诊断为室性心动过速。若无,则进行下一步;第三步:若四个导联,至少有两个导联主波方向为负向(必须包括Ⅰ或 V6 导联),则诊断为室性心动过速。若以上三步都没有满足,则诊断假设为 SVT-A。

该研究将 D12V16 法、传统 Brugada 法与"金标准"电生理检查结果相比较,Brugada 法预测 VT 的总体敏感性高于 D12V16 法(87.2% VS 68.7%),D12V16 法的总体特异性高于 Brugada 法(85.1% VS 68.9%),两种方法对 VT 的诊断均具有较高的阳性预测值(D12V16 法和 Brugada 法分别为 90.9%、85.8%)与相似的准确性(D12V16 法和 Brugada 法分别为 73.8% 和 81.4%)。

总而言之,D12V16法对于急诊、临床经验不足的医师而言,是一种可快速识别宽QRS心动过速的有效工具。

(六)心房颤动患者行导管消融联合左心耳封堵的"一站式"治疗预防心源性脑卒中

脑卒中是心房颤动患者面临的最大危害,而左心耳封堵术是目前全球预防心房颤动患者卒中的治疗新趋势,它能有效减少患者的病死率、致残率,同时减少出血的发生。"心房颤动导管射频消融+左心耳封堵"一站式治疗策略作为一种新选择,既消融了心房颤动又闭合了心房颤动患者血栓发生的根源部位左心耳,减少了心房颤动患者多次治疗的痛苦,消除了患者对长期口服抗凝治疗的依赖性及出血风险。

"一站式"治疗不管是先封堵还是先消融,不同的临床研究都证实其安全性及有效性。先封堵后消融是非常规流程,对塞式封堵器影响较小;先消融后封堵是常规流程,LPV嵴部水肿对封堵器的影响比较小。既往研究报道无论是先消融后封堵,还是先封堵后消融,都可以成功实施一站式手术,减少持续性心房颤动的复发。

"一站式"手术治疗在根治心房颤动的基础上,同时行左心耳封堵,预防心源性脑卒中,从而做到脑病心治,脑心同治,在改善高栓塞风险心房颤动患者的临床预后方面发挥着重要作用。

(七)希浦系统起搏治疗慢性心功能不全

从心脏电学传导来看,选择性希氏束起搏无疑更为理想,但由于选择性希氏束起搏的阈值偏高,感知偏低,对大部分患者(特别是起搏器依赖的患者)来说,左束支起搏也能改善心脏的激动传导,而且阈值更低,感知更好,可能更安全。Rademakers等报道了一例植入CRT,术中由于希氏束起搏电极阈值过高,改为植入左束支起搏,QRS波时限由术前180 ms缩短至术后95 ms,心功能由Ⅲ级改善为Ⅱ级,取得非常好的临床疗效。对于部分传统CRT植入失败的患者,左束支起搏作为备选起搏方案具有巨大的潜力。

虽然目前现有的研究证实左束支起搏对心功能不全也有不错的效果,但尚缺乏大型的随机对照临床研究数据,以及其在非左束支阻滞心力衰竭患者中的应用研究。而其相对稳定参数、相对易操作性、良好反应性等优点,必将在心脏起搏领域引领新的前进方向。

(八)新类型起搏器的临床应用

1.无导线起搏器

无导线起搏器(Miera)在2013年首次应用于人体后,完美地解决了传统起搏器面临的起搏阈值升高、囊袋破溃、导线心肌穿孔、导线断裂、皮肤不美观、术后心理障碍等问题,为一些静脉血管先天缺如的患者或因导线植入导致静脉血管粘连闭塞的患者带来了新的希望,同时提高了其治疗的安全性和准确性,且具有更短的学习曲线和手术时间。与国外研究结果的比较,Miera起搏器在中国患者人群的应用同样具有安全性和有效性,入组的82名患者不良反应发生率仅2.4%,6个月内免于严重并发症概率为97.6%。Miera自2019年在我国上市后,目前已植入超过2 200例,29省市的370余家医院均已开展该技术。

目前美国FDA已批准的Micra AV在生理性起搏上具有更高优势,仅仅在心室植入Miera,即可感知心房,起搏心室,从而实现房室同步,实现更生理的起搏。可以说,Miera 的出现开创了起搏器植入的新局面,从多个方面进行了技术创新和理念创新,包括新的电池和电子元件、制造工艺、测试和质量措施、手术方式、可调弯递送系统、固定方法等,这些创新对心脏起搏治疗领域的影响非常巨大。

2. 全皮下植入型体内自动除颤器(S-ICD)

与传统 ICD 植入相比,S-ICD 避免了静脉导线导致的并发症,减少对心肌的损害,提高诊断准确性,感知全心脏的电位变化,为不能经静脉植入 ICD 及年轻患者提供另一种选择。

目前 S-ICD 首选用于无静脉通路(闭塞性或先天性);经静脉 ICD 植入存在较高的风险(血液透析者、儿童患者、免疫功能不全者);离子通道病(LQT. BrugadaHCM);装置感染或导线故障;心内膜炎病史的患者。强烈推荐用于年轻、预期寿命>10 年、缺血性/非缺血性心力衰竭的一级预防、人工心脏瓣膜、女性(脉冲发生器更换优先考虑)、选择出的二级预防(院外 VF 的幸存者,没有 MVT 的证据)的患者。

EFFORTLESS 研究显示 985 名 S-ICD 患者,99.7% 的患者在 30 d 内无并发症,98% 在 1 年内无并发症,证实了 S-ICD 应用的安全性和有效性。虽然 S-ICD 则克服了很多传统经静脉 ICD 的缺点,但仍有一些不足之处,如无心动过缓起搏和抗心动过速起搏(ATP)功能、除颤阈值高、体积大及寿命短等。新一代非静脉途径 ICD(EV-ICD)则相较 S-ICD 除颤阈值低、体积小、使用寿命长(10~12 年),且具有心动过缓起搏和 ATP 功能,将为 ICD 植入提供了更多的选择。

3. 无电池供电技术

目前中国上海交通大学的易志然及其团队开发了一种能够借助心脏自身来产生能量的装置。此外,清华大学柔性电子技术研究中心研制了一种新型超薄超柔无源无线的心脏起搏器,植入体内后可自动对心脏的跳动进行实时精确的分析,并在心脏异常跳动时给予及时有效的电刺激治疗以实现心脏跳动再同步恢复,同时基于超声波同步实现无线能量输送以及无线数据传输,与人体组织器官良好兼容。这些装置虽然目前仅仅是一种思路,还没有应用于临床,但其在观念及装置上进行了创新,随着一代代科研工作者的努力,未来的起搏器技术将更加便捷、先进。

(九)心内外科联合杂交手术在复杂心律失常的应用

首都医科大学附属北京朝阳医院刘兴鹏曾对持续性心房颤动的内外科联合杂交手术进行探索,治疗长病程持续性心房颤动的成功率达到90%以上。省内阜外华中心血管病医院也对1例起源于心耳尖端的房性心动过速患者进行内外科杂交手术,通过对患者采用微创胸腔镜下行心耳钳夹双极消融(杂交手术),达到良好的治疗效果。

心内科手术受限于其创口大小及导管大小,部分不可到达区域由心胸外科接力进行杂交手术,这种联合手术方式可以最大程度提高手术成功率,同时保障手术安全性,减少一些复杂心律失常的并发症发生率,为复杂心律失常诊治方案提供一些新的思路和方向。

(十)血管迷走性晕厥起搏治疗的新模式

血管迷走性晕厥(VVS)是一种过度或病理性减压反射,在各种晕厥中发生率最高,直立倾斜试验是其诊断的金标准。心脏抑制型晕厥患者遇到交感神经刺激后,首先引起心率与血压的轻度上升,引起体内的减压反射,但患者一旦发生了过度或病理性减压反射时,将引起心率骤降,使心输出量明显下降,从而发生晕厥。心脏起搏器治疗这种病理性减压反射时,首先迅速、准确地做出心率骤降的诊断,马上触发和启动起搏器干预性高频率起搏治疗。

随着心脏起搏器技术的迅速进展,一种新型 DDDR-CLS(闭环刺激)功能起搏器可应用这种特殊功能防治心脏抑制型血管迷走性晕厥。CLS 功能起搏器装有随交感神经兴奋性增高而激活或驱动的传感器,当患者因交感神经兴奋引起窦性心率增快时,起搏器的起搏频率将变为传感器驱动的频率,在患者心率骤降发生前,这种频率较高的起搏能有效增加患者的心输出量,提高交感神经兴奋性,起到抗晕厥作用。近期发表的两项随机、多中心、双盲或单盲、设对照组的研究结果表明,CLS 功能可减少88%的晕厥发生。

(十一)移动医疗设备与人工智能在心律失常管理上的应用

移动医疗技术在心律失常方面可应用于心房颤动识别与评估、心脏性猝死的监测、慢性病的优化管理、辅助运动康复等。2021ISHNE/HRS/EHRA/APHRS 的专家共识也指出了移动医疗技术在心律失常管理中的应用价值。

相比于欧美国家,我国的移动医疗技术应用尚存在诸多不足。目前,由于心电监护产品在算法上尚未统一,当大量的数据反馈到医生面前时,其真实性、有效性以及是否会产生过度医疗等问题都有待进一步验证。其次,欧美等国已建立了主要针对西方人种的心电数据库(如 MIT-BIH 数据库等),而我国心电数据库研究起步较晚,且缺乏科学设计和样本代表性。我国人口众多,潜在和确诊的心律失常患者数量也较多,因此,建立科学、规范、针对国人的大样本心电数据库,对于提升动态算法的准确性有着重要意义。

近年来,人工智能在心血管疾病的筛查、诊断及预测等方面有较大的进展,解决了传统心电图诊断经验依赖问题,提高疾病的诊断率,拓宽心电图的应用范围。特别是在偏远、医疗资源缺乏的地区,建立全自动的工作流模型,不仅缓解医疗压力,还提高临床医师对心血管疾病的诊疗和管理效率。目前人工智能有以下几种局限性:①深度学习模型自动提取特征,使决策过程的细节难以捕捉,多数不具有可解释性。②因社会伦理、数据安全等方面的问题,心电图医师通常不能获得足够规模的样本量,导致模型泛化能力较差。③机构之间共享数据会带来各种信息的泄漏风险。除此之外,数据的多样化、缺乏亚组分析、忽略患者的临床资料、尚不明确人工智能心电诊断算法的普适性,这也是人工智能大规模应用要面临的又一大挑战。

总之,人工智能在心血管领域具有巨大潜力,虽然具有一定局限性,但也在改变心电图的应用前景,为心电诊断的发展提供新的动力。

三、学科目标规划

为了帮助省内更多基层心电生理医师提高心律失常诊疗能力,定期召开省级区域性心律失常学术会议及心律失常介入诊疗规范化培训,尤其是针对青年电生理医师诊疗操作的规范化培训,筹划在省内市县启动,提高基层医师心律失常诊疗水平。

我省心电生理与起搏学学科虽发展迅速,但在国内、国际的科研影响力仍需提高。随着技术不断发展和进步,未来我国必将在心律失常治疗中扮演更重要的角色。心律失常诊疗实践中仍有众多尚未解决的问题,缺乏基于区域人群的心律失常临床研究数据。通过积极开展心律失常机制研究、积极参与前沿临床研究,期待未来河南能够提供更多解决临床问题的高质量心律失常循证证据。相信随着紧跟学科发展趋势,积极学习掌握新技术、新器械的应用,我省心电生理与起搏学学科必将迎来新的发展浪潮。

（河南省医学会心电生理与起搏学分会第六届委员会　袁义强）

河南省心身医学学科发展研究报告

摘要

　　心身医学是研究生物、心理及社会因素对健康和疾病的作用以及它们之间相互关系的科学。心身疾病的流行病学目前尚缺乏大样本的流调资料。国内资料显示,在综合性医院的初诊患者中,有近1/3的患者所患的是与心理因素密切相关的躯体疾病。非精神科医生很少关注这些患者的心理因素,也很少把这些他们认为是内科的疾病而看成与精神科相关,因此患者往往接受的是躯体治疗,心理社会因素方面很少得到关注。在过去的一年里,国家对卫生健康事业高度重视:改革完善疾病预防控制体系,深化医药卫生体制改革,推进公共医院高质量发展;加强国家医学中心和区域医疗中心建设,持续推进健康中国行动,加强重大疾病防治。而且,随着经济水平的提高和医学科普的影响,越来越多的人民群众也逐渐认识到心身疾病的重要性。国际上,心身医学相关研究飞速发展,越来越多的科研成果应用在临床上,解决心身疾病诊疗困境;国内多项医学成果在国际期刊或国际会议上有所展示,总结成果,展望未来,可以让广大医学同仁更好地了解本领域的学科发展、科研突破、临床理念或诊疗技术进展等前沿信息。现就近期已经发表的心身医学相关研究做一简单的介绍,主要包含以下几个方面:心身神经病学、心身心脏病学、心身肿瘤学、心身内分泌学、心身重症、心身儿科、心身皮肤病学以及心身精神病学。

　　心身医学是最符合生物-心理-社会医学模式的一门学科,涉及综合医院各个科室。针对近两年心身医学相关领域的重要成果,在此做一简要概述。

一、心身神经病学

　　卒中后抑郁(PSD)是卒中后最常见的非认知性神经精神并发症,约1/3的卒中幸存者患有PSD。2022年2月,首都医科大学北京世纪坛医院神经精神科 YingLyu 团队于 *MEDICALSCIENCE MONITOR* 上发表的根据国家健康和营养检查调查(NHANES)数据库进行多因素 logistic 回归结果表明,从2005年到2018年,中风患者的抑郁患病率呈逐年上升趋势。影响脑卒中后抑郁的因素有年龄、性别、教育程度、家庭年收入和睡眠障碍等。睡眠障碍和女性性别与卒中后抑郁的风险增加有关。在不同人群中,年龄小于 60 岁且性别为女性的卒中患者在卒中后抑郁中所占比例较高。年龄大于等于 60 岁、较高的教育水平和较高的家庭年收入与卒中后抑郁症的风险降低相关。2022 年 4 月,BrainandBehavior 发表的一项荟萃分析发现:卒中急性期高同型半胱氨酸水平与 PSD 的高风险相关,同型半胱氨酸是 PSD 的重要且独立的潜在预测因子。

多发性硬化(MS)患者中高达 50% 的患者会出现抑郁症状。研究发现,与对照组相比,MS 患者对于细菌抗原和脂多糖的 IgA 和 IgM 介导的免疫应答增强。这种现象可能是 MS 患者肠道通透性增加的后果。Laura 等发现 MS 患者和对照组之间的微生物菌群 β-多样性不同。在 MS 患者和对照组之间,梭状芽孢杆菌群集和拟杆菌门存在显著差异,部分梭状芽孢杆菌种类与 MS 的临床扩展残疾状况量表评分相关,从 MS 患者中分离出的阿克曼菌属改善了实验性自身免疫性脑脊髓炎(EAE),这与 RORγt+ 和产生 IL-17 的 T 细胞的减少有关。因此肠道菌群调控可能是治疗 MS 和抑郁症共病的一种潜在的干预措施。Vesic Katarina 等研究显示,MS 患者的血清 UA 水平低于对照组,C 反应蛋白(CRP)水平高于对照组。CRP 水平升高与重度抑郁呈正相关。MS 的免疫修饰治疗药物干扰素(IFN)可能导致抑郁的发生率增高。IFN-β 治疗 MS 患者出现抑郁不良反应的发生率大于 0.1。IFN-β 剂量越大,治疗时间越长,出现抑郁的风险越高。IFN 相关抑郁可能是由于免疫、内分泌和神经通路之间的相互作用。Pinto 和 Andrade 将这种机制解释为 IFN 疗法诱导下丘脑-垂体-肾上腺轴过度活跃,释放促肾上腺皮质激素释放激素(CRH),CRH 升高促肾上腺皮质激素的水平,并促进肾上腺皮质酮的释放。CRH 也能够降低室旁核、前额叶皮层、海马体和中央杏仁核中的血清素和去甲肾上腺素,这些神经内分泌和神经递质的变化通常与抑郁症的风险升高有关。功能磁共振和结构磁共振技术的推广应用为 MS 伴抑郁的病理解剖基础提供了理论依据。Ukueberuwa 等发现在 MS 患者中,丘脑前侧放射组和钩状束的各向异性分数对负性情绪评分有显著的预测作用。Martino 等采用静息态功能磁共振和弥散加权成像对 50 例 MS(19 例合并抑郁症状和 31 例未合并抑郁症状)和 37 例健康对照组进行研究,发现相较于 MS 未合并抑郁症状和健康对照组,MS 合并抑郁症状患者中缝核的功能连接降低,脑白质区域 FA 降低。

二、心身心脏病学

心身心脏病学又称"双心医学",1995 年我国著名心血管专家胡大一提出"双心医学"的模式。一项荟萃分析指出,抑郁和焦虑会增加冠状动脉疾病(CAD)患者的死亡率。重度抑郁症(MDD)和孤独症在表型和遗传上与 CAD 相关。近期一项欧洲的大样本研究提示 MDD 和孤独症的遗传风险因素会增加女性患 CAD 的风险。研究发现,由具有心理治疗和咨询资格的临床医生提供咨询可显著减少 CAD 患者的焦虑症状并提高生活质量。压力和抑郁等心理因素已被确定为主要和次要心血管危险因素,而结合定期体育锻炼和认知行为疗法在治疗中具有一定的潜在作用。以微信为媒介的教育和康复计划是冠状动脉相关术后患者的心理保健和提高生活质量的有效方法。

三、心身肿瘤学

《自然》子刊发表重要研究,提示精神/心理压力影响抗肿瘤免疫应答,从而降低癌症患者的化疗和免疫治疗效果。廖旺军团队的一项研究揭示了抑郁症诱导胃癌进展的分子机制,发现抑郁症可通过儿茶酚胺/β₂肾上腺素能受体/结肠癌相关转移 1 轴诱导神经内分泌表型加速胃癌侵袭和转移。加州大学洛杉矶分校一项随机、多中心研究调查了两种行为干预对年轻乳腺癌幸存者抑郁症的疗效,发现正念意识实践和幸存者教育均可减少年轻乳腺癌幸存者的抑郁症状。加拿大 Manon de Raad 团队研究发现,与常规护理相比,CanDirect(新型电话抑郁症自我护理干预措施)干预降低了 6 个月时癌症患者抑郁症状的严重程度。台湾马偕纪念医院自杀防治中心及安宁疗护示范基地负责人方俊凯研究发现,通过灵性照护让癌症患者,尤其是进展期及晚期的癌症患者找到生存的意义,有尊严地面对临终,是缓解自杀或速死意愿的核心内容。

四、心身内分泌学

由于高血糖状态可影响神经元功能及其代谢状态,而精神疾病本身及其治疗药物可导致生活状态改变和物质代谢障碍,所以 2 型糖尿病和精神疾病是相互伴生、互为风险因素的疾病。近期一项研究发现精神疾病与 2 型糖尿病的共患率在 5% ~22%。睡眠障碍患者中,2 型糖尿病患病率最高,约为 40%。暴食症、物质使用障碍、焦虑症患者中,2 型糖尿病患病率分别约为 21%、16%、14%;精神分裂症、抑郁症患者中,2 型糖尿病患病率分别约为 10% 和 9%。所有抗精神病药均可能导致显著的体重增加:37% ~86% 的首发精神病患者在治疗第一年内体重增加>7%。不同抗精神病药诱发体重增加的效应存在差异,最强的是奥氮平和氯氮平。肥胖是严重精神障碍患者患病率及死亡率显著高于一般人群的重要原因,还可能进一步打击患者的自尊,加重抗精神病药治疗带来的病耻感。而该类患者的体重管理更具挑战,生活方式干预对严重精神疾病患者的减重获益尚不明确,药物干预方面包括二甲双胍、GLP-1 受体激动剂等糖尿病药物的减重相关研究正在进行中。

五、心身重症

谵妄是 ICU 患者住院期间最常见的并发症之一,其发生率 20% ~80%,ICU 机械通气(mechanical ventilation,MV)患者发生率高达 60% ~80%。ICU 谵妄是重症患者认知功能损害、医疗费用增加和病死率增高的独立预测因素。有效的预防治疗措施是减少 ICU 谵妄发生的重要方法。关于 ICU 谵妄近年有很多新的研究,促进了对 ICU 谵妄患者的识别和治疗,为 ICU 谵妄患者的识别和控制提供更多的依据。ICU 的急性疾病和医源性因素多为谵妄诱发因素,因此可以通过预防和治疗性干预改变谵妄发生的风险。首先与急性疾病有关的急性生理学与慢性健康评分 Ⅱ(APACHE Ⅱ)、因急诊手术或创伤进入 ICU、感染或脓毒症等因素增加谵妄发生的风险。另外有研究表明急性呼吸窘迫综合征(ARDS)患者发生谵妄的风险比接受机械通气的重症患者更高。此外医源性因素大多与镇静药物使用及相关医疗操作有关。苯二氮䓬类药物常用于 ICU 患者的镇痛,然而有证据表明苯二氮䓬类药物可增加谵妄的发生风险。同时,有研究表明右美托咪定可以减少谵妄的发生,还有研究表明机械通气也是重症患者发生谵妄的危险因素。另外有研究表明对于重症创伤患者进行身体约束会增加谵妄的发生风险,而在病房内放置电视或收音机可减少谵妄的发生。

六、心身儿科

近年来,学术界、国家和社会对儿童心理健康逐渐专注,儿童心身疾病方面的研究逐渐增多,大家对心身疾病的认识不断增加,目前儿科心身发育行为领域又获得了一些新进展。消化系统心身疾病发病率占儿内科心身疾病的首位,呈逐年上升趋势。炎性肠病(IBD)和肠易激综合征(IBS)、儿童溃疡病等是儿科常见的胃肠道心身疾病。儿童溃疡病近年呈上升趋势,研究表明与儿童精神紧张、焦虑明显相关。研究显示糖尿病患者的精神障碍患病率显著增加,而糖尿病导致的儿童精神障碍发病率较正常儿童明显增高。桥本氏甲状腺炎目前在儿科明显增多,研究显示该病与焦虑、紧张等有明确的关联性,心理疏导治疗已成为该病的一项重要治疗方法。儿童哮喘的发作与精神紧张有一定的关联,同时发现哮喘发作时患儿往往处于兴奋状态。上述发现有待进一步研究其机制以及相应的治疗手段。

七、心身皮肤病学

银屑病是一种具有全身表现的慢性炎症性皮肤病,疾病恶化伴随着炎症介质的增加,这可能导致神经递质失衡以及抑郁和焦虑症状的发展,而肥胖型银屑病患者更易共病焦虑或抑郁。近年一项队列研究指出:银屑病患者和医生对银屑病严重程度的评估不一致性与患者的心理健康状况有关。在43%的银屑病患者中观察到焦虑,共病抑郁的发生率高达62%。银屑病发病率比一般人群和其他皮肤病患者的发病率高,在病情严重的银屑病患者抑郁的患病率更高。Kurd 等人在一系列银屑病患者中证实了这些发现:他们发现在严重的银屑病患者中抑郁、焦虑和自杀意念的患病率更高(分别为39%、31%和44%),银屑病患者的抑郁倾向比一般人群更严重,并且更常与焦虑和自杀意念相关。

生物制剂在中重度银屑病的治疗中发挥着重要作用,并对合并抑郁患者的生活质量产生了非常有益的影响。许多研究表明,使用生物制剂治疗后,情感症状有显著改善。乌司奴单抗可以改善中重度银屑病患者的抑郁和焦虑症状。多项研究的结果证实,TNF-α 抑制剂可独立于银屑病的严重程度降低抑郁症状的严重程度。针对英夫利昔单抗的研究也报告了类似的结果,例如提高了生活质量,改善了银屑病的其他方面以及克罗恩病患者的抑郁症状。多项研究表明,阿达木单抗可改善这些患者的功能、生活质量和情感症状。这些药物可能体现了一个目标,可以扩展我们治疗精神障碍的方法的范围。它们似乎可以改善慢性炎症患者的抑郁症状,但这方面的研究存在局限性,必须克服这些局限性才能得到证实。

八、心身精神病学

躯体形式障碍(somatoform disorder,SFD)是一类以持久的担心或相信各种躯体症状的优势观念为特征的精神障碍,是一类与躯体症状紧密联系的心身疾病。2021年一篇关于青少年SFD的英文文献综述囊括了近5年来相关方面的82篇文章,其中只有10篇在标题中使用了SFD在DSM-5中的术语,这提示临床数据中可能存在延误诊断,在一定程度上导致青少年及其家人在研究中的数据缺失。当青少年及其家人意识到心理问题的存在及其对身体产生严重影响时,躯体护理总会先于精神护理,因此有研究提出多学科护理是为通过身体遭受精神痛苦的儿童和青少年提供护理所必需的手段。2021年一项回顾性队列研究纳入43 676名SFD患者和50 003名未被诊断为SFD的对照患者,结果提示SFD患者容易接受昂贵且可能有害的医疗手段:前者在15年内表现出不断增加的医疗服务利用率,他们更容易接受影像检查和门诊手术。但众所周知,重复进行X射线和CT检查与癌症风险增加密切相关,而门诊手术则涉及感染或医源性损害的风险。该研究发现较低的医疗服务利用率与医生的沟通协作有密切关系。因此,有必要进一步努力制定和评估门诊医疗护理和患者的有效沟通,建立良好的医患关系,以此减少SFD患者的花费,改善其长期预后。

现有的针对SFD焦虑症状的方法还不够有效和安全。一项在俄罗斯联邦和哈萨克斯坦的23个地区进行的双盲、随机、多中心临床研究指出,与安慰剂相比,抗焦虑药物Tenoten在治疗患有SFD的成年人的焦虑方面作用明显比安慰剂有效,主要表现在感觉系统障碍和呼吸道症状的减少。Tenoten可能是一种潜在的具有抗焦虑特性的药物,且相比传统药物更为安全。既往研究发现瑜伽练习对于具体慢性疼痛症状的患者非常有用,但很少有人关注患有慢性疼痛症状的SFD患者。有研究发现瑜伽训练对于SFD患者是有益的。其显示坚持2周瑜伽练习后个体疼痛严重程度明显下降,而且瑜伽训练对于降低SFD患者疼痛严重程度来说是安全且有效的,未来需通过更多的随机临床试验对此进行深入论证。

事实上,很多精神科药物具有抗病毒及免疫调节作用,有望在新冠肺炎疫情中发光发热。例如,氟伏沙明是sigma-1受体(S1R)的强激动剂,可抑制细胞应激反应并产生抗炎作用。2020年*JAMA*发表了一项随机安慰剂对照研究,证明氟伏沙明可预防新冠肺炎的临床恶化。除了氟伏沙明,SSRI类抗抑郁药的其他机制,如抑制高凝状态及血小板过量释放5-HT,以及抑制酸性鞘磷脂酶的功能,可阻断新冠病毒进入及传播至细胞中。例如,一项针对重症新冠肺炎入院的成年患者的研究发现,使用酸性鞘磷脂酶抑制剂(包括所有SSRI)药物者的气管插管或死亡风险较低。此外,SSRI及其他抗抑郁药也可能有助于缓解新冠肺炎的长期神经精神症状。

围产期强迫症并不少见,FDA已正式批准氟西汀、氟伏沙明、帕罗西汀、舍曲林、氯米帕明治疗强迫症,这些药物均可视为一线药物;另有少量证据支持包括抗精神病药增效治疗,以及文拉法辛或米氮平单药治疗为某些二线治疗。尤其对于围产期强迫症应首先尝试单药治疗,并确保该药已得到了最大程度的使用,再考虑联用第二种药物,以尽可能减少胎儿或婴儿所暴露的风险种类。同时由于强迫症本身就需要较心境障碍及焦虑障碍更高的抗抑郁药剂量,加之孕晚期血药浓度会下降40% ~50% ,此时孕妇使用的抗抑郁药剂量可能相当高。另外在是否用药方面研究显示:如果能在不用药的情况下让孕妇处于良好的状态,那当然再好不过;但如果做不到,就应积极开展有效的药物治疗,且不应拘泥于剂量。如果剂量不够,那么孩子将同时暴露于疾病与药物的双重风险之下;用较高的剂量将母亲的病情稳定住,孩子所暴露的风险反而更少。

随着社会经济发展和人民生活水平的提高,心身健康逐渐受到越来越多人的重视,也成为建设健康中国的重要一环。因此心身医学也逐渐凸显其重要性。医学研究高速发展的今天,时刻关注疾病的研究动态,有助于临床工作中为患者提供更好的诊疗服务。因此,未来还需要进一步探索心身疾病诊疗的新理论、新方法,开拓我国心身疾病的预防、治疗和预后的新领域。

(河南省医学会心身医学分会第二届委员会　宋学勤)

河南省心血管病学学科发展研究报告

摘要

随着人口老龄化的发展,心血管疾病发病率逐年增加。河南省是人口大省,心血管病疾病谱广,患病人群数量庞大,如何更好、更快地发展河南省心血管病学专业迫在眉睫。

近年来,在河南省医学会及河南省医学会心血管病学分会的带领下,河南省心血管病学专业得到了快速的发展。心血管病学分会的各个研究团队始终以临床问题为导向,以常见心血管疾病的基础与临床研究为核心,借助心血管病学临床资源优势,建立基础与临床研究平台,逐步成立临床随访资料库、临床标本库等。借助雄厚的技术力量和科研实力,紧紧围绕冠状动脉性心脏病,心电活动异常与心律失常,心力衰竭,心脏瓣膜疾病,心肌损伤、修复、重构和再生以及主动脉疾病等方向进行了一系列的基础和临床研究,对其发病机制及诊治进行了系统的研究,相关研究成果刊发在专业领域的顶级学术期刊,为临床问题的解决提供了可靠的依据和指导意见。尤其是邱春光团队药物涂层球囊(DCB)的临床研究和董建增团队遗传性心血管疾病的诊疗水平走在了国内的前列!

但是,与国内外相比,河南省心血管病学专业在各个方面还有较大的差距。为了确保学科健康有序发展,体现重要的学术价值和持久的学术影响力,河南省医学会心血管病学分会结合本身的实际情况,提出了一些针对学科整体发展的合理化建议和目标规划。

一、学科现状

近年来,在河南省医学会及河南省医学会心血管病学分会的带领下,在心血管病学专业人员的不断努力下,河南省心血管病学专业在基础研究、临床研究以及学科建设等多个方面发展迅速。

(一)基础研究领域

1.冠心病方向

郑州大学赵文团队在药学领域一区期刊 *Br J Pharmacology* 发表了一篇高质量研究论文,研究结果首次证明,木犀草素通过内源性抗氧化酶过氧化物酶Ⅱ促进信号传导,从而保护心肌缺血再灌注损伤,表明这种抗氧化系统在心脏中的重要保护作用。

阜外华中心血管病医院高传玉团队研究发现甲基转移酶样14(METTL14)通过增强FOXO1的m6A修饰,诱导内皮细胞炎症反应和动脉粥样硬化斑块形成,从而促进FOXO1的表达。METTL14可能成为动脉粥样硬化临床治疗的潜在靶点[*Theranostics*,2020,10(20):8939–8956]。

郑州大学第一附属医院张金盈团队发现,肥大细胞蛋白酶4(mMCP4)作为一种与心血管疾病有关的糜酶,在小鼠心脏梗死区的心肌细胞中表达上升。敲除基因后,小鼠心肌梗死面积更小,心脏功能得到改善,证实了其在小鼠心肌梗死(MI)后心功能不全和心肌重塑中具有直接作用。相关研究成果发表在*Biochimica et Biophysica Acta(BBA)-Molecular Basis of Disease*。

郑州大学第一附属医院张金盈团队发现,lgE激活巨噬细胞Na^+-H^+交换剂(Nhe1)并诱导细胞外酸化和细胞凋亡,在动脉粥样硬化中发挥了重要的作用。同时,通过静脉注射近红外荧光pH敏感探针LS662进行共配准荧光分子断层扫描成像,开创了一种非侵入性和无辐射的成像方法来监测动脉粥样硬化病变。相关研究成果在线发表在*Nature communication*。

作为新兴的治疗因子,细胞外囊泡(EVs)为MI治疗提供了巨大的潜力。目前EV的递送方法主要是心肌内或静脉内注射,两者对于临床应用都具有局限性。郑州大学第一附属医院张金盈团队创新性地提出了一种以局部方式将EV输送到心脏组织中进行MI治疗的新策略。相关研究成果发表在*Advanced healthcare materials*。

郑州大学第一附属医院张金盈团队研究开发了一种具有超氧化物歧化酶(SOD)活性的固定化酶与Zr基金属有机框架(ZrMOF)(SOD-ZrMOF)进行交联,SOD-ZrMOF通过有效清除ROS和抑制氧化应激,保护线粒体功能,减少细胞死亡,缓解炎症,从而减少梗死面积、保护心脏功能。因此,SOD-ZrMOF作为一种有效且安全的急性心肌梗死(AMI)纳米材料治疗具有巨大的潜力。

2. 心肌纤维化和心肌肥厚方向

2019年郑州大学第一附属医院张金盈团队在心血管专业期刊*JCellMolMed*发表了一篇高质量论文,首次证明双联抗血小板可以通过AMPK-mTOR信号通路抑制心肌细胞自噬来减轻压力超负荷引起的心脏肥大和心力衰竭,研究表明,BZP可作为治疗压力过载引起的心脏重塑和心力衰竭的有前途的化合物。

2021年郑州大学赵文团队在心血管研究领域顶尖期刊*Circulation Research*发表了题为"Myofibroblast Deficiency of LSDl Alleviates TAC Induced Heart Failure"的研究论文。团队选择表观遗传重要调控蛋白LSD1为研究对象,利用主动脉弓缩窄所致的心肌压力超负荷损伤模型,研究发现LSD1敲除可显著改善压力超负荷所致的心室重塑和心肌纤维化,最终延缓心力衰竭的发展进程。此研究成果为靶向抑制心肌成纤维细胞LSD1治疗心力衰竭提供了重要理论依据。

含溴结构域蛋白4(BRD4)可特异性结合组蛋白的乙酰赖氨酸残基,已成为心脏重塑和心力衰竭等各种疾病的治疗靶点。2021年郑州大学赵文团队通过高通量虚拟筛选及HTRF测定法进一步设计、合成和评估了47种新的针对BRD4的4-苯基喹唑啉衍生物,最终鉴定出化合物C-34。发现C-34具有更好的药代动力学和理化性质以及C-34治疗可有效缓解体外成纤维细胞活化和体内心脏纤维化。表明,新型BRD4抑制剂,C-34可作为进一步开发治疗纤维化心血管疾病的先导化合物。

2021 年 12 月，郑州大学赵文团队设计并合成了一类新的有效的 DCN1-UBC12 抑制剂即：2-（苄基硫代）嘧啶衍生物（DN-2），发现 DN-2 的治疗能够有效降低血管紧张素（Ang）Ⅱ诱导的心肌成纤维细胞的活化，DN-2 可以作为一种更加优化的先导化合物用于心肌纤维化相关疾病的研究和开发。相关研究结果发表在药物化学一区杂志 *J Med Chem*。

3. 腹主动脉瘤方向

研究表明腹主动脉瘤（AAA）是多种危险因素联合作用，但是其机制目前还不是很清楚。郑州大学第一附属医院张金盈团队以脂肪细胞和炎症因子 IL-18 为切入点，发现脂肪细胞瘦素和脂肪酸结合蛋白 4（FABP4）通过诱导 IL-18 受体的表达来增强 IL-18 与巨噬细胞、主动脉平滑肌细胞（SMC）和内皮细胞的结合，进而促进 AAA 的形成。相关研究成果发表在心血管领域顶级期刊 *European Heart Journal*。同时，研究发现，嗜酸性粒细胞通过释放 IL-4 和 mEar1 等阳离子蛋白来调节巨噬细胞和单核细胞极化，并阻断主动脉炎症细胞和血管细胞中 NF-KB 的活化，从而在 AAA 中发挥保护作用，研究结果在线发表于心血管领域顶级期刊 *Circulation Research*。

4. 瓣膜病方向

钙化主动脉瓣疾病（CAVD）是一种活跃的细胞驱动的纤维钙化过程，以主动脉瓣间质细胞（AVICs）向成骨样表型分化为特征，但是其发病机制尚不清楚。新乡医学院第一附属医院赵国安团队发现，活性氧（ROS）生成的 Nox2 与钙化主动脉瓣疾病有关，而中药单体雷公藤红素作为 Nox2 抑制剂可显著降低主动脉瓣 ROS 生成、纤维化、钙化和主动脉狭窄的严重程度。相关的研究成果在美国心脏病学会 *JACC* 子刊（*JACC：Basic to Translational Science*）上在线发表。

（二）临床研究领域

1. 心力衰竭方向

董建增团队承担了国家"'十三五'重大慢性非传染性疾病防控研究"重点专项课题，完成了 5 744 名心衰患者的随访，前期的研究设计和基线数据等已发表在心衰领域的顶级杂志（*European journal of Heart Failure*）。

2. 冠心病方向

郑州大学第一附属医院邱春光团队积极参与了 DKCRUSHV 和 DKCRUSHVⅢ试验，旨在研究 DK Crush 在无保护左主干远端分叉病变中的效果以及 IVUS 引导和血管造影引导 DKCrush 治疗复杂真性分叉病变患者的有效性和安全性差异，同时还将提供 IVUS 衍生的标准，为复杂性较高的分叉病变确定最佳的 DK Crush 支架。相关研究成果相继发表于 *JACC Cardiovasc Interv* 和 *Am Heart J*。

由于东亚患者与非东亚患者相比，经皮冠状动脉介入术后双联抗血小板治疗的风险/收益权衡可能有所不同，郑州大学第一附属医院邱春光团队积极参与了国际重要临床研究——《暮光》中国亚组研究，研究发现，在接受高危经皮冠状动脉介入治疗的中国患者中，与替格瑞洛加阿司匹林相比，单用替格瑞洛显著减少了临床相关出血而不增加缺血事件。

冠状动脉疾病（CAD）目前是全球主要的死亡原因，虽然新一代药物洗脱支架（DES）安全性和有效性得到了提高，但患者仍然受到 DES 治疗的一些固有限制的影响，如支架血栓形成或再狭窄。

药物涂层球囊(DCB)是近年来新型的一种心脏介入治疗手段,因此它不受支架血栓形成和长期双联抗血小板治疗(DAPT)的限制。目前,对于DES相关的再狭窄,DCB治疗被推荐为一线治疗方案。对于新生冠状动脉病变,DCB治疗的应用范围进一步扩大,如小血管病变、大血管病变、分叉病变和慢性完全闭塞病变等。郑州大学第一附属医院邱春光团队在此方面的研究走在了国内的前列,前期的单中心或者多中心的临床研究均显示出了良好的远期疗效和安全性。由此,邱春光作为亚太共识小组的成员,参与发表了关于药物涂层球囊治疗冠心病的建议(*CardiolJ*,2021,28:136-149)。

郑州大学第一附属医院邱春光团队通过一项前瞻性的观察研究全方位探讨了DCB在冠状动脉病变包括支架内再狭窄(ISR)或新生病变患者中的临床应用。研究纳入了2306名患有2660个病变的患者,发现DCB血管成形术组的靶病变血运重建(TLR)和主要不良心血管事件(MACE)率低,安全有效。证明DCB是无支架治疗新生冠状动脉病变的有吸引力的替代方案。相关研究成果于2021年在线发表于*Clin Res Cardiol*。

针对支架内再狭窄:DCB是治疗冠状动脉支架置入术后药物洗脱支架再狭窄(DES-ISR)的有效方法,但DCB血管成形术后的ISR仍有复发。DES-ISR对DCB的不同反应模式在很大程度上尚不清楚。郑州大学第一附属医院邱春光团队对160例DCB治疗的DES-ISR病变进行了回顾性评估,评估了DCB治疗不同类型DES-ISR的结果。结果显示病灶类型是MACE的预测因素,糖尿病是血管成形术后MACE的独立预测因素,DCB在局灶性DES-ISR患者中具有更好的临床和血管造影结果。相关研究成果于2020年在线发表于*Int J Cardiovasc Imaging*。

针对分叉病变:郑州大学第一附属医院邱春光团队积极参与了一项前瞻性、多中心、随机的DCB-BIF试验,研究纳入了784名冠状动脉分叉病变的患者,研究结果证实了药物涂层球囊在治疗主干血管支架术后侧支病变中的疗效和安全性。相关研究成果于2022年在线发表于*BMJ Open*。

针对小血管病变和糖尿病:郑州大学第一附属医院邱春光团队对1198例小血管病变患者采用单纯DCB治疗,12个月后组织临床和血管造影随访。结果发现单纯DCB治疗可以降低靶病变失败(TLF)和主要不良心血管事件(MACE)的发生率。糖尿病是小冠状动脉DCB治疗后1年目标病变进展和目标病变血运重建的独立预测因子。相关研究成果于2021年在线发表于*J Interv Cardiol*。

针对糖尿病:郑州大学第一附属医院邱春光团队开展了一项观察性、前瞻性、多中心研究,纳入了578名糖尿病患者和578名非糖尿病患者,随访(366±46)d,比较了糖尿病患者和非糖尿病患者经皮冠状动脉DCB的疗效。研究发现糖尿病患者接受DCB血管成形术后,靶病变失败(TLF)和靶病变血运重建(TLR)率较高,而MACE、心脏性死亡、心肌梗死或血运重建的风险没有显著增加。相关研究成果于2021年在线发表于*J Diabetes Res*。

针对大血管病变:目前关于DCB治疗冠状动脉大血管病变的数据相对有限,因此郑州大学第一附属医院邱春光团队回顾性分析了冠状动脉病变血管>2.8 mm且接受DCB治疗的原位病变患者,研究结果提示了单纯的DCB治疗对于冠状动脉大血管原位病变是安全和有效的。

（三）心律失常方向

1. 起搏器植入方向

左束支区起搏（LBBAP）是一种新型起搏方式，起搏参数稳定，QRS 时限窄，近年来，其应用范围逐渐增加。河南省心血管病专家不仅在左束支区起搏的临床应用走在了国内的前列，关于其临床研究也发表了多篇高水平专业论文。

郑州大学第一附属医院邱春光团队积极参与了关于左束支起搏的多个多中心的临床研究。研究团队前瞻性地评价了左束支区域起搏（LBBAP）对左束支传导阻滞（LBBB）心力衰竭患者的疗效，并比较 LBBAP 和双室起搏（BVP）的 6 个月疗效。研究结果证实 LBBAP 可为大多数心力衰竭合并 LBBB 患者提供心脏再同步化治疗，有望成为 BVP 的一种有前途的再同步化治疗方法（*ESC-HeartFai*1，2020，7：1711–1722）。同时，他们也比较了左束支区起搏与右心室起搏治疗房室传导阻滞的临床疗效，发现永久性 LBBAP 可能降低 HF 住院或升级为双心室起搏的风险（*Front Cardiovasc Med*，2021，8：685253）。

2. 心房颤动射频消融方向

冠状动脉疾病合并心房颤动发病率逐年增加。郑州大学第一附属医院陶海龙团队探讨了冠状动脉疾病（CAD）和冠脉血管重建术与射频导管消融术（RFCA）后心房颤动复发的关系，研究发现阻塞性 CAD 与高心房颤动复发率相关。此外，冠心病患者的冠状动脉血管重建术与射频消融后心房颤动复发率较低相关（*Front Cardiovasc Med*，2021，8：756552）。

冷冻消融（CBA）和射频消融（RFA）是治疗难治性心房颤动（AF）最常用的方法，均采用肺静脉隔离术（PVI）。研究表明，CBA 对心房颤动的治疗效果与 RFA 大致相当。然而，很少有研究探讨 CBA 和 RFA 对阵发性心房颤动患者左房重塑影响的差异。郑州大学第一附属医院邱春光团队通过临床研究探讨了阵发性心房颤动患者行 CBA 和 RFA 后对心房重塑的影响，发现 CBA 和 RFA 在阵发性心房颤动的左房电性和结构反向重塑中都有效，但在消融 6 个月后，CBA 在这两个方面可能都优于 RFA。然而，在长期的随访中，组间没有显著差异（*Clin Cardiol*，2021，44：78–84）。

3. 心血管病预防方向

新乡医学院第一附属医院赵国安作为重要的合作方，首次探索了基因预测的睡眠时间长短与 12 种常见心血管疾病发生风险之间的因果关系，并提出了睡眠干预在心血管疾病预防中的重要作用。该文刊发在心血管领域顶级期刊 *European Hear tJournal*（影响因子 28.989）。

（四）学科建设方面

郑州大学第一附属医院心血管病医院在董建增的带领下，成功申报并获批河南省遗传性心血管病医学重点实验室。常规开展遗传性心血管疾病家系搜集及队列建设，目前已经成功建立 iPS 重编程及体外心肌细胞分化平台和 iPS 基因编辑平台。平台承担国家"'十三五'重大慢性非传染性疾病防控研究"重点专项课题，完成了 5 744 名心衰患者随访，研究设计和基线数据已发表 *European journal of Heart Failure*。

成立了国内首家遗传性心血管病防治及生殖指导中心。已经收集了肥厚型心肌病、扩张型心肌病、高胆固醇血症、离子通道病等遗传性心血管疾病 1 000 余家系。同时,董建增团队打破了心血管、遗传、生殖与产科的学科"壁垒",将其创新性地融合为遗传性心血管疾病诊疗与生育这一新的特色学科方向,形成了遗传性心血管疾病诊疗与生育新范式。2019 年 7 月 30 日,世界首例肥厚型心肌病子代遗传阻断"健康心宝宝"在郑州大学第一附属医院诞生。

二、发展趋势和目标规划

随着人口老龄化的发展,心血管疾病发病率逐年增加。河南省是人口大省,心血管病疾病谱广,患病人群数量庞大,如何更好、更快地发展河南省心血管病学专业迫在眉睫。

近年来,在河南省医学会及河南省医学会心血管病学分会的带领下,河南省心血管病学专业得到了快速的发展。心血管病学分会的各个研究团队始终以临床问题为导向,以常见心血管疾病的基础与临床研究为核心,借助心血管病学临床资源优势,建立基础与临床研究平台,逐步成立临床随访资料库、临床标本库等。借助雄厚的技术力量和科研实力,紧紧围绕冠状动脉性心脏病,心电活动异常与心律失常,心力衰竭,心脏瓣膜疾病,心肌损伤、修复、重构和再生以及主动脉疾病等方向进行了一系列的基础和临床研究,对其发病机制及诊治进行了系统的研究,相关研究成果刊发在专业领域的顶级学术期刊,为临床问题的解决提供了可靠的依据和指导意见。尤其是邱春光团队药物球囊 DCB 的临床研究和董建增团队遗传性心血管疾病的诊疗水平走在了国内的前列。

目前,与国内外心血管病学发展相比,河南省心血管病学专业还有较大的差距。我省基础研究和临床研究尚处于早期阶段,高质量的研究成果相对较少;临床亚专科诊疗不够细化,临床科研亚专业不够专一化;临床基础研究的技术相对匮乏;临床医师从业人员数量和质量尚待进一步提高;高层次专业技术人才相对不足;人才结构分布不平衡,特别是高端人才的引进和交流不足,国际化程度不够,整体研究能力仍待提高;承担重大项目的能力不足,国家级重大课题缺乏;目前实验室前沿的分析手段有限,制约了原创性科技成果的形成,高水平、标志性成果仍需突破。

为了更好地引领学科发展,有以下几点建议:①积极推进冠心病、心律失常、心力衰竭、高血压、瓣膜病等临床亚专科的发展;②申请建立省级和国家级重点实验室平台,积极申请国家级课题项目尤其是重大项目,发表高水平的研究论文;③加强多种慢性病临床数据平台的建设;④积极引进高水平的学科带头人,加强人才培养机制,吸引省内外优秀创新人才;⑤进一步加强省内多中心合作的基础与临床研究,统一制定科研规划;⑥加强特色学科的发展,如遗传性心血管疾病防治和研究等。

(河南省医学会心血管病学分会第十届委员会　董建增)

河南省心脏大血管外科学学科发展研究报告

摘要

根据最新发布的《中国心血管健康与疾病报告2021》,心血管疾病目前是我国城乡居民的首位死因,每5例死亡中有2例死于心血管疾病。河南省作为我国人口大省,心血管疾病罹患人群庞大。

心脏大血管外科作为心血管疾病诊疗最重要的学科之一,在外科专业体系中起步最晚,但发展最快。近年来河南省心脏大血管外科专业发展迅速,尤其是在国家心血管区域医疗中心建设和引领带动下,诊疗能力取得了长足进步,医疗质量持续提升。

目前我省有能力开展心脏大血管外科手术的医院数目在50家左右并趋于稳定,医疗可及性不断改善,全省心脏大血管外科整体手术量持续提升,全省年开展心脏大血管外科手术超2万例,居全国第2位。创新技术推广应用与诊疗能力提升,手术种类不断丰富。包括David手术等大血管手术不断开展和推广、免缝合主动脉瓣置换技术、经导管主动脉瓣置换手术(TAVR)技术不断突破日渐成熟;在ECMO机械循环支持领域,我省的郑州大学第一附属医院、阜外华中心血管病医院开展例数居全国前2名,技术水平居全国前列。随着我国心力衰竭患者数目不断增加,心脏移植作为终末期心力衰竭的主要治疗方法,近年来我省郑州市第七人民医院、阜外华中心血管病医院、郑州大学第一附属医院、郑州人民医院在心脏移植领域做了不懈的努力,其中郑州市第七人民医院自2018年获批心脏移植手术资质以来已完成160余例心脏移植手术,年手术例数居全国前列;阜外华中心血管病医院2021年获批心脏移植手术资质,目前已成功开展多例心脏移植手术。同时我国心室辅助装置研发也取得重要成果,国产微型可植入心室辅助装置尺寸低于国际同代产品,并采取了多项优化设计,总体达到国际顶尖水平;阜外华中心血管病医院于2018年5月成功开展华中地区首例人工心脏EVAHEART植入,于2019年5月成功开展华中地区首例全磁悬浮人工心脏CH-VAD植入,于2021年10月成功开展全球首例体积最小的全磁悬浮人工心脏Corheart 6人体植入,目前植入人工心脏的10余例终末期心脏病患者全部存活,最长已随访4年,生活质量明显提升。

随着河南省心血管疾病临床研究与质量控制院士工作站、河南省心血管疾病临床医学研究中心、国家心血管病中心华中分中心的落户,我省以阜外华中心血管病医院(河南省人民医院心脏中心)为代表的大型心血管疾病诊疗中心积极参与大量临床研究及科研转化项目,程兆云团队参与的 DACAB 等临床研究项目成果发表于 *JAMA*、*JACC* 等国际心血管领域顶级期刊;努力实现由医疗中心向医学中心的角色转变。

根据最新发布的《中国心血管健康与疾病报告 2021》,心血管疾病目前是我国城乡居民的首位死因,分别占城市及农村居民死因构成比的 44.26% 和 46.74%,即每 5 例死亡中有 2 例死于心血管疾病。河南省作为我国人口大省,心血管疾病罹患人群庞大。

心脏大血管外科作为心血管疾病诊疗最重要的学科之一,在外科专业体系中起步最晚,但发展最快。随着时代的进步,心脏大血管外科仍在不断演变、进步。无论是学科自身技术的发展,还是人才培养的模式、救治患者人群的特征以及团队间的合作,均在发生变化。

近年来河南省心脏大血管外科专业发展迅速,尤其是在国家心血管区域医疗中心建设和引领带动下,诊疗能力长足进步,医疗质量持续提升。

一、学科现状

(一)手术数量不断增长

随着我国心脏大血管外科飞速发展,我省有能力开展心脏大血管外科手术的医院数目在 50 家左右并趋于稳定,医疗可及性不断改善,全省心脏大血管外科整体手术量持续提升,目前全省年开展心脏大血管外科手术超 2 万例,居全国第 2 位。

(二)创新技术推广应用与诊疗能力提升

除了手术量的显著提升,我省心脏大血管外科手术种类不断丰富,各类疾病诊疗能力均显著提升。包括 David 手术等大血管手术不断开展和推广;无缝合主动脉瓣置换技术不仅降低手术难度,缩短手术时间,同时能够显著减少瓣周漏及传导阻滞等手术相关不良事件;经导管主动脉瓣置换手术(TAVR)技术不断突破日渐成熟,外科经心尖与经升主动脉 TAVR 结合了内外科的综合优势,在省内大型心脏大血管外科中心的手术量迅速增长,术后超声随访证明移植瓣膜效果良好;国产经心尖二尖瓣修复产品取得初步进展,在器械的可操作性和手术有效性方面都进行了优化设计并显著突破;随着河南省心血管疾病临床研究与质量控制院士工作站、河南省心血管疾病临床医学研究中心、国家心血管病中心华中分中心的落户,我省以阜外华中心血管病医院(河南省人民医院心脏中心)为代表的大型心血管疾病诊疗中心积极参与大量临床研究及科研转化项目,在新技术、新业务开展领域走在国内前列。如阜外华中心血管病医院程兆云团队参与的 DACAB 等临床研究项目成果发表于 *JAMA*、*JACC* 等国际心血管领域顶级期刊。为了应对疾病谱的改变,满足患者对于提升手术效果、降低手术创伤的需求,我省心脏大血管外科手术技术不断革新。随着我国先天性心脏病的诊治能力提升,成人先天性心脏病患者数目显著增加,大量患者急需救治。但成人先天性心脏病患者中二次手术和复杂手术患者比例较高,对手术技术提出了极高要求。为此我国学者创新性研发单纯超声引导下经外科途径心血管疾病介入技术,降低患者手术创伤,同时获得良好预后,我省作为该技术的积极推广应用省份,走在国内前列。传统大血管手术创伤大、手术时间长、患者风险高,但近年来大血管腔内治疗技术发展迅速,针对不同主动脉部位的新型主动脉支架层出不穷,各类复杂解剖结构的病变均能获得良好的治疗效果。在 ECMO 机械循环支持领域,我省的郑州大学第一附属医院、阜外华中心血管病医院开展例数居全国前 2 名,技术水平居全国前列。随着我国心力衰竭患者数目不断增加,心脏移植作为终末期心力衰竭的主要治疗方法,近年来我省郑州市第七人民医院、阜外华中心血管病医院、郑州大学第一附属医院、郑州人民医院在心脏移植领域做了不懈的努力,其中郑州市第七人民医院自 2018 年获批心脏移植手术资质以来已完成 160 余例心脏移植手术,年手术例数居全国前列;阜外华中心血管病医院 2021 年获批心脏移植手术资质,目前已成功开展多例心脏移植手术。同时我国心室辅助装置研发也取得重要成果,国产微型可植入心室辅助装置尺寸低于国际同代产品,并采取了多项优化设计,总体达到国际顶尖水平;阜外华中心血管病医院于 2018 年 5 月成功开展华中地区首例人工心脏 EVAHEART 植入,于 2019 年 5 月成功开展华中地区首例全磁悬浮人工心脏 CH-VAD 植入,于 2021 年 10 月成功开展全球首例体积最小的全磁悬浮人工心脏 Corheart 6 人体植入,目前植入人工心脏的 10 余例终末期心脏病患者全部存活,最长已随访 4 年,生活质量明显提升。

(三)地域发展不平衡

我省心脏大血管外科整体发展迅速,但不同地市及医院之间诊疗能力发展并不均衡。各地区单位间的差异同样明显。我省目前年手术量 5 000 例左右的大型心脏中心有 1 家(阜外华中心血管病医院,全国前 7 名),年手术量超过 2 000 例的心脏中心有 4 家(阜外华中心血管病医院、郑州大学第一附属医院、郑州市第七人民医院、河南省胸科医院),均位于郑州市,承担了全省 50% 以上的心脏大血管外科工作量,保持了持续、较快的发展步伐;不同地市间差异显著,整体手术可及性仍有待提高空间。根据我国心血管注册登记研究显示,尽管我国冠状动脉搭桥手术整体结局显著改善,但不同地区及医院之间诊疗结局存在显著差异:不同医院的冠状动脉搭桥手术风险校正院内死亡率最低为 0.7%,最高达 5.8%,术后并发症发生率最低 3.8%,最高 10.1%,不同区域和医院间手术质量差异显著,手术质量均质化亟待提升。

(四)心脏大血管外科人才储备不足

现阶段心脏大血管外科学科吸引力下降,年轻医生数量走低。无论是欧美国家还是我国、我省,专业选择心脏大血管外科的青年医生逐年减少,究其原因,与心脏大血管外科手术风险高、培养周期长、薪资待遇相对较差等有关。心脏大血管外科人才不足,是对其未来发展最大的挑战。

二、发展趋势与挑战

(一)人群患病趋势严峻,危险因素复杂

随着社会经济发展和人均寿命的延长,近年来我国、我省出现人口结构的改变及老龄化现象,预计 2027 年中国将进入深度老龄化社会。同时,伴随着居民生活习惯以及疾病谱的改变,慢性病

将成为我国未来居民健康的重大威胁。心血管疾病是目前我国居民致死致残的主要病因。然而目前我国心血管病危险因素防治现状不容乐观:高血压患病率居高不下,但知晓率和控制率却并无显著改善;冠状动脉粥样硬化性心脏病(冠心病)患病率持续增加;老龄人口慢性心力衰竭患病率增加。未来我国将面临心血管疾病的严峻挑战。

冠状动脉旁路移植术是冠心病的主要治疗手段之一。由于我省冠心病诊疗需求飞速增长,手术量逐年攀升。由于人口老龄化,各类危险因素的逐渐发展,高危患者占比逐年增长,这部分患者首选冠状动脉外科治疗,因此未来心脏大血管外科需求将进一步扩大。诊疗规模扩张的同时,手术难度也将进一步增加。根据中国心脏大血管外科注册登记数据显示,尽管我国患者中危险因素的占比仍低于欧美国家数据,但伴有手术高危因素如女性、高龄、合并既往心肌梗死、合并射血分数<35%、急诊或抢救手术、既往冠脉支架的患者比例较高,另外合并既往心脏大血管外科手术、合并脑卒中的患者占比逐步上升。心外科手术难度将进一步增大,对患者围手术期管理的要求更高。

(二)心脏大血管外科发展面临的挑战

心血管病的爆发式增长以及患者对高质量诊疗的需求与心脏大血管外科不平衡发展的矛盾日益凸显。例如,尽管最新的研究证明冠状动脉搭桥手术仍然是治疗冠心病尤其是复杂病变的首选方案,但随着冠状动脉支架技术的飞速发展和技术突破,冠心病内科治疗适应证不断拓展。我国冠状动脉介入手术量飞速增长,冠状动脉支架与冠状动脉搭桥手术量比值逐年升高,至2018年冠状动脉支架与冠状动脉搭桥手术量之比达到了18∶1,我省占据更高比例。另外,经导管瓣膜介入技术迅猛发展,随着新证据的产生,经导管瓣膜手术适应证进一步向低危患者扩展。与此同时,心脏大血管外科已经成为我国外科学中普及程度最差的学科之一,我国及我省心脏大血管外科都正面临着介入技术快速发展与自身发展缓慢带来的双重挑战。但是,我省存在大量潜在的需要救治的心血管病患者,因受到患者经济水平限制以及地方心脏大血管外科治疗水平的制约,许多患者未接受外科治疗。传统心脏大血管外科仍存在巨大的发展空间。

三、未来规划

(一)复合(Hybrid)技术推广及多学科医生团队的建设

学科的交叉与融合,是心脏大血管外科未来发展的必然选择。未来心血管学科面临的是老年复杂病变的时代,Hybrid技术在保证治疗效果的同时缩短了手术及住院时间,拥有更广泛的适应证,是内、外科共同的发展趋势。需要打造一个多学科合作(包括心外科、心内科、影像科、麻醉科、体外循环科、重症监护室等)的心脏医生团队,为老龄患者提供最佳治疗方案。以患者为中心,以患者利益最大化为目标,消除不利于患者的医生间竞争因素,内科、外科及介入科医生同时上手术台参与患者手术治疗,合作共赢,提高疗效,开拓新的手术适应证。唯有合作才能让心脏大血管外科走得更远。

(二)心脏大血管外科技术的不断微创化成为必然选择

随着小切口、胸腔镜、迷你体外循环等技术的开展,以及相应植入性器械更加适合微创途径的改进等,所有这些都为心脏大血管外科微创化奠定了基础。比如小切口或胸腔镜辅助下瓣膜手术+免缝合或可缝合支架瓣膜的应用,能够缩短体外循环时间,降低手术创伤,缩短住院时间,尤其适合老年高危患者;经外科途径的瓣膜介入治疗(经心尖经导管主动脉瓣置入、MitraStich 等)的开展,能够打破外周血管条件限制,简化操作流程,提高手术成功率;No-Touch 技术以及全动脉化技术的应用,使得冠状动脉搭桥手术的远期通畅率更高,相较于术后再狭窄发生率高的冠状动脉支架有更明显的优势。心脏大血管外科手术的疗效,尤其是术后长期效果优秀;加之微创化技术的应用,使得心脏大血管外科较心血管介入技术仍有明显优势。心脏大血管外科技术的微创化成为其长远发展的重要推动力。

(三)心力衰竭的外科治疗时代来临

随着心血管疾病患病率的上升,我国心力衰竭患者数量逐渐增多。目前,药物治疗尚无法逆转心力衰竭的进展,只能够暂时缓解症状。外科手术是心力衰竭治疗的最终战场。虽然获益于抗排异药物研发的进步以及器官捐赠数量的增多,国内外心脏移植的数量及存活率均呈上升趋势,但因供体来源的限制,尚远远无法满足大量心力衰竭患者心脏移植的需求,心室辅助装置(ventricular assist device,VAD)逐渐成为心力衰竭救治的“主战场”。VAD 在欧美国家的应用逐渐增多,2013 年以来,每年 VAD 植入数量已经超过心脏移植。我国 VAD 的研发与应用处于快速发展阶段,重庆“永仁心”已成为国内第一个正式批准上市的可植入式人工心脏产品;由苏州同心公司原创、心血管疾病国家重点实验室协助研发的 CH-VAD,航天泰心科技有限公司研发的 Heartcon,深圳核心医疗科技研发的 Corheart 6 等人工心脏产品临床试验结果优异,卸负荷效果明显,患者的生活质量明显提高。

(四)培养复合医生成为心脏大血管外科继续欣欣向荣的必然选择

人才是未来发展的决定性因素。新时代对心脏大血管外科医师提出了新的要求,心脏大血管外科新时代已经到来。心脏大血管外科医师需要不断学习更新知识,更新培养计划,融入心脏团队,为患者谋求最大获益,努力成为新时代 Hybrid 外科医师。

(五)应对老龄化

麻醉学、围手术期医学、术后康复医学等学科必须和心脏大血管外科专业一道,推动自身学科理论的发展与技术的创新,加强医疗质量控制管理,规范医疗服务行为,以适应老龄心脏大血管外科手术患者的围手术期治疗与术后看护,为老龄心脏大血管外科患者术后更安全、高质量、更快速的康复提供保障。

(六)持续推进心脏大血管外科质量改善措施

我省心脏大血管外科专业也需按照国家心血管病中心要求,积极采取心脏大血管外科质量改善措施,包括加强基础与临床科研投入,促进创新性诊疗技术的产生,并获得高质量证据,推动循证诊疗;建立关键技术质量评价标准,搭建心脏大血管外科医疗质量改善平台与全国协作网络,建立医疗质量监察与改善机制,降低区域间诊疗水平差异,整体提升医疗质量。

未来,心脏大血管外科仍是大有可为。学科融合及微创发展势在必行。创新外科技术的发展以及培养高素质心脏大血管外科医师,是我省心脏大血管外科长远发展的生存之本。

(河南省医学会心脏大血管外科学分会第二届委员会　程兆云)

河南省胸外科学学科发展研究报告

摘要

胸外科的研究方向通常为胸腔内器官,主要指食管、肺部、纵隔病变的诊断及治疗,其中又以肺外科和食管外科为主,近年来随着手术技术水平的提高,气管外科也在一部分中心建立以专门应对复杂的气管疾病,这就使得专科医师们在专业知识和技能上更加精湛和深入,专业化水准亦更加提高。

学科建设方面,2014年9月,河南省医学会胸外科学分会成立,郑州大学第一附属医院赵松任主任委员,苑星、钱如林、杨鲲鹏、胡伟、张晓为副主任委员,张清勇为副主任委员兼秘书长,秘书杨洋。如今,分会经过7年的发展,组织建设日趋完善,会员人数不断增加,成员力量不断发展壮大,承担职能日益增多。至今,河南省医学会胸外科学分会已有95位委员,其中常务委员22名,顾问2名。现任主任委员赵松,目前兼任中华医学会胸心血管外科分会委员、中国医师协会胸外科医师分会常委、吴阶平医学基金会胸外科专业委员会副主任委员、中国医药教育协会胸外科专业委员会副主任委员、海峡两岸医药卫生交流协会胸外科专业委员会常务委员,代表我省胸外科在全国外科舞台上发声。

应用技术方面,电视胸腔镜手术(VATS)是一项在胸外科领域中堪称里程碑式的手术技术变革,其拥有切口小、术后并发症少、可降低术后疼痛、清扫淋巴结个数多、短期复发率低、远期效果满意等特点。在过去的20年里,VATS技术受到了我国胸外科医师的一致认同。另外,达芬奇机器人手术系统也在不断发展,已有大量研究证实了其良好的操作性能,并且能给患者带来可观的临床获益。据统计,目前我省可顺利开展的胸外科手术中约90%以上为VATS。

教学工作方面,我省各大附属医院胸外科为了配合院系医学生教学改革,实现教学和临床同步进行,抽调骨干力量加强临床带教工作。在床旁教学任务中,详细讲解外科急症的对症处理及胸外科常见疾病的临床诊疗,获得同学们一致好评。胸外科接受实习本科生及轮转研究生入科学习,每一名学生均由主治医师及以上老师进行临床带教,指导外科相关疾病的临床诊疗工作。

学科活动方面,在河南省医学会的领导下和各胸外科学分会委员单位的支持配合下,河南省医学会胸外科学分会全体委员共同努力,积极开展学会活动,坚持以学术交流为主导,促进人才培养和学科建设;坚持领导把方向,全体委员共同努力一起办学会的方针。在严格遵守各项疫情防控的要求下,做到学会活动内容丰富,方式多样化。充分发挥在郑委员的地理优势和学科优势,按学科、专业轮流做专题报告,采取线上线下结合的方式丰富学术活动内容,做到有年计划,提前做好准备工作。授课者涉及各位专家,讲座内容涉及手术技巧、临床科研、基础研究、护理、康复等的各个方面,内容丰富,涉及面广,紧跟国内外学科发展的脚步,及时传达全国胸外科学会议精神,使本学会的医务人员及时了解该学科领域的新进展。

目前我省胸外科主要存在科研水平欠缺、专业细分度不够、地区间技术发展水平仍有差距等问题,未来胸外科学分会将着力于以上几点做好相关工作,为我省胸外科事业的发展贡献力量。

一、胸外科专业概述

胸外科是一门古老的医学专科,其形成和发展大约经历了一个世纪,同时也由点滴的临床经验的积累,发展为具有独立的理论基础又与各个学科相互渗透的独立体系。由于对专业化程度要求的提高,在相当一部分较大体量的医学中心,胸外科已经从最早的心胸外科脱离而形成单独的胸外科或普胸外科。学科的研究方向通常为胸腔内器官,主要指食管、肺部、纵隔病变的诊断及治疗,其中又以肺外科和食管外科为主。近年来随着手术技术水平的提高,气管外科也在一部分中心建立以专门应对复杂的气管疾病,这就使得专科医师们在专业知识和技能上更加精湛和深入,专业化水准亦更加提高。但这种现象也带来另一方面的弊病,一些复杂的、多脏器混合性疾病的诊治工作也许因此将被忽视。为了避免这种状况的出现,我们必须强调在进入胸外科训练程序的初期,应当重视普通胸外科和心脏外科基础知识和基本技能的训练,这也是为什么目前胸外科专业规培医师在轮转期间需要进入心外科培训的时间与胸外科相当的原因。

胸外科领域中的疾病常常发生在与生命相关的脏器,如纵隔、肺脏,其治疗过程亦常影响这些脏器功能的稳定,从而对生命造成威胁。因此,胸外科医师在对疾病的诊治过程中,应当充分认识到这些潜在的危险,应当充分认识重要脏器之间的相互影响,最大限度地治疗疾病,保留患病脏器的正常功能,并且最低程度地干扰相关重要脏器的功能状态。胸外科领域中的知识随着人们对疾病认识的不断深入而不断扩展,与其他学科之间相互渗透愈来愈广泛,因此,需要胸外科医师们不断学习,不断充实,终生学习是胸外科医师们能保持对疾病高度认知的唯一途径。

二、河南省胸外科发展现状

(一)组织管理体系建设

2014年9月,河南省医学会胸外科学分会成立,郑州大学第一附属医院赵松任主任委员,苑星、钱如林、杨鲲鹏、胡伟、张晓为副主任委员,张清勇为副主任委员兼秘书长,秘书杨洋。近年来,河南省医学会胸外科学分会每年按计划完成各项科普活动、适宜技术推广、健康扶贫以及学术年会等活动,深受基层医务工作者的欢迎,同时也使分会影响力日益增强,成员力量不断发展壮大。至今,河南省医学会胸外科学分会已有95位委员,其中常务委员22名,顾问2名。

2019年11月29日,由河南省医学会胸外科学分会主办,河南省胸科医院承办的河南省医学会胸外科专业委员会年会在郑州顺利召开,本次大会由国内专家学者40余名出席并作专题汇报。同时本次大会还举行了河南省医学会胸外科学分会全体委员工作会议、青委换届改选会议。在会议中进行工作总结、安排下阶段工作,选拔、组建了新一届河南省医学会胸外科学分会青委团队。

2020年8月13日,河南省医学会第二届胸外科学分会常委会在郑州召开,赵松主任委员召集分会委员商议本年度学科活动以及重大会议等相关事宜。

2020年11月5日,由河南省医学会胸外科学分会主办,郑州大学第一附属医院承办的河南省医学会胸外科学分会年会以及河南省医学会胸外科学分会专业委员会在郑州召开,河南省卫生健康委员会主任、郑州大学第一附属医院党支部书记阚全程参加开幕式并致辞,会议邀请赫捷院士以及全国胸外科知名专家33人、省内专家17人以线上线下结合的形式进行会议授课。本次会议共计有省内、省外300余名专家以线上或线下形式参加会议。

如今,分会经过7年的发展,组织建设日趋完善,会员人数不断增加,承担职能日益增多。专科分会在开展高层次、高质量学术活动的同时,积极宣传科普知识、开展对外交流活动,在国内享有良好的声誉,为河南省卫生事业的发展做出了卓越的贡献。现任主任委员赵松,目前兼任中华医学会胸心血管外科分会委员、中国医师协会胸外科医师分会常委、吴阶平送学基金会胸外科专业委员会副主任委员、中国医药教育协会胸外科专业委员会副主任委员、海峡两岸医药卫生交流协会胸外科专业委员会常务委员,代表我省胸外科在全国外科舞台上发声。

(二)学科建设

根据国家癌症中心统计,近年来胸外科疾病谱已经与以前不同,胸外科初期疾病以肺结核、支气管扩张症、肺脓肿和脓胸等为主,现在以胸部肿瘤为主,尤其是以肺癌和食管癌为主。根据大数据分析得出的结果:肺癌占癌症患者的比例为58%,食管癌为15%,现在胸部肿瘤疾病比例将近76%。预计到2025年我国肺癌患者数将达到100万,成为世界第一肺癌大国,食管癌的人数也很多,占世界人口一半以上。因此胸部肿瘤已经成为现在以及未来胸外科最主要的诊治疾病。为了应对越来越精细化的胸部肿瘤的治疗途径,我省几个大规模医学中心已率先开展亚专科建设,主要包括肺外科、食管外科、纵隔疾病以及胸腺瘤、重症肌无力外科专科。

(三)技术手段

电视胸腔镜手术(VATS)是一项在胸外科领域中堪称里程碑式的手术技术变革,其拥有切口小、术后并发症少、可降低术后疼痛、清扫淋巴结个数多、短期复发率低、远期效果满意等特点。在过去的20年里,VATS技术受到了我国胸外科医师的一致认同。另外,达芬奇机器人手术系统也在不断发展,已有大量研究证实了其良好的操作性能,并且能给患者带来可观的临床获益。据统计,目前我省可顺利开展的胸外科手术中约90%以上为VATS手术。

在我省众多胸外科专科中,郑州大学第一附属医院胸外科成绩斐然。单孔胸腔镜肺癌根治术、精准肺段切除术以及食管癌根治术均已是省内领先,ECMO辅助下气管肿瘤切除术、ECMO辅助下下新生儿气管狭窄切除重建术、软式纵隔镜腹腔镜联合食管癌根治术、达芬奇机器人辅助下单孔肺癌根治术、经颈部单孔胸腔镜肺癌根治术、纵隔镜辅助食管癌根治术、胸腔镜食管双癌根治术、横结肠代食管术、带蒂肌瓣填塞治疗慢性脓胸、全腔镜空肠代食管颈部吻合术、ECMO辅助下全肺切除术、梭形管胃食管癌根治术、达芬奇机器人辅助食管癌根治术、达芬奇机器人辅助肺段切除术、达芬奇机器人辅助肺癌根治术等国内技术领先。

对于终末期肺疾病,肺移植已经成为确切的、成熟的治疗方法。供肺短缺、原发性移植肺功能障碍(primary graft dysfunction,PGD)近10年来有不同程度的改善;肺移植手术环节最为稳定,术式变化不大;慢性排斥反应仍是严重影响远期生存和移植肺功能的主要因素。另外,多学科团队协作机制仍是肺移植患者良好预后的首要因素。目前,我省能够顺利开展肺移植的医学中心不多,主要有郑州大学第一附属医院胸外科和河南省人民医院胸外科。2021年,郑州大学第一附属医院胸外科在麻醉科、呼吸内科、ICU等多学科协作努力下,成功施行15例肺移植手术,达到国内领先。这些累累硕果说明我省胸外科发展迅猛。

(四)教学工作

我省各大附属医院胸外科为了配合院系医学生教学改革,实现教学和临床同步进行,抽调骨干力量加强临床带教工作、床旁教学任务,详细讲解外科急症的对症处理及常见胸外科疾病的临床诊疗,获得同学们一致好评。胸外科接受实习本科生及轮转研究生入科学习,每一名学生均由主治医师及以上老师进行临床带教,指导外科相关疾病的临床诊疗工作。

郑州大学第一附属医院胸外科为了配合医院住院医师规范化培训工作的开展,在医院领导及教育处的指导下,全年共接收规培医师177人。在医院的要求下胸外科基地积极开展了病区住院医师规范化培训的工作,在全科共同努力下,顺利出科。2021年度,郑州大学第一附属医院胸外科接收进修人员32人,主要包含周口、焦作、南阳、漯河、开封、许昌、洛阳等地基层医院,手把手学习胸腔镜技术,得到业内广泛好评。接待省内及郑州市多家医院参观访问,就热点问题和最新研究进展进行了充分的交流,一方面积极带动河南省各地市外科的发展,另一方面也扩大了我省胸外科的知名度和影响力。

作为河南省胸外科的先驱者和探路人,郑州大学第一附属医院定期举办肺段学习班,邀请全省胸外科医师深度交流学习肺部解剖结构和肺段手术的技术要点,包括手术直播讲解以及实体动物肺部模拟手术演示。肺段学习班旨在减小我省胸外科领域内医师水平差距,带领我省胸外科长期共同进步。

(五)学科活动

在河南省医学会的领导下和各胸外科学分会委员单位的支持配合下,河南省医学会胸外科学会全体委员共同努力,积极开展学会活动,坚持以学术交流为主导,促进人才培养和学科建设;坚持领导把方向,全体委员共同努力一起办学会的方针。在严格遵守各项疫情防控的要求下,做到学会活动内容丰富,方式多样化。充分发挥在郑委员的地理优势和学科优势,按学科、专业轮流做专题报告,采取线上线下结合的方式丰富学术活动内容,做到有年计划,提前做好准备工作。授课者涉及各位专家,讲座内容涉及手术技巧、临床科研、基础研究、护理、康复等的各个方面,内容丰富,涉及面广,紧跟国内外学科发展的脚步,及时传达全国胸外科学会议精神,使本学会的医务人员及时了解该学科领域的新进展。

为贯彻落实省委、省政府脱贫攻坚决策部署,坚决打赢健康脱贫攻坚战,积极发挥我省名医名家技术优势和名医大家示范效应,大力开展名医名家送医、送药、送健康,肺段学习班等活动。

近年来,为了提高我省胸外科知名度,与外省各胸外科学专业多次交流学习,紧跟国内外胸外科最新研究进展,更进一步提升胸外科临床诊疗及教学科研能力。我省胸外科积极举办、参加各种会议活动,主要包括"百肺待兴"MDT免疫高峰论坛、食管癌规范诊疗术式中国行、中国胸外科青年医师论坛、"胸外最强音"首届中国胸外科规范与创新手术巅峰展示会、2021CSCO食管癌诊疗指南巡讲、"巅峰术道"肺癌胸外科规范化诊疗巡讲、"术立典范"胸外科手术直播、食管癌规范化诊疗专家顾问会、默沙东手术开放日、匠心·胸怀、河南省名医名家"走基层·送健康"、胸部肿瘤精准治疗新进展论坛、北京大学肿瘤医院胸部肿瘤论坛、2021中国临床肿瘤学会食管中原高峰论坛、中国抗癌协会食管癌专委会会议、2021中国肿瘤大会(CCO)、"无影灯下"肺癌手术交流会、"胸外最强音"中国胸外科创新发展论坛暨"胸外最强音"系列总结分享会、"食力肺跃"胸外免疫高峰论坛、中国医师协会胸外科医师分会学术常委会会议、食管癌免疫治疗年终盘点等活动。

三、河南省胸外科专业主要问题及发展方向

(一)科研水平欠缺

我省目前胸外科疾病发病率较高,尤其食管癌发病率在全国范围内较高,施行胸外科手术例数居全国前列,但是现在以我省胸外科专家为主导的临床研究较少,且绝大部分为单中心、回顾性研究,多中心和前瞻性研究较少,这说明我省科研水平相对较低。我们应高度重视科研在学科发展中的作用,开展以临床需求为导向的研究,要脚踏实地,以科研创新掌握胸部疾病治疗的话语权。临床上需要更多的循证医学证据和临床结果的评价来验证我们的工作是否正确。

(二)专业细分度不够

尽管几所高校大型附属医院胸外科已经从胸心外科脱离独立成科,但目前仍有一大部分医院胸外科由于各种原因从属于胸心外科。未来我省胸外科应大范围建立亚专科制度,更好地服务于河南省广大患者。

(三)地区间发展技术水平仍有差距

这主要体现在大型高校附属医院和地市级以及县级医院的胸外科规模、业务量以及新技术开展情况。"人人平等享有医疗资源"是医疗卫生改革的目标,发展不平衡已经成为包括胸外科在内的我国临床医学发展的重大挑战。要改变这个现状,不但需要政府在资源投入方面向地区级医院倾斜,还需要胸外科行业协会在住院医师培训、胸腔镜手术技术培训等方面向地区给予支持。目前河南省医学会胸外科学分会在主任委员赵松的带领下连续多年坚持开展走基层活动,为改善医疗资源的不平等做出了卓著的努力,未来胸外科学分会将会一如既往、矢志不渝地为河南省胸外科事业的发展贡献力量。

(河南省医学会胸外科学分会第二届委员会 赵 松)

河南省眩晕医学学科发展研究报告

摘要

眩晕类疾病约100余种,其诊疗涉及多个临床学科,主要集中于耳鼻咽喉头颈外科、神经内科、老年病科、神经外科、急诊科、骨科、康复科、精神心理科等。眩晕类疾病按病因可分为前庭性眩晕和非前庭性眩晕,前庭性眩晕又可分为前庭周围性眩晕和前庭中枢性眩晕。据统计前庭周围性眩晕(即耳源性眩晕)占各科眩晕患者总量的60%~70%。眩晕类疾病发病率最高的前五大疾病分别为良性阵发性位置性眩晕、梅尼埃病、前庭性偏头痛、前庭神经炎、突发性耳聋合并眩晕。

近年来,我国眩晕医学学术会议数量成倍增加,多个眩晕学会陆续成立,我省于2019年成立了河南省医学会眩晕医学分会,是国内第四家省级医学会下设的二级专科分会。分会吸纳了我省在眩晕医学领域具有带头作用的耳鼻咽喉头颈外科、神经内科、精神心理科、老年医学科、骨科、心血管科、医学影像等学科的精英,并且在2020年成立了眩晕医学分会第一届青年委员会及第一届基层委员会,为学会注入了新鲜血液,完善了眩晕医学专业人才梯队建设,为河南省眩晕医学的稳步快速发展提供了人才基础。

自从省医学会眩晕医学分会成立以来,平顶山市、新乡市、信阳市、驻马店市等先后成立了市级眩晕医学分会,进一步团结了各地从事眩晕医学工作的专业人才。

建立眩晕门诊,是眩晕医学科建设最重要的一步,它解决了眩晕患者到医院不知道在什么专科就诊的问题,也可以说眩晕患者终于有了"看病"的地方。眩晕实验室的建立目的在于对眩晕疾病实现客观的检测和治疗效果的评价。通过客观的检查,有助于对各种眩晕疾病做出明确的诊断及鉴别诊断,而达到对眩晕疾病精准化和规范化治疗的目标。在一定规模的眩晕门诊和眩晕实验室的基础上,建立眩晕专科病房,具有多学科(multi-disciplinary team,MDT)诊疗模式和解决疑难眩晕疾病的能力。目前国内一些医院已经成立了眩晕医学科(眩晕诊疗中心),我省尚未成立相关病房,该领域仍为我们需要努力的方向。

此外,前庭康复的普及应用是全世界范围内普遍面临的挑战。国外的调查发现,只有不到3%的患者可获得前庭康复服务。从需求层面,随着经济发展、老龄化加剧、疾病谱变迁,康复服务的需求日益增加,造就了前庭康复推广应用的外部环境。综合来看,当前我省前庭康复正处在蓄势待发阶段。

总之,眩晕疾病已得到越来越多学科的重视,并已成为研究的热点。眩晕的诊疗水平正在迅速提高,尤其是眩晕学科的诞生和诊疗规范的建立将会进一步推进眩晕诊疗进入新时期。临床研究、基础研究与现代科学的结合将会打开眩晕医学的新局面。

眩晕是一种人体的运动错觉。眩晕类疾病约 100 余种,其诊疗涉及多个临床学科,主要集中于耳鼻咽喉头颈外科、神经内科、老年病科、神经外科、急诊科、骨科、康复科、精神心理科等。眩晕类疾病按病因可分为分为前庭性眩晕和非前庭性眩晕,前庭性眩晕又可分为前庭周围性眩晕和前庭中枢性眩晕。据统计前庭周围性眩晕(即耳源性眩晕)占各科眩晕患者总量的 60% ~ 70%。眩晕类疾病发病率最高的前五大疾病分别为良性阵发性位置性眩晕、梅尼埃病、前庭性偏头痛、前庭神经炎、突发性耳聋合并眩晕。

国际上于 1936 年在瑞典成立了在耳神经科学和眩晕相关研究方面极具影响力的学术团体组织——Bárány Society。美国于 1992 年成立了 American Institute of Balance(AIB)。其后德国成立了 Department of neurology and Germany center of vertigo。日本也成立了 Japan Society for Equilibrium Research。多年来各种眩晕类疾病的诊疗规范、指南均是由 Bárány Society 等上述这些发达国家的学术机构提出并得以推广。

一、学科现状

近年来,我国眩晕医学学术会议数量成倍增加,多个眩晕学会陆续成立,如中国研究型医院学会眩晕医学专业委员会(2014 年)、中国中西结合学会眩晕病专业委员会(2016 年)、中国医药教育协会眩晕医学分会(2016 年)、中国医疗保健国际交流促进会眩晕医学分会(2017 年)、中国卒中学会卒中与眩晕分会(2017 年)等。全国各省市医学会、医师协会也开始相继成立了眩晕分会,如 2014 年北京市医学会成立了眩晕医学分会,2016 年内蒙古自治区医师协会成立了眩晕医学分会,2017 年黑龙江省医学会成立了眩晕分会,2018 年上海市医学会成立了听觉与前庭医学分会。我省于 2019 年成立了河南省医学会眩晕医学分会,是国内第四家省级医学会下设的二级专科分会。分会吸纳了我省在眩晕医学领域具有带头作用的耳鼻咽喉头颈外科、神经内科、精神心理科、老年医学科、骨科、心血管科、医学影像等学科的精英,并且在 2020 年成立了眩晕医学分会第一届青年委员会及第一届基层委员会,为学会注入了新鲜血液,完善了眩晕医学专业人才梯队建设,为河南省眩晕医学的稳步快速发展奠定了人才基础。

自从省医学会眩晕医学分会成立以来,平顶山市、新乡市、信阳市、驻马店市等先后成立了市级眩晕医学分会,进一步团结了各地从事眩晕医学工作的专业人才。

随着学科分类的细化和专科化趋势发展,眩晕及平衡医学作为一门新兴交叉学科,愈来愈要求学科队伍建设的专业化。国外一个完整的眩晕或平衡中心构架包括研究人员和临床人员,前者包括医师、生物工程学家等;后者包括理疗师、专职护士、前庭康复治疗师、听力学家、不同检查仪器的技术人员等。相比较而言,我国眩晕临床工作人员架构尚单一,分工不明确。此外,尽管眩晕的继续医学教育开展多年,但大多相关科室医师的眩晕诊疗知识尚需更新,由于不了解该领域的新进展,缺乏有效地分诊和转诊机制,大部分患者在首诊时并未得到适当的治疗。因此,需进一步加强眩晕临床工作中的队伍建设及医师继续教育。河南省医学会眩晕医学分会自成立伊始，每年举办学术年会，邀请国内外眩晕医学领域领军人物讲学，有效地起到了传播新指南、新共识、新技术、新疗法的作用。

随着信息技术的发展，患者获取健康信息的途径正逐步增加，互联网即是其中之一。但目前，我国大多数眩晕患者并不能从公众媒体中获取全面的疾病相关信息，互联网上的信息良莠不齐，或专业性太强，因此患者教育是眩晕疾病预防保健领域的重要课题。例如梅尼埃病的病史较长，很多患者可能长期带病生活。因此，对这类患者进行健康教育很有必要。国外在这方面开展工作较早，有专门的指导书籍和网站给患者提供健康教育。有随机对照研究表明，自我管理的小册子可以给梅尼埃病患者提供简便易行的处理头晕的方法。因此，我们需改变重治疗、轻预防的观念，加强患者教育与自我管理，提高眩晕患者生活质量。眩晕医学分会这三年积极与河南省医学会配合，在医学会平台录制网络科普讲座、抖音科普短片，并与河南省广播电视台合作新媒体科普活动。下一步要加强针对眩晕患者的互联网服务体系：包括对眩晕患者进行相关科普知识的宣教，眩晕的预防，治疗后的康复指导、随访，线上咨询服务等，并开展互联网远程会诊。

近些年来，国际上权威的前庭科学与眩晕医学研究学会——巴拉尼协会（Bdrdny Society）开展并积极推进了前庭疾病国际分类工作，2009年以来陆续制订和发布了前庭症状分类、眼震及眼震样运动分类及一些前庭疾病的诊断标准等国际共识性文献。2009年发布《前庭症状国际分类》，2012年发布《前庭性偏头痛诊断标准》，2015年发布《梅尼埃病诊断标准》《BPPV诊断标准》，2016年发布《前庭阵发症诊断标准》，2017年发布《PPPD诊断标准》《双侧前庭病诊断标准》，2019年发布《血流动力性直立性头晕/眩晕诊断标准》《眼震及眼震样运动分类标准》《老年性前庭病诊断标准》，2020年发布《登陆综合征诊断标准》，2021年发布《上半规管裂综合征诊断标准》《儿童前庭性偏头痛与儿童复发性眩晕诊断标准》《运动病诊断标准》，2022年发布《前庭性偏头痛文件更新》。这些标准和共识性文件对眩晕医学各种学术术语的定义、检查技术的标准化应用以及疾病诊断标准的统一起到了关键的作用。眩晕医学的发展由此也迎来了黄金期，河南省眩晕医学分会紧跟巴拉尼协会的步伐，在第一时间对巴拉尼协会发布的学术文件做出宣讲和解读。

二、发展趋势

（一）眩晕门诊的逐步建立

建立眩晕门诊，是眩晕医学科建设最重要的一步，它解决了眩晕患者到医院不知道在什么专科就诊的问题，也可以说眩晕患者终于有了"看病"的地方。但是眩晕门诊的建设必须要有专业化的医学人才，耳鼻咽喉科牵头的眩晕门诊医生不仅要懂周围性眩晕，而且要懂相对少见的中枢性眩晕。神经内科牵头的眩晕门诊医生不仅要懂中枢性眩晕，而且要懂相对多见的周围性眩晕。眩晕门诊的医生应该对所有眩晕疾病达到较高的诊断治疗水平。眩晕门诊要常态化，工作日每天开诊。出诊医师应经过眩晕医学专业化培训（包括学习班、进修学习、学术会议等）并能够完成常见眩晕疾病的诊断和鉴别诊断，能够对常见眩晕疾病进行治疗，能够进行良性阵发性位置性眩晕（耳石症）的诊断试验和手法复位治疗。

（二）正规的眩晕实验室的建立

眩晕实验室的建立目的在于对眩晕疾病实现客观的检测和治疗效果的评价。通过客观的检查，有助于对各种眩晕疾病做出明确的诊断及鉴别诊断，而达到对眩晕疾病精准化和规范化治疗的目标。良性阵发性位置性眩晕诊疗系统、视频眼震图仪、重心平衡仪、纯音测听及声导抗仪等应为眩晕实验室具备的最基本的设备。同时，实验室技术人员应接受专业化培训以满足相应检查的需要。眩晕实验室应该协同眩晕门诊每天开放，并不断提高其技术水平，如熟练掌握良性阵发性位置性眩晕的仪器辅助诊断与复位治疗。

近年来，随着新技术的验证和推广，一些新的检查方法逐渐应用于临床。前庭诱发肌源性电位（VEMP）：VEMP 是评价球囊和椭圆囊功能的神经电生理检查技术，分为颈性 VEMP（cVEMP）和眼性 VEMP（oVEMP），分别评价球囊和前庭下神经以及椭圆囊和前庭上神经的功能。目前，该技术已在国内外广泛应用于眩晕患者的前庭功能评价，并被纳入上半规管裂综合征诊断标准中。甩头试验：用来评价高频前庭眼反射功能，主要指标包括前庭眼反射增益和代偿性扫视，可对双侧 6个半规管进行定侧、定管、定量评价，弥补了传统冷热试验仅评价外半规管低频前庭眼反射功能的局限性。由于该方法简便、无创、患者易于耐受，尤其适用于儿童眩晕患者。在中枢性急性前庭综合征中，外半规管高频前庭眼反射增益呈双侧对称性轻度下降，可伴有小幅代偿性扫视；而周围性急性前庭综合征则表现为前庭眼反射增益单侧显著下降并出现明显扫视眼震。甩头试验联合自发性眼震、眼球反向偏斜试验的诊断组合试验可作为急诊床边检查，对鉴别周围性和中枢性前庭综合征有重要意义；与早期颅脑核磁共振弥散加权成像相比，其诊断中枢性前庭综合征的敏感性和特异性可达 90% 以上。

磁共振 3D 重 T2WI 序列（Siemens-Space，GE-FIESTA，Philips-DRIVE）脑脊液呈明显高信号，能够得到"脑室造影"的效果，脑池段中的脑神经呈等信号，而小血管无论是流速快的小动脉还是流速慢的小静脉均呈低信号。其中内耳水成像与 MRA 相结合，可判断神经与血管关系中的责任血管，用于前庭阵发症的诊断。内耳水成像通过后处理可以 360° 旋转，清晰显示耳蜗、前庭、半规管。内耳轧造影是通过鼓膜穿刺或经咽鼓管注入轧造影剂，其在鼓室内停留一定时间后，通过圆窗膜、前庭窗等渗透途径，进入到内耳迷路外淋巴液间隙，但不进入含内淋巴液的膜迷路，通过重T2WI 序列扫描，内淋巴液呈低信号，外淋巴液因含轧造影剂而呈高信号，二者形成对比，可清晰地区分内外淋巴液，达到膜迷路成像的目的。在水平半规管层面测量前庭中内淋巴间隙面积与同侧耳前庭总面积，求二者比值 R，R = 低信号区 ÷（低信号区 + 高信号区）× 100%，R>33.3% 即诊断膜迷路积水，其中 33.3% <R<50% 为轻度积水，R>50% 为重度积水。因此轧造影被称为内淋巴积水的在体可视化技术。

（三）眩晕医学科（眩晕诊疗中心）的建立

在一定规模的眩晕门诊和眩晕实验室的基础上，建立眩晕专科病房，具有多学科（multi-disciplinary team，MDT）诊疗模式和解决疑难眩晕疾病的能力。目前国内一些医院已经成立了眩晕医学科（眩晕诊疗中心），大部分眩晕诊疗中心属三级学科，有的建在耳鼻咽喉科，有的建在神经内科，还有的建在老年病学科或康复医学科。有一些眩晕诊疗中心则为二级学科，与医院的耳鼻咽喉科、神经内科等是同一级别的学科。对门诊未明确诊断的眩晕患者住院后应接受详细检查、多学科会诊、治疗性观察等确诊，对门诊久治不愈的患者住院后行规范化治疗以达到较好的效果，开展眩晕外科手术或耳内给药等手段治疗难治性梅尼埃病等；更加便于开展前庭康复训练，提高治疗水平和远期疗效。

在眩晕疾病的治疗方面，近年来前庭功能康复治疗是本领域的发展的热点。前庭康复（vestibular rehabilitation，VR）是针对前庭受损患者所采用的一种非药物、非创伤性、具有高度专业化设计、基于运动治疗的训练方法。通常 VR 通过前庭适应、替代和习服机制，对基于皮层、脑干及小脑通路相关眼动及姿势的再调控，从而实现中枢神经系统与前庭系统的重塑和功能代偿，以增强患者的凝视和姿势稳定性，从而有效改善患者头晕/（眩晕）及不稳的症状，减少跌倒事件的发生。临床上，VR 的疗效已在越来越多的研究中得到证实。

因前庭有很好的代偿和适应能力，当前庭系统出现功能障碍时，可以通过前庭康复来改善前庭功能。注视稳定性训练可以加快前庭功能恢复的速度，并且改善最终的康复效果。前庭康复锻炼可以改善平衡失调以及患者的前庭功能。规范化的前庭功能康复治疗可以缩短急性前庭综合征和发作性前庭综合征的病程，改善预后，避免发展成为慢性前庭综合征。2016 年美国物理治疗学会发布《外周前庭功能减退患者前庭康复的实践指南》，为前庭康复技术的临床应用提供指导意见。目前该指南已完成更新。

前庭康复从创立之时便融入了综合干预的现代化康复理念，奠定了多学科协作的实践雏形。随着时代变迁，前庭康复的内容逐渐演进。以提高独立生活和劳动能力为主要目标的作业疗法派生出新的体系，心理练习逐渐融入认知行为疗法。运动锻炼成为前庭康复的核心内容，以 Cawthorne-Cooksey 练习法为原型，不断迭代、修正、扩展——去掉了部分危险（如闭眼上、下楼梯）或缺乏循证证据支持的训练（如单纯的扫视和平稳跟踪），丰富了视-眼动训练、多感觉整合、总体平衡训练、预防跌倒等，引入了多种前庭辅助、增强或替代的新兴技术。治疗方式上，由最初的群体化、通用化逐步迈向现今的个体化、精准化，凸显针对性的康复运动，解决特征性的功能缺陷。

三、目标规划

历经数十年的应用与完善，目前的前庭康复方案主要包括：①前庭-眼反射（VOR）适应为基础的凝视稳定性训练；②重复刺激、逐渐脱敏为特点的习服训练；③增强整体平衡的协调性与步态训练；④提高耐力的一般性锻炼。实践过程中，多采用"裁剪式、集束化"的方式，即基于全面评估，选用其中一种或若干种模块组合作为个体化的起始方案，阶梯式递增难度，再根据纵向评估的结果，动态调整内容、强度、时程及方法。需要注意的是，患者科普教育、心理支持和预防跌倒应贯穿始终。不论是外周性、中枢性或混合性病变，凡是自发前庭代偿不良者均是前庭康复的适应证。除了前庭功能障碍以外，前庭康复应用领域逐渐扩展到诸多以运动或平衡功能受限为表现的疾病，如头部创伤后遗留的头晕和不稳、周围神经病变、卒中、帕金森病、共济失调、多发性硬化等。

前庭康复的普及应用是全世界范围内普遍面临的挑战。国外的调查发现，只有不到 3% 的患者可获得前庭康复服务。从需求层面，随着经济发展、老龄化加剧、疾病谱变迁，康复服务的需求日益增加，造就了前庭康复推广应用的外部环境。综合来看，当前我国前庭康复正处在蓄势待发阶段。

总之,眩晕疾病已得到越来越多学科的重视,并已成为研究的热点。眩晕的诊疗水平正在迅速提高,尤其是眩晕学科的诞生和诊疗规范的建立将会进一步推进眩晕诊疗进入新时期。临床研究、基础研究与现代科学的结合将会打开眩晕医学的新局面。

（河南省医学会眩晕医学分会第一届委员会　叶放蕾）

河南省血管瘤与脉管畸形学学科发展研究报告

摘要

血管瘤是一种所有脉管性病变的总称,发病率高达3%~8%,危害大。血管瘤可发生于全身各处,如皮肤黏膜、皮下、肌肉、骨骼、内脏、脑部等器官组织。若得不到正确及时的治疗,可并发溃烂、感染、出血、毁容、残疾、凝血功能障碍、心力衰竭及相应器官功能障碍,甚至危及生命。其病变类型多,确切的病因与发病机制多不清楚,有关基础研究较少,专业理论相对滞后。血管瘤发病率高,危害大。有关基础研究较少,是国内临床医疗上的一个薄弱环节,目前全国省市大医院特设血管瘤病区甚少,血管瘤专业医师更为缺乏。由于血管瘤病变和治疗涉及皮肤科、小儿外科、普外科(肝胆及血管外科)、口腔颌面头颈外科、血管介入科、整形外科、骨科、血液内科等科室,患者多分散于相关科室进行诊疗,相关专科医生对血管瘤的认识不足,因此对血管瘤的临床诊断和治疗较难达到科学和规范。河南省人民医院血管瘤外科是国内大型综合医院中首家专业病区,创立了尿素为特色的脉管性疾病综合治疗体系,开展了一系列高、新、难的手术项目,诊治了大量的疑难、危重、急症血管瘤患者,多项技术在国内外处于领先地位,成立了首个省级血管瘤与脉管畸形专业分会,推进了脉管性疾病临床、影像、病理等诊断和临床治疗规范化,以提升疑难、危重、复杂脉管性疾病的临床诊疗水平与科研能力。2016年河南省医学会血管瘤与脉管畸形学分会的成立填补了河南省血管瘤与脉管畸形专业组织的空白,也填补了国内血管瘤与脉管畸形专业组织的空白,搭建了河南省内外血管瘤专业的学术交流平台,成为河南省血管瘤与脉管畸形专业医学发展的一张新名片。

一、学科现状

河南省医学会血管瘤与脉管畸形学分会是全国成立最早,且依托单位在该专业领域技术最全面的专科分会。目前河南省医学会血管瘤与脉管畸形分会主任委员为河南省人民医院血管瘤外科董长宪,河南省人民医院是全国首个且唯一单独设立血管瘤外科专业的大型综合性医院。血管瘤外科自2001年经省卫生厅批准之始,在科主任董长宪的带领下立足于脉管性疾病规范化诊疗,并努力将科室打造成为疑难危重急症诊治、高精尖技术研发、高层次医学人才培养、先进科室管理经验的血管瘤专业高地,为河南确立了很多第一。

(一)学科实力突出,业务技术领先

在血管瘤基础理论研究和临床治疗、科研工作中,率先借鉴国外的先进理论和经验,进行血管瘤概念、诊断、临床分类及其治疗方法的研究,逐步形成了科学、有效、毒副作用小的以尿素为中心的综合治疗方法,包括局部尿素注射、选择性动脉置管尿素介入及不同方式的手术治疗等,取得了良好的治疗效果,使专业得到了迅速发展。迈出省内血管瘤基础理论研究、临床诊疗和科研工作第一步。2003、2006、2010 年先后被评为河南省医学临床特色专科、临床重点专科,2009 年经省卫生厅批准成立为河南省血管瘤(畸形)诊疗中心。工作中不断探索、创新和发展,引进开展激光光动力、射频消融、血管及超声介入、腹腔镜等新技术,药物治疗方面积极拓展了聚多卡醇、普萘洛尔、无水乙醇、平阳霉素、西罗莫司等新业务,补充了尿素为主的治疗体系,逐步规范完善了血管瘤(畸形)的临床综合诊疗体系,开展了一系列高、新、难的手术项目,诊治了大量的疑难危重急症血管瘤患者,填补了河南脉管性疾病治疗领域的多项空白,多项技术在国内、国际处于领先地位。已收治来自全国 30 多个省市、自治区、香港特别行政区,及美国、法国、日本、罗马尼亚等国内外患者 20 余万例,是目前国内外规模最大、诊治范围广、专业病种齐全、治疗方法系统完善的血管瘤与脉管畸形诊疗中心。

(二)人才队伍完善,学科平台先进

血管瘤与脉管畸形专科分会自创建以来本着高起点、严要求的标准进行高层次人才的培养,接纳各地市小儿外科、血管瘤专业、血管外科、普外科、肝胆外科、介入科等专业的优秀专家,并培养了河南的第一批血管瘤专业的学员,组建了脉管性疾病多学科团队(MDT),并与影像、超声、病理、麻醉、重症、康复等相关专业医师深度合作,建成了紧密联系、深度融合的临床科研多学科团队,开展了脉管性疾病影像超声病理诊断、血管及超声介入、腹腔镜胃肠肝脏血管瘤手术、小儿急危重血管瘤患者围手术期管理、血管瘤外科加速康复项目等新业务、新技术。

二、发展趋势

在各级领导支持下,河南省人民医院血管瘤外科牵头,由董长宪联合组织郑州市、省内皮肤科、省内外、国内外相关专业专家,先后成立了全国第一个独立的市级血管瘤与脉管畸形学分会——郑州市医学会血管瘤与脉管畸形专业分会、河南省医学会皮肤科分会血管瘤与脉管畸形学组、全国第一个省级专业分会——河南省医学会血管瘤与脉管畸形专业分会、中国康复医学会皮肤康复分会血管瘤与脉管畸形康复学组、国际血管联盟中国分部河南分会血管瘤与脉管畸形专业委员会等,尤其是 2016 年河南省医学会血管瘤与脉管畸形学分会的成立填补了省血管瘤与脉管畸形专业组织的空白,也填补了国内血管瘤与脉管畸形专业组织的空白,搭建了河南省内外血管瘤专业的学术交流平台,并与国际脉管性疾病研究协会(ISSVA)和国际血管胎记基金会(VBF)合作,先后承办了多次全国及国际性脉管性疾病学术会议,另外科室也积极加强与国际知名脉管性疾病

中心联系与合作,参加国际相关学术会议,并安排人员到美国波士顿儿童医院、费城儿童医院、纽约等脉管性疾病中心交流访学,建立了友好互动的学术交流合作关系;同时作为国家卫健委首批住院医师规范化培训外科基地,全国首批普通外科专科医师规范化培训基地及多个血管瘤与脉管畸形专业主任委员单位,注重全省相关专业医师的临床教学工作,培养了大量的研究生、规培生、实习生、进修生到不同级别医院,普及了血管瘤(畸形)专业知识,扩充了专科医师的队伍,并在一定程度上改善了省内本专业医师短缺的现状。

在长期的血管瘤基础理论研究和临床诊疗、科研工作中,借鉴国外的先进理论和经验,进行了血管瘤概念、诊断、临床分类及其治疗方法的研究,逐步形成了局部药物(尿素、平阳霉素、聚多卡醇等)注射、选择性动脉置管尿素介入治疗、不同方式的手术、介入(无水酒精、聚多卡醇)、射频消融、激光和光动力治疗等较为系统、科学、有效、毒副作用小的综合治疗方法,取得了良好的治疗效果,受到了中央电视台、《健康报》及省内多家新闻媒体的报道,在血管瘤与脉管畸形的临床诊断、治疗和机制研究方面均处于国内领先水平。收治了来自全国30多个省市、自治区、香港特别行政区及美国、法国、日本、罗马尼亚等国内外患者15万余例,诊断和治疗水平均处于国内领先水平。

(一)常规诊疗开展情况

形成了以尿素为主的特色治疗体系,具体为尿素局部注射、选择性动脉置管尿素介入、局部尿素注射联合不同方式手术治疗血管瘤(畸形)疾病的特色治疗。

尿素作为中心治疗脉管性疾病的特色药物,自20世纪70年代开始尝试用于血管瘤治疗,至今已有50年的治疗历史,我院血管瘤专科使用尿素20年余,累计使用尿素治疗达30余万人次,从未出现过一例因为尿素注射后的全身副作用,从未见过发热、恶心、呕吐等不良反应。尿素具有疗效好、副作用小的优势。尿素治疗血管瘤是我院血管瘤科的主打品牌,独一无二。中心95%以上的患者都需要用此药进行治疗。其中血管瘤患儿占据近80%,该病种仅通过尿素注射治疗就能达到完全治愈的目的。临床实践证明:尿素不仅治疗效果优越,且无明显毒副作用,是治疗脉管性疾病的优先选择。

尿素属于人体相容性物质,对人体无毒性及副作用,且在体内无蓄积,其安全性是该药物最突出的优点之一。我们采用单纯局部尿素注射、选择性动脉置管尿素介入、局部尿素注射联合口服普萘洛尔、局部尿素注射联合手术切除等具体措施取得了较好的治疗效果。对大面积血管瘤或脉管畸形分期、分批、按疗程大剂量注射也无不良反应,因而对治疗血管瘤与脉管畸形有其独特的作用,另外尿素注射方法简便,价格便宜,使用安全,不需要特殊设备,已作为河南省医学会百项适宜技术在河南全省如南阳、安阳、濮阳、信阳、鹤壁等地市推广应用,取得了良好的社会和经济效益。

(二)新业务、新技术开展情况

治疗药物方面,我中心在尿素药物的基础上,不断引进多种药物用于血管瘤和脉管畸形的治疗,如注射药物有聚多卡醇、平阳霉素、博来霉素、聚桂醇、长春新碱、无水酒精等,口服药物普萘洛尔、西罗莫斯、雷帕霉素等,技术方面不断拓展介入栓塞术、激光光动力治疗、射频消融术以及多种手术切除等,完善了中心的血管瘤(畸形)综合诊疗体系。较为成熟的新业务、新技术如下。

1. 瘤体内药物注射

硬化剂注射疗法是将硬化剂注入血管瘤瘤体组织中,引起无菌性炎症,肿胀消失后出现局部纤维化反应,使血管瘤血管腔缩小或闭塞。目前我中心已形成尿素、聚多卡醇、平阳霉素等药物瘤体内注射以及联合药物瘤内注射治疗的方式。

2. 选择性动脉置管药物介入治疗

适用于颌面部、肢体等大面积重症血管瘤。如选择性颈外动脉结扎置管尿素介入治疗颌面部重症血管瘤。颌面部是血管瘤的好发部位,约占血管瘤的60%,该治疗方法对颌面部重症血管瘤(含 KM 综合征)效果好,不但能够达到治愈的目的,而且能够达到较为理想的美容效果。

3. 介入栓塞治疗血管瘤、脉管畸形

介入栓塞治疗血管瘤与血管畸形是指在 DSA 引导下精准定位瘤体位置,判断瘤体形态、血流动力学特点,将硬化剂如无水酒精、博来霉素、平阳霉素、泡沫硬化剂(聚多卡醇、聚桂醇、十四烷基硫酸钠)等注入瘤腔内,从而达到破坏血管内皮细胞,使蛋白凝固,血栓形成并机化的目的,造成病灶血管的纤维化闭塞和体积的萎缩,或放置弹簧圈或注入栓塞剂,实现外观和功能的康复,复发概率较小。介入治疗具有微创、疗效确切、可重复操作性等优点,是除手术治疗血管瘤与血管畸形外的另一种有效方法,适用于颌面部、躯干、四肢大面积血管畸形,以及手术治疗前栓塞供血动脉减少术中出血的术前治疗。

4. 激光治疗血管瘤

激光是治疗血管瘤一种重要手段,新型半导体激光兼有 CO_2 和 $Nd:YAG$ 激光的特性,适用于增殖性鲜红斑痣、蜘蛛痣、血管瘤肉芽肿、毛细血管扩张、口腔舌咽喉及体腔内等特殊部位的血管瘤。具有操作精确、不出血、无接触、治愈率高、复发率低、方便快捷等优点。

5. 光动力治疗鲜红斑痣

光动力疗法,它是通过向体内注射一种药物(光敏剂)再用激光照射病变部位,引起的光致化学反应去破坏病变组织,是一种可实现有选择性地去除鲜红斑痣,而不损伤正常组织的治疗新技术。光动力疗法治疗鲜红斑痣的特点:①治疗精确;②无瘢痕治疗;③毒性低,安全性高;④疗效稳定可靠,复发率低。

6. 射频消融术治疗血管瘤、脉管畸形

部位特殊的血管瘤与血管畸形病情重、发展快、并发症多,由于血管瘤发生部位多,且侵犯面积广,尤其一些特殊部位,手术难以彻底切除,并且不可避免地因手术切口瘢痕及局部组织破坏变形遗留美容缺陷,而其他非手术方法效果多不理想,难以达到治愈的目的。射频消融微创治疗新技术,能使患者免除开刀之苦,与传统治疗相比具有疗效高、创伤小、痛苦小、恢复快、风险小、适应证广等优点,国内外专家誉为绿色治疗技术。

(三)疑难危重患者诊断与治疗

近年来随着国内外学术交流的增多、省内外血管瘤和血管畸形诊疗学习班的开办、一些学术组织中血管瘤和血管畸形专业委员会或学组的成立,专业知识得到很大程度的普及,相关专业医师的理论和实践水平也明显提高,甚至有些医院也组建了专业的治疗小组甚至专业病区。同时,随着专业知识和技术的下沉,尤其一些治疗方法如口服普萘洛尔、局部硬化剂注射技术的推广,县市级医院也具备了一定的诊疗能力,相当一部分常规简单的血管瘤(畸形)患者被截流在地方县市级医院。中心收治的疑难危重症患者数量逐渐增加,临床工作中高风险诊疗活动占比进一步增大。重症血管瘤与脉管畸形可以引发溃烂、毁容、凝血功能紊乱、血小板严重降低、出血、严重贫血、功能障碍、肢体残疾等严重并发症,有的甚至可能导致死亡。目前国内外主要的治疗方式为局部药物注射、介入治疗以及口服药物治疗。而对重症患者手术切除才是更加彻底以及疗效显著的治疗方式。目前我科采用局部药物注射、介入治疗以及口服药物治疗,并联合手术切除的方法治疗了大批患者,尤其对合并血小板减少或凝血功能障碍的卡梅综合征的治疗,可以明显降低该病的致死率,提高了治愈率,部分达到国际领先水平。

随着河南省医学会血管瘤与脉管畸形学分会在国内及省内学术界影响力的提高,河南省人民医院血管瘤外科作为郑州市医学会血管瘤与脉管畸形学分会、河南省医学会血管瘤与脉管畸形分会、中国抗肿瘤联盟皮肤与软组织专委会、中国康复医学皮肤康复血管瘤与脉管畸形康复学组、国际血管外科联盟血管瘤与脉管畸形分会等委员会的主委单位,与国内外血管瘤专业以及相关专业学界开展了多方面合作与交流,已成为集医疗、科研、教学于一体的规模最大的血管瘤专业科室,在学科规模、技术水平、科研成果和学术地位上,在国内有较大的优势、特色和影响力。省外患者数量逐年增加,最高时约占年治疗患者的30%。

三、目标规划

(一)建立精准科学的治疗体系

积极开展河南省血管瘤与脉管畸形的适宜技术推广计划,形成"多学科""多中心诊疗"模式,建立更加精准科学的治疗体系。随着河南省血管瘤与脉管畸形专业的发展壮大,逐渐形成以尿素为特色治疗的品牌优势,依托尿素综合疗法救治全国各地及国外众多疑难危重血管瘤患者,提高我省血管瘤专业的知名度;开展一系列与其相关的科研、教学、临床研究及人才培养工作,促进血管瘤与脉管畸形专业的知识传播、规范临床诊断和治疗。临床上我们逐步对血管瘤与脉管畸形各类型的诊疗进行细化研究,并根据临床医生的专业及自身情况,逐渐建立不同方向的亚专业团队,如婴幼儿血管瘤、脉管畸形、内脏器官血管瘤、激光光动力、介入射频微创治疗、血管瘤康复等,这样我们才能更好地利用河南省血管瘤与脉管畸形专业这个金字招牌,产生极大的社会和经济效益,使血管瘤与脉管畸形专业可以在更高的层次上发展,建立更加精准化治疗研究体系,也是我们专科分会发展的新方向和新动力。

(二)建立质量控制体系

在河南省医学会血管瘤与脉管畸形学分会的学术影响力下,建立河南省血管瘤(畸形)质量控制体系,规范化血管瘤(畸形)诊疗。目前对血管瘤疾病认识、重视不够。首先,从事医疗工作的卫生人员认识不够,在基层医院甚至相当一部分大型医院的医生不能明确诊断血管瘤,不知道血管瘤对人体可以产生严重的危害；从而导致对血管瘤患者误诊、延误治疗，造成严重的身体损害。其次，普通的患者对该病认识不够，很多患者不知道所患疾病为血管瘤，不知道血管瘤疾病持续发展会给身体带来什么样的后果，不知道该到什么样的医疗机构进行有效治疗。正是由于对血管瘤疾病认识上的不够，从而使血管瘤疾病发生越来越多，并且严重威胁身体健康的重症血管瘤患者越来越多。再者，目前国内对血管瘤的诊断治疗方法不统一，国内医疗机构内血管瘤专科还很少，对血管瘤的诊断和治疗多数在某些非专业的科室进行诊治，不具有专业优势，也严重影响对血管瘤患者诊断和治疗；正是由于血管瘤专科的奇缺，从事血管瘤疾病诊治、研究工作的专业人员严重缺少，严重制约了对该病诊治方法的统一；有效的诊治方法不能得到很好地发展，对血管瘤疾病基础和深层的研究受到严重的限制，亟待规范血管瘤（畸形）的诊疗。规范化诊疗能够使血管瘤知识的宣传、普及得到很好地推行，使目前从事血管瘤诊治工作的医疗机构在诊治方法上得到统一，使血管瘤患者得到及时、正确的治疗。建立规范化血管瘤（畸形）诊疗体系，并通过河南省、郑州市的血管瘤与脉管畸形委员会的学术平台，进行学术交流和探讨，形成一个联系密切、组织有序的网络系统，可以更好地将血管瘤专业知识普及，使广大血管瘤、血管畸形患者得到及时、正确诊断和科学规范的治疗，并将推动血管瘤、血管畸形专业的基础理论研究及临床治疗的进一步发展，推进郑州市、河南省乃至全国的血管瘤学科建设、规范血管瘤专业医疗质量管理，为国内的血管瘤专业发展贡献力量。

（三）建立人才培养体系

申报组建河南省血管瘤（畸形）中心实验室，建立完善的血管瘤（畸形）人才培养体系，为科研腾飞插上翅膀。目前血管瘤与脉管畸形专委会承担有2项国家青年基金项目，5项河南省科技厅、河南省卫健委及省部共建项目等，发表SCI、中华系列及国家级核心期刊论文200余篇，获得省厅级医学科学技术进步奖近10项。但整体而言科研短板已成为中心发展的重要制约因素，存在着科研基础较差、科研的团队力量不强等情况，对于血管瘤与脉管畸形的基础研究方面仍缺乏专业人士的加入，需要积极引进基础研究类人才，希望能在大样本的临床研究和流行病学研究，病理学、细胞学、分子生物学研究和临床循证医学研究方面以及药物治疗机制等方面有所突破，并积极申报组建河南省血管瘤（畸形）中心实验室，使科研水平早日达到与临床诊疗相匹配的目标任务。

（河南省医学会血管瘤与脉管畸形学分会第二届委员会　董长宪）

河南省血管外科学学科发展研究报告

摘要

河南省医学会血管外科学分会成立于2016年7月,目前已历经2届。过去的3年,血管外科学分会在李震主任委员的带领下,在全体委员的共同努力下,取得了长足的进步,学科发展不断完善,专科医师水平不断提高,学术影响力不断增强,2017年成功在郑州举办了第八届中国静脉外科大会及国际静脉学联盟中国静脉大会。2019年根据河南省医学会章程成立了血管外科学分会颈动脉学组、内脏动脉学组、主动脉学组、下肢动脉学组等,进一步完善了学科队伍组织体系建设。青年委员会和学组成立后,开展专业鲜明的学术活动和科普教育宣传,极大推动我省血管外科的发展。河南省从事血管外科专业相关的科室包括独立的血管外科、介入科、普外科等,全省范围内超过30家,整体学科发展较不均衡。随着各级医疗机构血管外科包括介入科、普外科等相关科室外周血管方向从业人员的数量及质量的提升,外周血管方向科研课题的申报数量及质量明显提高,在相关领域专业期刊发文量有了长足的进步,尤其是依托郑州大学第一附属医院建立的河南省血管疾病重点实验室近年来成果突出,逐步成长为省内知名、具有原创能力的科研基地,有力推动我省外周血管的科学研究进入一个新的发展阶段。但是这与经济发达地区的传统优势学科仍存在一定差距,尤其是杰青、优青等重大的科研项目方面,需要大家继续共同努力。科普宣传方面,河南省医学会血管外科学分会积极组织电视、网络、自媒体科普宣讲、现场义诊多种活动,推广血管外科优秀的科普宣传作品,在服务广大患者的同时,向基层医务工作者普及血管外科最新诊疗技术及理念,切实提高血管外科疾病的诊出率及知晓率。另外,近3年来,血管外科学分会及分会亚组定期举办分会年会及学组会议,构建了省内外良好的学术及技术交流平台,切实提高了河南省血管外科整体的医疗及科研水平。经过多年努力,在河南省医学会血管外科学分会的带领下,河南血管外科发展迅速,颈动脉手术量及四级手术量位居国内前列,国内影响力不断扩大,在国内血管外科舞台上扮演了重要的角色。随着血管外科与众多专业学科相互交融越来越多、越来越紧密,专业化分支趋于进一步细化,治疗更加趋于微创化,更加依赖高科技的发展与进步,依赖仪器设备和各种耗材。未来医疗收费中耗占比将持续走高,成为学科发展面临的重要挑战,对于国产化创新有越来越高的需求。

总之,在河南省医学会血管外科学分会的指导与带领下,随着基层血管外科蓬勃发展与独立成科,血管外科人员量与质的储备提高,河南省的血管外科事业必将迎来一个新的更高的发展阶段。今后5年,我们血管外科学分会将会继续搭建学术交流平台、加大科普及培训力度,积极推广适宜技术、新技术、新理念,积极建立多学科合作机制及跨地区学科联盟,着重提高河南省血管外科整体学科水平,缩小地区间差距,促进良性互动。同时,河南省各级医疗机构要积极申报各类基金和课题,鼓励科技创新及技术革新,加强国内外学术交流,在提升自身、扩大国内影响力的同时,更好地服务广大患者,为河南人民的血管问题保驾护航。

在河南省医学会及有关部门的精心指导和大力支持下,经过血管外科学分会全体委员们多年努力及基层医疗单位全力配合,河南省医学会血管外科学分会经历了从无到有、从弱到强的演变。分会近年来在基础研究、临床研究、学科建设、人才队伍、学术成果、国际合作、多学科合作、服务能力、科普教育、技术推广、成果转化、设备研发等方面工作取得了一定成绩,现总结如下。

一、河南省血管外科学学科发展现状

(一)组织管理体系及学科建设

河南省医学会血管外科学分会成立于2016年7月,目前已历经2届,现任主任委员为李震,王兵担任候任主任委员,副主任委员包括袁启东、翟水亭、周涛、杜丽苹、宋斌,焦周阳、化召辉任分会秘书,现有委员共计85名,分会严格遵守省医学会章程及规章制度,积极落实学会安排的各项工作,组织开展学术会议、科普教育、技术推广等活动。过去的3年,血管外科学分会在李震主任委员的带领下,在全体委员的共同努力下,取得了长足的进步,学科发展不断完善,专科医师水平不断提高,学术影响力不断增强,2017年成功在郑州举办了第八届中国静脉外科论坛暨国际静脉学联盟中国静脉大会。2017年根据河南省医学会章程成立了血管外科学分会青年委员会、主动脉学组、下肢动脉与糖尿病足学组、下肢静脉与肺栓塞学组、血管急危重症学组、静脉曲张学组,2018年成立颈动脉学组,进一步完善了学科队伍组织体系建设。青年委员会和学组成立后,开展专业鲜明的学术活动和科普教育宣传,极大推动我省血管外科的发展。在第2届血管外科学分会的努力下,河南省血管外科同道定会不忘初心、砥砺前行,不断丰富专科内涵,促进学科发展,树立行业标杆,为推动全省血管外科医疗事业的高质量发展贡献力量。

我国第一家血管外科始建于20世纪80年代,由于起步较晚,尚属外科系统中新兴科室。全国范围内血管外科独立成科的比例相对较低,但是正在快速发展中,我省也基本是类似情形。河南省从事血管外科专业相关的科室包括独立的血管外科、介入科、普外科等,全省范围内超过30家,病床数量十余张至上百张不等。整体学科发展较不均衡,既存在主委单位为代表的大型三甲医院,在所有外周血管疾病的诊断与治疗上均有完整的技术优势,尤其在颈动脉内膜剥脱、复杂主动脉夹层的微创治疗、腹主动脉瘤腔内治疗及常规开放手术、下肢动脉缺血性疾病治疗、下肢深静脉血栓及肺动脉栓塞的治疗、布加综合征及消化道出血的微创治疗、肿瘤相关血管重建、复杂血液透析通路的制备等方面在国内均有明显优势,对外周血管疾病的诊治已达国内外一流水平。也存在一些县市级医疗单位,血管外科刚刚起步,仅限处理特定、特色外周血管疾病(如糖尿病足、静脉曲张等)情况。但是,在分会的努力下,省内血管外科的整体建设朝气蓬勃,独立成科的医疗机构越来越多,整体的诊疗水平也飞速提升。

血管外科学分会第二届委员会将会充分发挥专科分会优势,加强科普工作力度,加强学术交流,进一步增强河南血管外科学在国内外的学术影响力,从而更好地为广大患者提供精准优质的医疗服务。

(二)人才队伍及人才培养

截至 2022 年 5 月,河南省共有 743 人从事血管外科相关工作,其中医师 297 人(39.97%)、护士 180 人(24.23%)。从事血管外科工作者中,正高级职称 28 人(3.77%)、副高级职称 81 人(10.90%)、中级职称 321 人(43.20%)、初级职称 266 人(35.80%)、其他 47 人(6.33%)。具有博士学位者 15 人(2.02%)、硕士学位者 141 人(18.98%)、本科学历者 479 人(64.47%)、专科学历者 108 人(14.54%)。全省各医疗机构的血管外科从业人员数量差距较大,其中,郑州大学第一附属医院 88 人,河南省人民医院 44 人,郑州大学第五附属医院 31 人,其他医疗机构平均 10 人左右。

河南血管外科拥有博士教学机构 1 所,血管外科专业博士生导师 3 人。全省每年完成研究生教学 50 课时、本科生教学 946 课时、专科生 440 课时、规范化培养教学 858 课时,为省内血管外科输送可观的新生力量。

(三)科学研究及成果转化

近年来,随着各级医疗机构中相关科室外周血管方向从业人员的数量及质量的提升,外周血管方向科研课题的申报数量及质量明显提高,在相关领域专业期刊发文量有了长足的进步,推动我省外周血管疾病的科学研究进入一个新的发展阶段。以郑州大学第一附属医院血管外科为例,近 3 年来,在研国家自然科学基金面上项目 4 项,青年基金项目 2 项,每年在血管外科领域专业期刊发文 10 余篇。代表性的研究课题如下。

项目 1:胆固醇栓子与血栓栓子所致脑梗死的对比研究(国家自然科学基金面上项目,2016—2020 年,52 万元)。

项目 2:血管紧张素Ⅱ的Ⅰ型受体相关蛋白通过 mTOR 信号通路调节内皮细胞自噬抑制颈动脉狭窄(国家自然科学基金面上项目,2019—2022 年,57 万元)。

项目 3:间充质干细胞源性外泌体 miRNA-1256 促进损伤动脉再内皮化作用机制的研究(国家自然科学基金青年基金,2020—2022 年)。

郑州大学第五附属医院、河南省人民医院等多家医疗机构血管外科获得河南省人民政府、河南省卫生健康委员会、河南省教育厅等省、厅级科研成果奖,且多项成果已开展临床转化研究。同时,我省积极参与本领域国内多中心的临床研究,包括药物洗脱 PTA 球囊扩张支架用于治疗股腘动脉狭窄与闭塞性病变的安全性和有效性多中心、随机对照研究,前瞻性、多中心、单组目标值法评价主动脉弓覆膜支架系统治疗主动脉弓部动脉瘤安全性及有效性的临床研究,重组质粒肝细胞生长因子注射液治疗严重下肢缺血性疾病导致肢体静息痛的随机、双盲、基础治疗、安慰剂平行对照的三期临床试验,前瞻性、多中心、单组目标值法评价主动脉弓支架系统结合主动脉覆膜支架破膜系统原位开窗技术治疗累及主动脉弓部的主动脉夹层的安全性和有效性临床试验,前瞻性、多中心、随机对照评价可吸收药物洗脱外周支架系统治疗腘下动脉狭窄或闭塞病变的安全性和有效性临床试验,验证外周血管内液电冲击波球囊导管及液电冲击波碎石仪用于外周血管中钙化阻塞病变的安全性和有效性的前瞻性、多中心、单组设计临床试验等,有力地推动了我省血管外科融入国内血管外科临床及基础研究中,临床转化成果显著。

与此同时,郑州大学第一附属医院成立有河南省外周血管疾病医学重点实验室,旨在结合国家中长期科技发展战略,瞄准国内外血管病学研究的前沿课题,解决我国主要血管疾病(主动脉疾病、颈动脉疾病、内脏动脉疾病、四肢动脉疾病等)的关键问题,取得标志性原创成果;在研究易患因素、发病机制的基础上,探索新的诊断与治疗手段,开发新的药物和器械,建立适合中国国情的诊治方案,为血管疾病的防治提供技术支撑体系和创新平台。实验室基于依托单位的强强合作,优势互补,力争创立具有中国特色的"临床医学与基础医学有机融合"的临床学科重点实验室的创新模式,充分进行资源整合,学科融合、渗透和交叉,汇聚人才,并着力于体制创新,将实验室建设成为国际知名的、具有原始创新能力的科研基地及血管外科高层次人才培养基地。

近年来,随着新技术与新材料的进步,血管外科诊治技术发展突飞猛进,特别是各种血管腔内器械的发展给血管手术带来了革命性的飞跃,免除了传统的巨大创伤,减轻了患者的痛苦,缩短了术后恢复时间和患者住院时间。然而,这些新材料、新器械、新药物、新技术大多掌握在西方国家手中,价格昂贵,我们为此支付了大量的费用。河南省外周血管疾病医学重点实验室的建立致力于研发具有自主知识产权的血管外科新技术、新材料、新器械、新药物,降低国人医疗成本,为广大人民造福。

虽然我们在基础及临床科研方面发展迅速,但由于我省血管外科专业的科研基础相对较弱,血管外科尚属新兴科室,距经济发达地区的传统优势学科仍存在一定差距,尤其是杰青、优青等重大的科研项目和医工结合方面,需要我们继续努力,缩小差距。

(四)科普宣传

为了推动血管外科的深入发展,让更多的公众及医务工作者了解血管外科,河南省医学会血管外科学分会积极组织多种活动,推广血管外科优秀的科普宣传作品。分会每年定期组织专题讲座、社区义诊、技术下乡等活动,通过图片、文字、视频、公众号等不同形式介绍血管外科的常见疾病及最新的诊疗技术,进一步扩大血管外科在广大群众中的知名度,增加患者血管疾病自查能力及就诊的准确性。2020 年 10 月 26 日,举办"庆重阳关爱血管关爱老人"大型义诊活动;2021 年3 月16 日,举办"脑卒中与脑血管病筛查"义诊活动;2021 年 10 月 13 日,举办"世界血栓日"义诊活动。2022 年 3 月 8 日,举办"致敬女性力量,关爱女性健康"义诊活动,以妊娠期下肢肿胀及静脉曲张、盆腔淤血综合征等外周血管疾病为切入点,吸引大批相关疾病患者关注及到场咨询。2021 年起,河南省医学会血管外科学分会主委单位在河南电视台公共频道《健康同行》栏目开辟"畅谈血管、脉向健康"系列专题讲座,进行血管外科疾病的科普介绍,接受公众咨询,解惑答疑,受到广大群众喜爱;河南血管外科多名专家、教授利用微信公众号、抖音等自媒体途径发布短视频进行知识科普,让更多人了解、认识血管外科。

(五)技术推广

为提高河南省血管外科整体医疗技术水平,更好地服务广大人民群众,河南省医学会血管外科学分会积极进行血管外科技术的推广工作。近年来,分会逐步成立下属颈动脉学组、主动脉学组、下肢动脉与糖尿病足学组、下肢静脉与肺栓塞学组、静脉曲张学组、血管急危重症学组等亚组,定期举办分会年会及学组会议,构建了省内外良好的学术及技术交流平台,切实提高了河南省血管外科整体的医疗及科研水平。

分会在疫情期间推出线上走基层活动,充分利用新媒体平台的优势,建立网络学习平台,推广本学科前沿诊疗技术及理念,将规范诊疗全方位地传递给参会代表。进一步提升基层医务人员诊疗水平,提高群众健康意识,解除疾病痛苦。不仅对血管外科临床医生在处理复杂、疑难病例时理清、拓宽临床思路上大有裨益,同时也为本学科的发展提供了良好促进的平台。定期开展"走基层·送健康"活动,2020 年 4 月 18 日,河南省医学会名医名家志愿者"走基层·送健康"系列活动——血管外科学分会基层巡讲(下肢静脉血栓性疾病沙龙);2020 年 5 月 24 日,河南省医学会名医名家"走基层·送健康"系列活动——血管外科学分会下肢动脉与糖尿病足学组疑难病例研讨会;2020 年 5 月 30 日,河南省医学会血管外科学分会静脉曲张学组——静脉腔内射闭合治疗研讨会;2020 年 6 月 13 日,河南省医学会名医名家志愿者"走基层·送健康"系列活动——血管外科学分会基层巡讲(血管急危重症学组会议);2020 年 7 月 18 日,河南省名义名家"走基层·送健康"系列活动——血管外科学分会颈动脉学组学术活动。本着支持基层医疗和国家发展战略结合在一起的主旨,积极推动基层医疗建设,加强国内专家与基层医师的交流,提升外周疾病诊疗的标准化和规范化,提高诊断水平,确保医疗质量,为助力基层医疗卫生服务能力提升贡献一份微薄力量。

在 2020 年 9 月 25—27 日召开的河南省第五次血管外科学年会上,我们很荣幸邀请到了中国科学院院士汪忠镐以及中华医学会外科学分会血管外科学组组长、中国医师协会血管外科医师分会会长陈忠等一众知名学者出席本次学术会议并作重要演讲。汪院士表示,很高兴看到血管外科如今的繁荣发展,也期待未来的无限前景。

在李震主委的带领下,我省积极主持并承办国家卫健委脑卒中防治工程委员会(下称"脑防委")组织的"中国脑卒中大会颈动脉狭窄外科干预手术直播论坛",邀请国内外知名专家做学术报告,血管外科与神经外科医师同台手术演示,会议形式新颖,提升了我省血管外科在业界的影响力,使来自全国多家医疗机构的血管外科及相关专业从业者,充分认识并掌握颈动脉内膜剥脱术,为我省脑卒中防治事业做出了重要贡献。

河南省卫健委批复的"颈动脉内膜剥脱术(CEA)""VTE 防治中血管外科干预方案与策略"两项河南省医学适宜技术项目的开展,促进了本专业卫生健康科技成果向基层临床一线推广应用,推动了我省血管外科专业规范化、精细化发展,为中原地区外周血管疾病基层医疗卫生技术服务能力的提升做出了积极贡献。

此外,充分利用医学会继续教育平台、会议直播平台等发布授课视频及最新会议信息,让血管外科专科医师更加方便快捷地获取本学科前沿发展态势。

(六)学科地位

在河南省医学会的指导与大力支持下,河南血管外科发展迅速,颈动脉外科手术及四级手术量位居国内前列,国内影响力不断扩大,在国内血管外科舞台上扮演了重要的角色。河南省医学会血管外科学分会主任委员李震在多个国家级学术团体中担任重要学术任职,目前是河南省重点学科(血管外科)学科带头人,河南省外周血管疾病医学重点实验室、河南省血管疾病防治创新型科技团队及河南血管疾病院士工作站负责人。现担任中华医学会血管外科学组全国委员、河南省医学会血管外科学分会主任委员、河南省医学会外科学分会副主任委员、美国血管外科年鉴(AVS)编委、《中华血管外科杂志》等核心期刊编委及常务编委等。主持国家自然科学基金面上项目3项及省级项目多项。河南省还有多名血管外科工作人员担任国家级学会委员或者学组委员。全省血管外科专业呈现整体稳步前进的态势,在复旦大学医院管理研究所发布的"中国医院最佳专科排行榜"中,郑州大学第一附属医院、阜外华中心血管医院血管外科排名靠前。

(七)对外交流

河南省血管外科同道在河南省医学会指导及帮助下,积极主办、协办、参与政府及学会等机构举办的各种活动,2017年成功在郑州举办第八届中国静脉外科论坛暨国际静脉学联盟中国静脉大会,近5年连续主办国家级继续医学教育项目"河南血管外科学术年会";与美国华盛顿大学西雅图VA医学中心血管外科建立了科研协作关系,并定期举办国际交流论坛。同时,河南省血管外科工作人员积极参加国际本专业的重要会议和活动,展示河南血管外科风采,提高影响力。每年组织人员向国际血管与腔内血管大会(VEITH)、莱比锡血管介入治疗大会(LINC)和欧洲血管外科年会上发言交流。河南省医学会血管外科学分会连续多年举办的"河南血管外科学术年会",已打造成为血管外科领域的品牌会议。

(八)存在问题

目前河南血管外科的发展同全国发达地区相比,仍存在不足之处,试从以下几个方面分析。

1.河南省血管外科建设数量不足

很多医疗机构尚未成立独立的血管外科,或者诊疗项目不完整。这也是我国血管外科发展普遍存在的问题。随着我国人口老龄化加剧,人民健康管理意识增强,包括颈动脉狭窄、主动脉夹层、下肢动脉硬化闭塞、动静脉血栓等血管外科相关疾病的诊疗需求与日俱增,各级医疗机构成立血管外科专科势在必行。

2.诊疗费用问题

血管腔内(微创、介入)手术比例较高,高值耗材应用比例高,影响医保报销,部分介入耗材尚缺乏可靠的国产设备替代,相对高的诊疗费用对患者及医保造成较重的负担。随着国家DRGs付费、降低医院耗材占比等一系列政策的施行,也有可能对未来整个血管外科事业的发展产生影响。

3.人才紧缺问题

目前省内专科从事血管外科人员仍相对缺乏,部分工作由介入科、普外科、肾内科、神经外科等同仁代劳,亟需专业的血管外科人才体系建设。

4.开放手术后继乏人问题

随着血管腔内手术比例持续走高,开放手术比例越来越少,年轻医师获得开放手术专业锻炼的机会缺乏,血管腔内治疗与传统开放手术如何平衡,如何在需要开放手术或术中转开放手术时得心应手,是血管外科整体发展面临的挑战之一。

二、血管外科发展趋势

血管外科与众多专业学科相互交融会越来越多、越来越紧密,专业化分支趋于进一步细化,治疗更加趋于微创化,更加依赖高科技的发展与进步,依赖仪器设备和各种耗材。医疗收费中耗占比将持续走高,对于国产化创新有越来越高的需求。

(一)血管发展的新特点

1. 分组进一步优化

血管外科涵盖除冠状动脉和颅内血管以外的所有血管相关性疾病,除归类到循环系统外,还可能归类到其他系统,造成最后的 DRG 分组也可能是千差万别。

比如颈动脉狭窄,38.1200×003 颈动脉内膜剥脱术、38.1201 颈动脉内膜切除术、38.1202 颈动脉内膜切除伴补片修补术、其他基础疾病,不同分组,最终收费相差悬殊。

2. 分组进一步细化

主动脉手术分组,目前主要区分为是否合并严重并发症,而实际上主动脉手术的复杂性远不止如此。下肢缺血性疾病使用不同的耗材,效果不同,风险不同,花费不同。部分病种费用标杆值与实际产生费用相差较大。

3. 同期处理多处病变

血管病患者往往合并全身多处病变,一次住院处理多处病变但只能归到一个组别是否合理。非串联部位的多部位病变,一次性治疗总体费用支出少,患者少受罪。杂交手术虽为更先进的理念,但只能归类到开放手术,反而支付受限。

(二)血管外科临床研究及趋势

1. 主动脉疾病

(1)主动脉弓部疾病　主动脉弓部疾病主要包括 Stanford A 型和 B 型主动脉夹层、胸主动脉瘤等,如病变累及无名动脉、左颈总动脉、左锁骨下动脉甚至冠状动脉时,治疗难度明显增大。20 年前此类疾病主要是以开放性手术治疗为主,创伤大、出血多、风险高。微创(血管腔内)治疗技术自 20 世纪 90 年代末期传入我国以来,因其创伤小、出血少、风险低的特点迅速为国人所接受并得以普及。但是由于国内临床主要使用的弓部微创治疗耗材为直筒型覆膜支架(stent-graft,SG),兼有少部分今年上市的单分支覆膜支架,这些产品只适用于大多数不累及颈总动脉和无名动脉的疾病,治疗目的是降低动脉瘤的破裂率、修复夹层近心端破口、促进夹层假腔血栓化、降低远期扩张和破裂率。而对于更多累及主动脉弓部重要分支(无名动脉、颈动脉)的患者,上述技术则不能完全满足临床的需求,由此衍生出包括烟囱技术、开窗技术、Petticoat 技术、多分支支架技术等一系列新型治疗技术及理念。然而无论是烟囱技术、开窗技术,都要面临内漏、超适应证应用等一系列问题,定制支架等待时间过长、费用高,并限制急性期应用,因此更加通用、可靠的支架开发仍然是未来主动脉弓部治疗的发展方向。

（2）腹主动脉瘤（AAA）　AAA 的外科手术治疗已经有 50 余年的历史，AAA 切除、人工血管替换术已经是非常成熟的治疗手段，远期效果良好。AAA 的腔内修复（endovascular aortic repair，EVAR）是用支架型人工血管隔绝瘤体内血流，防止动脉瘤破裂，从而达到治疗目的。1964 年 Dotter 医生首先提出腔内治疗动脉瘤的概念，1991 年 Parodi 等成功完成了首例 AAA 的腔内治疗。1997 年我国开展了国内首例 EVAR 手术，并在较短的时间里为国内所重视，尤其是在进入 21 世纪后迅速得以推广普及。经过近 30 年的发展，常规 EVAR 治疗技术已经比较成熟且效果良好，并且随着应用的不断普及、耗材的不断改进、技术的不断成熟，对于近端瘤颈的长度（从原来的 2 cm 到现在的 1 cm）、成角（从原来的 60°到现在的 75°）等适应证的范围还在不断扩大。特别是更多、效果更佳的国产耗材不断涌现，给国内市场带来了更多的选择空间。尽管有很多的新型耗材在实验设计中，但对于累及肾动脉、肠系膜上动脉、腹腔干等内脏动脉的胸腹主动脉目前尚无成熟产品问世。烟囱技术在特定的解剖条件下还是经常被应用到的技术。特别是在治疗累及 1~2 条分支动脉的腹主动脉瘤时尚可应用，但是实际操作中存在不确定因素较多，内漏风险高，尤其是在 TAAA 的治疗中，面对分支血管多、需要的支架长度较长时，烟囱技术的实用性较差。

2. 颈动脉粥样硬化性狭窄疾病

颈动脉粥样硬化性狭窄疾病的诊断随着彩色超声、CTA、磁共振血管成像（MRA）等技术的不断进步和发展变得越来越简单准确。在原有颈动脉内膜切除术（CEA）的成熟基础上，颈动脉支架植入术（CAS）迅速发展起来，特别是颈动脉保护装置的应用和不断改良进步，已成为继 CEA 之后的另一个较好的治疗选择。除此之外，还有如下几个热点话题值得关注。

（1）动脉粥样硬化斑块评估　多普勒超声及超声造影、MRI 在动脉斑块稳定性研究方面具有价值。流体力学是近年来临床疾病病因和诊断学的研究热点，大量研究已经证实流体力学与斑块性质具有相关性。

（2）新型治疗手段——经颈动脉血运重建术（TCAR）　即逆向血流保护下经颈动脉支架成形术。为解决围手术期栓子脱落的问题，TCAR 应运而生。TCAR 结合了 CEA 和 CAS 两种手术的优点，逆向反流血冲洗脱落栓子，避免因栓子脱落所致术中脑梗的发生，同时避免 CAS 通过股动脉到达颈动脉的长通路操作，减少操作时间，直接进入颈动脉。其具备 CEA 的阻断脑保护策略，同时结合 CAS 的微创特点。但其也存在一定的局限性，尤其是其对颈动脉血管的解剖有着非常严格的要求和限制，颈总动脉长度≥5 cm，颈总动脉直径≥6mm。TCAR 未来应用可期。

（3）CAS 中密网支架的应用　为解决 CAS 围手术期的脑损伤问题，密网支架技术应运而生。CGuard 支架是一种新型的细支撑镍钛合金支架与聚对苯二甲酸乙二酯网罩相结合的支架，CGuard 支架在围手术期无重大围手术期神经系统并发症发生，是相对安全的。GCS（GORE carotid stent）、Roadsaver 支架是一种安全有效的装置，可用于颈动脉内膜切除术的高风险患者的腔内治疗。

3. 下肢动脉硬化闭塞症

从 20 世纪 90 年代起下肢动脉硬化闭塞症的治疗逐渐从原有的开放性手术迅速地向微创（血管腔内）治疗转化。

（1）血管腔内减容技术　减容技术是通过永久地去除斑块来获得管腔，避免了血管的弹性回缩、减少了支架的植入，为未来的再次治疗提供了机会。斑块切除设备包括 SilverHawk/

TurboHawk/Hawkone 定向斑块切除设备,适用于短段、跨关节或钙化病变,也可用来处理部分支架内再狭窄的病变,可用来切除内膜增生和陈旧血栓,但无法处理新鲜血栓。血栓抽吸设备包括AngioJet 血栓抽吸设备、Straub Rotarex 机械血栓旋切及抽吸设备,在使用中各自都有相应缺陷,需要更多数据的支撑。

（2）药药物涂层球囊　DCB 在解决再狭窄的问题上有一定优势。其原理在于球囊表面可释放药物抑制血管平滑肌的增殖,但是针对紫杉醇载药与全因死亡率的关系还需更多证据,而且对于药物涂层球囊的长期安全性方面仍需进一步研究。

（3）支架技术的新进展　目前应用最多的支架是自膨式激光雕刻型镍钛合金的 BMS,其次是球囊扩张式 BMS,还有一些覆膜支架,但一直尚无可良好应用于跨关节区域的支架。由于支架植入后引发的内膜增生、移位、断裂等相关的支架内再狭窄等一系列问题一直未得到圆满解决,因此现在尽可能少地在体内应用支架的呼声越来越高,可降解支架的研发可能是未来研究的热点。不同治疗方案的组合也是目前及未来一段时间的较好选择,其中包括药物洗脱支架（drug-eluting stents,DES）、减容技术和 DCB 联合应用的 DAART 技术等。

三、展望

在河南省医学会的指导与带领下,随着基层血管外科蓬勃发展与独立成科,血管外科人员量与质的储备提高,我省血管外科事业必将迎来一个新的更高的发展阶段。今后 5 年,血管外科学分会将会继续搭建学术交流平台,加大科普及培训力度,积极推广适宜技术、新技术、新理念,积极建立多学科合作机制及跨地区学科联盟,着重提高我省血管外科整体学科水平,缩小地区间差距,促进良性互动。同时,河南省各级医疗机构要积极申报各类基金和课题,鼓励科技创新及技术革新,加强国内外学术交流,在提升自身、扩大国内影响力的同时,更好地服务广大患者,为河南人民的血管健康保驾护航。

（河南省医学会血管外科学分会第一届委员会　李　震）

河南省血液病学学科发展研究报告

摘要

河南省医学会血液病学分会于2021年按照学会章程成立第八届委员会,第八届委员会名誉主委宋永平,现任主任委员姜中兴。在第八届委员会的组织管理下,目前已成立白血病学组、淋巴瘤学组、造血干细胞移植学组等9个学组。血液病学学科的主要研究方向从近年来国内外血液系统疾病研究热点出发,重点选取红细胞疾病、白血病、淋巴瘤、造血干细胞移植等几方面,介绍学科的新技术、新理念、新方法,为学科建设的深化提供参考。红系发育调控及再生障碍性贫血免疫病理机制、血液系统恶性肿瘤的精准诊疗、造血干细胞移植临床及基础研究、出凝血疾病临床及基础研究,多项技术填补国内及省内空白,始终保持国内一流领先水平。血液病学是现代生物技术最主要的突破口和应用领域之一,血液病学研究和临床实践对转化医学和精准医学具有重要示范作用。新医疗技术的革新及细胞遗传学、分子生物学等学科理论的长足发展下,人们对恶性血液肿瘤的治疗探索从单纯的放化疗、骨髓移植,逐渐深入到生物、靶向基因以及外周血干细胞移植等领域。分析国内外血液病学发展现状和发展趋势,当前血液病学发展的战略目标表现为:创新血液病精准诊断体系、优化血液病治疗体系并推动新药应用、推进血液病治疗前沿技术的临床转化、建立我国血液病监测网络和发现预警标志、建立规模化和高质量血液病临床样本库,集中在造血调控基础研究、血液相关疾病研究、细胞免疫和基因治疗、造血干细胞移植、生物样本资源与临床队列研究、关键新技术研究及血液病临床研究七大急需突破的重点领域。加强恶性血液病的基础研究,完善恶性血液病基础研究与临床应用转化平台;继续深化移植相关免疫研究,探索造血干细胞移植临床免疫耐受机制及新的治疗策略;推进干细胞基础研究与治疗应用的发展,从干细胞干性维持及分化机制研究、干细胞免疫调控机制研究、干细胞的临床应用研究三个方向开展高水平的基础研究和应用研究。加强国家级、省部级各级科研课题基金的申报;争取发表高质量的SCI及核心期刊论文并取得在国内乃至国际上有学术影响力的成果;加强人才培养,开展高水平的学术合作和交流;积极开展新技术、新业务,拓宽业务范围。

一、总结学科现状

河南省医学会血液病学分会于2021年按照学会章程成立第八届委员会,第八届委员会名誉主委宋永平,现任主任委员姜中兴。在第八届委员会的组织管理下,目前已成立白血病学组、淋巴瘤学组、造血干细胞移植学组等9个学组。学会名誉主委宋永平现任中华医学会血液病学分会常委、《中华血液学杂志》第9~10届编委、中华医学会血液学分会实验诊断学组副组长、中国医师协会血液科医师分会第四届委员会副会长。学会主任委员姜中兴任中华医学会血液学分会第11届委员、中华医学会血液学分会红细胞学组副组长;此外,魏旭东任中国免疫学会血液免疫分会常委、中华医学会血液病学分会学组委员、《中华血液学杂志》第7~10届编委;朱尊民任中华医学会血液学分会第10~11届委员、中华医学会血液学分会感染学组委员;房伯俊任中华医学会血液学分会第8~10届青委委员、中华医学会血液学分会骨髓瘤学组委员;万鼎铭任中华医学会血液学分会造血干细胞移植学组委员;雷平冲任中华医学会血液学分会止血与血栓学组委员;符粤文任中华医学会血液学分会造血干细胞应用学组委员;周可树任中华医学会血液学分会第11届青委委员;周虎任中华医学会血液学分会止血与血栓学组委员。

本学科的主要研究方向从近年来国内外血液系统疾病研究热点出发,重点选取红细胞疾病、白血病、淋巴瘤、造血干细胞移植等几方面,介绍学科的新技术、新理念、新方法,为学科建设的深化提供参考。先后建立了白血病、淋巴瘤、多发性骨髓瘤、骨髓增生异常综合征、慢性粒细胞白血病、重型再生障碍性贫血的诊断及预后评估技术平台,积极探索、创新恶性血液肿瘤无化疗治疗方法——靶向治疗、免疫治疗(CAR-T),推动多个新药及新的治疗方法上市,改变恶性血液肿瘤的治疗格局,如国内首个生物类似药CD20,以及BTK抑制剂、PI3K抑制剂等药物。已广泛开展血细胞形态学、骨髓病理、流式细胞学、染色体、荧光原位杂交(FISH)检测、人类白细胞抗原(HLA)配型、化学药物浓度测定、血液病一代及二代基因检测、耐药基因突变检测、嵌合体检测、免疫功能测定、血清蛋白电泳及免疫固定电泳等一系列诊断技术,极大地提高了血液病患者的诊断、预后判断及个体化治疗水平。近3年来在白血病、淋巴瘤、骨髓瘤、免疫性血小板减少症及红系疾病中广泛开展基础研究揭示疾病的发病、耐药机制,注重科研,加强平台建设,学科发展一流。红系发育调控及再生障碍性贫血免疫病理机制、血液系统恶性肿瘤的精准诊疗、造血干细胞移植临床及基础研究、出凝血疾病临床及基础研究,多项技术填补国内及省内空白,始终保持国内一流领先水平。红系发育调控及再生障碍性贫血发病机制研究方向学术带头人姜中兴,是国内知名红细胞疾病专家,目前任中华医学会血液学分会红细胞疾病学组副组长,带领河南省血液学红细胞学组就再生障碍性贫血、炎症性贫血的诊断和治疗开展了多项临床研究,积累了大量临床及科研数据。近5年在 Blood 等发表多篇高质量论文,并国内率先研究了ILCregs在再生障碍性贫血患者体内的数量及功能。血液系统恶性肿瘤如白血病、淋巴瘤、骨髓瘤等严重威胁人民群众生命安全,发病率逐年上升,医疗花费昂贵使患者的生活质量明显下降,精准诊疗体系的建立和推广是本学科重点研究方向之一,目前白血病学组、淋巴瘤学组、骨髓瘤学组及造血干细胞移植学组、生物治疗学组在临床及基础方面都进行了大量研究,基于学科统计的数据和研究建立了急性白血病的精准诊治策略,建立了基于临床特征和基因突变等多种指标的急性髓系白血病(AML)复发风险预测模型,在指南共识的指导治疗下开展恶性血液病的可及性、规范性、科学性的全病程管理,同时不断开展新业务、新技术,2016 年开展 CAR-T 细胞治疗,填补省内空白。CAR-T 项目累计开展 10 项,治疗血液系统疾病近 300 例,省内首例 CAR-T 细胞治疗患者生存近 6 年,研究成果发表在 2022 年 *Leukemia* 杂志上。

造血干细胞移植是本学科传统优势专业,填补了多项国内及省内空白。在省内率先开展了非血缘外周造血干细胞移植、HLA 半相合造血干细胞移植、非血缘脐血干细胞移植;广泛开展了同胞异基因造血干细胞移植、自体移植,治疗各种白血病、恶性淋巴瘤、多发性骨髓瘤、骨髓增生异常综合征、重型再生障碍性贫血等多种血液病,移植技术居国内先进水平;在 1981 年国内首批开展异基因骨髓移植治疗再生障碍性贫血获得成功;1996 年国内首例同基因外周血干细胞移植治疗慢性髓系白血病(CML)获得成功;1998 年国内首例同胞相合脐血移植治疗急性白血病取得成功;2004 年国内首例脐血移植治疗无丙种球蛋白血症获得成功;2009 年省内首例脐血移植治疗威-奥综合征(WAS)获得成功;2012 年省内首例单倍体相合移植治疗 SAA 取得成功。近 5 年在 *Blood*、*CELLREPORTS* 等发表多篇高质量论文。

近 3 年血液学科共获得国家自然科学基金资助 21 项,省厅级基金 90 余项,共发表 SCI 论文 100 余篇,发表中文核心期刊论文 100 余篇,授权专利 50 余项,共有国内外顶级学术会议大会发言 50 余项,其中国际顶级会议发言 10 余项、国内顶级学术会议发言 30 余项。参与国际血液学顶级会议壁报展示 30 余项。

随着现代医学科学技术的迅速发展,国内外血液科都得到了很大的发展,在此大环境下,无论临床诊治水平、血液病基础与临床研究、血液病专科医师的培养诸方面我省均取得了长足进展,但实事求是地说,就血液病学的总体水平而言,与国内先进地区比较尚有差距,要点如下。

(1)血液病学研究原始创新能力尚不足,基础研究成果欠缺。

(2)血液病学诊疗水平同质化、均衡化发展不足。血液病学在省级医院已经建立起成熟完善的诊疗平台,具有丰富的诊疗经验,但是基层医院与之相比差距较大,这导致患者向大型综合性医院集中,不利于基层医院血液病临床队伍发展,且河南省人口基数大,农村人口多,患者多集中在农村地区,此外与我国医疗政策与未来发展趋势不符。提升我省血液病学发展整体水平,更好地服务于广大血液病患者,减少社会医疗负担,这符合创建健康中国及"十四五"规划卫生健康发展的目标。

(3)基层血液人才队伍不完善。

(4)欠缺全省大型血液病专病队列。

(5)尚未建立综合性血液系统疾病生物样本库。

二、研判发展趋势

血液病学是现代生物技术最主要的突破口和应用领域之一,血液病学研究和临床实践对转化医学和精准医学具有重要示范作用。在新医疗技术的革新及细胞遗传学、分子生物学等学科理论的长足发展下,人们对恶性血液肿瘤的治疗探索从单纯的放化疗、骨髓移植,逐渐深入到生物、靶向基因以及外周血干细胞移植等领域。分析国内外血液病学发展现状和发展趋势,当前血液病学发展的战略目标表现为:创新血液病精准诊断体系、优化血液病治疗体系并推动新药应用、推进血液病治疗前沿技术的临床转化、建立我国血液病监测网络和发现预警标志、建立规模化和高质量血液病临床样本库,集中在造血调控基础研究、血液相关疾病研究、细胞免疫和基因治疗、造血干细胞移植、生物样本资源与临床队列研究、关键新技术研究、血液病临床研究等 7 大急需突破的重点领域。

近年来,省内血液工作者紧跟国内外发展趋势,取得了值得肯定的成果,"十四五"期间将以成为中西南乃至全国一流血液学专科为目标,促进河南省血液学高质量发展。

(1)支持科技创新,加强基础研究,加强科研合作与学术交流,积极申请国家重大课题研究。

(2)全面提升血液病诊治能力和水平。高通量测序技术、RNAseq 技术、单细胞高通量测序技术以及多色 FISH 技术在各种血液疾病诊断、预后判断中的研究,发现新的诊断、预后相关分子标志以及分子治疗靶标。发展 CAR-T 治疗、免疫细胞治疗、间充质干细胞治疗、血液病基因治疗等,与国内外知名医疗机构开展深度合作,引进和自主开发相结合,开发具有自主知识产权的血液病治疗新技术,实现临床应用的转化与推广。

(3)提升临床研究能力,开展高质量临床试验,建立优化省内血液病临床研究协作网络。提升临床研究的顶层设计水平,探索建立适用于血液病发展趋势、新的诊疗技术、药物的创新性临床研究方法和技术;提高完善发现临床问题,提出科学问题,研究方案设计,注册,质量保证与监察,数据采集、整理、核查、统计分析,结果阐释、发表等临床研究全过程的能力和水平。推进血液病学领域的合作共享和跨领域融合。

(4)血液病临床研究支撑平台建设。通过持续加强建设血液病临床研究设计统计分析平台,血液病综合诊断、分型研发平台、微量残留血液病细胞分析捕获平台,生物信息分析平台,基因与免疫治疗技术平台,干细胞治疗技术,病理细胞资源库,为创新性临床研究提供有力技术支撑。

(5)血液病大数据库建设和流行病调查。摸清省内血液人才队伍及血液病诊疗情况,以血液病临床研究网络为基础,建立重大血液系统疾病监测与报告网络和大数据库,为进一步防治重大血液病打下坚实的研究基础。

(6)扩大和完善血液病理组织细胞资源库。保存血液患者骨髓组织、血清、DNA 或其他体液等人体组织标本,跟踪收集和存储上述标本的相关患者与疾病资料、健全患者随访资料等信息;建立规范化的标本临床信息库,完善标本库的组织架构、管理和运行机制、标准化流程、质量控制体系、安全保障体系、信息化管理体系。将各类病例信息进行科学整合,拟搭建集临床医学、临床病理学、流行病学、遗传学以及分子生物学等相关信息综合一体的临床资源库。

(7)加强人才队伍建设,教育交流合作。培养一批血液病临床研究领域的领军人物、学科带头人、技术骨干和后备人才。通过技术培训、进修学习等形式辐射二、三级医院,提升基层卫生技术人员的血液病诊疗服务能力和水平。

(8)紧密结合我省卫生事业发展的总目标和发展趋势,制定、修订一系列适于河南人的血液病诊疗指南或专家共识、血液病诊疗规范、具体方案,促进血液学诊疗水平在全省范围内同质化、均衡化发展。

三、制定目标计划

加强恶性血液病的基础研究,完善恶性血液病基础研究与临床应用转化平台;继续深化移植相关免疫研究,探索造血干细胞移植临床免疫耐受机制及新的治疗策略;推进干细胞基础研究与治疗应用的发展,从干细胞干性维持及分化机制研究、干细胞免疫调控机制研究、干细胞的临床应用研究三个方向开展高水平的基础研究和应用研究。加强国家级、省部级各级科研课题基金的申报;争取发表高质量的 SCI 及核心期刊论文并取得在国内乃至国际上有学术影响力的成果;加强人才培养,开展高水平的学术合作和交流;积极开展新技术、新业务,拓宽业务范围。

1. 国家自然科学基金拟获批计划

尤其对于杰青、优青、重点项目的冲击计划;其他重大项目的立项计划。稳扎稳打,国家自然科学基金上项目、青年项目获批数量节节高。强化合作,国家自然科学基金"两青+重点"零突破。形成合力,尝试申请国家重点研发计划项目。

2. 论文发表计划

血液病学分会各学组建设深度融合基础科研,充分挖掘和利用血液科临床样本资源,发表高水平、高质量和高学术评价的"临床+基础"论文,打造具备国际竞争力的科研团队。特别是恶性血液病方向需基于患者的基因组测序分析和转录组学解析(多细胞组学与单细胞组学),构建患者致病基因突变模式与肿瘤微环境的大型综合性图谱,建立恶性血液病综合诊疗新模式,并应用到恶性血液病患者的快速诊断与精准用药,包括各种靶向药物的规范化使用和临床试验的规范化管理;深入探索肠道微生物影响移植物抗宿主病发病进程的机制;以 CAR-T 免疫细胞疗法为核心,充分解析 CAR-T"on-target,off-tumor"的发生机制,为 CAR-T 的治疗拓展提供理论依据。

3. 科技进步奖申报获批计划

省科技进步奖申报计划,冲击国家级科技进步奖计划。

4. 科研平台建设计划

以建立省市级重点实验室为短期目标,以冲击国家级重点实验室为长期目标,整合血液科头部科研团队与科研人员,组建血液科"基础+临床"为特色的科研实验室。

5. 科研成果转化、专利申请等相关计划

科研成果转化应用到临床诊断新技术,建立血液科特色科研成果保护的专利包。

在《"健康中国 2030"规划纲要》的引领下,以血液学中心/区域医疗中心建设为契机,了解并学习国内外学科发展方向,借鉴临床及转化医学先进经验,全面提升医疗服务能力,推进学科平台建设,加快医、教、研全面发展,是每一位血液病学学科同道面临的重要课题。

(河南省医学会血液病学分会第八届委员会　姜中兴)

河南省血液净化学学科发展研究报告

摘要

学科现状：血液净化学是一门交叉学科，血液净化技术的临床应用已不仅限于肾脏疾病，现已涉及临床大多数疾病的治疗，尤其在危重急症中应用越来越广泛。新技术、新业务的不断开展推动了我省血液净化技术的加速发展，取得了一定成就。

①透析患者快速增加，透析室规模快速增加：近年来，随着医保全面覆盖我国居民，以及老龄化、糖尿病发病率持续增加等因素影响，我国依赖透析的慢性肾脏病患者快速增长。血液透析中心数量也维持了较快增长，全省440余个血液透析中心，覆盖了全部县市区。独立血液透析中心虽然处于萌芽阶段，但增长较快，是医疗机构内中心的有利补充。②透析质量持续提高，服务能力不断提升：河南省医学会血液净化学分会联合河南省血液净化治疗质量控制中心严抓透析质量，并初步建立了覆盖全省的质控网络。枸橼酸抗凝技术，在我省推广不足。血液净化学分会申请了河南省医学会适宜技术推广项目，有力推动了该项技术的临床应用。③临床科研成绩突出，人才梯队良性发展：临床科研是学科发展的主要推动力。在学会框架下，郑州大学第一附属医院血液净化中心联合国内和省内多个医疗机构开展了多项临床科研工作，有力推动了学科发展。④科普工作得到稳步发展：刘章锁主编的"肾脏病科普丛书"获得国家科技进步二等奖。学会组织的CKDMC等慢性肾脏病筛查项目在全省逐渐铺开。⑤血液净化学教育得到初步发展：《血液净化学》是郑州大学开设的一门研究生课程。获得校级教改项目立项1项。⑥血液净化学会形成一定规模：自2015年河南省医学会血液净化学分会成立以来，全省18个地市医学会陆续都成立了血液净化学分会。

发展趋势：改善血液净化治疗质量、提升血液净化临床科学和工程技术已成为推动血液净化学发展的关键。为进一步改善血液净化治疗质量，国家出台了一系列指标性要求。

未来血液净化学的发展主要表现在以下几方面。①患者数量将继续增长，透析质量将稳步提升：随着血液净化学的不断发展，血液净化治疗患者数量将会继续快速增长。同时，需要透析质量的不断提升。近年来，在省卫健委医政处的领导下，省医学会、省血液净化质控中心及各地市血液净化质控中心开展了大量质控工作，积极开展基层适宜技术推广，加强质量控制信息化建设及质控指标的改善，透析质量不断提升。②临床科学和工程技术相互促进、协同发展：血液净化学的发展依赖于临床科学和工程技术的相互促进、协同发展。高对流量的血液透析滤过治疗、自动调节对流量技术、钠管理技术运用电导元件的应用、细胞因子吸附器等新型临床工程技术已得到广泛应用。而近年来，国内在血管通路领域的发展可谓日新月异。药物刻痕高压球囊、组织工程人工血管材料、肝素涂层外周小血管覆膜支架等相继应用于临床。

目标规划：下一阶段，做好以下几项工作：一是继续推动临床科学与工程技术的发展工作，加强医疗质量控制的完善与改进工作；二是继续加强学会工作；三是继续加强血液净化学教育工作。

一、学科现状

血液净化学是一门交叉学科，是在体外应用弥散、对流、吸附等原理清除血液中的代谢产物、免疫球蛋白、细胞因子、内毒素等致病物质，并补充有益物质，达到净化血液、维持内环境稳定等目的的治疗方法学。血液净化技术广泛应用于急慢性肾衰竭的肾脏替代治疗，急性心力衰竭及急性肺水肿、脑水肿等容量过负荷状态的救治，严重的低钠血症、高钠血症、高钾血症、酸中毒等内环境失衡的救治，各类型中毒、脓毒症、挤压综合征、免疫性疾病等重症疾病的救治等领域。血液净化技术的技术要点包括血管通路建立、体外循环系统建立、溶质清除装置研发、抗凝技术、肾衰竭急慢性并发症防治等。血液净化学的主要研究范围包括慢性肾脏病的肾脏替代治疗、慢性肾脏病并发症防治、急性肾损伤的肾脏替代治疗、特殊血液净化技术的研发及临床应用、抗凝技术的发展等。这些新技术、新业务的开展也推动了我省血液净化技术的加速发展，取得了一定成就。

（一）透析患者快速增加，透析室规模快速增加

近年来，随着医保全面覆盖我国居民，以及老龄化、糖尿病发病率持续增加等因素影响，我国依赖透析的慢性肾脏病患者快速增长。据中国透析病例登记系统（China National Renal Data System，CNRDS）报告，截至2021年底，我国透析患者总数已经超过90万人，并且预计未来10年内仍然保持快速增长势头。据不完全统计，我省透析患者总数超过5万人，是我国透析患者总数超过5万人的少数省份之一。血液透析中心数量也维持了较快增长，全省440余个血液透析中心，覆盖了全部县市区，基本满足了患者"就近就医"和"大病不出县"的需求，践行了分级诊疗政策，助推医疗资源共享，为健康河南健康做出贡献。独立血液透析中心虽然处于萌芽阶段，但增长较快，在郑州市、商丘市、周口市、信阳市、南阳市、焦作市等市县出现了独立血液透析中心，是医疗机构内中心的有利补充。郑州大学第一附属医院在已经开诊的4个院区都开设了血液透析中心，为周边居民提供高质量的血液透析服务。

（二）透析质量持续提高，服务能力不断提升

质控是确保医疗质量持续稳步提高的有力工具。河南省医学会血液净化学分会联合河南省血液净化治疗质量控制中心严抓透析质量，仅2021年就召开各级血液透析和腹膜透析质控工作会议、专题培训会议100余场，覆盖18个地市的各个县区，组织基层义诊、学术交流等活动20余场，宣讲了质控工作的重要意义、质控指标的核算、质控工具的使用方法等，初步建立了覆盖全省的质

控网络,形成了每个中心有质控专员,每个中心都开展质控工作的可喜局面。另外,河南省卫健委下文开展我省血液透析登记工作,从2021年1月1日开始登记所有进行血液透析治疗的患者。从这个意义上讲,2021年可以说是是我省血液净化质控元年。郑州大学第一附属医院血液净化中心血液透析质量达到国际一流水平,2021年年死亡率3.6%,各项质控指标稳居一流水平,质控工作获得河南省品管圈大赛二等奖,团队获"河南省青年文明号"荣誉称号。

枸橼酸抗凝是重症疾病救治的连续性肾脏替代治疗的主要技术之一,实施难度较大,在我省推广不足。血液净化学分会申请了河南省医学会适宜技术推广项目,举办了9场连续性肾脏替代治疗枸橼酸抗凝技术的推广会,为20余个基层中心培训血液净化医护人员100余名,有力推动了该项技术的临床应用,提升了基层医疗机构服务能力。

(三)临床科研成绩突出,人才梯队良性发展

临床科研是学科发展的主要推动力。在学会框架下,郑州大学第一附属医院血液净化中心联合国内和省内多个医疗机构开展了多项临床科研工作,有力推动了学科发展。糖尿病肾病早期标志物精准筛选项目是为了早期诊断糖尿病而开展的临床科研项目,通过检测尿液沉渣糖原合成酶激酶3β、外泌体等来早期诊断糖尿病肾病,达到国际一流水平,在 *Kidneyinternational*(1区,影响因子10.2)等杂志发表5篇学术论文,相关专利和检测试剂盒在开发过程中。血液透析患者继发性甲状旁腺功能亢进优化治疗:帕立骨化醇与西那卡塞的对比研究是一项由郑州大学第一附属医院牵头的全国多中心研究,参研单位11个省29个中心,比较帕立骨化醇和西那卡塞在控制血液透析患者继发性甲状旁腺功能亢进的疗效,是我国第一项帕立骨化醇的RCT研究,目前全部试验患者已经出组,正在撰写论文过程中。不同降钾方案纠正急性高钾血症的临床研究,联合省内5个透析中心,对比血液透析患者急性高钾血症的4种降钾方案的疗效和副作用,是国内第一项环硅酸锆钠的临床研究,目前已被 *Journal of Translational Medicine*(2区,影响因子5.5)接收。多维算法预测自体动静脉内瘘成熟、头静脉弓变异对动静脉通路长期影响前瞻性队列研究,含糖透析液与不含糖透析对血液透析患者的糖脂代谢影响的RCT研究等临床项目正在稳步推进中。此外,参加血液净化领域的全国多中心临床研究20余项。"多功能取栓装置"等项目获得国家发明专利。作为主要执笔者撰写《特殊血液净化技术救治重症新冠肺炎的专家共识》并发表于《中华内科杂志》《罗沙司他治疗肾性贫血中国专家共识》并发表于《中华医学杂志》。

在临床工作及科研工作中逐渐打造了一支敢冲能打的学术队伍,人才梯队得到良性发展。分会主任委员刘章锁成功当选"中原学者",获得国家科技进步奖二等奖和河南省科技进步奖一等奖;副主任委员邵凤民当选"中原学者";副主任委员赵占正当选"中原名医",获得河南省科技进步奖二等奖;副主任委员王沛当选河南省卫健委青年领军人才;常务委员刘东伟获得河南省学术技术带头人、河南省优青等称号。

(四)科普工作得到稳步发展

科普工作在慢性肾脏病患者的管理中占据重要地位。通过科普工作早期筛查、早期诊断和早期治疗可以减少终末期肾病的发病率。刘章锁主编的"肾脏病科普丛书"获得国家科技进步奖二等奖。学会组织的CKDMC等慢性肾脏病筛查项目在全省逐渐铺开。在郑州大学第一附属医院牵

头下已经有开封市、南阳市、安阳市、焦作市、平顶山市等陆续成立了慢性肾脏病一体化诊疗的CKDMC，全面开展 CKD 的早筛、早诊、早治工作。赵占正等分会委员在学会科普平台开展科普讲座 10 余次。另外，王沛、杜跃亮等部分分会委员通过抖音、快手等新媒体宣讲 CKD 防治知识。

（五）血液净化学教育得到初步发展

血液净化学是郑州大学开设的一门研究生课程。每年学会选派精干教职工参与教学，通过理论与实践相结合，病例分析、分享等多种形式的教学方法，讲授血液净化课程，深受广大学生喜爱，每年有 100 余名各专业硕士和博士研究生选修该课程。获得校级教改项目立项 1 项。刘章锁获得"国家教学名师"称号。

（六）血液净化学会形成一定规模

自 2015 年河南省医学会血液净化学分会成立以来，我省血液净化学分会组织机构不断加强，全省 18 个地市医学会都成立了血液净化学分会。主任委员刘章锁担任中华医学会肾脏病学分会常务委员兼秘书长，副主任委员赵占正当选中国医师协会肾脏内科医师分会常务委员，副主任委员王沛当选中华医学会肾脏病学分会青年委员会副主任委员。在全国的学术影响力不断提高，2021 年成功举办了中华医学会肾脏病学分会血液净化论坛，参会代表 3 000 余人。

二、发展趋势

血液净化学是一门交叉学科，随着材料技术、工程技术和临床研究的进步，血液净化学的发展近年来取得巨大进步。血液净化技术已不再局限于尿毒症患者的治疗，现已应用于临床多个学科的诊疗，改善血液净化治疗质量、提升血液净化临床科学和工程技术已成为推动血液净化学发展的关键。为进一步改善血液净化治疗质量，国家出台了一系列指标性要求。2020 年 1 月 9 日国家卫健委颁布了《肾病专业医疗质量控制指标（2020 版）》，其中，血液净化相关质控指标 22 项，2021 年国家卫健委医政医管局发布了《国家卫健委医政医管局关于印发 2021 年质控工作改进目标的函》（国卫办医函〔2021〕51 号），2022 年国家卫健委办公厅又发布了《2022 年国家医疗质量安全改进目标》（国卫办医函〔2022〕58 号），明确血液透析患者治疗质量改进目标。而质量改进又需基于血液净化临床科学和工程技术的提升，其相辅相成，相互促进。

在全省的医疗机构中，随着血液净化信息化建设不断完善、质控工作的不断提升、新技术新业务及基层事宜技术的加速推广，极大地推进了全省各级医疗机构血液净化学的建设和发展，新冠肺炎疫情、分级诊疗、医共体（医联体）建设又进一步助推了血液净化学的横向和纵向的快速发展。未来血液净化学的发展主要表现在以下几方面。

（一）患者数量将继续增长，透析质量将稳步提升

随着国家医保体系不断完善、血液净化学的不断发展、血液净化治疗质量的不断提升，近年来血液透析患者数量持续增加，而血液净化质控体系的不断完善、血液净化临床科学和工程技术等的进一步发展，血液净化治疗患者数量将会继续快速增长。但是，血液透析患者数量的不断增加，

需要透析质量的不断提升。近年来,在省卫健委医政处的领导下,省医学会、省血液净化质控中心及各地市血液净化质控中心开展了大量工作,狠抓学科建设和学术交流,积极开展基层适宜技术推广,加强质量控制信息化建设及质控指标的改善,同时开展提升透析质量相关培训班,透析质量得到了极大提升。为使透析质量进一步提升,2009 年经河南省卫健委批准,成立了河南省血液净化治疗质量控制专家委员会,制定河南省血液净化质量控制评价标准,进一步规范医疗质控及诊疗技术,提升和改进医疗质量,进而提高患者的生活质量。同时省级质控中心及省血液净化质控专家每年在全省开展质量控制督查考核,发现问题,解决问题,大力开展血液净化质量控制培训、对基层的业务指导工作,充分发挥质控指标在医疗质量提升中的测量和导向作用,构建包含结构—过程—结果各环节的质控体系,组织专家进行"省级专家–血液净化中心(透析室)""一对一"模式的指导和改进,在以上模式下,透析质量将不断提升。

(二)临床科学和工程技术相互促进、协同发展

血液净化学的发展依赖于临床科学和工程技术的相互促进、协同发展。Turkish、Contrast 等临床研究发现高对流量(>21 L)的血液透析滤过治疗可降低血液透析患者的死亡率。但在临床中人工实现这么大的对流量是困难的,有时也是有风险的。为了应对这一困局,费森尤斯、百特等公司设计了原理相似的 AutoSubPlus 等自动调节对流量技术,通过监测滤器前后压力变化,预判凝血、低血压等风险,自动实现高对流量,并降低并发症风险。钠潴留和容量超负荷是血液透析患者常见的并发症。为了降低脑水肿的风险,血液透析过程中一般采用较高的电导度来提高血浆渗透压。但带来的后果是过量的钠离子通过透析治疗进入人体,在人体蓄积,导致口渴、容量超负荷、高血压、心肌肥厚、心力衰竭等。费森尤斯独有的钠管理技术运用电导元件实时探测钠离子水平,通过钠管理模块可以实现零钠透析,甚至负钠透析,降低血透患者钠负荷,降低心血管并发症。东丽等公司开发的高 β_2 微球蛋白清除率血滤器、中截留量透析器在提高中分子毒素清除率的同时不增加白蛋白丢失。旭化成、贝尔克、Cytosorb、健帆生物等公司研发的细胞因子吸附器可特异性吸附特定的细胞因子,降低脓毒症过度的炎症反应。百特公司的 AN69ST 膜材料可以吸附肝素,降低凝血风险,增加中分子毒素清除。可穿戴式人工肾、生物杂合可植入式人工肾、再生肾脏、组织工程猪肾脏等更进一步的肾脏替代治疗方案也在研究中。

近年来,国内在血管通路领域的发展可谓日新月异。鼎科科技独创的药物刻痕高压球囊将高压球囊、药物球囊和切割球囊三种流派的血管通路介入操作球囊技术应用在同一个球囊上,实现了一个球囊最大限度地解决通路问题的理念,目前已完成上市前临床研究。领博生物独创的组织工程人工血管材料,利用生物技术在动物体内合成人工血管材料,并应用于构建血液透析用动静脉内瘘,计划在 2022 年开启临床研究。畅迪科技公司的 ePTFE 材料人工血管水对标目前临床主流的人工血管(美国戈尔公司的 Intering),填补国内空白,目前临床研究已经完成患者入组。宏普医疗的肝素涂层外周小血管覆膜支架对标目前临床主流的覆膜支架(美国戈尔公司的 Viabhan),填补国内空白,预计 2023 年开启临床研究。其他高压球囊、高压药物球囊的产品开发处于刚上市或临床研究阶段。介入建瘘的产品在美国和欧洲已经上市,但在国内还没有类似研发。

三、目标规划

血液净化学是一门实践性极强的学科,我省血液净化学要继续向前发展,就必须要依靠临床科学与工程技术的不断发展,更要依靠医疗质量的不断提升,同时要靠各级医疗机构以及各参与单位和个人的大力合作,下一阶段,就必须要做好以下几项工作。

1.继续推动临床科学与工程技术的发展工作

加强医疗质量控制的完善与改进工作:深入推进血液净化治疗与工程技术的结合发展,围绕血液净化治疗的安全性、并发症的防治、血管通路的优化等方面,以"血液净化新技术的开展"为动力,以"血液净化基层适宜技术的推广"为辅助,以"血液净化临床科学与工程技术相结合的科研工作"为推手,针对学科的发展,找准关键点、瞄准核心点、直击薄弱点,精准推进相关工作;同时,血液净化治疗质量控制作为血液净化治疗的核心,通过进一步加强血液透析质控平台的建设与完善、定期组织专家开展全省质控督导考核工作、加强质控培训、定期召开质控工作会议并发布质控通告、围绕质控指标开展河南省质控指标提升专项行动等形式,进一步加强医疗质量控制的完善和改进工作,提高医疗服务效率,努力为人民群众提供全方位全周期的健康服务。到2022年底,努力实现90%的县域医疗中心质控信息化建设的覆盖、质控体系的建立、质控指标的完善,血液净化技术得到明显提高;80%的省辖市综合实力较强的三级医院能够开展临床科学与工程技术相结合的科研工作,确保血液净化治疗技术的不断提高;到2025年底,争取实现100%的县域医疗中心质控信息化建设的覆盖、质控体系的建立、质控指标的完善,血液净化技术得到明显提高,80%的县域医疗中心开展新技术的引进;95%的省辖市综合实力较强的三级医院能够开展临床科学与工程技术相结合的科研工作。

2.继续加强学会工作

定期举办河南省医学会血液净化学分会学术年会,做好换届工作。同时大力加强分会建设,不断为分会注入新鲜血液。继续开展基层适宜技术推广工作,并定期开展"血透联盟基层行"活动,赴基层开展会诊、义诊等,进一步加强基层帮扶工作,不断提升基层诊疗水平,5年内争取实现基层帮扶省内全覆盖。

3.继续加强血液净化学教育工作

争取在郑州大学医学院或者公共卫生学院开设血液净化学本科教学工作,每年开展血液净化专业岗位培训班,不断培养血液净化专业人才,每年定期开展"大师中原行"活动,不断培养血液净化专业高精尖人才。

(河南省医学会血液净化学分会第二届委员会 刘章锁)

河南省眼科学学科发展研究报告

摘要

河南省眼科把持续提升学科水平、构建人才梯队、推动科技创新、提高质量安全、强化人文品牌作为首要目标。力求将眼科建设成为学科特色突出、人才结构合理、运营管理高效、科技创新带动等统筹发展的优势专科。

优化亚专业设置,促进学科健康发展:近3年来,在河南省医学会的领导下,眼科学分会始终秉承临床与基础研究相结合,基础研究为临床研究服务的宗旨,凝练学科发展方向,逐渐缩小与国内先进眼科的差距,取得了一些标志性成果。①郑州大学第一附属医院眼科连续3年位于中国医院科技量值排行榜第16名、中国医院专科声誉排行榜(2021年)第20名。②"糖肽纳米材料递送系统抑制眼底新生血管生成"的研究成果,被中国医师协会眼科医师分会评为"2021年度中国眼科学十大进展"之一。③眼科药物的研发,获2021年全国GCP机构药物临床试验量值眼科排行第4名。④联合研发高速超广角扫频源SS-OCT、视网膜疾患者工智能辅助诊断系统,产品达到国际先进水平,获得2类、3类医疗器械证并推广应用。⑤开展临床新业务、新技术190余项,丝线辅助的360°粘小管成形填补国内空白;对新生血管性青光眼的创新治疗被欧洲国际客观专家排名系统"Expertscape"公布为2021年、2022年"全球新生血管性青光眼专家"排名前50名。

内培外引,强化人才梯队建设:加强人才梯队建设,切实提升诊疗能力、学术实力和科研能力。目前拥有博士生导师11人,硕士生导师66人。长江学者1人,中国最美医生、国家级突出贡献专家1人,享受国务院政府特殊津贴者3人,省管专家9人,河南省优秀专家3人,河南省学术技术带头人等各类人才7人;中华医学会眼科学分会委员、青年委员3人,葡萄膜炎学组副组长1人,中国医师协会眼科医师分会常委2人。

持续搭建学科平台,强化科研产出及成果转化:获批国家自然科学基金项目24项,发表SCI论文160余篇,获发明专利10项。获河南省科学技术进步奖二等奖4项,主编教育部统编教材3部。拥有《中华实验眼科杂志》《中华眼外伤职业眼病杂志》《眼科新进展杂志》3个专业期刊。

持续发挥临床研究中心作用,助力学科发展:拥有河南省眼科学与视觉科学重点实验室等多个研究平台。取得多项基础与临床研究成果。

积极开展科普教育和技术推广工作:加强眼健康科普宣传教育和适宜基层技术推广工作,利用医学会平台录制系列眼健康科普抖音视频和专业眼知识讲座,组织编写了眼科科普专著及适合基层眼科医生的系列眼科丛书(10个分册)。

着眼未来,防治结合,高质量推动我省眼健康事业发展:加强眼科医疗服务能力建设,完善相关亚专科体系,加强人才培养,强化继续医学教育与规范化培训。重点提升近视科学矫治、白内障复明手术、常见眼病筛查等能力。坚持技术创新,深入开展跨学科协作和临床转化研究,强化慢性病预防、早期筛查和综合干预。努力把河南眼科建设成为国内一流省内先进的学科。

河南省眼科把持续提升学科水平、构建人才梯队、推动科技创新、提高质量安全、强化人文品牌作为首要目标,力求将眼科建设成为学科特色突出、人才结构合理、运营管理高效、科技创新带动等统筹发展的优势专科。

一、优化亚专业设置,促进学科健康发展

近3年来,河南省眼科始终秉承临床与基础研究相结合,基础研究为临床研究服务的宗旨,不断完善眼科医院、院中院专业细化,除设置近视防控中心、眼底病中心、白内障中心、儿童眼病中心等大的临床中心外,另设置专病科室,如感染性角膜及眼表疾病科、糖尿病视网膜病变科等临床科室。我省眼科专科医院是全国最多的,除省级公立眼科医院外,95%市县都设有眼科医院,专业的细化和专科医院的建立为眼科整体发展奠定了坚实基础。

在河南省医学会的领导下,眼科重视科学研究,凝练学科发展方向,逐渐缩小与国内先进眼科的差距。近3年在基础和临床研究方面取得了一些标志性成果。郑州大学第一附属医院眼科连续3年位于中国医院科技量值排行榜排名第16名、中国医院专科声誉排行榜(2021年度)第20名。"糖肽纳米材料递送系统抑制眼底新生血管生成"的研究成果,被中国医师协会眼科医师分会评为"2021年度中国眼科学十大进展"暨"十大诊疗新技术"之一。眼科药物和器械的研发,获2021年全国GCP机构药物临床试验量值眼科排行第4名。

(一)基础研究

1. 郑州大学第一附属医院眼科针对临床难题,合成了一种糖肽纳米药物递送系统,可以高效无创将药物递送至眼底,抑制眼底病变进展。该项目是一项实用性极强的原创性研究,为未来疑难复杂性白内障的眼底无创治疗及并发症的防治提供了新思路和启示。

2. 河南省人民医院眼科(河南省立眼科医院)以前瞻性的思维和理念推动眼科药物和器械的研发,获2021年全国GCP机构药物临床试验量值眼科排行第4名。研发的遗传性眼病诊断试剂盒将疾病检出率提高了10%。针对遗传性视网膜疾病进行基因治疗新药研发,即将进入临床试验,为使我省在该领域达到国际先进水平奠定了基础。

3. 郑州大学第一附属医院眼科首次发现HSP90参与视网膜色素上皮(RPE)细胞中视循环内稳态调控,HSP90是衰老RPE细胞治疗以及角膜损伤修复治疗的候选新靶点。建立了河南省眼器官退行性疾病科技创新团队以及斑马鱼、小鼠等眼疾病模式生物平台。

4. 郑州大学第一附属医院眼科与中国科学院联合开展的干细胞来源的RPE细胞视网膜下注

射已取得初步结果,未来将为干性黄斑变性治疗带来新的希望。

5.郑州大学第一附属医院眼科对高度近视进行系列研究,已收集500多个高度近视家系外周血及谱系资料,并在进行有关的分析研究,已发表20篇高度近视文章,其中两篇在SCI 2区。

6.探索年龄相关性白内障的发病机制,研究后发性白内障的病理机制和靶向干预,有望在抗体治疗药物上进行突破。研究获得3项国家自然科学基金项目支持,已发表论文10余篇,其中JCR分区1区1篇(影响因子12.497),2区6篇。

(二)临床研究

近3年,共开展新业务,新技术190余项,其中眼科药物研发技术,尤其是眼部抗真菌给药系统方面始终走在国际前列;丝线辅助的360°粘小管成形填补国内空白;率先创建国家级干眼示范指导中心;完成了"0.01%硫酸阿托品滴眼液"的医疗机构制剂注册审批,多项研究填补国内、省内空白。

1.河南省人民开展的眼内液检测辅助诊断疑难葡萄膜炎,填补省内空白;开设中原首家圆锥角膜专病门诊,构建最大单中心圆锥角膜数据库;鼻内窥镜下Fox泪道激光泪囊鼻腔造口术治疗复发性泪囊炎等多项省内领先技术。

2.河南省儿童医院、郑州大学第一附属医院和河南省人民医院联合全省开展的早产儿视网膜病变筛查、小儿眼底血管造影位于国内先进水平,该体系的建立为出生眼部缺陷及先天性眼病患儿提供了早筛、早诊、早治的机会,为婴幼儿眼健康发展提供坚实保障。

3.郑州大学第一附属医院眼科中心(河南省眼科医院)祁颖在我国率先开展了加量模块超声睫状体成形术(UCP)治疗难治性青光眼,扩大了治疗青光眼的适应证及治疗范围。河南省人民医院(河南省立眼科医院)开展的微创青光眼手术,并在河南省数家医院进行推广应用,取得良好的社会效益。郑州大学第一附属医院眼科中心(河南省眼科医院)李秋明对新生血管性青光眼的治疗进行了多项技术创新,被欧洲国际客观专家排名系统"Expertscape"公布为2021年、2022年"全球新生血管性青光眼专家"排名前50名。

4.眼底病治疗方面开创许多新技术,郑州大学第一附属医院眼科中心(河南省眼科医院)万光明在黄斑孔手术治疗中通过采用笛针重水下吸引可使黄斑孔术中闭合、在高度近视复发黄斑孔视网膜脱离手术中应用生物羊膜覆盖提高了手术的成功率;金学民最早在国内应用3DMRI技术对高度近视眼球进行3D成像分析,并在此基础上对高度近视黄斑病变进行精准治疗;李秋明首次提出对视网膜脱离的治疗应采取个性化方案,对符合适应证的患者通过玻切+激光+注气术或玻切+冷凝+垫压+注气术,免除了硅油填充,使患者少受痛苦、效果更好,其研究成果被评为"2019年度百篇中华医学优秀论文";王文战在国内率先开展术中OCT导航在玻璃体视网膜手术中的指导价值得到国内同行认可;解放军联勤保障部队第988医院田学敏开展的工玻璃体球囊植入在重症开放性眼外伤及孔源性视网膜脱离等疾病的应用,填补了省内空白,其中"注水式人工玻璃球囊FCB外加压治疗孔源性视网膜脱离"获河南眼科医疗技术创新奖二等奖。

5.郑州大学第一附属医院眼科中心(河南省眼科医院)张凤妍、郑广瑛等在省内率先开展疑难复杂白内障手术多项技术创新取得良好效果,获得2项河南医学科技奖一等奖;功能性人工晶状体在白内障术中的应用极大提高了患者的全程视力和视觉质量;飞秒激光辅助的白内障手术、手术导航系统在屈光白内障手术和眼前段手术中的应用推动了我省眼科精准治疗快速发展。

6.青少年近视防控已经上升为国家战略。近3年,河南眼视光学的各位专家紧跟国家战略需求的理念,把近视防控放在工作的首位,在临床和科研方面取得进展:①临床青少年近视防控手段多样化。滴低浓度阿托品滴眼液、佩戴改良的小光区角膜塑形镜联合低浓度阿托品、佩戴周边近视离焦设计的框架镜和软镜均取得了很好的临床效果。②给学龄期儿童规范建立屈光发育档案,对于"无远视储备,即将发展为近视"的儿童,主动采取措施,比如尝试滴低浓度阿托品,有效地降低了近视的发病率。③近视防控新产品——低功率650 nm红光哺光仪,使用方便,效果良好,全国包括河南的几家省、市级医院都在积极地开展临床研究。④安阳眼科医院在国家"973项目""安阳儿童眼病研究"基础上延伸拓展,建立了安阳儿童近视防控模式,积极推动儿童青少年近视防治工作,3年来为近20万名儿童青少年建立了屈光发育档案。⑤2020年濮阳市被国家审定为16个全国儿童青少年近视防控改革试验区之一,濮阳市第二人民医院(濮阳市眼科医院)作为濮阳市儿童青少年近视防控中心,利用互联网大数据承担了市城区19万余学生的视力筛查、建档、防控工作,承担全市学校近视防控指导、健教工作。

7.河南省人民医院雷博和郑州大学第一附属医院金学民联合进行的遗传眼病基因诊断已采集和收集的家系在700以上,涉及Leber遗传性视神经病、家族性渗出性玻璃体视网膜病变、视网膜色素变性等多种眼底病和葡萄膜炎。已申报有关国家及省部级课题多项,发表核心或外文文献10篇以上。

8.屈光手术技术快速发展。我省无论是在角膜屈光手术还是在眼内屈光手术方面均居位全国前列。飞秒激光小切口角膜基质透镜取出术在全省已得到推广应用;应用智能脉冲技术经上皮准分子激光角膜切削术也得到了广泛开展;针对特殊人群的地形图以及波前像差引导的个性化手术,Q值调整、激光融合视、混合双球面微单眼视模式等各种原理支撑的老视矫正手术也在相继开展;屈光手术联合交联作为角膜力学加强手术,对薄角膜患者提供了更多的安全保障;此外,角膜胶原交联治疗角膜扩张性疾病也取得了良好的临床效果。

9.眼眶病专业近年来在单抗药物及新型材料在眼眶病的应用、眼眶疾病与多学科协作诊疗方面取得了一定发展,得到国内同行认可。①局部注射利妥昔单抗治疗眼附属器淋巴瘤的临床应用;②甲状腺相关眼部的内外壁联合平衡减压;③甲状腺相关眼病限制性斜视的矫正;④3D打印辅助技术在眼眶复合型骨折整复术中的应用;⑤多学科联合经颅眶内视神经肿瘤切除术;⑥脱细胞真皮复合唇黏膜在眼睑重建中的应用。河南省直第三人民医院刘现忠主任开展的"神经环路阻断术在梅热(Meige)综合征中的临床应用"国内领先,吸引了全国各地的Meige患者,目前预约手术的患者已排到1年以后,社会效益显著。

10.医工结合,联合研发高速超广角扫频源OCT、视网膜疾患者工智能辅助诊断系统,经评审达到国际先进水平并获得2类、3类医疗器械证,使我省研发的高端眼科医疗器械打破欧、美、日对该产品的垄断,首次达到国际先进水平。

二、内培外引,强化人才梯队建设

河南省眼科持续加强人才梯队建设,从省外引进知名眼科专家和团队,切实提升诊疗能力、学术实力和科研能力。目前有博士生导师11人,硕士生导师66人。长江学者1人,中国最美医生、国家级突出贡献专家1人,享受国务院政府特殊津贴者3人,省管专家9人,河南省优秀专家3人,河南省学术技术带头人3人,中原名医1人,中原科技创新领军人才1人,中原青年拔尖人才1人,河南省青年学科带头人1人;中华医学会眼科学分会委员2人,中华医学会眼科学分会青年委员1人,中华医学会眼科学分会葡萄膜炎专委会副主任委员1人,中国医师协会眼科医师分会常委2人,专业学组委员20人;近3年共引进博士30人,招收、培养博士研究生12人、博士后3人;培养规培生150余人,5451工程派出眼科医生到国外知名院校学习20余人。2021年,郑州大学第一附属医院眼科中心(河南省眼科医院)荣军博在中国教育国际交流协会举办的第三届来华留学生临床医学专业(英语授课)项目青年教师英语授课展示活动中荣获二等奖,同年王宇鹰总护士长获得河南省教育厅首届河南省教材建设奖(高等教育类)二等奖。

三、持续搭建学科平台,强化科研产出及成果转化

近3年,获批科研课题126项,其中国家自然科学基金项目24项;发表SCI论文160余篇,中文文章300余篇,获得专利100余项,其中发明专利10项。获得河南省科学技术进步奖二等奖4项,河南省医学科技奖一等奖30余项,参与编写国家级指南、共识21项,主编教育部统编教材3部。主持多中心Ⅲ期临床试验10项。拥有《中华实验眼科杂志》《中华眼外伤职业眼病杂志》《眼科新进展杂志》3个专业期刊,在国内外具有很高的学术影响力。

四、持续发挥临床研究中心作用,助力学科发展

拥有国家眼部疾病临床医学研究中心河南分中心、国家眼耳鼻喉疾病临床医学研究中心河南分中心、河南省眼科学与视觉科学重点实验室等多个研究平台,安阳市眼科医院等地市级眼科医院也都建立了眼科实验室。重视基础和应用研发,在诊断试剂研发和基因治疗方面取得一定突破,积极寻求技术转化;开展我省眼遗传病咨询门诊,构建眼遗传病队列和临床资料数据库,形成我省眼科罕见病诊疗特色。

五、积极开展科普教育和技术推广工作

河南是人口大省,人民群众眼健康知晓率低,眼科专业技术力量悬殊较大。近些年来,我们积极开展人民群众眼健康知识普及,推动"以疾病为中心"向"以健康为中心"的转变,通过"名医对话""名医在线""大象名医"等健康科普平台、河南省名医名家"走基层·送健康""健康中原行大医献爱心"等系列活动,大力开展眼健康科普宣传教育;"6.6爱眼日"带领全省眼科医生,上下联动走出诊室,走向群众,走进校园、社区、广场、电视台、电台进行线下、线上义诊和爱眼日眼科科普宣传教育活动,发放眼健康科普手册,形成医防融合服务新模式,唤起大众对眼健康的普遍关注。在新冠肺炎疫情下,眼科学会利用医学会平台录制系列眼健康科普抖音视频和专业眼知识讲座,让老百姓和基层眼科医师线上进行学习。推广基层适宜技术7项。通过对口帮扶、建立眼科专病

医联体等多种形式,促进优势医疗资源下沉,长期分派技术骨干帮扶县级医院,眼科专家每年参与线下、线上的各种眼病知识讲座、圆桌会议、现场指导等培养青年眼科专病医生。组织编写了眼科科普专著及适合基层眼科医生的系列眼科丛书(10 个分册),目前已编写完毕,等待出版,以提高人民群众的健康水平和基层眼科医生的诊疗技术。

六、着眼未来,防治结合,高质量推动眼健康事业发展

1.加强我省眼科医疗服务能力建设。大力支持重点亚专业建设,完善相关亚专科体系,进一步提升眼科临床专科服务能力。

2.加强眼科专业人才队伍建设。优化亚专业技术人员队,加强青年医生培养,引进高端人才,形成稳定、合理的专业人才梯队。强化继续医学教育与规范化培训。

3.加强医疗质量管理,规范临床诊疗行为。强化医师依法执业意识,严格落实医疗质量安全核心制度,保障医疗质量与安全。进一步完善眼科相关诊疗规范、临床路径与诊疗指南等技术文件,加强眼科药物、临床诊疗技术应用等管理。

4.加强重点人群重点眼病防治。推进儿童青少年近视防控;提升白内障复明水平;提高眼底病、青光眼等眼病的早诊早治能力;提高角膜盲救治能力。

5.强化眼健康科学研究平台建设,坚持技术创新的发展思路。

(1)重点聚焦人工智能、基因与生物技术、抗体药物研发等前沿领域。深入开展跨学科协作和临床转化研究,在 OCT 研究方面持续创新,保持国际领先,进行康复设备研发以及便携式儿童眼健康检测设备的研发。

(2)加强医工结合等多学科交叉,推进应用脑机接口技术探索弱视的中枢发病机制及防治新策略,在眼生物医用材料的研究方面继续进行缓释载药的研发,推动研究成果转化与推广应用。

(3)加强与国内临床研究中心及其协同研究网络合作,强化慢性病预防、早期筛查和综合干预。积极实施三级预防策略。对于近年来我国青少年近视眼发病率居高不下的问题,积极采取病因预防,倡导全社会、学校和家长共同参与,重点降低高度近视眼和病理性近视眼的发病率;对于青光眼、糖尿病视网膜病变和视网膜血管性疾病等慢性眼病,应早期发现、早期诊断、早期治疗,积极探讨既经济又适合大规模推广的筛查方案;对于各种原因导致的低视力患者,积极开展康复治疗。

(4)积极应对人口老龄化及相关眼病,重点提升和规范白内障摘除手术质量,加强黄斑变性、青光眼等年龄相关性疾病的健康宣教和诊治工作。

(河南省医学会眼科学分会第十届委员会　张凤妍)

河南省医史学学科发展研究报告

摘要

近年来,医史学学科建设持续发力,在学术研究和学科教学建设上不断深入。①学术研究上,成果主要体现在两个研究领域。一是中医原典、中医文化研究厚积薄发。徐江雁等学者对中医原典进行了多角度解读与诠释。刘艳菊等对本草学、姬永亮等对中医文献进行了深入研究。张胜忠从历史文化角度对仲景医史进行了探讨,田艳霞、马振等探讨了中医思想观念、理论体系及其特点。二是医学近代化、中西医学交流探讨别开生面。徐江雁、金亚弦、苏亮等对近代中医发展及其"近代化"进行了深入研究。邵全远、郜万富、冯秋季等探讨了近代西医在河南的传播及其影响。②学科建设与教学上,一方面医史学教育不断创新。雒保军对现代医学教育发展的历程、阶段及趋势给予了长期关注。刘文礼等探讨了中国医史教学中的医德培养。另一方面,学术交流也增强影响。学会委员于2019—2022年积极参加国内医史及相关主题学术会议,加强了与国内学界同仁的学术交流。此外,医史学会还在抗击新冠肺炎疫情、科普教育等方面积极开展活动。

目前,医史学学科发展在两个研究方向上具有学科优势和标志性成果。一是中医原典文化研究。河南中医药大学通过"中医医史文献"省级重点学科建设,已形成完整的医史研究体系,并形成三个稳固的研究方向,有力地推动了我省中医医史研究发展。二是医学近代化研究。雒保军、邵金远、冯秋季等学者对近现代河南西医及医学教育发展的历程、阶段及其特征进行了全面深入的研究。

学科发展方向:中医文化史与近现代医疗卫生事业发展为医史学会两个学科发展方向。前者以河南中医药大学、南阳中医药研究院为依托,后者以新乡医学院为依托,推动学科在人才培养、团队建设、机构设置、学术交流等方面发展。

问题和不足:①学科壁垒仍然存在。当前医史学会会员专业较为分散、研究方向整合不足,学会与省内相关学科及外史专家缺乏沟通。②缺乏与国内一流学术平台合作。至今,医史学会尚未与权威学术平台形成有效的沟通与合作机制。③省内外学术对话与学科合作亟待加强。目前,医史学会与国内医史学领域专家学者的对话、交流及学科合作的途径不多,力度较弱。

目标规划:①加强学科合作和研究平台建设。以医为主,不断打破学科壁垒,积极推进"文科"、"医科"融合,加强内外史交流。②在研究中分工协作,形成合力。医史学会在中医文化研究和近现代医疗卫生事业史两方面具有研究优势,应加强合作、集体攻关。③积极开展学术交流活动。鼓励研究人员"走出去"或"在线上"参加国家性学术会议,同时积极邀请专家走进学校或科研院所,进行科研及学科建设的交流。

根据《河南省医学会关于组织撰写〈学科进展最新研究报告〉的通知》的精神和要求,河南省医学会医史学专科分会委员会已完成研究报告撰写相关工作。研究报告主要从学科现状、发展趋势、目标规划三个方面对我省医史学会近三年来学科进展情况进行总结,并对今后工作进行展望及规划,具体内容如下。

一、学科现状

(一)学术研究

1. 中医原典、中医文化研究持续深入

习近平总书记指出,"中医药学是中国古代科学的瑰宝,也是打开中华文明宝库的钥匙"。近年来,国家强力支持中医药发展,中医原典研究作为根基,仍是学界的焦点,医史学会委员发表了众多研究成果。

(1)医经方面　张积思、徐江雁从经文脉络、脏腑机能、发病机制等方面,对《黄帝内经》中的"肺朝百脉"理论进行论证,提出了肺使血液潮汐般涌入百脉的新见解,对正确选方用药提供理论基础。马振、徐江雁等结合病案,从脉象角度解读麻黄升麻汤证,深入探讨了麻黄升麻汤证脉象中"厥"的形成、诊断及在临床中的应用。李若笛、徐江雁从学术渊源、持论特点等方面对清代医家孟承意所著《张仲景伤寒原文点精》进行了评述,认为此著体现各家学说的辩证观点,其学术思想对《伤寒论》的研究有重要作用。周艳艳、徐江雁等则通过对清代医家黄元御的"一气周流"学说的探讨,上溯分析了《金匮要略》中温经汤的病因、病机其及组方用药之理,并提出了温经汤在临床应用中的建议。赵东丽讨论了宋代学者张载对于《易经》中法象理论的发展,指出其理论与《黄帝内经》中所述"象"与"气"理论相近。

(2)本草学方面　刘艳菊等编著《<本草纲目·修治>新编》一书,从《本草纲目》中提取三百余有"修治"专项的药材,对其来源、修治原文、古今炮制方法等进行述评,详释《本草纲目》中药材炮制技术,可在当下中药炮制中作为参考。

(3)文献研究　《中国科学技术史·年表卷》是近年来中国科学史学界出版的年表体例工具书,较为全面地展示出几千年来中国古代科学技术发展历程。由于历史研究与文献资料的复杂性,致使该书有诸多可商榷之处。姬永亮对其中所引文献、事件、所列参考文献等令牌进行了考证,对五代至元代部分、北宋部分、宋金之际等不同时期的相关内容提出商榷,并表达了恳切的编撰建议。

(4)中医文化与医史方面　张胜忠从社会文化层面、历史空间角度对"张仲景举孝廉"的记载进行了探讨,指出其历史真伪性无从考究,但此种记载体现了在历史演进中古代社会对张仲景及其所象征的医学的认同与尊崇。田艳霞整理了典籍中记述的扁鹊行医经历及治未病的医疗理念。

除医药之外,我国古代即有以情绪治疗的方法,田艳霞论述了春秋时期文挚的"情志疗法"及其养生之道,拓展了医史知识。中医与中国古代哲学思想息息相关,马振、徐江雁等从典籍中体现的古代哲学观出发,探讨了"道器观"体系指导下的中医藏象观,认为"道-形-器"理论对中医藏象理论产生了直接影响,是中医研究的思想基础。王明探讨了宋代医家钱乙儒医的学术、思想特点,儒家孝悌、重视操守的特点体现在他的行医生涯中,医学与中国古典儒家、道家文化的结合,是中医文化的重要特点。

2. 医学近代化、中西医学交流探讨别开生面

医学近代化,这包含两个层面的内容:一是西医在近代中国的传播,二是中医在西医冲击下的"近代化"。郗万富从"制度与生活"及其相互关系入手,研究民穷病多、传染病肆虐的近代河南百姓医疗状况。对近代社会转型背景下医生的来源、与患者的关系、西医在河南的传播作了较为详细的考察。在此基础上,他集中探讨了南京国民政府地方卫生体系的框架设计,并以河南为例,研究省立医院和县立医院的构建及运转状况,分析百姓就医的可及性。同时考察私立医院的发展及其在不同阶段的特点。透过制度与真实生活的距离,揭示当时的百姓虽有公立医院、教会医院、传统中医以及私立医院,却仍有病无处医的真实原因。

近代医学虽讲求推陈出新,中医仍传承古法,并有新的发展。金亚弦,徐江雁等根据其著作及医案,考察了近代名医曹颖甫治疗肺系疾病中效法张仲景,善抓主症,活用经方等经验特色,为后世临床实践提供了思路与经验。苏亮、徐江雁等对民国时期的中医药期刊《中医杂志》的办刊背景、栏目内容、刊物特色等进行了梳理,指出该刊在保存近代中医文献、反映近代岭南中医药发展状况、促进中医药跨地域学术交流等方面做出了贡献。此外,王明考察了河南省省级非物质文化遗产姚家膏药的创始人姚本仁的生平与诊疗经历,对姚家膏药的传承谱系、质料选择、处方特点等进行了讨论,提出应对中医药非物质文化遗产予以保护。

中西医学交流:近代医学史是中西医学文化交流的历史。近代河南人多民贫,疾病多发,亦是西医传播的重要区域。对于这段历史,邵金远从医学史视角审视近代加拿大使团在豫北的医学活动,深入探寻其背后的当代价值。冯秋季梳理了中外民众对于中西医的观念演变,指出中西医交流抑扬的背后,隐含着国家地位发展的变化。鉴于国家的政策与制度导向在医学发展中的基础地位,冯秋季等也对抗日战争前的南京国民政府时期河南县级公立医院建设境况进行了梳理,从制度层面的视角指出此时期的河南县级公立医院建设具有明显行政命令特征,对于实际情况未妥善考虑,在建设中呈现诸多困境。

(二)学科建设与教学

1. 医史学教育不断创新

雒保军对现代医学教育发展的历程、阶段及趋势给予了长期关注,特别是探讨了以岗位胜任力为核心的第三次全球医学教育改革兴起后我国医学教育改革在医教协同、岗位胜任力标准制定、医学人文教育等方面的进展。这为医史学教育提供了宏观指导。刘文礼、田艳霞、姬永亮等探讨了中国医学史教学中的医德培养,指出中国医学史上有许多医家的医德事迹、医德篇章、学术精神等都应在医学史教学中体现,并培养学生的医德修养与文化自信。刘艳菊参与民办高校专业建设项目,申报省一流专业等。史伟探讨了科技史与社会史两个不同视域下医学史研究的区别与联

系,并以此为基础对医学史教育实现所需课程、师资、教学方法等条件给出建议。

2.学术交流传达影响

冯秋季于2019年9月参加山东医科大学主办的首届"医学典籍与文化"学术会议,并在大会主会场发言;2021年4月参加河南师范大学主办的中国现代史年会,并在分会场发言。杨跃杰与河南省艾滋病质控中心合作开展科研项目。靳隽、郭玮2021年7月参加中国社会史学会在南开大学举办的"'医疗社会史在中国'——中国社会史学会医疗社会史专业委员会成立大会暨首届学术年会",靳隽作为分组组长进行总结发言。2021年10月,张胜忠参加南阳第十五届张仲景医药文化节暨第九届仲景论坛。此次大会以"传承精华、守正创新,推动中医药事业和产业高质量发展"为主题,弘扬传播中医药文化,继承弘扬张仲景学术思想,挖掘南阳当地中医药文化精髓,打响南阳仲景品牌,将传承、弘扬中医药文化与推进中医药高质量发展紧密结合,加快南阳中医药事业发展,推进中医药文化的创造性转化、创新性发展。2022年5月,河南省医学会医史学分会在新乡医学院召开"2022年'学科最新进展研究报告'撰写工作推进会"。分会主任委员雒保军校长,分会副主任委员邵金远主席及9名在新学会委员参加。会议汇报了研究报告撰写工作组当前工作进展及我省医史学近3年来在学术成果、学科建设、人才培养、科普教育等方面的新进展。随后与会委员就医史学发展中研究生培养、学科建设,以及医院发展史等专门史的研究进行了充分交流,并提出中肯的意见和建议。

(三)社会服务

抗击新冠肺炎疫情:河南医史学会中有诸多同仁任职于郑州、新乡、开封等地医疗机构,在2019年底暴发的新冠肺炎疫情中响应国家号召,参与了支援湖北及各个疫区等工作23,积极地贡献了自己的力量,并在此后的日常防疫、抗疫工作中积极服务社会。

科普教育积极开展:近3年来,医史学会充分发挥专业优势,积极进行医学科学普及工作。刘艳菊率领团队获第二届"百昌杯"中原科普大赛优秀奖。姜洪波在XXTV《新乡大健康》栏目做"会烹会选、会看标签2022全民营养周——教你认标签"讲座。杨跃杰在郑州市第十八中学、107中学开展"常见传染病预防"讲座,在郑州市第十二中学、郑州市聋哑学校开展"新型冠状病毒肺炎的预防"科普讲座。

二、发展趋势

(一)学科优势和标志性成果

1.中医原典与文化研究底蕴深厚

作为河南医史研究重镇,河南中医药大学通过"中医医史文献"省级重点学科建设,已形成规模化、制度化、规范化的医史研究体系。该学科秉持"弘扬传统,致力创新,优化资源,构筑平台"的建设思路,加强团队建设,立足传承中医学术思想这一基本点,形成了三个稳固的研究方向。其一是"中医经典著作叙事方法与名物词训诂研究",用叙事学的方法阐释中医经典著作的叙事特点,辅以名词术语的训诂研究,将古人对人体生理病理的认识,用现代叙事方法加以表述,以还原中医经典理论的原貌。其二是"伤寒金匮文献及应用研究",运用目录学、版本学、校勘学等文献学相关方法,对伤寒金匮相关文献开展梳理,选取具有代表性的伤寒金匮文献,运用统计学、数据挖掘技术和网络药理学等方法开展研究,结合仲景辩证思想和临床经验,分析、总结、探讨仲景临床治疗杂病的诊治规律、用药特点,以及用药机制,为提高临床用药效果、新药开发提供文献支持。其三是"中原古今名医学术经验整理及传承研究"运用文献梳理与理论提升的方法,系统搜集和整理中原地区古今名医的医案、医话、医论等学术著作,对众多名医作群体性纵向贯穿和横向比对研究,理清历代医家学术思想形成与传承的整体脉络,探寻具有一定学术影响的学术流派,并对其学术源流、传承轨迹、学术贡献及影响进行综合研究,打造具有中原地域特色和文化特点的医学流派形象。

2. 医学近代化研究异军突起

近代以来,西学东渐,西方医学亦从医学思想、诊疗体制、医学教育模式、医院管理体制等各方面对我国近代医疗卫生事业发展产生深远影响。如上所述,西医影响主要发生在两个方面。其一是西医在中国迅速传播,影响巨大,如雒保军、邵金远、冯秋季等学者对民国及现代豫北西医及医学教育发展的历程、阶段及其特征、医护代表人物等进行了全面深入的研究,这对梳理河南医学近现代化乃至我国医学近现代化的历程及成果做出了重要学术探索和学术积累。其二是我国中医学在应对西医冲击过程中所发生的"近代化"。作为西学重要构成,西医无论是理论体系还是诊疗技术都对中医产生严重冲击,中医在应对西医挑战过程中不可避免地发生"近代化"问题。

(二)学科发展方向

1. 中医文化史研究

中医文化史研究一直是医史学会学科建设的重点,也学科发展的重要方向。目前,中医文化史研究依托河南中医药大学、南阳中医药研究院,在学术人才培养、团队建设、学术机构、学术交流等方面发展较快,学术积累相当厚实,学科建设思路清晰,较好地推动中医文化及学术思想的传承。近年来,省委省政府大力支持南阳以张仲景医药思想为主的中医药文化研究。此外,张仲景国医大学计划已获南阳市委通过,南阳中医药高等教育机构发展迈入快车道。这为今后我省中医文化史研究提供了新的增长点。

2. 近代中西医碰撞下医疗卫生、医学教育及中西医交流的研究

近代以来,西医广泛传播对中医发展造成严重冲击。中西医之争日趋激烈,中医曾数度面临存亡危机。但在医疗实践中,中西医皆因这种碰撞交流而受益匪浅。新中国成立以来,中西医共同发展成为我国医学发展重要指导思想,这为研究近代我国西医、中医及中西医交流提供重要前提。医史学会在近代医疗卫生、医学教育及中西医交流史研究方面有比较深厚的学术积累。近年来,以新乡医学院的医学人文学院、医学与社会研究中心等平台为依托,学者以论文、著作、课题等不同形式研究了近代河南医疗卫生事业发展、西医在近代河南的传播及现代医学教育发展。这为今后深入探讨相关内容奠定了坚实的学术基础。

（三）问题和不足

1. 学科壁垒仍然存在

医史学会会员来自我省医学教育及卫生等不同系统，其中既有高等教育机构和研究机构，也有医院等卫生机构，虽然均与医学相关，但专业不同、学科有异。这导致现有学术队伍较为分散，整合不足，同时，学会与省内相关学科沟通不足。此外，医史学研究还有内史、外史之分。当前学会力量主要来自内史领域，急需加强与我省外史领域的联系与合作，如李洪河［中共根据地医学研究（国家重大项目），谭备战（国家社科评审专家）］等。

2. 缺乏与国内外主流学界的合作平台

医史学研究发展需要高层次研究平台。目前，国内医史学研究方兴未艾，一些权威学术杂志或集刊均设有医史学研究栏目，部分研究机构和高校也开设工作坊与读书班。但医史学会尚未与其形成有效的沟通与合作机制。

3. 亟待加强省内外学术对话与学科合作

目前，国内诸多学者致力于医史学研究，成果卓著，如北京大学张大庆、王一方，复旦大学高晞，南开大学余新忠，上海大学张勇安，山东中医药大学王振国，陕西师范大学李化成等知名学者。加强与国内医史学领域专家学者的对话、交流及学科合作是医史学会今后应当着重开展的工作。

三、目标规划

根据当前我省医史学会学科发展情况及不足，结合国内相关学科发展趋势，学会制定如下目标规划。

1. 加强学科合作和研究平台建设。以医为主，不断打破学科壁垒，积极推进"文科"（文史）、"医科"（中医学、西医学）融合，加强内史、外史合作交流。

2. 在研究中形成合力，分工协作。医史学会在中医文化研究和医疗发展史、医学教育史方面具有研究优势，应集中力量，协同合作，研讨出具体题目，开展集体性的攻关研究，形成相关的系列成果。

3. 积极开展学术交流活动。鼓励研究人员"走出去"，参加全国性的学术会议，同时积极邀请专家走进学校，进行科研及学科建设的交流。

（河南省医学会医史学分会第七届委员会　雒保军）

河南省医学工程学学科发展研究报告

摘要

随着科学技术的飞速进步、国家医药卫生体制改革的逐步深化、医院现代化建设步伐的持续加快,这些因素极大地促进了医学工程(下文简称"医工")学科的快速发展。河南省的医学工程学科相较于沿海等发达省份,起步较晚,基础较为薄弱。但经过全体河南医工从业者的共同努力,在国际和国内医工行业的地位逐步提高。

河南省医学工程学科发展现状:①管理体制方面。我省医工经过多年的持续发展,行业共识逐步达成,学科名称逐步规范;随着国家法律法规的出台,结合我省实际情况,职能职责逐渐明晰;随着科技发展和医院领导的重视,管理制度逐步完善。②人才队伍建设方面。更多的生物医学工程专业毕业生加入医工队伍,学历层次逐渐提高,职称晋升渠道逐步完善,医工队伍逐渐壮大。③国际国内地位。我省医工总体起步较晚,但经过近十余年的发展,通过积极和全国其他省份医工沟通交流,极大提升了我省医工在国内的地位。此外,陈传亮主委作为全国医工的杰出代表,荣获"全国抗击新冠肺炎疫情先进个人"荣誉称号。更是在国际会议上分享中国的抗疫经验,得到国际社会的一致认可。

我省医学工程学科的发展趋势:①科技部驼人医疗器械创新大赛促进医学工程创新与应用,激发了医工创新的动力。②医疗器械唯一性标识技术在医院医疗器械管理中试点应用,有力促进了医疗器械的规范化管理。③耗材管理高峰论坛为医用耗材管理持续助力,提升耗材的管理水平。④河南省医疗器械数据报告每年发布,为医院领导提供有力的决策支持。⑤找准差距和短板,缜密指定医学工程发展规划。加强人才培养,提高自身素质;健全各项制度,转变工作模式;拓宽职称晋升渠道,稳定医学工程队伍。

我省医学工程学科的发展规划:①重视质控中心建设,建立行业管理规范。建立质控中心是规范全省医学工程发展的重要举措,在此平台上进一步建立我省各类医疗器械的使用规范,对于行业发展意义重大。②注重信息化手段,全面提升管理水平。信息化技术是医工人员发挥管理职能的重要手段,必须改变以往靠经验和传统模式进行管理的思维方法,以信息化为主导进而实现医学工程学科的高质量发展。③强化发展创新,培养复合人才。医工人员要将创新思路融入工作实践,重视思路创新、科研创新、管理创新,进而培养既懂技术、又懂管理的复合型人才,助力学科跨越发展。

随着科学技术的飞速进步、国家医药卫生体制改革的逐步深化、医院现代化建设步伐的持续加快,各种高精尖的医疗设备在医院中的比重逐渐增加,先进的医用耗材在临床应用越来越广,这些因素极大地促进了医学工程学科的快速发展。医学工程就是用现代化技术研究、解决医学问题的新兴学科,经过近年的快速发展,在医院的诊疗活动中发挥着越来越重要的作用。

河南省的医学工程学科相较于江、浙、沪等沿海省份,起步较晚,基础较为薄弱。在河南省医学会的正确领导下,医学工程学分会经过历届主委的共同努力,特别是在现任主委陈传亮院长的带领下,河南医工人员的活跃度得以充分调动,积极参与中华医学会医学工程学分会组织的各项活动和各类技能竞赛,并取得优异成绩。同时,陈传亮主委多次代表河南医工分会在国际会议上发言,分享河南经验,极大地提升了河南医工在国际和国内医工行业的地位。

一、河南省医学工程学科发展现状

近年来,河南省医学工程学科经历了长足的发展。特别是一场突如其来的新冠肺炎疫情改变了社会生活,新的形势和需求加速了跨界技术的融合、医疗技术的创新和应用,在医学工程学领域也出现了许多新技术和新应用。现将我省医学工程学科的现状和发展从以下方面进行介绍。

(一)管理体制方面

1.学科名称逐步规范

医学工程学科在我国起步较晚,国内各大高校在20世纪70年代才设立生物医学工程与仪器专业,我省较全国发达地区起步更晚,省、市、县各级医院相继设立医学工程管理部门,如器械科、仪器室、药械科、维修室、设备科等。经过近年国家医疗器械管理相关文件的出台,包括《医疗机构医学装备管理办法》、等级医院评审实施细则等,对医学装备管理部门的名称有了较为明确的规范,各级医院也逐步更改了科室名称。目前,绝大多数医院都规范为"医学装备部(科)",部队医院基本规范为"医学工程科"。至此,我省各级医院的临床医学工程管理部门名称基本得到统一,为学科发展奠定了坚实的基础。

2.职能职责逐渐明晰

早期,由于医院对医学工程学科认识不足、重视程度不够,导致各级医院的临床医学工程科的功能、职责和管理内容各不相同。有负责全院医疗设备维修、采购的;有负责医院总务设备维修、管理、采购的(如空调、冰箱等);有负责医用耗材物资库房管理、供应、采购的。总体来说,并没有统一的管理标准和职责划分。近年来,随着国家医疗器械法律法规的密集出台,对医学工程科的功能定位和职能职责有了较为明确的要求,主要以医疗器械全生命周期管理为中心职责,因此,目前我省医学工程学科管理内容更为明确,主要包括医疗设备和医用耗材的全程管理,不再涵盖器械采购、总务设备管理等职能,体现学科专业化和规范化。

3.管理制度逐步完善

在我省医学工程学发展初期,医疗设备的管理还是以维修为主,并没有预防性维护、全生命周期管理等概念,导致在设备管理制度方面并没有形成一套完整的医疗设备管理法规和制度,在医疗设备器械采购、验收、使用、维修、报废和培训等方面缺少一套严谨、规范、科学的管理制度。随着科技的发展,近年来越来越多的先进医疗设备应用于临床,医疗设备在医院固定资产中占比也越来越大,医学工程部门也越来越得到重视,逐步形成了完整的医疗器械管理制度和流程,逐渐规范了全省的医疗器械管理工作。

(二)人才队伍建设方面

1.学历层次逐渐提高

由于早期我省医学工程学科起步较晚,特别是我省开设生物医学工程专业的院校更少,因此早期从事临床医学工程的技术人员绝大多数都是改行过来,学历一般在中专(或高中)甚至初小文化程度,少数人员为大专学历,本科及以上学历更为少见,整体学历偏低,基础较差,知识陈旧,外语水平低,严重滞后于医疗设备的发展需要。近年来,更多的生物医学工程专业毕业生加入医学工程人才队伍中来,包括本科生、硕士研究生和博士研究生,这些高学历人才对我省医学工程学科的发展起到了极大的促进作用。

2.职称晋升渠道逐步完善

我省医学工程技术人员在初期职称晋升方面并无专门渠道,没有一个专门的机构和组织,很多医院根本就不考虑医工人员的职称晋升问题,往往是挂靠在其他专业,而职称晋升又受到学历的影响,导致一些医学工程人员的晋升比较困难,甚至晋升无门。同时,医院对医学工程人员的培训、再学习、出国深造等方面也不够重视,一般重使用轻培养,在人才奖励、提拔、职称晋升、聘定、科研创新等方面缺乏相应的考核标准和激励机制。随着医院对医工科的重视,近年来多数医院针对工程系列职称晋升逐步建立明确的晋升渠道,作为辅助系列和临床评审分开,强化了工作成绩和项目建设的占比,使得医工人员有了积极向上的动力。

3.医工队伍逐渐壮大

由于医工人员在医院中没有明确的编制比例,导致在早期医院人才配比中得不到重视,造成医工技术人员、管理人员与医院的医疗设备占比严重失调,并且由于医工人员在医院的待遇基本是最低,加上职称评定受限等方面因素,造成临床医学工程人才队伍的不稳定,年轻的、有学历、有技术的从业者纷纷转行或跳槽,严重影响医学工程人才队伍的发展。由于我国开设生物医学工程专业的院校逐渐增多,近年毕业的生物医学工程专业毕业生很多都进入医院医学工程队伍中来,并且都发挥了重要的管理作用,越来越多的领导意识到了医学工程人员的重要性,医学工程队伍随之愈加壮大,科室地位也得到提升,对行业的积极发展提供了强大的推动力。

(三)国际国内地位

由于我省医工总体建设相较于发达省份本身起步较晚,早期在中华医学会医学工程学分会中的声音非常微弱,在全国的医工活动中参与度也较低。但是,我省医工从业者积极向上的决心一直未曾改变。在我省医工现任主委、河南省人民医院陈传亮院长的带领下,经过近十余年的发展,通过积极和全国其他省份医工沟通交流,积极参与全国医工分会组织的技能竞赛和学术活动,并取得了优异的成绩,使得全国其他省份都看到了河南医工进步的步伐和取得的成就。这些成绩的取得得益于陈传亮主委的正确领导和大局思维,进而其任职从全国委员到全国常委,以及下一步争取全国副主委,这些都极大提升了我省医工在国内的地位。

此外,陈传亮主委还作为全国医工的杰出代表,2020年带领河南省第五批援鄂医疗队奔赴武汉,战斗在疫情防控的第一线。其出色的带队能力和严谨的工作作风,得到了中共中央、国务院和中央军委的嘉奖,荣获"全国抗击新冠肺炎疫情先进个人"荣誉称号。更是多次作为全国医工代表,在国际会议上分享中国的抗疫经验,得到国际社会的一致认可。

二、我省医学工程学科的发展趋势

随着我省医学工程学科的快速发展壮大,更多优秀的人员逐渐在医工行业发挥重要作用,带领医工学科快速发展,近年来涌向出了很多优秀的成果,体现了医工人员创造的价值。与此同时,我省也在积极学习江、浙、沪等省份先进的医学装备管理经验,结合我省实际情况,找出差距和不足,制定适合我省的医学工程学科发展规划。

(一)科技部驼人医疗器械创新大赛促进医学工程创新与应用

为响应国家科技创新的号召,发挥医学工程专业的优势,推动我国医疗器械产品创新和应用,中华医学会医学工程学分会自2019年开始每年开展全国医学工程领域科技部驼人医疗器械科技创新大赛活动,"驼人医疗器械科技创新奖"是国家科技部、国家科学技术奖励办公室于2011年1月批准的国家级科技奖项。

2019—2021年,该项活动在河南省医学会医学工程学分会和各医疗机构的大力支持下,每年开展河南赛区选拔活动,得到我省各级医疗机构人员的积极响应和热情参与,共计征集医疗器械创新项目20余项。申报项目通过我省项目评审后推荐参加全国驼人杯医疗器械创新大赛,通过全国专家评审,优秀项目分别获得国家二等、三等奖项,其中部分优秀项目正在转化中。通过搭建医学工程创新大赛平台,进一步促进了医工融合,推动了我省医疗器械创新发展。

(二)医疗器械唯一性标识技术在医院医疗器械管理中试点应用

2019年底,国家药监局发布了《关于做好第一批实施医疗器械唯一标识工作有关事项的通告》,全国各省市都组织了一批医疗机构启动试点,医疗器械唯一标识作为医疗器械产品的电子身份证,是医院与各级管理部门及外部企业单位衔接的纽带与桥梁,是医院内部实现医疗器械全生命周期供应链管理的基础,亦是实现医院医疗器械标准化和精细化管理的核心。

我省郑州大学第一附属医院和洛阳正骨医院作为河南省首批入选唯一标识系统试点的两家使用单位,持续推进医疗器械唯一标识的应用工作。试点单位对现有耗材信息管理平台进行升级,实现耗材的原厂条码解析,做到可控制、可查询和可追溯,与院内其他信息系统整合,做到信息互联互通,覆盖医用耗材的各个环节,实现每一件医用耗材的全生命周期管理可溯源。

(三)耗材管理高峰论坛为医用耗材管理持续助力

近年来,随着国家医改的深化改革,国家对医用耗材的治理力度逐渐加大,集中采购、加成取消等强力措施的实施,对医疗机构影响较大。每年组织召开的医用耗材管理高峰论坛,邀请医保专家、医工专家、采购专家从各自的专业角度分享耗材管理经验,探讨医院在医用耗材管理方面的创新理念和应对措施,共同沟通交流医院在耗材管理方面的问题,提升全省医疗机构医用耗材管理水平。

(四)河南省医疗器械数据报告提供有力决策支持

自 2019 年起,河南省医工分会每年组织收集整理省内各级医疗机构的医疗设备数据和售后服务满意度调查,并于年会上发布当年河南省医疗设备数据报告,主要包括省内各类型医疗器械的市场占有率、售后满意度、各等级医院覆盖情况等,为各级医院领导决策提供有力的数据支持和参考。

(五)找准差距和短板,缜密指定医学工程发展规划

我省医学工程学科经过近年的快速发展,取得了一些成绩,但和国外以及沿海等发达省份相比,在学科建设、人才培养等方面仍存在一些不足和差距,缺少系统规划,仍有较大发展空间。

1.加强人才培养,提高自身素质

由于我省开设生物医学工程专业的知名院校较少,医学工程毕业生数量相较其他省份有所差距,因此在我省各级医院的医学工程部门中,专业化人才占比较低,整体学历层次也不高,临床管理工作力度不够,导致很多好的思路和管理模式不能得到很好的贯彻执行,进而影响学科的发展。

下一步,考虑加强医院和高校合作,在生物医学工程学科教育中引入医院实践,突出学生的实践动手能力,培养学生的解决问题能力,以此来推动整个学科的有序、高效、高质量发展。

2.健全各项制度,转变工作模式

虽然目前我省的医学工程部门设立较早期有所规范,职能也较为明确,但较多医疗机构医工部门分工仍不明确,体现不出医工管理的专业化水平。因此,仍需进一步建立健全各级医疗机构医工部门的各类管理制度,规范医疗器械管理流程。同时,要将以往以“采购、维修”为中心的单一化工作模式向以“质量保证、安全监督、技术保障”为中心的多元化工作模式转变,明确专业发展方向,注重培训考核,开展临床科学研究。

3.拓宽职称晋升渠道,稳定医学工程队伍

据统计,全国其他实行临床工程师工程系列以考代评的省份已有近 20 个,医学工程技术人员有较为明确的职称晋升渠道,而我省工程系列专业方向还未设置临床工程师序列,更未实行专业化考试晋升路径,导致很多医疗机构技术人员职称晋升较为迷茫,特别是市县的医疗机构,职称晋升更为渺茫。因此,必须优化拓展临床工程师职称晋升渠道,进而稳定医学工程人才队伍。

三、我省医学工程学科的发展规划

随着我国医疗器械行业的飞速发展,使得医学工程学科的发展也进入了快车道,各类医工人员参与的新业务、新技术逐渐涌现,为学科建设注入了强大的生命力。我省医学工程学科在全国

的地位逐步提升,人才队伍逐步壮大,人员配备趋于合理,但仍需持续发力,建立学科发展的战略规划。

1. 重视质控中心建设,建立行业管理规范

建立质控中心是规范全省医学工程发展的重要举措,在此平台上进一步建立我省各类医疗器械的使用规范,对于行业发展意义重大。

2. 注重信息化手段,全面提升管理水平

信息化技术是医工人员发挥管理职能的重要手段,必须改变以往靠经验和传统模式进行管理的思维方法,以信息化为主导进而实现医学工程学科的高质量发展。

3. 强化发展创新,培养复合人才

医工人员要将创新思路融入工作实践,重视思路创新、科研创新、管理创新,进而培养既懂技术、又懂管理的复合型人才,助力学科跨越发展。

（河南省医学会医学工程学分会第五届委员会　陈传亮）

河南省医学教育学学科发展研究报告

摘要

随着科学技术的迅猛发展,人们对医疗和卫生保健的需求水平日益提高,精准医学和智慧医学被提上日程,极大地促进了传统医学教育模式和内容的转变,将医学发展理念从疾病诊疗提升拓展为预防、诊疗和康养,加快以疾病治疗为中心向以健康促进为中心转变,服务生命全周期、健康全过程。

为了适应"大国计、大民生、大学科、大专业"的医学教育新定位,服务健康中国建设和教育强国建设,体现"大健康"理念和新科技革命内涵,医学教育创新发展要瞄准全面提升医学人才培养质量,聚焦医学教育办学层次、医学专业规模、结构及内涵建设,大力加强全科医学、公共卫生、医养结合健康服务及高层次复合型医学人才培养力度,并深入贯彻落实住院医师规范化培训和继续医学教育制度,以便更好地应对疫情提出的新挑战、医学发展的新要求、实施健康中国战略和健康中原行动的新任务,进一步优化河南医学教育人才培养结构、提高医学人才培养质量、提升医药创新能力,加快医学教育创新发展。

河南省医学会医学教育学分会成立于 1988 年。在历届主委和各位委员的正确领导和辛勤努力下,带领全省各医学院校积极开展教育教学改革与交流,为我省医疗卫生人员培养和医学教育事业做出了杰出贡献。

一、我省医学教育学发展现状

2020 年 9 月 17 日,国务院办公厅印发了《关于加快医学教育创新发展的指导意见》,对加快推进医学教育改革创新,全面提高医学人才培养质量做出系统部署。新冠肺炎疫情发生以来,习近平总书记对疫情防控发表系列重要讲话,对加强公共卫生事业发展和医学教育工作做出系列重要指示。以习近平同志为核心的党中央,从党和国家事业发展全局做出的重大战略部署,贯彻以人为本和以人民为中心的发展思想,对加快推进医学教育改革创新,全面提高医学人才培养质量做出系统部署;李克强总理主持召开国务院常务会议专题研究审议《关于加快医学教育创新发展的指导意见》,对于医学教育未来发展与改革提出了战略指引。

医疗卫生事业事关人民健康,事关社会稳定,事关经济发展,事关国家安全。医学教育是医疗卫生事业发展的重要基石,全面推进健康中国、健康中原建设,需要高素质的医学人才,需要高质量的医学教育体系来培养。党的十八大以来,在省委、省政府的正确领导下,我省主动适应健康中原和深化医疗卫生体制改革发展的需要,高等医学教育改革发展不断加快,医教协同育人机制持续深化,各层次医疗人才培养结构逐步优化,医学类学科专业建设水平和人才培养质量逐步提高。但相比人口大省的现状,我省每千人拥有医护人员数量仍相对较低,我省高等医学教育资源尤其是优质资源比较缺乏,医学人才培养规模仍然不足,研究生特别是博士生人才培养相对偏少,加快医学教育创新发展的任务仍然十分繁重,高等医学教育高质量发展时不我待、任重道远。

二、医学教育培养目标和医学教育学分会的意义

医学教育的培养目标是:落实立德树人根本任务,立足河南省情,以服务需求为导向,以新医科建设为抓手,着力创新体制机制,培养具有深厚人文思想和高尚道德情操,具有尊重事实、坚持真理的科学精神,具有坚实的医学专业知识和娴熟的操作技能,具有批判性思维和研究能力,掌握沟通交流技巧,具备不断学习能力的医学专门人才,全面提高人才培养质量。

医学教育学分会的意义在于带领全省各医学院校积极开展教育教学改革与交流,围绕为医学科技工作者服务、为促进人民健康服务、为社会主义建设服务的理念,发扬学术民主,坚持民主办会,提高专业技术水平,繁荣和发展我省医学事业,促进医学科学知识普及与推广,促进青年医师优秀人才的成长。

三、我省医学教育的主要任务

河南医疗卫生事业发展和全省人民群众的健康离不开医术精湛、数量充足、结构合理的医务人员队伍。关于医学人才培养,从我省高校医学高等教育情况看:我省高等医学教育资源尤其是优质资源比较缺乏,医学人才培养规模仍然不足,研究生特别是博士生人才培养相对偏少,全科医学人才、高层次公共卫生人才明显短缺。因此,医学教育的主要任务有以下几个方面。

(一)提升医学教育办学层次

支持医学院校申建博士学位授权单位,积极增设医学相关学科博士学位和博士专业学位授权点。"十四五"期间,创造条件布局1~2所本科医学院校。支持具备条件的高校增设一批本科医药卫生类专业。

(二)优化医学学科专业规模和结构

坚持以需定招,合理确定医学类专业招生结构和规模,优化单点招生规模。积极扩大研究生招生规模。积极发展本科医学专业教育。严格控制高职(专科)临床医学类专业招生规模,稳步发展高职护理专业教育。

(三)加强医学学科专业内涵建设

继续支持"双一流"建设高校医学及相关学科建设,加大对医学相关特色骨干学科(群)扶持力度。鼓励高校在临床医学博士专业学位设置麻醉、感染、重症、儿科、老年医学等学科。建设30个左右国家级、省级医学类一流本科专业建设点。推进高职医药卫生类高水平专业群建设。

(四)加大全科医学人才培养力度

鼓励有条件的高校成立全科医学院(系),3年内推动医学院校普遍成立全科医学基层教学组织等机构。持续推进"369人才工程"(全省基层卫生人才工程)建设,加大全科医生培养力度。结合基层医疗卫生人才需求,逐步扩大订单定向免费本科医学生培养规模;各地可根据实际,探索订单定向培养一批高职(专科)全科医学生。加强面向全体医学生的全科医学教育,大力推进省级全科医学实践教学示范基地建设。深化医药卫生体制改革,构建科学合理的全科医生人事薪酬体系。拓展全科医生职业发展途径,探索实行"县管乡用"的用人管理制度。

(五)强化公共卫生人才培养

支持高校建设高水平公共卫生学院。加强公共卫生与预防医学类专业建设,强化预防医学本科专业学生实践能力培养,深化医学院校与疾病预防控制中心、传染病医院的医、教、研合作,建设一批省级和国家级公共卫生实训示范基地。持续扩大公共卫生与预防医学相关学科专业人才培养规模,鼓励高校开展公共卫生硕士专业学位教育。

(六)加大医养结合健康服务人才培养力度

鼓励增设老年医学、婴幼儿保育、婴幼儿发展与健康管理、康复、社会工作、健康管理等相关专业和课程,加强相关专业人才培养。鼓励大中专院校毕业生到医养结合机构顶岗实习、就业、创业。

(七)加快高层次复合型医学人才培养

大力推动多学科交叉融通,探索"医学+X"多学科背景的复合型创新拔尖人才培养;加大政策保障力度,鼓励高校积极开展八年制临床医学、九年制中医学和中西医结合人才培养试点;支持高校开展基础医学(含药学)"基础学科拔尖人才培养计划2.0",强化高端基础医学人才和药学人才培养。

(八)深化住院医师规范化培训和继续医学教育改革

提升住院医师培训规范化水平,全面落实住院医师合理待遇,加大住院医师规范化培训基地考核力度,推进继续医学教育创新发展,强化全员继续医学教育,健全终身教育学习体系。

四、医学教育发展规划

质量是医学高等教育的"生命线",因此,医学教育创新发展要瞄准全面提升院校医学人才培养质量,大力推进医学教育改革。

(一)不断提高医学专业生源质量

高职(专科)临床医学类专业实行高职高专提前批次录取;逐步减小临床医学类专升本招生规模;医学院校在临床医学类硕士专业学位研究生考试招生中,进一步加强对考生职业素质和临床实践技能的考查。

(二)加强医学专业学生思想政治教育

把医德作为医学人才培养的首要内容,将思想政治教育和医德培养贯穿人才培养全过程,发挥课程思政作用,建设一批课程思政样板课程和教学团队,着力培养医学生"敬佑生命、救死扶伤、甘于奉献、大爱无疆"的职业精神。

(三)深化教学模式改革

加快基于器官系统的基础与临床整合式教学改革,强化临床实践过程管理,加快以能力为导向的学生考核评价改革。探索智能医学教育新形态,加快建设教学案例、微课程和慕课共享资源库。强化对医学生的公共卫生与预防医学知识、传染病防控知识、中医学知识等教育,将中医药课程列入临床医学类专业必修课程。加强基础和临床教师融合教学团队建设,加快建设高水平"双师型"教师队伍。积极创建国家及区域院校医学教育发展基地。不断强化临床医学、口腔医学、中医硕士专业学位研究生教育与住院医师规范化培训的有机衔接。

(四)传承创新发展中医药教育

强化中医药学科专业建设力度,集中优势资源做大做强我省中医药类专业;布局中医养生学、康复学等服务生命全周期的中医药学科专业体系;深化中医药人才培养模式改革,建立完善西医学习中医制度;增加中医学类专业经典课程,增设中医疫病相关课程,融入中医基础与临床课程;试点开展长学制中西医结合教育,培养少而精、高层次、高水平的中西医结合人才;探索多学科交叉创新型中医药人才培养;围绕人才培养需求健全教学组织机构,加快推进中医药高层次人才培养;提高中医学类专业经典课程比重,把中医药经典学习与应用能力培养作为重点;强化学生中医思维培养;建立健全早跟师、早临床学习制度,将师承教育贯穿教育教学全过程;提高"双师型"教师在学校中的比例,促进院校教育和师承教育相结合;支持编写一批符合中医药教育规律的核心课程教材和特色传承教材。

(五)夯实高校附属医院医学人才培养主阵地

创办临床医学类专业的高校至少要有一所三级甲等水平附属医院。高校要把附属医院教学、科研建设纳入学校发展整体规划,强化附属医院临床教学主体职能,健全临床教学组织机构,增加对附属医院教学工作的经费投入,注重临床实习过程考核与管理,完善临床技能评价考核体系,严格学业标准,确保实践教学质量。规范高校附属医院审定和动态管理。改革高校附属医院考核评价方式,将医师资格、护士执业资格考试通过率和住院医师规范化培训合格率等纳入其临床教学基地绩效考核指标体系,将教师带教经历和教学质量作为卫生专业技术人员医疗卫生职称晋升评价的重要条件。

(六)系统推进综合性大学医学教育统筹管理

综合性院校要科学合理设置医学院(部),实化医学院(部)职能,建立健全组织机构,强化对医学教育的统筹管理。要不断加强对医学教育的组织领导,在现有领导职数限额内,逐步实现配备有医学专业背景的副校长分管医学教育或兼任医学院(部)院长(主任)。加快推进省人民政府与相关部委(局)共建医学院校和综合性大学医学院(部)。

(七)推进医学教育质量评估认证

加快推进医学教育专业认证,建立健全专业认证激励机制,对认证不合格的医学院校限期整改,整改后仍不达标的取消相关专业招生资格。将医师资格、护士执业资格考试通过率作为评价医学人才培养质量的重要指标,对资格考试通过率连续3年低于50%的高校予以减招。

五、保障措施

医学教育创新发展是一项复杂的系统工程,需要教育、编制、卫生健康、发展改革、财政、人力资源社会保障、科技等多部门的协同推进。因此,需要完备的保障措施为医学教育创新发展保驾护航。

(一)加强组织领导

省教育、编制、卫生健康、中医药、发展改革、财政、人力资源社会保障、审计等部门组成医学教育宏观管理协调机制,统筹医学教育改革和创新发展,共同研究、协商重大政策与问题。各地各有关部门加强组织领导,周密部署,明确责任分工,统筹政策资源,全面抓好贯彻落实。

(二)实施重点项目

推进人才培养、科学研究改革创新,支持高校医学教育发展基地、一流医学院、高水平公共卫生学院、学科专业及医药基础研究创新基地等建设,支持"基础学科拔尖学生培养计划2.0"等重大改革。

(三)强化督导宣传

省教育、卫生健康等部门要建立健全监测评价机制,对实施进度和效果进行监督、评估、评价。各地、各部门要定期组织对本地医学教育创新发展工作实施情况进行自评,确保各项任务顺利完成。加强正面宣传和典型宣传,营造有利于医学教育事业改革发展的良好舆论氛围和社会环境,吸引更多优秀人才投身卫生健康事业。

(河南省医学会医学教育学分会第七届委员会　任文杰)

河南省医学科学普及学科发展研究报告

摘要

2003年12月，第一次河南科普学术会议在郑州召开，会议上河南省医学会医学科学普及分会正式成立。分会在河南省医学会的领导和支持下，在分会全体委员的共同参与和努力下，经过近20年的发展，逐渐壮大，先后历经第一、二、三、四届委员会，于2020年12月，分会第五届委员会成立，共有委员88名，其中主任委员1名、副主任委员6名、常务委员21名、秘书2名。目前，分会人员梯队合理、专业覆盖面广、组织架构完善。

在工作开展中，分会贯彻新时代卫生与健康工作方针，积极响应《"健康中国2030"规划纲要》《健康中国行动（2019—2030年）》和《健康中原行动（2020—2030年）》政策要求，通过召开医学科学普及工作会议、世界疾病日科普活动、河南省医学会系列科普丛书编写、送科普下基层健康宣教、名医名家大型义诊活动等多种形式开展工作，从防入手，建立全民科普，全力提高我省广大居民医学科普水平，促进我省医学科普水平的整体进步，为助力"健康中国"和"健康中原"建设做出积极贡献。

分会在努力做好科普工作的同时，积极与中华医学会科学普及分会和省医学会兄弟分会交流合作，建立了良好的合作机制，对提升分会知名度和影响力具有重要意义。近年来，分会工作也得到了中华医学会科学普及分会、省科协和省医学会的认可和肯定。在中华医学会科学普及分会学术年会上分会多次荣获"优秀科普团队""优秀组织奖"，分会多位委员入选"河南省首席科普专家""河南十大健康传播人物"，主任委员刘章锁当选中国科协第十届全国委员、荣获2017年度"中国健康传播大使"、2021年度"典赞·科普中原"十大科普人物，副主任委员陈小兵荣获2020年度"河南最美科技工作者"，副主任委员张思森代表分会和河南省豫剧院联合录制的豫剧急救科普作品《生命瞬间》搬上中华医学会科学普及分会2020年全国年会的平台，荣获"十佳金奖"，并在全省巡演，取得了良好社会影响。

面对荣誉，不骄不躁，深耕发展，积极对标。分会在工作中认真总结、积极进取，及时对标国内外医学科普进展，寻找差距，发现不足，找准定位，拟定方向，制定医学科学普及工作未来发展目标规划。

建立我省医学科普多学科协作体系，加强与各分会医学科普工作小组的联络沟通，联合发布多种形式、多种内容的科普材料。

举办多种形式、多维组成的健康科普活动，积极制作科普丛书、手册、彩页和相关视频等，拓宽网络传播渠道。

围绕医学特色，充分利用新媒体优势，邀请名医名家加盟，联合多媒介开办知名度高、权威性强的科普专栏，打造分会精品品牌。

依托下基层、送健康和专家教授故乡行等活动，积极开展送科普进社区、下基层活动。拍摄科普视频、开展科普讲座，实现我省医学科普工作多方位全覆盖。

一、河南省医学科学普及工作现状

（一）河南省医学会医学科学普及分会第五届委员会现状

1. 组织建设

河南省医学会医学科学普及分会第五届委员会成立于 2020 年 12 月，先后历经第一、二、三、四届委员会，委员由第一届的 53 名发展为第五届的 88 名，团队成员不断扩大。第五届委员会共有委员 88 名，其中主任委员 1 名、副主任委员 6 名、常务委员 21 名、秘书 2 名。郑州大学第一附属医院刘章锁任第五届委员会主任委员，郑州人民医院张思森、河南省肿瘤医院陈小兵、河南省人民医院赵丽敏、解放军联勤保障部队第 988 医院曹小勇、新乡医学院第一附属医院郭明好、郑州大学第一附属医院刘东伟 6 人任副主任委员，分会人员梯队合理、专业覆盖面广、组织架构完善。

2. 学术交流进展

历年来，分会在省医学会的领导和指导下，积极举办并参与国家级和省级相关学术交流活动，组织开展各项科学普及工作。

（1）召开学术年会　2018 年 12 月，河南省医学会医学科学普及分会 2018 年学术年会暨河南省医学会科普丛书编写研讨会召开，会议上河南省医学会科普小组正式成立，发布了科普丛书编写草案，确定了科普丛书名称与分册，经河南省医学会论证，于 2019 年 5 月正式召开丛书编写项目启动会，初拟丛书名为"叩问疾病解密健康科普丛书"，分别由 24 个科普小组负责，内容涉及内、外、妇、儿科常见疾病的科普知识。丛书编写工作的启动是河南省医学会对医学科学普及分会工作开展的支持和肯定，也是河南省医学会医学科学普及分会发展历史上的"里程碑"。

2019 年 12 月，河南省医学会医学科学普及分会 2019 年学术年会召开，会议上，主任委员刘章锁对河南省医学会系列科普丛书创作进度进行了具体介绍，会议还邀请到青年科普"大咖"进行了优秀科普丛书的创作经验分享。各位专家的精彩讲座和经验分享，为分会 2020 年科普工作的顺利开展提供了新动力、新思路。

2020 年 12 月，河南省医学会医学科学普及分会 2020 年学术年会暨换届改选会议召开，河南省医学会医学科学普及分会第五届委员会正式成立，刘章锁连任第五届委员会主任委员。开幕式上还举行了河南省医学会"叩问疾病解密健康科普丛书"首发仪式，第一批 6 册正式出版发行。此次会议对促进我省医学科学普及事业的发展起到了重要推动作用。

2021年12月,河南省医学会医学科学普及分会2021年学术年会以线上直播的方式举行。会议邀请到中华医学会科学普及分会候任主任委员祝益民、河南省首席科普专家等10余位省内知名科普大咖莅临大会直播间讲座主持,内容涵盖政策制定、专业知识普及、自媒体科普推广等多个专题学术板块,线上参会代表累计600余人次,本次会议也是探索与中华医学会科学普及分会及河南省首席科普专家交流合作的一次成功尝试,对我省医学科学普及事业的发展具有重要的指导意义。

(2)参加全国学术年会 2019年8月,中华医学会科学普及分会2019年学术年会在长沙召开,分会荣获"优秀组织奖",副主任委员张思森连任中华医学会科学普及分会常务委员,刘东伟、史天威当选中华医学会科学普及分会青年委员会委员。

2020年11月,中华医学会科学普及分会2020年学术年会在成都顺利召开,分会副主任委员张思森带队参加,河南省医学会医学科学普及分会在中华医学会科学普及分会2020学术年会上荣获"优秀科普团队"。

2020年11月,中国肿瘤学大会(CCO)在广州召开,分会副主任委员陈小兵做客健康界直播间,与健康界记者共话胃癌防治,探讨科普工作在肿瘤防治中的意义。并提出"科普先行,重在基层,基层科普,预防为主"的主题。

2021年12月,全军航空航天医学专业委员会科普学组2021年年会暨临床科普培训班在郑州召开,分会副主任委员曹小勇作为秘书长和项目负责人组织大会的召开。

3.编撰丛书上线

在2018年12月23日召开的河南省医学会医学科学普及分会2018年学术年会上,分会首次提出科普丛书编写工作的设想,经河南省医学会论证,于2019年5月正式召开启动会,初拟丛书名为"叩问疾病解密健康科普丛书",委托24个分会科普小组负责。内容涉及内、外、妇、儿科常见疾病的科普知识。目前已发行《医生和您说说"心"里话》《肾脏病百问百答》《神经内科疾病100问》《解密儿童癫痫》《探秘乳房》《妇产科大事小情》《性福百问》《灾难与急救应急手册》《近视手术100问》《心理学知多少》10册,其余分册将陆续出版发行。

(二)河南省医学科学普及工作概述及开展现状

近3年来,河南省医学科学普及分会开展了多项科普活动,在全省范围内卓有成效。根据卫生组织命名的疾病防治日,如世界肾脏病日、全国爱耳日、世界肿瘤日等,分会依托河南省医学会其他各相关专业委员会,在相应世界和全国疾病防治日在全省范围内开展科普和义诊活动,提高广大居民对疾病的了解与认知,提高相关疾病防治水平,极大地扩大了分会影响力,丰富了广大居民的医学科普知识。

2019年1月14日,"关爱患者,共同抗癌"肿瘤防治与康复宣传活动——河南站启动;3月14日是第十四个"世界肾脏病日",主任委员单位郑州大学第一附属医院及兄弟医院肾脏内科专家团队开展义诊和科普宣教活动;3月21日是第19个"世界睡眠日",常务委员单位郑州大学第二附属医院举办睡眠健康教育科普讲座、现场义诊活动;4月11日是世界帕金森病日,主任委员单位郑州大学第一附属医院举行科普宣教和义诊活动;举办"第25届全国肿瘤防治宣传周"活动;5月7日第21个"世界哮喘日",主任委员单位郑州大学第一附属医院牵头举行健康知识讲座及义诊活动;5月28日省卫健委、省疾控中心、主任委员单位郑州大学第一附属医院举行世界无烟日宣传活动,发布河南省2019年控烟公益宣传片;11月22日,副主任委员单位河南省人民医院过敏反应科在姚砦社区文化广场开展2019年"世界慢阻肺日"义诊活动等。

2020年3月12日第15个"世界肾脏日",由于疫情防控,打造了精彩的线上公益讲座;6月6日"全国爱眼日",常务委员单位郑州大学第五附属医院举办两期线上科普讲座和线下"常见眼科疾病普查"系列活动,把眼部健康知识普及给大众;9月20日第32个"全国爱牙日",委员单位河南省第二人民医院专家走进社区,开展义诊活动;11月26日第6个"全国心力衰竭日",常务委员单位郑州大学第二附属医院开展大型科普宣教和义诊活动等。

2021年3月11日第16个"世界肾脏日",在郑东院区开展了大型义诊活动并在线为肾脏病患者打造了精彩的公益讲座;7月8日,第17个"世界过敏性疾病日",主任委员单位郑州大学第一附属医院开展了以"远离过敏,过精彩人生"为主题的过敏性疾病的宣传教育活动,组织我省相关学科专家开展义诊活动;9月19日,第18个"全国科普日",分会副主任委员陈小兵为癌症患者及家属做患者教育"走进肿瘤免疫治疗";11月14日"世界糖尿病日",常务委员单位郑州大学第二附属医院举办以"人人享有糖尿病健康管理"为主题义诊活动,为前来咨询的群众发放内分泌专业相关健康处方,免费为"糖友"们测量血糖。义诊不仅提高了群众对糖尿病的了解,普及了对糖尿病预防意识,控制和延缓糖尿病与其并发症发生,同时还让更多人了解糖尿病危害,改善生活不良行为,提高自身和家人对糖尿病相关知识的认识。

二、河南省医学科学普及发展趋势

(一)河南省医学科学普及优势及标志成果

1. 科学普及优势

(1)科技惠民活动 河南省医学会医学科学普及分会在做好科普工作的同时,将科普融入科研,走出来一条科普惠民路线。

主任委员刘章锁承担河南省科技惠民计划项目:慢性肾脏病早期社区筛查干预与尿毒症基层透析规范管理。将既往已取得技术成果进行推广,指导基层医院开展慢性肾脏病社区筛查干预,普及慢性肾脏病防治知识,开展科普讲座10余场,发放宣传彩页20 000份、发放科普丛书2 000余套,制作视频宣传资料1部。

副主任委员陈小兵携团队打造的科普图书《面对癌症:不恐慌不盲从》,2019年3月24日在中原图书大厦举行读书见面会,并以"为何年年体检,癌症还漏网"为主题进行精彩科普演讲,从科学的角度告诉公众如何正确面对肿瘤。同时获批郑州市2021年度科技惠民计划项目"消化道肿瘤早诊早筛模式在基层医院的推广应用",拟在3年内面向郑州市民,通过先进消化道肿瘤早筛技术实施健康惠民,完成消化道肿瘤早诊早筛,实现消化道肿瘤早发现、早诊断、早治疗、早康复。

2019年11月15日,主任委员刘章锁带队赴兰考开展"走基层·送健康"大型惠民义诊和科普宣教活动,探索基层慢性肾脏病防治新模式。2020年9月12日,国内首家省级"慢性肾脏病全程管理中心"在郑州大学第一附属医院成立。2020年11月21日,"河南省慢性肾脏病防治工程暨河南省慢性肾脏病筛查与科普项目"正式启动,项目将覆盖河南省全县域进行移动筛查车巡诊筛查和科普宣传活动。2021年7月15日,河南省慢性肾脏病红色基地巡诊车从郑州大学第一附属医院出发,带着初心使命,带着优秀专家,带着精湛技术,聚力守护人民健康,项目以更加专业、更加高效、更加可靠的移动筛查方式,做到早筛查、早发现、早诊断,真正造福广大慢性肾脏病患者,为健康中原建设做出新的更大的贡献。

（2）创新科普宣教模式 分会还致力于创新科普宣教模式,通过完善学会媒体对接,网络、微信、微博建设,实现多渠道、多维度医学科普知识宣传。同时依托医学会名医名家"走基层·送健康"和"专家故乡行"等活动,开展送科普进社区、送科普下基层活动。将传统"纸媒介"与现代"自媒体"相结合,助推疾病科普工作。

主任委员刘章锁将执行主编的中华医学会肾脏病学分会"肾脏病科普丛书"设计配套相关科普短视频,拍摄40集,共近120分钟的科普系列动画,作为分会科普宣教工作的一部分,进行全网共享,目前正在陆续发布。

副主任委员张思森代表分会和河南省豫剧院联合录制豫剧急救科普作品《生命瞬间》,该剧联合河南省豫剧名家,唱腔优美、生动活泼,将急救知识巧妙地融入其中,以戏曲形式讲述急救常识,传播健康知识。

副主任委员陈小兵利用微博(@肿瘤专家陈小兵,粉丝31万)、抖音(健康来也,粉丝32万)、微信公众号和视频号(谈癌论健)等,传播健康科普知识,助力抗疫和抗癌,多次被"学习强国"平台转发报道。

通过上述多种形式的科普宣教,真正用科普延伸医疗,让知识走进万家,将医学科普知识带到大众身边。

2. 成果颇丰

2019年8月,中华医学会科学普及分会2019年学术年会在长沙召开,分会荣获"优秀组织奖",副主任委员单位郑州人民医院荣获"十佳科普创新案例",副主任委员张思森连任中华医学会科学普及分会常务委员,刘东伟、史天威当选中华医学会科学普及分会青年委员会委员。

2020年11月,中华医学会科学普及分会2020年学术年会在成都召开,副主任委员张思森代表分会荣获"优秀科普团队",科普作品《生命瞬间》团队及个人获得"十佳金奖""十佳医学科普讲解员"等荣誉称号。

2021年5月,主任委员刘章锁参加2021年度两院院士大会暨中国科协第十次全国代表大会并当选中国科协第十届全国委员。此外,刘章锁还荣获2017年度"中国健康传播大使"、2020年度"全国优秀医院院长"和2021年度"典赞·科普中原"十大科普人物等荣誉称号。

2021年12月,副主任委员陈小兵主编的科普图书《面对癌症:不恐慌不盲从》获评科技部2020年度全国优秀科普作品。该书还荣获2021年河南省优秀科普作品二等奖、2022年河南医学科学技术普及奖一等奖。陈小兵荣获2020"河南最美科技工作者"、河南十大健康传播大使、河南省控烟形象大使等荣誉称号。

副主任委员刘东伟荣获2020年度"人民好医生科普传播-先锋引领典范""河南省首席科普专家"等荣誉称号。副主任委员曹小勇牵头成立了全军航空航天医学专业委员会科普学组并担任秘书长。副主任委员赵丽敏荣获"中国优秀呼吸医师""中国优秀康复医师"等荣誉称号。副主任委员郭明好主编科普书籍《好言好语》,通过诙谐幽默的语气、朴实的言语,为即将从医的学生和已经从医的医生带来了人生的哲理,刚一出版就好评如潮,反响强烈。常务委员高启龙主编科普图书《点滴生活防癌攻略》入选"健康知识普及行动——2021 年新时代健康科普作品征集大赛科普图书类优秀作品"。

(二)河南省医学科学普及对标及发展方向

面对荣誉,不骄不躁,深耕发展,积极对标。分会在工作中认真总结、积极进取,及时对比国内外医学科普进展,寻找差距,发现不足,为制定本分会短、中、长期的发展规划提供有力支撑。

1. 科普经费不足

专项科普资金有限。科普经费是科普设施建设的保障,也是开展科普活动的重要基础。经费不足、不固定、来源单一,一直是困扰全国学会开展科普工作的关键问题。如何将有限的经费合理分配,做到科学划拨、最大化利用是一直以来存在的问题。

2. 社会知名度不高

分会的地位与作用在社会中的知名度不高、关注度不足等问题会极大降低科学普及的效果,工作的开展也会受到影响,甚至学科发展被边缘化等问题也会随之出现。

3. 科普平台薄弱

尽管科普委员会成员及科普资源比较丰富,但权威的科普平台数量较少,条块分割严重,不利于整体发展。

4. 合作交流不多

科普工作内容广泛,形式多样,需要全社会的参与,只有这样才能焕发生机。目前虽然每年举办学术交流活动,但各分会之间、学会与其他机构之间的合作交流还有待加强。

针对以上不足,分会认真研判分析,找准定位,拟定方向,制定医学科学普及工作未来发展方向:①建立我省医学科普多学科协作体系,加强与各分会医学科普工作小组的联络沟通,联合发布多种形式、多种内容的科普材料;②举办多种形式、多维组成的健康科普活动,积极制作科普丛书、手册、彩页和相关视频等拓宽网络传播渠道;③围绕医学特色,充分利用新媒体优势,邀请名医名家加盟,联合多媒介开办知名度高、权威性强的科普专栏,打造分会精品品牌;④依托"走基层·送健康"和"专家教授故乡行"等活动,积极开展送科普进社区、下基层活动。拍摄科普视频、开展科普讲座,实现我省医学科普工作多方位全覆盖。

三、河南省医学科学普及目标规划

当前,在人民追求美好生活的进程中,"健康中国"战略正稳步推进,学会作为"健康中国"战略的践行者之一,责无旁贷担负着健康传播的使命。未来工作中,我们将进一步制定合理的目标规划,确保学会健康有序发展。

一是将继续举办多种形式的健康科普活动,丰富健康科普传播内容,真正做到走进社区、走进基层、惠及百姓;二是扩充"叩问疾病·解密健康科普丛书",继续针对不同人群不同疾病出版科普书籍,同时拓展网络传播渠道,如建立科普宣传渠道微信公众号、抖音等,便于大众对科普知识的获取;三是围绕医学学科特色,打造独具特色的科普活动,如科普栏目、科普讲座定期发布,打造科普学会精品品牌。四是学术交流活动深入开展,如增加科普学术交流次数,增强学会之间、成员之间的联络。

新时代、新征程,河南省医学会医学科学普及分会将会一如既往地做好河南省医学会交付的各项工作,并在前期基础上创新思路、砥砺进取,在完善组织建设、细化组织框架;加强学术交流、扩大分会影响力;开展科普培训、提升医护科普水平;出版科普丛书、创新宣教模式等方面开展工作,为河南省医学科学普及工作做出更多、更大贡献。

(河南省医学会医学科学普及分会第五届委员会　刘章锁)

河南省医学科研管理学学科发展研究报告

摘要

我省面向全省卫生健康发展需求,加强卫生健康管理,强化创新平台建设,注重学科布局引领,聚焦科研攻关助力,大力培养引进人才,在全社会营造尊重劳动、尊重知识、尊重人才、尊重创造的良好科研环境,整体提升了全省医疗卫生水平。

以习近平总书记关于科技创新系列重要论述为指引,坚持创新驱动发展战略,强化目标和问题导向,围绕全省卫生健康工作大局,进一步强化创新平台建设,提高省医学重点实验室等平台建设水平,争创国家级医学科技创新平台。注重学科布局引领,提升国家重点专科、省级重点学科建设水平,完善学科建设新机制。面向临床需求,聚焦难点堵点,揭榜挂帅,开展重大项目科研攻关,优化项目绩效产出。大力培养引进人才,尊重人才成长规律和科研活动自身规律,构建完备的人才梯次结构,培养造就一批具有国际水平的战略科技人才、科技领军人才、青年科技人才和创新团队。要切实增强全省医学科技创新实力、激发人才创新活力、推动成果转化应用,为卫生健康事业高质量发展提供强大动能。

河南省医学会医学科研管理学分会成立于1995年。在省医学会的领导下,在国内外专家的支持帮助下,历届主任委员兢兢业业、无私奉献,率领专科分会全体同道"创新、求实、协作",医学科研管理学分会不断增强自身管理和服务能力,不断提升我省医学科研管理的整体水平,促进了我省医学科技水平的整体提升。

一、我省医学管理学科发展现状

习近平总书记提出,科研要"坚持面向世界科技前沿、面向经济主战场、面向国家重大需求、面向人民生命健康,不断向科学技术广度和深度进军"。"四个面向"为科技创新指明了方向。

在这次抗击新冠肺炎疫情过程中,我省广大科技工作者在新冠肺炎治疗、疫苗研发、疫情防控等多个重要领域开展科研攻关。近年来,我省面向全省卫生健康发展需求,加强卫生健康管理,强化创新平台建设,注重学科布局引领,聚焦科研攻关助力,大力培养引进人才,在全社会营造尊重劳动、尊重知识、尊重人才、尊重创造的良好科研环境,整体提升了全省医疗卫生水平,为我省发展注入强劲动力,为人民健康保驾护航。

二、医学科研管理的意义和特点

医学科研管理的意义在于促进科研决策水平的提高,减少科研决策的盲目性和随意性;建立科技评价标准,推动科研竞争意识;加强知识产权保护;促进科技成果转化为现实生产力。

医学科研管理呈现以下特点:以法律法规为基础,政策性强;以知识创新评价为核心,科学性强;具有高投入和高风险的特点,竞争性强;社会经济效益显著,时效性强。

三、医学科研管理的主要任务

医学科研管理的主要任务有以下几个方面:①贯彻落实党和政府关于科技发展的方针与政策,通过制定具体制度与措施,加强管理等方式方法,推进科学技术的快速发展。②实施人才强国战略,以科研为摇篮,在科研过程中努力培养科学技术人员,加快科技人才队伍建设,出成果,出人才,出效益。③合理分配科研资源,引导科技力量,集中解决国民经济可持续发展中迫切需要解决的重大问题,协调各科学之间的和谐发展。④通过计划、组织、协调、控制及评估等管理手段,促进科研效率和效益的提高,防止资源浪费和学术不端。⑤加强知识产权保护,促进知识创新和科研成果转化的良性循环,充分发挥科学技术、人文社会科学在物质文明和精神文明建设中的巨大作用。

四、医学科研管理的主要内容

以科研项目管理为例,医学科研管理包括课题立项管理、科研活动或过程管理、科研经费管理及科研成果与合同管理等。其中,科研诚信规范、医学伦理要求、实验室生物安全及人类遗传资源管理条例等贯穿管理始终。

随着经济社会的发展及医学科技创新体系的内涵变化,医学科研管理将被赋予新的内容。在医学科技创新发展中,行政管理部门包括科技部门、卫生健康委、药品监督管理部门等发挥着举足轻重的作用,具有较强的行业特色。相关管理部门围绕医学科技创新制定系列规划(计划),法律、法规、政策等并实施严格的监管,为创新活动提供战略引导、资源保障和环境支持。其中,科技部门主要通过制定宏观科技规划与政策、组织实施科技计划与项目、建设科技基地与平台、推进科技人才队伍建设、完善科技评价体系、创新奖励激励机制等措施,构建形成宏观创新生态;卫生健康管理部门通过制定行业相关法律、法规,医学科技相关规划,政策,科研相关指南、标准等对医疗机构和医学相关研发活动进行规范和监督;药品监督管理部门通过制定药品、医疗器械技术监管、审评审批等相关政策制度,对于临床试验研究规范性、产品的安全性和有效性、生产与使用等方面进行审评与监管。

五、医学管理学科发展规划

以习近平总书记关于科技创新系列重要论述为指引,坚持创新驱动发展战略,强化目标导向和问题导向,围绕全省卫生健康工作大局,打好激励机制、融合发展、项目引领、管理评价监督"组合拳"。要进一步强化创新平台建设,提高省医学重点实验室等平台建设水平,争创国家级医学科技创新平台。要注重学科布局引领,提升国家重点专科、省级重点学科建设水平,完善学科建设新机制。要面向临床需求,聚焦难点堵点,揭榜挂帅,开展重大项目科研攻关,优化项目绩效产出。要大力培养引进人才,尊重人才成长规律和科研活动自身规律,构建完备的人才梯次结构,培养一批具有国际水平的战略科技人才、科技领军人才、青年科技人才和创新团队。要切实增强全省医学科技创新实力、激发人才创新活力、推动成果转化应用,为卫生健康事业高质量发展提供强大动能。

深入学习 2022 年修订颁布的《中华人民共和国科技进步法》,进一步推进科技体制改革,营造有利于科技创新的环境。一是改革科研管理制度。坚持党的领导,培养一支服务创新的专业化科技管理队伍,不断提高科技管理水平和服务能力。加快转变政府科技管理职能,发挥好组织优势,优化战略、方针、政策和创造环境,做好科技服务。建立以科技创新质量、贡献、绩效为导向的分类评价体系,破除"唯论文、唯职称、唯学历、唯奖项",正确评价科技创新成果的科学价值、技术价值、经济价值、社会价值、文化价值。要改革科研经费管理制度,进一步激发广大科研人员创新创造活力。二是加强科研项目深度管理。要加强临床医学科研项目备案管理,稳妥推进干细胞临床研究,促进临床研究健康发展。要加强伦理委员会建设,开展涉及人的生命科学和医学研究伦理审查、备案及其监管。要认真开展人类遗传资源调查,加强人类遗传资源管理,防范和杜绝违规违法事件发生。三是加强科研诚信建设。科研诚信是科技创新的基石。要深入开展科研作风学风专项教育,严肃查处卫生健康系统购买论文、造假等失信违规行为,处理结果要公开报道,提高震慑力,扭转歪风。四是强化实验室生物安全监管。要认真贯彻落实《中华人民共和国生物安全法》,建立完善生物安全风险监测预警、调查评估、信息共享、信息发布等制度,不断健全生物安全风险防控体系。要进一步坚持底线思维,以维护安全为核心,加强高致病性病原微生物实验活动和运输审批管理。要加大生物安全培训力度,强化安全意识,提高人员防护能力,有效防范、化解国家重大生物安全风险。

(河南省医学会医学科研管理学分会第三届委员会　郭永军)

河南省医学伦理学学科发展研究报告

摘要

2002年10月,在李中琳的积极努力下,河南省医学会第一届医学伦理学专科分会在郑州成立。分会在河南省医学会的领导和支持下,在分会全体委员的共同参与和努力下,经过近20年的发展,分会逐渐壮大,先后历经第一、二、三届委员会,2018年12月,分会第四届委员会成立,第四届医学伦理学分会共有委员88名,其中主任委员1名、副主任委员5名、委员85名、秘书3名。目前,分会组织架构完善、人员梯队合理、专业覆盖面广。当前,随着医学伦理学科的迅速发展,医学伦理学逐渐成为现代医学科学的有机组成部分,在现代医学中,医学伦理学已经成为医学专业的基础课程,对于保护患者权益、规范医疗行为、提高科研质量、提升对医院的信誉度起到重要作用。自分会成立以来,全体人员通力合作,认真贯彻科学发展的理论,解放思想,按照学会章程规定的业务范围,致力于加强医学伦理学的国内外学术交流、学术研讨;特别是深入研究新医改中的伦理问题和医疗临床实践中的伦理难题,出版和发表了20多部学术著作和60余篇学术论文,为政府和医疗卫生单位提供咨询;参与了医疗卫生职业精神的调研和凝练工作,推进了医疗机构的医学文化建设;举办了多次伦理委员的学术研讨会议,效果较好,对于医学伦理学的教育教学和医疗机构伦理建设起到了促进作用。

下一步,分会将围绕国家卫生与健康发展大局、河南医疗服务体系建设,探讨"健康中国2030"国家战略和"健康中原2035"行动计划的伦理价值,推动医学人才培养,提升医疗卫生事业人才水平;紧密结合国家、省内深化医改和事业发展的实际,直面临床实践中的医学伦理难题和挑战,直面生物医学研究中存在的科研伦理问题,加强伦理委员会制度建设,提高伦理审查能力建设;注重科普,充分挖掘学科潜力,通过网络、报纸等开展医学伦理科普活动;推动生物医学创新发展伦理建设,为我省生物医学研究提供科研伦理保障。

一、医学伦理学学科及分会工作

(一)医学伦理学学科情况

医学伦理学主要是运用一般伦理学原则解决医疗卫生实践和医学发展过程中的医学道德问题和医学道德现象,发展至今,现代医学伦理学有两个新的方面,其一,由于医疗卫生事业的发展,医学已经从医生与患者间一对一的私人关系发展为以医患关系为核心的社会性事业。作为一种社会性事业,就要考虑收益和负担的分配以及分配是否公正的问题,尤其是卫生资源的公正分配和尽可能利用这些资源使最大多数人得到最佳医疗服务等涉及卫生政策、体制和发展战略问题。这构成了医学伦理学一个新的内容,即公益论。其二,以往的医学伦理学提出的医生的道德义务,或道德价值和信念都是绝对的,是一种"至上命令",因为它们的权威被认为来自神圣的宗教经典,或来自不朽的医圣。因此,不管是以法典还是案例体现的这些规范或价值无条件地适用于一切情况。

当前,面临的最突出的伦理问题在于,对医学研究合法性、先进性及伦理性的把握,对医学研究伦理审查必要性的认知,对医学研究方案设计与伦理道德的匹配,对医学研究知情同意的告知,对医学研究风险与受益的平衡,逐步与国际接轨,加强伦理委员会制度建设;提高伦理审查能力建设,形成高水平的伦理审查队伍;学术组织和团体共同努力,推进医学研究伦理学的发展,这将助推医学研究伦理学的发展。

(二)分会工作情况

2002 年 10 月 19 至 20 日,河南省医学会医学伦理学第一次学术会议在郑州召开,产生了河南省医学会第一届医学伦理学分会。

2004 年 4 月 17 日,医学伦理学学会教学研究会成立暨第一次教学研讨会在郑州大学召开,来自全省大中专院校的 20 余名从事医学伦理学教学的专职或兼职教师参加了会议。

2005 年 6 月 3 至 4 日,河南省医学会第二次医学伦理学学术会议在郑州举行,会议围绕大中专医学院校医学伦理学教学与医学生人文素质的培养、医学伦理学理论和临床医疗结合中的医疗公正与公民健康等学术问题展开了热烈讨论。会议提交论文 22 篇。

2006 年 11 月下旬,由医学伦理学分会与行为医学分会合办的"行为医学实践中的伦理思考"研讨会在郑州大学举行。来自医学伦理学、心理学、行为医学、教育学方面的专家、教授及部分研究生 50 余人出席了会议。

2007 年 12 月 1 日,河南省医学会第二届医学伦理学分会学术年会暨换届会议在郑州大学举行。全省 50 多名专家、学者参加了会议。会议换届选举产生了河南省医学会第二届医学伦理学分会,委员 37 人。李中琳为第二届主任委员,王宇明、王国领、王大军、李艳、王亚峰为副主任委员。

2010 年 11 月 19 日,河南省医学伦理学分会医学伦理学教学研讨会在省中医学院召开。卫生系统的 30 多名学会成员参加了会议。李中琳总结了省医学伦理学分会一年来的工作,同时部署了专科分会下一步的教学科研、学术交流等工作的方向和重点。

2011 年 3 月 26 日,在郑州大学举办"中华医学会医学伦理学分会第六届常务委员会"第一次会议。

2013 年 1 月 12 日,在郑州大学举行河南省医学会医学伦理学专科分会第三届换届会议暨医学伦理学分会学术年会。会议听取了李中琳代表河南省医学会医学伦理学专科分会第二届委员会所作的工作报告,选举产生了河南省医学会医学伦理学专科分会第三届委员会,李中琳当选河南省医学会医学伦理学专科分会第三届委员会主任委员。《中国医学伦理学》杂志社主任、专职副主编李恩昌作了题为"社会主义核心价值体系与医学伦理学"的报告。

2013 年 6 月 8 日,由河南省医学会医学伦理学专业委员会、河南省心理咨询师协会、郑州大学医学人文教育研究中心联合举办的郑州大学医学人文进临床峰会在郑州大学第一附属医院召开。美国哥伦比亚心理咨询中心医学部主任张静以"美国精神医学学科与医学人文(相关法律)的新进展"为题做了学术报告。会上,与会人员就医学人文走进精神医学科临床实践,及临床实践中出现的许多问题展开了广泛的讨论和交流。李中琳发言强调医学人文精神在医学高等教育中的重要性与深刻意义。

2014 年 5 月 20 日,郑州大学医学人文教育研究中心医史学组 2014 年第一次工作会议召开。中心主任李中琳,医史学组组长、研究生院副院长李君靖和来自 13 个单位的兼职研究人员及在校研究生参加了本次会议。

2014 年 10 月 24 日,由河南省医学伦理学会、郑州大学第一附属医院、郑州大学医学人文教育研究中心联合主办的 2014 年河南省医学伦理学年会暨河南省临床科研伦理学术会议,在郑州大学第一附属医院举行。来自全省 160 余名从事医学伦理学教学与研究的教师、医务工作者、医疗机构管理人员、医学科研人员参加了学术交流会议。河南省医学伦理学主任委员李中琳做会议总结,并对学会明年的工作进行了部署。她说,将继续加强学会组织建设,充分发挥学会的桥梁和纽带作用,实现医学伦理理论研究与实践应用的结合,为不断提高我省临床科研水平、为医疗卫生事业快速发展做出我们应有的贡献。

2015 年 4 月 14 日,组织举行郑州大学医学人文教育研究中心 2015 年工作规划研讨会。

2016 年 11 月 4 日,参加在大连举行的中华医学会医学伦理学分会第八届委员会改选换届会议。

2017 年 3 月 28 日,郑州大学医学人文教育研究中心年度工作会议在郑州大学举行,《中国医学伦理学》杂志主编、中华医学会医学伦理学分会副主任委员、中华医学会医学史分会副主任委员、西安交通大学王明旭做专题报告。

2018 年 4 月 27—29 日,郑州大学医学与人文教育研究中心应邀参加在西安召开的中国整合医学大会、中国整合医学人文高峰论坛暨《中国医学伦理学》杂志创刊 30 周年学术会议。李中琳、张玉安分别主持了"中国医学伦理学回顾和展望"和"健康中国伦理热点话题聚焦"单元的报告并做出了精彩的点评。李中琳在本次会议上被推选为《中国医学伦理学》杂志第五届编委会副主任委员。27 日下午,《中国医学伦理学》杂志社专程召开"郑州大学与《中国医学伦理学》合作交流会"。2018 年 11 月,侯宇被聘为《中国医学伦理》杂志社第二届青年编委。

2018 年 12 月 1 日在河南中医药大学举办河南省医学伦理学分会 2018 年学术年会暨河南省

医学伦理学分会第四次换届会议。河南中医药大学党委书记别荣海当选主任委员。全省各专业临床医疗、护理、心理、康复、预防、管理领域的医学伦理学专业人员85人当选第四届委员会委员。别荣海主委在会上围绕专科分会建设做了规划和展望。

2020年8月7日在河南中医药大学举办河南省医学会医学伦理学分会2020年学术年会。此次会议采取网络直播的形式,会议主题为疫情大考中的医学伦理。专科分会主任委员别荣海在会上回顾了两年来的工作,并从进一步发挥学会职能、进一步提升学会影响力、进一步提升学会凝聚力、进一步提升学会服务力四个方面规划了下一步的工作方向。本次会议有来自全国各地的1 677人注册在线参会,15 000多人观看了直播。

二、医学伦理分会学科成果及发展趋势

分会对医学伦理学知识和医德水平的普及和提高,在保护患者权益、规范医疗行为、提高科研水平、提升医院满意度方面凝聚了一大批专家学者,如李中琳,先后担任第一、二、三届医学伦理学分会主任委员,中华医学会医学伦理学分会常务委员(一届常委、二届委员),全国高等医学院校人文素质指导委员会常务理事,《医学与哲学》杂志编委,《中国医学伦理学》杂志编委。获得省市级荣誉称号10余次,发表代表性论文20余篇,出版著作9部,承担省市级科研项目8项,获得科研奖12项。

第四届医学伦理学分会主任委员别荣海,河南中医药大学党委书记,博士生导师,中华医学会医学伦理学分会常委。1991年毕业于河南医科大学预防医学系,近年来先后主持国家社科基金等科研项目9项,公开发表学术论文30余篇,出版学术著作5部。代表性学术成果有国家社科基金项目:高校内部治理的行政化逻辑及其改革路径研究。论文论著主要有:《我国医疗卫生职业精神的困境及其重塑》《河南省公立医院卫生人力资源配置现状及变化趋势分析》《农村分级诊疗运行效果实证研究》《财务绩效视角下高校管理制度创新研究》等。

第四届分会副主任委员陈清江,博士生导师,担任中国伦理专业委员会常委、中国医院协会文化专业委员会副主委、河南省医院协会文化专业委员会副主委。发表SCI论文20余篇,中文核心论文10余篇,其中伦理学相关论文8篇;主持国家自然科学基金面上项目1项、2020年省部共建重大项目1项、省厅级项目5项;获河南省医学科学进步奖一等奖2项,2019年河南省科学技术进步奖二等奖1项、三等奖1项。发表论文主要有:《新冠肺炎疫情防控中卫生政策的伦理审视》《新冠肺炎疫情中医患命运共同体建设的思考》《重大突发公共事件中大学生责任伦理的价值生成》《责任伦理与医学人文的关系研究》等。

第四届分会副主任委员王大军,担任河南省医学伦理学会副主任委员、郑州大学第一附属医院药物临床试验伦理委员会委员。科研成果30余项,曾经主持、参与省级课题3项,如为河南省哲学社会科学规划重点项目“医患沟通的理论与实践”负责人;著作4部,如主编《医学伦理学》等专著;学术论文多篇。个人获奖10余项,曾荣获河南省优秀教师、河南省教学标兵、河南省高等学校“百名师德建设先进个人”等荣誉称号。

第四届分会副主任委员李小芳,硕士生导师。从事卫生法学教学、科研工作,曾到耶鲁大学做访问学者。现担任中华医学会河南省医学伦理学会常务委员。近年来发表学术论文10余篇,主

编出版专业论著 3 部,主持、承担省、厅级科研项目 5 项,获得省厅级科研成果奖 3 项。

这些专家学者为研究医学伦理、促进医疗卫生事业改革和医学科学的发展进步做出了积极的探索,也为我省的医学伦理教育、医学伦理审查体系贡献力量。

三、河南省医学伦理目标规划

分会将结合时代重大理论与现实问题,搭建学术平台,相互交流、相互促进,分享学科前沿理论和管理经验,在以下方面不断发展提升。

一是主动服务国家卫生与健康发展大局、河南医疗服务体系建设,探讨"健康中国 2030"国家战略和"健康中原 2035"行动计划的伦理价值,推动医学人才培养,提升医疗卫生事业人才水平。

二是进一步发挥河南省医学伦理学会的引领作用。积极倡导医学伦理学研究,结合时代重大理论与现实问题,搭建学术平台,相互交流、相互促进,分享学科前沿理论和管理经验,为河南医学伦理学发展做出积极的贡献,为健康中原建设添砖加瓦。

三是紧密结合国家、省内深化医改和事业发展的实际,直面临床实践中的医学伦理难题和挑战,直面生物医学研究中存在的科研伦理问题,加强伦理委员会制度建设,提高伦理审查体系建设。

四是注重医学伦理知识科普,进一步更新、丰富医学伦理科普知识内容,加强与科普分会等联系沟通,通过网络新媒体、线下讲座等开展医学伦理科普活动。

五是推动我省生物医学创新发展伦理的研究、交流与合作,注重生物医学创新发展伦理建设,为我省生物医学研究提供科研伦理保障。

六是加强并改进伦理教育培训的内容和形式,着力提高科研人员和伦理委员的伦理意识、鉴别研究方案科学价值和社会价值的能力、伦理分析决策的能力,以及多方协作的能力。通过自律和他律相结合,让医学科研机构及科研人员快速、灵活应对科技创新带来的伦理挑战。

(河南省医学会医学伦理学分会第四届委员会　别荣海)

河南省医学美学与美容学学科发展研究报告

摘要

分会概况:随着改革开放的日益深入,医疗美容需求不断增长,医疗美容服务业迅猛发展,医疗美容已成为人们追求的一种时尚,进而促进了美容医学整体学科不断完善、拓展和创新。河南省医学会医学美学与美容学分会应运而生,不断发展。

学科交流情况:河南省医学美学与美容学大会开展的同时,成立了河南省医学美学与美容学筹备组。每季度组织一次学术活动,以其中某一学科内容为主,其他学科配合,以达互通信息、共同提高的目的。学组成立后,各成员在各地积极开展学术活动,举办不同形式、不同层次的学习班或进修班,促进了新兴医学专业的规范化发展。

目前新媒体、自媒体应用越来越多广泛,医学美学与美容学积极倡导相关专业医生,在专业媒体上发布相关学科科普视频、规范视频内容、建立权威的媒体平台。

医学美学与美容学近三年来的发展总结:河南省医学美学与美容学美容同道三年来于核心期刊,一类、二类期刊,SCI等其他类型期刊发表相关文章三百余篇。文章包含医学美学相关基础研究、临床研究、激光、注射等相关专业内容。三年来培养十几位专业科研硕士、十几位专业临床硕士、数十名临床博士,并大力引进相关专业带头人才,积极发展人才培养,于国内外进修先进理论及技术。

三年来积极与国际最新技术接轨,如再造手术(耳再造、鼻再造)采取3D打印技术,大大地提高了手术满意度。纤维皮瓣技术、假体隆乳、鼻整形、耳再造、脂肪移植相关技术、毛发移植相关技术也与国外接轨。微整注射及激光应用与国外接轨,各大医院均引进相应所需的激光治疗设备。

研判发展趋势:在医学美容大发展的今天,美容已经成了人们提高生活、生存质量的需要,美容外科是现阶段最为活跃的学科之一,经过了20多年的发展,医学美容已经成为整形外科范围内最主要的业务内容之一。

我省医学美容整形手术方面基本与国内最先进的技术接轨,就目前医学美容发展来看,提高自身业务水平还是迫在眉睫,部分基层医院医生对于一些医学美容疾病认识不足,像医学美容发展日新月异,注射类药物出新速度非常快,患者随着生活水平增高,相对于手术完成度要求更高。在整个医学美容医院和机构,某些药物应用违规、手术操作不规范,造成了形形色色的手术并发症及不良影响,修复手术在整体医学美容手术中占比越来越高。

制定目标规划:①学科带头人的培养;②学科带头人的引进与选拔;③大力建设与优化学科队伍;④打造良好氛围,支持人才脱颖而出;⑤规范医美市场,打击违法乱纪、非法行医、夸大行医等不良事件。

一、医学美学与美容学学科进展

(一)分会概况

随着改革开放的日益深入,医疗美容需求不断增长,医疗美容服务业迅猛发展,医疗美容已成为人们追求的一种时尚,进而促进了美容医学整体学科不断完善、拓展和创新。河南省医学会医学美学与美容学分会应运而生,不断发展。

回顾20余年发展历程,1989年12月9日,由朱钵、陈言汤、张自清、李振鲁等专家讨论和发起,经中华医学会河南分会批准,召开河南省医学美学与美容学术会议,同时成立省医学美学与美容学分会筹备组,进行学会成立的前期准备工作。1992年河南省医学会医学美学与美容学分会正式成立。第一届主任委员由河南省人民医院皮肤科主任朱钵担任,郑州铁路中心医院整形外科张自清及河南医科大学第一附属医院(现郑州大学第一附属医院)整形外科陈言汤、皮肤科刘学杰任副主任委员,李振鲁任委员兼秘书,共有委员32名。历届专业委员会积极组织开展学术活动,规范执业行为,促进行业规范,积极申请国家级及省级教育项目,对从事本专业相关人员加强巡讲和培训,进一步规范执业行为。

经过几代人的不懈努力,如今我省美容医学整体学科已走上专业化、系统化、规范化的科学发展道路。

(二)学术动态

1989年12月9日,由朱钵、陈言汤、张自清、李振鲁等专家讨论和发起,并报请中华医学会河南分会批准,召开河南省医学美学与美容术会议,同时成立了河南省医学美学与美容学筹备组。每季度组织一次学术活动,以其中某一学科内容为主,其他学科配合,以达互通信息、共同提高的目的。学组成立后,各成员在各地积极开展学术活动,举办不同形式、不同层次的学习班或进修班,促进了新兴医学专业的规范化发展。

1990年6月16日,在河南省医学美学与美容学学术会议会前审稿会上成立了三个专业学组:美容整形外科学组,成员有晏国勋、张卫、陈言汤、张自清、牛扶幼;皮肤美容学组,成员有朱钵、王诗琪;眼科学组,成员有周云洁;口腔学组,成员有刘学杰、郭立合等。在省医学会的领导下,经与各地、市医学会协商,1990年8月9日,由晏国勋主持召开了河南省医学美学与美容第一次学术会议,有112名代表参加了会议。会议期间除传达了全国会议精神外,张自清委员还召集与会代表,共同商讨了组织建立河南省医学会医学美学与美容学分会的计划。

1992年10月8—10日,河南省第二次医学美学与美容学学术研讨会暨医学美学与美容学会成立大会在郑州市召开,产生了第一届河南省医学会医学美学与美容学分会委员会:主任委员朱钵,副主任委员陈言汤、张自清、刘学杰。专科分会成立以来,在扩大学术队伍、加强学术研究、发展美容事业、培养后继人才、积极参政议政、指导基层工作方面做出了一定成绩,扩大了河南省美容事业在全国的影响,提高了河南省医学美学与美容学的学术地位。

专科分会成立几年来,遵循中华医学会宗旨,团结全省同仁及社会美容工作者,加强学会建设及内部管理,积极开展学术活动。坚持每月第一周星期四下午举办郑州地区的学术讲座,组织参加全国和跨省(区)的学术交流会,积极支持继续教育活动,多次举办整形美容与皮肤美容、口腔科的学习班,利用学术交流及技术指导等活动加强了与社会美容界的联系。

1995 年 9 月 15—21 日在郑州市召开了河南省医学美学与美容学临床经验教训及医疗纠纷学术研讨会,会议内容对提高临床工作水平有很大帮助。

2000 年 6 月 20—21 日,中华医学会河南分会第四次医学美学与美容学学术交流会暨换届选举第二届专科分会在郑州召开,有国内外的百余位专家学者参会,会议交流论文 62 篇,对推动河南医学美容事业的发展起到了积极作用。会议期间,选举产生了第二届医学美学与美容学分会,由 35 人组成,主任委员陈言汤,副主任委员李振鲁、牛扶幼,聘任朱钵、张自清、刘学杰为名誉主任委员。

2003 年 10 月 9—11 日在古都洛阳召开第五次河南省医学美学与美容学学术交流会暨省医学美学与美容学分会和省整形外科学分会学术会议。

2007 年 5 月 19—21 日中华医学会河南分会第六次医学美学与美容学学术交流会暨换届选举第三届专科分会在郑州召开,国内外百余位专家学者参加了会议,会议交流论文 89 篇,并选举产生河南省医学会第三届医学美学与美容学分会委员会:主任委员张正文,副主任委员刘林幡、李振鲁,常委兼秘书王喜梅,常委牛扶幼、翟晓梅,秘书翟弘峰等 40 余人。邀请北京协和医科大学教授李森恺讲学并做学术表演;邀请归来教授做学术报告,就下颌角整复术等问题进行学术交流与示范操作。

自河南省医学会第三届医学美学与美容学分会成立以来,积极对外开展对外学术交流,了解国际美容学术动态。主任委员张正文多次邀请美、日、韩专家来郑讲学和进行学术交流活动。

2009 年 4 月根据我省医学美学与美容学的现况及发展前景,河南省医学会医学美学与美容学分会成立了美容外科学组、皮肤美容学组、血管瘤美容学组、中医美容学组、口腔美容学组、美容医疗技术学组 6 个学组,基本涵盖我省美容医疗的各个领域,有利于我省的医学美学与美容学得到全面的发展。

2009 年 8 月 21—23 日在郑州召开了和河南省医师协会共同举办的国家级医学继续教育项目"河南省 2009 年整形与美容学术论坛",来自全省的 100 余位整形美容界的专家和代表参加了会议。

2010 年 10 月在郑州举办了河南整形与美容学学术年会(国家级),140 余人与会,交流论文 53 篇,进行学术讲座 10 场次。

2011 年 10 月 21—23 日在郑州市召开河南省整形美容学学术年会暨体表肿瘤的整形外科治疗学术研讨会,与会代表 100 余人,收到论文近百篇,邀请上海交通大学附属第九人民医院整形外科林晓曦就血管瘤的研究进展、河北省人民医院整形外科仇树林主任就神经纤维瘤的治疗做了精彩演讲。同时召开了河南省医学会第四届医学美学与美容学分会换届会议。推选出主任委员张正文,副主任委员刘林幡、李振鲁,常委兼秘书王喜梅、翟弘峰,共计 49 名委员。

2012 年 8 月 31—9 月 2 日在郑州召开了河南省整形美容学学术会议暨小耳畸形的手术治疗，本次会议与医师协会共同举办，到会代表 60 余人，收录论文近百篇。

2013 年 11 月 29 日—12 月 1 日在郑州召开了河南省整形美容学术会议暨唇腭裂的治疗进展学习班。本次会议邀请国内、省内知名专家进行学术讲座，到会代表上百人，收录论文近百篇。

2014 年 4 月 6 日—4 月 8 日在郑州召开了河南省整形美容学术年会，同时召开了"中南六省第十届整形外科协作区会议""中国医师协会第四届全国瘢痕整形美容大会"。本次会议邀请了国外专家朴相熏及多名全国知名专家谭军、蔡景龙、龙剑虹等进行学术交流。本次年会收录了专家论坛及重点发言、瘢痕的微整形治疗、瘢痕的手术技巧、瘢痕的药物治疗及研究等相关瘢痕治疗论文共近两百篇。

2015 年 11 月 27—29 日在洛阳召开了"河南省医学会整形外科学分会、医学美学与美容学分会 2015 年学术年会"。本次会议选举刘林嶓任河南省医学会第五届医学美学与美容学分会主任委员。

2016 年 10 月 21—23 日在郑州召开"2016 年河南省医学会医学美学与美容分会年会及全委会"，同期召开了"第十三届中国医师协会美容与整形医师大会"，大会专设河南专场，大会取得圆满成功。会议上刘林嶓主任委员做了本年度工作总结及今后工作计划。

2016 年 11 月 12 日成立"河南省医学会医学美学与美容分会巡讲团"，首次在河南省漯河市隆重举行巡讲活动，传播新理论、新技术，规范行业行为，以更好地为患者服务。刘林嶓、张正文、姜南、唐凯森、简玉洛及董琪做了精彩讲座。

2017 年 11 月 10—12 日在郑州召开由河南省医学会、河南省医师协会主办的"河南省整形外科、医学美学与美容学术年会暨水刀新技术应用学习班"。本次会议安排了 20 余场精彩的专题讲座，多位国内知名专家对整形外科、医学美学方面进行相关的应用经验分享。

2017 年 7 月 22 日河南省名医名家"走基层·送健康"系列公益活动——整形及医学与美容分会走进洛阳，于洛阳市河南科技大学第二附属医院分别了开展了学术讲座、科普资料发放及义诊咨询活动。

2017 年 10 月 14 日河南省名医名家"走基层·送健康"系列公益活动——整形外科暨医学美学与美容学分会走进南阳，于南阳市中心医院分别了开展了学术讲座、义诊咨询活动。

2018 年 12 月 7—9 日在许昌举行了河南省医学美学与美容暨整形外科学术年会。本次会议邀请省内外知名专家进行精彩的学术交流。收录关于瘢痕、鼻、唇裂、耳、基础研究、激光、面部年轻化、皮瓣、乳房、眼眉、脂肪、护理等其他相关近 200 份文献报道。会议还邀请了 9 位来自北京、上海、广州等全国各地的豫籍整形、美容专家回归故乡，反哺乡梓，传经送宝。

2019 年 12 月 6—7 日在郑州召开了河南省医学会整形外科学分会、医学美学与美容学分会 2019 年学术年会暨预购皮瓣技术学习班。本次会议选举刘林嶓连任河南省医学会第六届医学美学与美容学分会主任委员。本次学术交流年会共收到相关基础和临床研究论文 117 篇。

2021 年 5 月 7 日在郑州召开了"鼻整形会议"，本次学术交流年会共收到相关基础和临床研究论文 100 余篇。

二、医学美学与美容学近三年来的发展总结

河南省医学美学与美容学美容同道三年来于核心期刊,一类、二类期刊,SCI 等其他类型期刊发表相关文章 300 余篇。文章包含医学美学相关基础研究、临床研究、激光、注射等相关专业内容。三年来培养十几位专业科研硕士、十几位专业临床硕士、数十名临床博士,并大力引进相关专业带头人才,积极发展人才培养,于国内外进修先进理论及技术。

三年来积极参与科普教育,不仅参与相关机构、医院组织的适宜技术下基层、临床义诊、科普、学术讲座、专题讲座等,且对于线上科普教育、线上科普文章宣教力度相当大。医学会也组织专家录制相关专业科普专题。与相应媒体、电台、电视台及如抖音、快手、小红书等线上平台发布科普作品,宣传并科普正确的医学美学相关概念及内容。

三年来积极与国际最新技术接轨,如再造手术(耳再造、鼻再造)采取 3D 打印技术,大大地提高了手术满意度。显微皮瓣技术、假体隆乳、鼻整形、耳再造、脂肪移植相关技术、毛发移植相关技术也与国外接轨。微整注射及激光应用与国外接轨,各大医院均引进相应所需的激光治疗设备。

三、研判发展趋势

在医学美容大发展的今天,美容已经成了人们提高生活、生存质量的需要,美容外科是现阶段最为活跃的学科之一,经过了 20 多年的发展,医学美容已经成为整形外科范围内最主要的业务内容之一。

我省医学美容整形手术方面基本与国内最先进的技术接轨,河南省患者量大,眼、鼻、口腔颌面、脂肪相关、乳房、注射、微整、激光等美容相关治疗开展病例量相当大,手术相关并发症等处理技术也相当成熟。整形外科方面,显微皮瓣、皮瓣移植、乳房成形、毛发移植、扩张器再造、唇腭裂、3D 打印技术在器官重造方面的应用、脂肪移植相关、手外伤、难治性创面愈合、两性畸形整复、私密整形门诊及手术量也相当大,手术满意程度高。尤其是先天性畸形,因河南省人口基数大,先天性畸形整复手术量多、难度大,在整体河南省整形外科医生的努力下,手术效果满意,基本上河南省患者都于本省医院内行手术治疗。

对于一些难治性、疑难病例和器官再造方面,河南省内技术暂时与国内、国外有一定差距,如耳再造、阴茎再造等技术,目前省内像郑州大学第一附属医院已经引进 3D 打印技术来增加器官再造手术的满意度。随着生活条件提高,像毛发移植、私密整形的患者也越来越多,这类手术的操作及新技术推广是与国际及国内有一定差距的。

目前医学美容发展来看,提高自身业务水平还是迫在眉睫,部分基层医院医生对于一些医学美容疾病认识不足,像医学美容发展日新月异,注射类药物出新速度非常快,患者随着生活水平增高,相对于手术完成度要求更高。在整个医学美容医院和机构,某些药物应用违规、手术操作不规范,造成了形形色色的手术并发症及不良影响,修复手术在整体医学美容手术中占比越来越高。

四、制定目标规划

1. 学科带头人的培养要求：首先要求学科带头人具有的业务能力，能够不断提高自身业务水平，每年发表 SCI 论文 1～2 篇，取得过创新性科研成果；其次要求学科带头人能够把握学科前沿动态，能够并愿意指导学科各专业方向从事科学研究；再次要求学科带头人在国内具备一定的学术影响力，在学科中具有威信。

2. 学科带头人的引进与选拔：引入竞争机制，打破学科带头人固定不变的制度，可从本学科体系中年轻学术带头人中产生，也可考虑引进高层次年轻学科带头人，力争做到学科带头人德才兼备，学有所长。

3. 大力建设与优化学科队伍：通过引进和培养相结合方式，优化人才梯队和知识结构，5 年内学科队伍中具有博士学位者应超过 20%；根据学科发展需要，5 年内可考虑引进具有较高学术水平的学术带头人 3～5 名；加强对在职青年医师的培养，积极支持年轻医师继续深造，或与国外联合培养青年医师攻读博士学位或博士后。

4. 打造良好氛围，支持人才脱颖而出：学科给予重点培养对象以人、财、物、时间、生活等各方面的支持，支撑人才顺利发展。

5. 规范医美市场：打击违规执业、非法行医等不良事件。

（河南省医学会医学美学与美容学分会第六届委员会　刘林嶓）

河南省医学信息学学科发展研究报告

摘要

学科现状:医学信息学是一门新兴的交叉学科,随着云计算、大数据以及人工智能等新技术的不断涌现及其在卫生健康领域的广泛应用,医学信息学的学科内涵及外延不断发展。这些新技术、新业务也推动了我省医学信息的加速发展,尤其是在医疗卫生信息化方面,取得了一定的成就。①医院信息系统建设进一步完善:当前,医院的信息系统建设模式已经由以 HIS 为核心的业务系统建设模式转变为以电子病历为核心的医院信息平台建设,各类辅助业务平台已经在各级医院得到广泛应用,全省电子病历评级工作也取得了一定的成绩。②便民措施更加广泛应用:随着互联网技术的发展及疫情防控的需要,全省多家医疗机构出台了信息化便民惠民服务措施,包括分时段预约诊疗、病历邮寄、检验结果查询、开电子发票等线上服务。③"互联网+"有了初步发展:多家医院积极加大"互联网+"的应用,探索基于"线下初诊、线上复诊"的就诊模式,方便患者就医。截至目前,全省已有 10 余家医院开通互联网诊疗服务,极大地方便了全省人民在疫情常态化下的就医。④数据中心建设不断推进:随着信息系统的不断完善和各业务互联互通的要求,基于结构化的电子病历的数据中心应运而生。2021 年 4 月,河南省医学大数据研究院成立。⑤人工智能在医疗行业有了一定的应用:人工智能是具有引领性的战略性技术,目前,人工智能在医学影像识别方面、医疗机器人等方面在我省都有了一定的应用。在医学影像识别方面,超声人工智能辅助系统在濮阳地区多家医院已经落地。在医疗机器人方面,郑州大学第一附属医院的达芬奇手术机器人,河南省洛阳正骨医院医用机器人、智能消毒机器人、便携式居家康复随访机器人(又名"洛小骨")等都有了一定的应用。⑥医学信息学教育得到初步发展:2018 年开始,郑州大学开始在研究生课程中增加医学信息学的教学。2020 年,河南中医药大学开始招收第一批全日制医学信息工程专业本科学生。在教材编写方面,2021 年 5 月 8 日,刘章锁当选《医院信息系统(第 1 版)》主编,刘新奎当选《病案信息学(第 3 版)》副主编。⑦医学信息学会形成一定规模:截至目前,河南省医学信息学分会委员已达 150 余人。在 2018 年 12 月全国医学信息学分会换届会议上,刘章锁当选全国医学信息学分会候任主委,刘新奎当选全国常委。

发展趋势:从 2020 年起,国家相关部门陆续出台了有关医疗卫生健康信息化方面的纲要性、规范性文件。这些文件给医学信息学、医疗机构信息化的发展指明了发展趋势。

未来医疗行业信息化的发展主要表现在以下几方面。①就医全流程管理:在患者就医全流程管理方面,智慧医疗减少了患者的等待时间,改善了就医体验,增强了获得感。②临床诊疗:在临床诊疗方面,面向医护打造智能工作站,智能辅助贯穿诊疗全过程。③疾病预防控制:在疾病预防控制方面,充分运用5G、区块链等技术,织密织牢保障人民健康的信息"天网"。④临床科研:在临床科研方面,通过基于AI和健康医疗大数据的临床科研一体化平台和科研数据中心,揭示疾病发生发展规律,实现个性化诊疗,促进医学学科发展。⑤智慧管理:在智慧管理方面,利用人脸识别、IOT等技术实现资产、设施等智慧管理。

目标规划:下阶段,需要要做好以下几项工作。①继续推动各级医疗机构加强电子病历评级的工作,推动智慧互联评级工作;深入推进我省电子病历升级建设工作。②继续加强学会工作。③继续加强医学信息学教育工作。

一、学科现状

医学信息学是一门新兴的交叉学科,综合运用计算机科学、生物学、医学等多学科的技术和方法,对医学数据信息及知识进行收集和处理,并广泛应用于医学科技创新、临床诊疗与护理、疾病预防与控制、药物研发、医学教育、卫生决策等方面。医学信息学的研究范围可以划分为医学数据与信息、医学信息方法和技术、医学信息系统及其应用、医学信息标准、医学信息安全与隐私保护、医学信息教育等方面。随着云计算、大数据以及人工智能等新技术的不断涌现及其在卫生健康领域的广泛应用,医学信息学的学科内涵及外延不断发展。这些新技术、新业务也推动了我省医学信息的加速发展,尤其是在医疗卫生信息化方面,取得了一定的成就。

(一)医院信息系统建设进一步完善

医院信息化的发展是从医院信息系统(hospital information system, HIS)起步,由电子病历(electronic medical record EMR)、影像归档和通信系统(picture archiving and communication systems, PACS)、实验室信息管理系统(laboratory information management system, LIS)共同构成医院信息化应用的基础,随着医疗改革的深入和医院精细化管理的要求,必须逐步完善信息化的应用体系,使得医院逐渐向"智慧医院"发展。医院的信息系统建设模式已经由以HIS为核心的业务系统建设模式转变为以电子病历为核心的医院信息平台建设,各类辅助业务平台已经在各级医院得到广泛应用,如手术麻醉系统、医院感染管理系统、血库管理信息系统在全省大部分三级医院得到广泛应用。同时,面向临床的业务系统已经由综合性业务系统向临床专科电子病历系统发展。各级各类医疗机构通过全国电子病历评级的医院也越来越多。2021年8月,国家卫生健康委医院管理研究所对2019、2020年度医院智慧服务分级评估3级及以上医院名单予以公示,郑州大学第一附属医院和郑州人民医院通过3级评审。电子病历评审方面,截至2022年初,全省有1所医院通过电子病历6级评审(郑州大学第一附属医院),7所医疗机构通过5级评审(河南省人民医院、郑州人民医院等),117所医院通过4级评审,360所通过3级评审位,位于全国前列。

(二)便民措施更加广泛应用

随着互联网技术的发展及疫情防控的需要,各地各级医院都不断利用信息技术优化服务流程、提升服务效能、提高医疗服务供给与需求匹配度。截至目前,全省95%的二级以上医疗机构出台了信息化便民惠民服务措施,90%以上医院支持移动支付,300多家医院提供分时段预约诊疗、病历邮寄、检验结果查询、开电子发票等线上服务。

(三)"互联网+"有了初步发展

"互联网+"是基于互联网环境下医疗健康信息化建设的延伸,是医疗健康服务的信息外延。近几年,多家医院积极加大"互联网+"的应用,探索基于"线下初诊、线上复诊"的就诊模式,方便患者就医。2020年4月,河南省卫健委准予河南省人民医院互联智慧健康服务院开展"互联网诊疗"服务方式,河南省人民医院成为省内首张互联网医院牌照。目前,互联智慧健康服务院开设综合预约、网络问诊、家庭医生签约、健康教育、慢性病管理、分级诊疗等20项服务功能的系统模块,极大地方便了疫情防控常态化下人民的健康需求。截至目前,全省已有10余家医院开通互联网诊疗服务。

(四)数据中心建设不断推进

在医院信息化建设实践中,大多数医院已建成HIS、LIS、PACS等信息系统,这些系统较好地支持了医院基本的诊疗流程,其数据大多采用分散存储方式。随着信息系统的不断完善和各业务互联互通的要求,基于结构化的电子病历的数据中心应运而生。数据中心主要解决两方面的问题:一是满足医院信息系统整合需求,二是满足医院信息系统基础设施整合需求,目前全省已经多家医院成立大数据中心,其中郑州大学第一附属医院投入数千万建立的临床大数据中心即将投入使用。为顺应国家以及河南省战略之需以及顺应大数据推动的医疗变革浪潮,2021年4月,河南省依托郑州大学第一附属医院成立了河南省医学大数据研究院。研究院的成立将有利于探索医学大数据研究与应用模式,有利于促进我省健康医疗行业医学数据资源的利用,有利于全面推进河南省医学大数据在政策制定、资源管理、科学研究、成果转化、医学应用、人才培养等方面的建设与发展。

(五)人工智能在医疗行业有了一定的应用

人工智能是具有引领性的战略性技术,"人工智能+医疗"是医疗产业适应信息化发展的必然要求。目前,人工智能在医学影像识别方面、医疗机器人等方面在我省都有了一定的应用。在医学影像识别方面,超声人工智能辅助系统在濮阳地区多家医院已经落地。2022年6月8日,濮阳市召开人工智能临床应用现场观摩会,展示人工智能辅助诊断系统使用效果,促进人工智能在临床的进一步应用。在医疗机器人方面,郑州大学第一附属医院于2019年2月引进2台达芬奇手术机器人,该院目前达芬奇手术机器人数量已达3台,数量排名全国第2位;2021年10月,河南省洛阳正骨医院医用机器人亮相,该院已陆续配备了用于手术室和院区内环境消毒的钛米消毒机器人、智能消毒机器人、便携式居家康复随访机器人(又名"洛小骨")等。

（六）医学信息学教育得到初步发展

我国的医学信息专业教育起始于 20 世纪 80 年代中后期,随着 2012 年教育部本科专业目录的重新调整和教育部关于自主申报硕士研究生、博士研究生学科政策的引领,全国的医学信息学专业教育的格局已经基本形成,但是我省起步较晚。2018 年开始,郑州大学开始在研究生课程中增加医学信息学的教学。2020 年,河南中医药大学开始招收第一批全日制医学信息工程专业本科学生,旨在培养适应新时代医疗卫生事业发展需要,具备医学和计算机科学双重学科背景专业知识,能熟练运用医学、计算机、信息学和统计学等专业技能,交叉视野和较强实践能力的应用型、复合型专业人才。在教材编写方面,2021 年 5 月 8 日,全国高等学校卫生信息管理/医学信息学专业第三轮规划教材主编人会议在北京召开,中华医学会医学信息学分会候任主委、河南省医学会医学信息学分会主任委员刘章锁当选《医院信息系统》主编,中华医学会医学信息学分会常委刘新奎当选《病案信息学(第 3 版)》副主编,截至目前,《医院信息系统》以及《病案信息学(第 3 版)》已经定稿出版。

（七）医学信息学会形成一定规模

自 2015 年河南省医学会医学信息学分会成立以来,我省医学信息学分会组织机构不断加强,2019 年成立河南省医学会医学信息学分会第二届委员会,同时青年委员会也相应成立。截至目前,分会委员已达 150 余人。在 2018 年 12 月 5 日中华医学会医学信息学分会第八届委员会换届选举会议上,刘章锁当选全国医学信息学分会候任主委,刘新奎当选全国常委,河南在全国医学信息学会的影响力不断提高,近几年组织的河南省医学信息学年会,会议规模及效果在全国都具有较大影响力,学会的研究报告也能引领全国医学信息学的新的发展方向。

二、发展趋势

医学信息学是一门交叉学科,随着信息技术的发展和互联网的普及,医学信息学的发展主要是靠各种新技术、新业务在医疗机构的应用来体现。从 2020 年起,国家相关部门陆续出台了有关医疗卫生健康信息化方面的纲要性、规范性文件。2020 年 5 月,为持续巩固新冠肺炎疫情防控成果和改善医疗服务,加快推进线上线下一体化的医疗服务新模式,国家卫生健康委印发《关于进一步完善预约诊疗制度加强智慧医院建设的通知》,明确提出建设智慧服务、智慧医疗、智慧管理"三位一体"的智慧医院;2021 年 6 月,国务院办公厅印发《关于推动公立医院高质量发展的意见》,提出"强化信息化支撑作用",推动云计算、大数据、IOT、区块链、5G 等新技术与医疗服务深度融合;2021 年 9 月,国家卫生健康委、国家中医药管理局联合印发配套文件《公立医院高质量发展促进行动(2021—2025 年)》,明确提出"到 2022 年,全国二级和三级公立医院电子病历应用水平平均级别分别达到 3 级和 4 级,智慧服务平均级别力争达到 2 级和 3 级,智慧管理平均级别力争达到 1 级和 2 级",并能够支撑线上线下一体化的医疗服务新模式。这些文件给医学信息学、医疗机构信息化的发展指明了发展趋势。

在全省的医疗机构中,随着电子病历系统应用水平分级评价、医院智慧服务分级评估、医院智慧管理分级评估、医院信息互联互通标准化成熟度测评的广泛开展,极大地推进了以智慧医疗、智慧服务、智慧管理"三位一体"的智慧医院建设和医院信息标准化建设。新冠肺炎疫情、分级诊疗、医共体(医联体)建设又助推远程医疗和互联网诊疗快速发展。未来医疗信息化的发展表现在以下几方面。

(一)就医全流程管理

在患者就医全流程管理方面,智慧医疗减少了患者的等待时间,改善了就医体验,增强了获得感。例如:AI 分诊智能匹配科室;预约挂号人脸建档;来院导航智能规划;停车收费智能通行;院内导航智能指引;候诊智能分诊/提醒;问诊智能辅助诊断;诊间智能支付;检查检验智能统一预约、智能辅助诊断;检查检验报告自动推送;线下取药智能药柜;出入院办理全程自助服务;住院/护理智慧病区;病历复印在线预约、云病历;随访调查智能化;在线复诊;电子处方智能审方;处方药品智能配送;医生直播、医患社区;可穿戴健康管理等。

(二)临床诊疗

在临床诊疗方面,面向医护打造智能工作站,智能辅助贯穿诊疗全过程。例如:主诉阶段的症状关联性疾病推介、智能语音电子病历;检查检验阶段的自动审核和适应证审查;诊断阶段的基于大数据分析的疾病辅助诊断、智能多学科协作、检查检验推荐、用药方案推荐、最优治疗方案推荐、并发症等注意事项提醒等;药物治疗开立医嘱阶段的药物相互作用、配伍禁忌、禁忌证、特殊人群用药提醒、用法用量审查;用药阶段的不良反应监测、药物警戒;药学查房时的特殊病例提醒、专项药物提醒、专项指标提醒等;手术治疗预约登记阶段的术前检查及物料智能管理、手术智能排班、3D 或 VR 手术规划;麻醉时的智能麻醉风险提醒;手术时的术中智能导航、手术风险提醒、机器人手术等;用于病房护理的智慧病区、生命体征信息自动获取、生命体征危急值提醒、移动护理等。

(三)疾病预防控制

在疾病预防控制方面,充分运用 5G、区块链等技术,进行区域健康医疗大数据中心和重大疫情信息平台重构建设,实现医疗资源信息"一屏知家底"、疫情和特殊病情"一网全监测"、指挥调度指令"一键达基层",织密织牢保障人民健康的信息"天网"。

(四)临床科研

在临床科研方面,通过基于 AI 和健康医疗大数据的临床科研一体化平台和科研数据中心,揭示疾病发生发展规律,利用临床数据和基因组数据的互动,实现个性化诊疗,促进医学学科发展。

(五)智慧管理

在智慧管理方面,利用人脸识别、IOT 等技术实现资产、设施、环境、安防、能耗、医疗垃圾、综合态势等智慧管理。基于智能化数据分析,实现全方位可视、可管、可控的医、护、技、患满意的高效精细化运营管理。

2019 年 3 月,全国两会政府工作报告中首次提出"智能+"这一重要概念,利用"智能+"推动创新发展,为数字化转型升级赋能。"互联网+"通过 Web 应用、消费应用程序、智能手机、3G/4G 网络实现了人人互联,而"智能+"则通过智能应用、工业应用程序、AI、IOT、云终端、5G 网络等实现万物互联。5G+AI+IOT 等技术的集成应用推动万物互联迈向万物智能时代。随着医疗健康数据量爆发性增长、计算能力快速提升、模型和算法不断进步、各级政府鼎力支持、科技巨头和资本扎堆追逐,数据采集、传输、处理、应用能力逐步增强,医疗信息平台、大数据分析平台、云计算平台、IOT 平台、AI 平台有效整合,智慧医疗正朝着更加智慧、更加便捷、更加实用、更加安全的方向发展。

未来,智慧医疗将呈现以下场景。①系统全覆盖:各种智能辅助诊疗系统广泛应用,如疾病(影像)辅助诊断、治疗方案优选、各种数字孪生、虚拟仿真、手术机器人、远程手术和手术指导、数字三维重建、手术导航、3D 打印、快速成型等系统。②网络全运行:有线全光网、WiFi6、IOT、移动互联网、医疗 5G 专网、卫星网、视频网等统一融合应用。③设备全链接:检查、诊断、治疗、康复等医疗设备和设施。④业务全过程:涉及医疗、护理、医技、药事、质控、运营管理等。⑤流程全优化:包括就医服务、业务工作、运营管理流程等。⑥管控全要素:医疗行为、运营管理、隐私安全、系统运行、卫生监管等。⑦数据全方位:既包括数字型、文本型、字节型、图形图像、音视频等类型,也包括医疗护理、药品物资、经济管理、后勤保障等各个部门和层次。⑧信息全共享:在系统互联互通,数据分级、分类、分域安全管理基础上,实现医疗信息、管理信息共享和利用,全面消除信息孤岛。

三、目标规划

医学信息学是一门交叉学科,也是一门实践性非常强的学科,我省的医学信息学要继续向前发展,就必须要依靠新技术促进医院信息化不断发展,必须要靠各级医疗机构以及各参与单位和个人的大力合作。下阶段,就必须要做好以下几项工作。

(一)继续推动各级医疗机构加强电子病历评级的工作

推动智慧互联评级工作:深入推进我省电子病历升级建设工作,在我省电子病历业已取得显著成绩的基础上,找准关键点、瞄准核心点、直击薄弱点,精准推进二级以上医疗机构电子病历建设工作,保障医疗质量和安全,提高医疗服务效率,努力为人民群众提供全方位全周期的健康服务。到 2022 年底,努力实现 90% 的县域医疗中心电子病历系统应用水平达到 4 级以上;80% 的省辖市综合实力较强的三级医院电子病历系统应用水平通过 5 级省级初评;确保全省电子病历系统应用水平持续稳居全国第一方阵;到 2025 年底,争取实现全省 99% 县域医疗中心电子病历系统水平达到 4 级以上,90% 的省辖市综合实力较强的三级医院电子病历系统水平通过 5 级国家级评审,80% 省辖市综合实力较强的三级医院的医院智慧服务分级评估 3 级及以上。

(二)继续加强学会工作

定期举办河南省医学会医学信息学学术年会,做好下一届年会换届工作及配合中华医学会医学信息学换届工作。下一届河南省医学会医学信息学分会争取发展会员达到 300 人,争取全省每所医学院校的医学信息专业都有人员参与学会,全省二级医院都有学会会员;力争中华医学会医学信息学分会能够争取 1 名副主任委员人选,2~3 成为委员人选。

(三)继续加强医学信息学教育工作

争取在郑州大学医学院或者公共卫生学院成立医学信息学专业,使医学信息学成为公共卫生学院或者信息工程学院本科生的必修课,使医院信息系统以及病案信息学能成为医学院全体本科生或者研究生的选修课,努力为全省培养更多的医学信息专业人才,为全省医学信息事业做出更大贡献。

(河南省医学会医学信息学分会第二届委员会　刘章锁)

河南省医学遗传学学科发展研究报告

摘要

医学遗传学是遗传学和医学相互渗透的一门学科,随着人类基因组计划的完成,医学遗传学应用已从传统的出生缺陷防治与生殖健康范畴,扩大到恶性肿瘤、心脑血管疾病等常见病的诊治领域。从出生缺陷的产前诊断,再到肿瘤的靶向治疗、肿瘤易感性预测和症状前诊断,再到心血管疾病个体化用药,医学遗传学应用已经广泛进入临床,且正在改变着传统的疾病预测、诊断、治疗、预防模式,将对未来新医疗形态的形成产生重大影响。河南省遗传学技术日新月异,细胞分子遗传学诊断技术相互补充融合的现代遗传学疾病诊断思路和模式已经到来。我省出生人口数目巨大,出生缺陷和严重致残致畸数量多、负担重,我们也正积极面对这种技术的转变和相互融合。目前本省的遗传学医疗技术正引导着预测医学的发展。我省遗传学科起步早,长期致力于推动河南省医学遗传学的发展,是国内最早成立遗传学临床专业科室的省份之一。河南省医学遗传学邻域聚集了一批遗传学领域的顶尖级专家,近三年本领域在重大出生缺陷产前诊断、罕见病精准诊断、性的预防、血清促甲状腺激素(TSH)与妊娠结局的关系等方面取得了重要研究成果。

虽然我省遗传学发展具备一定优势,但是相对于国际、国内最高水平和我省人民的巨大需求,我省遗传学发展还存在以下不足和差距:高层次人才缺乏,尖端技术与国际先进水平存在差距,医疗机构间技术水平差距巨大,平均医疗水平低,本省医学遗传学总体服务能力与需求存在巨大不平衡,遗传医疗的认知度和科普性差等。综合本省目前医学遗传学发展已有基础和存在的问题,河南省医学遗传学建设要围绕服务能力分级网络化、技术信息共享、创新转化能力提升、相关产品规模化及产业化的思路进行。

医学遗传学是遗传学和医学相互渗透的一门学科,随着人类基因组计划的完成,医学遗传学应用已从传统的出生缺陷防治与生殖健康范畴,扩大到了恶性肿瘤、心脑血管疾病等常见病的诊治领域。从出生缺陷的产前诊断,到肿瘤的靶向治疗、肿瘤易感性预测和症状前诊断,再到心血管疾病个体化用药,医学遗传学应用已经广泛进入临床,且正在改变着传统的疾病预测、诊断、治疗、预防模式,将对未来新医疗形态的形成产生重大影响。

一、河南省医学遗传学的发展现状

(一)遗传学技术日新月异,促进新兴医疗产业发展

在过去的 3 年里,以疾病为导向的细胞遗传学、核酸杂交、芯片技术、测序技术高度整合,让我们对许多遗传性罕见病和常见疾病的发病机制有了更加透彻的了解。传统的细胞遗传学技术依然处于不可替代的地位,其中染色体微阵列分析(CMA)技术综合了染色体显带分析和 FISH 的优势,既覆盖了全基因组,又能够在全基因组水平上精确检测染色体拷贝数的变化,尤其是对于检测染色体组微缺失、微重复等具有突出优势,加速了人类了解基因组 DNA 结构变异在遗传病中的意义。高通量测序技术(NGS)在临床的应用,为广泛开展遗传性疾病的检测、疾病预防、基因诊断及治疗奠定了基础。总之,细胞分子遗传学诊断技术相互补充融合的现代遗传学疾病诊断思路和模式已经到来。我省出生人口数目巨大,出生缺陷和严重致残致畸数量多,我们也正积极面对这种技术的转变和相互融合。目前本省的遗传学医疗技术正引导着预测医学的发展。我省遗传学的服务范畴包括:辅助生殖、孕妇产前筛查与产前诊断、新生儿检测、遗传病病因检测、心脑血管疾病个体化治疗、遗传性肿瘤预测、肿瘤早期筛查等。尤其是新兴的遗传保健学可以更有针对性进行预防或推迟疾病的发生或进行症状前诊断,把疾病消灭在萌芽之中,提高防病、治病能力。

(二)遗传学技术转化加快,临床遗传服务能力快速提升

产前筛查和产前诊断是遗传学技术转化的成果,自 2019 年以来,河南省重点民生实事项目之一"两筛"以"产前筛查与产前诊断"为基石,河南省产前筛查和产前诊断网络开始形成,并逐步发展壮大。截至 2021 年 12 月 31 日,全省共有产前筛查机构 98 家,产前诊断机构 20 家,经过 3 年的不懈努力,产前筛查和产前诊断覆盖率大幅提高,仅 2021 年产前血清学筛查共发现高风险孕妇 36 930 例,孕早中期产前筛查覆盖率达到 70.65%,高于年度目标任务 10.65 个百分点;其中 19 925 例进行了产前诊断,共确诊 21-三体综合征等染色体病患儿 1 614 例。经过近 3 年坚持不懈的努力,我省出生缺陷患儿的预期出生人数已显著减少。无创产前基因检测(non-invasive prenatal testing,NIPT)技术的发展及其在临床上的应用已近 20 年,但由于单病种单基因遗传病较少,某些患者存在特异变异以及检测技术分析较为复杂等原因,NIPT 在临床单基因遗传病的筛查与诊断方面一直发展较慢。近 3 年来,随着 NIPT 在我省广泛应用于临床进行检测胎儿非整倍体,NIPT 在临床单基因遗传病的应用出现了转折和飞跃,对 6 种单基因疾病(地中海贫血、先天性耳聋、枫糖尿病、肾上腺皮质增生、鱼鳞病、假肥大性肌营养不良)的无创产前基因检测已经逐步从实验室应用于临床,通过单个基因位点检测结果准确率高达 98% 以上,可对单胎及同卵双胎进行检测,对于常染色体遗传性单基因病和 X 染色体连锁性单基因病检测准确率无差异。此外,随着基因检测技术的发展,测序成本跳崖式下降,令原本只在科研实验室内开展使用的全外显子组测序(WES)和全基因组测序(WGS)技术也进入寻常百姓家。

(三)省内遗传学发展遥遥领先,国内国际话语权不断加强

我省遗传学科起步早,长期致力于推动河南省医学遗传学的发展,是国内最早成立遗传学临

床专业科室的省份之一。目前我省多个国家级遗传学中心、基地,主要包括:全国首批"国家基因检测技术应用示范中心"、全国首批高通量基因测序遗传病和产前筛查/诊断临床应用试点单位、全国首批临床医师遗传病专科规范化培训基地;是我国多个遗传基因检测行业标准制定的参与者,2022年参与制定的《全外显子组测序在产前诊断应用的专家共识》刚刚发表在《中华医学遗传学杂志》上,进一步规范了产前WES的临床应用。

此外,我省已经建成多个医学遗传学国家级、省部级重点实验室:国家卫生计生委出生缺陷预防重点实验室、基因诊断与治疗河南省工程实验室等1个国家级重点实验室、3个省级实验室;建立有国内首个"临床基因诊断与基因治疗院士工作站",具备独立科研和技术研发能力。

(四)遗传学研究硕果累累,助力遗传技术临床大发展

河南省医学遗传学领域聚集了一批遗传学领域的顶尖级专家,近3年本领域在重大出生缺陷产前诊断、罕见病精准诊断、遗传学疾病的预防、血液TSH与妊娠结局的关系等方面取得了重要研究成果。代表性成果如下。

1. 廖世秀团队的"重大出生缺陷产前诊断体系的构建及应用"荣获全国妇幼健康技术二等奖。

2. 孙莹璞团队的"遗传性疾病子代传递阻断体系的创建与临床应用"荣获河南科学技术进步奖一等奖。

3. 刘红彦的"多种罕见病精准分子诊断技术的建立及应用"荣获河南科学技术进步奖二等奖。

4. 丁可越"Using natural language processing to extract clinically useful information from Chinese electronic medical records"的研究成果发表在 *International Journal of Medical Informatics* 杂志上。

5. 王兴玲团队的"胚胎移植后14天血清促甲状腺激素水平与临床结局关系的研究"列入河南省医学科技攻关计划项目。

二、河南省医学遗传学发展面临的挑战

虽然我省遗传学发展具备一定优势,但是相对于国际、国内最高水平和我省人民的巨大需求,我省遗传学发展还存在以下不足和差距。

(一)高层次人才缺乏、尖端技术与国际先进水平存在差距

目前区域内缺少长江学者、千人计划等高层次专家人才,相应地科研能力比较薄弱。部分遗传学尖端技术例如基因编辑、基因治疗技术、单细胞测序技术与国际先进水平存在差距。

(二)医疗机构间技术水平差距巨大,平均医疗水平低

具有国家先进水准的机构基本集中在省会城市,导致医疗资源的群众受益面和辐射力受到严重影响。例如河南省内仅有3家医疗单位具备高通量测序基因检测国家资质;经批准开展产前诊断技术的医疗保健机构只有20家,明显低于我国发达地区。

(三)河南省医学遗传学总体服务能力与需求存在巨大不平衡

目前河南省区域内设置有遗传学专业学科的医疗机构仅有9家,专业从业技术人员约400人,

远远不能满足区域内人民群众的医疗需求,同时也严重制约了医学遗传学自身发展和对其他学科的带动作用。

(四)遗传医疗的认知度和科普性差

大部分地市、县级医院缺乏遗传专业医生,从而导致区域内患者大量外流或者得不到正确诊治。据统计,为得到正确诊治,我国遗传性疾病平均寻医年限为7年,平均就医医院4~5家。这一过程造成了巨大的社会资源浪费。

(五)产业化转化能力差

虽然河南省内遗传学社会服务总量和市场总量非常巨大,但是规模化和产业化能力差,尤其是河南省内缺乏相应的成果转化和产业化企业支撑。

三、河南省医学遗传学的发展方向

如今遗传学发生了天翻地覆的变化,基因技术正在迅猛发展,可以为我们带来巨大好处,可以治愈疾病、预测未来,更新我们对性别、身份、选择的认知。医学遗传学的未来将由两大基本要素组成:首先是基因诊断,是指用分子生物学和分子遗传学方法检测基因结构及其表达功能;其次是基因编辑,是一种新兴的比较精确的能对生物体基因组特定目标基因进行修饰的一种基因工程技术。

综合本省目前医学遗传学发展已有基础和存在的问题,河南省医学遗传学建设要围绕服务能力分级网络化、技术信息共享、创新转化能力提升、相关产品规模化及产业化的思路进行。具体工作重点和工作目标如下。

(一)建设医学遗传学三级医疗网络,提升省内综合诊疗水平

在我省分级诊疗和互联智慧医疗服务平台的基础上,借助产前筛查、产前诊断技术服务网络优势,建立覆盖全省省、市(县)、乡三级的遗传病综合防治医疗网络,同时不间断进行医学遗传学长期远程继续教育和短期密集训练,对有一定遗传学或医学背景的人进行医学遗传专科培训,培养500~1 000名有资质的遗传从业人员,满足日益增加的临床需求。争取在5年内遗传咨询门诊实现三级医疗机构100%覆盖;河南省内出生缺陷筛查覆盖率由不足30%提高到80%以上;5年内疑难遗传性疾病三级医院确诊率由原来的15%左右提高到50%以上。

(二)整合优势资源,加强医疗服务体系建设

在省内"国家基因检测技术应用示范中心"基础上,建立河南省遗传检测质量控制中心、河南省医学遗传人才培训基地、遗传性疾病诊治远程会诊中心。通过优势资源整合和有目的的重点建设,从医疗技术水平、临床服务能力、医疗质量和安全3个方面增强医疗中心的服务体系建设。通过三级诊疗、质量控制体系、培训体系的建立和完善,对现有资源充分整合和合理利用,力争在5年内使河南省内的临床服务能力扩充至目前的3~5倍,年综合诊治能力达到5万人次以上,基本满

足省内医疗需求,提高本省遗传学服务辐射能力。

(三)加强教学和科研能力建设

加强与国际接轨的科研平台建设,与国内外名校、大家加强交流合作,引进、消化国际最新技术、开展前沿研究;加强各种人才培养计划和科研研究计划,努力增加研究生导师名额;建立覆盖全省的遗传学大数据库和样本库,在数据安全基础上资源共享,避免"各自为政",数据彼此之间形成"孤岛"态势。加强遗传资源保护,促进科研建设,力争发表多篇影响因子大于 10 的高层次文章。

(四)促进新技术的转化应用和产业化发展

促进与世界遗传学领先机构如哈佛大学医学院、贝勒医学院人类遗传系等遗传病领域专业机构合作,引进和掌控世界最新技术能力。支持、引导相关企业产业在我省进行技术研发和产品生产,积极促进新技术的引进和科研成果临床转化应用和产业化。

(河南省医学会医学遗传学分会第五届委员会　廖世秀)

河南省医学影像技术学科发展研究报告

摘要

医学影像在现代临床诊疗过程中发挥着极大的作用,影像设备和技术的发展和完善推动了医学影像学的不断进步,通过无创、快捷、精准的影像检查,对疾病预防筛查、早期发现、病变定位定性诊断、疗效评估等诊疗活动提供全方位依据。做到对疾病尽量做到"早发现、早诊断、早治疗"。河南省医学会影像技术分会紧随国家卫生健康委提出的"影像检查结果互认",倡导推行影像同质化管理,并通过 AI 影像大数据建造云平台,构建重大疾病诊疗一体化平台,同时抓住机遇,积极与国产设备公司开展紧密合作,重视国产装备的研发与应用,体现了学会浓厚的家国情怀,为助力"健康中国 2030"计划发挥了重要而积极的作用。

学科发展现状:河南省影像技术学会成立于 1995 年 10 月份,是我国成立较早的省级影像技术学会之一,尤其是自 2003 年 12 月份以来,在主任委员高剑波的带领下,全省影像技术工作者更是做了大量卓有成效的工作。①实现了河南省放射影像领域的多个首次,即首次中华医学会影像技术分会副主任委员、首次医学影像技术学专业教材第一主编、首次本科及以上学历(包括五年制、七年制、规培生)各类医学影像学教材(英文版教材、案例版教材等)主编或副主编、首次成功申报并获批河南省医学技术专业一级硕士点、首次获批河南省消化肿瘤影像重点实验室;实现河南省放射影像领域的质的飞跃,即中华医学会影像技术分会全国委员由 1 人增至 4 人。②每年召开学术年会、高端 CT 中原论坛、碘对比剂基础生命支持大赛和冠脉 CTA 大赛、影像技术手拉手活动等学术会议,积极开展医学会基层适宜推广技术活动,并已成功举办 10 次;同时还积极组稿、组织人员参加国内和国际学术交流,组稿数量及参会人数位居全国前 3 名之内;③积极承办过 2 次全国年会、2 次青委会、多次常委会、中南区影像技术会议和 CT 学组会议;④注重影像技术队伍建设,努力提高河南省影像技术人员的技术水平和学历职称层次,已经开启了硕士和博士研究生教育,为进一步培养高精尖人才奠定了良好的基础。⑤积极派遣年轻技术人员参加国际学术交流,先后 20 余次在国际重要学术会议做大会发言,并与美国杜克大学、意大利罗马大学、东京女子大学建立了交流与合作,开展互访活动并成立国际联合实验室。

学科发展趋势和目标:①推行影像检查结果互认,搭建区域医联体平台。积极响应医学会号召,全力推行基层适宜技术推广活动,目前已举办 10 余场活动。通过专家规范化的操作与讲解,线上线下结合的教育与培训,不但培养了大批的基层影像队伍,还逐步形成了标准化、同质化的影像图像,结构化的影像报告,真正推动了优质影像医疗资源下沉。为缓解医疗资源不平衡、助力分级诊疗和提升基层医疗服务能力和水平奠定了坚实的基础。②助力国产装备的临床应用,突破关键核心部件的研发。高端医学影像设备长期被国外品牌占据,随着国产装备的不断壮大,其关键核心技术和部件相继问世,为我国高端设备注入新的生命和活力。学会抓住机遇,积极与国产设备公司开展紧密合作,从设备的研发到关键零部件的应用都做出了应有的贡献,体现了影像技术学会有责任、有担当的家国情怀,也靠着多年积攒的临床应用和研发助力高端国产装备构建起全链自主可控的生产体系,有望冲破枷锁,提升高端国产品牌。③积极开展 AI 和影像组学,赋能科学前沿创新领域。人工智能(artificial intelligence,AI)已经成为影像智能化和标准化的重要支撑,国内重要的科研院所、各大高校企业正在努力打造全影像链的 AI 人工智能平台,通过大数据建造云平台,从而构建重大疾病治疗一体化平台,运用多模态影像技术和影像组学的方法,挖掘影像图像深层定量特征,通过纹理分析与临床数据进行特征提取,实现疾病的早发现、早诊疗以及预后预测,为肿瘤诊疗决策提供了强有力的证据和工具。从影像信息到纹理特征,从临床数据到病理分析,通过 AI 技术提供更精准的影像。

目标规划:2022 年医学影像技术学会将会结合自身的现状与发展,重点发展优势项目,积极开展基层适宜技术推广活动,坚持以患者为中心,联合相关影像学专家,撰写专业的技术规范的指南,强基层,树形象,提升我省影像技术人员的业务能力,更好地为广大患者服务。

随着现代医学影像学的快速发展,医学影像学既可以作为医疗工作的辅助工具,还可以作为科研手段研究生命科学,它的发展主要依赖于科学技术和仪器设备,新技术和新设备对医学影像学的发展起着强大的推动作用。医学精准、影像先行,影像精准、技术先行,面对众多的临床医疗问题,医学影像已经从临床辅助检查发展成临床疾病诊断的重要方法,尽量做到"早发现、早干预、早治疗",把以治疗疾病为主的临床手段前移至以预防、保健和康复为一体的生命健康全周期。医学影像通过无创、快捷、精准的优势,利用新技术开展体检、疾病筛查与诊断、疗效评估与康养,为临床的诊疗活动提供科学和直观的多方面依据,为助力"健康中国 2030"计划发挥重要而积极的作用。

一、学科发展与现状

河南省影像技术学会成立于 1995 年 10 月份,是我国成立较早的省级影像技术学会之一。通过历届主委和委员一路披荆斩棘,通过几代影像技术工作者的不懈努力,河南省影像技术学会取得了长足的发展。尤其是自 2003 年 12 月份以来,在主任委员高剑波的带领下,全省影像技术工作者更是做了大量卓有成效的工作。实现了河南省放射影像领域的多个首次,即首次中华医学会影像技术分会副主任委员、首次医学影像技术学专业教材第一主编、首次本科及以上学历(包括五年制、七年制、规培生)各类医学影像学教材(英文版教材、案例版教材等)主编或副主编、首次成功申报并获批河南省医学技术专业一级硕士点、首次河南省医学影像领域国家自然科学基金面上项目获得者、首次获批河南省消化肿瘤影像重点实验室;实现河南省放射影像领域的质的飞跃,即中华医学会影像技术分会全国委员由 1 人增至 4 人。此外,积极组建 CT、MR、数字放射、工程维修、PACS、教育、儿科和乳腺摄影 8 个专业学组;指导成立了郑州、开封、南阳、漯河、三门峡、洛阳、平顶山、鹤壁、驻马店、许昌、济源和周口等地市级影像技术专业学会;每年召开学术年会、高端 CT 中原论坛、碘对比剂基础生命支持大赛和冠脉 CTA 大赛、影像技术手拉手活动等学术会议,积极开展医学会基层适宜推广技术活动,并已成功举办 10 次;同时还积极组稿、组织人员参加国内和国际学术交流,组稿数量及参会人数位居全国前 3 名之内;积极承办过 2 次全国年会、2 次青委会、多次常委会、中南区影像技术会议和 CT 学组会议;注重影像技术队伍建设,努力提高河南省影像技术人员的技术水平和学历职称层次。因为影像技术学会始终秉承"学术会议讲学风、讲人气;学会工作讲奉献、讲人格;学会集体讲团结、讲实效",所以河南省医学会影像技术专科分会多次在河南省医学会各专科分会综合排名中位居前列,多次被评为"河南省医学会优秀专科分会"。医学影像技术学科建设已经开启了硕士和博士研究生教育,为进一步培养高精尖人才奠定了良好的基础。积极派遣年轻技术人员参加国际学术交流,先后 20 余次在国际重要学术会议做大会发言,并与美国杜克大学、意大利罗马大学、东京女子大学建立了交流与合作,开展互访活动并成立国际联合实验室。

二、学科发展趋势和目标

(一)推行影像检查结果互认,搭建区域医联体平台

全面推进健康中国建设,以基层发展为重心,以改革创新为驱动,建设医联体区域医疗中心,助力国家卫生健康委提出的"影像检查结果互认",积极响应医学会号召,全力推行基层适宜技术推广活动,目前已举办 10 余场活动,通过专家规范化的操作与讲解,线上线下结合的教育与培训,不但培养了大批的基层影像队伍,还逐步形成了标准化、同质化的影像图像,结构化的影像报告,真正推动了优质影像医疗资源下沉。为缓解医疗资源不平衡、助力分级诊疗和提升基层医疗服务能力和水平奠定了坚实的基础。

(二)助力国产装备的临床应用,突破关键核心部件的研发

高端医学影像设备长期被国外品牌占据,随着国产装备的不断壮大,其关键核心技术和部件相继问世,为我国高端设备注入新的生命和活力。自 2017 年开始,河南省医学会影像技术分会注重国产装备的研发与应用,国家卫生健康为委和工信部联合开展了"两部委国产装备临床应用示范基地"的活动,学会抓住机遇,积极与国产设备公司开展紧密合作,从设备的研发到关键零部件的应用都做出了应有的贡献,体现了影像技术学会有责任、有担当的家国清怀,也靠着多年积攒的临床应用和研发助力高端国产装备构建起全链自主可控的生产体系,有望冲破枷锁,提升高端国产品牌

(三)积极开展 AI 和影像组学,赋能科学前沿创新领域

人工智能(artificial intelligence,AI)已经成为影像智能化和标准化的重要支撑,国内重要的科

研院所、各大高校企业正在努力打造全影像链的 AI 人工智能平台,通过大数据建造云平台,从而构建重大疾病治疗一体化平台,运用多模态影像技术和影像组学的方法,挖掘影像图像深层定量特征,通过纹理分析与临床数据进行特征提取,实现疾病的早发现、早诊疗以及预后预测,为肿瘤诊疗决策提供了强有力的证据和工具。从影像信息到纹理特征,从临床数据到病理分析,从影像组学到基因组学,从影像诊断到生命科学,高端的人工智能与影像组学让临床医学的发展、探索人类生命体的奥秘又前进了一步,给人类历史上医学方面带来了历史性的飞跃。

筚路蓝缕启山林,栉风沐雨砥砺行,2022 年医学影像技术学会将会结合自身的现状与发展,始终坚持以患者为中心,围绕健康中国战略要求,以"精准影像,技术先行"为发展思路,拓展医、教、研、管四个中心,为全省培养全周期影像技术人才,以医联体区域医疗中心为抓手,上下联动,以多学科融合为契机,加速影像技术与信息、材料、制造等跨学科合作,推动影像技术精准规范化、人工智能化、理论创新化的建设,使影像技术学科的发展全面进入数字智慧化领域,提升我省影像技术学科的地位和影响力。

(河南省医学会医学影像技术学分会第七届委员会　高剑波)

河南省远程医疗学科发展研究报告

摘要

河南省远程医疗起步于1996年,2010年设立河南省远程医学中心,2018年经批准设置为国家远程医疗中心,2018年启动全省远程医疗资源及服务网络整合工作,设立河南省互联网医疗服务监管平台。我省始终以为人民群众提供优质服务为导向、以技术创新为驱动,深耕专业领域、聚焦关键技术,坚持提前布局、全面布局,经过26年的快速发展取得显著成就。

我省建设了互联网医疗系统与应用国家工程实验室等国家级平台3个,互联网医药电子商务与主动健康服务河南省工程实验室等省部级业务及科研创新平台12个。2022年成立河南省医学会远程医疗分会,我省国家远程医疗中心作为核心成员参与国家《远程医疗信息系统建设指南(2014版)》的研究与编制工作,主持、参与编制行业标准3项。承担远程医疗领域的国家重点研发计划、国家自然科学基金等国家和省部级项目30余项,获科技经费12 000余万元,发表学术论文130余篇,出版学术著作22部,授权发明专利4项,获得中华医学科技奖一等奖、河南省科学技术进步奖一等奖等10余项。我省建立了覆盖全省的"省-市-县-乡-村"五级联动远程医疗服务体系,每年开展远程综合会诊量2万余例,远程心电、病理、影像等专科诊断量30余万例,远程教育300余次、培训人员50万人次,服务规模在国内遥遥领先。搭建河南省新冠肺炎防控应急远程会诊系统,覆盖全省新冠肺炎者定点救治医院隔离病房,助力疫情防控。研发5G移动查房机器人、5G救护车等系列智能终端,开展5G典型医疗应用场景测试,弥补了国际、国内空白。打造"健康医疗信息化黄河论坛"等多个行业品牌学术会议,组织开展全国范围内首次省部级的远程医疗技能竞赛——河南省远程医疗技能竞赛,组织编撰1套"远程医疗科普丛书",开展科普宣传。

未来发展趋势:一是远程医疗协作网络不断完善,实现医疗区域一体化协同发展;二是5G网络将助力开展更多远程医疗应用;三是人工智能技术加持,实现远程智能诊疗新模式。制定系列规划,致力于将远程医疗学科打造为医工交叉领域的典型学科,保持我省在远程医疗学科的国内领先地位。

河南省远程医疗起步于1996年,始终以为人民群众提供优质服务为导向、以技术创新为驱动,深耕专业领域、聚焦关键技术,坚持提前布局、全面布局,经过26年的快速发展取得显著成就。本报告梳理总结河南省远程医疗学科现状,展望发展趋势,提出下一步规划,为实现国内外一流学科的建设目标提供有力支撑。

一、学科现状

（一）远程医疗概述及全国发展现状

远程医疗是指一方医疗机构（以下简称邀请方）邀请其他医疗机构（以下简称受邀方），运用通信、计算机及网络技术（以下简称信息化技术），为本医疗机构诊疗患者提供技术支持的医疗活动。医疗机构运用信息化技术，向医疗机构外的患者直接提供的诊疗服务，属于远程医疗服务。

我国远程医疗起步于20世纪80—90年代中后期，1988年解放军总医院通过卫星与德国一所医院进行神经外科远程病例讨论是我国现代意义上第一次远程医疗活动。20世纪末，实用性远程医疗系统开始建设与应用，包括原卫生部领导下的金卫医疗网络、原卫生部的双卫网、军队的远程医学信息网（军卫2号）等。2009—2019年，高端远程医疗系统正式投入，各省主要医疗机构建立了不同规模的远程医疗系统，国内远程医疗进入快速发展与扩张阶段。截至2018年，我国22个省份建立了省级远程医疗平台，覆盖1.3万家医疗机构、1 800多个县。进入2020年，随着移动互联网、物联网、5G等技术在医疗领域的布局及应用逐渐成熟，新冠肺炎疫情对老百姓就医习惯的影响和改变，中国远程医疗进入加速落地阶段，相关政府部门也高度重视远程医疗建设，先后发布了《关于促进"互联网+医疗健康"发展意见》（国办发〔2018〕26号）和《远程医疗服务管理规范（试行）》，要求推广远程医疗，创新医疗服务模式。根据《中国医院远程医疗发展报告（2020年）》，远程会诊、远程专科诊断、远程教育、远程手术示教已成为典型应用场景。宁夏、四川、湖北、河南等省份相继出台了远程医疗收费政策，部分省份将远程医疗纳入医保支付范畴，进一步推动远程医疗的可持续发展。

（二）河南省远程医疗发展脉络

河南省是典型的人口大省和医疗服务大省，卫生资源总量不足且分布不均，基层卫生资源匮乏，远程医疗的发展对河南卫生事业具有重要意义。1996年河南省内医院开始开展远程医疗。2010年设立河南省远程医学中心，负责管理全省远程医疗系统建设和业务开展。2014年河南省科学技术厅、河南省卫生和计划生育委员会、河南省财政厅联合发文（豫科〔2014〕199号），批复建设19家市级分中心。2014年、2016年远程医疗建设先后2次被纳入河南省重点民生工程予以重点推进。2018年河南省远程医学中心经原国家卫生与计划生育委员会医政医管局批准设置为国家远程医疗中心。2018年9月启动全省远程医疗资源及服务网络整合工作，实现全省"一张专网、一个平台"的远程医疗模式。2018年12月设立河南省互联网医疗服务监管平台。经过近年来的发展，河南省远程医学中心在技术水平、网络规模、服务规模等方面都处于国内领先水平，是我国远程医疗示范基地之一。

（三）学科平台建设日趋完善

我省高度重视远程医疗领域科技创新平台建设，先后建设了互联网医疗系统与应用国家工程实验室、移动医疗技术与服务国家地方联合工程实验室、国家远程医疗中心3个国家级平台,河南省远程医学中心、互联网医药电子商务与主动健康服务河南省工程实验室等省部级业务及科研创新平台12个(表7)。

表7 我省远程医疗领域科技创新平台

平台名称	主要依托单位
互联网医疗系统与应用国家工程实验室	郑州大学第一附属医院
移动医疗技术与服务国家地方联合工程实验室	郑州大学第一附属医院
国家远程医疗中心	郑州大学第一附属医院
河南省远程医学中心	郑州大学第一附属医院
河南省互联网医疗监管平台	郑州大学第一附属医院
河南省电子处方审核中心	郑州大学第一附属医院
互联网医药电子商务与主动健康服务河南省工程实验室	郑州大学
河南省骨科智能诊疗机器人工程研究中心	郑州大学第一附属医院
河南省智慧医院工程研究中心	郑州大学第二附属医院
河南省"互联网+"出生缺陷防治工程研究中心	郑州大学第三附属医院
河南省临床大数据分析与服务工程研究中心	河南省人民医院
河南省骨伤康复人工智能工程研究中心	河南省洛阳正骨医院(河南省骨科医院)
智慧医疗物联网技术河南省工程实验室	平顶山学院
医疗大数据系统软件技术河南省工程实验室	河南省新星科技有限公司
河南省数字医疗工程研究中心	郑州新益华医学科技有限公司

互联网医疗系统与应用国家工程实验室于2017年经原国家发展和改革委员会批复依托郑州大学第一附属医院设立,是"十三五"期间国家规划建设的8家"互联网+"领域国家工程实验室之一,是我国互联网医疗领域国家级科技平台,也是河南省医疗卫生领域第一个国家级科技平台。国家工程实验室围绕落实"互联网+"行动,以推动我国经济结构转型升级为着力点,建立和完善"互联网+"领域技术创新平台,加快"互联网+"融合技术在医疗领域的深度应用,支撑互联网医疗技术的全生命周期。

移动医疗技术与服务国家地方联合工程实验室于2015年经原国家发展和改革委员会批复依托郑州大学第一附属医院设立。实验室紧密围绕医疗信息化特别是移动医疗发展的核心技术问题和服务需求,针对移动医疗系统构建、信息采集、数据分析等关键技术突破的迫切需求,建设覆盖移动医疗科技及转化全链条的能力体系,包括新建医疗物联网与芯片技术测试、移动医疗设备测试、移动医疗软件系统开发等,满足提升移动医疗产业创新能力、促进区域经济发展方面的需求。

国家远程医疗中心于2018年经原国家卫生与计划生育委员会医政医管局批复依托郑州大学第一附属医院建设,是我国首个也是目前唯一一个国家级远程医疗中心,承担着全国远程医疗发展规划、技术研究、质量监控、行业交流等工作,在国内外具有重要影响。中心位于郑州大学第一附属医院门诊医技楼21~22楼和国家工程实验室3楼,占地面积3 400平方米,设有远程应急指挥大厅、多学科综合会诊室、远程门诊室、专科诊断中心、数字化录播中心等,内部环境、软硬件配备、场地规模等位居全国首位。

(四)学术组织跨越发展,学科队伍不断壮大

2014年5月,我省牵头成立中国卫生信息与健康医疗大数据学会远程医疗专委会,郑州大学第一附属医院赵杰当选首任主任委员,并于2018年5月连任第二届主任委员,河南省远程医疗在国内的地位和影响力与日俱增。2022年9月,河南省医学会远程医疗分会正式成立。郑州大学第一附属医院赵杰当选第一届远程医疗分会主任委员,申志强、任献青、刘剑波、王新军、韩斌斌、任书伟等任副主任委员,委员74人。这是我省第一个专注于远程医疗的学科分会,凝聚了全省优秀的远程医疗专业人员,对于我省远程医疗的发展具有里程碑式的意义。

(五)学术成果丰硕

1.参与行业标准编制,引领行业健康发展

我省深度参与编制国家远程医疗行业标准和建设指南,力促行业健康发展(表8)。国家远程医疗中心作为核心成员参与国家《远程医疗信息系统建设指南(2014版)》的研究与编制工作,主持编制行业标准1项、参与编制行业标准2项。

表8 我省牵头、参与撰写原国家卫生与计划生育委员会发布的指南和标准

标准编号	指南和标准名称	发布部门	发布时间	我省参与情况
	《远程医疗信息系统建设技术指南(2014年版)》	国家卫计委	2014年11月	郑州大学第一附属医院牵头编制
WST 546—2017	《远程医疗信息系统与统一通信平台交互规范》	国家卫计委	2017年7月	郑州大学第一附属医院是第一起草单位
WST 545—2017	《远程医疗信息系统技术规范》	国家卫计委	2017年7月	郑州大学第一附属医院是第二起草单位
WS 529—2016	《远程医疗信息系统基本功能规范》	国家卫计委	2016年12月	郑州大学第一附属医院是第五起草单位

2.发布远程医疗行业报告,出版行业丛书

我省致力于长期追踪我国远程医疗行业发展状况,不断深入推进远程医疗相关研究与科普宣传。自2018年起,国家远程医疗中心联合中国卫生信息与健康医疗大数据学会远程医疗专委会在全国范围内开展远程医疗年度调查,调查结果以《中国医院远程医疗发展报告》的形式出版,截至目前已经出版2018年、2019年、2020年3期。我省编写出版了《基于远程医疗平台的突发公共卫生事件急救一体化系统构建与应用》《"互联网+"时代的远程医疗服务运营关键问题研究》《基于

平台化技术的远程医疗服务系统研究》等行业著作22部,出版了"远程医疗科普丛书",加强远程医疗前沿理论研究,助力远程医疗传播普及。

3. 承担国家级课题,荣获多项科研奖项

我省在远程医疗领域承担了国家重点研发计划、国家863项目、国家自然科学基金、国家科技惠民计划、中央引导地方发展专项、河南省重大科技专项等国家和省部级项目30余项,累计获国家和省科技经费12 000余万元。公开发表学术论文130余篇,授权发明专利4项,获批软件著作权40余项。获得中华医学科技奖一等奖1项,河南省科学技术进步奖一等奖1项,河南省科学技术进步二等奖4项、三等奖2项,河南省教育厅科技成果奖一等奖2项,河南省医学科技奖一等奖2项。其中,"面向多端共享的远程医疗体系构建与关键技术"获得河南省科学技术进步奖一等奖。

(六)临床服务能力持续提升

1. 远程医疗服务体系建设日趋完善

我省秉持"立足河南、服务全国、走向世界"的发展理念,建立了"省-市-县-乡-村"五级联动远程医疗服务体系,各级分支机构依托当地医疗机构建设,并由河南省卫生健康委统一命名和编码后授予牌匾。截至2022年体系覆盖河南省郑州大学第一附属医院、河南省人民医院、河南省肿瘤医院等,99家三级医院、326家二级医院、687家一级医院;河南省外联通新疆、山西、四川、河北、天津、山东、湖南、湖北、福建等省份65家医院;同时,还与非洲赞比亚部分医院进行跨国远程医疗互联互通,未来将沿"一带一路"健康丝绸之路,逐步扩大国际远程互联。

2. 自主研发综合服务平台,护航规模化业务开展

我省研发建设了全省统一的远程医疗综合服务平台,支撑所有医疗机构远程互联互通,实现会诊患者病历信息交互共享,支撑远程综合会诊、远程专科诊断等各项业务的线上流转和平台化运行。2018年初,原河南省远程医疗综合服务平台升级改造为国家远程医疗综合服务平台。我省开展着常态化、规模化的远程医疗业务,目前每年开展远程综合会诊量2万余例,远程心电、病理、影像等专科诊断量30余万例,远程教育300余次、培训人员50万人次,服务规模在国内遥遥领先。

3. 远程医疗技术助力疫情防控

新型冠状病毒肺炎疫情暴发期间,河南省远程医学中心仅用82 h,就快速建设了覆盖河南全省的152家新冠肺炎患者定点救治医院的"河南省新冠肺炎防控应急远程会诊系统"。依靠建成的远程会商系统,省级防疫专家组累计开展远程会诊超2 000例次,开展远程教育培训50 000人次,为全省新冠肺炎重症、危重患者指导治疗,成为河南省抗疫的硬核举措,目前该系统仍然服务于河南省常态化疫情防控。

(七)设备研发能力提升

我省依托互联网医疗系统与应用国家工程实验室、国家远程医疗中心等国家级平台,研发5G移动查房机器人、5G救护车等系列智能终端,开展5G典型医疗应用场景测试,弥补了国际、国内空白,全面支撑"互联网+"医疗健康服务的网络化、数字化、智慧化的可持续发展,也促使我省在5G医疗领域走在全国前列。

以新型冠状病毒隔离病区移动救治需求为切入点,创新研发了一套5G移动查房机器人,实现了查房系统与医院信息系统的对接,支持患者电子病历、医嘱执行记录等信息在线共享和实时交互,支持开展移动查房、远程探视等创新应用。2020年疫情暴发初期,在河南省舞钢市人民医院、鹤壁市人民医院等医院推广应用,在新冠疫情防控中发挥了积极作用。

研发5G智能救护车,可接入无人机、北斗导航系统,支持急救第一现场、第一视角全周期救治服务,通过5G网络将患者的医学检查影像、生命体征这些信息无损同步回传,远程指导车上的医务人员进行救治,后方也可以提前掌握患者病情,结合医护力量精准制定应对方案,实现"上车即入院",前后端联动,为患者赢得宝贵的救治时间,推动了医疗业务的移动化、数字化、网络化。

(八)科普教育活动稳步推进

1.打造品牌学术会议,指导开展行业竞赛

我省注重行业学术交流,打造了"健康医疗信息化黄河论坛暨远程医疗学术技术交流大会"等多个行业品牌学术会议。开创行业先河,组织开展了全国范围内首次省部级的远程医疗技能竞赛——河南省远程医疗技能竞赛,达到了以赛促学、以赛促练,内强素质、外树形象的目的,营造了"比、学、赶、帮、超"的良好氛围,进一步构建了远程医疗事业的良好发展格局。

2.编纂科普教材,弥补行业科普空白

我省组织编撰了一套适宜、实用、客观、通俗的远程医疗科普丛书。科普丛书共6部,采用总分总的框架,分为总体篇、业务应用篇、基层机构篇、专家篇、健康管理篇和未来篇,多维度、深入浅出地介绍远程医疗方方面面的知识,内容朴实生动,可读性强,受众广。

二、发展趋势

一是远程医疗协作网络不断完善,实现医疗区域一体化协同发展。远程医疗专网建设将与医院现有信息系统对接,实现跨区域的医疗机构信息系统互联互通、诊断结果互认,服务效率大大提升。

二是5G网络将助力开展更多远程医疗应用。随着5G网络技术的日趋完善,得益于5G网络大带宽、低时延的优势,远程超声检查甚至远程手术等应用将逐渐开展普及。

三是人工智能技术加持,实现远程智能诊疗新模式。随着人工智能技术的不断成熟及与医疗的深度融合,未来的远程医疗系统可融合人工智能的智能诊疗算法模型,实现远程智能诊断、智能治疗等。

三、目标规划

(一)主要目标

将远程医疗学科打造为医工交叉领域的典型学科,保持我省在远程医疗学科的国内领先地位。

(二)具体规划

聚焦领域关键技术进行研发,全面助力远程医疗建设与业务开展。组织制定远程医疗临床路径、质量控制与评价等标准,指导我省乃至全国远程医疗规范化发展。开展远程医疗行业调研,发布远程医疗行业发展报告,发布《河南省远程医疗行业发展报告》,制定我省远程医疗发展规划,推动远程医疗良性发展。开展全省远程医疗绩效评价,依据评价结果引导各级医疗机构优化服务流程,持续提升远程医疗服务质量和效率。开展品牌学术活动,继续开展全省行业竞赛,开展远程医疗技术系列培训,扩大行业科普宣传。

(河南省医学会远程医疗分会第一届委员会　赵杰)

河南省运动医疗学学科发展研究报告

摘要

近年来,河南省医学会运动医疗学分会在学会领导的关怀和支持下,吸收新成员,不断开拓进取,在科研、临床等领域取得了不俗的成绩。

①在基础研究方面,通过运动解剖学等方面的研究,推出了前交叉韧带带状重建等前沿科学技术,填补了国内空白。②在临床研究方面,独创的"三入路精准重建前交叉韧带"技术也在国内广泛应用,不仅降低了韧带重建术的门槛,也提高了骨道定位的准确性。同时关于前交叉韧带损伤、髌骨脱位等的影像学研究也不断推进,发表多篇国内顶级期刊论文。③在学科建设方面,细化建设了上肢、下肢、关节置换、康复等5个学组,扩大了运动医学范畴。同时,为运动医学提供后备力量,建立了青委会。随着学会的发展,吸引吸收了大批运动医学人才和从业者,覆盖全省各个地市。为加强国内、国际合作,多次召开了线上、线下会议,覆盖国内多个地市,参会人员1万余人次。目前学会多项技术在省内处于顶尖层次,在国内处于领先层次。

学会的发展靠新技术的支持。目前学会主要的新技术集中在以下几个方向。

首先,膝关节前交叉韧带单束保残重建的临床研究。我学会年关节镜手术量1 000余台,前交叉韧带重建术400余例,相当一部分为保残重建术,可采用相关对照研究,进一步明确保残重建的必要性,使ACL损伤患者更好、更快地恢复正常生活。

股骨滑车成形术联合内侧髌骨韧带重建、胫骨结节内移、外侧髌骨韧带松解术四联治疗伴有严重滑车发育不良的髌骨脱位也是近年来的热点问题。我学会对伴有严重滑车发育不良的患者采用四联手术,可有效纠正髌股关节运动轨迹,改善膝关节功能,临床效果较好。

巨大肩袖损伤的关节镜治疗是肩关节手术的重点。对在诊断为巨大肩袖损伤的患者采取关节镜下单、双排铆钉固定,同时结合具体病情离断或固定肱二头肌长头腱。可有效纠正改善肩关节功能,临床效果较好。

针对目前学科现状,我学会制定以下计划。①继续加强学会自身建设,扩大医学会在社会中的影响力。②结合疫情形势,抓好继续教育。③弘扬仁心仁术,开展科普讲座。

河南省医学会运动医疗学分会决心以卫生工作为中心,积极发挥全体成员的主人翁精神。一是要做好科学普及和学术讲座及学术交流工作;二是在大环境允许的情况下,积极下基层,服务基层;三是按条件不断发展新会员,把热心于学会工作的优秀人才吸收到医学会中来,使医学会工作更具先进性;四是继续做好医学教育工作,加强学会之间的联系与沟通,确实为我省的医疗事业做出贡献。

近年来,河南省医学会运动医疗学分会在学会领导的关怀和支持下,吸收新成员,不断开拓进取,在科研、临床等领域取得了不俗的成绩。

①在基础研究方面,通过运动解剖学等方面的研究,推出了前交叉韧带带状重建等前沿科学技术,填补了国内空白。②在临床研究方面,独创的"三入路精准重建前交叉韧带"技术也在国内广泛应用,不仅降低了韧带重建术的门槛,也提高了骨道定位的准确性。同时关于前交叉韧带损伤、髌骨脱位等的影像学研究也不断推进,发表多篇国内顶级期刊论文。③在学科建设方面,细化建设了上肢、下肢、关节置换、康复等5个学组,扩大了运动医学范畴。同时,为运动医学提供后备力量,建立了青委会。随着学会的发展,吸引吸收了大批运动医学人才和从业者,覆盖全省各个地市。为加强国内、国际合作,多次召开了线上、线下会议,覆盖国内多个地市,参会人员1万余人次。目前学会多项技术在省内处于顶尖层次,在国内处于领先层次。

学会的发展靠新技术的支持。目前学会主要的新技术集中在以下几个方向。

首先,膝关节前交叉韧带单束保残重建的临床研究。膝关节前交叉韧带(anterior cruciate ligament,ACL)是维持膝关节稳定的重要静力结构。ACL的作用是防止胫骨前移和内旋、内翻、外翻成角,同时在膝过伸时还可以产生膝关节锁紧作用,且兼有制导膝关节生理运动和限制其非生理运动的双重功能,因此是膝关节内的核心结构之一。ACL损伤后,如不及时修复稳定膝关节,易引起膝关节不稳、韧带松弛及载荷传导紊乱,进而导致关节内结构的进一步损伤和不易修复的软骨损伤,如半月板损伤、软骨退变及骨关节炎,加速膝关节退变,最终导致膝关节功能丧失和创伤性关节炎等继发关节疾病发生。严重影响患者日后的生活和运动。由于ACL所处的关节内环境和自身的组织学特点,ACL损伤后难以自愈,为了恢复膝关节结构和功能,对损伤的ACL需要进行重建已经成为共识,目前随着研究的深入,已提出国内外学者较为推崇的早期诊断和重建的观点。据估计美国每年有10万例ACL撕裂,每年约行5万例前交叉韧带重建手术。随着技术的不断进步、手术器械的研制创新、微创外科和膝关节镜技术的发展,以及关节镜下重建创伤小,术后反应小,术中韧带附着点定位准确,等长重建移植韧带强度大,术后可早期功能锻炼,关节功能恢复较好,因此关节镜下重建术已经成为当今治疗ACL损伤的主流方法且备受推崇,近年来ACL手术重建取得许多进展,临床治疗效果逐步提高。无论ACL完全损伤还是单束支损伤,在其止点大多会遗留有部分残端纤维,Zantop等观察了121例损伤的ACL,发现伤后120 d内均残留不同数量的纤维。Junkin等研究发现,ACL不仅是一个机械结构,也是一个本体感觉器官,富含神经及血管,它在维持膝关节机械稳定的同时,也协助维持膝关节平衡。近年来,人们对如何促进移植肌腱的再血管化,促进韧带愈合;如何早期恢复膝关节的本体感觉等问题逐渐重视。为尽量保留ACL的正常神经、血管组织及其感觉功能,学者们开始对ACL进行保残重建。

目前,关于是否采用保残重建ACL尚有许多争议。有学者认为该技术操作复杂,对术者手术技术要求高,需要熟练的操作技能。有学者认为保留的残端可以作为位置参考,帮助骨道定位,使骨道位置更精确,操作更简便。但保残重建中保留的残端可能挛缩,形成独眼畸形,引起髁间窝的撞击。但有研究表明,独眼畸形是胫骨隧道口周围的软骨和骨碎屑沉积钙化形成的,与残余的 ACL 纤维挛缩无明显关系。残端甚至可以阻挡隧道内的骨碎屑,反而减少了独眼畸形的发生。目前,关于保残重建的基础研究及临床研究均较少,缺乏临床随机对照试验对比观察保残重建 ACL 的疗效,尚需要进一步长期深入研究。

我学会年关节镜手术量 1 000 余台,前交叉韧带重建术 400 余例,相当一部分为保残重建术,可采用相关对照研究,进一步明确保残重建的必要性,使患者 ACL 损伤患者更好、更快地恢复正常生活。

股骨滑车成形术联合内侧髌股韧带重建、胫骨结节内移、外侧髌股韧带松解术四联治疗伴有严重滑车发育不良的髌骨脱位也是近年来的热点问题。髌骨脱位是一种临床上比较常见的疾病,如果不及时处理将会加快膝关节的退变速度,给患者带来沉重的生活负担。髌股关节的稳定性需要髌骨周围软组织的牵拉力量以及骨性结构的正常发育。这些稳定结构可以分为 3 部分:由股四头肌群构成的动力软组织稳定结构、由关节囊韧带构成的静力软组织稳定结构以及髌股关节的骨性结构构成的固定性稳定结构。学者研究发现膝关节从 0°屈曲到 30°的过程中内侧髌股韧带是维持髌股关节稳定性的主要因素。然而当膝关节高度屈曲时髌骨则停留在了滑车沟中,此时髌股关节的稳定性则靠外侧的股骨滑车的斜坡来维持。因此股骨滑车是防止髌骨脱位的一个重要因素,临床上有许多髌骨脱位的患者伴有股骨滑车发育不良。Dejour 等将股骨滑车发育不良分为四种类型。①A 型:相对较浅的滑车沟;②B 型:扁平或突出的滑车;③C 型:滑车关节面不对称,外侧面凸出,内侧面发育不全;④D 型:滑车面不对称,垂直的关节面与峭壁征。B 型、C 型和 D 型统称为严重的滑车发育不良。

本研究着重探讨股骨滑车成形术联合内侧髌股韧带重建、胫骨结节内移、外侧髌股韧带松解术治疗伴有严重滑车发育不良的髌骨脱位的疗效。

对在我科诊断为髌骨脱位伴有严重滑车发育不良的患者采用股骨滑车成形术联合内侧髌股韧带重建、胫骨结节内移、外侧髌股韧带松解术四联治疗。股骨滑车成形术因传统上对软骨的保护等因素,目前国内临床开展较少,相关研究文献资料不多,单纯三联手术滑车发育畸形的髌骨脱位的骨性异常纠正不彻底,有一定的复发率。

我学会对伴有严重滑车发育不良的患者采用四联手术,可有效纠正髌股关节运动轨迹,改善膝关节功能,临床效果较好。

巨大肩袖损伤的关节镜治疗是肩关节手术的重点。肩袖对于肩关节的稳定性及活动度有重要的作用,肩袖损伤对肩关节有着巨大的影响。此类疾病最早是在 1834 年由 Smith 发现的,但当时并没有引起足够的关注,后来 Codman 发现其是引起肩关节疼痛的一种重要原因,这才被广泛重视。目前,肩袖损伤的分类主要有按损伤的外形及位置分类、按肩袖完整的破坏程度分类、根据累计肌腱的数目进行分类等,其中较为常用的分类是根据撕裂最大处的距离分为:小撕裂(距离<1 cm),中度撕裂(1~3 cm),较大撕裂(3~5 cm)及巨大撕裂(>5 cm)。所谓巨大肩袖损伤是指多根(2 根以上)组成肩袖的肌腱断裂、单根肌腱撕裂或断端回缩 3 cm 以上。巨大肩袖损伤由于其症状严重,治疗困难,被越来越多的临床医疗工作者所重视,其临床特点也较为明确:断裂的肌腱回缩超过关节盂边缘,肩关节无力,周围肌力减弱,且往往伴有肩关节撞击症。常见的巨大肩袖损伤多伴有肱二头肌长头肌腱断裂,损伤后如长期不处理,肩袖无法自愈,随着脂肪浸润,病情会进一步加重,增加修复难度。巨大肩袖损伤最常受累的是肩胛下肌和冈下肌,有时伴有小圆肌撕裂,因此,巨大肩袖损伤多为后上方的撕裂,巨大肩袖损伤不仅会引起肩关节疼痛及相关的活动障碍,由于其损伤范围较大,还会使肩关节稳定性丧失。

巨大肩袖损伤治疗难度大,疗效不确切,主要原因是撕裂肩袖往往存在退缩、粘连,甚至肩袖肌肉脂肪变性,手术松解后仍存在一定张力,影响肌腱愈合。另外腱-骨交界处难以形成良好愈合环境。

对诊断为巨大肩袖损伤的患者采取关节镜下单、双排铆钉固定,同时结合具体病情离断或固定肱二头肌长头腱,可有效纠改善肩关节功能,临床效果较好。

针对目前学科现状,我学会制订以下计划。

一、继续加强学会自身建设,扩大医学会在社会中的影响力

2021年以刘宁为主任委员的第三届河南省医学会运动医疗学分会领导班子成立,成立伊始,刘宁对运动医疗学分会进行了大刀阔斧的改革,扩大了运动医疗学分会的委员及会员队伍,将河南省内运动医疗相关专业全部纳入其中,同时进行更为细致的学组划分,统筹设置创伤、关节置换、脊柱、运动康复等多个学组。同时为促进青年力量发展,后继有力,特别设置了青年委员会,为我省运动医学发展提供后备力量。为继续扩大学会影响力,学会适度增补在本专业有所作为的委员及各个学组成员,纳入新生力量。同时在各种会议中给予成员展示的机会,博采众长,不断进步。

二、结合疫情形势,抓好继续教育

为了坚持使会员新有所获、老有所学的一贯指导思想,医学会充分发挥各位委员作用,积极召开各种形式的培训及会议。2021年,即使在疫情最严重的时间,河南省医学会运动医疗学分会也通过网络会议的方式,每次围绕一个要点,对文献综述、影像诊断、手术等各个方面进行深入讲解,促进了运动医学的发展。同时,不断动员各学组委员加入交流讨论,在疫情高压下,深入学术讨论,促进技术和理念的发展。

2021年由国家体育总局运动医学研究所、中华医学会运动医疗分会、河南省医学会主办,中国体育科学学会运动医学分会、中国运动医学杂志社协办,河南省医学会运动医疗分会、郑州市骨科医院承办的"中华医学会运动医疗学分会2021年全国运动医学基础培训巡讲郑州站暨河南省医学会运动医疗分会2021年学术年会及网络健康教育、义诊"活动在郑召开。受疫情影响,会议在遵照疫情防控原则的前提下采取线上线下结合的方式召开。会议采用全新的会议模式"学术活动+健康教育+义诊活动",创新性地设置了包括郑州主会场在内的17处会场,与在线专家及学员实时直播互动,17个会场参会讲师及听众达600余人,网络在线听众峰值16 000余人次。传播范围广泛,受益学员人数多,创造了网络会议会场数目及在线人数峰值的新纪录。会议邀请多位国内顶尖运动医学专家和20余位河南省省内运动医学专家,在学术会议讲课的同时对河南省各地市患者进行集体网络科普及义诊(学术讲座和科普义诊使用不同的网络会议室)。学术讲座会议

室对所有人及外界开放,可以收看、收听;科普及义诊使用专用网络会议室,仅对义诊专家和 17 个会场开放,保护患者隐私,开创了会议期间顶尖专家通过网络集体科普和义诊的先河,本次会议是创新办会、服务群众的有益尝试。

三、弘扬仁心仁术,开展科普讲座

随着我国《中华人民共和国科学技术普及法》的颁布,科普工作越来越受到政府和社会各界的重视,为使我区的科普工作更上一层楼,使科学新技术层出不穷地用于医疗事业,运动医疗学分会积极响应省医学会的号召,开展连续 6 期的科普活动,要求省内各个单位的委员常委就各个运动医学常见病进行科普讲座,惠及中原百姓。

四、走进基层,服务百姓

基础是肥沃的土壤,也是运动医学应深扎的沃土。运动医疗学分会积极参加由省卫生健康委、省扶贫办、省医学会主办的河南省名医名家"走基层·送健康"健康扶贫系列活动。主会场启动仪式结束后,刘宁主委还做了"关节镜介绍及其临床应用"的学术交流,推动基层运动医学发展,并深入到敬老院进行义诊。

五、存在问题和明年工作思路

由于疫情原因,学会召开无法经常性地召开线下学术活动,线上活动有时流于形式。学会将继续探讨线上+线下结合的创新方式,推动学术发展。

河南省医学会运动医疗分学会决心以卫生工作为中心,积极发挥全体成员的主人翁精神。一是要做好科学普及和学术讲座及学术交流工作;二是在大环境允许的情况下,积极下基层,服务基层;三是按条件不断发展新会员,把热心于学会工作的优秀人才吸收到医学会中来,使医学会工作更具先进性;四是继续做好医学教育工作,加强学会之间的联系与沟通,确实为我省的医疗事业做出贡献。

(河南省医学会运动医疗学分会第三届委员会 刘 宁)

河南省灾难医学学科发展研究报告

摘要

灾难医学是研究为受灾人群提供医疗救助和灾难预防的科学,是一门古老而又新兴的学科,涉及急诊医学、重症医学、精神心理学、感染病学、创伤外科学等多个学科。2011年12月7日,中华医学会灾难医学分会在上海浦东成立。2012年9月29日,河南省医学会灾难医学分会在郑州成立,郑州大学第一附属医院张连峰当选首届主任委员。第二届、第三届主任委员为郑州大学第一附属医院孙同文。

河南省灾难医学学科现状如下。①基础、临床研究及学术成果:发表SCI及核心期刊学术论文数十篇;承担多项国家级、省级课题;牵头、参与多项指南、专家共识编写;获多项河南省科学技术进步奖、河南省医学科技进步奖。②学科建设及人才队伍:河南省医学会灾难医学分会先后组织了灾难医学专家基层行、灾难医学学术沙龙、大型多部门联合灾难救援演练等活动,每年组织不同形式的灾难救援演练,模拟重大交通事故救援、群体性踩踏事故救援、突发公共卫生事件应急防控、洪涝灾害应急救援等,全面提高灾难救援能力;近几年政府和医疗卫生部门制定多项政策及规范方案;河南省灾难医学人才队伍有国家级紧急医学救援队1支,国家级中医紧急医学救援队1支,省级救援队12支,在全省多起突发事件的紧急医学救援工作中发挥重要作用,同时对于近3年新冠肺炎防治工作做出巨大贡献。③科普教育:灾难医学分会委员充分利用电视、报纸及新媒体等多种形式向社会大众进行急救知识和防灾减灾知识普及。④学术交流:每年举办河南省医学会灾难医学分会学术年会,邀请国内外知名专家进行学术交流。并在2019年11月成功举办"中华医学会灾难医学分会2019年学术年会"。国家卫健委应急办公室主任许树强,中国工程院院士郑静晨,中华医学会灾难医学分会主任委员侯世科、候任主任委员刘中民等专家参会授课。

灾难医学发展趋势:国内灾难医学学科体系、救援的法律法规、现场救护、救援体系等尚需完善。其总体发展趋势:①构建完善的灾难医学救援体系;②打造灾难救援终端网格化平台;③健全灾难信息管理;④建立系统的灾难医学救援知识与技术的教育培训体系;⑤完善灾难医学学科理论体系,多元化研究医学救援的目标与任务,将灾难医学研究延伸至灾难应对全过程。

结合现有理论研究现状和创新研发趋势,我省灾难医学发展未来应当着眼于以下几个方面:①加强民众灾难救援教育;②加强对外交流,组织多省区、大规模应急演练;③模块化制式的移动医院装备到紧急医学救援队;④加强全省一体化救援管理。

灾难是指环境突然巨变而造成人员伤亡、财产损失和生态破坏的现象。世界卫生组织对灾难的定义是:"任何给灾区造成重大破坏、严重经济损失,给人类生命造成大量伤亡,在一定程度上损害健康和破坏卫生服务的事件"。灾难医学是研究为受灾人群提供医疗救助和灾难预防的科学,是一门古老而又新兴的学科,主要涉及急救医学、创伤外科学、危重病医学、卫生学、流行病学,甚至还涉及诸如地震学、气象学、军事学等有关学科。

灾难医学是新兴学科,现就我省学科现状、发展趋势、发展目标阐述如下。

一、灾难医学学科现状

2011 年 12 月 7 日,中华医学会灾难医学分会在上海浦东成立,时任上海东方医院院长刘中民当选首届主任委员,郑州大学第一附属医院张连峰当选副主任委员。2012 年 9 月 29 日,河南省医学会灾难医学分会在郑州成立,郑州大学第一附属医院张连峰当选首届主任委员。

(一)基础、临床研究及学术成果

发表 SCI 及核心期刊学术论文数十篇,涉及创伤急救、中毒、心肺复苏、重症医学和新冠肺炎防治等方面的医疗及护理研究。承担多项国家级、省级课题。牵头、参与多项指南、专家共识编写,如《重型和危重型新型冠状病毒肺炎诊断和治疗专家共识》《成人体外膜肺氧合辅助心肺复苏(ECPR)实践路径》等。获多项河南省科学技术进步奖、河南省医学科技进步奖。

(二)学科建设及人才队伍

灾难医学是综合性学科,和各个相关学科如急救医学、创伤外科学、危重病医学、卫生学、呼吸科、胸外科、流行病学等学科的发展紧密相关。河南省医学会灾难医学分会先后组织了灾难医学专家基层行、灾难医学学术沙龙、大型多部门联合灾难救援演练等活动,连续每年组织不同形式的灾难救援演练,模拟重大交通事故救援、群体性踩踏事故救援、突发公共卫生事件应急防控、洪涝灾害应急救援等,全面提高灾难救援能力。

近几年灾难医学越来越受到政府和医疗卫生部门的重视,制定多项政策及规范方案,如河南省卫健委下发文件《河南省突发事件紧急医学救援"十三五"规划》《河南省国家中医药应对重大公共卫生事件和疫病防治骨干人才库 2022 年度培训方案》等。

目前河南省灾难医学人才队伍以急诊为依托组建的紧急医学救援队为主,其中国家级紧急医学救援队 1 支,国家级中医紧急医学救援队 1 支,省级救援队 12 支。

国家级紧急医学救援队:2012 年郑州大学第一附属医院组建国家紧急医学救援队,2014 年 12 月 5 日正式通过原国家卫生计生委验收,成为我省首支也是唯一一支国家卫生应急救援队伍。队伍下设 2 支医疗分队,1 支后勤分队,每支分队设队长 1 名、副队长 2 名,队长由副院长担任,同时设有预备队。现有队员 108 名,正式队员 72 名,预备队员 36 名。2017 年 8 月,郑州大学第一附属医院正式组建了航空救援分队,有能力应对各类突发事件的紧急医学救援工作。队伍配备卫生应急专用车辆 16 辆,包括卫星通信指挥车 1 辆、手术车 1 辆、医技保障车 1 辆、水电油后勤保障车 1 辆、餐饮生活车 1 辆、宿营车 1 辆、CT 车 1 辆、移动 P2+实验室 1 辆、中药车 1 辆、冷链运输车 1 辆、重症转运车 2 辆、负压转运车 2 辆、轻症转运车 1 辆、医护转运车 1 辆,同时与时俱进不断完善卫生应急救援能力建设。目前医院正在筹建国家紧急医学救援基地,将以医院为中心,救援范围覆盖全省及周边省市。队伍每年组织 4 次以上的大型卫生应急演练,保证队伍的战备状态。同时贯彻落实"平战结合"的管理方针,积极参与义诊巡诊活动,将有限的医疗资源惠及群众。截至 2021 年底,队伍联合省疾控中心、省红十字会、省卫生应急培训演练中心、郑州市 120 指挥中心等先后组织、参与大型卫生应急演练 38 次,开展各类"平战结合"大型义诊、巡诊活动 40 余次,开赴省内外近 20 个地市,累计行驶超过 12 000 km;助力"精准扶贫",免费义诊 12 000 余例患者,免费提供影像、实验室检查 8 000 余次,充分展示了郑州大学第一附属医院的卫生应急能力,切实惠及了广大人民群众。国家级中医紧急救援队依托河南省中医院组建。

河南省组建 12 支省级紧急医学救援队,在郑州、安阳、开封、洛阳、漯河、信阳、平顶山等地市以各地市三甲医院为依托组建。

(三)服务能力

郑州大学第一附属医院国家紧急医学救援队先后参与了三门峡塌桥、昆山爆炸、新密公交车事故、南阳钢厂爆炸、义马爆炸、虞城尘卷风、柘城火灾等省内外突发事件的紧急医学救援工作。

新冠肺炎疫情期间,郑州大学第一附属医院国家紧急医学救援队先后开赴省内的驻马店、信阳等地,省外的湖北、北京、新疆、河北等省份。其中 2020 年于武汉抗疫期间累计收治患者 523 人,占江汉方舱医院的 28.3%;治愈出院患者 401 人,占该方舱医院的 30.2%;转出患者 122 人(重症患者 16 人,合并症患者 36 人,休舱转出核酸检测阳性患者 70 人),占该方舱医院的 23.4%;进行 CT 检查 929 人次。同时远赴沙特支援抗疫,多次受到孙春兰副总理的表扬,总理说我们把锅碗瓢盆都带过去了,真正体现了卫生应急队伍自我保障和医学救援的专业实力。

2021 年 7 月河南省遭受特大暴雨袭击,郑州、卫辉等地遭受严重洪涝灾害,全省各紧急医学救援队在省卫健委统一指挥下赴灾区参与紧急医疗救援工作,圆满完成紧急医疗救援工作。

2022 年 4 月河南援沪医疗队先后于上海张江方舱医院,上海老年医学中心等 10 所定点医院开展新冠患者救治工作,同时参与上海市核酸采集工作。累计收治危重及有基础疾病的新冠肺炎患者 1 641 名,出院 1 184 名患者,转出 378 名患者。全面实现"援沪打胜仗、医护人员零院染、住院患者零死亡"出征目标,为上海保卫战的胜利贡献了河南力量。

各项紧急医疗救援工作充分体现了全国一盘棋,全省一盘棋,各救援队在紧急医学救援工作中发挥巨大作用。

(四)科普教育及技术推广

2017 年起,在全省开展科普及河南省医学会百项适宜技术推广活动暨名医名家走基层活动 15 次,先后组织灾难医学相关专家走到驻马店市第一人民医院、三门峡黄河中心医院、许昌市人民医院、濮阳市人民医院、焦作市第二人民医院、睢县人民医院、封丘县人民医院、河南科技大学第一附属医院、济源第二人民医院、新密市中医院、巩义市总医院、金水区总医院、滑县人民医院、林州人民医院。完成河南省医学会适宜技术推广项目"经皮微创气管切开术"及"支气管镜在ICU中的应用"在基层的推广应用。河南电视台健康同行栏目及《医药卫生报》记者对活动做了系列报道。基层巡讲及名医名家"走基层·送健康"系列公益活动分批开展,截至2020年共举办9次,先后至驻马店、三门峡、许昌、濮阳、焦作、睢县、封丘、洛阳、济源、新密、巩义、金水区、滑县、林州等。多次开展现场实地示教,并将开展技术所需耗材免费赠送当地医院1套。

灾难医学分会各委员充分利用电视、报纸及新媒体等多种形式向社会大众进行急救知识和防灾减灾知识普及,走进学校、企业、机关、农村、社区等,面向群众传授救灾、自救知识和技能。

(五)学术交流

河南省医学会积极组织国内交流,每年举办河南省医学会灾难医学分会学术年会,会议邀请国内知名专家进行学术交流。

于2019年11月成功举办"中华医学会灾难医学分会2019年学术年会暨河南省医学会灾难医学分会第四次学术年会"。大会由中华医学会、中华医学会灾难医学分会、天津市医学会主办,河南省医学会、郑州大学第一附属医院、天津大学灾难医学研究院、天津市医学会灾难医学分会承办,河南医学高等专科学校、上海健康医学院双加应急医学救援技术研究院协办。大会旨在总结交流灾难医学救援经验、提高民众自我防护意识和灾难医学救援水平,共同探讨灾难医学发展。参会领导和专家有:中国工程院院士郑静晨,国家卫生和健康委员会应急办主任许树强,河南省卫生健康委员会党组书记、主任阚全程,河南省医学会副会长兼秘书长王伟,郑州大学第一附属医院院长刘章锁,天津大学灾难医学研究院院长、中华医学会灾难医学分会主任委员侯世科,中华医学会灾难医学分会候任主任委员、同济大学附属东方医院院长刘中民,中国地震应急搜救中心培训部主任贾群林,陆军军医大学大坪医院急诊科主任、中华医学会灾难医学分会副主委张连阳,南昌大学第一附属医院院长、中华医学会灾难医学分会副主委时军,河南省应急管理厅救援协调和预案管理处处长金瑞科,河南省委军民融合发展委员会办公室副主任陈敬如,武警河南总队医院院长魏从光,河南省医学高等专科学校副校长周斌,河南省医学会灾难医学分会主任委员、郑州大学第一附属医院综合ICU主任孙同文,及国内外灾难医学相关专家。国内20多个省的700余位从事灾难医学的医务人员参加了本次会议。大会设1个主会场,4个分会场,主会场讲座的专家有郑静晨院士、侯世科主委、刘中民、贾群林、张连阳、时军、孙同文等。分会场讲座的专家有:中华医学会急诊医学分会秘书长、广东省人民医院曾红科,中华医学会灾难医学分会委员、首都医科大学附属安贞医院米玉红,中国研究型医院学会卫生应急专委会主任委员、《中华卫生应急杂志(电子版)》总编辑岳茂兴,中华医学会灾难医学分会常委、天津大学灾难医学研究院樊毫军,河南省灾难医学分会主任委员、郑州大学第一附属医院综合ICU主任孙同文,中华医学会灾难医学分会委员、宁波市一院宗建平,郑州大学第一附属医院兰超、张曙光、王月芹副主任护师,河南省人民医院秦历杰、李玉成,新乡医学院第一附属医院急诊科石金河,郑州人民医院刘青,信阳市中心医院蒋旭九,海南医学院第一附属医院孙早喜,中国人民解放军总医院周飞虎,四川省急救中心陈康,哈尔滨医科大学第一附属医院井玲;护理专家陆军军医大学第一附属医院刘蕾,天津大学灾难医学研究院胡国瑾,安徽医科大学第一附属医院胡少华,同济大学附属东方医院张伟英,中南大学附属湘雅医院李丽等做了专题报告。

二、灾难医学发展趋势

(一)国外发展情况

当今美国国家灾害生命支持基金会(NDLSF)将灾害分为"自然灾害、人为意外灾害、战争与冲突",并将灾难事件归纳为"需求大于资源"的严重的突发伤害事件,强调灾难带来的伤害程度和灾难救援资源的缺乏。灾难医学救援体系主要包括如下两大体系:①国家灾难医学救援体系。该体系的职能部门是政府,有以下特点:统一领导和指挥,"军民一体化"的救援模式,强调宣传教育和培训;协调各卫生救援机构的工作,降低救援开支,最大限度利用现有资源;改进联邦政府灾难救援准备工作。②防灾型社区。"9.11"事件发生后,美国联邦政府积极推动建立"防灾型社区",以提高社区成员对防灾与救灾等相关事件的社区事务参与度,在公共部门的支持下,提升社区居民自救互救的能力;能进行社区医学救援和急救技能教育培训;开展有针对性地防核化等基础知识的培训;加强灾难信息交流。

美国的灾难救援发展具有指挥体系明确、情报获取的途径及手段先进、灾情的评估动态化、救援队伍模块化、反应级别分阶段等优点。

法国、德国等国家灾难医学发展多数在州级政府,国家在重大灾害事件时可调动各州的救援力量。"紧急医疗救助中心"在经验丰富的急救专家主导下开展灾难救援,与消防部门密切配合,根据灾情需求派出不同类别的急救车,进行现场检伤分类与处置等急救工作,必要时可派出可移动加强监护病房。

日本灾难医疗救援体系由"现场紧急救护体系"和"灾难医疗救治体系"2 个体系构成,以消防、卫生与防疫为主体,中央政府与各级地方政府联动,形成了高度发达的城乡急救网络系统。由于日本自然灾难频发,日本国民有很强的危机意识和防灾意识,"公助、共助、自助"的减灾理念,构建了完善的"防灾型社区",强调"自己的社区,自己保护",日本灾难医学近年发展成由政府、社会团体、社区组织及个人等组成的完善的、先进的全社会防灾教育体系。日本的灾难医学发展具有体系健全、责任明确、依托消防部门构建现场急救体系完善、信息通信高度现代化的特点。

(二)国内现状和发展情况

党的十九大后,2018 年 3 月根据国务院机构改革方案,我国设立了国家应急管理部,组织编制国家应急总体预案和规划,指导各地区各部门应对突发事件工作,推动应急预案体系建设和预案演练。但从总体看,仍处于发展建设之中。灾难医学学科体系,救援的法律法规,现场救护、救援体系等尚需完善。

(三)灾难医学学科的不足

1. 学科体系尚未健全。和日本等高度防灾意识的国家相比,我们国家和民众应对灾害的意识与能力相对薄弱,尚缺乏对灾难救援医学系统研究的机构和人才,研究和运作经费短缺,缺乏统一的协调机制,救援力量缺乏理论体系的指导。

2.指挥调度系统不统一。灾难发生后,经常出现灾情数字不统一、政策不统一、指挥协调有阻力、分工不明确等问题

3.城市医学救援力量不足,农村医学救援力量缺乏,城乡急救网络系统未健全。和国外政府与各级地方政府联动相比,以"120急救中心""999急救中心"为主体的城市应急救治机构,人力资源不够。城乡急救网络系统未全覆盖。

4.灾难救援知识与技能培训不足。培训尚未标准化、系统化、国际化,公众在灾难事件中的防范意识、自救互救能力仍然薄弱,我国的社区没有建立起"防灾型社区"普及宣传意识及教育培训机制。

(四)发展趋势

1.构建完善的灾难医学救援体系。建立包括政府、医疗机构、公共安全、公共卫生及民众等部门与人群的全民防灾、抗灾模式,形成国家、省市、区县的三级行政网络,形成"陆、海、空"一体化的现代化救援体系。

2.打造灾难救援终端网格化平台。结合疫情防控的中国经验,在灾难终端可以开展模块化制式的移动医院,解决灾难救援现场医疗资源短缺的问题。

3.健全灾难信息管理。建立灾情信息专报渠道,实现灾难信息系统共享;建立灾难信息分析与处理、上报系统;建立信息、媒体危机处理机制。

4.建立系统的灾难医学救援知识与技术的教育培训体系。根据受训人员及需求的不同,构建从本科生、研究生到医务人员,无论医务人员还是普通民众、应急响应人员、志愿者等不同群体的分层、分级的培训模式和普宣教活动,壮大灾难医学救援队伍,培育全社会的自救、互救、逃生意识和能力。

5.完善灾难医学学科理论体系,多元化研究医学救援的目标与任务,将灾难医学研究延伸至灾难应对全过程,才能真正实现灾难救援与应急管理的关口前移,才能减少人民群众生命和财产损失。

三、制定目标规划

结合现有理论研究现状和创新研发趋势,我省灾难医学未来应当着眼于以下几个方面。

(一)加强全民教育

灾难医学学科融入了传统的急诊医学基本理论与专业技术,还将公共卫生、应急管理等学科内容加以融合。要重视构建从本科生、研究生到医务同行,再到普通民众的多主体、多层次的衍生型灾难医学人才培养模式;壮大灾难医学救援队伍;培育全社会的自救、互救、逃生意识和能力;同时创新多种形式的科普宣教活动,从而构成完善的灾难医学教育体系。

(二)数字化及智能化的广泛应用

未来数字化趋势的远程诊疗传统医疗模式向大健康模式转变已不远。目前,人工智能的发展

已经进入了一个新阶段，并可能成为我国发展的新引擎，其在灾难医学领域的应用也渐入佳境。构建快速、安全、可靠的全功能数字化网络信息平台，打破灾难救援现场信息孤岛的现状，提升医学救援的机动性和联络性；借助无人系统和远程系统，延伸灾难救援的时间和空间，从而扩展灾难医学在灾情分析、预警预报、模拟演练等方面的价值功能。这些都是灾难医学系统工程数字化趋势的重要方向。

（三）扩展模块化制式的移动医院

面向"全灾种"，促进新型移动医院的迭代升级。模块化预制医疗设备、通信设备以及配套的后勤保障设备，形成联动模式并搭载信息决策中心设备，为建设应急救灾医疗救治体系打造新范例，从而解决灾难救援现场医疗资源短缺的问题。

（四）加强一体化管理

构建"陆、海、空"一体化的立体救援模式，优化多空间、多结构协同的救援流程。开展"搜救、医疗、防疫、转运、重建"一体化的战术能力和独立生存能力建设，实现灾难情景空间中救援流程专业化。进行"院前、院内、重症"的一体化救治模式与备灾医院研发，对业务流和数据流实现闭环管理。

（河南省医学会灾难医学分会第三届委员会　孙同文）

河南省整形外科学学科发展研究报告

摘要

收集河南省内医疗机构整形外科公开发表的相关文献、科室年鉴、相关科普教育文件、新闻稿件、专利技术等并进行调查研究,总结我省整形外科近3年在国际、国内所处的位置及省内现状,根据现状研判发展趋势,制定目标规划。随着科学技术的进步和其他学科的发展,整形外科的基础理论研究日趋深入,组织工程技术、3D打印技术、新型激光技术、产前诊断、遗传学与精准医学、虚拟现实和增强现实技术、其他新技术和新材料不断涌现,在整形外科得到了更广阔的发展空间,这使得整形外科这一交叉性很强的学科跨入一个新的台阶。我省整形外科也取得了很好的成绩,在人才引进方面,曹谊林受聘为郑州大学第一附属医院兼职教授。在基础与临床研究方面,组织工程与再生医学在郑州市组织工程与整形重建实验室的平台上逐步实现临床转化;3D打印技术辅助下的耳、鼻、乳房等器官再造取得新的突破;组织工程软骨修复唇腭裂牙槽突裂重大项目的立项。在学科建设方面,郑州大学第一附属医院加入"中国整形外科发展联盟""上海第九人民医院集团整复外科专科联盟单位"。在学术成果、科研方面,发表论文100余篇,科研立项20余项。在国际学术交流和多学科合作方面,中法、中美学术交流会相继召开;体表器官再造MDT协作组的成立。在科普教育和技术推广方面,多种途径进行整形美容知识的科普;瘢痕的综合治疗等多项适宜技术进行推广。

根据我省整形外科现状,今后将重视以下几个发展方向:①以提高组织器官缺损和畸形的修复与重建水平为主要任务;②利用现代科技对疾病的诊疗规范化、数字化、精细化;③重视慢性创面的修复,重点是糖尿病性溃疡、外伤性溃疡的修复;④病理性瘢痕发病机制及防治措施研究;⑤发展组织工程技术。

针对我省整形外科的现状和发展趋势,制定以下目标规划:①进一步提高体表器官再造手术的水平;②实现组织工程软骨在临床的转化;③顺应时代潮流发展,积极参与美容市场竞争,重视发展美容外科,同时引领美容市场健康有序的发展;④加强整形美容外科的科学普及知识的宣传;⑤积极开展新技术、新业务,努力提高临床诊治水平;⑥加强国内外交流,重视人才培养,强化三基三严专业技能培训和研究生、进修生继续医学教育。

一、总结学科现状

整形外科是为需要进行修复或再造治疗的疾病所建立的一个学科,它以手术方法为主辅以非手术治疗,采用各种组织移植技术和方法修复体表缺损、重建器官功能,从而达到改善或恢复组织器官生理功能和外形的目的。然而与其他学科不同,整形外科不针对某种疾病,也不局限于某一个解剖部位,而是涵盖了从头到脚的每一个器官。美容外科是整形外科的重要分支之一,其借助整形外科的技术和手段实现外貌或体形美的改善和再塑造,正日益受到大家的重视。随着经济水平的日益提高,人们对于整形美容医学的要求越来越高,美的范围也越来越宽泛,操作简单、痛苦小、恢复快的整形美容方式受到越来越多患者的青睐,随着科学技术的进步和发展,微创整形美容手术、非手术美容方式广泛地应用到临床,这受到了人们的喜爱,逐渐成为热门的美容方式。整形外科与很多学科有广泛的交叉和融合,随着科学技术的进步和其他学科的发展,整形外科的基础理论研究日趋深入,组织工程技术、3D 打印技术、新型激光技术、产前诊断、遗传学与精准医学、虚拟现实和增强现实技术、其他新技术和新材料不断涌现,在整形外科得到了更广阔的发展空间,这使得整形外科这一交叉性很强的学科跨入一个新的台阶。现通过收集整理资料并调查研究,总结河南省整形外科学近 3 年在基础研究、临床研究、学科建设、人才队伍、学术成果、国际合作、多学科合作、服务能力、科普教育、技术推广、成果转化、设备研发等方面在国际、国内所处的位置及现状。

(一)在基础研究方面

组织工程与再生医学在我省落地生根,2021 年 5 月 25 日,组织工程(上海)国家工程研究中心主任、"长江学者奖励计划"特聘教授、两任国家"973"项目首席科学家曹谊林受聘为郑州大学第一附属医院医学美容中心兼职教授,曹谊林的到来,为我省整形外科的发展添加了新动力,标志着我省整形外科跨入了新台阶。组织、器官缺损或功能障碍是引起人类疾病和死亡的最主要原因,亦是目前难以攻克的临床治疗难题。组织工程技术是生命科学发展史上一个新的里程碑,它具有创伤小、可再生自体活体组织、三维形态精确可控等诸多优势,可以对病损组织进行形态、结构和功能的完美重建并达到永久性生理性修复与再生,有望从根本上解决组织、器官缺损治疗难题,因此具有广阔的临床应用前景。然而,受种子细胞来源不足、组织再生技术不稳定、形态难以精确控制、再生组织强度不足、缺乏临床前大动物有效性验证等诸多瓶颈难题的制约,真正走到临床实际应用的医疗机构在国际上都是凤毛麟角,只有少数优势单位实现了个别组织的临床转化。曹谊林领衔的团队针对制约组织再生技术临床转化的上述关键问题,取得了相关技术创新和临床突破。

2021 年 11 月 8 日,由郑州大学第一附属医院医学美容中心申报的郑州市组织工程与整形重建重点实验室获批(郑科[2021]60 号),实验室主任王喜梅,学术委员会主任曹谊林。本实验室将以国内一流为目标,以服务患者为宗旨,致力于形成集临床应用、科学研究、培训教学于一体的综合发展模式,推动体表器官再造实现精准化、仿生化和个性化的跨越式发展。实验室将在前期研究的基础上,进一步推广组织工程技术的临床转化和产业化。实验室学术团队具备20 余年的组织工程研究基础,本领域研究达到国际领先水平。河南省具有丰富的临床资源,实验室将进一步整合临床优势团队,与一线临床专家及其团队进一步对接和深入合作,实现"强强联合",建立以组织工程技术为基础和特色的研究中心。

(二)在临床研究方面

因先天畸形、外伤疾病等原因造成的各种器官缺损和身体缺陷,如小耳畸形、鼻畸形、乳房缺损、颅颌面畸形等,不仅影响患者的学习、工作和生活,还给患者带来了严重心理创伤。这些患者通常需要进行整形再造手术,然而在实际临床工作中,这些整形手术疗效的好坏依赖于手术医生的经验。3D打印技术的快速发展和迅速的临床应用为整形外科的手术提供了参考依据。2019年河南省卫生健康委员会批准成立河南省医学3D打印中心,并依托郑州大学第一附属医院医学3D打印中心进行相关临床应用和科学研究工作。3D打印可做到精准操作、精确定位、个体性化手术设计,可将复杂的问题转换成直观、简单的问题。3D打印技术通过术前精确的手术设计,可使手术医生做到术前心中有数、术中有依据。3D打印技术通过术前对手术部位设计制作等比例实体模型和手术导航模板,获得精确模型,为手术操作提供了直观依据。其在实际应用中主要有以下优点:①术前详细了解目标部位血管、神经及骨骼等解剖结构,设计合理手术方案,避免了血管神经的损伤;②打印出等比例个性化手术模型及手术导板,做到术前有规划;③将手术模型和导板用于手术,精确进行操作,减少术中意外损伤的出现,缩短手术操作时间,提高手术的精确性。在3D打印技术的辅助下,河南省首例3D打印辅助的半耳郭再造、全耳再造、双侧全耳、部分鼻再造、乳房再造、半侧颜面萎缩修复相继完成,这标志着3D打印技术在我省整形外科实现了开花结果。

唇腭裂是最常见的先天性颌面部发育畸形,其发病率为1‰~1.5‰,我国目前约有240万唇腭裂患者,每年新增约2.5万名唇腭裂患儿。尤其是在人口众多的河南省,唇腭裂患者更是一个庞大的群体。牙槽突裂是唇腭裂患者常伴发的颌面部畸形,约75%的唇腭裂患者伴有不同程度的牙槽突裂,牙槽突裂表现为侧切牙和尖牙或中切牙之间的牙槽骨缺损,这将影响患者上颌骨的发育继而出现面部软组织的发育异常、咬合关系的异常、牙弓不连续、牙萌出异常以及语音障碍等形态和功能不足。患者常常由此产生自卑、悲观、怨恨等负面情绪,严重影响患者的心理健康、社交活动、就业择偶,给患者及其家庭带来极大的痛苦。因此,牙槽突裂骨缺损的修复对患者的身心健康具有极其重要的意义。王喜梅主任申报的河南省医学科技攻关计划省部共建重大项目"组织工程软骨在牙槽突裂骨缺损修复中的基础与临床转化研究"2022年获批,支持经费200万元。牙槽突裂的传统治疗以自体骨移植为主,这不可避免的会对患者自身造成极大创伤并且骨移植术后成骨效果并不稳定。本项目的顺利完成,将有望在不损伤正常组织的前提下,应用患者骨髓间充质干细胞,在体外构建出个性化牙槽骨缺损形态的软骨,植入体内后逐步骨化为稳定、生物活性接近正常牙槽骨的移植物,有望从根本解决唇腭裂患者牙槽突裂传统手术治疗所产生的难题,造福广大唇腭裂患者,具有重要的社会经济效益。

(三)在学科建设、人才队伍方面

王喜梅积极申报河南省整形外科重点学科,推进成立郑州大学体表器官再造中心,进行体表器官再造的临床与基础研究;为器官再造的发展提供更好的平台和经费支持;2022年,郑州大学第一附属医院作为第一批联盟单位,加入由中国医学科学院整形外科医院牵头成立的"中国整形外科发展联盟",在联盟搭建平台上互相学习,必定提升本专业的学科影响力,促进学科大发展;2021年6月13日,郑州大学第一附属医院成为"上海第九人民医院集团整复外科专科联盟单位"。上海交通大学附属第九人民医院和中国医学科学院整形外科医院为我国整形外科专业复旦大学专科排名前两名的单位,引领国内整形外科的发展,我省整形外科能够加入这两家联盟单位,这将大力地促进我省整形外科的发展、提高整形外科在国内的地位及影响。2021年5月16日,《中华整形外科杂志》第七届编委会第一次会议暨期刊发展论坛在北京召开,王喜梅主任当选为《中华整形外科杂志》第七届编辑委员会编辑委员,这有助于杂志接收更多的河南整形外科声音,进一步提高我省整形外科的学术影响力。同时注重人才的培养与引进,每年有20余名硕士、博士研究生加入整形外科,对从事整形外科的工作需要规培的30余名医生进行3年住院医师规范化培养,通过系统的学习外科学、整形外科学知识,加强三基三严教育,为我省整形外科注入新的活力。注重人才培养的同时,积极引进国内整形外科知名专家、国际组织工程与再生医学专家曹谊林团队,助力我省组织工程与再生医学的基础研究和临床转化研究。

(四)学术成果方面

近3年我省整形外科发表SCI论文20余篇,发表杂志包括美国 *Ann Plast Surg*、*Plasticand Reconstructive Surgery*、英国 *Journal of Plastic*、*Reconstructive & AestheticSurgery* 等国际期刊,研究内容涵盖创面的基础研究、唇腭裂的临床研究、体表肿瘤的发病机制研究、瘢痕与瘢痕疙瘩的治疗、肉毒毒素的临床应用等方向;发表中文论文80余篇,刊登杂志包括《中华整形外科杂志》《中华医学美学美容杂志》《中华烧伤杂志》等,研究内容涵盖耳、鼻、乳房等体表器官再造的临床研究、病理性瘢痕的发生机制及临床治疗研究、体表肿瘤的发生及治疗研究、皮肤软组织扩张器的临床应用研究、皮瓣的临床应用研究、脂肪干细胞临床应用研究、恶性黑色素瘤的病理研究等。在科研方面,获得了河南省医学科技攻关计划省部共建重大项目"组织工程软骨在牙槽突裂骨缺损修复中的基础与临床转化研究",河南省卫健委资助海外研修项目"耳郭再造的临床研究",河南省医学科技攻关计划(联合共建)项目"叶酸-ICG融合探针在体表肿瘤可视化精准治疗中的应用研究",河南省卫健委医学教育研究项目"整形美容专科医师规范化继续教育的探索",河南省高等学校重点科研项目"MiRNA-146调控Smad4表达对创面愈合的影响及相关机制研究",取得了兵团科技攻关项目"兵团医疗大数据平台构建及健康管理应用技术研究与应用",河南省科技厅项目"ADAM33基因单核苷酸多态性与瘢痕疙瘩相关性研究",河南省教育厅项目"周细胞通过外泌体miRNA调控MTFs血管化能力的机制研究",河南省卫健委项目"FOXD3-AS1介导miR-127-3P/miR-128-3P靶向BEX3调控黑色素瘤作用及分子机制研究",这些科研项目的立项,为整形外科的基础研究和临床研究提供了强大的经费支持,推动了整形外科的发展。

(五)国际合作、多学科合作方面

我省整形外科多项技术水平与国际整形行业接轨,与国际整形美容机构频繁进行技术交流和紧密合作,定期邀请美国、德国、法国、日本等国的国际知名整形美容医生来我省进行交流学习,并不断在现有技术的基础上取得新的突破。2019年7月5日,第十三届英卡思(IMCAS)亚洲年会在印度尼西亚巴厘岛国际会展中心隆重举行,王喜梅应邀出席,调研整形美容新进展;2019年7月26日郑州大学第一附属医院举办创面修复管理研讨会暨中、法国际学术交流会,王喜梅邀请法国南特大学中心医院整形外科主任 Dr. FrankDuteille 进行学术交流;2019年10月14—16日,郑州大学第一附属医院邀请美国执业区师考试委员会高级考官、美国颌面外科学会的现任会长、整形与再造外科杂志(Plastic and Reconstructive Surgery,PRS)编委、肯塔基大学整形外科主任 Kant. Lin 教授访问,进行中美学术交流会。2020年10月21日,郑州大学第一附属医院医学美容中心牵头成立体表器官再造 MDT 协作组,协作组包括多个学科,由整形外科、显微微外科、医学3D打印中心、影像数据中心、精神科等专家组成,协作组的成立让更多的体表器官缺损患者得到规范化、个性化、连续性的治疗,通过多学科协作、运用新技术与新材料,提升体表器官再造的整体水平。

(六)在服务能力、科普教育、技术推广、成果转化、设备研发方面

全省整形外科床位300余张,治疗疾病涵盖:①耳、鼻、乳房等器官的修复与再造;②颅颌面外科;③美容外科;④唇腭裂的序列治疗;⑤烧伤继发畸形的修复;⑥四肢显微外科及先天性手足畸形;⑦泌尿生殖畸形治疗;⑧体表肿瘤切除与精细整复;⑨激光美容与激光治疗;⑩病理性瘢痕的综合防治;⑪难治性创面的整形修复等手术,能够满足我省广大人民群众的疾病就诊和变美需求;利用河南省医学会继续教育平台和科普教育平台、电视、广播、短视频等途径进行整形美容知识的科普,让患者及求美者对疾病有正确的认识,选择正规机构进行诊治。

在技术推广、成果转化、设备研发方面,2020年11月28日,由河南省医学会整形外科分会、郑州大学第一附属医院主办的医学适宜技术推广项目——瘢痕的综合治疗在漯河市中心医院3号楼5层会议室展开,郑州大学第一附属医院整形美容专家团队以瘢痕的综合治疗为主题进行专题讲座,同时联系洛阳、南阳、新乡、焦作等地积极推进该项技术的推广,积极申报唇腭裂诊疗的技术推广,让基层单位对整形外科常见病、多发病有系统、详细的了解;申请专利20余项,同时积极推动专利的转化,让之受益于广大的患者。

二、研判发展趋势

整形美容外科是现阶段我国临床各学科中发展最活跃的学科之一,我省整形外科也取得了一定的成绩,尤其是在耳、鼻、乳房等器官的修复与再造,瘢痕的发病机制和防治方法,慢性创面修复,激光新技术,组织工程技术,3D打印技术,产前诊断,遗传学与精准医学等研究方面取得了丰硕的成果,学科建设和人才培养也有了很大的进步。

接下来整形外科应重视以下几个发展方向。

1. 以提高组织器官缺损和畸形的修复与重建水平为主要任务,研究主要包括:①研发组织相容性更好的组织代用品;②加快生物3D打印和生物4D打印技术在器官再造方面的研发;③对常用皮瓣的改良和联合应用于组织器官缺损;④同时从病因学角度出发,加强对先天畸形患者病因学的研究,从而降低先天畸形与缺陷的发病率,配合患者的基因、分子生物学或其他细胞层面技术分析来选择最佳的个性化治疗方案。

2. 利用现代科技进步，3D 打印技术、产前诊断技术、遗传学与精准医学、虚拟现实和增强现实技术等其他新技术实现对疾病的诊疗规范化、数字化、精细化，提升手术精细程度，使我省整形外科整体实力达到国内先进水平，部分手术达国际先进水平。

3. 重视慢性创面的修复，重点是糖尿病性溃疡、外伤性溃疡的修复，着重开展以下研究：①新型抗炎、促血管化、促进愈合、抗菌的敷料研制；②干细胞及其衍生物的综合治疗。

4. 病理性瘢痕发病机制及防治措施研究，从分子水平和基因水平探讨病理性瘢痕的发病机制，为寻求有效的瘢痕防治方法提供依据。

5. 发展组织工程技术：随着分子生物学和生物技术的发展，组织工程被越来越广泛地运用到医学领域。组织工程与再生医学是组织器官缺损修复与功能重建的重要前沿方向，主要从事组织工程细胞生物学、材料学、组织构建技术、组织缺损修复及功能重建等组织再生基本科学问题研究及核心技术体系建立，重点进行骨、软骨、肌腱、皮肤等组织的组织工程化构建和临床应用转化。总体定位及发展策略是：以组织缺损修复与组织再生的临床实际需求为导向，重点围绕种子细胞、支架材料、组织构建技术、临床转化及产业转化五大领域开展相关的基础与应用技术研究及产业开发，通过临床前大动物实验研究证实其有效性和安全性，最终将科研成果转化为临床实践。组织工程骨、软骨已经在临床上进行了初步的探索，但是还存在很多问题，比如种子细胞活力不足、支架材料的炎症反应、机械性能及支撑强度不足等问题，距离真正实现临床转化还有一段路程，在曹谊林的带领下，继续开展基础实验研究和临床转化研究。

三、制定目标规划

针对我省整形外科的现状和发展趋势，制定以下目标规划。

1. 进一步提高体表器官再造手术的水平。体表器官再造类手术是整形外科手术的主体之一，整形外科医生在掌握显微外科技术、自体组织移植技术、内窥镜外科、皮瓣技术、扩张器技术等基础上，加强交叉学科的交流与学习，利用 3D 打印技术、遗传学与精准医学、人工智能技术等实现相关疾病诊疗的规范化、数字化、精细化。

2. 实现组织工程软骨在临床的转化。在曹谊林的指导下，进行体表器官再造的临床与基础研究；通过生物医用材料、生物 3D 打印、临床医学、基础医学、虚拟现实等多学科协作，利用生物 3D 打印技术预制出具有完全生物学活性并符合缺损形状的个性化三维组织块，尽快在体表器官再造中实现生物 3D 打印的临床转化。

3. 同时整形外科还要顺应时代潮流发展，积极参与美容市场竞争，重视发展美容外科，同时引领美容市场健康有序的发展。近年来美容整形外科范畴的医疗纠纷十分常见，我们应该从学术观点出发来提高美容医学的理论，改进技术，从而使美容外科向纵深发展，以满足广大人民的需要。

4. 加强整形美容外科的科学普及知识的宣传。我国的医学普及及教育程度不够，美容整形外科的科学普及知识宣传更不够，只有在人群中将美容整形外科知识普及了，才能有更多的人关心和从事美容整形外科事业。

5. 积极开展新技术、新业务，努力提高临床诊治水平；从临床问题出发，密切结合临床进行基础科学研究，以科研求创新，以创新树特色，以特色促发展。

6.加强国内外交流,重视人才培养,强化三基三严专业技能培训和研究生、进修生继续医学教育,建立技术过硬、观念先进、结构合理的人才梯队。

(河南省医学会整形外科学分会第八届委员会　王喜梅)

河南省肿瘤医学学科发展研究报告

摘要

为充分展示我省肿瘤医学学科发展水平,撰写肿瘤学科进展最新研究报告,总结我省肿瘤学科发展现状,研究学科发展动态,研判学科发展趋势,探究学科发展特征,制定学科发展规划,促进优势学科进步,推动新兴学科萌芽和交叉学科融合,充分引领学术方向。

食管癌方面,内科进展主要是免疫治疗在一线、二线的探索,以及"靶免"联合及靶向药物联合化疗的进展。河南省肿瘤医院罗素霞牵头的"ALTER-E002-盐酸安罗替尼联合紫杉醇+顺铂一线治疗食管鳞癌"研究在 2021 年 ASCO-GI 及 ESMO 会议壁报交流。外科进展主要为手术方式及新辅助治疗模式的探索。王峰和齐宇团队发起一项评估卡瑞利珠单抗联合多西他赛和奈达铂新辅助治疗局部晚期食管鳞癌的单中心、前瞻性、单臂Ⅱ期临床试验在 2021 年 ASCOGI 中报道。

胃癌方面,进展主要在免疫治疗方面,HER2 阳性胃癌在免疫联合抗 HER2 治疗联合化疗中获得重大突破,抗 HER2 治疗上,抗体偶联药物取得了新的进展。

乳腺癌方面,在欧美国家超过50%的Ⅰ、Ⅱ期乳腺癌患者接受保乳手术,但我省乳腺癌保乳率仅为9%~20%。早期乳腺癌术后辅助治疗的进展是在降阶梯和强化治疗两方面的探讨。放疗的进展是早期乳腺癌的短程放疗,多基因预测模型指导放疗方案。随着抗 HER2 药物的不断涌现及广泛应用,晚期 HER-2 阳性乳腺癌预后得到了极大的改善。HR 阳性晚期乳腺癌的进展主要表现在靶向药物、新型内分泌药物、后线治疗、HR+/HER2+晚期乳腺癌治疗选择方面。三阴性乳腺癌的进展主要是进一步分型与 Trop-2 抑制剂、PARP 抑制剂及免疫治疗方面。

姑息治疗,已被世界卫生组织列为肿瘤防治的四大重点工作之一。癌痛领域,制定了疼痛的全程管理和规范化管理的目标,使我省在癌痛规范化诊疗方面有了很大进步。消化道反应的管理,推广"CINV 规范化治疗无呕示范病房"项目。肿瘤营养方面,参与肿瘤营养相关指南的编写、专题巡讲、知识竞赛,推行肿瘤营养的相关理念和规范化流程。癌症相关性疲乏,通过共识巡讲,普及相关知识。骨髓抑制的处理方面,推行国内国外关于中性粒细胞减少症、化疗相关性血小板减少症、贫血等指南,促进相关治疗的规范化。免疫相关不良反应的管理,学习免疫相关不良反应的管理,协助成立免疫相关不良反应管理 MDT。

肺癌方面,整体仍居恶性肿瘤发病率和死亡率之首,严重威胁全省人民群众的健康。3 年期间我省共获得肺癌相关国家自然科学基金25项,其中面上项目9项,青年科学基金项目15项,联合基金项目1项,共发表肺癌相关SCI论文870篇,并且逐年呈现稳步增长趋势。

科普方面,积极开展科学知识普及和健康教育工作,借助现代传统媒体、多媒体、融媒体及人工智能技术向本省民众呈现各种肿瘤的预防、筛查、诊断、治疗和康复的新知识、新理念,指导肿瘤防治的新知识、新方法。

骨与软组织肿瘤方面,手术治疗进展是3D打印技术在骨肿瘤切除及重建中的应用。药物治疗进展:靶向治疗,2018年开始安罗替尼在软组织肉瘤方面的研究,在腺泡状软组织肉瘤、透明细胞肉瘤等均取得很好的疗效。免疫治疗,对于高突变负荷和微卫星不稳定患者一般PD-1抑制剂治疗可取得较好疗效。

恶性黑色素瘤方面,化疗有效率仅10%左右,而免疫联合治疗有效率约40%,彻底改变了患者的治疗模式,改善了患者的预后,但仍有许多问题需要探讨。申报省厅级项目10余项,发表20余篇SCI以及中文核心论文。

肿瘤免疫学方面,PD-1/PD-L1抗体、CTLA4抗体等,已在我省各级医院广泛应用。多家医院已开展了CAR-T细胞治疗,河南省肿瘤医院高全立团队关于CAR-T细胞治疗的结果分别发表在 *Leukemia* 及 *JImmunotherapy Cancer*,郑州大学第一附属医院关于CAR-T细胞治疗的研究成果发表在 *Clinical cancer research*。基础研究方面,郑州大学第一附属院张毅团队关于细胞因子传导通路的研究结果及河南省肿瘤医院高全立团队的研究结果分别发表在 *Cancerresearch* 上。

神经内分泌肿瘤方面,主持和参与10余项新药的Ⅰ期、Ⅱ期、Ⅲ期临床试验,2021年受邀作为主要执笔人参加《中国临床肿瘤学会(CSCO)神经内分泌肿瘤指南》和《中国肺支气管和胸腺神经内分泌肿瘤专家共识》的撰写。

恶性淋巴瘤方面,张明智团队领头制定的DDGP方案被2020版NCCN指南及中国CSCO淋巴瘤指南收录,成为国内外指南推荐的治疗NK/T细胞淋巴瘤的一线治疗方案;刘艳艳团队揭示弥漫大B细胞淋巴瘤中利妥昔单抗基于钙离子信号通路蛋白的耐药机制和逆转耐药的潜在治疗方法;免疫化疗背景下弥漫大B细胞淋巴瘤骨髓侵犯预后预测模型(BMIPI)的建立等。

肿瘤多学科综合治疗方面,省内河南省人民医院、河南省肿瘤医院、郑州大学第一附属医院等大型三甲医院实施肿瘤多学科MDT,各市级医院及县级医院也定期逐步开展肿瘤多学科综合诊疗,并通过与省内三甲医院形成医联体或搭建线上合作平台,定期进行病例会诊和讨论,提升肿瘤诊疗水平。

食管癌

一、学科现状

根据 2022 年发表的"Cancer Incidence and Mortality in China,2016",食管癌是我国第六大常见肿瘤,年发病数达 25.3 万,同时也是我国第四大致死性肿瘤,死亡病例约 19.4 万。该疾病呈地域性分布,以太行山南端的河南、河北、山西三省交界地区的发病率最高。和西方以"食管腺癌"为主不同,我国 95% 以上为鳞状细胞癌。过去 3 年中,河南省学者在食管癌临床研究、基础研究、学科建设、学术成果及成果转化等方面取得了一些成绩,为食管癌的综合治疗提供了循证医学依据,为河南省食管癌的学科发展做出了一定的贡献。

(一)内科进展

内科进展主要是免疫治疗在一线、二线的探索,以及"靶免"联合及靶向药物联合化疗的进展。

晚期食管癌治疗全面进入免疫治疗时代。KEYNOTE-181,ATTRACTION-3 和 ESCORT 研究确立了食管癌二线免疫治疗的地位;KEYNOTE-590、ESCORT-1st、Checkmate-648 等研究证明免疫治疗联合化疗一线治疗食管鳞癌的卓越疗效。针对食管癌这一具有中国特色的恶性肿瘤,我国学者和创新型药企开展了多项一线免疫联合化疗的临床研究,并采用更符合国情的治疗方案。ESCORT-1st、ORIENT-15 及 JUPITER-06 等研究证实了免疫联合化疗方案在中国患者中获益和全球患者是一致的。研究结果的发表显示了国际学术界对此研究的关注和认可,同时也代表着越来越多的中国方案获得国际医学界的高度肯定,对于癌症治疗格局的改变具有突破性意义。全省多个省级临床医学研究中心作为上述临床研究参与者,贡献了较多的患者和数据。

在免疫联合化疗进入晚期食管癌一线治疗的指南后,抗血管生成药物也进行了尝试。由河南省肿瘤医院罗素霞牵头的"ALTER-E002-盐酸安罗替尼联合紫杉醇+顺铂一线治疗食管鳞癌"研究相继在 2021 年 ASCO-GI 及 ESMO 会议壁报交流。截至 2021 年 3 月,46 例接受疗效评估的 ESCC 患者中,取得确认完全缓解(CR)1 例,部分缓解(PR)35 例,疾病稳定(SD)7 例,客观缓解率(ORR)为 78.3%(95% CI:63.6% ~ 89.1%),疾病控制率(DCR)为 93.5%(95% CI:82.1% ~ 98.6%),中位无进展生存期(PFS)为 8.38 个月(95% CI:5.86 ~ 10.90),中位总生存时间(OS)还未达到。治疗相关不良事件多为 1 ~ 2 级。基于该研究结果,盐酸安罗替尼联合紫杉醇+顺铂一线治疗食管鳞癌已进入 2022CSCO 指南。

尽管 PD-1 单药确定了在食管癌二线治疗中的地位,但其 ORR 仅为 20% 左右,PFS 和 OS 分别为 2 个月和 8 个月左右,治疗效果差强人意。抗血管生成药物通过使肿瘤血管正常化和免疫重编程相互协同改善肿瘤免疫微环境,联合免疫治疗能起到 1+1>2 的效果。郑州大学第一附属医院樊青霞、王峰团队设计并开展的"卡瑞利珠单抗联合甲磺酸阿帕替尼二线治疗晚期癌食管鳞癌——CAP02 研究"成果分别在 2021 年 ASCO-GI 和第十七届国际食管疾病学会(ISDE)作为壁报交流分享。最终结果于 2022 年 1 月在 *The Lancet Gastroenterology & Hepatology*(影响因子 18.486)发表。截至 2021 年 6 月,中位随访 7.5 个月,该研究共有 52 例患者纳入分析,确认的 ORR 为 34.6%(95%CI:22.0% ~ 49.1%),DCR 为 78.8%(95%CI:65.3% ~ 88.9%),中位的 PFS 达 6.8 个月(95%CI:3.8 ~ 10.4),中位 OS 为 15.8 个月(95%CI:8.4 ~ 16.2)。"卡瑞利珠单抗联合阿帕替尼"的"双艾"方案已于 2021 年写入《CSCO 食管癌诊疗指南》。

基于"双艾"方案在食管鳞癌二线治疗中的成功,另一个抗血管生成药物安罗替尼在"靶免"联合领域也进行了尝试。ALOT-EC3 研究为一项前瞻性、河南省多中心的真实世界研究。截至 2021 年 9 月,中位随访时间 14 个月,共有 40 例患者纳入疗效分析,初步结果显示:40 例患者的 ORR 为 30.0%,DCR 为 87.5%。其中后线治疗的 ORR 为 28.6%,DCR 为 78.6%,而二线治疗的 ORR 为 30.8%,DCR 为 92.3%。目前中位 PFS 和 OS 均未达到。除"双艾"方案外,安罗替尼联合 PD-1 抑制剂的"靶免"联合方案也可作为食管癌二线方案的选择。研究入选 2022ASCOGI 壁报交流。

(二)外科进展

外科进展主要为手术方式及新辅助治疗模式的探索。免疫联合化疗已经成为目前晚期食管癌的标准一线治疗,可以给患者带来明显的生存获益。免疫治疗继续向围手术期推进,给这部分患者带来更多的治愈机会,多项新辅助免疫治疗联合化疗研究在近两年陆续公布。由郑州大学第一附属医院的王峰和齐宇团队发起一项评估卡瑞利珠单抗联合多西他赛和奈达铂新辅助治疗局部晚期食管鳞癌的单中心、前瞻性、单臂 Ⅱ 期临床试验也在 2021 年 ASCOGI 中报道,截至 2021 年 12 月 2 日,共有 62 例患者入组,对于 46 例可评估患者,34 例(73.9%)患者达到 MPR,18 例(39.1%)达到 pCR,12 例(26.1%)患者的肿瘤无明显退缩,42 例患者(91.3%)的 TNM 分期降低。中位 PFS 和 OS 的数据尚未成熟。卡瑞利珠单抗联合新辅助化疗治疗可切除局部晚期食管鳞癌的方案也被 2022 年 CSCO 食管癌指南推荐。

(三)放疗进展

放射治疗领域在放化疗后的疗效预测、放疗剂量、寡转移的立体定向放疗等一些热点、焦点和急需解决的问题上开展了相关的临床研究。

如在放化疗后的疗效预测方面:多项临床研究显示,病理学完全缓解(pCR)是最为确切的评价食管癌综合治疗效果的独立预后因素。来自包括郑州大学第一附属医院和中国医学科学肿瘤医院的多中心研究,对治疗前活检组织的免疫相关基因谱进行了综合分析,构建了第一个针对食管鳞癌预测 pCR 和预后的 4 基因免疫特征模型(*SERPINE*1、*MMP*12、*PLAUR* 和 *EPS*8)。这是第一个经多中心验证,可适用于预测食管鳞癌新辅助同步放化疗后 pCR 的个体化免疫特征模型。

针对 Ⅳ 期寡转移放化疗的问题,河南科技大学第一附属医院和武汉大学人民医院合作开展了一项回顾性研究,分析了 dCRT 和化疗对老年同时性寡转移患者的临床疗效。结果显示两组中位 OS 和 PFS 分别是 18.8 个月、10.0 个月和 16.2 个月、6.4 个月($P<0.001$)。多因素分析显示,转移灶个数($P=0.012$)和肿瘤反应($P<0.001$)是影响 OS 的独立预后因素。

针对全程营养管理对食管癌放化疗患者的影响的问题,河南省肿瘤医院开展了一项随机对照研究,探索了全程营养管理对食管癌放化疗患者的预后和并发症的影响。结果发现全程营养管理可以改善食管癌患者放化疗的营养状况,降低放射性食管炎发生的严重程度和放射性皮肤反应的发生,改善患者生活质量($P<0.05$)。

(四)转化治疗进展

转化治疗领域的研究进展涉及食管癌的发病机制、免疫微环境调控、长链非编码 RNA 调控机制、CAR-T 疗法及全新的靶点等方面。

针对只有少数肿瘤患者能从阻断 PD-1/PD-Ll 的免疫治疗获益的现状,郑州大学第一附属医院张毅团队与生命科学院高艳锋团队,探讨 CD8+T 的失能以及肿瘤细胞对免疫治疗耐受的机制。研究发现骨髓来源抑制细胞(MDSCs)来源的 TGF-β 上调了 CD8+T 细胞上 PD-1 的表达,从而降低了肿瘤对 PD-1/PD-L1 阻断治疗的反应性。研究中发现双重阻断 PD-1/PD-L1 和 TGF-β 信号通路可以恢复抗原特异的 CD8+T 细胞的杀伤肿瘤细胞的能力。该研究首次提出双重阻断 PD-1/PD-L1 和 TGF-β 信号通路的疗法可能为癌症治疗提供了新的思路,扩展了对肿瘤免疫检查点抑制剂耐受生物学机制的认识,双重通路抑制为促进肿瘤免疫治疗的疗效提供了借鉴意义。

卟啉单胞菌(Pg)是一种革兰氏阴性细菌,是牙周疾病和其他全身性疾病中明显的病原体。Pg 的定殖可以破坏口腔细菌群落的稳态、重塑宿主的免疫系统,并通过修饰一系列信号蛋白来改变宿主细胞的行为和表型。2016 年 1 月,河南科技大学高社干团队在国际上首次发现卟啉单胞菌为食管鳞癌的高危因素,在 *Infectious Agents and Cancer* 杂志刊文发表后,迅速在国际上引起广泛关注。随后进行了卟啉单胞菌在食管鳞癌中的一系列研究。研究发现,卟啉单胞菌阳性患者的 5 年总生存期较低,且卟啉单胞菌感染与多种临床病理因素以及病理性肿瘤、淋巴结、疾病转移阶段相关。在接受同步放化疗治疗的患者中,卟啉单胞菌感染对应较低的缓解率和 5 年总体生存率。进一步的研究显示,卟啉单胞菌感染能够诱导食管鳞癌细胞凋亡抗性的产生并提高癌细胞的活性。该研究结果揭示,卟啉单胞菌感染与食管鳞癌(ESCC)患者较差的预后、化疗效果的降低相关,且可增强 ESCC 细胞的侵袭能力。

(五)影像进展

影像方面进展主要集中在精准分期、疗效预测、疗效评估及影像组学。

在判断术前的 T 分期方面,郑州大学附属肿瘤医院曲金荣团队,前瞻性纳入 74 例患者分别进行 EUS、CT、MRI 检查,和术后 T 分期进行对比,以验证其准确性。其中 MRI 检查使用了新技术 T_2-多重涡轮自旋回波序列(msTSE),扩散加权成像(DWI)和基于 3D 梯度回波的序列(3D-GRE),可以提高图片质量,在区分早期和晚期食管癌方面显示出较高的诊断性能。

在疗效评估方面,河南省肿瘤医院黎海亮团队开展的一项前瞻性研究,确定了腔内非相干运动弥散加权成像(IVIM-DWI)对预测局部晚期 ESCC 患者新辅助化疗(NAC)疗效的价值。

(六)专业方向进展

基于目前仍然较为严峻的肿瘤流行病学现状,我省各医疗中心不断加强肿瘤学科建设和人才队伍建设,尤其是食管癌专业方向。截至 2021 年 10 月 2 日,由河南省科学技术厅、河南省卫生健康委、河南省药品监督管理局先后公布了三批河南省临床医学研究中心名单。目前全省已有省级临床医学研究中心约 20 家,涉及九大疾病领域,其中食管癌相关临床试验主要开展单位主要分布于河南省肿瘤医院,郑州大学第一附属医院及河南省人民医院。在 2021 年最新公布的全国 GCP 机构药物临床试验量值排行榜上,河南省肿瘤医院位居全国第 4 名,郑州大学第一附属医院位居全国第 18 名,河南省人民医院位居第 65 名。基于基础研究及临床研究成果,3 年期间我省共发表食管癌相关 SCI 论文 370 篇,并且逐年呈现稳步增长趋势。

二、发展趋势

1. 食管癌防治研究仍任重道远,目前食管癌的病因机制尚未完全阐明,还缺乏特异性早诊方法和特效治疗药物,特别是食管癌的二级预防,急需开发出简便、经济、有效的早期筛查方法,优化防癌筛查方案。

2. 食管癌基础研究方面,目前缺乏食管癌癌前病变进展相关组学研究,肿瘤组织发现的基因组特征谱尚缺乏多中心、大规模验证,更缺乏与临床大数据和大样本关联分析,挖掘和提取针对解决临床关键重大科学问题或难题的靶向治疗、早期诊断、治疗敏感等精准分子靶点或标志物。

3. 食管癌治疗方面,随着免疫治疗的兴起和大数据时代的到来,食管癌的治疗取得了很大的进步,但仍有许多需要探索的问题。食管鳞癌一线免疫治疗联合化疗:是否需要优化人群选择?是否需要探索生物标志物? 首先,在总体人群中,虽然免疫联合化疗可以提高近期有效率,但肿瘤退缩提高程度(10% ~20%)并不理想;其次,中位生存时间虽有延长,但延长时间均在 2.5 ~ 3.3 个月,这表明并非所有患者都能从联合免疫治疗中获益。所以,联合免疫治疗仍然需要进行标志物的探索。进一步研究分析发现,PD-L1 高表达患者从联合免疫治疗中获益更加明显,所以 PD-L1 表达可能是联合免疫治疗的标志物之一。但是研究同样发现 PD-L1 阴性患者也可以从联合免疫治疗中获益,因此,PD-L1 表达只能富集化疗联合免疫治疗的优势人群,其临床应用价值仍然有限。既往研究发现,化疗可以增加食管癌患者外周血 T 细胞受体多样性、降低肿瘤 PD-L1 表达,而放化疗则增加肿瘤 PD-L1 表达,这提示不同治疗模式对肿瘤免疫微环境会有不同的影响,而这些变化势必会影响免疫治疗的疗效。因此,需关注不同联合模式对食管癌肿瘤免疫微环境的影响。同时,需与转化医学、基础医学和临床医学等专家进行密切合作,共同探索食管癌联合免疫治疗的精准标志物。

继去年免疫治疗单药写进食管癌二线治疗指南,今年的五大研究成果也火速奠定了联合免疫治疗在食管癌一线治疗中的地位。随着多种免疫治疗药物陆续降价并纳入医保,未来免疫治疗的可及性将越来越高,应用将更加广泛。同时,近来免疫治疗耐药的患者越来越多,然而针对免疫治疗耐药后的转化研究和临床研究严重滞后,这部分患者如何治疗令肿瘤科医生措手不及。对于这部分耐药患者,未来如何选择二线治疗是研究的重点。

4. 关于食管癌围手术期治疗,新辅助免疫治疗的理论基础在于能够提前激活全身免疫系统去发现并清除一些微小病灶,进而降低复发率,提高患者生存率。目前存在的问题包括:①尽管新辅助化疗联合免疫治疗的疗效报道不一,部分研究发现 pCR 率有与新辅助同步放化疗相同的趋势;

②新辅助同步放化疗联合免疫治疗并未显示出超越同步放化疗的结果;③新辅助同步放化疗联合免疫治疗的毒副反应,尤其免疫相关肺炎的发生令人担忧。所以,目前食管癌围手术期治疗仍存在很多争议——新辅助化疗联合免疫治疗能否取代新辅助同步放化疗模式?如何精准预测新辅助治疗的病理学完全缓解(pCR)?新辅助放化疗联合免疫治疗能否进一步提高 pCR 率,进而推迟或避免手术、保留患者食管功能?等等。Checkmate-577 研究的成功也给我们带来了更多的思考:食管癌的围手术期免疫治疗该如何进行术后免疫治疗?和术前免疫治疗哪个更好?

5. 目前食管癌的治疗多参考国外的指南,而西方基于腺癌为基础的循证医学证据并不能有效指导中国食管鳞癌的诊治,亟需中国自己的食管癌诊治指南,而我国现代循证医学研究起步相对较晚,临床上重经验、轻询证,前瞻性研究开展较少,缺乏高级别的循证医学证据指导临床实践。所以亟需各学科、各研究中心通力合作,做出我国自己的研究成果,为世界食管癌防治事业做出具有中国标签的贡献。

三、目标规划

1. 注重科普宣传:在高发区定期开展食管癌防治相关科普宣传教育工作,提倡预防与治疗相结合的理念,强化反馈与落实。

2. 大力推广早诊早治:在食管癌高发区、高危人群中进行定期筛查,提高早诊早治率。

3. 大力推广食管癌规范化多学科治疗模式,可以提高食管癌的精准诊断率和治疗效果,强化各地区、各医院间的交流和协作,探索优化的治疗技术和方案,从根本上提高治疗效果。

4. 联合省内各大医院,共同设计、开展食管癌大型、多中心、前瞻性临床研究,做到同质化管理,获得高级别循证医学证据,丰富和改写中国食管癌临床诊治指南,提高治疗效果。

5. 注重基础及转化研究:利用我省患者多、标本可及性强的优势,联合省内流行病学、分子病理学、表观遗传学、外科、内科、影像科等领域专家,开展广泛的科研合作,共同设计并开展针对肿瘤起源、发病机制、发生发展过程、早期诊断、综合治疗、转化治疗及预后评价等问题的医学研究,并逐渐提高转化研究水平。积极申请国内及国际科研项目,提高我省临床科研水平。

(郑州大学第一附属医院肿瘤科　王　峰)

胃　癌

胃癌的内科治疗,在多年建立的化疗、抗血管生成治疗、抗 HER2 靶向治疗的基础上,近年来有了新的进展。

一、免疫治疗

CheckMate-649 研究证实,所有患者,尤其是在 PD-L1 CPS≥5 分的患者中免疫治疗联合化疗对比单纯化疗可显著延长 PFS 时间和 OS 时间,但在 PD-L1 CPS<5 分的亚组中并未观察到免疫治疗带来的生存获益。凭借在全人群中的阳性结果,纳武利尤单抗获批了胃癌一线治疗适应证,但在真实世界中应当如何界定获益优势人群值得斟酌与思考。继 CheckMate-649 后,ORIENT-16 研究也证实了国产的信迪利单抗在胃癌一线治疗中的作用,总体 ORR 为 58.2%,相比 CheckMate-649 的数据,信迪利单抗达到的 OS 时间甚至更长,在 PD-L1 CPS≥5 分的患者中,中位 PFS 时间和OS 时间分别为 7.7 个月和 18.4 个月,与单纯化疗相比均有显著延长。ORIENT-16 研究结果的公布也标志着中国药物研发能力和临床研究能力的重大提升。此外,在 MSI-H 的群体中,多项研究证实了免疫治疗的良好疗效。

HER2 阳性胃癌在免疫联合抗 HER2 治疗联合化疗中获得重大突破,KEYNOTE-811 研究:共264 例患者按 1:1 的比例随机分至帕博利珠单抗+曲妥珠单抗+FP/CAPOX 方案组或曲妥珠单抗+FP/CAPOX 方案治疗组。免疫治疗组患者 ORR 高达 74.4%,DCR 为 96.2%;曲妥珠单抗联合化疗组患者 ORR 为 51.9%,DCR 为 89.3%。帕博利珠单抗联合曲妥珠单抗和化疗的方案也凭借优异的 ORR 数据获得 FDA 的加速批准,成为胃癌一线抗 HER2 治疗的新疗法。除了 PD-1 抑制剂与曲妥珠单抗和化疗的联合外,针对 HER2 不同靶点的双特异性抗体、靶向 CTLA-4 和 PD-L1 双特异性抗体在 HER2 阳性胃癌治疗中都取得了很好的疗效. Margetuximab(一种经 Fe 段改造的靶向 HER-2 的单克隆抗体)联合 Retifanlimab(一种 PD-1 抑制剂)在 HER2、PD-L1 双阳性患者的一线治疗中 85.7% 的患者出现肿瘤缩小,以上结果均提示在胃癌抗 HER2 治疗与免疫治疗之间的协同效应,并且通过两者的联合有望在一部分患者中实现"去化疗"的结果。

基于胃癌一线免疫治疗确切的有效率,多个小样本新辅助免疫治疗均达到了较好的 pCR 和明显病理缓解(MPR)率,也是免疫治疗未来重要的发展方向。

二、抗 HER2 治疗

人表皮生长因子受体-2(HER2)是胃癌为数不多的有效治疗靶点,继 ToGA 研究后胃癌抗HER2 治疗沉寂了近十年。抗体偶联药物维迪西妥单抗(RC48-ADC)和 DS-8201 作为新型的抗

HER2 治疗药物打破了这一沉寂。凭借后线治疗 25% 的 ORR 和在 HER2 低表达(免疫组织化学染色 2+)人群中仍然获益的临床结果,维迪西妥单抗于 2021 年在国内获批上市。DS-8201 更是报道了 51% 的 ORR 和 12.5 个月的中位 OS,并于 2021 年进入中国开始桥接试验,进一步在中国人群中进行疗效验证。

三、新靶点、新疗法

HER2 阴性胃癌的治疗缺乏有效治疗靶点,Claudin18.2 为细胞间紧密连接蛋白,调节上皮细胞的通透性和细胞极化,细胞恶变后 Claudin18.2 蛋白暴露,可被机体免疫系统和抗体药物识别。靶向 Claudin18.2 的嵌合抗原受体 T 细胞(CAR-T)疗法引人关注。28 例 Claudin18.2 阳性的胃癌患者接受了 CAR-T 治疗,ORR 达到 57.1%。在 18 例既往二线治疗失败的胃癌患者中,ORR 高达 61.1%,中位 PFS 和 OS 分别为 5.4 个月和 9.5 个月。所有患者均出现了 3 级及以上的血液学毒性,但均未观察到剂量限制性毒性和 3 级以上的细胞因子释放综合征。Claudin18.2 的出现为胃癌的后线治疗提供新的选择,而 Claudin18.2 CAR-T 治疗带来的 ORR 显著提高也成为细胞免疫治疗在实体瘤中的里程碑事件。除 CAR-T 治疗外,靶向 Claudin18.2 的单抗也在胃癌一线治疗中展现出一定疗效,FAST 研究显示 Zolbetuximab(一种 Claudin18.2 单抗)联合 EOX 方案化疗对比单纯 EOX 化疗可显著延长患者 PFS 时间[7.5 个月:5.3 个月;HR = 0.44(95% CI:0.29 ~ 0.67);$P<0.0005$]和 OS 时间[13.0 个月:8.3 个月;HR = 0.55(95% CI:0.39 ~ 0.77);$P<0.0005$]。

抗血管生成治疗和化疗仍是目前临床实践中胃癌二线 HER-2 阴性患者常见的选择。RAINBOW-Asia 试验证实在中国人群中雷莫芦单抗联合紫杉醇对比单药紫杉醇也延长了患者中位 PFS 和 OS。

(河南省人民医院肿瘤科　高天慧)

乳腺癌

乳腺癌的发病率居全球恶性肿瘤之首。在我国,乳腺癌同样占女性恶性肿瘤发病率第一位。近年来乳腺癌治疗进展迅速,更是体现多学科诊疗的一个典型。手术、化疗、放疗、内分泌治疗及各种靶向治疗的合理有序的安排,争取治愈早期的患者,对于晚期患者则最大限度地延长生存期,提高生活质量。下面对乳腺癌治疗进展作综合报道。

一、外科治疗

乳腺癌外科手术方式主要可分为全乳切除术、保乳术、全乳切除术后重建术三大类。随着乳腺癌的生存期不断延长,乳腺癌的外科手术治疗也逐步向微创兼具美观的方向发展。乳腺癌保乳手术可维持女性完整的形体美,有助于让患者恢复自信。在欧美国家超过50%的Ⅰ、Ⅱ期乳腺癌患者接受保乳手术,东亚日本的保乳率约40%。但是,我省乳腺癌保乳率仅为9%~20%,远低于欧美等发达国家。

对于不具备保乳条件的乳腺癌患者,全乳切除术后乳房重建术也是重塑乳房外形的方法。应用腔镜技术假体乳房重建具有减少并发症、美学效果好等优点。我省从2021年开始实施非溶脂法腔镜辅助腋窝单切口入路的乳腺癌根治性手术+假体/扩张器即刻乳房重建手术,初步达到了在不影响疗效的前提下最大程度地兼顾美容效果,未增加并发症,患者满意度高。在乳房重建中,虽然假体乳房重建占据的比重大,但自体组织乳房重建也是乳房重建不可或缺的组成部分。自体组织乳房重建相较假体乳房重建技术难度大,临床医生学习曲线长,基层医院较难开展。但自体组织再造的乳房最接近天然乳房,容易被接受,让有乳房重建需求的患者有了更多的选择。

虽然我省乳腺外科近年来发展迅速,但是与北京、上海等发达城市相比,乳腺癌保乳率和重建比率较低,可能是由于患者对乳腺癌的外科治疗手段、疗效认知不足,我们应加大乳腺癌外科治疗相关科普知识的宣传、普及,让患者从惧怕保乳、拒绝重建转变为主动选择保乳和乳房重建手术。伴随着乳腺癌治疗手段的丰富和发展,乳腺癌的外科治疗理念在向减少患者创伤、提高生活质量转变。但乳腺外科的发展绝不限于降阶梯治疗,乳腺癌辅助治疗方案上的降阶梯对外科技术上的升阶梯提出更高的要求,乳腺癌外科治疗中肿瘤整形保乳技术的运用,腔镜乳房再造技术的发展,淋巴水肿超显微技术的应用对未来的乳腺外科医生提出新的要求。河南乳腺外科医生应主动学习肿瘤整形保乳技术、掌握乳房重建等新技术适应证,积极开展假体联合补片即刻乳房重建等新技术。同时,在临床实践过程中,许多临床问题,循证医学证据并不能给予确切的答案。我们需要不断归纳总结真实世界的临床数据资料,主动设计并参与前瞻性的临床对照试验,从而获取更多的循证医学证据。同时,也应基于乳腺外科、肿瘤内科、放疗科、病理科、影像科及整形外科相结合的多学科协作模式,制定更符合中国人群的乳腺癌外科治疗策略,让乳腺癌的治疗朝着精准化的方向发展。

二、新辅助治疗

新辅助治疗作为乳腺癌治疗的重要组成部分已经越来越得到临床医生的认可,其主要目的为降期手术、降期保乳、降期保腋窝和体内药敏等,并由此区分新辅助治疗的必选人群、优选人群及可选人群。需要强调的是:①所有患者需要在明确病理学诊断及免疫组织化学亚型划分后,制订治疗策略。②新辅助治疗适用人群的筛选包含两个侧重点,必选人群是指有局部治疗需求的患者,如期望新辅助治疗后降期手术、降期保乳和降期保腋窝的患者;而优选人群是期望通过新辅助治疗了解肿瘤对相应治疗的反应性,并且根据全疗程新辅助治疗后是否达到病理学完全缓解(pathologic complete response,pCR)而制订后续辅助治疗策略,目前更推荐对于有一定肿瘤负荷(T2期或N1期及以上)的三阴性或HER2阳性乳腺癌患者进行新辅助治疗。

新辅助治疗前的评估尤为重要,乳腺彩超和乳腺X射线(钼靶)检查作为常规手段,而MRI检查作为优选的评估方式。对于原发灶可采用文身、体表投影和(或)金属标志物予以标识。基线时如超声提示腋窝可疑淋巴结,需行超声引导下穿刺活检以明确腋窝淋巴结的状态。无论是否计划新辅助治疗后降阶梯保腋窝,均建议对阳性淋巴结放置金属标志物予以标识。

在 HER2 阳性患者中,进行的 PHERGAIN 研究和 ADAPT HER2+ HR–研究,发现近 30% 的患者仅通过曲妥珠单抗联合帕妥珠单抗(HP)双靶治疗后就可达到 pCR,但是仍有一半的患者在 8 个疗程 HP 双靶治疗后未达 pCR。因此仅高选择不能耐受化疗的患者可尝试采用免除化疗的新辅助治疗策略。化疗联合曲妥珠单抗、帕妥珠单抗仍然是新辅助治疗主旋律。TRAIN2、KRISTINE、TRYPHENA 等前瞻性临床试验均显示,HP 联合紫杉类药物和铂类药物方案取得了较高的 pCR 率,因此紫杉类药物联合铂类药物联合 HP 是早期 HER2 阳性乳腺癌系统治疗的优选方案,而蒽环类药物序贯紫杉类药物联合双靶方案降为可选方案。也有越来越多的关于抗 HER2ADC 的药物以及抗 HER2 抗体联合 TKI 的临床研究(如 PHEDRA 研究),为 HER2 阳性患者提供更多选择。新辅助后根据是否 pCR 状态进行后续巩固或强化治疗(奈拉替尼)。

在三阴性乳腺癌中,越来越多的化疗联合免疫监测点抑制剂带来更多新的期待。其中 KEYNOTE–522 研究显示新辅助化疗联合帕博丽珠单抗组的 pCR 率为 64.8%,而新辅助化疗联合安慰剂组的 pCR 率为 51.2%,2022 年 2 月 11 日刊登于《新英格兰医学杂志》的结果显示,3 年的帕博丽珠单抗联合新辅助化疗组的估计无事件生存率为 84.5%(95% CI:81.7～86.9),而安慰剂联合新辅助化疗组为 76.8%(95% CI:72.2～80.7),HR=0.63(95% CI:0.48～0.82;$P<0.001$)。

2022 年 CSCO 指南也将其列为 2B 类推荐,并建议新辅助已使用 PD–1 抑制剂的患者,继续治疗满 1 年。未达到 pCR 的患者中,若存在 BRCA 突变,基于 01ympiA 研究,奥拉帕利作为Ⅱ级推荐用于高危 HER2 阴性非转移性乳腺癌,而根据 CREATE–X 研究结果,将卡培他滨列为Ⅰ级推荐。在肿瘤负荷更高的患者中,可采用紫杉类药物联合铂类药物,序贯或不序贯蒽环类药物,作为初选的新辅助化疗方案。尤其当明确存在 BRCA 突变时,联合铂类的方案更值得被推荐。

在激素受体阳性乳腺癌的新辅助治疗中,主要争议点在适用人群及治疗时长和能否联合 CDK4/6 抑制剂,尚需更多的临床研究及实践来证实。

新辅助治疗疗效的早期评估尤为重要,并推荐当采用标准新辅助治疗方案后,尤其是 4 个疗程后确认肿瘤退缩不佳,需及时进行多学科讨论,更改治疗策略。

三、辅助治疗

近年来,相比于晚期乳腺癌,早期乳腺癌的术后辅助治疗的进展相对较少。对于早期乳腺癌的术后辅助治疗,存在降阶梯和强化治疗两方面的探讨。

降阶梯治疗相关的研究主要集中利用多基因检测手段和临床病理指标相结合,探讨 HR+/HER2–乳腺癌中哪些人群可以豁免术后辅助化疗,从 RxPONDER 研究结果来看,接受辅助内分泌治疗联合或不联合化疗的淋巴结阳性复发评分(RS)≤25 的绝经后早期乳腺癌患者,并未从化疗中额外获益。综合 MINDACT、TAILORX、RxPONDER 以及 ADAPT 研究,临床实践中 1～2 枚淋巴结阴性转移的绝经后 HR+/HER2–患者,若 RS 不超过 25 分可选择豁免化疗,但对绝经后淋巴结转移 3 枚及以上以及绝经前淋巴结阳性者的化疗豁免还是要非常谨慎。需要提出的是上述基因检测评估预后风险决定化疗与否的研究纳入的中国人数据较少,且国内相关的多基因检测平台尚未有统一质控体系,因此,专家对于上述结果的解读是否适用于我国目前的临床实践持谨慎态度。术后辅助升阶梯治疗按分子分型分述如下。

(一)HR+乳腺癌

最新的中国临床肿瘤学会(CSCO)乳腺癌2022版的指南指出,OFS联合芳香化酶抑制剂(AI)绝对获益的相关因素为:年龄<35岁,≥4个淋巴结阳性,组织学3级;复发风险低的患者(淋巴结阴性、G1、T≤2 cm、低Ki-67),术后辅助内分泌治疗基本选择策略为TAM单药治疗5年;中度风险患者可以考虑使用卵巢功能抑制剂+他莫昔芬(OFS+TAM)的方案,而对于高风险患者则常规推荐卵巢功能抑制剂+芳香化酶抑制剂(OFS+AI)的策略。同时,即将发布的最新版中国OFS共识当中也对该问题进行了明确标注,对于HR+复发风险低的早期乳腺癌患者应用选择性雌激素受体调节剂(SERM)类抗雌激素药物,如TAM、托瑞米芬等,就能充分达到临床所需的治疗效果;而对于中高复发风险的患者,治疗决策上需要临床综合考虑,一方面可以通过患者个体化因素进行综合判断,另一方面还可运用STEPP评分辅助拟定治疗决策,OFS联合内分泌治疗可进一步降低这类患者的复发风险。在今年的OFS共识中,还有一条非常重要的更新信息,即根据ASTRRA临床研究的结果,绝经前HR+乳腺癌患者经治两年内恢复到未绝经状态可以延续使用OFS进行治疗,这亦是关键性要点之一。近期国际乳腺癌领域专家分享了关于乳腺癌强化辅助治疗领域的前沿进展,包括一项EBCTCG荟萃分析及SOFT-TEXT研究13年随访数据,进一步证实了OFS的长期获益。

另外,由于缺乏不同治疗时程的对比研究数据,OFS联合治疗的最佳疗程尚无定论。既往OFS治疗相关研究设计采用了2年、3年或5年的疗程。这些临床研究均证实了促性腺激素释放激素类似物(GnRHa)的安全性和耐受性良好。基于内分泌治疗延长治疗的理念及SOFT-TEXT试验的长期随访结果,《中国早期乳腺癌OFS临床应用专家共识(2018年版)》建议辅助GnRHa治疗的疗程为5年。那么OFS治疗满5年后依然处于绝经前的患者,继续OFS的联合治疗是否有更好的获益则尚无定论。在临床实践当中,我们可以综合考虑患者的远期复发风险、治疗的不良反应以及患者的耐受性等因素,来制定相对个体化的辅助内分泌治疗方案。对于耐受性较好、高复发风险的患者,可以延长OFS联合AI治疗时间,以达到最佳的治疗疗效,同时亦不增加患者的不良反应。

另一种强化策略来自Monarch E研究,该研究的结果使得FDA最近批准了阿贝西利辅助治疗Ki-67≥20%、淋巴结阳性的高危早期HR+乳腺癌患者。Monarch E研究评价了在高危HR+早期乳腺癌患者的辅助治疗中阿贝西利联合内分泌治疗的效果。在该随机、开放标签、双队列、全球多中心Ⅲ期临床研究中共入组了5 637例患者。其中队列1(根据临床病理风险因素划分)招募了≥4个阳性腋窝淋巴结,或1~3个阳性腋窝淋巴结(ALN)且组织分级为3级或肿瘤≥5 cm的患者;队列2(根据Ki-67指数)招募了具有1~3个阳性ALN和高Ki-67指数(≥20%)的患者。患者随机接受(1:1)为期2年的阿贝西利(150 mg,每天2次)联合医生选择的标准内分泌治疗或单独接受标准内分泌治疗。几乎所有患者既往均接受过化疗,约37%的患者在术前接受过化疗。在15.5个月的初始随访和19个月时,阿贝西利联合组可使2年侵袭性无病生存期(iDFS)改善3.5%和3%。在最近报告的27个月随访中,意向治疗(ITT)人群使用阿贝西利的绝对获益增加至5.4%,无远处复发生存期(DRFS)改善了4.2%,总生存期(OS)数据仍不成熟。近期,国内也批准了阿贝西利用于早期高危复发风险HR+/HER2-乳腺癌的强化治疗。

(二)HER2+乳腺癌

对于肿瘤体积较小、术后淋巴结阴性(LN−)的早期HER2+乳腺癌患者,推荐行曲妥珠单抗+紫杉醇单药化疗方案;对于肿瘤体积>2 cm,或为淋巴结阳性(LN+)的早期HER2+乳腺癌患者,则需考虑"升阶梯"治疗方案。

全球关键性Ⅲ期AFINITY研究6年随访结果证实,帕妥珠单抗联合辅助曲妥珠单抗和化疗显著改善了早期HER2+乳腺癌患者iDFS,尤其是LN+患者。在淋巴结阳性患者中,帕妥珠单抗联合辅助曲妥珠单抗和化疗组的6年iDFS绝对获益为4.5%。因此,对于LN+早期HER2+乳腺癌患者,建议可行"妥妥"双靶双阻断方案;对于LN−的早期HER2+乳腺癌患者,则未进行明确推荐。

而奈拉替尼提供了另外一种强化辅助治疗策略,众所周知,HER2+乳腺癌具有易复发、易转移的特点,既往多项临床研究显示,在曲妥珠单抗单靶治疗方案中加入帕妥珠单抗后,可改善患者的复发风险,但未能完全消除复发风险。ExteNET研究评估了HER2+早期乳腺癌患者完成1年曲妥珠单抗辅助治疗后再予以奈拉替尼强化辅助治疗1年的疗效和安全性。结果显示,HER2+/HR+乳腺癌患者,2年IDFS绝对获益为4.5%,同时在不同的患者亚组中,无论LN+还是LN−,奈拉替尼均维持了上述获益。

那么对于既往接受曲妥珠单抗±帕妥珠单抗的(新)辅助治疗方案和(或)T-DM1治疗方案后的患者是否行奈拉替尼强化辅助治疗?尽管缺乏相关临床研究结果支持,2021年StGallen共识会议上,大多数(71.15%)的专家认可再使用奈拉替尼,63.46%的专家对于ER+以及高危的患者(如≥4淋巴结阳性)认可双靶或T-DM1后续继续使用奈拉替尼。对于这一治疗决策,AGO指南也推荐行奈拉替尼强化辅助治疗。因此,在HER2+早期乳腺癌的治疗中,对于存在较高复发风险的患者,各大指南和共识均支持给予奈拉替尼强化辅助HER2靶向治疗。值得提出的是,奈拉替尼目前在国内已纳入医保,用于赫赛汀辅助治疗后的HER2阳性乳腺癌的强化治疗。

(三)三阴性乳腺癌

乳腺癌患者中5%～10%携带BRCA突变。BRCA是修复细胞双链DNA损伤的重要蛋白,而PARP在修复单链DNA损伤中也起到重要作用。在携带BRCA基因突变的肿瘤细胞中,BRCA介导的DNA双链损伤修复通路已经受到破坏,使用PARP抑制剂,将导致细胞由于过多DNA损伤无法修复而死亡。OlympiA的3期临床试验的主要终点结果已经在《新英格兰医学杂志》上发表。结果显示,奥拉帕利显著改善无侵袭性疾病生存期(iDFS)。将患者疾病复发、出现新肿瘤或死亡的风险降低42%。

在关键性OS终点方面,奥拉帕利与安慰剂相比,将患者死亡风险降低32%[HR=0.68(98.5% CI:0.47～0.97);P=0.009]。奥拉帕利组3年生存率为92.8%(95% CI:90.8～94.4),安慰剂组为89.1%(95% CI:86.7～91)。4年时,奥拉帕利组生存率为89.8%(95% CI:87.2～91.9),安慰剂组为86.4%(95% CI:83.6～88.7)。基于以上结果,FDA已经批准奥拉帕利用于已接受新辅助或辅助治疗的携带胚系BRCA突变的高危早期HER2阴性乳腺癌的强化治疗。因HR+/HER2−可选择的强化治疗手段较多,且三阴乳腺癌BRCA基因突变率较高,因此该研究在三阴乳腺癌辅助强化会得到更好的应用。

三阴乳腺癌的另外一种强化策略来自 SYSUCC-001 研究,对完成标准治疗的 TNBC 患者进行一年不间断、低剂量的卡培他滨治疗。卡培他滨的使用量为通常采取的每日常规剂量的一半(约1 000 mg,每日 2 次),且治疗频次为每日给药,持续 1 年。结果证实,节拍化疗模式大大减少了 5 年复发风险。在 56.5 个月的中位随访期间,卡培他滨治疗组的 5 年无病生存(disease-free survival,DFS)率明显优于对照组[82.8% vs. 73%,HR=0.63(95% CI:0.42~0.95)],绝对获益达到了 10%。总生存(OS)方面卡培他滨治疗组也具有一定的优势(但无统计学显著性),预估 5 年生存率可达 85.5%,对照组则为 81.3%[HR=0.75(95% CI:0.47~1.19)]。这些临床获益还能够进一步扩展到淋巴结阴性的患者($n=268$)。基于该研究,2021 年的 CSCO 乳腺癌指南将三阴乳腺癌辅助化疗后卡培他滨强化治疗纳入了Ⅲ级推荐。

四、放射治疗

放射治疗是乳腺癌治疗中的重要措施,无论是辅助还是姑息,无论是保乳还是改良根治术后。根据不同期别、原发肿块位置、手术方式,选择照射腋窝、锁骨上下、内乳、乳腺、瘤床等可采用常规分割或大分割模式。但合适的分割模式、照射靶区的确定,尚存争议。人们进行了大量的研究,最新的进展和关注热点更倾向短疗程、精细化。

(一)早期乳腺癌的短程放疗

2021ASCO 会议上梅奥医学中心的 MC1635 研究提示 pTl_{-3},N_{0-1},M_0 的乳腺癌患者保乳术后接受 1 周超大分割放疗(25Gy/5f/1 周)与 3 周中等大分割放疗(40Gy/15f/3 周)的安全性及美容效果相似,但其疗效尚待进一步随访。该中心的另一项研究 MC1732 观察了术前超大分割的安全性,显示 $cT_{1-2}N_0$ 浸润乳腺癌患者保乳术前 4~8 周接受 25Gy/5f 的超大分割放疗,pCR 达 14%,毒性反应可耐受,美容效果好。

(二)早期乳腺癌保乳术与全切术的疗效对比

2021 年 *JAMASurgery* 公布了瑞典的一项对 $T_{1-2}N_{0-2}$ 浸润乳腺癌 6 年随访结果,对比了保乳术+放疗(BCS+RT)、乳房切除不放疗(Mx-RT)、乳房切除+放疗(Mx+RT)3 种方式的预后,显示 BCS+RT 更具生存优势,故推荐 BCS+RT 作为该类患者局部治疗的首选。

(三)照射区域淋巴结的选择

区域淋巴结,尤其是内乳淋巴结放疗的最佳获益人群还有待进一步证实。既往前瞻性研究中,仅 DBCG-IMN 显示内乳淋巴结放疗可提高腋窝淋巴结转移患者的 OS,其余研究的结论比较模糊。2021 年 *JAMAoncology* 发表了Ⅲ期多中心 RCT 研究 KROGOS-06,入组 735 例病理 LN+、腋窝淋巴结清扫≥8 个的乳腺癌保乳术或改良根治术后患者,随机分为照射内乳淋巴结组(IMNI)、不照射内乳淋巴结组(Non-IMNI),剂量(45.0~50.4)Gy/(1.8~2.0)Gy,保乳患者序贯瘤床加量,IMNI 组者对 1~3 肋的内乳区照射。主要研究终点为 7 年 DFS,次要研究终点为 OS 及毒性反应。显示中位随访 8.5 年后,两组 DFS 和 OS 均无明显差异。但亚组分析显示,对内象限/中央区肿瘤,

IMNI 显著提高 DFS。IMNI 未增加心脏事件发生率,放射性肺炎发生率也很低。

(四)新辅助化疗后降期者,豁免腋窝淋巴结清扫(ALND)是趋势

MSKCC 中心发表的研究评估了 cNlypN$_0$ 乳腺癌患者接受前哨淋巴结活检(SLNB)后豁免 ALND 的安全性。对 ≥3 枚 SLN 阴性的患者进行分析,88% 接受放疗,70% 接受 RNI(同侧腋窝+锁骨上下区+内乳区)。随访 40 个月,接受放疗者无区域淋巴结复发,证实了 cNlypN$_0$ 乳腺癌在 ≥3 枚前哨淋巴结阴性时,通过 RNI 可考虑豁免 ALND。

(五)多基因预测换型指导放疗方案

POLAR 多基因模型是基于 16 基因的复发预测模型,POLAR 研究显示保乳术后低 POLAR 评分者 10 年 LRR 仅 7%,而放疗 10 年 LRR5%,获益有限,可能是保乳术后豁免放疗的合适人群。另一项研究显示 21 基因可优化 70 岁及以上人群保乳术后的放疗策略,70 岁及以上,HR+/HER2−,T$_1$N$_0$ 且 21 基因 RS 评分 ≥11 分,在接受内分泌治疗基础上,仍可从保乳术后放疗得到生存获益,5 年 OS 由 88% 提高到 93%。此外,28 基因评分可预测 N$_1$ 的乳腺癌患者术后放疗获益人群,28 基因高危组可获益,低危的 N$_1$ 患者或可豁免放疗。

(六)转移灶数目与生存相关

荷兰的研究显示 ≤3 枚转移灶的患者 OS 显著优于 >3 枚转移灶的患者,积极局部治疗能改善乳腺癌寡转移患者的预后。

因此,在早期乳腺癌治疗中放疗地位同样非常重要,并且也需要个体化选择放疗方案。

五、晚期 HER2 阳性乳腺癌

HER2 阳性乳腺癌约占的晚期乳腺癌的 20% 左右,其恶性程度高,侵袭性强,预后差。随着抗 HER2 药物的不断涌现及广泛应用,HER2 阳性晚期乳腺癌的预后得到了极大的改善。

(一)一线治疗

对于停用抗 HER2 治疗大于 12 个月的患者,一线首选双靶联合化疗的方案。双靶联合化疗目前仍是 HER2 阳性晚期乳腺癌的标准一线治疗方案。若条件不允许,也可考虑曲妥珠单抗单靶联合化疗。CLEOPATR 研究结果显示,曲妥珠单抗+帕妥珠单抗联合多西他赛的中位 PFS 达 18.7 个月,死亡风险下降了 34%(HR=0.66,P=0.0008)。中位随访 8 年的数据显示,双靶组中位 OS 提高了 16.3 个月(57.1 月对比 40.8 月,HR=0.69),此项研究一举奠定了曲妥珠单抗+帕妥珠单抗联合多西他赛的一线治疗地位。CLEOPATRA 研究亚洲人群的数据证实曲帕双靶一线治疗亚洲人群中的获益与全球人群一致。PUFFIN 研究是 CLEOPATRA 的桥接研究,入组了 243 例中国 HER2 阳性晚期乳腺癌患者,结果显示曲帕双靶一线方案在中国患者身上具有同样的生存获益和安全性,两组的 PFS 分别为 14.5 个月和 12.4 个月,降低疾病进展风险 31%,为中国患者治疗提供了有力的循证医学证据。

对于 HER2 阳性同时 HR 阳性的晚期乳腺癌,大量研究结果表明,内分泌治疗联合抗 HER2 治疗显著优于单用内分泌治疗。因此对于 HER2 阳性同时 HR 阳性的晚期乳腺癌,如果不适合化疗或疾病进展缓慢,可采用内分泌联合抗 HER2 治疗;一线化疗停止但未进展的患者可考虑内分泌联合抗 HER2 药物维持治疗。对于 HER2 阳性同时 HR 阳性的患者,一线选择抗 HER2 治疗联合内分泌治疗还是化疗的问题,SYSUCC-002 研究表明,曲妥珠单抗联合内分泌治疗疗效非劣效于联合化疗,中位 PFS 分别为 19.2 个月和 14.8 个月(HR=0.88),而且毒性反应更少;曲妥珠单抗联合内分泌治疗在无病间期(DFI)>24 个月的患者中可能获益更多,曲妥珠单抗联合化疗在 DFI≤24 个月的患者中可能获益更多。

(二)二线治疗

对于停用抗 HER2 治疗<12 个月或在辅助靶向治疗阶段复发的患者可选用二线抗 HER2 治疗方案,如:ADCs 药物(OS8201、T-DM1 等),小分子 TKI(吡咯替尼、图卡替尼、拉帕替尼等)等。

1. T-DM1(恩美曲妥珠单抗)

EMILIA 研究证实相对于拉帕替尼联合卡培他滨,单药 T-DM1 治疗可显著改善 PFS 和 OS。最终的生存分析结果显示,T-DM1 相比对照组可降低 25% 的死亡风险(29.9 *vs* 25.9 个月,HR=0.75)。2021ESMO 大会公布了 EMILIA 研究亚洲人群数据,结果显示,在 158 名亚洲人群中,T-DM1 与拉帕替尼加卡培他滨组的 PFS 分别为 9.3 个月和 6.9 个月(HR=0.72);OS 分别为 34.3 个月和 22.7 个月(HR=0.43),T-DM1 显著延长了亚洲人群的 PFS 和 OS。EMILIA 研究的亚洲人群数据证实,亚洲患者使用 T-DM 作为二线治疗的 PFS 和 OS 获益与全球人群结果基本一致。

2. 吡咯替尼联合卡培他滨

吡咯替尼是我国自主研发的小分子酪氨酸激酶抑制剂。PHOEBE 研究表明,对于既往曲妥珠单抗联合化疗进展的患者,吡咯替尼联合卡培他滨对比拉帕替尼联合卡培他滨 PFS 有显著改善(12.5 个月 *vs* 6.8 个月,HR=0.39;$P<0.000\ 1$),无论患者既往是否使用过曲妥珠单抗,均能从中获益。2021 年圣安东尼奥乳腺癌会议(SABCS)上更新了 PHOEBE 研究的最终生存数据,两组的 OS 分别为未达到(95% CI:34.0~NA)和 26.9 个月(95% CI:22.4~NA),总死亡风险降低了 31%(HR=0.69,$P=0.019$)。PHOEBE 研究对 OS 数据的更新进一步确立了吡咯替尼加卡培他滨作为 HER2 阳性晚期乳腺癌二线治疗的标准地位。

3. DS-8201(trastuzumab deruxtecanT-DXd)

DS-8201(T-DXd)是新一代抗体偶联药物(ADC)药物,其抗肿瘤作用更强、更持久,对异质性肿瘤也更为有效。基于 EMILIA 研究,T-DM1 确立了 HER2 阳性晚期乳腺癌的国际标准二线治疗地位,但中位 PFS 仅有 9.6 个月。DS-8201 在前期的临床研究中已显示出巨大的潜力,近期发表的 DESTINY-Breast03 研究直接对比了 DS-8201 与 T-DM1 二线治疗 HER2 阳性转移性乳腺癌患者的疗效。结果显示,DS-8201 显著降低疾病进展或死亡风险高达 72% [HR=0.28(95% CI:0.22~0.37),$P<0.0001$];DS-8201 组的 12 个月 PFS 率为 75.8%,而 T-DM1 组仅为 34.1%;在所有的亚组中,DS-8201 均取得了压倒性的优势。截至中期分析时,虽然 OS 数据尚不成熟,但从生存曲线可以观察到 DS-8201 组较 T-DM1 组具有强烈的获益趋势,两组的 12 个月 OS 率分别为

94.1% 和 85.9%［HR=0.55(95% CI:0.36~0.86)P=0.007］。在安全性方面,两组任意级别不良事件(98.1% *vs* 86.6%)以及≥3 级不良事件发生率(45.1% *vs* 39.8%)均表现相当。尽管在 DS-8201 组药物相关间质性肺病(ILD)/肺炎的发生率更高(10.5% *vs* 1.9%),但大部分为 1~2 级,未见 4~5 级发生;总体而言,DS-8201 的不良反应可管理、可控制。基于此项里程碑式的研究,多个国际指南共识(ESMOMBC 指南、ABC6 共识和 NCCN 乳腺癌指南 2022 年第 1 版)均推荐 DS-8201 作为 HER2 阳性晚期乳腺癌二线治疗的优选。值得注意的是该研究同时纳入了 309 例亚洲患者(约占总体人群的 59.0%),其中中国大陆、香港和台湾共入组了 157 例,占亚洲人群的 50.8%,这对我国的乳腺癌患者也颇具参考意义。

(三)三线及以上抗 HER2 治疗

对于二线及多线治疗失败的 HER2 阳性转移性乳腺癌患者,可以考虑接受奈拉替尼联合卡培他滨、图卡替尼联合曲妥珠单抗及卡培他滨、马吉妥昔单抗(Margetuximab)联合化疗等。由于许多药物国内尚未普及,因此鼓励患者参加相应的临床试验,以获得更长的生存获益。

(四)乳腺癌脑转移

HER2 阳性晚期乳腺癌超过 30% 的患者会发生脑转移,治疗以局部治疗手段为主,包括手术切除、立体定向放疗和全脑放疗,但局部治疗后复发率仍然较高。对 HER2 阳性乳腺癌脑转移有效的药物,包括抗 HER2 单抗、ADCs 及 TKI,有研究显示有效率 11%~75%,中位 PFS 在 5~15 个月。

相比大分子单抗和 ADC 药物,小分子 TKI 具有潜在更强的血脑屏障穿透性。NALA 研究脑转移亚组分析显示,对于基线存在中枢神经系统(CNS)转移的患者,与拉帕替尼联合卡培他滨相比,奈拉替尼联合卡培他滨可显著延长脑转移患者的 PFS(5.5 个月 *vs* 7.8 个月,HR=0.66)及 CNS-PFS(8.3 个月 *vs* 12.4 个月,HR=0.62),延迟出现有症状的脑转移需要干预的时间(两组的干预治疗发生率分别为 36% 和 25.5%)

HER2CLIMB 研究脑转移亚组分析显示,对于 HER2 阳性脑转移患者,图卡替尼联合曲妥珠单抗加卡培他滨可降低颅内进展或死亡的风险达 68%(CNS-PFS 9.9 个月 *vs* 4.2 个月,HR=0.32;P<0.0001);降低死亡风险达 42%(中位 OS 18.1 个月 *vs* 12 个与,HR=0.58;P=0.005)。图卡替尼联合曲妥珠单抗加卡培他滨对活动性或稳定性脑转移均有较好的控制作用。

PERMEATE Ⅱ期临床研究评价了吡咯替尼片联合卡培他滨治疗 HER2 阳性晚期乳腺癌脑转的疗效,结果显示,对于未经局部放疗的脑转移患者,CNS 的 ORR 达到 74.6%,非 CNS 的 ORR 达到 70.4%;经局部放疗后再次进展的脑转移患者 CNS 的 ORR 为 42.1%;非 CNS 的 ORR 为 50.0%;吡咯替尼联合卡培他滨在 CNS 和 CNS 外病灶均显示出较好的疗效,尤其是对于既往未接受 CNS 局部放疗的患者,PFS 达到了 11.3 个月,可以延缓患者接受脑部放疗的时间,为患者提供更长的生存获益。

2021 年 SABCS 会议上报道了 DESTINY-Breast03 研究脑转移亚组的数据,对于基线有脑转移的患者,DS-8201 与 T-DM1 组的有效率分别为 68%(CR 5%+PR 63%)和 21%(CR 0+PR 21%),中位 PFS 显著延长了 5 倍 15 个月 *vs* 3 个月,HR=0.25)。因此 DS-8201 可作 HER2 阳性乳腺癌脑转移患者的一个新选择。

六、HR+晚期乳腺癌

乳腺癌的内分泌治疗已有 100 多年历史,是激素受体阳性晚期乳腺癌重要的治疗方法。耐药问题是目前乳腺癌内分泌治疗的重大挑战,但内分泌治疗的耐药机制非常复杂,目前尚未完全阐明,这为进一步的治疗方案选择造成极大困扰。近年来针对内分泌耐药所开展的多项临床研究取得了阳性结果,改变了 HR 阳性晚期乳腺癌的治疗格局。HR 阳性晚期乳腺癌治疗的研究进展主要表现在靶向药物、新型内分泌药物、后线治疗、HR+/HER2+晚期乳腺癌治疗选择方面。

(一)靶向药物

1. CDK4/6 抑制剂

PALOMA 系列、MONARCH 系列、MONALEESA 系列及 DAWNA-1 等多个临床试验均已经显示无论是在一线或二线治疗中 CDK4/6 抑制剂联合内分泌治疗均有 PFS 及 OS 获益优势,改变过去以单独内分泌治疗为主的治疗格局。目前 CSCO 指南、NCCN 指南等多项权威指南将 CDK4/6 抑制剂(阿贝西利、哌博西利、瑞博西利或达尔西利)联合内分泌药物(AI、NSAI 或氟维司群)作为 HR+/HER2-晚期乳腺癌一线或二线内分泌治疗的 I 级推荐。

2. PI3K 抑制剂

PI3K-AKt-mTOR 信号通路在细胞生长、分化、凋亡等方面都发挥着重要作用,有高达 40% 的 HR+/HER2-乳腺癌可能存在 *PIK3CA* 基因突变,该基因出现功能获得性突变有可能引起内分泌耐药,并且往往提示患者预后不良。3 期研究 SOLAR-1 已证明 Alpelisib+氟维司群在 AI 经治或治疗后进展的 HR+/HER2-*PIK3CA* 突变的晚期乳腺癌中有效且安全。2 期研究 BYLieve 队列 A 结果显示 Alpelisib+氟维司群治疗 CDK4/6 抑制剂+AI 经治的 HR+/HER2-*PIK3CA* 突变晚期乳腺癌患者有效且安全。基于 SOLAR-1 研究,美国 FDA 于 2019 年 5 月批准了首款 PI3K 抑制剂 Alpelisib 联合氟维司群用于治疗 HR+/HER2-*PIK3CA* 突变的绝经后女性或男性晚期乳腺癌患者。BYLieve 研究为后 CDK4/6 抑制剂时代的 HR+/HER2-*PIK3CA* 突变晚期乳腺癌患者提供了一种安全有效的治疗方案。目前 PI3K 抑制剂在国内尚未获批。

3. 组蛋白去乙酰化酶(HDAC)抑制剂

组蛋白去乙酰化酶(HDAC)抑制剂属于表观遗传学药物。3 期研究 ACE 结果显示西达苯胺联合依西美坦显著改善 PFS(9.2 个月 vs.3.8 个月)。恩替诺特是一种新型的、每周一次口服的、I 类选择性 HDAC 抑制剂。3 期研究 EOC103A3101 结果显示恩替诺特联合依西美坦组经 IRC 评估改善 PFS(6.32 个月 vs.3.72 个月,HR=0.74,*P*<0.001)。HDAC 抑制剂为既往内分泌治疗后进展的晚期 HR+/HER2-乳腺癌患者提供了有效的治疗手段。HDAC 抑制剂目前在国内只有西达苯胺获批适应证。

(二)新型内分泌药物

新型的口服 SERO(elacestrant)改善内分泌治疗后疾病进展的晚期乳腺癌患者的结局。3 期

EMERALD 研究纳入了 477 例接受一线或二线内分泌联合 CDK4/6 抑制剂治疗,以及最多一线化疗后疾病进展的 HR+/HER2-绝经后患者,结果显示 12 个月时在所有患者(22% *vs* 9%)和 ESRl 突变患者(27% *vs* 8%)中,elacestrant 单药组(每日 400 mg)PFS 率均显著高于标准内分泌治疗组(氟维司群或 AI)。与标准内分泌治疗相比,elacestrant 单药可将疾病进展或死亡的风险降低 30%。elacestrant 仍在临床研究中,未获批上市。

(三)HR+/HER2+晚期乳腺癌治疗选择

激素受体和 HER2 双阳性乳腺癌占总体乳腺癌的 10% ~ 15%。对于 HR+/HER2+晚期乳腺癌患者,MonarcHER 研究,纳入了既往至少接受 2 种抗 HER2 治疗、未接受过 CDK4/6 抑制剂和氟维司群治疗的晚期 HR+/HER2+乳腺癌患者,旨在评估阿贝西利+曲妥珠单抗±氟维司群对比曲妥珠单抗+化疗的疗效。结果表明三药方案阿贝西利+曲妥珠单抗+氟维司群在 HR+/IIER2+晚期乳腺癌抗 HER2 失败后(≥2 线抗 HER2 治疗),相较于阿贝西利+曲妥珠单抗和曲妥珠单抗+化疗能够显著延长患者的 PFS(PFS 8.32 个月 *vs* 5.65 个月 *vs* 5.69 个月)。

HR 阳性晚期乳腺癌内分泌治疗的进展主要以 CDK4/6 抑制剂及相关信号通路抑制剂为核心,如何细化不同方案获益人群特征、探索生物标志物指导精准化治疗以及 CDK4/6 抑制剂治疗进展后的多重治疗策略等领域都是目前研究的热点。如何优化 HR+/HER2+晚期乳腺癌一线及后线治疗方案仍需更多的临床研究来提供循证医学证据,以便为患者带来最大的获益。

七、晚期三阴性乳腺癌

三阴性乳腺癌(TNBC)是一类强异质性的乳腺恶性肿瘤,具有不同于其他类型乳腺癌的独特生物学特征及病理学特征,其雌激素受体、孕激素受体、HER2 的免疫组化标记均为阴性。近年来对于三阴性乳腺癌的研究进展主要集中在进一步的分型与 Trop-2 抑制剂、PARP 抑制剂及免疫治疗方面。

(一)分子分型

Vandana G 等通过基因图谱分析将三阴性乳腺癌分为六大亚型:BL1(细胞周期与 DNA 损伤修复相关);BL2(生长因子信号通路与肌上皮标记相关);M 与 MSL 型(分化与生长因子信号通路相关);IM 型(免疫相关信号通路及标记);LAR 型(雄激素驱动的 Luminal 亚型)。邵志敏根据 RNA 及 DNA 表达谱分析将三阴性乳腺癌归为四分型:BLIM、IM、LAR、MES 型,并发现 LAR 型在中国人群占比更高(23%)。而根据亚型不同选择不同的治疗方案进行个体化治疗是现在三阴性乳腺癌进展的一个主要方向。

(二)免疫治疗

TNBC 中 PD-L1 表达率远远高于其他亚型,是其他亚型的 3 ~ 4 倍。因此免疫疗法在三阴性乳腺癌中有较好的治疗前景。

IMpassion130 研究采用阿替利珠单抗联合白蛋白结合型紫杉醇与单药白蛋白结合型紫杉醇一

线治疗进行随机对照研究,经中位随访12.9月,中位PFS 7.2个月 vs 5.5个月,HR=0.80(95% CI: 0.69~0.92),P=0.002;OS为21.3个月 vs 17.6个月,HR=0.84(95% CI:0.69~1.02),P=0.08,在ITT人群OS无显著提高。然而在PD-L1(+)患者中位PFS[7.5月 vs 5.0个月,HR=0.62(95% CI:0.49~0.78),P<0.001];OS[25个月 vs 15.5个月,HR=0.62)95% CI:0.45~0.86)]有显著提高。OS终期分析数据显示ITT人群21.0个月 vs 18.7个月,HR=0.87(95% CI:0.75~1.02),P=0.077,无显著差异。PD-L1(+)患者中位OS 25.4个月 vs 17.9个月,HR=0.67(95% CI:0.53~0.86)。3年OS率在PD-L1(+)组为35.8% vs 22.2%。

KEYNOTE-355研究采用帕博利珠单抗联合化疗与单纯化疗一线治疗进行对比,在CPS≥10人群,中位PFS 9.7个月 vs 5.6个月(HR=0.65,0.49~0.86,P=0.0012)有统计学意义;CPS≥1人群,中位PFS 7.6个月 vs 5.6月(HR=0.74,0.61~0.90,P=0.0014);ITT人群中位PFS 7.5个月 vs 5.6个月(HR=0.82,0.67~0.97)均未达到统计学差异。PD-L1(CPS≥10)人群采用帕博利珠单抗联合化疗显著提高疗效,亚组分析联合紫杉类药物获益更明显。因此NCCN将帕博利珠单抗推荐作为三阴乳腺癌CPS≥10人群的一线选择。2021年ESMO及SABS会议均显示加用帕博利珠单抗对CPS≥10人群的PFS和OS均显著获益。

(三)靶向治疗

ASCENT研究:2线化疗以上的晚期TNBC患者戈沙妥珠单抗与化疗对比。研究结果:戈沙妥珠单抗组与化疗组相比在PFS方面有统计学意义的显著改善[中位PFS 5.6个月(95% CI:4.3~6.3) vs 1.7个月(95% CI:1.5~2.6)]。戈沙妥珠单抗相关循证医学证据充分,但考虑到其尚未在国内上市导致药物可及性受影响暂列为Ⅱ级推荐。

OlympiAD研究:gBRCA突变且HER-阴性晚期乳腺癌奥拉帕利与化疗对比(卡培他滨45%)对比;结果:ORR 60% vs 29%;pCR 9% vs 2%;中位PFS 7.0个月 vs 4.2个月,OS未有显著获益。鉴于OS未有显著获益,奥拉帕利在中国尚未获得治疗乳腺癌的相关适应证,其在国内尚无相关的临床研究数据,因此奥拉帕利给予Ⅲ级推荐。

(四)化疗药物

304研究:晚期乳腺癌≥2线化疗后患者艾力布林与长春瑞滨对比研究;研究结果中位PFS 3.7 vs 3.1个月(HR=1.19;P=0.020),艾力布林显著延长PFS。鉴于艾力布林循证医学证据充分且已经进入医保,其可及性增加,艾力布林由Ⅱ级推荐调整为Ⅰ级推荐。

BG01-1312L研究:晚期乳腺癌化疗失败后优替德隆+卡培他滨与卡培他滨对比研究;研究结果总生存期由15.7个月显著延长至20.9个月,死亡风险降低31%,无进展生存期由4.11个月显著延长至8.57个月,疾病进展风险降低54%;缓解率由26.7%提高至49.8%。鉴于优替德隆+卡培他滨循证医学证据充分,且优替德隆可及性正在逐步地增加,优替德隆+卡培他滨由Ⅱ级推荐调整为Ⅰ级推荐。

从2022CSCOBC指南的整体推荐看,对于晚期三阴性乳腺癌的治疗,首先特别强调了分层治疗的策略——主要基于对紫杉类治疗敏感和紫杉类治疗失败两个因素进行分层。在Ⅰ级推荐中,对于紫杉类治疗敏感患者单药紫杉类治疗依然为优选,而联合治疗则为包含有紫杉类的方案;而对于紫杉类治疗失败患者,单药治疗的优选包括艾立布林、长春瑞滨、吉西他滨、卡培他滨等而联合治疗则为不含紫杉类的联合方案。紫杉类治疗失败分层中Ⅱ级推荐中新增 ADC 药物戈沙妥珠单抗,Ⅲ级推荐中新增奥拉帕利方案。所以,从Ⅱ级和Ⅲ级推荐中,包含了免疫治疗、靶向药物治疗和 ADC 类药物治疗,说明现时不断有新的药物和方法进入三阴性晚期乳腺癌治疗领域,丰富了临床治疗选择。

近年来,乳腺癌治疗进展迅速,新型药物层出不穷,长期以免疫组化分型进行治疗方案选择已不能完全适应临床需求,多基因检测或基因图谱分析已逐渐在临床开展。我省乳腺癌治疗特别是基层治疗仍存在不足之处,需要上级医院将新进展及临床治疗规范通过学术会议或基层查房等模式向基层传递,解决其实际问题。

(河南省肿瘤医院肿瘤内科　郭宏强)

肿瘤姑息与康复学

一、学科发展现状

尽管目前肿瘤的治疗已经进入精准治疗和免疫治疗的时代,使得肿瘤患者的生存时间大大延长,但是在我国仍仅有不到40%的患者可以治愈,大多数患者需要长期治疗以维持生命。而包括手术、放化疗、免疫靶向治疗等一系列治疗手段的应用,一方面不仅增加了患者及家庭的经济负担,另一方面,肿瘤本身及治疗相关的伴随症状进一步加重了患者身心痛苦。因此,我们必须转变整体肿瘤的治疗理念,从早期的"杀伤肿瘤"逐步转变成为患者提供"全程、全人、全家和全社区的整体照护性医疗",把肿瘤当作"慢性病"来看待和管理,延长患者生存时间的抗肿瘤治疗和改善患者生活质量的姑息治疗两者相辅相成,在肿瘤治疗中地位相同,缺一不可。

姑息治疗是指对经治疗无效的患者的积极全面的疾病照顾,对疼痛、其他症状、心理、精神和社会问题的控制,从而使患者和家属获得最佳生存质量。已被世界卫生组织列为肿瘤防治的四大重点工作之一。姑息和支持治疗不仅代表着一种全新的医疗理念,更潜藏着对生命的真诚感悟,并且姑息治疗不仅限于治疗期间,而是适用于疾病的任何阶段,甚至延续到对丧亲者的支持。

近年来在世界范围内姑息治疗越来越受到临床的重视,一系列的临床研究证实姑息治疗不仅可以提高患者的生活质量,更能延长患者的生存时间。并且随着学科的发展和进步,姑息治疗所涵盖的内容越来越丰富,包括难治性癌痛、免疫治疗相关不良反应、化疗后恶心呕吐、骨转移、肠梗阻、恶病质等肿瘤相关症状的处理等,姑息治疗能让患者的生存更有质量、更有尊严。对于终末期患者,早期姑息治疗可保证患者"死得其所",所谓"死得其所"是指满足患者在家去世的愿望。日本的一项研究发现表明,对终末期患者行早期姑息治疗,患者"死得其所"的机会可显著增加(从

6.76%增加至10.48%)。

目前,国外主要采用的是以患者为中心的模式,先由医生的助手对患者所出现的问题进行充分评估,然后将评估数据呈递给医生,医生根据评估的结果,采取适当的治疗手段,必要时需要通过多学科会诊来进行综合的治疗,保证患者姑息治疗的早期介入。姑息治疗常被认为是对晚期患者的一种临终关怀,这是一种误解,实际上它贯穿肿瘤患者治疗的全部过程,需要注意全程管理,这种全程管理主要包括四个阶段,所需的任务高峰是第一和第三个阶段。

第一个阶段是一个任务高峰阶段,是在患者最初诊断时,这时要关注患者的想法和需求、疾病分期、家庭和社会情况、对治疗的期待以及患者的症状等,处理好这些问题则容易建立良好的医护关系,患者后续的依从性较好,由此或可从较好的治疗中获益。

第二个阶段,是病情稳定期。这时患者对姑息治疗的需求降低,而对患者的关注点则主要集中于新角色的确认(如肿瘤幸存者)和系列治疗。

第三个阶段,也是另一个任务高峰阶段,是疾病复发阶段。这时患者对姑息治疗的需求增加,疾病复发,随之而来症状可能更多,患者的痛苦也越多。

第四个阶段,是终末期的姑息治疗。随着疾病进展,患者逐渐丧失自理能力,需要更多的姑息治疗,最终过渡至临终关怀。

肿瘤科医生作为姑息疗法的主要提供者,其对姑息医学的理解也越来越深入。对于患者来说,不同的疾病阶段,随着疾病的进展患者需要的支持疗法内容越来越多,在这期间引入姑息医学的理念,患者无疑会从中获益。

姑息治疗理念从20世纪80年代进入我国,1990年在孙燕等人的推动下,把世界卫生组织癌症三阶梯止痛治疗推向全国。1994年,第一届中国抗癌协会癌症康复与姑息治疗专业委员会成立。2015年4月,北京大学肿瘤医院姑息治疗中心正式成立,这是我国首个肿瘤专科医院设立的专业的姑息治疗中心,标志着我国在恶性肿瘤姑息治疗方面有了专业性的团队。肿瘤患者症状管理经历了从1960年,急性髓系白血病的化疗开启支持治疗;1970年,因顺铂等化疗反应,优先考虑控制恶心和呕吐等症状;2000年开始,癌症已成为一种慢性疾病,更重视生活质量;2010年,关注靶向治疗的复杂不良反应如心脏毒性等;2015年,关注老年肿瘤群体合并症、照顾者等特殊群体等;2020年,随着癌症治疗和支持性护理费用的上升,并导致经济困难和由此产生的痛苦,也存在新的毒性。近年来,国家为推动姑息治疗的发展做了很多工作,包括推动癌痛规范化治疗、"癌痛规范化治疗示范病房"创建活动、发布《癌症疼痛诊疗规范》、癌痛规范化治疗的宣传推进、在修订完善肿瘤诊疗指南时,加入姑息治疗的内容,推进安宁疗护。随着全国范围内姑息治疗学术平台的推广,出版了一系列包括肿瘤营养、癌症相关性疲乏、难治性恶心呕吐、粒细胞减少、血小板减少等指南,使得对于肿瘤相关性不良反应的处理进入规范治疗的快车道。另外,越来越多的顶尖学者、专家教授加入关注患者的感受中来,开展了一系列的研究来推动姑息治疗的进展。但现阶段,国内大多数地区包括我省的肿瘤支持和康复治疗水平和学科发展仍然处于初级阶段。中国社会对姑息治疗的接纳一直很缓慢,大多数资源都集中在肿瘤的治愈性治疗上,仅有少数人可享受到有效的姑息治疗服务。在全国卫生和健康大会上,习近平总书记强调要把人民健康摆在优先发展的战略地位,把"以治疗为中心"转变为"以人民健康为中心",使得姑息治疗开始进入国家战略中来。

作为河南省医学会肿瘤分会主任委员、河南省抗癌协会康复专业委员会主任委员、中国临床肿瘤学会(CSCO)肿瘤支持与康复治疗专家委员会候任主任委员,罗素霞在肿瘤心理康复、预防保健和疼痛治疗研究方面做了大量工作,牵头成功创建原卫生部第一批"癌痛规范化治疗示范病房",为我省肿瘤综合治疗的实施和完善做出了积极贡献。2015年,中国肿瘤姑息治疗培训学院疼痛管理学院在北京成立,罗素霞当选为副院长。2016年,在第十二届全国癌症康复与姑息医学大会上,罗素霞被授予CRPC年度特别贡献奖。

我省癌症姑息与康复学会正是在大家开始重视姑息治疗,但仍有很多问题需要解决的大背景下开展工作的。在过去的几年时间内,学会在肿瘤患者的心理康复、预防保健和疼痛治疗研究方面做了大量卓有成效的工作,为我省肿瘤综合治疗的实施和完善做出了积极贡献。

(一)癌痛领域

肿瘤患者中50%以上会出现癌痛,其中1/3是中重度疼痛,近年来学会制定了"疼痛的全程管理和规范化管理的目标",使得我省在癌痛规范化诊疗方面有了很大进步。学会通过推进全省癌痛规范化治疗示范病房的建立,普及以患者为中心的理念,包括癌痛筛查、疼痛评估、选择适合的药物剂量,对包括中重度癌痛以及爆发性疼痛进行充分管理。另外,通过在全省积极推进癌痛诊治规范及新进展的巡讲、会议以及比赛等多种形式,宣传癌痛规范化诊治理念,进行患者教育,普及癌痛知识,使得包括县级以上肿瘤相关医生开始关注肿瘤患者的疼痛,从理念和制度上健全癌痛规范化全程管理,从而让多数患者疼痛有了良好的控制。但由于仍有部分医生及患者对癌痛缺乏足够的认识,以及医疗资源不足、区域分布不均衡、碎片化和不同质,导致了我省癌痛防治与研究体系建设的滞后。仍然有部分患者的疼痛不能得到有效控制,甚至发展成为难治性癌痛,严重影响患者的生活质量,所以更加值得我们以后的进一步关注。

(二)消化道反应的管理

化疗引起的恶心呕吐(CINV)是困扰患者多年的难题,对患者多方面造成不同程度的影响,同时CINV的治疗之路颇具挑战。为进一步加强我省肿瘤规范化诊疗管理,提高预防和治疗水平,我们学会协助中国抗癌协会癌症康复与姑息治疗专业委员会在全省范围内推广的"CINV规范化治疗无呕示范病房"项目,推动无呕示范病房的落地和开展,最大化满足患者需求。积极在省内推行无呕病房的创建,参与全国化疗相关性恶心呕吐等指南的撰写,推行放化疗相关性恶心呕吐药物流程的优化,通过多学科联盟、巡讲、会诊等多种方式结合,规范了我省恶心呕吐等不良反应的处理,极大地提高了患者的生活质量。

(三)肿瘤营养

营养是每一个人的基本生存所需,营养治疗在患者全程治疗中的重要性不言而喻。肿瘤营养学是一门研究恶性肿瘤患者营养不良的发生机制、探讨适合肿瘤患者的营养风险和营养状况的评估方法,通过营养治疗以提高抗肿瘤治疗的疗效,并改善生存质量的新兴交叉学科。合理的营养风险筛查与评估,正确评定每个肿瘤患者的营养状况,筛选出具备营养治疗适应证的患者,及时给予治疗,并为了客观评价营养治疗的疗效,需要在治疗过程中不断进行再评估,以便及时调整治疗方案,使肿瘤患者延长生存时间并获益。学会通过参与肿瘤营养相关指南的编写、专题巡讲,并通过组织相关知识竞赛,科普教育推行肿瘤营养的相关理念和规范化流程,力争积极改善患者的营养状态。但是对于肿瘤营养的问题,仍有许多工作需要改进,比如居家的营养指导、院外的评估、专业的肿瘤营养师的参与。

(四)癌症相关性疲乏

通过对癌症相关性疲乏共识的巡讲,普及癌症相关性疲乏的知识。但是,在该方面的治疗进展方面仍有许多不足之处,需要未来联合全省的优秀专家进行相关领域的研究,尤其是中医药领域,尽量提高相关证据力度。

(五)骨髓抑制的处理方面

推行国内国外关于中性粒细胞减少症、化疗相关性血小板减少症、贫血等指南,促进相关治疗的规范化,多次举办相关的病例比赛、知识竞赛等培养年轻人的专业水平,普及相关知识。

(六)免疫相关不良反应的管理

多次组织会议,学习免疫相关不良反应的管理,协助成立免疫相关不良反应管理 MDT,对患者及基层医生教育普及免疫相关不良反应的知识,减少严重免疫不良反应的发生。

除此之外,我们省内姑息领域在国内已经具有一定的影响力,罗素霞院长为中国抗癌协会癌症康复与姑息医学专业委员会候任主任委员,带领我省专家与国内其他专家深入交流合作,并带领我们开始多项姑息及康复领域的研究。

二、学科发展趋势

尽管我们已经在姑息与康复领域有了一些进步,但是与发达国家和地区相比,仍有许多差距,这些差距正是我们学会共同努力的方向。我省姑息治疗领域未来的发展趋势主要集中在以下几个方面。

(一)多学科模式在肿瘤姑息与康复治疗中的价值凸显

肿瘤相关的症状如营养不良、疼痛、乏力,抑郁等以及治疗相关不良反应尤其是免疫相关不良反应,安宁照护涉及各个环节和不同阶段,无法通过某一个科室来进行解决,需要综合各个方面的力量来解决患者相关问题,甚至包含了护工、社区等,需要在未来学会的带领下吸纳更多相关专业人员,分工协作、密切配合,才能为患者带来全方位的姑息照顾。

(二)宁养中心的建立

安宁护理即临终护理,是近代医学领域中新兴的一门边缘性交叉学科,临终期是指疾病末期。目前世界上不同的国家临终期患者的标准还不一致。日本为预计存活 2~6 个月的患者,美国定为 6 个月以内,英国定为 1 年以内,我国则将存活期 3 个月以内的患者视为临终期患者。临终关怀以强调支持患者和症状控制为主,从而提高临终阶段患者的生命质量,还生命以尊严。①全人照顾:即身、心、灵之完整护理。②全家照顾:即心存病患,亦关怀家属。③全程照顾:即陪伴患者至临终,也帮助家属度过丧亲低潮期。从而可以给予心理关怀和温馨护理,最大限度地减轻患者痛苦。目前省内尚没有科学、规范、具有人文关怀的宁养中心,大量的终末期肿瘤患者没有得到好的安宁照护。按照发达国家和地区的标准,需要发展我省的宁养照护专业,消除临终患者的怨恨,使其享受到人生最后的爱。帮助患者摆脱对死亡观的传统误区,让患者坦然面对死亡,使其有尊严、无遗憾地离开人间。

(三)新型药物不良反应的管理和研究

对于目前越来越多的抗肿瘤手段的出现,尤其是免疫治疗,使得肿瘤患者面对的治疗不良反应更加复杂,作为肿瘤姑息与康复协会有责任带领全省的相关领域专家进行该领域的科研和临床研究,用我们自己的研究数据,制定符合我省经济及社会发展的规范。

三、目标规划

未来几年,学会将开展的工作如下。

(一)河南肿瘤姑息治疗学院

河南肿瘤姑息治疗学院成为中国未来肿瘤姑息领域学术领袖成长之路上最重要的伙伴,未来领域内最前沿的肿瘤知识、最实用的临床技能、最领先的科研知识的提供者。

(二)门诊患者疼痛筛查和评估项目

建立门诊患者疼痛筛查和评估,扩大疼痛患者诊疗范围,帮助医生综合评估患者的疼痛情况,提高医生癌痛诊疗水平,建立规范化的门诊评估和治疗,强化患者的全程管理,建立门诊和住院患者的双向衔接,提高患者的依从性,改善患者的生活质量,推动疼痛规范化治疗的普及和宣传,进一步完善规范化疼痛治疗。

(三)姑息治疗规范化病例比赛

由河南省医学会癌症姑息与康复学科主办的病例演讲赛旨在通过临床管理病例的征集与分享,促进临床的学术经验分享与交流,为肿瘤姑息治疗规范化管理学科的进步与发展储备力量。

姑息治疗高级培训班:邀请讲者通过主题演讲和访谈式病例讨论的形式进行培训。

(四)基层医师培训计划

基层医师培训计划已正式启动,计划覆盖全省百家医院,培训 2 000 人次基层医师。

(五)"CRPC 河南行"计划

全省巡讲,将通过 10 场巡讲覆盖全省各个城市,覆盖千名肿瘤治疗相关医生。

(六)创建官方传媒

微信服务号"河南癌症康复与姑息治疗"。

(七)临床研究联盟

建立临床研究联盟,提高我省姑息康复治疗领域的科研能力。

(八)指南的制定

制定出符合我省经济及人文发展的姑息相关领域的一系列指南。

希望通过学会的努力,为河南省肿瘤患者的生活质量和生命质量做出一份努力,把这些努力一点一滴积累起来,就是健康中国 2030 的阶段性目标:让中国的肿瘤患者,能有质量、有尊严地活着。

(郑州大学第一附属医院肿瘤科　宗　红)

肺　癌

肺癌整体仍居恶性肿瘤发病率和死亡率之首,严重威胁全省人民群众的健康。我省各医疗中心不断加强肿瘤学科建设和人才队伍建设,尤其是肺癌专业方向。2019—2021 年 3 年期间,我省共获得肺癌相关国家自然科学基金 25 项。目前全省已有省级临床医学研究中心约 20 家。肺癌作为肿瘤领域第一大瘤种,涉及相关临床试验数量位居前茅。3 年期间我省共发表肺癌相关 SCI 论文 870 篇,并且逐年呈现稳步增长趋势。中美(河南)荷美尔肿瘤研究院在我省肿瘤患者临床治疗、药物筛选、肿瘤研究等工作上发挥了巨大作用。我省继续加强与国内外医疗科研机构的交流合作,建立多学科合作模式及呼吸肿瘤协作单位。目前我省肺癌学科建设稳步发展,不论是基础研究、人才队伍、国际合作、科普教育,还是临床研究等方面,均不断取得新的突破。我们将立足自身优势,找出差距和短板,剖析存在的问题和不足,促进学科健康有序发展。

一、学科现状

(一)流行病学现状

2021 年 4 月 23 日由河南省癌症中心、河南省肿瘤医院编制出版的《2020 河南省肿瘤登记年报》(简称《年报》)正式发布。数据来源于全省建立的 100 个肿瘤登记处,共覆盖全省 67% 人口。从《年报》发布数据可以看出,恶性肿瘤防控形势依然严峻,肺癌仍居恶性肿瘤发病率和死亡率之

657

首,严重威胁全省人民群众的健康。

(二)人才队伍建设

基于目前仍然较为严峻的肿瘤流行病学现状,我省各医疗中心不断加强肿瘤学科建设和人才队伍建设,尤其是肺癌专业方向。2019—2021年3年期间,我省共获得肺癌相关国家自然科学基金25项,其中面上项目9项,青年科学基金项目15项,联合基金项目1项。截至2021年10月2日,由河南省科学技术厅、河南省卫生健康委、河南省药品监督管理局先后公布了三批河南省临床医学研究中心名单。目前全省已有省级临床医学研究中心约20家,涉及九大疾病领域,其中肺癌相关临床试验主要开展单位主要分布于河南省肿瘤医院、郑州大学第一附属医院及河南省人民医院。在2021年最新公布的全国GCP机构药物临床试验量值排行榜上,河南省肿瘤医院位居全国第4名,郑州大学第一附属医院位居全国第18名,河南省人民医院位居第65名。肺癌作为肿瘤领域第一大瘤种,涉及相关临床试验量位居前茅。基于基础研究及临床研究成果,3年期间我省共发表肺癌相关SCI论文870篇,并且逐年呈现稳步增长趋势。

(三)中美(河南)荷美尔肿瘤研究院

中美(河南)荷美尔肿瘤研究院由河南省政府与美国荷美尔研究院签署合作框架协议,依托河南省肿瘤医院成立,旨在充分利用国外先进的医疗和科研等资源优势,共同开展肿瘤防治研究,提高区域肿瘤防治水平。截至目前,研究院已建立了包括肺癌等近1 000例人源肿瘤移植模型库,它们将在我省肿瘤患者临床治疗、药物筛选、肿瘤研究等工作上发挥出巨大作用。同时,我省继续加强与国内外医疗科研机构的交流合作,签署合作协议,不断引进国内外知名医疗机构的顶级专家学者,将先进的学科管理理念引入河南,协助把握学科发展方向,推动肺癌专业跨步进入"国家队",进一步提升医院的整体水平。

(四)多学科合作及服务能力

为进一步提高我省医疗机构肺癌的诊疗水平,加强多学科的交流协作,提升在国内外的影响力,建立多学科合作模式及呼吸肿瘤协作单位势在必行。包括郑州大学第一附属医院河南省呼吸肿瘤协作组及河南省肿瘤医院肺癌诊疗中心在内的多家中心均起到了很好的表率作用。

(五)癌症筛查与早诊早治

癌症筛查与早诊早治是降低癌症患者死亡率、提高生存率的有效手段之一。通过胸部CT筛查,辅以人工智能技术、生物技术、液体活检、肺癌抗体7项和基因检测等手段,能够帮助我们锁定哪些肺部小结节可能是早期肺癌,并及时进行干预或治疗。目前我省不断联合多方力量,积极建立肺癌早诊基地、早期科普教育基地等,通过多渠道宣传,让肺癌防治知识走进公众视线。

二、发展趋势

盘点我省目前肺癌学科发展趋势,整体进展主要还是集中在非小细胞肺癌(NSCLC)领域,小细胞肺癌的进展总体来讲相对较少。在 NSCLC 靶向治疗领域,对于耐药机制特别是三代 EGFR-TKI 的耐药机制的研究方面,我们有了一些新的进展和新的药物,包括靶向 c-MET 和 EGFR 的双特异性抗体,以及抗体偶联药物等都有一些初步的研究新进展。对于驱动基因阴性晚期 NSCLC,几项大型免疫治疗临床试验的总生存期数据在不断地更新,支持免疫治疗联合化疗相对于单纯化疗的生存期有更好的延长。另外,在新辅助治疗和辅助治疗领域,不断有新的方案和治疗模式出现,丰富我们的临床实践选择。

三、目标规划

目前我省肺癌学科建设稳步发展,不论是基础研究、人才队伍、国际合作、科普教育,还是临床研究等方面,均不断取得新的突破。我们将立足自身优势,找出差距和短板,剖析存在的问题和不足,促进学科健康有序发展。

1. 就肺癌学科发展趋势来讲,整个肺癌领域还存在很多待解决的问题。其中肺癌靶向治疗领域虽然有了很多进展,但是肺癌患者总体的 5 年生存率其实改变并不大。这是临床面临的较大的困难之处。目前的好消息是随着免疫治疗的出现,晚期肺癌患者的 5 年生存率可能会提高。对于免疫治疗来讲,让更多的患者能够获得精准的免疫治疗,同时又能够避免免疫治疗引起的不良反应,是一个非常重要的研究方向。此外,免疫治疗如何更好地应用于早期和局部晚期肺癌,是另外一个值得探索的话题。免疫治疗将是未来临床关注的主要方向。

2. 加强肺癌防治科普,提高肺癌筛查率,提高普通群众肺癌防范意识,能有效减少整体肺癌发生风险。肺癌的早期筛查至关重要,如果是早期肺癌,患者术后仍有根治机会。

3. 建立全省肿瘤预防国际联合实验室和肿瘤防控工程研究中心,加强癌症防控科技创新与成果转化。针对河南省人群主要癌症,开展病因与危险因素、肿瘤早期生物标志物、癌前病变诊治与早期筛查检测技术等研究,运用新技术开展病因学及预后研究。

4. 持续推进单病种、多学科诊疗模式,整合相关专业技术力量,做好患者康复指导、疼痛管理等服务,完善全省诊疗质控体系。对肿瘤诊疗质量相关指标进行持续性监测,促进全省肿瘤诊疗质量持续改进。

(河南省肿瘤医院肿瘤内科　赵艳秋)

科普学组

一、学科现状

2021 年河南省医学会肿瘤分会在主任委员的指导下成立了肿瘤分会科普学组,选举产生了科普学组组长、副组长及组员,科普学组在本学会的指导下,面对本省的人民群众,积极开展科学知识普及和健康教育工作,借助现代传统媒体、多媒体、融媒体及人工智能技术向本省民众呈现各种肿瘤的预防、筛查、诊断、治疗和康复的新知识、新理念,依托河南省医疗体制改革规划设计的医联体、医共体框架,深入基层,针对不同的人群,面对面讲授、现场指导肿瘤防治的新知识、新方法。通过建立肿瘤防治联盟的方式,建立自上而下的筛查体系,健全科学规范的筛查方案,广泛开展各个系统肿瘤的筛查工作,同时推广先进的经验和技术。在肺癌、食管癌、胃癌、结肠癌、乳腺癌、宫颈癌筛查方面做了大量工作。食管癌的健康科普及筛查达到了国际先进水平,肺癌、宫颈癌、乳腺癌、肝癌的筛查、科普也处于国内的先进行列。

二、发展趋势及进展要点

我省医学科技工作者及临床一线工作人员在食管癌、肺癌、结直肠癌、宫颈癌、乳腺癌筛查和健康教育方面做了大量工作。河南省人口相对密集,是我们开展工作的优势。但是由于各个区域经济社会发展的不平衡,广大农村老人和儿童的占比明显升高,给科普宣教工作带来了很大困难。很多工作还需要进一步提升,一些领域还需要进一步的强化。短期内还是要依靠医疗卫生队伍深入县乡两级机构,以多种形式,涵盖多种内容进行科普健康教育工作。中长期发展规划是要扩大医疗卫生人员参与科普的队伍,并吸纳各个行业的志愿者参与健康科普工作,科学编制癌症防治宣教的队伍。现将科普相关内容发展内容及进展总结如下。

(一)肿瘤的预防

癌症的发生是一个长期的多因素、多阶段、多基因变异相互作用的结果。随着医学科技的进步,多数肿瘤逐渐变为慢性疾病,大多数可防可治。提倡健康的生活方式与行为模式,不抽烟,不酗酒,健康饮食,关注食品安全,尽量避免食用含有黄曲霉素、亚硝胺类、甲醛等污染的食物。改善水质,避免进食过烫的食物及饮品。多吃新鲜蔬菜、水果、高纤维的食物,控制高脂、高糖、高热量食品摄入;保持健康体重,坚持适度的体育锻炼,避免熬夜,保持健康心理,舒缓压力;育龄女性可适当早结婚早生育,尽量延长哺乳时间。育龄女性尽量避免长期大量口服避孕药,更年期女性尽量不用激素替代治疗。癌症不会传染,但是某些致癌微生物具有传染性,如乳头状瘤病毒(HPV)、乙型肝炎病毒、丙型肝炎病毒、EB 病毒等。新生儿应按规定完成乙肝疫苗的接种;慢性肝炎患者尽早接受抗病毒治疗以控制肝炎病毒的复制。HPV 的持续感染是宫颈癌的主要危险因素,HPV16致癌性最高,55% ~60%的宫颈癌病因与其有关;HPV18 的致癌性居第二位,与 10% ~15% 的宫颈癌相关。目前在中国上市的 HPV 疫苗中,二价疫苗推荐接种年龄为 9 ~25 岁的女性;四价疫苗的推荐接种年龄是 20 ~45 岁;九价疫苗适用于 16 ~26 岁。在中国,幽门螺杆菌感染发生率50% ~60%,幽门螺杆菌是导致胃癌的一级致癌因素,建议实行分餐制、注意饮食卫生对预防感染有帮助。

(二)肿瘤的筛查

早期肿瘤往往缺乏临床症状,若出现不明原因的出血、结节、发热、咳嗽、体重减轻、乏力、声音嘶哑等应及时就医。检查时发现肿瘤标记物升高不一定就是患了癌症,如果标记物明显升高或逐渐升高,应引起高度重视,及时就医。在肺癌的高危人群中开展筛查既有益于发现早期肺癌,提高肺癌的生存率,又有利于节约卫生经济成本。低剂量螺旋 CT 发现早期肺癌的敏感度是常规 X 射线胸片的 4~10 倍。国际早期肺癌行动计划数据显示,低剂量螺旋 CT 年度筛查能发现 85% 的 I 期肺癌,术后 10 年预期生存率可达 92%。美国全国肺癌筛查试验表明,低剂量螺旋 CT 筛查可降低高危人群 20% 的死亡率,是目前最有效的肺癌筛查方法。

女性人群建议通过乳腺自检发现病变,医疗保健机构在门诊日常工作中可提供乳腺癌筛查服务(机会性筛查),一般建议从 40 岁开始,但对于乳腺癌高危人群可将筛查起始年龄提前到 35 岁以前。乳腺癌高危人群包括:有明显的乳腺癌遗传倾向者;既往有乳腺导管或小叶不典型增生或小叶原位癌的患者和既往有胸部放疗史。超声筛查比钼靶片更适合中国女性,必要时应用磁共振检查。

遗传性乳腺癌-卵巢癌综合征(即 $BRCA1$ 或 $BRCA2$ 胚系致病变异或疑似致病变异,携带 $RAD51C$ 或 $RAD51D$ 或 $BRIP1$ 胚系致病变异或疑似致病变异)是卵巢癌和乳腺癌的高危人群,推荐对尚未接受预防性输卵管卵巢切除术的高危女性进行定期筛查,以期早期发现病变。卵巢癌的高危女性于 30 岁起,考虑进行定期的卵巢癌筛查,筛查项目包括血清 CA125 监测及经阴道超声检查(已婚女性),必要时行磁共振检查。筛查间隔一般为每 3 个月 1 次至每年 1 次。

对于年龄>30 岁的妇女,常规做宫颈刮片细胞学检查,可以发现没有明显症状的早期宫颈癌;阴道镜检查可协助诊断早期宫颈癌,通过对病灶放大 6~40 倍,直观宫颈、阴道上皮病变,在可疑的部位定点取活检,诊断准确率达 98%,尤其对于早期病变,阴道镜检查可以大大提高其诊断率,明显优于盲目活检。

内窥镜检查已经被证明是降低食管癌发生和死亡率的有效方法。它在食管癌的早期诊断以及肿瘤筛查中起到重要作用。尤其是在中国某些食管癌高风险区域应用,将有利于进一步降低食管癌的发生率与死亡率。感染幽门螺杆菌的人群,可以在 40 岁后进行胃癌筛查减少胃癌威胁。如果已经过了 40 岁,首次发现幽门螺杆菌感染,最好先进行胃镜筛查胃癌,注意其他一些影响胃癌发生的因素。

目前有多种方法可用于结直肠癌筛查。基于愈创木脂的粪便潜血试验(gFOBT)和结肠镜检查在随机试验中被证明可以降低结直肠癌的发病率和相关死亡率。对于普通人群,建议 50~74 岁人群接受结直肠癌的筛查。高危人群可以根据不同情况提前筛查的年龄。高危人群包括有结直肠腺瘤病史、结直肠癌家族史和炎性肠病等的人群;如筛查对象有 2 个及 2 个以上一级亲属确诊年龄结直肠癌或进展期腺瘤(直径≥1 cm,或伴绒毛状结构,或伴高级别上皮内病变),或 1 个一级亲属确诊年龄<60 岁,建议从 40 岁开始或比最早确诊结直肠癌的亲属年龄提前 10 年开始,每 5 年 1 次结肠镜检查。对腺瘤性息肉综合征或致病突变基因携带者,建议每年行结肠镜检查。对于 Lynch 综合征家系中携带致病突变者,建议从 20~25 岁开始每 2 年 1 次结肠镜检查,直到 40 岁,然后每年 1 次结肠镜检查。

有胰腺癌家族史的个体推荐胰腺癌起始筛查年龄为 50 岁,或比最年轻的受累血亲年轻 10 岁;Peutz-Jeghers 综合征患者或 $CDKN2A$ 突变携带者推荐胰腺癌起始筛查年龄为 40 岁;$BRCA1$、$BRCA2$、$PALB2$、ATM、$MLH1$、$MSH2$、$MSH6$ 或 APC 基因突变携带者起始筛查年龄为 50 岁,或比最年轻的受累血亲年轻 10 岁。50 岁以上新发糖尿病患者,若出现不明原因的体重减轻和(或)短期内血糖波动范围较大或新发糖尿病患者中有遗传性胰腺癌高危风险的个体,一经诊断,应开始接受胰腺癌早期筛查。

(三)肿瘤的诊断

影像学是目前诊断肿瘤的简便、有效、实用的最常用的方法,胃镜和肠镜是诊断消化道肿瘤最直接、高效的检查手段。病理检查是肿瘤诊断的金标准。免疫组化检查对肿瘤的鉴别诊断、预测疗效及判断预后具有重要指导意义。基因检测对肿瘤精准诊断、精准治疗、个体化治疗具有重要价值。PET-CT 对肿瘤诊治具有重要意义,但由于费用较高不适于常规筛查及诊断。

(四)肿瘤的治疗

多学科综合治疗是目前全世界公认的提升肿瘤治疗疗效的最佳策略。手术治疗是目前治疗肿瘤的最有效的方法之一,少部分患者由于患者身体状况或医学因素的限制(如患有严重的心肺疾病),而不适合手术,给予立体定向放射外科或立体定向放疗(SBRT)达到根治的目的,如ⅠA 期的周围型非小细胞肺癌患者经 SBRT 治疗,可以达到跟手术治疗相同的效果。分子靶向治疗是基于特定靶点的治疗手段;免疫治疗通过解除肿瘤免疫抑制的微环境或调控人体免疫系统实现治疗的目的。中医药在肿瘤治疗中具有一定优势。

(五)肿瘤患者的康复

癌症患者在初始的治疗阶段应采取加速康复措施,加强营养支持治疗,促进身体恢复,缩短住院时间。要重视心理干预、调养。晚期患者,应预防或控制癌性疼痛,提升生活质量。合理饮食,重视治疗后的定期随访复查及健康指导。

三、目标规划

利用多媒体、融媒体、机器人和人工智能设备,在各种场所、各个角落模拟各种场景,针对性地宣传癌症防治的知识。未来会继续在肿瘤的癌前病变的基因组学、转录组学、蛋白质组学及表观遗传学方面开展工作。利用容易获得的标本如血液、尿液、粪便,借助先进的分子生物学技术,结合我省的实际情况,制定适合我省的实用、便利的预防、筛查肿瘤的方法。

(郑州大学第二附属医院肿瘤科　张中冕)

骨与软组织肿瘤

一、学科现状

骨与软组织肿瘤作为一个总体发病率低,但恶性程度较高的小瘤种,在近些年的临床治疗工作中取得了多方面的进展。从最初的原发恶性骨肿瘤截肢治疗,到联合新辅助化疗保肢技术的提高;从基本的单纯瘤骨灭活再植、大段同种异体骨移植的生物重建、肿瘤型关节假体的机械重建到后来的生物、机械重建相结合,再到现在的3D打印订制个性化假体保关节治疗,在外科技术上取得了巨大的进步。脊柱转移瘤从最初的无法手术治疗,到后来的联合局部放疗的姑息减压治疗,再到现在的单节段、多节段椎体整块切除,联合精准放疗的脊柱分离手术等技术的出现,也为广大肿瘤晚期患者显著提高了生活质量,带来了巨大的获益。内科治疗方面,在以规范化疗为坚定基石的基础上,近年来靶向治疗、免疫治疗的层出不穷也让骨软组织肿瘤患者看到了新的希望,化疗+靶向、化疗+免疫、靶向+免疫等多种组合方案的出现也使得骨软组织医生有了更多战胜病魔的武器。多学科联合诊疗(MDT)的推广,充分发挥各学科优势,取长补短,集思广益,依据患者不同病情制订更有利于患者的个体化治疗方案。相信随着骨与软组织肉瘤诊疗技术的提高,借助基因组学等方法对骨与软组织肉瘤发病机制的深入研究,今后我国在骨与软组织肉瘤治疗上必将呈现精细化和个体化治疗的特点。对化疗、放疗、手术、靶向和免疫治疗等各种治疗的精细化选择,必将使骨与软组织肉瘤患者获益。

(一)手术治疗进展

3D打印技术在骨肿瘤切除及重建中的应用:骨肿瘤因发病部位不定、肿瘤形态不定,所以部分患者按传统手术方式切除及重建困难。3D打印技术是目前医疗领域实现个体化、精准化治疗的最有效手段之一,极大地提高骨肿瘤外科的个体化诊治水平和精度。目前骨肿瘤治疗中3D打印技术主要用于制作:①术前规划或模拟手术用的解剖模型;②术中截骨或置钉用的辅助导板;③个体化的植入物、假体;④修剪移植骨的塑形模板。3D打印技术可优化手术方案、精确切除肿瘤组织、提高手术成功率、术后疗效及患者功能。

(二)药物治疗进展

1.靶向治疗

自2009年培唑帕尼FDA批准应用于软组织肉瘤以来,学者对于肉瘤的各类靶向治疗开展了系列临床试验。国内2018年开始安罗替尼软组织肉瘤方面的研究,在腺泡状软组织肉瘤、透明细胞肉瘤等应用均取得很好的疗效,作为一线治疗使用。同时其他的如阿帕替尼、仑伐替尼等均取得了不错的疗效。现根据基因检测结果指导靶向药物应用取得了很好的结果，但肉瘤异质性大，大部分患者未能检测出有效靶点。仍需更进一步的药物研发，以取代化疗的一线治疗地位。

2. 免疫治疗

随着免疫治疗在恶性黑色素瘤上取得巨大成功，针对肉瘤近几年也开展了一系列临床研究，对于高突变负荷和微卫星不稳定患者一般 PD-1 抑制剂治疗可取得较好疗效。对于未分化肉瘤、滑膜肉瘤等部分肉瘤，PD-1 抑制剂可作为二线治疗尝试。同时更多针对实体瘤的其他免疫靶点的免疫抑制剂正在进行临床试验，部分取得了不错的疗效。

（三）各主要亚型研究现状与进展

骨与软组织肉瘤是指发生在间叶系统的肿瘤，包括原发恶性骨肿瘤和软组织肉瘤两大类。原发恶性骨肿瘤和软组织肉瘤大约占成人恶性肿瘤的 1%，占儿童恶性肿瘤的 15%。骨肉瘤（35%）、软骨肉瘤（30%）和尤因肉瘤（16%）是最常见的三种原发恶性骨肿瘤。而软组织肉瘤则病理类型复杂，亚型有 50 余种，其中最常见的是未分化多型性肉瘤、脂肪肉瘤及平滑肌肉瘤等。

1. 骨肉瘤

骨肉瘤的 MAP（甲氨蝶呤+多柔比星+顺铂）化疗仍然是治疗的基石，通常在手术后 3 周内开始，研究表明延迟时间超过 3 周会增加复发风险，特别是对于新辅助化疗后未达到高水平坏死率的患者。

一项欧洲和美国合作组联合进行的 Euramos-1 研究结果证明，对于新辅助化疗后组织学反应差的患者，强化化疗方案并不能改善其预后，并进一步强调了骨肉瘤转化研究的迫切需要，包括对所有肿瘤样本进行广泛测序和免疫表型分析，以确定新的治疗靶点。

病理骨折一直被认为是导致预后不良的危险因素，但这是因病理骨折本身还是肿瘤生物学特点导致的尚不得而知。Boston 研究组分析伴有病理骨折的骨肉瘤的 microRNA 序列发现，这些肿瘤具有不同于无病理骨折骨肉瘤的分子序列，且与更差的临床结果相关。这提示，病理骨折患者的预后较差可能是由肿瘤本身的特点决定的，而并不是病理骨折导致的。

骨肉瘤外科治疗方面仍然以保肢治疗为主，在原有瘤段骨灭活再植生物重建、肿瘤型关节假体机械重建等手术方式的基础上，近年来 3D 打印个体化定制假体也开始成为骨肉瘤外科手术的新选择。

2. 尤因肉瘤

研究发现辅助放疗显著降低了边缘切除肿瘤的局部复发风险（5 年局部无复发生存率放疗组为 96%，未放疗组为 81%），四肢发病组较中轴骨发病组差异更显著。放射治疗并未显著影响广泛切除患者的局部复发率。这项研究强调了广泛切除的价值，同时也肯定了未实现广泛切缘时辅助放疗的价值。

另一项研究比较化疗前后 20 例长骨尤因肉瘤的 MRI 结果和病理标本，以判断其在描述肿瘤范围方面的准确性。化疗后 MRI 最准确，与病理标本的中位数差异为 5 mm。

3. 软组织肉瘤

在软组织肉瘤的检查中，淋巴结转移并不常见。Jacobs 等在美国国家癌症研究所监测、流行病学和 SEER 数据库中对 15 525 例软组织肉瘤患者进行了回顾,结果显示5.3%的患者诊断为淋巴结转移。横纹肌肉瘤、透明细胞肉瘤、上皮样肉瘤和圆形细胞脂肪肉瘤最常发生淋巴结转移。以往滑膜肉瘤通常被认为属于淋巴结转移的高风险组。然而在这项分析中,滑膜肉瘤(885 例患者)的淋巴结受累风险不高于整个软组织肉瘤组。

4.骨转移瘤

脊柱仍然是骨转移的最常见部位。一项研究数据表明,脊髓压迫导致完全瘫痪的患者可以在瘫痪后 1 周内通过手术获得临床获益。这与被普遍接受的理念不同,即手术时间超过 48 h,受损的神经功能几乎不能恢复。这项研究可能改变医生的临床实践。

二、问题与发展趋势

骨与软组织肉瘤的发病原因和发病机制至今尚未被完全阐明,细胞遗传学的相关研究表明,骨与软组织肉瘤细胞的染色体多发生突变,但是其突变模式以及部位多不固定。针对骨与软组织肉瘤预后不佳的问题,有研究者开始关注其基因分子水平的变化,尝试通过基因测序、化疗药物筛选等个体化诊疗手段来提高高危肉瘤患者治疗效果,但上述研究在国内尚属起步阶段,目前还没有充分的证据说明患者是获益的。

此外,还有一些治疗方法正处于研究阶段,比如基因治疗、免疫治疗、干细胞治疗和光动力治疗等。然而,在国内上述辅助治疗方法多以单中心临床试验为主,主要针对的是常规治疗效果不理想、已有复发或转移以及特殊部位难以手术切除的患者。这种患者治疗上的特殊性及辅助方法的多样化严重影响不同辅助治疗效果的评价。

在骨与软组织肿瘤领域,目前积极倡导 MDT(多学科联合诊疗)模式,发挥各学科优势,取长补短。随着骨与软组织肉瘤诊疗技术的提高,借助基因组学等方法对骨与软组织肉瘤发病机制的深入研究,今后我国在骨与软组织肉瘤治疗上必将呈现精细化和个体化治疗的特点。对化疗、放疗、手术、靶向和免疫治疗等各种治疗的精细化选择,必将使骨与软组织肉瘤患者获益。

(河南省医瘤医院骨与软组织肿瘤科　姚伟涛)

恶性黑色素瘤

河南省医学会恶性黑色素瘤学组在各级领导的支持和帮助下,积极贯彻落实党的路线、方针和政策,结合我省卫生工作方针,不断开拓创新,积极进取,在马望组长等学组成员的共同努力下,开展大量工作,在组织建设、学术交流、多学科会诊制度的举办与推广、科研立项及发表论文方面取得了丰硕成果。

一、加强分会自身组织建设

为加强组织管理,充分调动分会委员的积极性,在 2021 年度举办了恶性黑色素瘤学组成立大会,主要目的在于推动省内诊疗水平的提升,带动地级市医院成立黑色素瘤多学科诊疗团队。会上同时就恶性黑色素瘤的治疗新进展做了广泛而深入的学习。

二、多维度学术交流

学术交流是促进学科发展和人才成长的重要载体。根据恶性黑色素瘤的发展现状,结合我省诊疗实际,为促进临床与科研发展,充分调动会员单位、各专业委员会的积极性,我们召开了多项综合性、高质量的学术会议,并鼓励学组成员积极参与国内、省内学术交流活动。

1. 成功举办河南省恶性黑色素瘤专业学术会议,会议邀请到了亚洲黑色素瘤联盟学术秘书,中国临床肿瘤学会黑色素瘤专家委员会学术秘书斯璐致辞并授课。

2. 学组成立以来,举办了"恶性黑色素瘤规范化诊疗新进展学习班",同时在各地市分别开展了学术交流会及多学科诊疗院际交流会,包括三门峡医学会肿瘤专业委员会年会、南阳市肿瘤质控年会、南阳市医学会肿瘤多学科诊疗委员会成立年会、开封市医学会肿瘤专业委员会 2021 年会暨恶性肿瘤诊疗规范新进展学习班、河南省中西医结合肿瘤专业 2021 学术年会以及中原肿瘤论坛等。极大推动了省内各地市恶性黑色素瘤诊疗的规范化。

3. 为进一步增进与国内、省内学会的交流,学组成员积极参与各种学术交流活动,如省内大型肿瘤会议以及学术沙龙会议。

三、精准化个体化治疗

为实现以患者为中心,患者利益最大化的初衷,确保诊疗手段的科学性、一致性、协调性和效价比,避免过度治疗、随意治疗,减少误诊误治,专业协会大力推行恶性黑色素瘤的多学科规范化诊疗制度,并且在各地市进行巡讲,协助成立地市级的恶性黑色素瘤 MDT 团队。

四、科研学术论文发表

学组成员申报省厅级项目 10 余项,发表 20 余篇 SCI 以及中文核心论文。科研课题如下。

(一)河南省医学科技攻关联合共建项目

1. 曲美替尼联合特瑞普利单抗治疗 NRAS 突变晚期黑色素瘤的临床观察。

2. 口腔微生物失调促进口腔黏膜黑色素瘤发生发展的作用机制及其无创诊断模型的建立。

3. EIF3B 调控长链非编码 RNA SNHG15 促进黑色素瘤增殖转移和干性维持的机制研究。

（二）河南省科技攻关项目

1. 基于二代测序和数字 PCR 的血浆 ctDNA 检测在食管癌诊断中的应用。

2. 中国食管鳞癌患者食管瘘预测模型的探究及后续治疗对患者生存的影响。

3. 线粒体转录延伸因子 TEFM 促进肝癌增殖和转移的作用机制研究。

4. 基于肝疏泄理论探讨 m6A 甲基化修饰改善子宫内膜癌患者相关抑郁样情绪和肿瘤进展的机制研究。

5. 基于 AC-cAMP-PKA 信号通路探讨逍遥散加味治疗乳腺癌抑郁症的作用机制研究。

（三）开展的临床研究

1. Ⅲb/Ⅳ期非小细胞肺癌（NSCLC）绿色治疗方案的多中心随机对照临床研究。

2. 安罗替尼联合同步放化疗治疗局部晚期或复发转移性头颈部肿瘤临床疗效初探。

3. 重组全人抗 PD-L1 单克隆抗体注射液（ZKAB001）用于高级别骨肉瘤患者辅助化疗后维持治疗的随机、双盲、安慰剂对照、多中心Ⅲ期临床研究。

（四）论文

学组成员发表中文核心期刊以及 SCI 论文 20 余篇。

恶性黑色素的发病率逐年升高，国内人群以肢端和黏膜恶性黑色素瘤为主，相比于皮肤恶性黑色素瘤，往往发现更晚、预后更差。为进一步提高我省恶性黑色素瘤的临床和科研水平，河南省医学会恶性黑色素瘤学组带着它的使命应运而生。在过去的一年，专业分会取得了不错的成绩，但我们清醒地认识到，在恶性肿瘤的高发病率及高死亡率下，在广大人民群众对健康的迫切需求下，我们的工作仍有不足。在 2022 年，学组成员将会以更宽的视野和艰苦卓绝的奋斗，推动我省恶性黑色素瘤的科技创新发展，促进人才培养，保障广大人民群众的身体健康，为我省医疗事业做出贡献。

五、学科发展趋势

晚期黑色素瘤治疗中化疗有效率仅 10% 左右，而免疫联合治疗有效率约 40%，免疫治疗彻底改变了患者的治疗模式，改善了患者的预后，但仍有许多问题需要探讨。首先，免疫治疗有效的人群有哪些？有无精准的标志物预测及筛选免疫治疗人群？目前研究发现 PD-L1 高表达与高应答率、长无进展生存期（PFS）和总生存期（OS）有关，但一些 PD-L1 表达阴性或弱表达的患者对免疫治疗也有反应，且不同的治疗方式对肿瘤免疫微环境有影响，而这些影响会引起 PD-L1 表达的改变，因此 PD-L1 预测免疫治疗疗效的临床价值有限。所以在恶性黑色素瘤免疫治疗的基础研究及临床试验过程中，应注意多学科的密切合作，探索恶性黑色素瘤免疫的精准标志物。其次，免疫治疗是否需要联合靶向以及何时联合靶向治疗仍需大规模的临床试验验证，通过大型的多中心的临床试验，探索不同治疗模式之间的联和，在目前有限治疗手段的情况下谋求患者治疗疗效的最大化。我国恶性黑色素瘤的治疗多参考国外的指南，而西方国家以皮肤型恶性黑色素瘤为主，国外的临床指南并不能切实地指导我国恶性黑色素瘤的诊治。因此急需各研究中心大力开展以我国人群为基础的前瞻性研究,获得高级别的循证医学证据指导临床实践。

六、目标规划

1. 加强恶性黑色素瘤的科普教育,普及痣的早期恶变症状,做到早发现,早诊断,早治疗。

2. 推广恶性黑色素瘤规范化治疗模式,加强多学科、多医院、多地区的交流协作以提高恶性黑色素瘤的治疗效果。

3. 进行临床大数据和大样本的关联分析、多组学的联合分析,发现肿瘤组织的基因组特征图谱,开展恶性黑色素瘤的大型、多中心、前瞻性临床研究,丰富和改写中国临床诊治指南,规范临床实践。

(郑州大学第一附属医院肿瘤科 马 望)

肿瘤免疫

一、发展现状

(一)免疫检查点抑制剂类药物

如 PD-1/PD-L1 抗体、CTLA4 抗体等,已在我省各级医院广泛应用。在 PD-1 抗体的临床研究上,郑州大学第一附属医院主峰在国际期刊 *Lancet gastroenterology & hepatology* 上发表了 PD-1 抗体联合阿帕替尼治疗食管癌的突出效果;高全立团队关于化疗和 PD-1 抗体应用顺序的研究结果发表在国际期刊《免疫学前沿杂志》,这些研究结果在国际及国内都产生了一定的影响。

(二)CAR-T 细胞治疗方面

我省多家医院已开展了 CAR-T 细胞治疗,河南省肿瘤医院高全立团队关于 CAR-T 细胞的治疗结果分别发表在国际期刊 *Leukemia* 及 *JImmunotherapy Cancer*,郑州大学第一附属医院关于 CAR-T 细胞治疗的研究成果发表在 *Clinical cancer research* 杂志上,这些研究结果在国内产生了一定的影响。

(三)基础研究方面

郑州大学第一附属院张毅团队关于细胞因子传到通路的研究结果及河南省肿瘤医院高全立

团队的研究结果分别发表在癌症期刊 *Cancer research* 上。

二、未来的重点研究方向

1. 探索新的免疫检测点抑制剂如 LAG-3 抗体及 Tight 抗体在临床的研究应用。

2. 探索 PD-1 抗体引起的免疫治疗不良反应治疗的新方法及发生机制。

3. 进一步推广 CAR-T 细胞治疗技术在我省的应用,探寻新的肿瘤免疫细胞治疗方法如 TIL 细胞及 NK 细胞治疗。

(河南省肿瘤医院生物免疫治疗科　高全立)

神经内分泌肿瘤

神经内分泌肿瘤(NEN)是一类起源于肽能神经元和神经内分泌细胞的高度复杂异质性肿瘤。近年来神经内分泌肿瘤总体发病率迅速增长。但该病变涉及全身各个脏器和组织,诊治复杂,临床中存在较多问题。2016 年之前,河南省内没有神经内分泌肿瘤相关的专家和团队,缺乏基本的诊疗手段,此类疾病很多被认为是疑难杂症,需要到北京、上海的专业医院就诊。

郑州大学第一附属医院率先在省内成立神经内分泌肿瘤 MDT 团队,开设多学科诊疗门诊;开展生长抑素受体扫描检查,24 h 胃酸测定等必需的诊断检查;先后筹备成立河南省抗癌协会神经内分泌肿瘤专业委员会、中国医促会神经内分泌肿瘤河南省地方学组、河南省医学会肿瘤分会神经内分泌肿瘤学组,并定期申请承办神经内分泌肿瘤全国继续教育项目、河南省神经内分泌肿瘤规范化诊治学习培训班,定期与国内外专家进行院际学习交流,搭建省内外专家同道学术交流的平台。2020 年 9 月 12 日郑州大学第一附属医院作为主席单位牵头联合省内 50 余家医院成立河南省神经内分泌肿瘤诊治联盟。2021 年 4 月 13 日河南省卫健委批准依托郑州大学第一附属医院成立河南省神经内分泌肿瘤诊疗中心。中心及联盟的成立,对于严格落实国家分级诊疗政策,提高我省基层医疗卫生机构神经内分泌肿瘤疾病的诊治水平,实现三级医院和患者双向转诊具有重要意义。河南省神经内分泌诊疗中心主持和参与十余项新药的Ⅰ期、Ⅱ期、Ⅲ期临床试验,同时 2021 年受邀作为主要执笔人参加《中国临床肿瘤学会(CSCO)神经内分泌肿瘤指南》和《中国肺支气管和胸腺神经内分泌肿瘤专家共识》的撰写工作。

这些举措填补了该专业的省内空白,对省内神经内分泌肿瘤规范化诊疗起到重要作用,河南患者不需要出省便可以得到规范高效的诊疗。目前患者来自全国各地,接诊新患者数量全国领先。

神经内分泌肿瘤作为罕见疑难肿瘤具有不同于常见瘤种的特殊性,误诊误治率仍居高不下。后期工作中,专科发展将侧重在每个患者初次就诊和疾病进展时都要经过科室 MDT 的会诊,内镜和介入每一个诊疗环节专病专看,推动科室 MDT 常态化;继续推广生长抑素 PET-CT 扫描,提高神经内分泌肿瘤的检测率;积极承担或者设计新的临床研究,带动神经内分泌诊疗水平的进步;通过多组学的检测手段及人工智能手段,实现神经内分泌肿瘤的精准化诊疗模式。借助河南省医学会的平台,神经内分泌肿瘤专科可以做的工作还有很多。在前期工作的基础上,我们有能力快速将河南省神经内分泌肿瘤诊疗中心建设成为全国排名前三、中部最大的神经内分泌肿瘤诊疗中心,并将带动病理科、核医学科等相关专业亚专科的发展,奠定我们在此瘤种全国的学术地位。

一、神经内分泌肿瘤的诊疗现状

神经内分泌肿瘤是一类起源于肽能神经元和神经内分泌细胞的高度复杂异质性肿瘤。近年来神经内分泌肿瘤总体发病率迅速增长,尤其近十年发病率快速增加。河南作为人口大省,神经内分泌肿瘤的患者越来越多,但该病变涉及全身各个脏器和组织,临床表现多样,诊治复杂,大多数医院医生对这类疾病认识不足,诊治欠规范,临床中存在较多问题。2016 年之前,河南省内没有神经内分泌肿瘤相关的专家和团队,缺乏基本的诊疗手段,此类疾病很多被认为是疑难杂症,需要到北京、上海的专业医院就诊。

二、我省神经内分泌肿瘤专科发展前期所做的工作

2016 年之前,河南省神经内分泌肿瘤专业是空白。郑州大学第一附属医院牵头联合相关科室成立省内第一个神经内分泌肿瘤多学科诊疗团队,开设神经内分泌肿瘤多学科门诊。建立病例数据库,记录会诊病例的基本信息、MDT 讨论结论、执行和随访情况。同时,建立了神经内分泌肿瘤微信公众号进行肿瘤相关知识普及,建立微信患者交流群,方便医患沟通。

神经内分泌肿瘤诊断需要一种特殊的检查手段——生长抑素受体扫描。郑州大学第一附属医院核医学科给予学科很大的支持,2016 年初很快在省内第一个开展了奥曲肽受体扫描工作(目前收费 1 913 元),完善神经内分泌肿瘤检查手段。截至目前我院累计完成 500 余例,患者不必再奔波到北上广医院做检查。

先后筹备成立河南省抗癌协会神经内分泌肿瘤专业委员会、中国医促会神经内分泌肿瘤河南省地方学组、河南省医学会肿瘤分会神经内分泌肿瘤学组,并定期申请承办神经内分泌肿瘤全国继续教育项目,河南省神经内分泌肿瘤规范化诊治学习培训班,定期与国内外专家进行院际学习交流,搭建省内外专家同道学术交流的平台。2020 年 9 月 12 日郑州大学第一附属医院作为主席单位牵头联合省内 50 余家医院成立河南省神经内分泌肿瘤诊治联盟。2021 年 4 月 13 日河南省卫健委批准依托我院成立河南省神经内分泌肿瘤诊疗中心。中心及联盟的成立,对于严格落实国家分级诊疗政策,提高我省基层医疗卫生机构神经内分泌肿瘤疾病的诊治水平,实现三级医院和患者双向转诊具有重要意义。

我们中心目前主持和参与十余项临床新药的Ⅰ期、Ⅱ期、Ⅲ期临床试验作为主要研究者,设计开展神经内分泌肿瘤临床试验 2 项,已通过医院伦理委员会批准,开始招募,探索 G3 神经内分泌肿瘤的更优治疗方案。2019 年和 2021 年中心团队的研究结果受邀在欧洲神经内分泌肿瘤年会上

作壁报交流,发表 SCI 论文 8 篇,中文核心期刊 12 篇。2021 年非常荣幸受邀作为主要执笔人参加《中国临床肿瘤学会(CSCO)神经内分泌肿瘤指南》和《中国肺支气管和胸腺神经内分泌肿瘤专家共识》的撰写工作。

以上举措均填补了省内神经内分泌肿瘤专业的空白,对省内神经内分泌肿瘤规范化诊疗起到重要引领作用,河南患者不需要出省便可以得到规范高效的诊疗。目前郑州大学第一附属医院神经内分泌肿瘤 MDT 团队已经连续会诊 160 余期,服务千余例患者,建立了一整套特色诊疗体系,对于此类疾病的诊治已经达到国内先进水平,成为我省对外交流的一张靓丽名片,就诊患者来自全国各地,新患者数量全国领先。

三、关于神经内分泌肿瘤专科发展的前景及个人建议

得益于郑州大学第一附属医院良好的平台和医院科室领导及河南省医学会领导的支持,我们中心在前期做了一些工作,得到省内及全国同道的一致认可。神经内分泌肿瘤作为罕见疑难肿瘤,具有不同于常见瘤种的特殊性,省内医院误诊误治率在 80% 以上。在前期工作的基础上,我们有能力快速将我们中心建设成为全国排名前三、中部最大的神经内分泌肿瘤诊疗中心,并将带动病理科、核医学科等相关专业亚专科的发展,奠定我们在此瘤种的学术地位。

神经内分泌肿瘤是跨学科的疾病,需要内镜、介入、外科和核医学科多个学科融合协作。多学科诊疗不仅局限于门诊,更为重要的是贯穿于整个诊疗过程,能够严格执行多学科团队诊疗意见,才能带来患者疗效的提高和生存获益。中心成立后我们中心的每个患者初次就诊和疾病进展时都要经过科室 MDT 团队的会诊,内镜和介入每一个诊疗环节专病专看,科室 MDT 常态化必将带来规范的诊疗和医疗质量的大幅提升。

同时核医学科在神经内分泌肿瘤的诊疗中占有重要地位。神经内分泌肿瘤诊断中需要一个特殊的检查生长抑素 PET-CT 扫描(全国已经有 23 家医院开展有此项检查,收费 7 000~9 000 元不等),治疗中有一项重要的治疗手段——核素 PRRT 治疗(此方法已经在国外批准适应证,欧美国家常规开展。国内南京市中心医院可以开展,收费 5~15 万。广州中山医院第一附属医院、上海市肿瘤医院今年开展此项治疗。PRRT 的临床研究已经在北大肿瘤医院通过伦理,我们将作为河南分中心在年底开展此项研究,预计 2~3 年完成并完成报批)。作为中部最大的神经内分泌肿瘤诊疗中心,接诊患者数居全国前列,这些新的检查和治疗手段给医院带来可观经济利益的同时造福广大的患者朋友。

随着三级诊疗政策的推进,发展神经内分泌肿瘤亚专科契合国家和医院的发展方向,更多地收治疑难罕见病例,以特色优势瘤种带动专科发展。专病专看,做细做优,学科融合,对标国内顶级中心,依托河南省神经内分泌肿瘤诊疗中心及联盟,真正造福我省及周边省份的神经内分泌肿瘤患者。

(郑州大学第一附属医院肿瘤科　宋丽杰)

淋巴瘤

一、学科概况及省内发展现状

恶性淋巴瘤是来源于淋巴造血系统的恶性肿瘤,它兼有实体肿瘤和血液肿瘤的双重临床特点,是一类非常复杂的疾病,分型众多、诊断难度高,但总体来说具有治愈潜能。全球范围内,恶性淋巴瘤是十大高发肿瘤之一,位于血液肿瘤之首,严重威胁人类健康。《中国淋巴瘤疾病负担,1990—2019》报告显示,近年来我国淋巴瘤发病率呈持续增长态势,我国淋巴瘤整体疾病负担正在逐步加重。从年龄维度上,淋巴瘤的发病率和死亡率均随年龄增加逐渐升高,随着我国人口老龄化情况加剧,老年人群的淋巴瘤疾病负担也将进一步加重。从空间维度上,以社会人口学指数作为参考值,经济发达地区和省市通常拥有更高的淋巴瘤疾病负担,而经济欠发达的地区和省市则拥有相对较低的淋巴瘤疾病负担,但我国经济欠发达地区和省市的淋巴瘤死亡率要明显高于经济发达地区和省市。我省是人口大省,人口基数巨大,同时又是经济欠发达省份,因此淋巴瘤的诊疗任务艰巨,淋巴瘤患者的生命健康需高度关注。

近年来,我省淋巴瘤领域在规范诊疗、专科建设、人才培养、多学科协作、科普教育、基础临床科研以及国内外合作等方面取得了长足发展和诸多成果。淋巴瘤临床表现非常多样化,以往淋巴瘤患者分散收治在不同科室,因此存在诊断时间长、治疗规范水平参差不齐、缺乏完善的人才培养体系和随访系统等难点和痛点。近年来,在张明智、宋永平、刘艳艳等淋巴瘤领域翘楚的引领下,依托河南省淋巴瘤诊疗中心、河南省肿瘤研究院淋巴瘤研究所,积极推进全省淋巴瘤专科建设,立足于人才培养,通过加强临床及护理人员的继续教育,确保更多的淋巴瘤患者得到规范化、统一化诊疗。目前,我省各地市均已成立有淋巴瘤亚专科或学组,并联合病理科、放疗科、外科、介入科、影像科等设立并规范多学科诊疗模式,提升淋巴瘤患者尤其是疑难病例的诊治水平。基础与临床科研方面,我省淋巴瘤领域专家致力于整合临床表现、组织形态学、免疫学、遗传学和分子生物学等特征建立新的淋巴瘤预后预测模型;应用高通量技术发现淋巴瘤耐药分子,利用先进的分子生物学方法体外验证,构建淋巴瘤耐药诊断和研发平台,揭示精准克服耐药治疗方法;组建多中心临床试验平台,探索新的精准诊疗模式,为新药上市和新的诊疗模式临床应用提供高级别的循证医学证据;利用先进的基因工程技术,构建 CAR-T 细胞治疗研发平台,促进临床转化应用。代表成果有张明智团队领头制定的 DDGP 方案被 2020 版美国国立综合癌症网络 NCCN 指南及中国 CSCO 淋巴瘤指南收录,成为国际、国内指南推荐的治疗 NK/T 细胞淋巴瘤的一线治疗方案;刘艳艳团队揭示弥漫大 B 细胞淋巴瘤中利妥昔单抗基于钙离子信号通路蛋白的耐药机制和逆转耐药的潜在治疗方法;免疫化疗背景下弥漫大 B 细胞淋巴瘤骨髓侵犯预后预测模型(BMIPI)的建立等。部分研究结果先后发表在 *Blood*, *JAMA oncology*, *Nature Communications*, *Clinical Cancer Research*,

Leukemia 等国际知名杂志。每年举办多项面向全国、全省淋巴瘤学术会议及继续教育项目,与国内外知名淋巴瘤专家交流合作,扩大国内、国际影响力,并提升我省淋巴瘤整体诊疗水平。

二、未来发展方向及举措

尽管我省淋巴瘤领域近年来成绩斐然,但同时也应该清醒认识到,我们对标国内、国际一流淋巴瘤诊疗中心仍有差距。中原地域广阔,各地市、县域之间存在经济、学科建设、医疗水平发展不均衡等实际情况。基于此,一方面我们需要继续树立我省淋巴瘤先进诊疗中心的标杆作用,临床、科研、教学齐头并进,保持并逐步发展更多的国际领先、国内一流的淋巴瘤专科诊治中心;另一方面先进诊疗中心要帮扶指导基层医院开展淋巴瘤专科建设和规范诊疗。

具体来说,分为以下几个方面。

(一)推动规范化疾病诊断

精准的病理诊断对后续指导临床个性化治疗和判断预后至关重要,省内先进淋巴瘤诊疗中心积极推动分子分型诊断,临床能选择更合适的精准治疗,从而使患者实现更多获益。基层医院病理科不强制精准诊断,但要做好淋巴组织的高质量切片,以便上级医院进行会诊。

(二)推动各区域"同质化"医疗

设立并规范淋巴瘤多学科诊疗(MDT)模式,基于国际、国内指南建立淋巴瘤不同亚型的治疗规范纲领、疗效和安全性评价标准,以及不同疗法治疗期间的常见疑难问题处理方法。

(三)建立淋巴瘤患者的全程化管理模式

注意对淋巴瘤患者开展科普教育,全面提高患者对淋巴瘤的认知,增强患者治疗信心;定期对患者进行随访和健康指导,了解治疗后的不良反应、复查评估等,给予患者《淋巴瘤关爱手册》,并帮助建立"淋巴瘤关爱日志"和"淋巴瘤化疗随访本",做好日常饮食、家庭护理等,全方位帮助患者抗击淋巴瘤。

(四)建立专业化的人才培养体系

储备人才,充实淋巴瘤诊疗队伍,最终促进整个淋巴瘤学科的发展。在人才培养体系中,临床、护理、病理等科室均纳入专科人才培养体系。

(五)建立淋巴瘤双向分级诊疗体系

搭建淋巴瘤绿色通道,明确淋巴瘤中心和示范医院的功能和定位,建立淋巴瘤专科联盟一体化的服务模式。联盟医院间实施跨区域会诊、转诊,有利于合理配置医疗资源,为患者提供便利的就医途径,更好地服务于淋巴瘤患者。

(六)着重于淋巴瘤专病数据库的建设

加强医疗大数据的数据挖掘和广泛应用,充分挖掘大数据,构建"临床行为产生数据,洞察数据辅助决策,反馈临床行为"的数据驱动闭环流程,从而以数据的角度提高淋巴瘤临床治疗效果与临床诊疗质量,提供我省真实可靠的淋巴瘤发病率、疾病类型、地域分布、生存状况等数据,助力政府相关部门政策的制定、全面提升淋巴瘤相关学科的诊疗水平及全程化管理、系统改善患者的生存治疗和预后。

(河南省肿瘤医院肿瘤内科　刘艳艳)

肿瘤多学科综合治疗

多学科诊疗(multi-disciplinary treatment,MDT)模式是指来自不同专科的医护人员根据患者的病情和需求,提供针对性的医疗意见,并且制订个性化的最佳治疗方案,使患者获得最佳的治疗和支持。20 世纪 90 年代美国首次提出肿瘤 MDT 的概念,通常由肿瘤内科、肿瘤外科、放射科、放疗科、介入科、麻醉科、营养科、心理科等多个学科领域的专家共同参与癌症患者的管理工作。

一、肿瘤多学科诊疗模式发展概况

自 20 世纪 90 年代以来,肿瘤 MDT 模式在欧洲和美国迅速发展。英国肿瘤科医生最早针对英国乳腺癌患者实行 MDT 模式,随后 10 年时间里,这个模式迅速覆盖到 80% 的各类癌症患者。英国于 2007 年颁布法律文件,规定"每一位癌症患者都需经过 MDT 综合诊疗"。随后法国和美国也做出类似的规定。欧洲是全球实施肿瘤 MDT 模式最广泛、最成熟的地区,约 2/3 的医疗机构开展肿瘤 MDT,而亚洲只有 1/3 左右的医疗机构进行治疗前肿瘤 MDT 讨论。

我国肿瘤多学科综合治疗起步较晚,2010 年 11 月 4 日,原卫生部医政司公布的《结直肠癌诊疗规范(2010 年版)》,多次提及"多学科协作"的理念。国内一些大型的诊疗中心逐步开始重视多学科协作。2016 年国家卫计委在《关于加强肿瘤规范化诊疗管理工作的通知》指出,三级医院和肿瘤专科医院针对病情复杂的患者,要积极推行"单病种、多学科"诊疗,制订科学、适宜的诊疗方案。2018 年 8 月,国家卫健委发布《关于开展肿瘤多学科诊疗试点工作的通知》,旨在通过开展肿瘤多学科诊疗试点工作,发挥试点医院的示范引领作用,以点带面,逐步在全国推广多学科诊疗模式。2021 年国务院办公厅发布《关于推动公立医院高质量发展的意见》,将 MDT 模式作为推动医疗创新发展的首要措施。《"健康中国 2030"规划纲要》提出到 2030 年,总体癌症 5 年生存率提高 15%,要实现这一目标,需要多举措并举,多学科治疗模式的推进和开展是提高肿瘤患者生存率的重要环节。

二、肿瘤多学科诊疗的现状和临床效果

(一)肿瘤患者的治疗规范性大幅度提高,一站式服务提升患者诊疗效率

目前省内除了河南省人民医院、河南省肿瘤医院、郑州大学第一附属医院等大型三甲医院实施肿瘤 MDT 外,各市级医院及县级医院也定期逐步开展肿瘤多学科综合诊疗,并通过与省内三甲医院形成医联体或搭建线上合作平台,定期进行病例会诊和讨论,提升肿瘤诊疗水平。基本形成了肺癌、乳腺癌、胃癌、结直肠癌、妇科肿瘤以及头颈部肿瘤等 20 余个单病种 MDT 团队,定时、定点、定人开展诊疗工作,临床实施比例将近一半,诊治患者达数千例,改变了以往患者盲目就医,辗转于各科室间诊疗的局面,MDT"一站式、全流程、持续性"的诊疗特点显著改善了患者的就医体验,并获得最佳的个体化诊疗效果。既给临床疑难重症患者提供了规范、个体化的诊疗意见,也提高了临床研究入组率,从多个层面全面提升了医疗质量和工作效率。目前的 MDT 团队不仅仅由传统肿瘤相关科室的积极参与,同时纳入了中医、心理等科室,将中医治疗引进肿瘤患者的长期慢性管理中。心理医生的加入有助于患者社会心理尽快恢复到诊断和治疗前,大幅度提高患者的社会存在感和主观能动意识,尽早融入社会和家庭。

(二)重人才、强科研,MDT 团队水平逐步提高

通过院科两级管理,加强单病种 MDT 团队内涵建设,多个 MDT 团队的首席专家、核心专家兼职全国各专委会学术职务,技术与管理能力获得同行的广泛认可。各学科 MDT 团队通过各个学术平台拓展对外交流,推广 MDT 理念,每个 MDT 团队都与各学科的学术年会相结合,通过"请进来、走出去"参与省内外各团队交流,提高医院的知名度。各相应学科的青年才俊也在全国的舞台崭露头角,多个学科 MDT 团队在中华医学会、中国抗癌协会、中国医师协会、中国临床肿瘤学会等学术会议的比赛中名列前茅。2020 年 MDT 团队的成员发表 SCI 论文 100 余篇,获批省部级课题 40 余项,承担临床研究 30 余项,获国家级专利 20 余项。

(三)不同层级医院相互协作,区域影响力得到有效提升

各级医院之间肿瘤诊疗水平参差不齐,肿瘤 MDT 模式发展也不均衡。以国家政策为支撑,加强地区间交流,促进优势医疗资源下沉,促进肿瘤 MDT 模式的推广发展,是提升肿瘤综合诊治水平的根本。疫情原因省级团队不能下基层和各市县 MDT 团队加强协作,但是线上交流活动开展较多,全年开展上百场学术交流,全省各个市县学习省级优秀团队的管理经验,并用于指导各自 MDT 团队建设。全省各级医院同时加强协作,提升肿瘤治疗水平,有利于河南省建设国家级肿瘤区域医疗中心,提高河南省肿瘤诊疗质量。

(四)有利于人才梯队建设,提高学术影响力

肿瘤 MDT 的开展不仅仅提高患者诊疗的规范性,同时提高了诊疗内涵。多个 MDT 团队的成立,将年轻医生也吸纳团队中,通过疑难和特殊病例的学习讨论,有助于提升年轻医生的临床思维

能力和诊疗水平。省级MDT团队不仅仅下沉基层合作提升其诊疗水平,同时也与国内外顶尖肿瘤多学科诊疗团队进行交流合作,与各个学会平台开展的不同学术会议相结合,通过"请进来,走出去"参与省内外各团队交流,提高医院的知名度。各相应学科的青年才俊也在全国的舞台崭露头角,多个学科MDT团队在中华医学会、中国抗癌协会、中国医师协会、CSCO等学术会议的比赛中名列前茅。同时聘请国内外多个MDT团队的首席专家、核心专家担任名誉主席等,指导MDT工作更好更强地开展。各学科MDT团队通过各个学术平台拓展对外交流,推广MDT理念,发表多篇SCI论文,申请获批多项国家级、省部级课题,并依托平台开展多项临床研究,全面促进河南省的肿瘤诊疗能力从临床到基础的多点开花。

三、肿瘤多学科诊疗的难点与问题

(一)医疗服务质量与收益不对等

阻碍我国三级医院MDT模式顺利开展的主要原因之一是如何平衡专家服务价值和患者医疗经济负担之间的矛盾。多学科诊疗模式在单一时间内汇聚某一单位或地区众多顶级专家,患者得到最大收益的同时,专家的医疗服务尚未得到对等认可。目前国内对于多学科诊疗并没有统一的服务收费标准,不同地区和医院定价不一。如何平衡地区差异,建立合理的满足医患双方的医疗服务价格至关重要。"一次收费,后续免费"的政策,能够提高医患双方的接受度,同时为患者提供了"一站式"诊疗服务,保证诊疗连续性。

(二)现有医疗体制的局限性使科室间合作难以有实质性突破

在现行的医疗体制下,国内的公立医院一般都是科室自负盈亏,收治患者的数量和所得直接决定了科室医务人员的劳动收入。MDT强调的是从患者利益出发,并未顾及科室和医生个人利益,无形中导致了各科室间无序的利益纷争,不利于医生和科室价值的体现。在利益不能得到保障的前提下,大规模高质量的MDT模式难以推广和执行。

(三)人才缺乏

县级及以下医疗单位不具备开展MDT所需的多学科人才,从而导致MDT往往只在大型三甲医院开展。在一个MDT团队中,各成员在努力达成关于复杂情况的决定时,争论不可避免。这不仅需要采取各种不同的方法来处理这些问题,也需要这些专业人才在学历、临床水平、资历和职称等方面不能有太大的差距。

四、推动肿瘤多学科诊疗模式良性发展的举措

(一)打造顶级专家牵头的MDT人才团队

做好顶层设计,建立医院单病种MDT管理组织。肿瘤MDT要实现可持续发展,运行机制和专

家库两者必不可少。医院要安排固定时间和地点来进行多学科团队研讨会,针对门诊患者和住院患者,组织成立门诊和住院的肿瘤 MDT 团队。设立首席专家(一般由多学科诊疗的门诊科室或主要治疗科室专家担任),负责牵头组织讨论、确定后续治疗方案。必要时可与国内外的优秀 MDT 团队进行交流和讨论,提升整体诊疗技术水平。

(二)门诊层级预约,推动肿瘤多学科诊疗常态化开展

安排导航员通过实行层级预约制,经过医生初诊分诊和普通专科初诊完善检查的同时,也能有效控制多学科诊疗门诊患者的疾病符合率,让患者找到想找的专家,让专家看到想看的患者,提高就诊效率,及时给予患者制定有效的治疗决策,吸引越来越多的患者,并使他们接受常规化多学科诊疗模式。

(三)提升软硬实力,打造高水平 MDT 平台

MDT 的开展对于培养和锻炼年轻医生的临床思维有着巨大的推动作用,在提升自身业务能力同时,应选派青年骨干到国内外高水平癌症中心进行培训和学术交流,提升多学科诊疗能力。同时硬件方面,通过建议专门的示教室、增加投影设备、增设 LED 屏幕、增加影像读片机,在信息系统中优化 MDT 病例讨论记录等让国内外顶尖医师参与讨论,使 MDT 讨论国际化,为肿瘤患者打造一个具有国内先进水平的肿瘤诊治平台。

(四)建立有效的考核和激励机制

医院应完善考核与激励机制,出台 MDT 督导机制,将 MDT 纳入参与医生的工作量考核。对跨过 MDT 相关规定、直接收治肿瘤患者的科室,给予处罚;对重大、疑难疾病,采取 MDT 模式而取得积极成效的,给予嘉奖。同时为了保证医疗效率,应设置严格的 MDT 适用范围,复杂疑难的跨学科病例要强制使用 MDT,而对于已有明确治疗规范的病例则可以考虑采用规范化治疗。医院通过多部门联合管理,探索 MDT 绩效管理新模式。通过医保物价部门落实单病种 MDT 费用,并发放季度 MDT 工作绩效。同时,信息工程部通过电子病历平台推进 MDT 模块建设,为 MDT 绩效评估提供数据支撑。医务部通过评估 MDT 病历书写进行绩效考核,并负责管理制度的有效落实。组织人事部和医务部考核首席专家、核心专家及团队其他专家的参会情况,并作为年终考核、职称晋升等评优评先的重要参考依据。各部门协同管理,制定科学有效的激励措施促进 MDT 的发展。并作为医院重要的医疗成果进行宣传科普,进一步扩大影响力,也促使患者积极主动要求进行多学科诊疗。

(五)国家医改政策的推动

多学科协作诊模式是现代医学的发展趋势之一,目前国家正在积极推进各项医改制度,通过医联体、分级诊疗等逐步把大医院的患者分流至基层医院。分级诊疗政策纵向整合了国内医疗资源,加速患者分流至基层医院,改善了大型医院患者的拥堵现象。这种趋势给大型医院 MDT 的推广带来了曙光。一是分级诊疗政策引导患者有序流动,让大部分普通门诊的患者在基层医院就可以得到诊治,把少部分的疑难杂症患者留在大型医院诊治。这种措施不仅可以最大限度地保障疑难杂症患者的生命健康,还可以把大型医院的人力、物力解放出来。这样大型医院就有条件对医

疗资源进行重新组合;二是多学科诊疗模式是现代医学模式的一个发展趋势,对于疑难杂症的救治、医学研究、医疗教学十分有利,这种医学诊疗模式是大型医院整合医疗资源最好的选择,让大型三甲医院真正成为一家集合治疗疑难杂症、科研、教学的医院,符合大型医院价值追求。所以卫生行政部门应鼓励国内各大医院对之进行探索、研究,对我国试点开展多学科诊疗的医院应积极做好调研工作,对其开展情况进行实地走访,听取各大医院提出的意见和建议,并对各大医院的 MDT 发展情况不断进行总结和评,并组织国内各大医院交流,把 MDT 经验分享给其他医院学习和借鉴,也可组织专家组定期去国外交流学习,进一步吸收国际先进管理理念与办法,并把管理理念分享给各大医院借鉴。卫生行政部门对医院开展 MDT 模式有着不可或缺的引领作用,但多学科诊疗中国化道路不是一蹴而就的,其引进的路程是渐进的、累积式的。

(河南省人民医院肿瘤科　仓顺东

河南省医学会肿瘤医学分会第四届委员会　罗素霞)

河南省重症医学学科发展研究报告

摘要

河南省重症医学学科现状：随着重症医学临床二级学科地位的确立，河南省各级医院在2000年陆续成立了拥有层流净化病房、科级为建制的重症医学科、急危重症医学部。河南省医学会重症医学分会于2005年11月成立，并在之后的每年举办年会。

我省住院医师规范化培训、专科医师规范化培训、硕士研究生培养均增设重症医学专业，学科建设日臻完善，为重症医学人才培养和学科发展夯实了基础。

我省各重症医学科同样重视临床科研及基础研究。参与主持或编写了多项重症医学指南、专家共识，10余部重症医学专著。近5年重症医学分会共发表论文300余篇，其中SCI论文100余篇。

发展趋势研判：我省重症医学在多器官功能障碍综合征（MODS）、脓毒症、急性呼吸窘迫综合征（ARDS）、重症肺炎救治及生命支持技术等重症领域有明显优势，尤其是在生命支持技术如体外膜氧合的应用方面居国内前列。郑州大学第一附属医院、河南省人民医院、南阳市第一人民医院、郑州大学第二附属医院在体外膜肺氧合救治方面的病例数和救治成功率国内领先。建设有河南省危重病医学重点实验室、河南省重症医学重点实验室、郑州市危重病医学重点实验室、河南省重症医学工程研究中心。我省组织开展系列多中心临床研究累计22项。

我省重症医学人才济济。重症医学分会主任委员秦秉玉是国务院特殊津贴专家、中原名医；获第十届"中国医师奖"，任中华医学会重症医学分会常务委员。副主任委员孙荣青任中国医师协会体外生命支持学会副主任委员。副主任委员孙同文是河南省十大青年科技领军人物；获2015年"生命英雄——科技之星奖""中国卫生应急医学突出贡献奖"等荣誉。

进一步规范重症医学科建设和质量控制，加强重症医学从业人员的资质培训，重视重症医学信息化建设，发展重症医学亚专科建设，加强重症康复亚专科建设，注重人文关怀，打造有温度的ICU，是我们学科今后发展的主要方向。尽管我们取得一些成绩，但在人才培养、人才梯队建设，科研项目、科研成果产出，科研平台、成果转化方面与发达省份有较大的差距。对标国际、国内知名重症医学科的建设，找差距，上水平。尽快促使重症医学进入发展的快车道。

重症医学科目标规划：推动省级、市级、县级医院重症医学科互联互通，推动优质重症医疗资源共享,助力互联网医院建设。进一步加强学科规范化建设,完善医疗质量管理与控制标准,持续改进医疗质量和医疗安全。进一步加强重症医学核心技术推广工作。充分利用河南省医学会的学术平台,积极开展线上及线下重症医学适宜技术推广教学。加强医教协同,建立完善的重症医学人才培养机制。扩大重症医学继续教育项目规模。着力提升河南省重症医学科研实力,结合国际发展前沿,根据我国重症医学领域的需求和发展趋势,推进重症医学与脑科学、人工智能、生物医学工程等关键技术领域进行合作创新。

一、河南省重症医学学科现状

随着重症医学临床二级学科地位的确立,我国重症医学专业进入快速发展阶段。河南省重症医学较国内先进省份起步较晚,但发展迅猛,成绩斐然。

(一)学科建设

随着国内外重症医学的发展,河南省各级医院在2000年以后陆续成立了重症医学科、急危重症医学部,拥有层流净化病房、科级为建制的独立科室,配备有科主任、护士长及专职医护,负责救治全院重症患者,这种管理模式引领了我省重症医学的学科建设和发展方向。

2005年3月,中华医学会重症医学分会成立,重症医学在抢救急危重症患者中的作用和成效也逐渐得到认可。在河南省医学会的支持下,河南省医学会重症医学分会于2005年11月成立,并在之后的每年举办年会,邀请省内外知名专家教授做学术讲座,对我省重症医学的进步和发展起到了举足轻重的作用。截至2021年,举办河南省医学会重症医学分会年会17届。

近年来,我省重症医学亚专科已涵盖重症外科、重症呼吸、重症心脏、重症神经等多个亚专业,各亚专科ICU发展突飞猛进。遵循国家卫健委政策,我省住院医师规范化培训、专科医师规范化培训、硕士研究生培养均增设了重症医学专业,学科建设日臻完善,为重症医学人才培养和学科发展夯实了基础。

(二)人才队伍

在2015年河南省综合ICU普查中,共调查省内17个地市、289家医院。累计总床位数307 789张,其中综合ICU床单元3 687张;统计医务人员1 838人、护理人员6 093人。调查显示,全省综合ICU床位数仅占总床位数1%,省内综合ICU单元建设数量前5位的分别是郑州市、洛阳市、南阳市、安阳市、新乡市、开封市(并列第五)。全省综合ICU医务人员由医生、护士、护工、卫生员、呼吸治疗师构成,分别占比21.42%、71.01%、3.89%、3.37%。全省综合ICU医师正高级职称占比7%,副高级职称占比16%,中级职称占比35%,初级职称占比42%;博士研究生学历占比1%,硕士研究生学历占比29%,本科学历占比62%。全省综合ICU护理人员高级职称占比1%,中级职称占比11%,护师占比44%,护士占比42%。其中女性护士占比94%,男性护士占比6%。全省综合ICU获得5C证书的医务人员有373人,占比20.29%。

在2020年河南省县级综合医院ICU现状调查中,共调查省内18个地市所管辖105个县(市)

所属县级综合医院。

调查显示,93 家县级综合医院开设综合 ICU 86 家,占比 92.47%。人员配置方面,93 家县级综合医院 ICU 科主任为正高级职称的有 13 名,有副高级职称的为 57 名,有中级职称的为 23 名。

床位设置方面,县级综合医院 ICU 总床位数/医院总床位数为(2.61±1.62)%,达标率为 63.44%。ICU 每床位使用面积为(26.00±11.29)m²,达标率为 80.64%。

设备配置方面,县级综合医院 ICU 仍存在设备短缺现象。调查显示 93 家县医院微量注射泵共计 2 516 台,未达到"指南"中"原则上每床 4 台以上"的要求。

ICU 核心技术开展方面,开展率最高的为持续心电监测技术和心电除颤技术,开展率均为 100%;其次为持续脉搏血氧饱和度(SpO_2)监测技术、持续无创血压监测技术、有创呼吸支持技术,开展率均为 98.92%;呼吸力学监测技术、连续性肾脏替代治疗(CRRT)技术等开展少于 50%。

(三)临床医疗

每年我省重症医学科收治患者数以万计,且治愈好转率逐年提高。我省重症医学专业人员能够熟练掌握重症医学基本理论和基本技能,如血流动力学监测和治疗、机械通气、床旁血液净化、ECMO、床旁重症超声等;在脓毒症、多发伤、MODS、实体器官移植的围手术期管理、儿童急危重症救治等方面也积累了丰富的临床经验。

2021 年《国家医疗服务与质量安全报告》重症医学分册指出,2020 年全国 31 个省共抽取 3 891 家医院,河南抽取 303 家医院(7.79%)的质控数据,大部分指标达到了国家平均水平,但有些指标差距较大。如 ICU 患者收治率(全国平均值 2.07%):河南 3.38%,排第 1 名。ICU 患者收治床日率(全国平均值 1.08%):河南 0.28%,排第 30 名。

体外生命支持技术发展迅速,2021 年度河南省共有 38 家医院 ICU 累计开展体外生命支持技术 1726 例,全国第一(郑州大学第一附属医院 347 例、河南省人民医院 292 例、南阳市第一人民医院 177 例、郑州大学第二附属医院 176 例),救治成功率达到国际水平(成人救治成功率:呼吸疾病 53.6%、心脏疾病 52.5%、体外心肺复苏 27.6%)。

(四)学术成果

近年来,国内外重症医学研究进展主要包括:①重型及危重型 COVID-19 的呼吸支持、循环支持、抗凝治疗及营养支持。②依据脓毒症患者的血流动力学表型特征来指导初始复苏。③对 ARDS 进行分型有助于精准治疗。④肠道微生物组学技术的进步,使研究人员对机体健康和疾病发生过程中肠道菌群的时空演变规律及其所扮演的关键角色有了更深刻的了解。⑤人工智能及机器学习在医疗行业中应用增多。如机器学习对重症急性胰腺炎的严重程度、并发症等预测效能优于临床评分系统。

我省重症医学同样重视临床科研及基础研究。河南省人民医院秦秉玉团队、邵换璋团队近年就免疫检查点在脓毒症中的作用进行了研究。团队研究发现特异性抑制 TIGIT 能够改善肿瘤动物模型脓毒症的死亡率。团队最新研究发现短链脂肪酸能够通过改变调节性 T 细胞影响脓毒症免疫状态,同时就胸腺新迁出细胞在脓毒症患者预后中的作用开展研究。近些年秦秉玉团队在探索脓毒症 ICU 获得性衰弱的病理生理机制上取得可喜成果,团队成员积极探索脓毒症和 ICU 获得性衰弱的生物标志物及检查方法,以确定脓毒症严重并发症 ICU 获得性衰弱的精确机制,提高重症疾病的诊断效能,从而为重症患者提供更精确的治疗和更高的治疗效率。成果发表多篇论文。

目前,腹腔脓毒症的发病率和死亡率很高,肠道上皮的完整性破坏可导致肠腔内有毒物质和细菌易位到血液中。肠上皮的稳态依赖肠上皮细胞快速改变基因表达模式以调节细胞生长、迁移、增殖、分化和凋亡。秦秉玉团队通过临床样本验证、动物实验及分子生物学实验,揭示了 circFLNA/miR-766-3P/Fas 轴活化到脓毒症的新调控机制,发现了维持肠上皮完整性的新治疗靶点,有助于腹腔感染脓毒症的早期诊断和治疗。

郑州大学第一附属医院孙同文团队对于脓毒症的发病机制及防治策略进行研究。其团队通过系统综述和荟萃分析发现,糖皮质激素可以改善脓毒症患者近期预后。通过粪菌移植以及 16SrRNA 基因测序等实验发现,二甲双胍干预可改善老年脓毒症大鼠肠道菌群紊乱和肠道屏障功能障碍,进而改善脓毒症相关的肝损伤,这为脓毒症相关的肝损伤提供了潜在的治疗方法。孙同文还创办了 *Intensive Care Research* 杂志。重症医学分会主委秦秉玉、副主委孙荣青、邵换璋、孙同文、程剑剑、程秀永、刘小军、毛峥嵘等参与主持或编写了多项重症医学指南、专家共识,10 余部重症医学专著。近 5 年重症医学分会共发表论文 300 余篇,其中 SCI 论文 100 余篇。

(五)教学、科普教育

2018 年,作为中国医师协会第二批试点重症医学专科培训基地,包括内科危重症医学专科和外科危重症医学专科基地成立并开始招生。目前重症医学分会有专培师资 26 人,24 人已获得专培师资证书,2 人已参加专培师资培训并通过考核。内科危重症医学专培基地已招录 4 届共 53 名专培学员,外科危重症医学专培基地已招录 3 届共 46 名专培学员。

2020 年重症医学也顺利成为住院医师规范化培训的专业之一。2020 年河南省重症医学专业住培基地共有 6 个,首批共招生 40 余人,重症医学住院医师将轮转重症医学科及呼吸、消化、麻醉等相关专业,重点学习重症医学基本理念、基础知识和基本操作技术。为重症医学专业培养出更多的储备人才,使其能够成为未来重症医学专业的临床骨干。

住培、专培基地成立以来,从招生工作、轮转计划、过程管理、年度考核、结业考试、考勤制度、待遇保障等方面均有严格的制度和流程,为重症医学的发展培养优秀人才。组织基层行活动 40 余场,科普活动 10 余次。

(六)服务能力

2019 年年底新型冠状病毒肺炎疫情暴发,病毒肆虐全球。无数重症医学专业的医护人员,毫不退却地冲在第一线,成为危重症新冠肺炎患者救治的中流砥柱。

我省省市级医院重症医学科积极与基层医院合作,成立重症医学专科联盟、脓毒症联盟等医联体,落实区域内疑难重症分级诊疗政策;医护随时待命,及时进行重症患者空地转运工作,实现重症患者的及时救治及医疗资源的合理利用,为健康中原做出了应有贡献。

总体来说,我省重症医学专业发展势头良好,但是较国内先进省份在人才培养、科研创新等方面仍有一定差距。河南省是人口大省,重症患者医疗需求很大,如何从实际出发,利用河南省医疗资源,培养一流的重症医学专业队伍,打造河南省标准化、规范化重症救治平台,是我们今后努力的方向。

二、发展趋势研判

(一)重症医学学科优势和标志性成果

我省重症医学在多器官功能障碍综合征、脓毒症、脓毒症休克、急性呼吸窘迫综合征、重症肺炎救治及生命支持技术等重症领域有明显优势,尤其是在生命支持技术如体外膜氧合的应用方面居国内前列,郑州大学第一附属医院、河南省人民医院、南阳市第一人民医院、郑州大学第二附属医院在体外膜肺氧合救治方面的病例数和救治成功率国内领先。

河南省人民医院建设有河南省危重病医学重点实验室、郑州市危重病医学重点实验室,郑州大学第一附属医院建设有河南省重症医学工程研究中心和河南省重症医学重点实验室。河南省人民医院和郑州大学第一附属医院均拥有免费转运省内危重患者的重症转运团队,和金域航空合作,开辟航空转运通道,取得了极好的社会效益。

利用病例资源丰富的特点,我省组织开展系列多中心临床研究,累计开展多中心临床研究项目 22 项,如 PMB-CROS、PMB-CROP、PMB-CROC 研究。

重症医学分会主任委员秦秉玉获"中原名医"奖励项目,"circFLNA 介导的肠上皮细胞凋亡促进结肠癌术后脓毒症的机制研究"获得省自然科学基金面上项目。副主任委员邵换璋牵头的"改良集束化措施预防导管相关性血流感染有效性研究"荣获河南医学科技奖二等奖;"苯磺酸瑞马唑仑在重症机械通气患者镇静治疗中的研究"取得中华国际医学交流基金会 ICU 镇痛镇静专项研究基金。副主任委员孙同文牵头的"脓毒症的发病机制和集束化治疗"荣获河南省科学技术进步奖二等奖、中国研究型医院学会医学研究创新奖一等奖。

(二)未来的学科发展方向

紧跟国家政策,坚持生命至上,人民至上,把人民健康放在优先发展的战略地位。进一步规范重症医学科建设和质量控制,加强重症医学从业人员的资质培训,发展重症医学亚专科建设,加强重症康复亚专科建设,注重人文关怀,打造有温度的 ICU。

1. 进一步扩大重症医学科的规模,实现重症医学人才培养均质化、规范化:重症医学住院医师规范化培训和重症医学专科医师规范化培训规模进一步扩大,硕士毕业证书、硕士学位证书和住培证书三证统一,博士学位证书、博士毕业证书和专培证书三证统一。

2. 重症医学信息化建设,重症医学区域医疗中心和远程 ICU 建设,人工智能在 ICU 质量控制和医疗决策中发挥重要作用。

3. 强化 ICU 人文关怀,可陪护的 ICU 是发展趋势。

4. 重视早期重症康复亚专业发展。

5. 脓毒症基因分型指导精准治疗。

6. 转化科学揭示当前危重症疾病概念中生物异质性,对这种异质性进行解析,以确定疾病精准机制以及在临床上识别这些机制的方法。

（三）差距和短板

在人才培养、人才梯队建设,科研项目、科研成果产出,科研平台、成果转化方面与发达省份有较大的差距,博士生导师、硕士生导师的数量少,招生规模小。缺少教育部长江学者,缺少国自然杰青、优青,没有科技部重大专项,没有国家卫健委突出贡献中青年专家。

各级医院对重症医学科的重视程度不一,重症医学从业人员相对不足,重症医学人才培养的体制、机制不健全,梯队建设不完善,科研氛围不浓厚,基础研究和临床研究没有形成规模,缺乏写入指南或改变临床实践的创新研究。对标国际、国内知名重症医学科的建设,找差距,上水平。尽快使重症医学进入发展的快车道。

三、重症医学学科目标规划

（一）学科构建目标

1. 总体目标。持续推进健康中国建设,坚持以人民健康为中心,坚持新发展理念,以满足人民群众对急危重症医疗服务需求为出发点,巩固拓展重症医学专业发展方向,加快完善分级诊疗体系,省域内人人享有均质化的危急重症诊疗服务,推动重症医学服务能力进入高质量提升新阶段。

2. 工作目标。以《"十四五"国家临床专科能力建设规划》《国家医疗质量安全改进目标》、"千县工程"县医院综合能力提升项目为抓手,构建完善的以综合 ICU 为基础的重症医学科发展格局,发挥县域医疗中心作用,为实现一般疾病在市县解决打下坚实基础。夯实临床服务"五大中心"——重症监护中心的综合救治能力,按照《河南省综合医院重症监护中心评价细则(试行)》标准,直点打造对齐县级医院重症医学科短板;推动省级、市级、县级医院重症医学科互联互通,推动优质重症医疗资源共享,助力互联网医院建设,进一步完善突发公共卫生事件监测预警处置机制,提高应对突发公共卫生事件能力。

（二）重症技术目标

1. 进一步加强学科规范化建设,完善医疗质量管理与控制标准,持续改进医疗质量和医疗安全。贯彻落实国家卫生健康委办公厅《关于印发 2022 年国家医疗质量安全改进目标的通知》(国卫办医函〔2022〕58 号)文件精神,针对国家重点医学质控指标及年度十大指标中关于重症医学科"提高静脉血栓栓塞症规范预防率""提高感染性休克集束化治疗完成率",积极开展重症医学质量控制工作。以河南省重症医学质量控制中心为主导,制定并落实静脉血栓栓塞症(VTE)规范预防工作实施方案,感染性休克集束化治疗操作规范等一系列重症医学临床质控操作规范。持续开展河南省重症医学质量控制考核工作,严抓医疗质量标准,促进重症医学规范化、同质化发展,进一步降低 ICU 患者病死率。

2. 进一步加强重症医学核心技术推广工作。充分利用河南省医学会的学术平台,积极开展线上及线下重症医学适宜技术推广教学。2022 年以来河南省人民医院重症医学科积极探索线上视频教学模式,已开展重症技术线上推广活动 6 场,累计培训 8 000 余人,取得了良好的反响。

（三）重症教学目标

1. 加强医教协同，建立完善的重症医学人才培养机制。以重症医学医生为重点，加强基层人才队伍建设。强化河南省重症医学住院医师规范化培训基地、专科医师规范化培训基地建设与管理，进一步完善住院医师与专科医师培养培训制度、结业考核制度等。

2. 建立重症医学复合型继续教育项目，扩大重症医学继续教育项目规模。开设不同级别、区分难易程度的继续教育项目，强化面向各层级重症医师的继续医学教育制度。进一步加大基层地区的扶持力度，给予政策支持、经费补贴等，促进基层重症医学专业人才参与培养培训，不断提升个人能力，提高职业素养。

（四）重症科研目标

1. 着力提升河南省重症医学科研实力，加强省内重症资源整合，推进医疗机构、科研院所、高等学校和企业等创新主体高效协同。贯彻落实《"十四五"国家临床专科能力建设规划》（国卫医发〔2021〕31号）文件精神，持续跟进重症医学前沿，推动关键领域技术创新。进一步解决重症资源分布不平衡、医学前沿跟进不够、在关键技术领域实现突破的能力不足等问题。结合我省目前重症领域研究重点，如脓毒症、ARDS、重症康复等方面，推进河南省重症医学专业医务人员申报国家自然科学基金、河南省自然科学基金、重点研发专项、科技攻关计划等重大科研项目，提升我省重症医学专业科技论文影响力和获批专利总量，撰写专著，翻译国外相关书籍，增强我省重症科研成果在全国的学术影响力。

2. 结合国际发展前沿，根据我国重症医学领域的需求和发展趋势，推进重症医学与脑科学、人工智能、生物医学等关键技术领域的合作创新。通过与大学、研究单位、企业合作等形式加强复合型创新团队建设，争取解决一批重症医学专业"卡脖子"技术，形成一批国内领先的原创性重症医学技术，推动重症医学专科能力进入国内先进行列。

（河南省医学会重症医学分会第五届委员会　秦秉玉）